Shackelford's Surgery of the Alimentary Tract

I : Esophagus and Hernia

8th Edition
原书第 8 版

总主译 李玉民

Shackelford
消化道外科学
食管及疝外科学卷

原　著　[美] Charles J. Yeo

合　著　[美] Steven R. DeMeester　　[美] David W. McFadden

　　　　[美] Jeffrey B. Matthews　　[美] James W. Fleshman

主　审　董家鸿

主　译　李玉民　李　斌　陈　昊　俞永江

中国科学技术出版社
·北 京·

图书在版编目（CIP）数据

Shackelford 消化道外科学：原书第 8 版. 食管及疝外科学卷 /（美）查尔斯·J. 杨（Charles J. Yeo）等原著；李玉民等主译. —北京：中国科学技术出版社，2023.8

书名原名：Shackelford's Surgery of the Alimentary Tract, 8E

ISBN 978-7-5236-0068-9

Ⅰ. ① S… Ⅱ. ①查… ②李… Ⅲ. ①食管疾病—外科学 ②疝—腹腔疾病—外科学 Ⅳ. ① R656

中国版本图书馆 CIP 数据核字（2023）第 037334 号

著作权合同登记号：01-2023-1096

策划编辑　王久红　焦健姿
责任编辑　王久红
文字编辑　郭仕薪　张　龙
装帧设计　华图文轩
责任印制　徐　飞

出　　版	中国科学技术出版社
发　　行	中国科学技术出版社有限公司发行部
地　　址	北京市海淀区中关村南大街 16 号
邮　　编	100081
发行电话	010-62173865
传　　真	010-62179148
网　　址	http://www.cspbooks.com.cn

开　　本	889mm×1194mm　1/16
字　　数	1023 千字
印　　张	41
版　　次	2023 年 8 月第 1 版
印　　次	2023 年 8 月第 1 次印刷
印　　刷	北京盛通印刷股份有限公司
书　　号	ISBN 978-7-5236-0068-9/R·3083
定　　价	398.00 元

Elsevier (Singapore) Pte Ltd.

3 Killiney Road, #08-01 Winsland House I, Singapore 239519

Tel: (65) 6349-0200; Fax: (65) 6733-1817

Shackelford's Surgery of the Alimentary Tract, 8E

Copyright © 2019, Elsevier Inc. All rights reserved.

ISBN-13: 978-0-323-40232-3

Volume 1 part number: 9996118169

Volume 2 part number: 9996118223

This Translation of *Shackelford's Surgery of the Alimentary Tract, 8E* by Charles J. Yeo was undertaken by China Science and Technology Press and is published by arrangement with Elsevier (Singapore) Pte Ltd.

Shackelford's Surgery of the Alimentary Tract, 8E by Charles J. Yeo 由中国科学技术出版社进行翻译，并根据中国科学技术出版社与爱思唯尔（新加坡）私人有限公司的协议约定出版。

Shackelford 消化道外科学（原书第 8 版）：食管及疝外科学卷（李玉民　李斌　陈昊　俞永江，译）

ISBN: 978-7-5236-0068-9

Copyright © 2023 by Elsevier (Singapore) Pte Ltd. and China Science and Technology Press

译者名单

主　审　董家鸿

总主译　李玉民

主　译　李玉民　李　斌　陈　昊　俞永江

译　者　（以姓氏笔画为序）

丁天龙	兰州大学第二医院	张　静	兰州大学第二医院
丁霏霏	兰州大学第二医院	张正潮	兰州大学第二医院
马　臻	兰州大学第二医院	张晓霞	兰州大学第二医院
王芙蓉	兰州大学第二医院	陈　昊	兰州大学第二医院
火成栋	兰州大学第二医院	陈红梅	兰州大学基础医学院
冯海明	兰州大学第二医院	郑　鹏	兰州大学第一医院
刘　乐	甘肃省人民医院	孟于琪	兰州大学第二医院
刘小康	兰州大学第二医院	赵　磊	兰州大学第二医院
刘雅婷	兰州大学第二医院	俞永江	兰州大学第一医院
杜志兴	兰州大学第二医院	贺东强	兰州大学第二医院
李　波	兰州大学第一医院	贺志云	兰州大学第一医院
李　梅	兰州大学第二医院	袁文臻	兰州大学第一医院
李　斌	兰州大学第二医院	党建中	兰州大学第二医院
李玉民	兰州大学第二医院	崔　祥	兰州大学第一医院
李海元	兰州大学第二医院	颜维剑	兰州大学第二医院
张　凡	兰州大学第二医院	魏育才	兰州大学第二医院
张　朗	兰州大学基础医学院		

内容提要

本书引进自 Elsevier 出版社，是一部经典的消化道外科学著作，由国际知名教授 Charles J. Yeo 领衔主编，联合 Steven R. DeMeester、David W. McFadden、Jeffrey B. Matthews、James W. Fleshman 等众多消化道外科领域的权威专家共同打造。本书为全新第 8 版，分四卷 181 章，全面介绍了消化道脏器解剖学、生理学，以及各种消化道外科疾病的诊断治疗和新进展，同时系统阐述了消化道外科疾病相关的基因组学、蛋白质组学、腹腔镜技术和机器人手术等前沿技术，具体展示了消化道外科领域较为先进的临床实践、手术技巧、微创治疗的新理念和新方法。

本分册为食管及疝外科学卷，由洛杉矶南加州大学的外科教授 Steven R. DeMeester 医生领衔主编，分九篇 55 章，系统介绍了食管的解剖和生理、食管疾病的诊断和评估、食管动力障碍和憩室、胃食管反流病、食管旁疝、Barrett 食管、食管癌、非反流性食管炎，以及其他食管疾病和疝的最新临床诊疗技术和理念。

与同类书相比，本书行文简练，图表丰富，可读性强，尤其在对外科新技术的介绍上独具特色，在展示原著者对技术发展敏感触觉的同时，还提供了非常中肯的循证医学评价，是消化道外科医师难得的教材。

补充说明：本书收录图表众多，其中部分图表存在第三方版权限制的情况，为保留原文内容完整性计，存在第三方版权限制的图表均以原文形式直接录排，不另做中文翻译，特此说明。本书参考文献条目众多，为方便读者查阅，已将本书参考文献更新至网络，读者可扫描右侧二维码，关注出版社医学官方微信"焦点医学"，后台回复"9787523600689"，即可获取。

原著者名单

Editor-In-Chief

Charles J. Yeo, MD, FACS
Samuel D. Gross Professor and Chair
Department of Surgery
Sidney Kimmel Medical College at
    Thomas Jefferson University
Philadelphia, Pennsylvania

Section Ⅰ   Esophagus and Hernia

Steven R. DeMeester, MD, FACS
Division of Foregut and Minimally Invasive Surgery
The Oregon Clinic
Portland, Oregon

Section Ⅱ   Stomach and Small Intestine

David W. McFadden, MD, MBA, FACS
Chairman, Department of Surgery
University of Connecticut
Surgeon-in-Chief
University of Connecticut Health
Farmington, Connecticut

Section Ⅲ   Pancreas, Biliary Tract, Liver, and Spleen

Jeffrey B. Matthews, MD, FACS
Dallas B. Phemister Professor and Chairman of
    Surgery
The University of Chicago
Chicago, Illinois

Section Ⅳ   Colon, Rectum, and Anus

James W. Fleshman, MD, FACS
Seeger Professor and Chairman of Surgery
Baylor University Medical Center
Professor of Surgery
Texas A&M Health Science Center
Dallas, Texas

原书参编者

Abbas E. Abbas, MD, MS, FACS
Professor and Chief, Division of Thoracic Surgery, Department of Thoracic Medicine and Surgery; Director, Thoracic and Foregut Surgery, Temple University School of Medicine, Philadelphia, Pennsylvania

David B. Adams, MD
Professor of Surgery, Medical University of South Carolina, Charleston, South Carolina

Piyush Aggarwal, MBBS
Fellow, Division of Colorectal Surgery, Mayo Clinic, Phoenix, Arizona

Bestoun H. Ahmed, MD, FRCS, FACS, FASMBS
Associate Professor of Surgery, University of Pittsburgh School of Medicine, Pittsburgh, Pennsylvania

Craig Albanese, MD, MBA
Division of Pediatric Surgery, Department of Surgery, Stanford University School of Medicine, Stanford, California

Matthew R. Albert, MD, FACS, FASCRS
Program Director, Florida Hospital Colorectal Fellowship, Department of Colon and Rectal Surgery, Center for Colon and Rectal Surgery, Florida Hospital, Orlando, Florida

Abubaker Ali, MD
Assistant Professor of Surgery, Wayne State University, Detroit, Michigan

Evan Alicuben, MD
General Surgery Resident, Keck School of Medicine of the University of Southern California, Los Angeles, California

Marco E. Allaix, MD, PhD
Department of Surgical Sciences, University of Torino, Torino, Italy

Ashley Altman, MD
Department of Radiology, The University of Chicago Medicine, Chicago, Illinois

Hisami Ando, MD
President, Aichi Prefectural Colony; Emeritus Professor, Department of Pediatric Surgery, Nagoya University Graduate School of Medicine, Nagoya-city, Aichi, Japan

Ciro Andolfi, MD
Department of Surgery, The University of Chicago Pritzker School of Medicine, Chicago, Illinois

Alagappan Annamalai, MD
Surgery, Cedars-Sinai Medical Center, Los Angeles, California

Elliot A. Asare, MD, MS
Chief Resident, General Surgery, Department of Surgery, Medical College of Wisconsin, Milwaukee, Wisconsin

Emanuele Asti, MD, FACS
Assistant Professor, General and Emergency Surgery, IRCCS Policlinico San Donato, University of Milano, Milan, Italy

Hugh G. Auchincloss, MD, MPH
Cardiothoracic Fellow, Massachusetts General Hospital, Boston, Massachusetts

Benjamin Babic, MD
Department of Surgery, Agaplesion Markus Hospital, Frankfurt, Germany

Talia B. Baker, MD
Associate Professor of Surgery, Transplantation Institute, The University of Chicago Medicine, Chicago, Illinois

Chad G. Ball, MD, MSC, FRCSC, FACS
Associate Professor of Surgery, University of Calgary, Foothills Medical Center, Calgary, Alberta, Canada

Arianna Barbetta, MD
Research Fellow, General Surgery Department, Thoracic Surgery Service, Memorial Sloan Kettering Cancer Center, New York, New York

John M. Barlow, MD
Assistant Professor, Department of Radiology, Mayo Clinic College of Medicine, Rochester, Minnesota

Justin Barr, MD, PhD
Department of Surgery, Duke University Medical Center, Durham, North Carolina

Juan Camilo Barreto, MD
Assistant Professor of Surgery, Division of Surgical Oncology, University of Arkansas for Medical Sciences, Little Rock, Arkansas

Linda Barry, MD, FACS
Associate Professor of Surgery, University of Connecticut School of Medicine; Chief Operating Officer, Connecticut Institute for Clinical and Translational Science, Farmington, Connecticut

Eliza W. Beal, MD
Department of Surgery, The Ohio State University Wexner Medical Center, Columbus, Ohio

Kristin Wilson Beard, MD
Baylor Scott and White Medical Center, Round Rock, Texas

David E. Beck, MD, FACS, FASCRS
Professor and Chair, Department of Colon and Rectal Surgery, Ochsner Clinic Foundation, New Orleans, Louisiana; Professor of Surgery, Ochsner Clinical School, University of Queensland, Brisbane, Queensland, Australia

Kevin E. Behrns, MD
Dean, School of Medicine, VP for Medical Affairs, St. Louis University, St. Louis, Missouri

Oliver C. Bellevue, MD
General Surgery Resident, Department of Surgery, Swedish Medical Center, Seattle, Washington

Omar E. Bellorin-Marin, MD
Chief Resident, General Surgery, New-York-Presbyterian/ Queens, Flushing, New York

Jacques Bergman, MD, PhD
Professor of Gastrointestinal Endoscopy, Department of Gastroenterology and Hepatology, Academic Medical Center, Amsterdam, The Netherlands

James Berry, MD
Department of Surgery, University of Connecticut Health Center, Farmington, Connecticut

Marc G.H. Besselink, MD, MSc, PhD
Department of Surgery, Academic Medical Center, Amsterdam, The Netherlands

Adil E. Bharucha, MBBS, MD
Professor of Medicine, Division of Gastroenterology and Hepatology, Mayo Clinic, Rochester, Minnesota

Anton J. Bilchik, MD, PhD
Professor of Surgery, Chief of Medicine, Chief of Gastrointestinal Research, Gastrointestinal Oncology, John Wayne Cancer Institute at Providence Saint John's Health Center, Santa Monica, California

Nikolai A. Bildzukewicz, MD, FACS
Assistant Professor of Clinical Surgery, Division of Upper GI and General Surgery, Associate Program Director, General Surgery Residency and Advanced GI/MIS Fellowship, Keck School of Medicine of the University of Southern California, Los Angeles, California

Jason Bingham, MD
Department of General Surgery, Madigan Army Medical Center, Tacoma, Washington

Elisa Birnbaum, MD
Professor of Surgery, Section of Colon and Rectal Surgery,
Washington University School of Medicine, St. Louis, Missouri

Sylvester M. Black, MD, PhD
Assistant Professor of Surgery, Division of Transplant, The Ohio State University Wexner Medical Center, Columbus, Ohio

Shanda H. Blackmon, MD, MPH
Associate Professor of Surgery, Division of Thoracic Surgery, Mayo Clinic, Rochester, Minnesota

Joshua I.S. Bleier, MD
Associate Professor of Surgery, University

of Pennsylvania, Philadelphia, Pennsylvania

Adam S. Bodzin, MD
Assistant Professor, Department of Surgery, Section of Transplantation, The University of Chicago, Chicago, Illinois

C. Richard Boland, MD
Chief, Division of Gastroenterology, Internal Medicine, Baylor Scott and White, La Jolla, California

John Bolton, MD
Chairman Emeritus, Department of Surgery, Ochsner Health Systems, New Orleans, Louisiana

Nathan Bolton, MD
Resident, General Surgery, Ochsner Medical Center, New Orleans, Louisiana

Luigi Bonavina, MD, PhD
Professor and Chief of General Surgery, Department of Biomedical Sciences for Health, IRCCS Policlinico San Donato, University of Milano, Milan, Italy

Morgan Bonds, MD
Surgical Resident, University of Oklahoma Health Science Center, Oklahoma City, Oklahoma

Stefan A.W. Bouwense, MD, PhD
Department of Surgery, Radboud University Medical Center, Nijmegen, The Netherlands

Joshua A. Boys, MD
Thoracic Surgery Research Fellow, Department of Surgery, University of Southern California, Los Angeles, California

Raquel Bravo-Infante, MD
Gastrointestinal Surgery Department, Hospital Clinic of Barcelona, Barcelona, Spain

Ross M. Bremner, MD, PhD
Executive Director, Norton Thoracic Institute, St. Joseph's Hospital and Medical Center, Phoenix, Arizona

Bruce M. Brenner, MD
Associate Professor of Surgery, University of Connecticut, Farmington, Connecticut

Shaun R. Brown, DO, FACS
Clinical Fellow, Department of Colon and Rectal Surgery, Ochsner Medical Center, New Orleans, Louisiana

Mark P. Callery, MD
Professor of Surgery, Harvard Medical School; Chief, Division of General Surgery, Beth Israel Deaconess Medical Center, Boston, Massachusetts

John L. Cameron, MD
Alfred Blalock Distinguished Service Professor of Surgery, Professor of Surgery,

The Johns Hopkins Hospital, Baltimore, Maryland

Michael Camilleri, MD
Atherton and Winifred W. Bean Professor, Professor of Medicine, Pharmacology, and Physiology, Consultant, Division of Gastroenterology and Hepatology, Department of Medicine, Mayo Clinic, Rochester, Minnesota

Jacob Campbell, DO, MPH
Department of Surgery, University of Connecticut Health Center, Farmington, Connecticut

Riaz Cassim, MD, FACS, FASCRS
Associate Professor, Department of Surgery, West Virginia University, Morgantown, West Virginia; Chief of Surgery, Louis A. Johnson VA Medical Center, Clarksburg, West Virginia

Manuel Castillo-Angeles, MD, MPH
Research Fellow, Department of Surgery, Beth Israel Deaconess Medical Center, Boston, Massachusetts

Christy Cauley, MD, MPH
Resident, Department of Surgery, Massachusetts General Hospital, Boston, Massachusetts

Keith M. Cavaness, DO, FACS
Surgery, Baylor Scott and White Health, Dallas, Texas

Robert J. Cerfolio, MD, MBA, FACS, FACCP
Professor of Surgery, Chief of Clinical Division Thoracic Surgery, Director of the Lung Cancer Service Line, New York University; Senior Advisor, Robotic Committee, New York, New York

Bradley J. Champagne, MD, FACS, FASCRS
Chairman of Surgery, Fairview Hospital; Director of Services, DDSI West Region; Professor of Surgery, Cleveland Clinic Lerner School of Medicine; Medical Director, Fairview Ambulatory Surgery Center, Cleveland, Ohio

Parakrama Chandrasoma, MD, MRCP
Chief, Surgical and Anatomic Pathology, Los Angeles County+ University of Southern California Medical Center; Emeritus Professor of Pathology, Keck School of Medicine of the University of Southern California, Los Angeles, California

Alex L. Chang, MD
Department of General Surgery, University of Cincinnati, Cincinnati, Ohio

Christopher G. Chapman, MD
Assistant Professor of Medicine, Director, Bariatric and Metabolic Endoscopy, Center for Endoscopic Research and Therapeutics, The University of Chicago Medicine and Biological Sciences, Chicago, Illinois

William C. Chapman, MD, FACS
Surgery, Washington University, St. Louis, Missouri

Susannah Cheek, MD
Clinical Instructor in Surgery, University of Pittsburgh, Pittsburgh, Pennsylvania

Harvey S. Chen, MD
Department of Surgery, Mayo Clinic,

Rochester, Minnesota

Clifford S. Cho, MD
Department of Surgery, University of Michigan, Ann Arbor, Michigan

Eric T. Choi, MD
Chief, Vascular and Endovascular Surgery, Professor of Surgery, Professor, Center for Metabolic Disease Research, Temple University Lewis Katz School of Medicine, Philadelphia, Pennsylvania

Eugene A. Choi, MD
Associate Professor of Surgery, Baylor College of Medicine, Houston, Texas

Karen A. Chojnacki, MD, FACS
Associate Professor of Surgery, Thomas Jefferson University, Philadelphia, Pennsylvania

Michael A. Choti, MD, MBA
Professor, Department of Surgery, University of Texas Southwestern Medical Center, Dallas, Texas

Ian Christie
Research Assistant, Department of Cardiothoracic Surgery, University of Pittsburgh, Pittsburgh, Pennsylvania

Heidi Chua, MD
Consultant, Department of Colon and Rectal Surgery, Mayo Clinic, Rochester, Minnesota

James M. Church, MBChB, MMedSci, FRACS
Staff Surgeon, Colorectal Surgery, Digestive Disease and Surgery Institute, Cleveland Clinic, Cleveland, Ohio

Jessica L. Cioffi, MD
Assistant Professor of Surgery, University of Florida, Gainesville, Florida

Susannah Clark, MS, MPAS
Boston, Massachusetts

Pierre-Alain Clavien, MD, PhD
Professor and Chairman, Department of Surgery, Division of Visceral and Transplant Surgery, University Hospital Zurich, Zurich, Switzerland

Adam Cloud, MD
Assistant Professor of Surgery, University of Connecticut, Farmington, Connecticut

Paul D. Colavita, MD
Gastrointestinal and Minimally Invasive Surgery, Carolinas Medical Center, Charlotte, North Carolina

Steven D. Colquhoun, MD
Professor of Surgery, Chief, Section of Hepatobiliary Surgery, Director of Liver Transplantation, Department of Surgery, University of California, Davis, Davis, California

William Conway, MD
Surgical Oncology, Ochsner Medical Center, New Orleans, Louisiana

Jonathan Cools-Lartigue, MD, PhD
Assistant Professor of Surgery, McGill University, Montreal, Quebec, Canada

Willy Coosemans, MD, PhD
Professor in Surgery, Clinical Head, Department of Thoracic Surgery, University

Hospital Leuven, Leuven, Belgium

Edward E. Cornwell III, MD, FACS, FCCM, FWACS
The LaSalle D. Leffal Jr., Professor and Chairman of Surgery, Howard University Hospital, Washington, D.C.

Mario Costantini, MD
Department of Surgical, Oncological, and Gastroenterological Sciences, University and Azienda Ospedaliera of Padua, Padua, Italy

Yvonne Coyle, MD
Medical Director, Oncology Outpatient Services at the Baylor T. Boone Pickens Cancer Hospital; Texas Oncology and the Baylor Charles A. Sammons Cancer Center at the Baylor University Medical Center; Clinical Associate Professor, Texas A&M Health Science Center, College of Medicine, Dallas, Texas

Daniel A. Craig, MD
Assistant Professor of Radiology, Mayo Clinic, Rochester, Minnesota

Kristopher P. Croome, MD, MS
Assistant Professor of Transplant Surgery, Mayo Clinic, Jacksonville, Florida

Joseph J. Cullen, MD
Professor of Surgery, University of Iowa College of Medicine; Chief Surgical Services, Iowa City VA Medical Center, Iowa City, Iowa

Anthony P. D'Andrea, MD, MPH
Department of Surgery, Division of Colon and Rectal Surgery, Icahn School of Medicine at Mount Sinai, New York, New York

Themistocles Dassopoulos, MD
Adjunct Professor of Medicine, Texas A&M University; Director, Baylor Scott and White Center for Inflammatory Bowel Diseases, Dallas, Texas

Marta L. Davila, MD
Professor, Department of Gastroenterology, Hepatology, and Nutrition, The University of Texas MD Anderson Cancer Center, Houston, Texas

Raquel E. Davila, MD
Associate Professor, Department of Gastroenterology, Hepatology, and Nutrition, The University of Texas MD Anderson Cancer Center, Houston, Texas

Steven R. DeMeester, MD, FACS
Division of Foregut and Minimally Invasive Surgery, The Oregon Clinic, Portland, Oregon

Tom R. DeMeester, MD
Professor and Chairman Emeritus, Department of Surgery, University of Southern California, Los Angeles, California

Daniel T. Dempsey, MD, MBA
Professor of Surgery, University of Pennsylvania; Assistant Director, Perioperative Services, Hospital of the University of Pennsylvania, Philadelphia, Pennsylvania

Gregory dePrisco, MD
Diagnostic Radiologist, Baylor University Medical Center, Dallas, Texas

Lieven Depypere, MD
Joint Clinical Head, Department of Thoracic

Surgery, University Hospital Leuven, Leuven, Belgium

David W. Dietz, MD, FACS, FASCRS
Chief, Division of Colorectal Surgery, Vice Chair, Clinical Operations and Quality, Vice President, System Surgery Quality and Experience, University Hospitals, Cleveland, Ohio

Mary E. Dillhoff, MD, MS
Assistant Professor of Surgery, The Ohio State University College of Medicine, Columbus, Ohio

Joseph DiNorcia, MD
Assistant Professor of Surgery, David Geffen School of Medicine, University of California, Los Angeles, Los Angeles, California

Stephen M. Doane, MD
Advanced Gastrointestinal Surgery Fellow, Department of Surgery, Thomas Jefferson University Hospital, Philadelphia, Pennsylvania

Epameinondas Dogeas, MD
Resident, Department of Surgery, University of Texas Southwestern Medical Center, Dallas, Texas

Eric J. Dozois, MD, FACS, FASCRS
Colon and Rectal Surgery, Mayo Clinic, Rochester, Minnesota

Kristoffel Dumon, MD
Associate Professor of Surgery, Hospital of the University of Pennsylvania, Philadelphia, Pennsylvania

Stephen P. Dunn, MD
Chairman, Department of Surgery, Nemours/Alfred I. Dupont Hospital for Children, Wilmington, Delaware; Professor of Surgery, Sidney Kimmel Medical College, Thomas Jefferson University, Philadelphia, Pennsylvania

Christy M. Dunst, MD
Co-Program Director, Advanced GI-Foregut Fellowship, Cancer Center, Providence Portland Medical Center; Foregut Surgeon, Gastrointestinal and Minimally Invasive Surgery, The Oregon Clinic, Portland, Oregon

John N. Dussel, MD
Fellow in Vascular Surgery, University of Connecticut, Farmington, Connecticut

Matthew Dyer, BA
Case Western Reserve University School of Medicine, Cleveland, Ohio

Jonathan Efron, MD
Associate Professor of Surgery and Urology, Johns Hopkins University, Baltimore, Maryland

Yousef El-Gohary, MD
Department of General Surgery, Stony Brook University School of Medicine, New York, New York

Mustapha El Lakis, MD
Thoraco-Esophageal Postdoctoral Research Fellow, General, Vascular, and Thoracic Surgery, Virginia Mason Medical Center, Seattle, Washington

E. Christopher Ellison, MD
Robert M. Zollinger and College of

Medicine Distinguished Professor of Surgery, The Ohio State University College of Medicine, Columbus, Ohio

James Ellsmere, MD, MSc, FRCSC
Division of General Surgery, Dalhousie University, Halifax, Nova Scotia, Canada

Rahila Essani, MD, FACS
Department of Surgery, Baylor Scott and White Healthcare, Texas A&M University College of Medicine, Temple, Texas

Douglas B. Evans, MD
Professor and Chair of Surgery, Medical College of Wisconsin, Milwaukee, Wisconsin

Sandy H. Fang, MD
Assistant Professor, Department of Surgery, Johns Hopkins Medical Institutions, Baltimore, Maryland

Geoffrey Fasen, MD, MS
Clinical Instructor in General Surgery, University of Virginia, Charlottesville, Virginia

Hiran C. Fernando, MBBS, FRCS, FRCSEd
Department of Surgery, Inova Fairfax Medical Campus, Falls Church, Virginia

Lorenzo Ferri, MD, PhD
Professor of Surgery, McGill University, Montreal, Quebec, Canada

Alessandro Fichera, MD, FACS, FASCRS
Professor and Section Chief, Gastrointestinal Surgery, University of Washington Medical Center, Seattle, Washington

Christine Finck, MD
Chief, Division of Pediatric Surgery, Donald Hight Endowed Chair, Surgery, Connecticut Children's Medical Center, Hartford, Connecticut; Associate Professor of Pediatrics and Surgery, University of Connecticut Health Center, Farmington, Connecticut

Oliver M. Fisher, MD
Gastroesophageal Cancer Program, St. Vincent's Centre for Applied Medical Research, Department of Surgery, University of Notre Dame School of Medicine, Sydney, Australia

James W. Fleshman, MD, FACS
Seeger Professor and Chairman of Surgery, Baylor University Medical Center; Professor of Surgery, Texas A&M Health Science Center, Dallas, Texas

Yuman Fong, MD
Chairman, Department of Surgery, City of Hope National Medical Center, Duarte, California

Michael L. Foreman, MS, MD
Chief, Division of Trauma, Critical Care, and Acute Care Surgery, Department of Surgery, Baylor University Medical Center; Professor of Surgery, Texas A&M Health Science Center, College of Medicine, Dallas, Texas

Todd D. Francone, MD, MPH, FACS, FASCRS
Chief, Division of Colon and Rectal Surgery, Newton-Wellesley Hospital; Director, Robotic Surgery, Newton-Wellesley Hospital; Associate Chair, Department of Surgery, Newton-Wellesley Hospital; Staff Surgeon, Massachusetts General Hospital; Assistant Professor of Surgery, Tufts Medical School, Boston, Massachusetts

Edward R. Franko, MD, FACS
Assistant Professor of Surgery, Texas A&M University College of Medicine, Dallas, Texas

Daniel French, MD, MASc, FRCSC
Assistant Professor, Division of Thoracic Surgery, Dalhousie University, Halifax, Nova Scotia, Canada

Hans Friedrich Fuchs, MD
Department of Surgery, University Hospital Cologne, Cologne, Germany

Karl Hermann Fuchs, MD
Professor, Department of Surgery, Agaplesion Markus Hospital, Frankfurt, Germany

Brian Funaki, MD
Professor of Radiology, The University of Chicago Pritzker School of Medicine; Section Chief, Division of Vascular and Interventional Radiology, The University of Chicago Medicine, Chicago, Illinois

Geoffrey A. Funk, MD, FACS
Trauma and General Surgery, Surgical Critical Care, Assistant Professor of Surgery, Texas A&M University College of Medicine, Dallas, Texas

Joseph Fusco, MD
Children's Hospital of Pittsburgh, University of Pittsburgh, Pittsburgh, Pennsylvania

Shrawan G. Gaitonde, MD
Fellow, Surgical Oncology, John Wayne Cancer Institute at Providence Saint John's Health Center, Santa Monica, California

Julio Garcia-Aguilar, MD, PhD
Chief, Colorectal Service, Department of Surgery, Benno C. Schmidt Chair in Surgical Oncology, Memorial Sloan Kettering Cancer Center; Professor of Surgery, Weill Cornell Medical College, New York, New York

Susan Gearhart, MD
Associate Professor of Surgery, Johns Hopkins Medical Institutions, Baltimore, Maryland

David A. Geller, MD, FACS
Richard L. Simmons Professor of Surgery, Chief, Division of Hepatobiliary and Pancreatic Surgery, University of Pittsburgh, Pittsburgh, Pennsylvania

Comeron Ghobadi, MD
Department of Radiology, The University of Chicago Medicine, Chicago, Illinois

Sebastien Gilbert, MD
Associate Professor of Surgery, University of Ottawa; Chief, Division of Thoracic Surgery, Department of Surgery, Clinician Investigator, The Ottawa Hospital Research Institute, The Ottawa Hospital, Ottawa, Ontario, Canada

David Giles, MD
Associate Clinical Professor of Surgery, University of Connecticut School of Medicine, Farmington, Connecticut

Erin Gillaspie, MD
Assistant Professor, Department of Thoracic Surgery, Vanderbilt University Medical Center, Nashville, Tennessee

Micah Girotti, MD
Division of Vascular Surgery, Northwestern University Feinberg School of Medicine,

Chicago, Illinois

George K. Gittes, MD
Professor of Surgery, Surgeon-in-Chief, Children's Hospital of Pittsburgh, University of Pittsburgh School of Medicine, Pittsburgh, Pennsylvania

Michael D. Goodman, MD
Assistant Professor of Surgery, University of Cincinnati, Cincinnati, Ohio

Hein G. Gooszen, MD, PhD
Professor, Department of Operating Room/Evidence Based Surgery, Radboud University Medical Center, Nijmegen, The Netherlands

Gregory J. Gores, MD
Executive Dean for Research, Professor of Medicine, Division of Gastroenterology and Hepatology, Mayo Clinic, Rochester, Minnesota

James F. Griffin, MD
Surgical Resident, Department of Surgery, The Johns Hopkins Hospital, Baltimore, Maryland

S. Michael Griffin, OBE, MD, FRCSEd
Professor, Consultant Oesophagogastric Surgeon, Northern Oesophagogastric Cancer Unit, Royal Victoria Infirmary, Newcastle-upon-Tyne, United Kingdom

Leander Grimm Jr., MD, FACS, FASCRS
Assistant Professor of Surgery, Division of Colon and Rectal Surgery, University of South Alabama, Mobile, Alabama

L.F. Grochola, MD, PhD
Department of Visceral and Transplant Surgery, University Hospital Zurich, Zurich, Switzerland

Fahim Habib, MD, MPH, FACS
Esophageal and Lung Institute, Allegheny Health Network, Pittsburgh, Pennsylvania

John B. Hanks, MD
C. Bruce Morton Professor and Chief, Division of General Surgery, Department of Surgery, University of Virginia Health System, Charlottesville, Virginia

James E. Harris Jr., MD
Assistant Professor of Surgery, The Johns Hopkins Hospital, Baltimore, Maryland

Matthew G. Hartwig, MD
Associate Professor of Surgery, Division of Thoracic and Cardiovascular Surgery, Department of Surgery, Duke University Hospital, Durham, North Carolina

Imran Hassan, MD, FACS
Clinical Associate Professor of Surgery, Carver College of Medicine, University of Iowa Health Care, Iowa City, Iowa

Traci L. Hedrick, MD, MS
Associate Professor of Surgery, University of Virginia Health System, Charlottesville, Virginia

Terry C. Hicks, MD, FACS, FASCRS
Colorectal Surgeon, Department of Colon and Rectal Surgery, Ochsner Medical Center, New Orleans, Louisiana

Richard Hodin, MD
Department of Surgery, Massachusetts General Hospital, Boston, Massachusetts

Wayne L. Hofstetter, MD
Professor of Surgery and Deputy Chair, Department of Thoracic and Cardiovascular Surgery, The University of Texas MD Anderson Cancer Center, Houston, Texas

Melissa Hogg, MD, MS
Assistant Professor of Surgery, Division of Surgical Oncology, University of Pittsburgh Medical Center, Pittsburgh, Pennsylvania

Yue-Yung Hu, MD, MPH
Pediatric Surgery Fellow, Connecticut Children's Medical Center, Hartford, Connecticut

Eric S. Hungness, MD
S. David Stulberg, MD Research Professor, Associate Professor in Gastrointestinal and Endocrine Surgery and Medical Education, Northwestern University Feinberg School of Medicine; Attending Surgeon, Northwestern Memorial Hospital, Chicago, Illinois

Steven R. Hunt, MD
Associate Professor of Surgery, Division of General Surgery, Section of Colon and Rectal Surgery, Washington University School of Medicine, St. Louis, Missouri

Khumara Huseynova, MD
Assistant Professor of Vascular and Endovascular Surgery, West Virginia University, Morgantown, West Virginia

Neil H. Hyman, MD
Chief, Section of Colon and Rectal Surgery, Co-Director, Digestive Disease Center, Department of Surgery, The University of Chicago Medicine, Chicago, Illinois

David A. Iannitti, MD
Chief, Division of Hepatobiliary and Pancreatic Surgery, Department of Surgery, Carolinas HealthCare System, Charlotte, North Carolina

Jeffrey Indes, MD
Associate Professor of Surgery, Section of Vascular Surgery, University of Connecticut, Farmington, Connecticut

Megan Jenkins, MD
Department of Surgery, New York University Langone Medical Center, New York, New York

Todd Jensen, MSc
Research Associate, University of Connecticut, Farmington, Connecticut

Paul M. Jeziorczak, MD
Senior Fellow, Division of Pediatric Surgery, St. Louis Children's Hospital, St. Louis, Missouri

Danial Jilani, MD
Department of Radiology, The University of Chicago Medicine, Chicago, Illinois

Marta Jiménez-Toscano, MD, PhD
Gastrointestinal Surgery Department, Hospital Clinic of Barcelona, Barcelona, Spain

Blair A. Jobe, MD, FACS
Director, Esophageal and Lung Institute, Allegheny Health Network; Clinical Professor of Surgery, Temple University School of Medicine, Pittsburgh, Pennsylvania

Lily E. Johnston, MD, MPH
Resident, Department of Surgery, University of Virginia Health System, Charlottesville, Virginia

Peter J. Kahrilas, MD
Gilbert H. Marquardt Professor of Medicine, Northwestern University Feinberg School of Medicine, Chicago, Illinois

Matthew F. Kalady, MD
Professor of Surgery, Colorectal Surgery, Co-Director, Comprehensive Colorectal Cancer Program, Digestive Disease and Surgery Institute, Cleveland Clinic, Cleveland, Ohio

Noor Kassira, MD
Assistant Professor of Surgery, Division of Pediatric Surgery, University of South Florida, Morsani College of Medicine, Tampa, Florida

Namir Katkhouda, MD, FACS
Professor of Surgery, Division of Upper Gastrointestinal and General Surgery, Keck School of Medicine of the University of Southern California, Los Angeles, California

Philip O. Katz, MD, FACG
Director of Motility Laboratories, Jay Monahan Center for Gastrointestinal Health, Weill Cornell Medicine, New York, New York

Deborah S. Keller, MS, MD
Department of Surgery, Baylor University Medical Center, Dallas, Texas

Matthew P. Kelley, MD
General Surgery Resident, Johns Hopkins Medical Institutions, Baltimore, Maryland

Gregory D. Kennedy, MD, PhD
Professor of Surgery, University of Alabama Birmingham, Birmingham, Alabama

Tara Sotsky Kent, MD, MS
Assistant Professor of Surgery, Harvard Medical School, Beth Israel Deaconess Medical Center, Boston, Massachusetts

Leila Kia, MD
Department of Medicine, Northwestern University Feinberg School of Medicine, Chicago, Illinois

Melina R. Kibbe, MD
Chair, Department of Surgery, The University of North Carolina at Chapel Hill, Chapel Hill, North Carolina

John Kim, DO, MPH, FACS
Clinical Assistant Professor of Surgery, Clerkship Director, Surgery, University of Illinois College of Medicine, Champaign-Urbana, Illinois; Attending Surgeon, Acute Care Surgery and Trauma, Carle Foundation Hospital, Urbana, Illinois

Alice King, MD
Junior Fellow, Division of Pediatric Surgery, St. Louis Children's Hospital, St. Louis, Missouri

Ravi P. Kiran, MBBS, MS, FRCS (Eng), FRCS (Glas), FACS, MSc EBM (Oxford)
Kenneth A. Forde Professor of Surgery in Epidemiology, Division Chief and Program Director, Director, Center for Innovation and Outcomes Research, Division of Colorectal Surgery, New York-Presbyterian Hospital/Columbia University Medical Center, New

York, New York

Orlando C. Kirton, MD, FACS, MCCM, FCCP, MBA
Surgeon-in-Chief, Chairman of Surgery, Abington-Jefferson Health; Professor of Surgery, Sidney Kimmel Medical College of Thomas Jefferson University, Abington, Pennsylvania

Andrew Klein, MD, MBA, FACS
Professor and Vice Chairman, Department of Surgery, Director, Comprehensive Transplant Center, Cedars-Sinai Medical Center, Los Angeles, California

Eric N. Klein, MD
Acute Care Surgeon, North Shore University Hospital, Manhasset, New York

Geoffrey P. Kohn, MBBS(Hons), MSurg, FRACS, FACS
Senior Lecturer, Department of Surgery, Monash University, Melbourne, Australia; Upper Gastrointestinal Surgeon, Melbourne Upper Gastrointestinal Surgical Group, Melbourne, Victoria, Australia

Robert Caleb Kovell, MD
Assistant Professor of Clinical Urology in Surgery, Department of Urology Surgery, Perelman School of Medicine, University of Pennsylvania, Philadelphia, Pennsylvania

Robert Kozol, MD
General Surgery, JFK Medical Center, Atlantis, Florida

Antonio M. Lacy, MD, PhD
Chief, Gastrointestinal Surgery, Hospital Clinic of Barcelona, Barcelona, Spain

Daniela P. Ladner, MD, MPH, FACS
Associate Professor of Transplant Surgery, Division of Organ Transplantation, Feinberg School of Medicine, Northwestern University; Director, Northwestern University Transplant Outcomes Research Collaborative, Northwestern University, Chicago, Illinois

S.M. Lagarde, MD, PhD
Department of Surgery, Erasmus MC–University Medical Center Rotterdam, Rotterdam, The Netherlands

Carrie A. Laituri, MD
Assistant Professor of Surgery, Division of Pediatric Surgery, University of South Florida, Morsani College of Medicine, Tampa, Florida

Alessandra Landmann, MD
Resident Physician, Department of Surgery, University of Oklahoma, Oklahoma City, Oklahoma

Janet T. Lee, MD, MS
Clinical Assistant Professor of Surgery, University of Minnesota, St. Paul, Minnesota

Lawrence L. Lee, MD, PhD, FRCSC
Department of Colon and Rectal Surgery, Center for Colon & Rectal Surgery, Florida Hospital, Orlando, Florida

Jennifer A. Leinicke, MD, MPHS
Department of Surgery, Washington University School of Medicine, St. Louis, Missouri

Toni Lerut, MD, PhD
Emeritus Professor of Surgery, Clinical Head, Department of Thoracic Surgery,

University Hospital Leuven, Leuven, Belgium

David M. Levi, MD
Transplant Surgeon, Carolinas Medical Center, Charlotte, North Carolina

Chao Li, MD, MSc, FRCSC
Division of General Surgery, Dalhousie University, Halifax, Nova Scotia, Canada

Yu Liang, MD
Department of Surgery, University of Connecticut Health Center, Farmington, Connecticut

Andrew H. Lichliter, MD
Diagnostic Radiology Resident, Baylor University Medical Center, Dallas, Texas

Warren E. Lichliter, MD
Chief, Colon and Rectal Surgery, Baylor Scott and White Health, Dallas, Texas

Amy L. Lightner, MD
Senior Associate Consultant, Department of Colon and Rectal Surgery, Mayo Clinic, Rochester, Minnesota

Deacon J. Lile, MD
Department of General Surgery, Temple University Hospital, Philadelphia, Pennsylvania

Keith D. Lillemoe, MD, FACS
W. Gerald Austen Professor of Surgery, Harvard Medical School; Surgeon-in-Chief, The Massachusetts General Hospital, Boston, Massachusetts;

Jules Lin, MD, FACS
Associate Professor, Mark B. Orringer Professor, Section of Thoracic Surgery, University of Michigan, Ann Arbor, Michigan

Shu S. Lin, MD, PhD
Associate Professor of Surgery, Pathology, and Immunology, Duke University Medical Center, Durham, North Carolina

John C. Lipham, MD, FACS
Chief, Division of Upper Gastrointestinal and General Surgery, Associate Professor of Surgery, Keck School of Medicine of the University of Southern California, Los Angeles, California

Virginia R. Litle, MD
Professor of Surgery, Division of Thoracic Surgery, Boston University, Boston, Massachusetts

Nayna A. Lodhia, MD
Resident, Department of Internal Medicine, The University of Chicago Medicine, Chicago, Illinois

Walter E. Longo, MD, MBA
Colon and Rectal Surgery, Yale University School of Medicine, New Haven, Connecticut

Reginald V.N. Lord, MBBS, MD, FRACS
Director, Gastroesophageal Cancer Program, St. Vincent's Centre for Applied Medical Research; Professor and Head of Surgery, University of Notre Dame School of Medicine, Sydney, Australia

Brian E. Louie, MD, MPH, MHA
Director, Thoracic Research and Education, Division of Thoracic Surgery, Swedish Cancer Institute and Medical Center, Seattle,

Washington

Donald E. Low, MD, FACS, FRCS(C)
Head of Thoracic Surgery and Thoracic Oncology, General, Vascular, and Thoracic Surgery, Virginia Mason Medical Center, Seattle, Washington

Val J. Lowe, MD
Professor of Radiology/Nuclear Medicine, Mayo Clinic, Rochester, Minnesota

Jessica G.Y. Luc, MD
Faculty of Medicine and Dentistry, University of Alberta, Alberta, Canada

James D. Luketich, MD
Henry T. Bahnson Professor and Chairman, Department of Cardiothoracic Surgery, Chief, Division of Thoracic and Foregut Surgery, University of Pittsburgh School of Medicine, Pittsburgh, Pennsylvania

Yanling Ma, MD
Pathologist, Department of Surgical Pathology, Los Angeles County + University of Southern California Medical Center; Associate Professor of Pathology, Keck School of Medicine of the University of Southern California, Los Angeles, Los Angeles, California

Robert L. MacCarty, MD
Professor of Diagnostic Radiology, Emeritus, Mayo Clinic College of Medicine, Rochester, Minnesota

Blair MacDonald, MD, FRCPC
Associate Professor of Medical Imaging, University of Ottawa; Clinical Investigator, The Ottawa Hospital Research Institute; Gastrointestinal Radiologist, The Ottawa Hospital, Ottawa, Ontario, Canada

Robert D. Madoff, MD
Professor of Surgery, University of Minnesota, Minneapolis, Minnesota

Deepa Magge, MD
Fellow in Surgical Oncology, Division of Surgical Oncology, University of Pittsburgh Medical Center, Pittsburgh, Pennsylvania

Anurag Maheshwari, MD
Clinical Assistant Professor of Medicine, Division of Gastroenterology and Hepatology, University of Maryland School of Medicine; Consultant Transplant Hepatologist, Institute for Digestive Health and Liver Diseases, Mercy Medical Center, Baltimore, Maryland

Najjia N. Mahmoud, MD
Professor of Surgery, Division of Colon and Rectal Surgery, University of Pennsylvania, Philadelphia, Pennsylvania

David A. Mahvi, MD
Brigham and Women's Hospital, Boston, Massachusetts

David M. Mahvi, MD
Professor of Surgery, Northwestern University School of Medicine, Chicago, Illinois

Grace Z. Mak, MD
Associate Professor, Section of Pediatric Surgery, Department of Surgery, The University of Chicago Medicine and Biological Sciences, Chicago, Illinois

Sara A. Mansfield, MD, MS
Clinical Housestaff, Department of Surgery, The Ohio State University Wexner Medical

Center, Columbus, Ohio

Maricarmen Manzano, MD
Division of Gastroenterology, National Cancer Institute of Mexico, Mexico City, Mexico

David J. Maron, MD, MBA
Vice Chair, Department of Colorectal Surgery, Director, Colorectal Surgery Residency Program, Cleveland Clinic Florida, Weston, Florida

Melvy S. Mathew, MD
Assistant Professor of Radiology, The University of Chicago Pritzker School of Medicine; Division of Body Imaging, The University of Chicago Medicine, Chicago, Illinois

Kellie L. Mathis, MD
Surgery, Mayo Clinic, Rochester, Minnesota

Jeffrey B. Matthews, MD, FACS
Dallas B. Phemister Professor and Chairman of Surgery, The University of Chicago, Chicago, Illinois

David W. McFadden, MD, MBA, FACS
Chairman, Department of Surgery, University of Connecticut; Surgeon-in-Chief, University of Connecticut Health, Farmington, Connecticut

Amit Merchea, MD, FACS, FASCRS
Assistant Professor of Surgery, Colon and Rectal Surgery, Mayo Clinic, Jacksonville, Florida

Evangelos Messaris, MD, PhD
Associate Professor of Surgery, Pennsylvania State University, College of Medicine, Hershey, Pennsylvania

Daniel L. Miller, MD
Clinical Professor of Surgery, Medical College of Georgia, Augusta University, Augusta, Georgia; Chief, General Thoracic Surgery, Program Director, General Surgery Residency Program, Kennestone Regional Medical Center, WellStar Health System/Mayo Clinic Care Network, Marietta, Georgia

Heidi J. Miller, MD, MPH
Assistant Professor of Surgery, University of New Mexico, Sandoval Regional Medical Center, Albuquerque, New Mexico

J. Michael Millis, MD, MBA
Professor of Surgery, Transplant Surgery, The University of Chicago, Chicago, Illinois

Sumeet K. Mittal, MD, FACS, MBA
Surgical Director, Esophageal and Foregut Program, Norton Thoracic Institute, St. Joseph's Hospital and Medical Center, Phoenix, Arizona

Daniela Molena, MD
Surgical Director, Esophageal Cancer Surgery Program, General Surgery Department, Thoracic Surgery Service, Memorial Sloan Kettering Cancer Center, New York, New York

Stephanie C. Montgomery, MD, FACS
Director of Surgery Education, Saint Francis Hospital and Medical Center; Assistant Professor, University of Connecticut School of Medicine, Hartford, Connecticut

Ryan Moore, MD
Department of General Surgery, Temple University Hospital, Philadelphia, Pennsylvania

Katherine A. Morgan, MD, FACS
Professor of Surgery, Chief, Division of Gastrointestinal and Laparoscopic Surgery, Medical University of South Carolina, Charleston, South Carolina

Melinda M. Mortenson, MD
Department of Surgery, Permanente Medical Group, Sacramento, California

Michael W. Mulholland, MD, PhD
Department of Surgery, University of Michigan, Ann Arbor, Michigan

Michael S. Mulvihill, MD
Resident Surgeon, Department of Surgery, Duke University, Durham, North Carolina

Matthew Mutch, MD
Chief, Section of Colon and Rectal Surgery, Associate Professor of Surgery, Washington University, St. Louis, Missouri

Philippe Robert Nafteux, MD, PhD
Assistant Professor in Surgery, Clinical Head, Department of Thoracic Surgery, University Hospital Leuven, Leuven, Belgium

Arun Nagaraju, MD
Department of Radiology, The University of Chicago Medicine, Chicago, Illinois

David M. Nagorney, MD, FACS
Professor of Surgery, Mayo Clinic, Rochester, Minnesota

Hari Nathan, MD, PhD
Department of Surgery, University of Michigan, Ann Arbor, Michigan

Karen R. Natoli, MD
Department of Surgery, Community Hospital, Indianapolis, Indiana

Rakesh Navuluri, MD
Department of Radiology, The University of Chicago Medicine, Chicago, Illinois

Nicholas N. Nissen, MD
Director, Liver Transplant and Hepatopancreatobiliary Surgery, Cedars-Sinai Medical Center, Los Angeles, California

Tamar B. Nobel, MD
Department of Surgery, Mount Sinai Hospital, New York, New York

B.J. Noordman, MD
Department of Surgery, Erasmus MC–University Medical Center Rotterdam, Rotterdam, The Netherlands

Jeffrey A. Norton, MD
Professor of Surgery, Stanford University School of Medicine, Stanford, California

Yuri W. Novitsky, MD
Director, Cleveland Comprehensive Hernia Center, University Hospitals Cleveland Medical Center; Professor of Surgery, Case Western Reserve School of Medicine, Cleveland, Ohio

Michael S. Nussbaum, MD, FACS
Professor and Chair, Department of Surgery, Virginia Tech Carilion School of Medicine, Roanoke, Virginia

Scott L. Nyberg, MD, PhD
Professor of Biomedical Engineering and Surgery, Department of Transplantation Surgery, Mayo Clinic, Rochester, Minnesota

Brant K. Oelschlager, MD
Byers Endowed Professor of Esophageal Research, Chief, Division of General Surgery, University of Washington Medical Center; Vice Chair, Department of Surgery, University of Washington, Seattle, Washington

Daniel S. Oh, MD
Assistant Professor of Surgery, Thoracic Surgery, University of Southern California, Los Angeles, California

Ana Otero-Piñeiro, MD
Gastrointestinal Surgery Department, Hospital Clinic of Barcelona, Barcelona, Spain

Aytekin Oto, MD
Professor of Radiology, The University of Chicago Pritzker School of Medicine; Section Chief, Division of Body Imaging, The University of Chicago Medicine, Chicago, Illinois

H. Leon Pachter, MD
Chairman, Department of Surgery, New York University Langone Medical Center, New York, New York

Charles N. Paidas, MD, MBA
Professor of Surgery and Pediatrics, Chief, Pediatric Surgery, Vice Dean for Graduate Medical Education, University of South Florida, Morsani College of Medicine, Tampa, Florida

Francesco Palazzo, MD
Associate Professor of Surgery, Thomas Jefferson University, Philadelphia, Pennsylvania

Alessandro Paniccia, MD
General Surgery Resident, University of Colorado School of Medicine, Aurora, Colorado

Harry T. Papaconstantinou, MD, FACS, FACRS
Department of Surgery, Baylor Scott and White Healthcare, Texas A&M University College of Medicine, Temple, Texas

Theodore N. Pappas, MD, FACS
Distinguished Professor of Surgical Innovation, Chief of Advanced Oncologic and Gastrointestinal Surgery, Duke University School of Medicine, Durham, North Carolina

Emmanouil P. Pappou, MD, PhD
Assistant Professor of Colorectal Surgery, Columbia University Medical Center, New York, New York

Manish Parikh, MD
Associate Professor of Surgery, New York University Langone Medical Center/Bellevue Hospital, New York, New York

Jennifer L. Paruch, MD, MS
Lahey Hospital and Medical Center, Burlington, Massac-husetts

Asish D. Patel, MD
Chief Resident, Department of Surgery, University of Nebraska Medical Center, Omaha, Nebraska

Mikin Patel, MD
Department of Radiology, The University of Chicago Medicine, Chicago, Illinois

Marco G. Patti, MD
Center for Esophageal Diseases and Swall-

owing, University of North Carolina at Chapel Hill, Chapel Hill, North Carolina

Emily Carter Paulson, MD, MSCE
Assistant Professor of Surgery, University of Pennsylvania; Assistant Professor of Surgery, Corporal Michael Crescenz VA Medical Center, Philadelphia, Pennsylvania

Timothy M. Pawlik, MD, MPH, PhD
Professor of Surgery and Oncology, The Urban Meyer III and Shelley Meyer Chair for Cancer Research, Ohio State University; Chair, Department of Surgery, Wexner Medical Center, Columbus, Ohio; Division of Surgical Oncology, Department of Surgery, The Johns Hopkins School of Medicine, Baltimore, Maryland

Isaac Payne, DO
Surgical Resident, University of South Alabama, Mobile, Alabama

John H. Pemberton, MD
Professor of Surgery, College of Medicine, Consultant, Department of Colon and Rectal Surgery, Mayo Clinic, Rochester, Minnesota

Michael Pendola, MD
Staff Colorectal Surgeon, Department of Surgery, Baylor University Medical Center, Dallas, Texas

Alexander Perez, MD, FACS
Chief of Pancreatic Surgery, Duke University Medical Center, Durham, North Carolina; Associate Professor of Surgery, Duke University School of Medicine, Durham, North Carolina

Luise I.M. Pernar, MD
Assistant Professor of Surgery, Boston University School of Medicine; Minimally Invasive and Weight Loss Surgery, Boston Medical Center, Boston, Massachusetts

Walter R. Peters Jr., MD, MBA
Chief, Division of Colon and Rectal Surgery, Baylor University Medical Center, Dallas, Texas

Henrik Petrowsky, MD
Professor of Surgery, Vice Chairman, Department of Visceral and Transplant Surgery, University Hospital Zurich, Zurich, Switzerland

Christian G. Peyre, MD
Division of Thoracic and Foregut Surgery, Department of Surgery, University of Rochester School of Medicine and Dentistry, Rochester, New York

Alexander W. Phillips, MA, FRCSEd, FFSTEd
Consultant Oesophagogastric Surgeon, Northern Oesophagogastric Cancer Unit, Royal Victoria Infirmary, Newcastle- upon-Tyne, United Kingdom

Lashmikumar Pillai, MD
Associate Professor of Vascular and Endovascular Surgery, West Virginia University Medical Center, Morgantown, West Virginia

Joseph M. Plummer, MBBS, DM
Department of Surgery, Radiology, and Intensive Care, University of the West Indies, Mona, Jamaica

David T. Pointer Jr., MD
Surgery, Tulane University School of

Medicine, New Orleans, Louisiana

Katherine E. Poruk, MD
Surgical Resident, Department of Surgery, The Johns Hopkins Hospital, Baltimore, Maryland

Mitchell C. Posner, MD, FACS
Thomas D. Jones Professor of Surgery and Vice-Chairman, Chief, Section of General Surgery and Surgical Oncology, Physician-in-Chief, The University of Chicago Medicine Comprehensive Cancer Center, The University of Chicago Medicine, Chicago, Illinois

Russell Postier, MD
Chairman, Department of Surgery, University of Oklahoma, Oklahoma City, Oklahoma

Vivek N. Prachand, MD
Associate Professor, Director of Minimally Invasive Surgery, Chief Quality Officer, Executive Medical Director, Procedural Quality and Safety, Section of General Surgery, Department of Surgery, The University of Chicago Medicine and Biological Sciences, Chicago, Illinois

Timothy A. Pritts, MD, PhD
Professor of Surgery, University of Cincinnati, Cincinnati, Ohio

Gregory Quatrino, MD
Surgical Resident, University of South Alabama, Mobile, Alabama

Sagar Ranka, MD
Resident, Department of Internal Medicine, John H. Stroger Hospital of Cook County, Chicago, Illinois

David W. Rattner, MD
Chief, Division of General and Gastrointestinal Surgery, Massachusetts General Hospital; Professor of Surgery, Harvard Medical School, Boston, Massachusetts

Kevin M. Reavis, MD
Division of Gastrointestinal and Minimally Invasive Surgery, The Oregon Clinic, Portland, Oregon

Vikram B. Reddy, MD, PhD
Colon and Rectal Surgery, Yale University School of Medicine, New Haven, Connecticut

Feza H. Remzi, MD, FACS, FTSS (Hon)
Director, Inflammatory Bowel Disease Center, New York University Langone Medical Center; Professor of Surgery, New York University School of Medicine, New York, New York

Rocco Ricciardi, MD, MPH
Chief, Section of Colon and Rectal Surgery, Massachusetts General Hospital, Boston, Massachusetts

Thomas W. Rice, MD
Professor of Surgery, Cleveland Clinic Lerner College of Medicine; Emeritus Staff, Department of Thoracic Cardiovascular Surgery, Cleveland Clinic, Cleveland, Ohio

Aaron Richman, MD
Department of Surgery, Boston Medical Center, Boston, Massachusetts

Paul Rider, MD, FACS, FASCRS
Associate Professor of Surgery, Division of Colon and Rectal Surgery, University of South Alabama, Mobile, Alabama

John Paul Roberts, MD, FACS
Professor and Chief, Division of Transplant Surgery, University of California, San Francisco, San Francisco, California

Patricia L. Roberts, MD
Chair, Department of Surgery, Senior Staff Surgeon, Division of Colon and Rectal Surgery, Lahey Hospital and Medical Center, Burlington, Massachusetts; Professor of Surgery, Tufts University School of Medicine, Boston, Massachusetts

Kevin K. Roggin, MD
Professor of Surgery and Cancer Research, Program Director, General Surgery Residency Program, Associate Program Director, Surgical Oncology Fellowship, The University of Chicago Medicine, Chicago, Illinois

Garrett Richard Roll, MD, FACS
Assistant Professor of Surgery, Department of Surgery, Division of Transplant, University of California, San Francisco, San Francisco, California

Kais Rona, MD
Chief Resident in General Surgery, Keck School of Medicine of the University of Southern California, Los Angeles, California

Charles B. Rosen, MD
Chair, Division of Transplantation Surgery, Mayo Clinic, Rochester, Minnesota

Samuel Wade Ross, MD, MPH
Chief Resident, Department of Surgery, Carolinas Medical Center, Charlotte, North Carolina

J. Scott Roth, MD
Professor of Surgery, Chief, Gastrointestinal Surgery, Department of Surgery, University of Kentucky, Lexington, Kentucky

Amy P. Rushing, MD, FACS
Assistant Professor, Division of Trauma, Critical Care, and Burn, The Ohio State University Wexner Medical Center, Columbus, Ohio

Bashar Safar, MBBS
Assistant Professor of Surgery, Johns Hopkins Medicine, Baltimore, Maryland

Pierre F. Saldinger, MD
Chairman, Surgery, NewYork-Presbyterian/Queens, Flushing, New York

Kamran Samakar, MD, MA
Assistant Professor of Surgery, Division of Upper Gastron-testinal and General Surgery, Keck School of Medicine of the University of Southern California, Los Angeles, California

Kulmeet K. Sandhu, MD, FACS, MS
Assistant Professor of Clinical Surgery, Division of Upper Gastrointestinal and General Surgery, Keck School of Medicine of the University of Southern California, Los Angeles, California

Lara W. Schaheen, MD
Cardiothoracic Surgery Resident, Department of Cardiothoracic Surgery, University of Pittsburgh, Pittsburgh, Philadelphia

Bruce Schirmer, MD
Stephen H. Watts Professor of Surgery, University of Virginia Health System, Charlottesville, Virginia

Andrew Schneider, MD
General Surgery Resident, The University of Chicago Medicine, Chicago, Illinois

Richard D. Schulick, MD, MBA
Professor and Chair, Department of Surgery, University of Colorado School of Medicine, Aurora, Colorado

Ben Schwab, MD, DC
General Surgery Resident, Northwestern University Feinberg School of Medicine, Chicago, Illinois

Stephanie Scurci, MD
Resident, University of Miami Miller School of Medicine, Palm Beach Regional Campus, Palm Beach, Florida

Anthony Senagore, MD, MS, MBA
Professor, Chief of Gastrointestinal Surgery, Surgery, University of Texas–Medical Branch, Galveston, Texas

Adil A. Shah, MD
Resident, Department of Surgery, Howard University Hospital and College of Medicine, Washington, D.C.

Shimul A. Shah, MD
Director, Liver Transplantation and Hepatobiliary Surgery, Associate Professor of Surgery, University of Cincinnati, Cincinnati, Ohio

Brian Shames, MD
Chief, Division of General Surgery, General Surgery Residency Program Director, University of Connecticut Health Center, Farmington, Connecticut

Skandan Shanmugan, MD
Assistant Professor of Surgery, Division of Colon and Rectal Surgery, University of Pennsylvania, Perelman School of Medicine, Philadelphia, Pennsylvania

David S. Shapiro, MD, FACS, FCCM
Chairman, Department of Surgery, Saint Francis Hospital and Medical Center–Trinity Health New England, Hartford, Connecticut; Assistant Professor of Surgery, University of Connecticut School of Medicine, Farmington, Connecticut

Matthew Silviera, MD
Washington University, St. Louis, Missouri

Douglas P. Slakey, MD, MPH, FACS
Professor, Surgery, Tulane University, New Orleans, Louisiana

Joshua Sloan, DO
Division of Gastroenterology, Einstein Healthcare Network, Philadelphia, Pennsy-lvania

Nathan Smallwood, MD
Division of Colon and Rectal Surgery, Baylor University Medical Center, Dallas, Texas

Shane P. Smith, MD
General Surgery Resident, Department of Surgery, Swedish Medical Center, Seattle, Washington

B. Mark Smithers, MBBS, FRACS, FRCSEng, FRCSEd
Professor of Surgery, University of Queensland; Director, Upper Gastrointestinal and Soft Tissue Unit, Princess Alexandra Hospital, Brisbane, Queensland, Australia

Rory L. Smoot, MD, FACS
Assistant Professor, Mayo Clinic, Rochester, Minnesota

Kevin C. Soares, MD
Resident, General Surgery, Department of Surgery, Johns Hopkins Medical Institutions, Baltimore, Maryland

Edy Soffer, MD
Professor of Clinical Medicine, Director, GI Motility Program, Keck School of Medicine of the University of Southern California, Los Angeles, California

Julia Solomina, MD
Department of Surgery, The University of Chicago, Chicago, Illinois

Nathaniel J. Soper, MD
Loyal and Edith Davis Professor of Surgery, Northwestern University Feinberg School of Medicine; Chair, Department of Surgery, Northwestern Memorial Hospital, Chicago, Illinois

Stuart Jon Spechler, MD
Chief, Division of Gastroenterology, Co-Director, Center for Esophageal Research, Baylor University Medical Center at Dallas; Co-Director, Center for Esophageal Research, Baylor Scott and White Research Institute, Dallas, Texas

Praveen Sridhar, MD
Department of Surgery, Boston Medical Center, Boston, Massachusetts

Scott R. Steele, MD, FACS, FASCRS
Chairman, Department of Colorectal Surgery, Cleveland Clinic; Professor of Surgery, Case Western Reserve University School of Medicine, Cleveland, Ohio

Joel M. Sternbach, MD, MBA
Bechily-Hodes Fellow in Esophagology, Department of Surgery, Northwestern University Feinberg School of Medicine, Chicago, Illinois

Christina E. Stevenson, MD
Assistant Professor of Surgery, Department of Surgery and Neag Comprehensive Cancer Center, University of Connecticut, Farmington, Connecticut

Scott A. Strong, MD
James R. Hines Professor of Surgery, Northwestern University Feinberg School of Medicine, Chicago, Illinois

Iswanto Sucandy, MD
Clinical Instructor, Department of Surgery, University of Pittsburgh School of Medicine, Pittsburgh, Pennsylvania

Magesh Sundaram, MD, MBA, FACS
Senior Associate Medical Director, Carle Cancer Center, Carle Foundation Hospital, Urbana, Illinois

Sudhir Sundaresan, MD, FRCSC, FACS
Surgeon-in-Chief, The Ottawa Hospital; Wilbert J. Keon Professor and Chairman, Department of Surgery, University of Ottawa, Ottawa, Ontario, Canada

Lee L. Swanstrom, MD
The Institute of Image-Guided Surgery of Strasbourg, University of Strasbourg, Strasbourg, Alsace, France; Director, Division of Gastrointestinal and Minimally

Invasive Surgery, The Oregon Clinic, Portland, Oregon

Patricia Sylla, MD
Associate Professor of Surgery, Division of Colorectal Surgery, Icahn School of Medicine at Mount Sinai Hospital, New York, New York

Tadahiro Takada, MD, FACS, FRCSEd
Emeritus Professor, Department of Surgery, Teikyo University School of Medicine, Tokyo, Japan

Ethan Talbot, MD
Resident, General Surgery, Bassett Medical Center, Cooperstown, New York

Vernissia Tam, MD
Resident in General Surgery, University of Pittsburgh Medical Center, Pittsburgh, Pennsylvania

Eric P. Tamm, MD
Professor, Diagnostic Imaging, The University of Texas MD Anderson Cancer Center, Houston, Texas

Talar Tatarian, MD
Department of Surgery, Jefferson Gastroesophageal Center, Sidney Kimmel Medical College at Jefferson University, Philadelphia, Pennsylvania

Ali Tavakkoli, MD, FACS, FRCS
Associate Professor of Surgery, Director, Minimally Invasive and Weight Loss Surgery Fellowship, Co-director, Center for Weight Management and Metabolic Surgery, Brigham and Women's Hospital, Harvard Medical School, Boston, Massachusetts

Helen S. Te, MD
Associate Professor of Medicine, Department of Medicine, Center for Liver Diseases, The University of Chicago Medicine, Chicago, Illinois

Ezra N. Teitelbaum, MD, MEd
Foregut Surgery Fellow, Providence Portland Medical Center, Portland, Oregon

Charles A. Ternent, MD, FACS
Section of Colon and Rectal Surgery, Creighton University School of Medicine, University of Nebraska College of Medicine, Omaha, Nebraska

Jon S. Thompson, MD
Professor of Surgery, University of Nebraska Medical Center, Omaha, Nebraska

Iain Thomson, MBBS, FRACS
Senior Lecturer, University of Queensland; Upper Gastrointestinal and Soft Tissue Unit, Princess Alexandra Hospital, Brisbane, Queensland, Australia

Alan G. Thorson, MD, FACS
Clinical Professor of Surgery, Creighton University School of Medicine, University of Nebraska College of Medicine, Omaha, Nebraska

Chad M. Thorson, MD, MSPH
Pediatric Surgery Fellow, Stanford University, Palo Alto, California

Crystal F. Totten, MD
Department of Surgery, University of

Kentucky College of Medicine, Lexington, Kentucky

Mark J. Truty, MD, MsC, FACS
Assistant Professor, Mayo Clinic, Rochester, Minnesota

Susan Tsai, MD, MHS
Associate Professor of Surgical Oncology, Department of Surgery, Medical College of Wisconsin, Milwaukee, Wisconsin

Jennifer Tseng, MD
Surgical Oncology Fellow, The University of Chicago, Chicago, Illinois

Tom Tullius, MD
Department of Radiology, The University of Chicago Medicine, Chicago, Illinois

Andreas G. Tzakis, MD, PhD
Director, Transplant Center, Cleveland Clinic Florida, Weston, Florida

J.J.B. van Lanschot, MD, PhD
Professor, Department of Surgery, Erasmus MC–University Medical Center Rotterdam, Rotterdam, The Netherlands

Hjalmar C. van Santvoort, MD, PhD
Department of Surgery, St. Antonius Hospital, Nieuwegein, The Netherlands

Hans Van Veer, MD
Joint Clinical Head, Department of Thoracic Surgery, University Hospital Leuven, Leuven, Belgium

Jorge A. Vega Jr., MD
Department of Surgery, University of South Florida Morsani College of Medicine, Tampa, Florida

Vic Velanovich, MD
Professor, Department of Surgery, University of South Florida Morsani College of Medicine, Tampa, Florida

Sarah A. Vogler, MD, MBA
Clinical Assistant Professor of Surgery, University of Minnesota, Minneapolis, Minnesota

Huamin Wang, MD, PhD
Professor of Pathology, The University of Texas MD Anderson Cancer Center, Houston, Texas

Mark A. Ward, MD
Minimally Invasive Surgery Fellow, Gastrointestinal and Minimally Invasive Surgery, The Oregon Clinic, Portland, Oregon

Brad W. Warner, MD
Division of Pediatric Surgery, St. Louis Children's Hospital, St. Louis, Missouri

Susanne G. Warner, MD
Assistant Professor of Surgery, City of Hope National Medical Center, Duarte, California

Thomas J. Watson, MD, FACS
Professor of Surgery, Georgetown University School of Medicine; Regional Chief of Surgery, MedStar Washington, Washington, D.C.

Irving Waxman, MD
Sara and Harold Lincoln Thompson

Professor of Medicine, Director of the Center for Endoscopic Research and Therapeutics, The University of Chicago Medicine and Biological Sciences, Chicago, Illinois

Carissa Webster-Lake, MD
University of Connecticut, Farmington, Connecticut

Benjamin Wei, MD
Assistant Professor, Division of Cardiothoracic Surgery, University of Alabama-Birmingham Medical Center, Birmingham, Alabama

Martin R. Weiser, MD
Stuart H.Q. Quan Chair in Colorectal Surgery, Department of Surgery, Memorial Sloan Kettering Cancer Center; Professor of Surgery, Weill Cornell Medical College, New York, New York

Dennis Wells, MD
Resident in Thoracic Surgery, Department of Surgery, University of Cincinnati College of Medicine, Cincinnati, Ohio

Katerina Wells, MD, MPH
Director of Colorectal Research, Baylor University Medical Center; Adjunct Assistant Professor, Texas A&M Health Science Center, Dallas, Texas

Mark Lane Welton, MD, MHCM
Chief Medical Officer, Fairview Health Services, Minneapolis, Minnesota

Yuxiang Wen, MD
General Surgery, Cleveland Clinic Florida, Weston, Florida

Mark R. Wendling, MD
Acting Instructor and Senior Fellow, Advanced Minimally Invasive Surgery, CVES, Division of General Surgery, University of Washington, Seattle, Washington

Hadley K.H. Wesson, MD
Assistant Professor of Surgery, The Johns Hopkins Hospital, Baltimore, Maryland

Steven D. Wexner, MD, PhD(Hon)
Director, Digestive Disease Center, Chair, Department of Colorectal Surgery, Cleveland Clinic Florida, Weston, Florida

Rebekah R. White, MD
Associate Professor of Surgery, University of California, San Diego, La Jolla, California

Charles B. Whitlow, MD, FACS, FASCRS
Chairman, Department of Colon and Rectal Surgery, Ochsner Clinic Foundation, New Orleans, Louisiana

B.P.L. Wijnhoven, MD, PhD
Department of Surgery, The Erasmus University Medical Center, Rotterdam, The Netherlands

Justin Wilkes, MD
Department of Surgery, Maine Medical Center, Portland, Maine; Research Fellow, Department of Surgery, University of Iowa, Iowa City, Iowa

Rickesha L. Wilson, MD
General Surgical Resident, Department of Surgery, University of Connecticut,

Farmington, Connecticut

Piotr Witkowski, MD, PhD
Associate Professor of Surgery, Department of Surgery, The University of Chicago, Chicago, Illinois

Christopher L. Wolfgang, MD, PhD
Chief, Hepatobiliary and Pancreatic Surgery, Professor of Surgery, Pathology, and Oncology, The Johns Hopkins Hospital, Baltimore, Maryland

Stephanie G. Worrell, MD
Surgery, Keck School of Medicine of the University of Southern California, Los Angeles, California

Jian Yang, MD
Department of Liver Transplantation Center, West China Hospital of Sichuan University, Chengdu, Sichuan Province, China

Charles J. Yeo, MD, FACS
Samuel D. Gross Professor and Chair, Department of Surgery, Sidney Kimmel Medical College at Thomas Jefferson University, Philadelphia, Pennsylvania

Ching Yeung, MD
Thoracic Surgery Fellow, University of Ottawa, The Ottawa Hospital–General Campus, Ottawa, Canada

Evan E. Yung, MD
Fellow in Surgical Pathology, Los Angeles County + University of Southern California Medical Center, Los Angeles, California

Syed Nabeel Zafar, MD MPH
Chief Resident, Department of Surgery, Howard University Hospital, Washington, D.C.

Giovanni Zaninotto, MD
Professor, Department of Surgery and Cancer, Imperial College, London, United Kingdom

Herbert Zeh III, MD
Professor of Surgery, Division of Surgical Oncology, University of Pittsburgh Medical Center, Pittsburgh, Pennsylvania

Joerg Zehetner, MD, MMM, FACS
Adjunct Associate Professor of Surgery, Klinik Beau-Site Hirslanden, Berne, Switzerland

Michael E. Zenilman, MD
Professor of Surgery, Weill Cornell Medicine; Chair, Department of Surgery, New York-Presbyterian Brooklyn Methodist Hospital, Brooklyn, New York

Pamela Zimmerman, MD
Associate Professor of Vascular and Endovascular Surgery, West Virginia University, Morgantown, West Virginia

Gregory Zuccaro Jr., MD
Department of Gastroenterology and Hepatology, Cleveland Clinic, Cleveland, Ohio

中文版序

　　自 *Shackelford's Surgery of the Alimentary Tract* 第 1 版问世以来便深得好评，此为全世界消化道外科学者精深理论和精湛技艺的集中体现。*Shackelford's Surgery of the Alimentary Tract, 8E* 由 Charles J. Yeo、Steven R. DeMeester、David W. McFadden、Jeffrey B. Matthews、James W. Fleshman 等多位消化道外科领域的国际知名专家编著而成，该书不仅反映了消化道外科的最新理念和规范化程度，同时还展示了消化道外科的最新手术技术，深受全世界广大消化道外科工作者的青睐。

　　Shackelford's Surgery of the Alimentary Tract 在国内尚无中文译本，由兰州大学李玉民教授总主译的《Shackelford 消化道外科学（原书第 8 版）》，准确反映了原著的内容和特色。本书图文并茂，语言流畅，内容丰富，最大限度地贴近中国读者的阅读习惯，便于我国外科医生了解和掌握消化道外科领域的新进展与新动向，提高医学理论及临床实践水平，为我国消化道外科医生的实用性参考书。

　　希望本书的翻译和出版有助于我国同行学习和借鉴国外专家的先进技术和经验，从而促进精准消化道外科理念和技术在国内进一步推广和普及。

　　我谨向大家推荐此套丛书，希望大家阅读后能有所裨益。

中国工程院院士

北京清华长庚医院院长

清华大学临床医学院院长

清华大学精准医学研究院院长

译者前言

随着现代科学技术的突飞猛进，消化道外科得到了长足的进步。消化道外科的教科书迭代更新不断涌现，有力促进了外科学的快速发展。自 1955 年以来，由 Richard T. Shackelford 教授撰写的 *Surgery of the Alimentary Tract* 经历 60 余年的不断更新再版，如今已是第 8 版。本书自首版问世以来，便受到全世界范围内广大医务工作者的高度好评，成为消化道外科医生、内科医生、胃肠病学家、住院医生、医学生和医学研究者的重要参考资料，是消化道外科的经典教科书。

Shackelford's Surgery of the Alimentary Tract, 8E 由 Charles J. Yeo 教授领衔主编，联合美国、加拿大、意大利、日本和德国等 10 余个国家的 420 余位专家共同编著而成。

原书第 8 版分为上下两卷，内容涵盖整个消化道系统，上卷介绍食管、疝、胃和小肠疾病；下卷介绍肝、胆、胰、脾及结直肠和肛门疾病。每卷内容包括正常解剖、病理生理、常见疾病的诊疗等。全新第 8 版在保留既往版本内容的基础上，还重点介绍了基因组学、蛋白质组学、腹腔镜技术及机器人技术等消化道外科领域的前沿进展；阐述了消化道外科的先进理念、手术技巧、微创治疗等新方法。全书内容丰富，图文并茂，不仅延续了该书籍的稳定性，同时也具有创新性。

Shackelford's Surgery of the Alimentary Tract 在我国消化道外科学界有着广泛的知名度，在外科医生中拥有一大批忠实的读者，但截至目前，该书尚无中文译本。

为了第一时间将 *Shackelford's Surgery of the Alimentary Tract, 8E* 翻译出版，承蒙中国科学技术出版社的委托，我们邀请了国内相关专业的知名专家学者，组成编译委员会，共同完成了本书的翻译工作。

本分册为食管及疝外科学卷，由洛杉矶南加州大学的外科教授 Steven R. DeMeester 医生领衔主编，系统介绍了食管的解剖和生理、食管疾病的诊断和评估、食管动力障碍和憩室、胃食管反流病、食管旁疝、Barrett 食管、食管癌、非反流性食管炎，以及其他食管疾病和疝的最新临床诊疗技术和理念。

李斌教授、陈昊教授、俞永江教授等对本卷的编译工作给予的大力支持，孟文勃教授、魏育才博士和张凡博士，以及所有参与本卷译校工作的专家、学者及同事为之付出的辛勤努力，我在此深表谢意。

由于全书内容涵盖广泛，加之中外术语规范及语言表达习惯有所差异，中文翻译版中可能存在疏漏或欠妥之处，恳请读者批评指正，不吝赐教。

兰州大学副校长、医学部主任

甘肃省消化系肿瘤重点实验室主任

兰州大学第二医院普外科国家临床重点专科主任

原书前言

今天我们迎来了经典教科书 *Shackelford's Surgery of the Alimentary Tract, 8E* 的出版。在过去的 60 余年里，这套丛书已成为指导外科医生、内科医生、胃肠病专家、住院医生、医学生和其他相关医务工作者的重要参考书。我们希望您在第 8 版书中了解前沿信息、领略精美插图、学习最新知识、感悟满满收获。

历次出版概况

Surgery of the Alimentary Tract 由巴尔的摩外科医生 Richard T. Shackelford 独自撰写，并于 1955 年出版，第 1 版深受读者喜爱。在 1978—1986 年的漫长时间里，Shackelford 医生独自撰写了多达五卷的第 2 版，并由约翰斯·霍普金斯大学外科主任 George D. Zuidem 医生担任联合主编。在我进行外科实习和早期任教的日子里，*Surgery of the Alimentary Tract, 2E* 是指导我治疗消化道疾病的"圣经"。

第 3 版于 1991 年出版。由 Zuidem 医生撰写并且由一位编者协助完成，共 5 卷，这一版是里程碑式的重塑。消化道外科领域在此期间有了显著进步，新的研究成果被收录其中，同时对新兴技术进行了说明。

第 4 版于 1996 年出版。仍在 Zuidem 医生的领导下完成，这本书无论在范围、广度和深度上，仍然是百科全书式的风格。此版本已经成为外科医生、内科医生、胃肠科医生和涉及消化道疾病患者护理的其他卫生保健专业人员的经典参考资料。

第 5 版于 2002 年出版。我受 Zuidem 医生的邀请加入他的创作团队，并担任联合编辑。第 5 版仍由五卷组成，内容涵盖新的手术技术、分子生物学进展和非侵入性疗法，总结了开放手术、腹腔镜手术和内镜技术对患者进行综合治疗的进展情况。

第 6 版于 2007 年出版。此版本从五卷压缩至两卷，并删除了陈旧的内容，使用新的印刷工艺如四色制作方案，并不断提升印刷水平。

第 7 版于 2012 年出版。

第 8 版介绍

第 8 版保持了与第 6 版和第 7 版一致的外观。不同的是，第 8 版是由我和 4 位专家编辑精心编著而成。我在 4 位同事的大力协助下完成了这一版著作，他们也分别担任本书四个主要部分的编者。在编者们孜孜不倦地工作和策划组织下，这本书终于创作完成。他们将手术操作、手术技术和非侵入性治疗的许多变化写入了书中，每个部分都保留了解剖学和生理学的相关知识，也包括了基因组学、蛋白质组学、腹腔镜技术和机器人技术方面的最新进展。第 8 版由来自第 7 版的 2 名编者和 2 名新的编者共同完成，这让我们的团队在传承旧模式的基础上进行了创新。

食管及疝外科学卷，由洛杉矶南加州大学的外科教授 Steven R. DeMeester 医生及相关学者共同编著而成。DeMeester 医生是全球知名的消化道外科学专家，他将自己对食管和食管疾病的认知都在本书中表现了出来，其内容涵盖食管疾病的病理学和动态诊断学，以及关于胃食管反流病、食管动力障碍和食管肿瘤的相关内容。DeMeester 医生是 Tom DeMeester 医生的儿子，Tom DeMeester 医生是对该领域有卓越贡献的传奇人物。

胃及小肠外科学卷，由 David W. McFadden 医生及相关学者共同编著而成。本卷对上消化道系统管腔结构的内容进行了更新，该内容为此领域做出极大贡献。McFadden 医生在康涅狄格大学工作，担任外科教授和主任医师，并且为消化道疾病外科研究和教育方面的专家。他曾在 *Journal of Surgical Research* 担任了多年的联合主编，还担任过消化道外科学会的主席。

肝胆胰脾外科学卷，由 Jeffrey B. Matthews 医生及相关学者共同编著而成，他是芝加哥大学外科系主任。Matthews 医生曾担任 *Journal of Gastroin-testinal Surgery* 的主编，还担任过美国消化道外科学会主席。本卷是其一生对消化道外科的经验总结。

结直肠及肛门外科学卷，由贝勒大学医学中心外科主任 James W. Fleshman 教授领衔设计和修订。Fleshman 医生是该领域的国际知名人物，其详细阐述了盆底解剖和生理学的最新进展，炎性肠病的新疗法，以及腹腔镜治疗的新研究。

致谢

第 8 版的完成离不开每位学者精湛的专业能力、无私奉献和辛勤付出，感谢他们的付出！

如同其他书本的出版一样，数以百计的人为这版书的出版做出贡献，他们为完成如此经典的著作克服了许许多多的困难，在此，我们对他们所做的贡献表示衷心的感谢。本书中的大多数合作伙伴是来自国内外该领域的知名专家，他们愿意为此分享自己的知识，我对此深表感激，是他们对自己事业的热爱，最终成就了这一本精彩的专著。

我同样感谢 Elsevier 的出版团队，在他们一遍又一遍的审校下，第 8 版才能顺利出版。

　　我要感谢 Michael Houston、Mary Hegeler、Amanda Mincher 和其他参与这个项目的工作人员。第 8 版中包含了大量的新内容，很多专家花费了数千小时去完成这些新增的内容。他们为此付出辛勤劳动，心甘情愿，无怨无悔。

　　最后，我要感谢在出版过程中帮助过我的人，以及 Claire Reinke、Dominique Vicchairelli 和 Laura Mateer。你们给我提供了莫大帮助。

Charles J. Yeo, MD

献　词

感谢我的妻子 Theresa，以及我的孩子 William 和 Scott，感谢我的导师们。逝者已矣，生者如斯，他们为我的外科学教育做出了巨大贡献。感谢我的同事和朋友，*Shackelford's Surgery of the Alimentary Tract, 8E* 得以问世离不开他们的贡献。感谢年轻的消化道外科医生和其他医疗专业人员，你们将从这本书中学习知识，推动这一领域向前发展，并不断提高我们对消化道疾病的认识。

Charles J. Yeo

感谢我的父亲 Tom DeMeester，他热衷于研究食管和上消化道疾病的病理生理学，并将这些知识应用到改善患者的生活之中。无论是过去还是现在，这些记忆都不断激励着我；感谢我的许多导师，他们帮助我学习了外科手术的操作，并鼓励我不断去追求完美；感谢我的同事们，他们放弃了夜晚、周末和假期的许多时间，撰写本书摘要、相关论文和章节；感谢我的同事和住院医师，他们通过艰苦培训成为下一代外科专家；感谢支持我的家人和朋友，愿意接受我对家庭的缺席，并支持我长期奔赴在工作岗位上，照顾需要帮助的患者。

Steven R. DeMeester

我想把这本书献给所有与我共事过的医生和同事，感谢他们让教育成为我生活中如此美好的一部分；希望这本书会让我们回忆起昔年一起处理疑难病例的时光，并将鼓励你们继续将知识传授给需要指导的人。

James W. Fleshman

感谢 William Silen 和我已故的祖父 Benjamin M，感谢外科住院医生和学生们对知识的渴求，感谢我的妻子 Joan，还有我们的儿子 Jonathan、David 和 Adam，感谢他们对我的爱和支持。

Jeffrey B. Matthews

感谢我的妻子 Nancy 和我的孩子 William、Hunter 和 Nora，以及我所有的导师、同事和患者。他们每天都在让我接受挑战并不断激励着我。

David W. McFadden

目　录

第四篇 胃食管反流病

第五篇 食管旁疝

第六篇 Barrett 食管

第一篇　食管的解剖和生理

Anatomy and Physiology of the Esophagus

第1章
食管括约肌的生理与病理
Esophageal Sphincters in Health and Disease

Karl Hermann Fuchs　Benjamin Babic　Hans Friedrich Fuchs　**著**
张　朗　**译**

摘要

食管是连接口腔和胃的一段肌性管道，其主要功能是运输食物进入胃，保证人体每天所需要的营养物质。在食管的近端和远端具有一些特殊的结构，以保证吞咽、打嗝、呕吐时不会影响呼吸或咳嗽，同时阻止胃内容物反流进入食管。

生理和病理状态下食管括约肌的结构和功能：本章将聚焦食管上括约肌（upper esophageal sphincter，UES）和食管下括约肌（lower esphageal sphincter，LES）。两段括约肌具有非常复杂的功能，受所分布的神经支配和调控，同时受消化道的压力、激素、化学因素、外部因素及可能的心理因素影响。UES 和 LES 的功能评价多由影像学检查和压力测定完成。许多原因都会导致咽峡或口咽部发生吞咽困难，包括肌源性因素、神经源性因素、医源性因素、力学因素、精神因素等，甚至有一些是先天性 UES 功能障碍。

LES 位于食管远端，其主要功能是关闭胃的近侧端，阻断胃内容物反流进入食管。由于胃液对食管黏膜具有损伤作用，所以防止胃食管反流具有非常重要的意义。研究发现，食管远端是一个高压力区，LES 张力降低将会产生胃内容物反流进入食管发生的风险。

关键词：食管；UES；LES；吞咽困难；肌切开术；贲门失弛缓症；胃食管反流病

一、UES 生理

（一）吞咽过程

UES 参与吞咽过程。吞咽是一个非常复杂的程序性过程，需要与呼吸有关的口、鼻、咽、喉、气管等配合，使呼吸气流发生临时性改变而让液体或固体食物进入食管。

食管上段的主要结构是一些与环状软骨相连的咽喉肌。咽喉部背侧和两侧是肌肉，但在腹侧却由软骨取而代之，所以缺乏环形的、对称性的咽喉肌，这种特殊的解剖构成导致吞咽时 UES 的压力曲线并不对称。因此在吞咽时，需要重点关注解剖关系和功能的变化。吞咽时由于喉的上提，UES 也会随之上提约 1cm。

UES 主要受迷走神经的支配，除此之外，副神经和舌下神经对 LES 也具有一定的支配作用[1]。

吞咽是一个复杂的生理过程，UES 的作用主要发生在吞咽之后的咽期。关于吞咽过程的分期，不同的作者分期不同，一般为 3~6 期。但在吞咽过程中有 3 个明显的时相，即口腔期、咽期和食管期。

在口腔期，舌及其周围的咽部结构、软腭和硬腭及封闭的舌腭区形成一个食团（图 1-1）。这个过程由人的意愿开始，第一步由软腭和舌后部完成，第二步是软腭向上向硬腭方向运动以关闭鼻咽，同时舌骨向更靠前更靠上的方向摆动。

在舌的挤压下，食团与软腭和硬腭之间的压力增大，一旦食团被推动经过腭舌弓进入咽

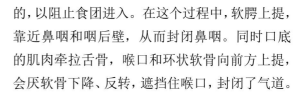

部，就表示着吞咽过程进入了咽期（图 1-2）。咽期吞咽过程一旦开始就必须完成，无法随时终止。在正常情况下，这个时期的气道是封闭

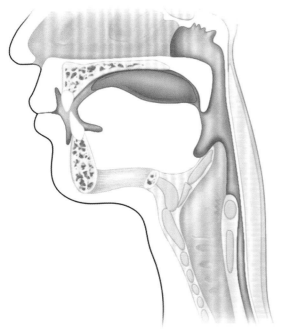

▲ 图 1-1　吞咽过程（一）：在舌的作用下，舌的腹侧和后部紧贴软腭形成一个食团

的，以阻止食团进入。在这个过程中，软腭上提，靠近鼻咽和咽后壁，从而封闭鼻咽。同时口底的肌肉牵拉舌骨，喉口和环状软骨向前方上提，会厌软骨下降、反转，遮挡住喉口，封闭了气道。

咽括约肌收缩，UES 松弛约 1s，食团通过咽下段进入食管，吞咽过程的食管期开始（图 1-3）。在食管期，食管括约肌不停地收缩和蠕动，再加上重力的因素，食团向下移动，经过食管进入胃内，最后，UES 关闭，呼吸道开放，与吞咽有关的结构进入静息状态，吞咽过程结束。

（二）UES 的评估

UES 由腹侧的环状软骨及两侧和后侧的环咽肌组成，由于其结构不对称，收缩时产生的压力也是不对称的。

UES 的功能评价多由放射影像学检查和压力测定完成[2-5]。常规的影像学检查多通过钡剂来观察吞咽过程中消化道的病理解剖学改变，如咽下部憩室。然而这种检查难以发现一些症状较轻的功能性改变，如一些由于神经支配失

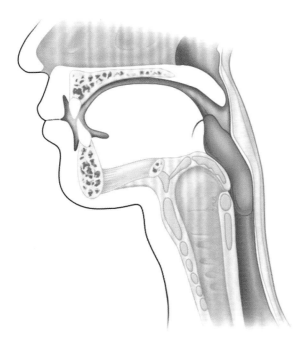

▲ 图 1-2　吞咽过程（二）：软腭向硬腭方向上提，靠近鼻咽。舌推动食团向后运动进入咽部。舌骨和喉口一起向前上方运动，同时伴随着会厌反转以关闭喉口，阻止食物进入气管。这时 UES 松弛，允许食团进入食管

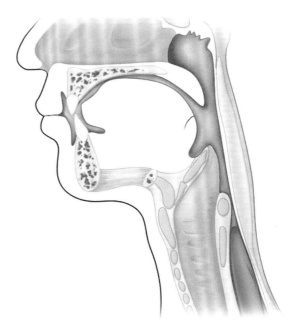

▲ 图 1-3　吞咽过程（三）：当食团进入食管上端时 UES 会短暂地完全松弛，然后在食管括约肌蠕动和重力的因素下，推动食团向下运动到达胃内，最后，咽、食管恢复到静息状态

调导致的颈源性吞咽困难。通过对高速摄影技术获得的影像学资料进行动力学分析，可以发现吞咽过程中的一些病变细节[4]。这些影像学资料还可以实现可视化、多次重复分析。

临床症状分析对疾病功能障碍程度和了解患者生活质量状况是必需的。除此之外，内镜检查对排除恶性疾病和吞咽障碍的原因也至关重要。

咽食管内压力测定和分析可以详细了解吞咽生理状态和可能的病理改变[5, 7-10]。UES 结构是不对称的，在吞咽过程中其压力曲线以毫秒为单位变化，而传统的灌注测压法只有几个记录端口和几个固态压力传感器的测压探头，不能完全显示沿垂直轴的细微压力增加、降低或彼此协调的特征。现在临床使用的多功能测压分析系统具有多个压力探头和记录位点，可以记录咽食管各区域的压力变化数据，详尽地描述和分析复杂的吞咽过程，清晰地显示吞咽功能障碍中可能出现的病理变化。

测压法可以检测到吞咽过程中压力的变化，以此来判断 UES 松弛开放及随后的食管收缩。但由于 UES 在结构上是不对称的，通过测压法检测到的数值有时候也不准确[8]。

最近，高分辨率测压法（high-resolution manometry，HRM）对吞咽过程中 UES 收缩状态的改变和食管压力的改变提供了更详尽和更准确的数据[10]。通过 HRM 可以对吞咽过程中咽的收缩、UES 的松弛过程用时间轴线清晰的观察和描述（图 1-4）。而且 HRM 适应范围广，可以在不同的外部环境下检测吞咽过程中的压力变化。

二、UES 在疾病状态下的改变

有许多疾病可以引起口咽部或颈部吞咽困难，包括肌源性、神经源性、医源性、机械性和精神性疾病，先天性 UES 功能障碍，先天食管功能障碍，与 LES 相关的胃食管反流病（gastroesophageal reflux disease，GERD），其他食管和胃疾病，以及与 UES 相关的感觉障碍和吞咽紊乱等[6, 8, 9]。

颈部吞咽困难人群的组成取决于患者年龄、病情严重程度和疾病评估方式等。在一个具有神经系统研究背景和（或）老年人参与的临床实践中，发现大多数患者具有神经源性或肌源性原因。而在一个食管、外科和（或）胃肠病学背景较多研究中，颈部吞咽困难通常与 UES、LES 和食管先天性功能障碍、手术治疗或放射治疗后导致的运动障碍有关。

神经源性疾病引起的颈部吞咽困难通常受这些神经所支配和管理的部分肌肉影响，导致与吞咽相关的肌肉协调和生理过程出现问题。因为在生理状态下，食团通过时 UES 打开的时间只有 1s 左右，所以神经系统与其他结构协调的轻微障碍或 UES 开放不足均可以导致吞咽困难。

口腔期吞咽障碍的原因可能有 3 种，包括解剖结构异常、神经系统原因或肌肉疾病[6]。可能的解剖原因包括局部肿瘤、甲状腺肿大、脓肿、Zenker 憩室或因意外、手术或放射造成

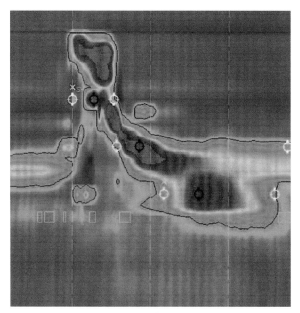

▲ 图 1-4　**HRM 对健康人体咽和食管的检测**
清晰监测到吞咽过程中软腭收缩、咽部收缩、UES 松弛的情况。此外，还可以监测到 UES 近端压力增加，这表明在气道关闭过程中喉和 UES 向上运动

的瘢痕等。神经方面的原因有脑梗死、脊髓灰质炎、神经元疾病、帕金森病、多发性硬化症和其他脑疾病。肌肉疾病包括多发性肌炎、肌肉营养不良和重症肌无力。通常咽部肌肉精确协调性和（或）肌肉力量丧失均会导致颈部吞咽困难。

包括影像学检测和 HRM 在内的功能检查对判断吞咽困难的病因是有必要的，图 1-5 显示了一个吞咽困难和呼吸道频繁误吸患者的咽喉和 UES 变化的 HRM 检测结果，提示该患者由于神经紊乱导致 UES 不完全松弛和咽过度收缩。

三、生理状态下的 LES

（一）生理功能和解剖结构

LES 代表食管的下界。由于食管下端的食管壁没有明显的肌增厚或特殊的可识别的肌性结构，因此从腹腔内无法识别食管下端为一个明显的解剖区域。临床中可以通过内镜和影像学检查粗略地显示，但食管测压法可以很好地对其进行显示和定量评估。

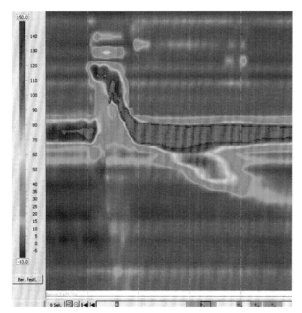

▲ 图 1-5　**HRM 检测 1 例吞咽障碍患者咽和 UES 情况**，提示由于神经调控紊乱，导致 UES 不能充分松弛，过度收缩

LES 的主要功能是协助关闭贲门，防止胃内容物反流回食管。这一点很重要，因为胃酸对食管黏膜是有害的[11]。然而，LES 不仅需要作为一个单向阀门，让摄入的液体和食物进入胃，它还必须允许吞咽进入胃里的空气有选择性地逆行通过。在生理状态下，这种机制可以将过量的胃内空气通过 LES 排回食管并经口排出体外，防止胃和小肠中储存过量的空气使机体感到不舒服。

在一些疾病中，特别是对于有部分或完全胃排空障碍或小肠梗阻的患者，呕吐是解决问题的一个重要机制。因此，生理上的 LES 也必须考虑到胃的逆行排空。

Liebermann-Meffert 对 LES 的解剖结构进行了深入的研究[1]。在食管远端和胃近端，对纤维标本的详细分析显示，有几束不同的肌肉纤维形成了这个高压区。虽然在食管中有明显的纵向和环形两层肌肉，但在胃食管交界区还可以发现朝向胃小弯的半环形肌纤维。在贲门左侧的 His 角处，胃悬索纤维形成 LES 的下端，形成高压区的左侧。这些因素使得 LES 处形成了一定的增厚，造成了不对称的结构和功能性高压区。LES 的功能受迷走神经调控。

与食管下端功能密切相关的第二个重要结构是膈肌和膈膜，在食管裂孔处的弓形膈肌纤维和膈食管膜将食管远端固定在食管裂孔处（图 1-6）。吸气在胸腔中产生负压，却会使腹腔中压力增加，除此之外，身体的其他活动也会使腹压增高而产生影响。在呼吸过程中，由于腹内正压环境和胸内负压环境的存在，填充食管裂孔间隙的膈食管膜和食管本身处于恒压变化状态。

在健康个体中，因为食管裂孔不是一个圆形的规则结构，所以膈食管膜不完全是一个圆形韧带，而且由于个体身高体重的不同，食管远端穿过食管裂孔的过渡区长度为 1~3cm。从发育角度来看，胚胎尾端发育形成了膈脚，膈脚向颅侧和腹侧发育过程中形成了环绕食管下

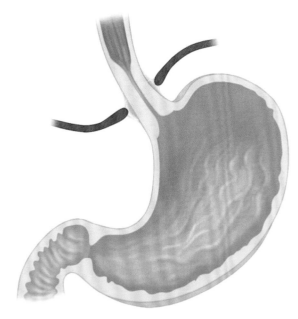

▲ 图 1-6　食管下括约肌和胃食管交界区的示意图，显示食管下括约肌、胃、膈肌和膈食管膜

括约肌的食管裂孔和环绕主动脉的主动脉裂孔。主动脉裂孔更靠近背侧的膈脚，膈脚有时部分或完全连接在主动脉上。后者具有一定的风险，因为临床观察显示，在年轻的胃食管反流病患者中，左膈脚往往比右膈脚短，使其在主动脉的前部展开后强度降低，这减弱了 LES 在后方的固定点（图 1-7）。

在健康个体中，食管裂孔处的结构一方面要适应呼吸、咳嗽时腹腔和胸腔的压力变

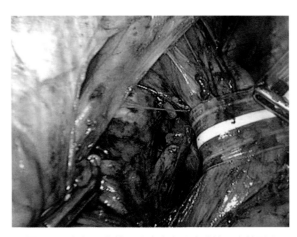

▲ 图 1-7　年轻胃食管反流病患者的腹腔镜下食管裂孔和膈脚视图，显示左膈脚发育不全，导致胃食管隔膜未充分固定 LES

化，保证食管末端和贲门位置的稳定；另一方面还要允许吞咽时食管的运动，保证食团顺利通过[11]。考虑到这些情况，某些个体在该处发生病变就不足为奇了。一旦部分个体的组织强度弱化，结构被拉长，最终就会导致一些结构经食管裂孔突入胸部，从而造成滑动性食管裂孔疝。

（二）LES 的功能特性和抗反流屏障

食管远端的一个生理特点是存在高压区。在过去的几十年里，传统的食管测压法是通过用多个呈放射状开口的灌注导管进行记录。在过去的 40 年里，出现了 2 个关于抗反流屏障定量测压描述的方法。一个是更倾向于机械化描述的 DeMeester 外科评分[11-13]，另一个是由胃肠病学家 Dent 和 Dodds 提出的一种更动态化的描述，可以反映瞬时 LES 松弛（tLESR）状态[14, 15]。

按照 DeMeester 法，LES 可以通过高压区的腹内长度来表示，主要包括 3 个压力测量部分：高压区的总长度、括约肌压力和括约肌的位置[11, 12]。括约肌的定量评估是基于传统的灌注测压法提供的相当有限的数据。灌注导管通常由 5 个放射状侧孔组成，通过这些侧孔进行灌注并记录压力变化，随后通过计算机软件进行分析记录。由于呼吸和吞咽过程中 LES 复杂运动会导致位置变化和细微的压力变化，早期通过这种灌注系统采集的数据精确性十分有限。

在健康的个体中，食管远端高压区可以从食管远端通过食管裂孔到食管的腹内部分和胃近端测量。在正常的生理状态下，在不同个体中正常的高压区长 3～5cm，平均压力约为 14mmHg[11, 12]。这就需要 LES 必须在一定长度内产生有效的压力（阻力），以实现其防止大量胃液反流到食管的功能。需要强调的是，总长度越短，LES 的压力就越高，以保证屏障功能的正常。在腹内正压环境下，LES 的长度或腹内长度是整个长度的关键组成部分，LES 的腹

内段越长，越能适应变化的腹内压力，维持括约肌的功能，防止胃液反流进入食管。

许多文献表明，对 LES 这 3 个特征的测量有重要的临床意义[13, 16-18]。临床在评估胃食管反流病的严重程度时，仅仅依靠症状、食管炎和并发症（如狭窄或 Barrett 食管）是远远不够的，LES 的总长度、腹内长度和压力大小是必不可少的数据[16, 18]。由此可见，LES 的机械评分在抗反流屏障的功能检测中起着重要作用，这些评分可用于决策和评估疾病的严重程度。

胃肠病学家 Dent 和 Dodds 认为瞬时 LES 松弛是胃食管反流病患者的一个重要机制[14, 15]。Dent 进一步开发了一套测压套管技术系统，可以识别瞬时 LES 松弛状态，并测量整个高压区域的长度。必须强调的是，所测的高压区松弛不是由于吞咽和咽部收缩活动引起的。这些松弛与膈脚的松弛是一致的，基于这些发现，瞬时 LES 松弛作为胃食管反流病的主要发病机制被广泛接受。

然而，关于这一现象的机制也存在争议，因为在健康受试者和患者中进行的研究表明，餐后阶段均存在瞬时 LES 松弛，这表明 LES 弛缓可能与胃充盈和（或）胃扩张有关。而且测压研究显示餐后胃扩张会导致括约肌缩短，影像学研究也证实了这一发现，这就进一步引起了关于瞬时 LES 松弛的发病机制争论。图 1-8 显示了胃底因胃充盈而变大，这是因暴饮暴食而导致的常见现象。由于胃底的调节作用，过度充盈的胃底会使高压区远端分离，即使是健康人的 LES 也会缩短。如前所述，高压区域的总长度越短，LES 必须保持更大的张力才能防止胃食管反流发生。如果胃里充满了食物和（或）吸入的空气，括约肌就会缩短。一旦腹内括约肌逐步缩短，LES 的张力将无法抵抗胃内压力。而一旦腹内压力达到 LES 残余张力，LES 就会变形弯曲，在压力测量上表现为瞬时 LES 松弛。LES 松弛时括约肌打开，LES 张力降为零。因此，瞬时 LES 松弛机制的批判者认为，瞬时 LES 松

弛实际上是由胃扩张引起的短暂 LES 缩短导致[19, 20]。这就解释了为什么瞬时 LES 松弛在餐后阶段增加，但在胃食管反流晚期和 LES 损坏患者中胃酸反流没有像预期那样显著增加的原因[20]。

随着高分辨测压技术的出现，压力检测记录点的数量大大增加[21-23]。目前高分辨率测压技术探头上有 36 个记录位置，间距为 1cm，每个位置都可以进行环形记录。该技术可以对整个食管、近端和远端高压区的压力变化，以及膈肌等周围结构的压力变化及其呼吸依赖性变化进行完整的评估。这项新技术具有显著的临床优势，因为它可以在生理和病理情况下评估复杂的压力状况。图 1-9 显示了 LES 区完整的反流屏障压力分布图，显示胃食管交界高压区、LES 和膈肌同时受到压力的影响。

四、LES 病变

LES 最常见的病变是 LES 功能减弱或功能不全，导致胃食管反流增加[12, 13, 16-18]。这种现象通常伴有食管裂孔和贲门的结构改变。括约肌和膈食管韧带功能减弱，或伴随有膈内括约

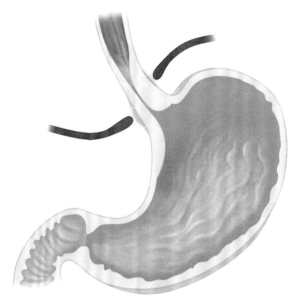

▲ 图 1-8　图示由于暴饮暴食导致胃底增大，LES 缩短，食管隔膜变薄

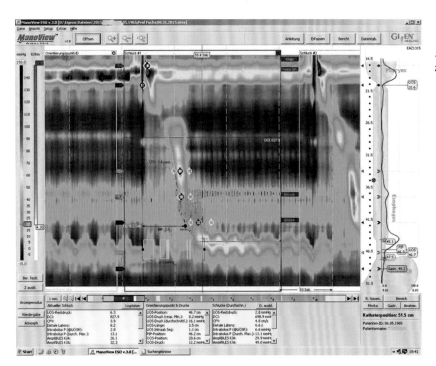

◀ 图 1-9　高分辨率食管测压：显示健康个体吞咽时食管和 LES 松弛

肌位置改变，均会导致抗反流屏障功能的丧失。

LES 的其他疾病包括 LES 过度紧张，引起吞咽阻力增加，或者吞咽时不能放松，导致吞咽困难。贲门失弛缓症也是一种 LES 病变。贲门失弛缓症的一个主要因素是 LES 不能正常松弛，常伴随有 LES 肌张力增高和食管蠕动能力的降低。

（一）胃食管反流病的 LES

在 GERD 患者中，高压区和其他抗反流屏障结构如食管隔膜等，会随着时间的推移而减弱。通常情况下，随着病程延长，抗反流屏障结构会发生一系列的变化，从而导致胃食管反流逐渐加重。在西方工业社会，GERD 非常普遍。人们可以推测，最初是由于暴饮暴食导致胃底增大和 LES 的腹内段消失。这使得餐后消失的 LES 腹内段和 LES 远端暴露在胃酸中并受到损伤。随着时间的推移，损伤导致 LES 腹内段长度逐渐变短甚至消失，导致括约肌功能完全丧失，发展为 GERD。此外，由于腹内脂肪堆积引起腹内压力增大，导致食管裂孔内的食管支撑结构减弱，加上随着年龄增加组织退化，最初坚固的食管隔膜变成了松软的脂肪疝囊，导致 LES 临时性滑入胸腔，久而久之，LES 将永久性地滑入下纵隔（图 1-10）。

许多文献证明在 GERD 患者中，LES 功能的丧失程度和疾病严重程度、并发症的发生存在明显的相关性。进行性 GERD 患者通常伴有

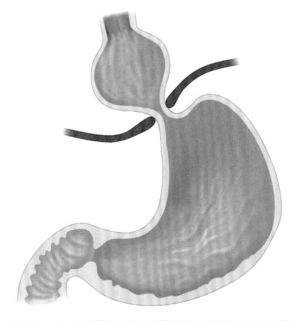

▲ 图 1-10　胃食管结合部及食管裂孔疝造成的改变。食管隔膜已经从一个坚固的韧带退化为一个松软的脂肪疝囊

食管裂孔疝和 LES 张力降低。使用高分辨测压检查可以发现 LES 张力受膈肌的影响[11-18]。对于没有食管裂孔疝的人，这些压力叠加在一起形成了胃食管交界区的压力（图 1-9）。当出现裂孔疝时，LES 和膈肌之间分离的压力变得更加显著，最终导致 LES 和食管裂孔分离（图 1-11）。这一改变在高分辨测压技术检测食管裂孔疝时得到验证。

这些发现对于决定进一步的药物治疗或腹腔镜抗反流手术非常重要[24, 25]，而且测压发现的机械性括约肌功能丧失具有判断预后价值。Kuster 指出，患有 GERD 和括约肌测压不合格的患者在 10 年后出现胃食管反流病的可能性更高，这可能是支持进行早期手术治疗的一个原因。[26]

（二）食管下括约肌功能与贲门失弛缓症及其他食管运动障碍的关系

食管动力障碍患者最常见的主诉是在进食固体食物和流体食物时均出现吞咽困难，有些患者还会感到胸痛。大多数食管运动障碍都是非特异性食管蠕动改变，贲门失弛缓症能较准确地描述食管运动障碍。

贲门失弛缓症的一个主要症状是吞咽时 LES 不能松弛，这就在吞咽大块物质时出现吞咽困难。除了松弛障碍，食管也失去正常蠕动的能力，就会导致吞咽障碍[22, 27, 28]。贲门失弛缓症患者由于常伴有食管痉挛性收缩和（或）食管炎（由于梗阻导致食管内食物长期残留）而引起胸骨后疼痛或烧灼感。令人感到惊奇的是，在贲门失弛缓症患者中，非松弛状态的 LES 在静息状态的张力是多变的，从正常生理值可以快速上升到高张力状态。而当梗阻发生时，LES 张力持续存在和食管蠕动缺乏是非常不利的。因此，只有重力和（或）食物使食管腔内压力升高才能克服 LES 的持续张力。

贲门失弛缓症和所有其他食管运动障碍患者的诊断均应包括 LES 张力改变的检查[21, 27, 28]。内镜检查时应排除恶性疾病、瘢痕或消化道狭窄，上消化道影像学检查可以明确食管 LES 流出道梗阻的程度。高分辨测压检查具有确诊价值，并可用于对贲门失弛缓症类型进行分型，这对临床治疗具有重要意义[21, 22, 29]。芝加哥的一个研究小组发表了贲门失弛缓症患者基于食管运动差异的芝加哥分类方法。目前，根据该研究团队的分型，贲门失弛缓症患者可细分为

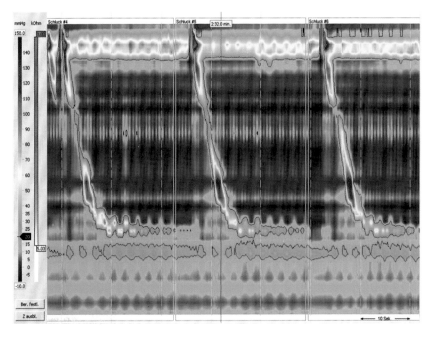

◀ 图 1-11　高分辨测压术检测胃食管反流病和食管裂孔疝患者。可见 LES 张力降低，LES 和膈肌分离

芝加哥 I 型（食管运动功能减退型）、芝加哥 II 型（吞咽后强直收缩型）和芝加哥 III 型（食管远端高压收缩型）。所有类型均表现为 LES 正常松弛功能丧失。

（三）LES 高压

LES 的另一种疾病称为 LES 高压，常出现在一些具有吞咽困难和胸骨后疼痛的患者中 [30, 31]。这些患者 LES 压力升高，食物通行受阻，但食管蠕动正常，根据这些可以与贲门失弛缓症鉴别。这类患者的治疗策略是降低 LES 压力，如使用肉毒杆菌毒素 A（保妥适）阻断神经肌肉接头、气压扩张术、经口或经腹腔镜括约肌切开术等。

五、结论

食管的功能是将食物从口腔运送到胃，并在到达胃后阻止食物反流。这个看似简单的生理功能涉及很多结构的相互作用，包括咽肌、膈肌、UES、LES 及食管蠕动的协调运动。在这一生理过程中某些关键点出现问题就会导致疾病产生。

第 2 章
生理与疾病状态下的食管功能
Esophageal Body in Health and Disease

Marco E. Allaix　Marco G. Patti　**著**

陈红梅　张　凡　**译**

摘要

食管高分辨率测压（high-resolution manometry，HRM）是目前评价食管动力的金标准。芝加哥分类法根据 HRM 结果对食管运动障碍进行分类。弛缓压中位数高于正常的人群更容易发生贲门失弛缓症和胃食管结合部输出梗阻。主要的运动障碍是食管痉挛、食管远端痉挛和食管过度收缩。轻微的运动障碍包括无效食管动力和节段蠕动。

关键词：高分辨率测压；食管动力；蠕动；食管上括约肌；食管体；食管下括约肌；失弛缓；食管远端痉挛；无效食管动力；收缩压力升高

HRM 是评估食管动力的可靠的诊断工具，它使用紧密间隔的压力传感器动态测量食管腔内的压力变化，获得的数据以食管压力地形图的方式呈现和解释[1]。芝加哥分类法根据 HRM 结果来定义食管动力失调。这个分类法在 2008 年首次提出[2]，分别在 2011 年[3]和 2014 年更新[4, 5]。芝加哥分类 3.0 版是最新的版本，相比之前的版本增加了新的评估参数，包括食管胃结合部（esophagogastric junction，EGJ）的形态和静止时的收缩性、"碎片化"收缩和无效食管运动（ineffective esophageal motility，IEM）。具体分类包括：① EGJ 输出障碍，如贲门失弛缓症和 EGJ 输出梗阻；②蠕动障碍，如收缩力缺失、食管远端痉挛和食管过度收缩；③以团块运输受损为特征的轻微疾病。本章将分别对生理状态和常见运动障碍状态下的食管功能进行综述。

一、食管生理

HRM 对食管运动的评价是基于 10 次仰卧位吞咽 5ml 水的实验表现（图 2-1）。在每次吞咽中评估以下特征。

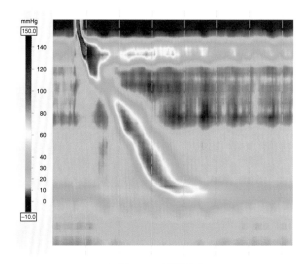

▲ 图 2-1　正常蠕动

- EGJ 松弛度。
- 食管收缩活动。
- 食管增压。

采用压力地形图测量方法如下。

- 完整松弛压力（IRP）。
- 远端收缩积分（DCI）。
- 收缩减速点（CDP）。
- 远端潜伏期（DL）。

胃食管结合部形态与吞咽性食管收缩的评价

吞咽过程中，在 EGJ 水平检测到的压力由食管下括约肌（lower esophageal sphincter, LES）压力、膈脚收缩和吞咽物通过 EGJ 时的食团内部压力来共同确定[6]。IRP 是从吞咽的食管上括约肌（upper esophageal sphincter, UES）松弛开始的 10s 时间窗内发生最大吞咽松弛 4s 的平均压力，是区分正常 EGJ 和受损松弛的 EGJ 的最佳指标[7]。IRP 受 LES 松弛度、CD 收缩力和食团内压的影响。另外，使用 HRM 设备的正常值为正常受试者的上限值，因使用的传感器而异，范围从仰卧位的 Sierra 设计传感器的 15mmHg 到 Unisensor 设计传感器的 28mmHg 不等[5]。

根据 LES 与 CD 的轴向关系[8]，可以将 EGJ 分为 3 种亚型。

- I 型：LES 和 CD 完全重叠。
- II 型：LES 和 CD 分离，压力峰值之间的间距 ≤ 2cm。
- III 型：LES 与 CD 分离，压力峰值之间的间距 > 2cm，又分为 2 个亚型。
  - IIIa 型：压力反转点保持在 CD 水平。
  - IIIb 型：压力反转点定位于 LES 水平。

当食物通过食管时，食管上部开始收缩，并向胃的远处发展（图 2-2）。吞咽引起的波形称为原发性蠕动。它以 3~4cm/s 的速度传播，在食管远端的振幅达到 60~140mmHg。食管体任何部位的局部扩张刺激后都会从刺激点引发

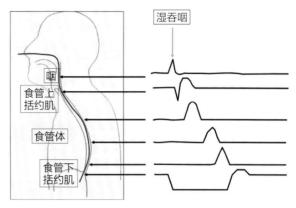

▲ 图 2-2 吞咽的生理学

蠕动波，称为次级蠕动，当原发性蠕动不能清除管腔内所摄入的食物或胃内容物发生胃反流时，可帮助食管排空。三级蠕动通常是异常的，但也常见于没有食管病症的老年人。

评估吞咽后食管收缩的指标具体如下。

- CDP 表示食管远端收缩前传播速度的拐点[9-11]。
- DL 表示 UES 弛缓和 CDP 之间的间隔，是一个非常重要的指标，表明食管远端的抑制通路的完整性。数值 < 45s 定义为过早收缩，表明发生了痉挛[12]。
- DCI 描述食管远端收缩力度[13]。测量从移行区到 EGJ 的食管收缩的"体积"。DCI 是振幅 > 20mmHg 的压力、持续时间和过渡区与 EGJ 之间的收缩段长度的乘积。定义不同类型的诊断所采集的数值取决于使用的 HRM 硬件和软件。正常受试者的 DCI 范围为 450~8000mmHg·s·cm，DCI 值 > 8000mmHg·s·cm 定义为收缩压力升高，DCI 的范围在 100~450mmHg·s·cm 定义为弱蠕动，而 DCI < 100mmHg·s·cm 定义为无蠕动。无蠕动和弱蠕动都是无效蠕动[4, 5, 14-16]。

收缩完整性、收缩类型和食团内压类型是每个吞咽的特征[6]。根据 20mmHg 等压线的完整性定义收缩完整性。UES 和 EGJ 之间的 20mmHg 等压线的细小中断或缺损（2~5cm）是正常的，而大的中断（长度 > 5cm）定义为弱收缩。用 30mmHg 等压线评估相关的食团内

压类型，如果食团内压从 UES 到 EGJ，则称为全食管加压；如果局限于吞咽收缩前和 EGJ 之间的节段，则称为区隔加压 [4, 5]。

二、疾病状态下的食管功能

（一）贲门失弛缓症和胃食管结合部输出梗阻

EGJ 输出梗阻的定义为中位 IRP ＞ 15mmHg。根据食管内部收缩和切压模式的不同，EGJ 输出障碍分类如下。

- 贲门失弛缓亚型。
- EGJ 输出梗阻 [4, 5]。

虽然 EGJ 输出梗阻的定义是中位 IRP 较高并伴有正常或弱蠕动，但在无蠕动的情况下若 EGJ 松弛障碍则定义为贲门失弛缓症。贲门失弛缓症进一步细分为 3 个亚型 [4, 5, 17]。

- Ⅰ 型（经典型）：其特征为 100% 无收缩（DCI ＜ 100mmHg·s·cm），无食管加压（图 2-3）。
- Ⅱ 型（伴食管收缩）：定义为 100% 吞咽无收缩和全食管加压吞咽＞ 20%（图 2-4）。
- Ⅲ 型（痉挛型）：定义为无正常蠕动（DCI ＞ 450mmHg·s·cm），痉挛型吞咽＞ 20%。

这种分型具有重要的临床意义，有证据表明术前测压模式可以预测气囊扩张术 [18] 和食管贲门失弛缓症外科治疗的效果 [19]。例如，Pratap 等 [18] 发现，在 45 例接受球囊导管成形术扩张治疗的患者中，Ⅱ 型贲门失弛缓症（18/20，90.0%）的内镜治疗效果比 Ⅰ 型（14/22，63.3%）和 Ⅲ 型（1/3，33.3%）的更好。

Salvador 等 [19] 连续评估了 246 例贲门失弛缓症患者，患者第 1 次接受手术。治疗失败被定义为术后症状评分大于术前评分的 10%。3 组治疗失败率差异显著：Ⅰ 型为 14.6%（14/96），Ⅱ 型 为 4.7%（6/127），Ⅲ 型 为 30.4%（7/23，P=0.0007）。在单变量分析中，测压模式、低 LES 静息压和高胸痛评分是预测治疗失败的因素。在多变量分析中，测压模式和 LES 静息压＜

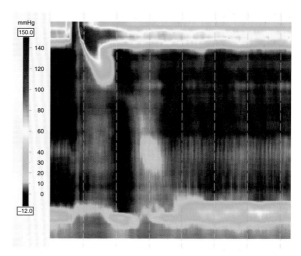

▲ 图 2-3　Ⅰ 型贲门失弛缓症

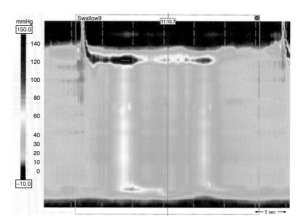

▲ 图 2-4　Ⅱ 型贲门失弛缓症

30mmHg 预示着治疗更容易发生失败。

最近在一些球囊导管成形术扩张治疗或 Heller 切开术治疗的 Ⅲ 型贲门失弛缓症患者中，观察到部分蠕动恢复与 EGJ 舒张压降低或恢复正常有关 [20]。Roman 等 [20] 推测食管压力增加可能是前期 HRM 时隐藏了一些蠕动现象，需要进一步的研究来更好地解释这些患者的蠕动恢复是否预示着预后的改善。

（二）常见的食管运动性疾病

常见的食管运动性疾病包括无蠕动、食管远端痉挛和食管收缩压力升高。这些食管运动障碍的患者主诉为吞咽困难、胸痛和胃食管反流病样症状 [4, 5]。

1. 无蠕动　无蠕动定义为 IRP 正常并伴有

100% 的无收缩（DCI < 100mmHg·s·cm）。严重 GERD 患者和胶原血管疾病（如硬皮病）患者可检测到无蠕动[4, 5]。

2. 食管远端痉挛　食管远端痉挛是指 EGJ 正常舒张（正常 IRP），≥ 20% 的患者吞咽时出现过早收缩（DCI > 450mmHg·s·cm, DL < 4.5s）[4, 5, 10]（图 2-5）。

3. 食管收缩压力升高　食管收缩压力升高可能发生于原发性食管运动障碍，也可能存在于其他食管疾病中，包括 GERD、EGJ 输出梗阻和嗜酸性食管炎。食管收缩压力升高定义为 ≥ 20% 的吞咽出现重复性收缩，其 DCI > 8000mmHg·s·cm[4,5,14]。

4. 运动减弱、紊乱　食管运动减弱或紊乱包括 IEM 和间歇性蠕动。

5. 无效食管蠕动　根据传统的压力测定法，IEM 时食管远端振幅 < 30mmHg[21]。在 HRM 中，IEM 是指存在 > 50% 的无效吞咽（DCI < 450mmHg·s·cm）[4,5]（图 2-6）。

IEM 常见于 GERD 患者，尤其是有糜烂性食管炎和 GERD 食管外症状的患者。例如，

Fouad 等[22] 回顾了 98 例连续出现呼吸症状和 pH 监测显示异常反流的患者，与 66 例无食管外表现的胃灼热患者进行比较。IEM 是两组 GERD 患者中最常见的运动障碍。慢性咳嗽（41%）或哮喘（53%）和喉炎患者（31%）比胃灼热患者（19%）更常见（P=0.01）。食管远端痉挛及胡桃夹食管少见。两组的高血压或低血压性 LES 的发生率相似。GERD 相关呼吸症状患者的总食管酸清除时间比胃灼热患者长。

Diener 等[23] 评估了 1006 例 GERD 患者，根据食管测压显示的食管蠕动特征将其分为 3 组：①正常蠕动；② IEM；③非特异性食管运动障碍（NSEMD，介于其他两组之间的运动功能障碍）。563 例（56%）患者的蠕动正常，216 例（21%）出现 IEM，227 例（23%）出现 NSEMD。蠕动异常的患者食管反流更严重，酸清除较慢。IEM 患者的胃灼热、呼吸症状和黏膜损伤均较严重。

6. 节段蠕动　这种运动障碍是指在不符合 IEM 标准的情况下，> 50% 的吞咽出现节段收缩[4, 5]。

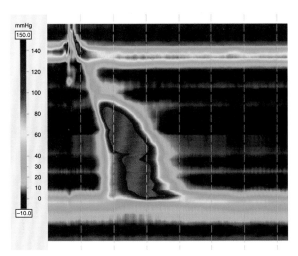

▲ 图 2-5　远端食管痉挛

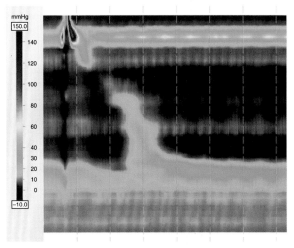

▲ 图 2-6　无效食管蠕动

第 3 章
生理与病理状态下的食管黏膜
Esophageal Mucosa in Health and Disease

Parakrama Chandrasoma　Yanling Ma　Evan E. Yung　**著**

张　朗　张雅婷　**译**

摘要

关于食管远端区域的界限定义比较混乱而且有争议。现在的观点是贲门上皮通常覆盖于胃近端，而那种认为可以通过内镜检查中观察到的胃食管结合部（gastroesophageal junctim，GEJ）皱襞为界限的观点并不可靠。纠正这些错误会使人认识到正常状态的食管是完全管状的，由鳞状上皮覆盖，而胃由胃泌酸上皮覆盖。贲门上皮受胃液影响由食管鳞状上皮化生产生。食管鳞状上皮的贲门化生导致 LES 压力丧失和食管扩张。内镜 GEJ 处远端贲门上皮检测是 LES 腹段损伤的精确组织学检测。从 LES 损伤的角度来看，胃食管反流病是一种不可避免的进行性疾病，其进展随着 LES 损伤的进展而变化。这使人们能够在 GERD 的临床前阶段就认识到它，为早期诊断和预防 GERD 并发症提供了一种新的方法，具有潜在的预防食管腺癌的价值。

关键词： GERD；LES；组织病理学；诊断；扩张的食管远端

在可见的柱状食管上皮（vCLE）出现之前，病理学检查对 GERD 的诊断和治疗没有临床价值。它的唯一价值是发现肠上皮化生，对 Barrett 食管患者异型增生加重或腺癌发生具有预测价值。

本章我们将探讨从正常状态到重症 GERD 的整个过程中的病理生理学原理，提出一种新的基于组织学定义黏膜改变的 LES 损伤病理检测方法。这种检测 LES 损伤的新方法有可能为 GERD 的诊断和治疗打开大门，且该方法为根除 GERD 诱导的食管腺癌提供了可能性。

支持这种新检测方法的证据基础虽然小，但是是可靠的。它的应用必须要纠正两个长期存在的、强有力的教条，这两个教条目前阻碍了我们接受新的方法。一个是组织学教条，而另一个是内镜教条。必须抛弃的组织学教条是贲门上皮通常排列在近端胃并存在于正常的胃

食管结合部。必须摒弃的内镜教条是 GEJ 是由内镜下观察到的皱褶近端和（或）管状食管的末端划分的。证据清楚地表明，这两者都是错误的，但仍然被许多人接受。

现在提出的这个检测方法是革命性的。

一、GERD 现状

GERD 被认为是一种慢性进行性疾病。如果通过症状来定义这种疾病，那么 20%～40% 的人将会诊断为 GRED[1]。在这些患者中，大约 70% 的人通过使用质子泵抑制药（PPI）后病情得到了很好的控制。他们的疾病情况似乎没有恶化，但其中一些患者需要增大剂量来控制。

从这个角度来看，约 30% 的 GERD 患者不能通过 PPI 治疗控制症状（图 3-1）。只有这些 PPI 无法治疗或阻止其进展的 GERD 患者进入难治性 GERD 阶段，才会定义为治疗失败。PPI

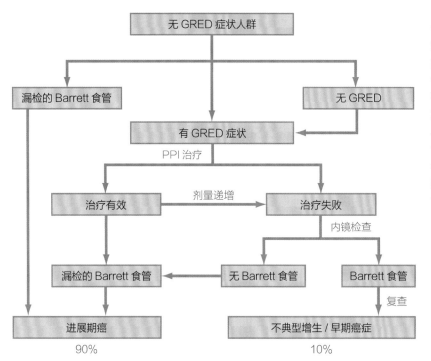

▲ 图 3-1　目前 GERD 的治疗未能有效降低食管腺癌的死亡率
内镜检查仅限于药物治疗失败的患者，而定期内镜复查仅限于内镜下有 Barrett 食管的患者。90% 的腺癌发生在无症状、PPI 治疗控制良好的患者，以及内镜检查时没有 Barrett 食管的患者。只有 10% 的食管癌患者是在早期发现，可以有效治疗，死亡率低于 30%，而晚期癌症的死亡率为 90%

治疗效果不佳，患者的生活质量会不同程度地受到影响。只有到了使用 PPI 不能控制症状的阶段，或出现吞咽困难等严重症状的时候，才会进行内镜检查[2]。

从内镜的角度看，GERD 往往都是从没有可见的内镜下改变发展到越来越严重的糜烂性食管炎［从洛杉矶分级（LA）A 级到 D 级］，再到 vCLE、Barrett 食管（美国将其定义为 vCLE 伴肠化生），以及异型增生发展到腺癌。目前，大多数医生不建议对内镜检查 GEJ 处具有正常鳞状上皮的患者进行活检。他们认为活检尽管可能会显示反流的组织学改变，但这些还不够敏感或缺乏特异性，并没有实用价值。即使我们知道，如果进行活检，会发现个别但整体数量众多的患者出现鳞状柱状上皮交接界区（squamocolumnar junction，SCJ）细胞不规则，或有肠上皮化生，临床上也不建议对"正常"SCJ 进行活检[3]。

在 PPI 治疗失败的患者中，内镜检查只改变了 Barrett 食管患者的管理，使该患者进入到内镜定期监测人群，目的是能在早期发现肿瘤（图 3-1）。对于没有 Barrett 食管的患者，内镜

检查提供的信息很少，甚至没有任何有用的信息对 PPI 治疗提供帮助。经过治疗后，Barrett 食管患者的症状往往会减轻，但没有药物可以证实可用来预防 Barrett 食管的进展。目前，尚不能对所有可能进展为不典型增生和腺癌的患者提供有效的预防手段[4]。

GERD 的症状和内镜检查结果往往不一致。没有 GERD 症状的人也可能是 Barrett 食管或已到 GERD 相关性腺癌晚期。相反，有 GERD 症状的患者在内镜检查中可以是正常的［非糜烂性反流病（nonerosive reflux disease，NERD）］。PPI 可治愈糜烂性食管炎，但不能完全消除胃食管反流病的症状[2]。与糜烂性食管炎相比，NERD 患者对 PPI 控制症状更有耐受性[2]。

当胃灼热和反流等典型症状出现时，通常可以诊断为 GERD。通过客观检测和动态 pH 监测可以确诊，但很少有患者首次出现典型反流症状时就进行检测。相反，大多数患者接受抗酸药治疗的唯一目的是控制症状。PPI 治疗过程中的有效性通常用于判断和确认 GERD 的诊断正确性[2]。

目前没有任何症状或实验可以准确预测接

受经验性治疗的 GERD 患者是否会进展到 PPI 治疗失败。只有当最大剂量 PPI 治疗不能控制症状时，才会被视为失败。此外，也没有任何临床症状或在内镜下观察到 Barrett 食管就可以准确地预测这类患者将来会发展为腺癌，所以筛查 Barrett 食管是不被推荐的 [3]。

目前的治疗方案并不能完全阻止 GERD 发展为治疗失败或腺癌。当严重的 GERD 末期危及生活质量时，抗反流手术又提供了控制病情的唯一希望。但是，手术也有自己的问题，所以应用得相对较少。许多选择不做手术的患者继续过着害怕吃饭、睡眠不足和工作效率低下的生活 [5]。

治疗晚期腺癌患者时，大多数这类患者的生存期通常较短，希望只存在于极少数患者身上（图 3-1）。临床中只有 10% 的腺癌患者曾经被诊断为 Barrett 食管，这时如果用内镜仔细观察病变，这些患者就有可能发现早癌，通过接受内镜治疗，无须食管癌切除术、化疗和放疗就可以治愈。不幸的是大多数患者预后不好，5 年生存率只有 15% 左右。

这反映了我们目前 GERD 治疗的问题所在。我们放弃了早期诊断和预防优先的原则，而是寄希望于不合逻辑且难以实现的希望，即 PPI 能够治愈这种疾病；我们让严重的 GERD 任其发展，却去努力寻找几乎不存在的好方法治疗极少数生活质量下降或已经发展为腺癌的 GERD 患者。

我们没有试图控制 GERD 病情的发展，没有任何预防腺癌发生或诊断 Barrett 食管癌前状态的尝试，也没有试图阻止 GERD 转变成 PPI 不能治疗的难治之症。

要想控制日益增长的腺癌发病率，就必须进行一场革命，而早期诊断和预防是这种革命的有益尝试。

二、经验性 PPI 治疗 GERD 的进展

对于用抗酸药物治疗有症状 GERD 患者的长期预后，目前最好的前瞻性研究是 Pro-GERD 研究 [7]，共有 6215 例 18 岁以上以胃灼热为主要症状的患者被纳入这项欧洲前瞻性多中心开放队列研究中，结果表明 PPI 疗法具有不良反应。

所有的患者都接受了由受过专业培训的内镜医生在选定的中心进行内镜检查。记录内镜检查结果后对患者进行 4～8 周 PPI 治疗，随后评估症状控制情况，并再次重复内镜检查以评估治疗效果。而后患者被送回初级保健医生那里，由他们自行决定是否继续进行 PPI 治疗。后期通过问卷随访的方式了解症状控制期间的治疗和检查。调查显示这组患者中有 2721 例在 5 年后再次进行了内镜检查。

这 2721 例患者的内镜改变结果如下：非糜烂性疾病 1224 例，糜烂性疾病 LA A/B 1044 例，糜烂性疾病 LA C/D 213 例，vCLE 患者 240 例（8.8%）（注：vCLE 被报道为"内镜检查出的 Barrett 食管"和"经组织学证实的 Barrett 食管"，后者伴肠化生）。初次内镜检查时患有 vCLE 的患者不包括在本研究中。

这项研究令人瞩目的是用 5 年时间就逆转和预防了糜烂性食管炎的进展。1041 例初次检查无糜烂性疾病患者中，5 年后 784 例仍为无糜烂性疾病，248 例进展为 LA A/B，9 例发展为 LA C/D 糜烂性疾病。在 918 例 LA A/B 糜烂性疾病患者中，578 例转为非糜烂性疾病，331 例仍为 LA A/B，9 例进展为 LA C/D 糜烂性疾病。在 188 例 LA C/D 糜烂性疾病患者中，有 94 例转为非糜烂性疾病，78 例为 LA A/B，16 例仍为 LA C/D 糜烂性疾病。在 5 年的时间里，重度糜烂性食管炎患者从 188 例减少到 34 例。与按需 PPI 疗法或其他疗法相比，定期服用 PPI 降低了病情加重的可能性。这表明，初次检查时症状的严重程度并不能成为预测严重糜烂性食管炎进展的依据。故可以合理地断定用 PPI 治疗糜烂性食管炎疗效显著。

相比之下，最初没有 vCLE 的 241 例患者（9.7%）经过 5 年的治疗病情显著缓解，包括

最初患有 GERD 的 1224 例中的 72 例（5.9%）、LA A/B 级的 1044 例中的 127 例（12.1%）和 LA C/D 级糜烂性食管炎的 213 例中的 42 例（19.7%）。研究还发现，与在 5 年时间内转化为 vCLE 阶段显著相关的因素有：①女性，两者呈负相关（$P=0.041$）；②酒精摄入量（$P=0.033$）；③糜烂性食管炎与 GERD 相比有统计学差异（$P < 0.001$）；④规则 PPI 使用（$P=0.019$）。这些数据表明，在初次治疗时用以控制症状的经验性 PPI 疗法可以有效地治愈糜烂性食管炎，但同时也会导致肠化生的产生或转变为 vCLE。PPI 疗法是否导致了这种转换尚未得到证实。然而，有研究数据证明，在经验性 PPI 治疗下，近 10% 的 GERD 患者将在 5 年内从没有 vCLE 发展为 vCLE。

当考虑到 20%～40% 的人有症状性胃食管反流时，10% 就变成了一个绝对数字，这很容易解释为什么 GERD 转变为腺癌在过去 40 年增加了 7 倍[6]。

三、病理检查在 GERD 诊断中的价值

GERD 的病理诊断标准目前仅限于暴露于胃内容物导致的食管鳞状上皮改变。反流性食管炎的特点是细胞间水肿（细胞间隙扩大）、基底细胞增生、乳头伸长、嗜酸性粒细胞和中性粒细胞浸润。这些细胞和组织变化对 GERD 的诊断并不具有完全的敏感性或特异性。因此，活检组织检查对 GERD 的诊断价值有限。

目前还没有评估 LES 的病理诊断标准。在本章中，我们将制订一套新的病理标准，可以确定腹段 LES（abdominal segmetn of the LES，a-LES）的存在和损害程度。我们还将探讨简单的 a-LES 损伤组织学检测如何改变未来对 GERD 的管理。

四、GERD 治疗新目标

目前的 GERD 治疗方案（图 3-1）多为对

症治疗。目前还没有任何可以检测或预防腺癌前兆细胞变化的客观指标。我们只是等待"麻烦"的症状开始再进行经验性 PPI 治疗[1]，等待 PPI 治疗失败后例行内镜检查，然后再等待异型增生和腺癌的发生[2]。该方案中唯一能改善结果的主动事件是 Barret 食管监测，但目前对监测间隔的建议往往也使得定期检测 Barrett 食管的要求难以实现。

更糟糕的是，大多数医生反而认为 PPI 疗法是一种治疗 GERD 的绝妙方法，给数百万 GERD 患者带来了安慰。这确实对疾病有一定疗效。然而，我们隐藏和忽略了医学史上一种增长最快的特定癌症，同时，当患者正在接受越来越有效的抗酸药物治疗时，这种情况更容易被忽视[6]。

在这一章中，我们将尝试以一种新的方法来改变 GERD 的预后，这种方法是基于对 a-LES 损伤进展机制新认识的基础上发展起来的。

众所周知，GERD 是 LES 破坏的结果。因此，对 GERD 的治疗应集中在 LES 所受伤害攻击的根源问题上。新方法的首要目标是将腺癌发病率上升的曲线转变为一路向下，直到变为零。第二个目标是防止治疗失败。

（一）判定不可逆的标准：可观察到食管柱状黏膜

预防腺癌的第一步是要认识到发生不可逆的关键点，这个关键点的出现标志着不能阻止其进展为腺癌。在 GERD 进展中不可逆转的关键点就是 vCLE 的出现[8]。在英国，vCLE 被定义为 Barrett 食管。在美国和欧洲，肠上皮化生是诊断 Barrett 食管所必需的。

药物治疗并不能逆转 vCLE 或阻止其发展为肠化生、不典型增生和腺癌。因此，目前接受治疗的 GERD 患者中每 5 年约有 10% 会出现不可逆的转化[7]。

通过 vCLE 出现来定义 GERD 的不可逆性，其根据是没有证据表明非 vCLE 的患者会进展

为腺癌。因此，如果我们预防了 vCLE 发生，我们就可以有效地预防腺癌。

这样也就可以合理地解释，如果正常人的 SCJ 在内镜下有肠上皮化生，就有患"胃贲门"癌的风险。然而，目前的临床指南建议这类 GERD 患者不必接受活检，因为肠化生患者患癌症的风险是未知的。如果大家都意识到正常人 SCJ 处有肠上皮化生的群体发生癌症的风险会增大，那么对这类患者进行预防将变得很有必要。

对 vCLE 患者进行内镜检查很有必要，而目前临床指南将内镜检查推迟到治疗失败后才进行。在这种情况下，检查时已有相当多的患者已经有了 vCLE。如果不等治疗失败就主动进行内镜检查，就像 Pro-GERD 的研究中所做的那样，患者主动进行内镜检查，2721 例患者中有 240 例（8.8%）已经出现 vCLE[7]。此外，以下内镜检查结果提示患者未来 5 年有可能向 vCLE 进展：①重度糜烂性食管炎患者中存在的风险增加到 19.7%；②内镜正常患者的 SCJ 活检中发现肠化生[9]，这类患者在 5 年内进展为 vCLE 的风险为 25%。在 Pro-GERD 研究中，患者已经明确诊断为 GERD，通常症状严重，持续时间长[7]，所以在胃食管反流病开始时进行内镜检查会降低 vCLE 的发生率。

Pro-GERD 研究发现，在接受药物治疗的 GERD 患者中，与 vCLE 进展显著相关的非内镜检查因素为男性、饮酒和定期服用 PPI。

在前面列出的预测 5 年内向 vCLE 发展的数项非内镜标准中，没有一项是 GERD 患者接受内镜检查的指征。需要做内镜检查的指征仍然是治疗无效。造成这种情况的主要原因是医学界没有任何预防 vCLE 的意愿。对医生而言，vCLE 只是在 GERD 进程中发生在少数 GERD 患者身上的另一个不可避免的事件。这是一种细胞变化，但其终点是致命的恶性肿瘤，这一事实往往被忽略了。

这是一种虚无主义的态度，将使没有风险的患者有可能进展为难以避免的腺癌。造成这种态度的唯一借口是癌症在 GERD 患者中很少见。在过去的 40 年里，GERD 诱发腺癌的发病率增加了 7 倍，充分说明这个借口变得越来越牵强和不可接受。

如果 vCLE 的存在被认为是 GERD 病程发展中不可逆的关键点，GERD 患者的管理就可以有一个新的目标，即防止进展为 vCLE。

这将鼓励和要求对 GERD 患者进行 PPI 经验性治疗失败之前进行更早的内镜检查。早期内镜目前仅能通过正常 SCJ 有无严重糜烂性食管炎（19.7%）和肠上皮化生（25%）来识别 vCLE 的存在，并预测未来 5 年内 vCLE 的发生。对于 5 年内有可能发生 vCLE 的高危患者，如果能成功修复受损的 LES 对预防 vCLE 的发生具有很高的价值。

这些进行早期内镜检查的原因目前似乎并不合理，因为增加内镜检查会增加医疗负担。然而，它强调了这样一个事实，即任何预防腺癌的努力都必须将内镜检查的使用指征提前到 GERD 进展的早期阶段。这就要求发现一种新的、更准确的预测 GERD 向 vCLE 进展的方法。我们提出的 LES 损伤组织学检测就是这种新方法。

（二）发生 vCLE 的原因

要想有效预防 vCLE，必须明确其原因。可以肯定的是，vCLE 的出现是由于反流导致 GEJ 上方的食管暴露于胃内容物的结果。因此，也可以肯定，如果可以防止反流，vCLE 就不会发生。

有证据表明，vCLE 发生的风险随着反流的严重程度增加而增加（已通过 pH 监测得到酸暴露的客观证据），另外还包括反流持续时间增加、男性性别、定期 PPI 治疗、酗酒和吸烟。Nason 等研究[10]表明，通过 PPI 治疗症状得到控制的患者，Barrett 食管的患病率更高。他们认为，如果内镜检查的目的是检测 Barrett 食管，那么目前等待治疗失败再进行内镜检查的做法是不合理的。

vCLE 病因中最主要的因素是反流严重程度和持续时间。众所周知，Barrett 食管患者的 pH 异常，患病率也高于 GERD 的其他类型。但 pH 监测不能明确与 vCLE 发生相关性，也不能明确反流时长。如果目标是预防 vCLE，则需要在反流发生后尽早开始干预。为了进行有效的 vCLE 预防，则必须在胸段食管发生明显反流之前就进行干预。

从实用的角度来看，有必要通过一些特定的反流严重程度或反流持续时间来区别即将发生和未来发生 vCLE 的极低风险和高风险标准。但依靠目前的检测是无法做到的。故我们提出，LES 损伤新检测将为预测未来 vCLE 的发生提供准确的标准。

可以肯定的是，反流到胸段食管的严重程度与 LES 功能障碍的程度相关，而后者又与 LES 损伤的严重程度相关。相对于我们预防 vCLE 发生的目标，这一认识建立了一个新的更实用的目标，即防止胃内容物反流到足以使 vCLE 发生在胸段食管处。

五、食管下括约肌

研究 GERD 的最大障碍之一是缺乏一种通过病理解剖和切除标本评估 LES 损伤的病理方法。通过对该区域的不断研究发现，肌纤维的

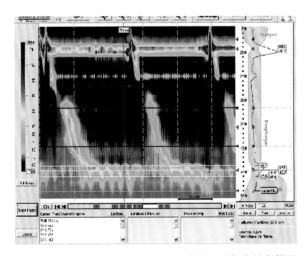

▲ 图 3-2　高分辨率测压仪显示 3 次吞咽过程中的食管压力。LES 为高压区，近端食管压基线升高 2mm，远端胃压基线升高 2mm。LES 在吞咽过程中放松，并在吞咽间隙恢复至静息压力

复杂排列可能代表 LES[11]，但这些不能转化为常规的病理实践，而且目前 LES 的功能只能通过测压法来检测和判断（图 3-2）。

LES 作为一个设计精美的屏障，可以防止胃内容物反流进入食管 [12, 13]。LES 压力通常 ＞ 15mmHg，超过食管近端的基线腔内压力（通常在 −5mmHg 左右）和胃远端的基线腔内压力（通常在 +5mmHg 左右）。LES 起到了阀门的作用，可以有效地防止胃内容物沿着胃与食管之间的自然压力梯度反流（图 3-3 和图 3-4）。

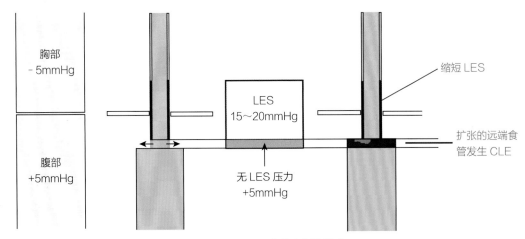

▲ 图 3-3　LES 腹段失压的影响

正常的腹部 LES 静息压力克服了腹部食管腔内正压，维持了食管的管状形态。当 LES 压力丧失时，腔内压力导致食管远端扩张。食管黏膜柱状上皮化（CLE）

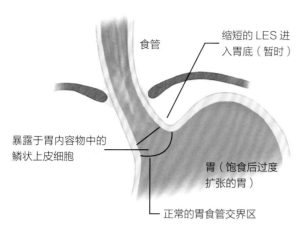

▲ 图 3-4　食管远端鳞状上皮暴露于胃酸的机制

当胃因进食过多而过度膨胀时，LES 缩短，远端 LES 消失（向下移动至胃底），鳞状上皮细胞暴露于扩张胃的胃内容物。在食物柱的顶部，有一个酸囊与下降的鳞状上皮相遇

（一）通过食管测压来判定正常和有缺陷的 LES

通过测压法，LES 的功能状态可以用 3 个独立的指标来进行判定，即平均压力、总长度和腹段长度。无症状受试者的测压研究表明，LES 平均压力 > 15mmHg，LES 总长度为 40～50mm，腹段长度为 30～35mm。

判定食管中存在反流引起 GERD 的标准是[13]：① LES 平均压力降低到 < 6mmHg；② LES 总长度减少到 < 20mm；③ a-LES 长度减少到 < 10mm[13]。在这种 LES 损伤水平下，出现括约肌功能丧失较为常见，导致 pH 监测异常，食管内鳞状上皮显著暴露。根据这些标准定义的 LES 损伤与 GERD 症状、重度糜烂性食管炎和 vCLE 的相关性增加。

过去定义正常 LES 指标与定义 GERD 的 LES 缺陷（如 pH 监测异常和胃食管反流病）之间存在显著差异。要诊断为 LES 缺陷，平均 LES 压力必须从 > 15mmHg 的正常值降低到 < 6mmHg，LES 总长度必须从正常的 40～50mm 减少到 < 20mm，a-LES 长度必须从 30～35mm 减少到 < 10mm。

正常和有病变的 LES 之间的这种差距至少有一部分代表 LES 的储备能力。随着 LES 损伤的增加，其储备能力逐渐降低。然而，只要没有耗尽，LES 就保持了一定的储备能力（表 3-1 中的绿色区域）。

目前任何 GERD 诊断标准都无法识别这些

表 3-1　损伤的 LES 腹段长度（New Test 测量）和具有残余功能的 a-LES 长度与 LES 功能丧失和反流严重程度的相关性*

LES 腹段损伤	具有残余功能的 a-LES 长度	餐后 a-LES 长度	食管下括约肌功能丧失情况	食管反流严重程度（pH < 4 出现时间的百分比）
0mm	35mm	25mm	阴性	0%
0～5mm	30～35mm	20～25mm	阴性	0%
5～10mm	25～30mm	15～20mm	阴性	0%
10～15mm	20～25mm	10～15mm	餐后，偶发	> 0%～4.5%
15～20mm	15～20mm	5～10mm	餐后，频发	> 0%～4.5%
20～25mm	10～15mm	0～5mm	餐后，高频发	> 4.5%
25～30mm	5～10mm	0mm	不间断发生	>> 4.5%
30～35mm	0～5mm	0mm	不间断发生	>>> 4.5%

*. 我们假设患者的 a-LES 长度为 35mm，在餐后阶段，大量进食会导致 a-LES 暂时缩短至 10mm，当 a-LES 长度 < 10mm 时，就会导致 LES 功能丧失

LES. 食管下括约肌

绿色区域：LES 在其备用能力范围内的损害是有代偿能力的。橙色区域：胃食管反流从出现症状到持续反流的过渡区，可见食管黏膜柱状上皮化越来越普遍。红色区域：LES 功能丧失，有严重的反流和 vCLE 高发

早期 LES 损伤，即患者没有症状，没有内镜异常，没有 LES 缺陷的压力测量标准，也没有监测到异常 pH。这种在代偿范围内的损伤可称为 LES 损伤代偿阶段。我们将采用新的标准进行组织学检查来定义和测量这种早期 LES 损伤。

在 LES 损伤发生之前，所有人最初的 a-LES 长度都等于食管腹段的长度[13]。Zaninotto 等报道了 49 例无症状志愿者的 a-LES 长度，分布如下（删除了一个 a-LES 长度＞50mm 的异常值）：1 例＜10mm，6 例为 10～15mm，10 例为 15～20mm，17 例为 20～25mm，11 例为 25～30mm，5 例为 30～35mm。

当 LES 完全发育形成后，任何一个人的 a-LES 长度都可以用下述公式表示，即 a-LES 初始长度 = 可以测量到压力的 a-LES 长度 + 功能丧失的 LES 长度。

这只是假设当 LES 功能丧失时，包含 a-LES 的腹段食管在 LES 压力消失时解剖结构不会消失。

在进行食管内测压时，LES 损伤会导致相应区域压力减小。当发生在 LES 远端时，会导致 a-LES 缩短。测压时损伤的 LES 位于残余的 LES 末端，因此其压力与近端胃相同。

对于 LES 损伤的患者，测压时 LES 的最远端并不是食管的末端（图 3-2），食管的真正末端包括受损的 a-LES。测压时，任何认为食管末端就是 LES 远端的观点都可能有产生多达 35mm 的误差（相当于整个 a-LES 长度）。例如，如果 LES 的远端高于膈肌食管裂孔，这也不一定是食管裂孔疝，因为通过测压法并不能界定食管的真正末端。

就目前而言，因为缺损的 LES 长度和初始 LES 长度这两个数值都无法确定，这就使得以前定义 LES 的公式无法应用。因此，仅靠测压法在 GERD 的诊断中不具有确诊价值。然而，它可以提醒注意一个极其重要而又容易被误解的概念，即测压时的 a-LES 远端并不是食管的末端。食管的真正末端必须包括 LES 远端和受

损的 a-LES，目前几乎所有人都无法测量。

因此，在 Zaninotto 等的研究中，虽然受试者没有胃食管反流症状，但所测得的 a-LES 也不能代表具有个体差异的 a-LES 正常值，也有可能是渐进性 a-LES 损伤导致 a-LES 缩短的结果。研究中的数据可以通过假设所有患者的 a-LES 初始长度为 35mm（最长长度），其分布代表了不同程度的 a-LES 损伤。例如，一个无症状的人 a-LES 测量长度为 22mm（研究中的平均 a-LES 长度），如果考虑有 35mm 的初始长度，那么 a-LES 损伤长度就是 13mm（表 3-1）。测量者没有症状是因为尽管 LES 受损，但仍足以防止反流。

在 Zaninotto 等的研究中[13]，志愿者 pH＜4 的酸暴露发生平均值为 1.57%，中位数为 1.1%，24h 期间的范围为 0%～6%。这表明这些无症状的人群有轻度反流，有 5% 的人达到了 pH 监测中异常反流的标准。尽管它们没有症状，但这是 LES 损伤的客观证据。

他们的数据又提出了一个显而易见的可能性，即 LES 具有储备能力。它可以在初始长度显著缩短的同时保持功能，也就是说，存在代偿性 LES 损伤阶段，如果患者的 LES 损伤在其储备容量内，就不会产生显著的 LES 功能衰竭和反流进入胸段食管。而没有明显反流到胸段食管的人患 vCLE 的风险为零。

基于这种理解，我们可以将 LES 损伤的严重程度划分为：①代偿期（LES 有损伤但不会产生 LES 功能丧失，其中 pH 监测为 0）（表 3-1，绿色区域）；② LES 损伤导致偶发 LES 功能丧失和轻度反流（pH 监测＞0 但在正常范围内，pH＜4 的时间＜4.5%，或 DeMeester 得分＜14 分），此类患者中 vCLE 发生的可能性极低（表 3-1，橙色区域）；③严重的 LES 损伤及 LES 功能丧失，有异常的 pH 监测和很高的 vCLE 患病率（表 3-1，红色区域）。

这种划分有助于将我们的目标细化为基于 LES 以预防 vCLE 的目标，即防止 a-LES 损伤

超过足以引起 vCLE 的程度。在表 3-1 中，这相当于防止 a-LES 损伤达到 25mm。当测量 a-LES 损伤时，有 0~25mm 的 a-LES 损伤范围可供干预，以防止 a-LES 损伤的发展。从理论上讲，利用这种方法使预防 vCLE 变得可行。

这一新目标也清晰地表明，目前我们对 GERD 的治疗大多是无效的。如果我们希望预防食管腺癌，则非常有必要综合考虑 GERD 的诊断标准（症状、糜烂性食管炎、异常的 pH 监测及 LES 的损伤，其中 a-LES < 10mm）。

（二）食管下括约肌损伤的结果：食管远端扩张

a-LES 维持腹段食管管状结构的正常功能并未得到足够的重视，其高静息压与腹部食管腔内正压（约 +5mmHg）形成持续对抗张力。

当 a-LES 受损时，LES 就失去了收缩所提供的保护。进餐后胃胀大，胃内压升高，同时扩张的腔内正压升高。由于 LES 损伤而失去 LES 压力的腹段食管远端就会扩张而形成扩张的远端食管（图 3-3）[14]。

在 LES 损伤的情况下，管状的腹段食管缩短，受损的食管扩张[15]，占据胃部结构并成为储存食物管腔的一部分，His 角变钝[16]。黏膜皱褶是储食器官的特征结构，这种结构在扩张的远端食管中发生、发展，导致 a-LES 功能受损（如下所述）。

扩张的远端食管长度可变，该长度等于由于损伤而缩短的 a-LES 长度。定义 a-LES 的方程式解析如下。

初始 a-LES 长度 = 剩余 a-LES 长度（腹段食管）+ LES 损伤长度（扩张远端食管长度）

自 1961 年 Hayward 提出 GEJ 以来[17]，管状食管的末端就被病理学家用来定义 GEJ，扩张的远端食管长度接近真正的 GEJ[18]。

失去 LES 压力后腹段食管的这种"胃化"情况在测压、内镜、尸体解剖中都可以发现。

这导致从开始到现在人们对该部位一直有认知上的错误。我们将证明，只有对该部位的组织学进行正确的认识才能解决这种认知错误。

（三）a-LES 损伤的机制

LES 损伤多由进食过多，胃过度扩张导致，进而使其下部挤压受损。Ayazi 和 Robertson 等研究[19,20]表明，胃过度扩张会导致 LES 远端部分"消失"，从而导致 LES 长度暂时减少。由于 pH 过渡部位向近端移动，因此"消失"食管的鳞状上皮暴露于胃液中（图 3-4）。

LES 远端消失的现象可以在内镜下观察到。对于内镜检查正常的人来说，SCJ 就是 GEJ。当胃中充满空气时，可以观察到下移的 SCJ。暴饮暴食时进行同样的观察也可以发现鳞状上皮暴露于胃液中且低于 pH 过渡部位。

进餐期间，食物所在的胃部位置有大量强酸[21]。暴饮暴食导致胃过度膨胀期间，鳞状上皮反复暴露于酸性部位，这样首先会导致远端食管鳞状上皮的可逆性损伤，随后会出现鳞状上皮的永久性柱状上皮化生。

如果 LES 损伤是由下部的压力造成的，则必须遵循 LES 损伤是从远端开始向上发展的事实。因此，LES 长度的减小始于远端。Robertson 等的研究[20]表明，无症状志愿者在暴饮暴食后产生的早期 LES 缩短全部在腹段，对胸段 LES 并无明显影响。

因此，LES 损伤基本上可以被认为是饮食失调的结果。从这个角度来看，每个人的饮食习惯、LES 对暴饮暴食的反应，以及暴露在胃液中对食管鳞状上皮的损害都有独特且紧密的关系。

在一种极端情况下，即患者从未出现 LES 功能丧失和反流，pH 监测为阴性，并且从未患有 GERD，则该患者不会因其饮食习惯对 LES 造成损害。另一种极端是患者的 LES 在生命早期因饮食习惯而成为受到损害和（或）易受损害的 LES，并在相对年轻的时候迅速发展为

LES 功能障碍，严重反流至胸段食管。这种损伤有糜烂性食管炎，当发生 vCLE 时，这种损伤变为不可逆损伤。

这两个极端之间的范围即为 GERD 的整个临床病理学范围。因此，GERD 的进展可由一个人的饮食习惯导致 LES 损伤的进展速度来定义（表 3-2）。

（四）a-LES 长度与 a-LES 功能丧失的关系

LES 损伤是一个渐进过程。从 LES 损伤进程的角度来看，从发生 LES 损伤到生命结束或某种阻止进展的干预措施（如抗反流手术），LES 损伤发展是难以阻止的。

PPI 治疗对减缓 LES 损伤进展速度并无积极影响。PPI 实际上可能会通过减缓反流的痛感并允许患者过量进食，阻止了抵抗 LES 损伤发展的自然防御。

一般来说，LES 损伤越严重，反流的程度越严重。Kahrilas 等[22]证明了缩短的 LES 长度和 LES 功能丧失之间有密切关系。他们测量了

GERD 严重程度逐渐增加的 3 组患者的基线总 LES 长度，即没有 GERD 症状的患者（"正常"），没有食管裂孔疝的 GERD 患者和有食管裂孔疝的 GERD 患者。

与没有食管裂孔疝的 GERD 患者和有食管裂孔疝的 GERD 患者相比，正常人在禁食状态下的基线 LES 长度逐渐变短。这与基线反流的增加相关，基线反流由放置在 LES 上边界 5cm 以上的 pH 电极测量。

在这项研究中[22]，Kahrilas 等以 15ml/min 的速度向胃中注入空气，从而形成进行性胃扩张。随着扩张程度的增加，这 3 组的 LES 均较基线额外缩短了 5～7mm。3 组 LES 的暂时性缩短相似，表明胃过度膨胀导致 LES 以线性方式暴露于胃内容物中。在伴有胃扩张的 LES 暂时缩短期间，食管反流次数和酸暴露量显著增加，其中以食管裂孔疝 -GERD 组增加最为显著。这表明，基线长度较短的受损 LES 在暴露于胃扩张时更容易发生病变。

本研究证实 a-LES 长度是反流严重程度的关键决定性因素（通过 pH 监测进行客观判断）。

表 3-2 a-LES 残余功能长度随年龄的变化*						
LES 的损伤进程	25 岁	35 岁	45 岁	55 岁	65 岁	75 岁
1mm/10 年	34mm	33mm	32mm	31mm	30mm	29mm
2mm/10 年	33mm	31mm	29mm	27mm	25mm	23mm
3mm/10 年	32mm	29mm	26mm	23mm	20mm	17mm
4mm/10 年	31mm	27mm	23mm	19mm	15mm	11mm
5mm/10 年	30mm	25mm	20mm	15mm	10mm	5mm
6mm/10 年	29mm	23mm	17mm	11mm	5mm	0mm
7mm/10 年	28mm	21mm	14mm	7mm	0mm	0mm
8mm/10 年	27mm	19mm	11mm	3mm	0mm	0mm
9mm/10 年	26mm	17mm	8mm	0mm	0mm	0mm
10mm/10 年	25mm	15mm	5mm	0mm	0mm	0mm

*. 假设发育完全时的原始长度为 35mm，LES 的损伤从 15 岁开始，并且 LES 的损伤长期呈线性发展
绿色区域. a-LES 长度代表生理功能正常的 LES 长度；橙色区域. LES 容易因胃扩张而受损（餐后有反流风险）；红色区域. 静息状态下发生 LES 损伤的 LES 长度

研究还表明，无症状者在餐后阶段也会发生明显的反流。

六、a-LES 损伤的组织学检测

由于目前没有能够准确预测可能发生 vCLE 高风险患者的检测方法，因此预防 vCLE 是难以实现的。临床症状严重程度的参考价值有限，因为部分患有 vCLE 患者症状并不明显[10]。PPI 治疗对症状的控制与 vCLE 的发病率呈负相关。在 pH 监测或压力测试中没有明确的数值可以预测 vCLE 的发生与否。内镜检查正常而在 SCJ 活检中出现严重糜烂性食管炎和肠化生的 GERD 患者中，已知有 20%～25% 在 5 年内会发展为 vCLE，但这对预防 vCLE 干预措施的提出也没有帮助。

我们提出了一种可以预测高风险 vCLE 的新方法，即通过组织学方法对扩张的远端食管进行测量评估。这种方法证明远端食管扩张长度等于内镜下 GEJ 远端化生柱状上皮的长度。与之相应的是，该长度也等于 a-LES 损伤的缩短长度。这首次提供了一种测量 a-LES 损伤（GERD 的原因）的方法。这对于了解 GERD 具有重大意义，同时它也有可能改变 GERD 的治疗原则。

目前，两种错误的认知阻碍了这种诊断方法的应用：①贲门上皮是正常的胃近端上皮；②褶皱近端界限和管状食管远端界限决定了 GEJ。这两种错误认知使得 LES 损伤被误认为是"正常的近端胃"。基础层面上的错误认知导致了目前 GERD 诊断和治疗的困难，以及患者难治性 GERD 和腺癌疾病的产生。

（一）食管和胃的正常组织学定义

我们需要注意，GERD 是由胃酸对食管上皮的损伤引起的，但这对病理诊断标准并不具有实用价值。当我们接受组织学在早期 GERD 的诊断中不起作用这一事实之前，我们更需要提出问题，即是否忽略了一些诊断 GERD 的

组织学变化？我们找对地方了吗？我们的定义有可能出错吗？我们能把被 GERD 损坏的远端食管称为近端胃吗？有没有可能我们大错特错了？对于所有这些问题，答案是"是的"。

要回答这些问题并探索早期 GERD 的组织学标准，重要的是首先定义食管和胃的上皮类型[23]。从食管近端到幽门窦处[23, 24]，只有 3 种基本的上皮类型，分别为：①复层鳞状上皮，仅存在于食管；②胃黏膜，仅存在于胃近端，在食管中未发现（图 3-5）；③柱状上皮化生，是由食管鳞状上皮长期暴露于胃液而产生，并不一直存在。当柱状上皮化生时，它总是介于食管柱状上皮的远端界限和胃黏膜的近端界限之间（图 3-6）。

化生的柱状上皮是胃贲门上皮。胃贲门上皮通常不会出现在近端胃。它由 3 种组织学成分组成：①仅由黏膜细胞组成的贲门上皮；②腺体内含有壁细胞和黏液细胞的贲门上皮（贲门泌酸上皮）；③具有杯状细胞的贲门上皮，它决定了肠化生。这 3 种柱状上皮类型的分布各不相同，肠上皮是最不常见的，而泌酸贲门上皮是最普遍的。

可以根据黏液细胞、壁细胞和杯状细胞存在与否的组织学标准定义 4 种柱状上皮类型（3 种化生上皮和胃泌酸上皮）（表 3-3）。上皮类型的定义适用于上皮的每个基本单位，单叶腺

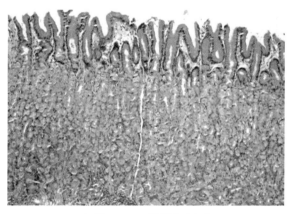

▲ 图 3-5　正常胃泌酸上皮

图示由黏液细胞组成的表层和小凹，以及包含壁细胞和主细胞的长而直的管状腺。小凹下未见黏液细胞。HE 染色

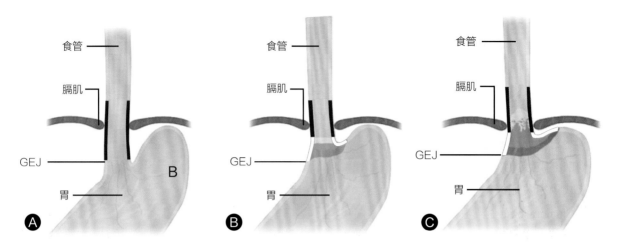

▲ 图 3-6　随着胃食管反流严重程度的增加，鳞柱上皮交界区和胃黏膜之间的间隙改变

A. 正常状态，无间隙，鳞状上皮（灰色）直接过渡到胃黏膜（蓝色），注意皱褶（线条）。B. 化生的柱状上皮仅限于扩张的远端食管，表现为肠上皮化生（黄色）、贲门上皮（绿色）和泌酸贲门上皮（紫色）。需要注意的是这些上皮细胞已取代鳞状上皮细胞。胃泌酸上皮的近端界限没有改变。鳞状上皮柱状化生区域扩张，出现皱褶。这是由于腹部下段 LES 损伤而导致的远端食管扩张。目前，这被误认为是近端胃部（胃贲门），因为它位于管状食管末端和近端皱褶的末端。C. LES 损伤的最后阶段已发生严重食管反流，导致 vCLE（注意：受损的 LES 显示为白色管壁，代替完好的 LES 红色管壁）。GEJ. 胃食管结合部

复合体被定义为上皮的基本单位。因此一个较小的区域中可存在多种上皮类型（图 3-7）。

这 4 种上皮类型的诊断准确度高而且对诊断方法培训和临床经验的要求低。更重要的是病理学家相信区分这些上皮类型对于临床诊断有意义。对 HE 染色的常规切片的观察研究足以进行准确诊断。

表 3-3　食管和近端胃 4 种上皮类型的组织学诊断标准 *

	腺体中的黏液细胞 †	壁细胞	杯状细胞
胃泌酸上皮	−	+	− ‡
贲门上皮	+	−	−
贲门泌酸上皮	+	+	−
肠上皮	+	−	+

*. 胃泌酸上皮排列在整个近端胃内。贲门上皮、泌酸上皮和肠上皮存在时，它们介于鳞状上皮和胃泌酸上皮之间（形成鳞状上皮和胃泌酸上皮之间的缝隙）

注意：在该方法中并没有定义上皮和杯状细胞同时存在于一个单叶凹腺复合体中的上皮细胞。这是一个极为罕见的发现。杯状细胞占多数，并且该上皮被确定为肠上皮

†. 所有上皮细胞的表面和凹窝中均有黏液细胞，与上述定义相关的是凹窝下方腺体中的黏液细胞

‡. 胃泌酸上皮伴萎缩性胃炎可有杯状细胞，这是胃泌酸上皮细胞的肠上皮化生，与具有肠上皮化生的贲门（食管上皮化生）上皮不同

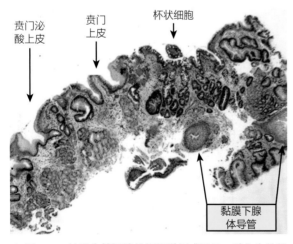

▲ 图 3-7　扩张食管远端的组织学组成显示 3 种化生的柱状上皮类型

杯状细胞的肠化生在近端，贲门上皮（CM）在中间，而贲门泌酸上皮与壁细胞（CCM）在远端（左侧）。注意黏膜下腺管的存在，黏膜下腺管使食管具有特异性，它们的存在证明该组织的位置是食管

GEJ 远端的贲门上皮［有无壁细胞和（或）杯状细胞］在内镜下远端的范围［皱襞和（或）管状食管末端的近端界限］定义了扩张的远端食管的长度，也是对 a-LES 损伤的测量评估。这可以用组织样本进行高精度测量。

（二）胃食管结合部的定义

从解剖学的角度来看，对 GEJ 有一个准确的定义非常重要。目前最广泛使用的 GEJ 定义是皱襞的近端界限[2, 25]。这是一个非常明确的内镜标志，通常可以在大体标本中看到，但是没有绝对证据表明它可以准确代表 GEJ[2, 26]。对于 GEJ 的定义仍然依据专家的意见，这种定义方法缺少相关证据，但却得到了普遍接受。

Chandrasoma 等[27] 的结论表明，GEJ 的这种内镜下定义是不准确的（图 3-8）。他们认为内镜下 GEJ 的远端由贲门上皮排列［有无壁细胞和（或）杯状细胞］的区域是食管，因为食管特有的黏膜下腺体存在于扩张的远端食管中，并与之长度一致（图 3-9）。

GEJ 的正确定义是胃泌酸上皮的近端界限，这一位置永远不会改变。对于 LES 损伤患者，无论是否有临床症状或是否有 GERD 症状，真正的 GEJ 与内镜 GEJ 之间可通过贲门上皮区分［有无壁细胞和（或）杯状细胞］（图 3-6）。

目前内镜下判断 GEJ 广泛应用所导致的误差等于远端食管扩张的长度。LES 损伤的程度越大（GERD 越严重），误差越大。这种误差是由内镜检查、压力检测和病理诊断共同造成的。它也由认为贲门上皮是正常胃的一部分的病理

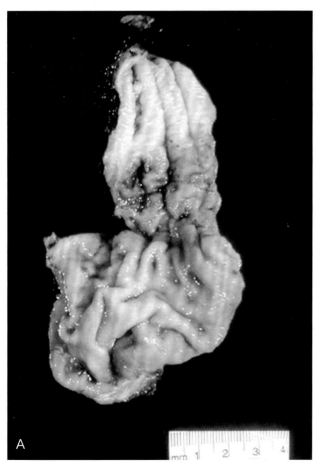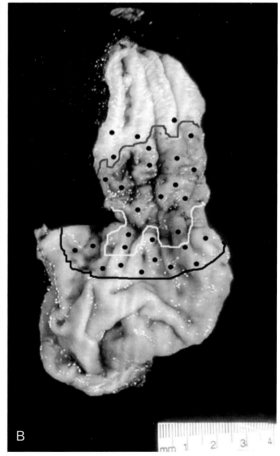

▲ 图 3-8　对食管切除术标本的错误和正确认识

A. 该标本显示了一个管状食管，其在皱襞近端界限上方 5.5cm 可见 vCLE。在鳞柱交界处的远端有一溃疡腺癌。管状食管末端的远端区域布满皱襞。根据目前在内镜检查和尸体解剖中定义 GEJ 标准，该区域被定义为胃近端。B. 组织学检查结果显示，管状食管末端在远端 20.5mm 的区域含有皱襞，由近端发生肠化生的贲门上皮和远端泌酸贲门上皮排列而成。红线为鳞柱上皮交界处；黄线为肠化生的远端界限；黑线为胃泌酸上皮的近端界限，即真正的 GEJ。管状食管末端和真正的 GEJ 之间的远端食管扩张包含黏膜下腺（黑点），其长度与贲门上皮的长度（壁细胞和杯状细胞）一致。这是食管远端扩张的证据

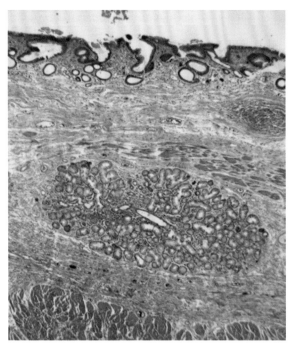

▲ 图 3-9 食管远端扩张的全层切片显示贲门上皮及潜在的黏膜下腺

学家所造成。只有始终认为贲门上皮是一种异常化生食管上皮的病理学家才有可能接近真相。

（三）扩张的远端食管长度的测量

通过内镜检查 GEJ 远端的黏膜可以精确地测量扩张的远端食管的长度。这可以在尸体解剖和切除标本中完成，方法是在 SCJ 外（在没有 vCLE 的人体）取其近端的垂直切片，向远端延伸直达胃泌酸上皮的近端（在 SCJ 外 30mm，以确保达到胃泌酸上皮）[27, 28]。当存在 vCLE 时，扩张的远端食管是从内镜 GEJ（管状食管端或皱襞的近端）到胃泌酸上皮的近端的界限来测量的（图 3-8）。

食管远端扩张的长度可以在内镜下对活组织检查来评估，每隔 5mm 在 SCJ 处进行一次活检，远端延伸至 SCJ 远端 30mm 处（图 3-10）。这种工作强度大，依赖内镜医生烦琐活检的方案不太能被接受。如果不能准确定位每个活检组织，将导致每次测量的误差至少为 1mm。理想情况下，应开发一种新的活检仪器，以获取单个完整的 25mm 黏膜垂直活检组织。这将提供具有微米级别精确度的测量值，该水平与从切除标本获取的垂直截面相同。

（四）扩张的远端食管长度变化

在已发表的研究中，无 vCLE 患者的食管远端扩张长度为 0～28mm。其理论长度为 a-LES 的初始长度，即 35mm。当整个 a-LES 被破坏时，His 角基本消失，易发生食管裂孔疝。

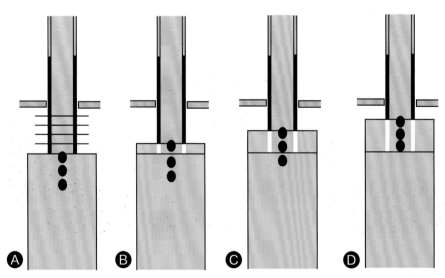

▲ 图 3-10　多平面活检法测量扩张的食管远端贲门上皮的长度（蓝色），介于鳞状上皮远端界限（粉红色）和胃泌酸上皮近端界限（绿色）之间。每隔 **5mm** 进行 **3** 次活组织检查（黑圈）
A. 没有贲门上皮的正常状态；B. 在 0～5mm 活检中存在贲门上皮；C. 在 0～10mm 活检中存在贲门上皮；D. 在 3 个活检组织中距鳞柱上皮交界区 ≤ 15mm 的贲门上皮

正常情况下，在具有完全完整 LES 的人中，没有扩张的远端食管。腹部食管呈管状，鳞状上皮衬于其末端，在此过渡到胃泌酸上皮，且没有化生柱状上皮（贲门上皮）。Chandrasoma 等 [24] 和其他研究小组 [29] 已经说明了 SCJ 具有鳞状上皮到胃泌酸上皮的直接转变，而没有贲门上皮（图 3-11）。

LES 出现受损的异常状态说明存在食管远端扩张。组织学测量扩张的远端食管长度与 GERD 相关的细胞变化有很强的相关性。

Chandrasoma 等研究 [24] 表明尸检中没有 GERD 症状的被测者食管远端扩张长度为 0～8.05mm（图 3-12）。Kilgore 等 [30] 在一项对 30 例儿童尸检的研究中证实，贲门上皮最大长度为 4mm。

Robertson 等 [20] 在一项对无症状志愿者的研究中报道，中心性肥胖者贲门上皮长度的中位数为 2.50mm，明显大于非肥胖者的 1.75mm。向心性肥胖者的 a-LES 也较短。

GERD 患者食管远端扩张较长，且与 GERD 的严重程度相关。在唯一一项针对 GERD 患者进行的多活检研究中，Ringhofer 等在内镜下 GEJ 及其两侧以 0.5cm 为间隔进行研究发现，贲门上皮[有无壁细胞和（或）杯状细胞]在 GEJ 处的检出率为 100%，在 GEJ 远端 5mm 处

的检出率为 81%，在 GEJ 远端 10mm 处的检出率为 28%。

Chandrasoma 等 [27] 报道了对 10 例食管切除标本发现：这些标本在近端皱襞的确切位置从管向囊具有急剧的转变。8 例患者继发于 Barrett 食管的食管腺癌；在这些患者中，扩张的食管远端长度为 10.3～20.5mm（图 3-13）。在 2 例没有 vCLE 的鳞状细胞癌患者中，扩张的食管远端长度为 3.1mm 和 4.3mm（图 3-13）。Sarbia 等 [28] 在 36 例鳞状细胞癌患者食管切除标本的类似研究中发现贲门上皮[有无壁细胞

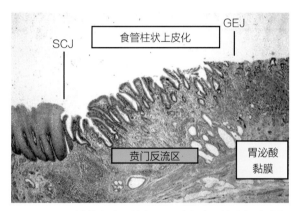

▲ 图 3-12 鳞状上皮远端与胃泌酸上皮近端之间由贲门上皮和泌酸上皮组成的组织间隙（切面长 2mm）。这是远端食管扩张的组织学定义。该患者腹部下段食管括约肌有 **2mm** 的损伤

GEJ. 胃食管结合部；SCJ. 鳞柱交界区

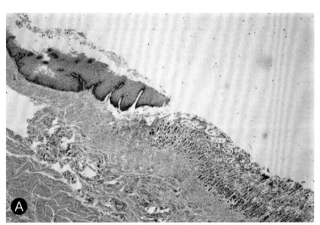

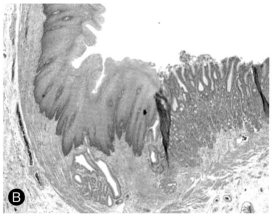

▲ 图 3-11 **A.** 尸体解剖时鳞柱上皮交界部分，显示鳞状上皮直接过渡到胃泌酸上皮，其特征为典型的直管状腺体，仅在小凹下方包含壁细胞和主细胞；**B.** 在因鳞癌行食管癌切除术的 **77** 岁男性，鳞状泌酸上皮间隙为零。在食管末端有带有导管的小黏液腺

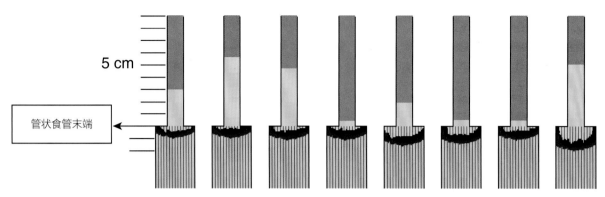

5 cm

管状食管末端 ←

▲ 图 3-13　**Barrett 食管中出现的 8 例腺癌患者的食管切除标本**

扩张的远端食管长 10.3 ~ 20.5mm，并与管状食管中可见柱状食管相关。绿色 . 肠上皮化生；黑色 . 贲门上皮；红色 . 泌酸贲门上皮；淡紫色 . 胃泌酸上皮；黑色竖线 . 皱褶

和（或）杯状细胞］位于管状食管末端的远端，长度从最小的 4mm（中位数）到最大的 11mm（中位数）。在 8 例（25%）患者中，贲门和泌酸贲门上皮位于黏膜下腺之上。

内镜下看不到真正的 GEJ，因为扩张的食管远端和近端胃都有皱襞。常规内镜检查不可能区分贲门上皮和胃泌酸上皮。共聚焦显微镜和光学相干断层扫描等较新的内镜检查方式有可能做到这一点，但是目前只有组织学检查才能确定真正的 GEJ。

七、食管下括约肌损伤的新病理学检查方法

我们提出了一种新的检测方法，无论被测者是否有 GERD 症状，都可以准确地评估 LES 损伤与否及严重程度。以远端扩张食管的长度反映 LES 损伤程度。该长度是在没有 vCLE 患者的内镜检查中 SCJ 与胃泌酸上皮近端界限之间的贲门上皮 [有无壁细胞和（或）杯状细胞] 的长度。

使用合适的标本，可以在 1μm 的精度以内进行测量。测量是在标准组织学载玻片上用有目测微尺的标准显微镜进行的。各地的病理实验室都有这些仪器，而且这项检测费用也较低。

（一）新检测结果对 GERD 的分类

a-LES 损伤的测量为 GERD 的诊断和治疗

开辟了一个新的维度。从正常状态到最严重程度的整个疾病谱系均可以通过 a-LES 初始长度变化来了解（表 3-1）。a-LES 损伤的严重程度，LES 损伤的频率、反流的严重程度、食管中细胞改变的严重程度之间的相关性可能比任何其他评估更为准确。

从理论上讲，我们可以根据损伤程度将 GERD 分为 4 个阶段。为此，我们将提出以下假设：① a-LES 的初始长度为 35mm；② LES 损伤与 < 10mm 的功能性 a-LES 长度相关；③不同个体 a-LES 损伤的发生率不同，且呈线性变化；④餐后 a-LES 动态缩短的最大长度为 10mm。

在这种新方法中，GERD 可以划分为 4 个阶段。

1. 正常的 a-LES　没有 LES 损伤，剩余的 a-LES 长度为 35mm。定义为不存在远端食管扩张。这在成年人中很少见。但是，笔者曾遇到 1 例 67 岁的男性，在行食管鳞状癌切除术后发现无贲门上皮（图 3-11）。

2. a-LES 损伤代偿阶段　a-LES 损伤 < 15mm，远端食管扩张 < 15mm，残留 a-LES 长度 > 20mm。这种情况可在 > 70% 没有 GERD 症状的人群中观察到。他们的 LES 在检查中均是正常的，并且在 pH 监测中也没有明显的反流（从 0 到良好，但低于正常）。

3. 轻度 GERD　a-LES 损伤 15~25mm，远端食管扩张 15~25mm。剩余 a-LES 长度为

10～20mm，这是对 70% 有 GERD 症状的人群研究结果。他们的症状通过 PPI 治疗得到了控制，vCLE 的患病率很低。当 a-LES 长度缩短≤10mm 时，LES 在餐后期间趋于失效。在损伤发生的初始阶段，患者很少出现餐后反流。在损伤较为严重的阶段，他们便产生严重 GERD。损伤更为严重时有可能出现 vCLE。在正常或异常高 pH 的情况下，它们会产生明显的反流。

4. 严重 GERD　a-LES 损伤＞25mm。空腹状态下剩余 a-LES 长度小于发生 LES 损伤的阈值。反流很严重且与进餐无关。难治性 GERD 和 vCLE 的患病率很高。

（二）基于证据支持的新诊断方法

我们获得的数据表明，通过内镜对位于 GEJ 和胃泌酸上皮近端界限之间的贲门上皮［无壁细胞和（或）杯状细胞］的长度测量来衡量扩张的远端食管的长度可以准确地代表 LES 损伤程度。研究已经表明，在尸体解剖和切除的标本中，a-LES 损伤的长度可以在 1μm 内精确测量。

遗憾的是，无论是在无症状人群还是在 GERD 患者中，几乎没有与测量 a-LES 损伤相关的数据。这是由于人们错误地认为贲门上皮位于正常胃近端，而 GEJ 是由皱襞近端界限定义的。针对这些错误的看法，胃肠病学学会通常建议：对于内镜检查正常的人不应该进行活组织检查，这影响了相关数据的积累[2, 8]。这就导致我们对扩张的远端食管从未进行过系统的研究。

在使用新的检测方法将患者根据 a-LES 损伤程度分为 4 个阶段时，我们做了几个假设。这些假设基于对现有最佳证据的严谨研究，但证据基础并不充分。每次内镜检查都有机会研究扩张的食管远端。我们希望通过这种新的诊断检测方法为食管研究提供数据，以完善 GERD 不同阶段的定义标准。

（三）LES 损伤进展预测

LES 的损伤是不可逆的。有证据表明，a-LES 损伤不可逆且持续发展。损伤进展不受药物治疗的影响。LES 受损的原因是饮食失调，一旦养成了这种饮食习惯，从长期结果来看，a-LES 损伤的进展速度可能是线性的。

如果假设 LES 损伤的发展速度是线性的，那么新的 a-LES 损伤检测方法将具有预估未来 a-LES 状态的能力。从理论上讲，如果在具有显著间隔的两种状态下测量 a-LES 损伤，可以画出一个简单的直线斜率来推断 LES 过去和未来的损伤程度。

这一预测也可以通过一种评估方法来实现，假设 a-LES 损伤在早期发生，如饮食习惯基本形成的年龄 15 岁。在这个阶段有 2 个显著间隔的点可以绘制预估 a-LES 损伤的斜率。

通过预测 a-LES 损伤的能力，可以在患者处于危险状态之前预估出发展为 vCLE 的 GERD 高危人群，这使得干预措施可以减缓 LES 损伤。如果能够发现成功的干预措施，就可以防止发展为严重 GERD 和 vCLE，从而达到了预防 vCLE 的目的，没有 vCLE 这个阶段就不会发生恶性腺癌。

八、新诊断方法在 GERD 治疗中的潜在价值

新诊断方法对 GERD 的治疗具有非常重要的价值。

（一）排除 GERD 引发症状的原因

目前，没有诊断方法能够准确确定症状是否是由 GERD 引起的。目前诊断通常依赖于已知有显著假阳性率的经验性 PPI 检测。经验性 PPI 检测假阳性导致许多没有 GERD 的患者不必要地接受长期的 PPI 治疗。新的检测提供了明确的解决方案：如果测得的 a-LES 损伤＜15mm（或基于新数据的数字），则症状并非由

GERD 引起。

（二）GERD 的风险分层治疗

目前，所有 GERD 患者都接受同一种疗法的降酸药物控制症状。新检测方法能够判断出少数可能发展为 vCLE 风险的人群，进而集中诊断治疗此类人群。诊断和预测 vCLE 的损伤发生时间的间隔可能是几十年。这样就有充足时间观察患者，重复检测以验证结果，尝试饮食控制并在 vCLE 发生之前进行干预以阻碍 LES 损伤的进展。

九、新的检测需要做什么才能更有效

与任何新的科学检测方法相同，诊断 GERD 的新方法需要进行大量的研究、开发和测试才能使之成熟。当这项检测被确认为有价值时，才可能会出现更大的发展。

（一）需要减小干预措施中的误差

证实贲门上皮是食管上皮化生的事实是强有力的。必须消除目前认为贲门上皮是胃近端正常上皮的说法。

真正的 GEJ 是胃泌酸上皮的近端界限且在内镜下无法看到的证据是强有力的。必须摒除普遍用于通过内镜检查和大体解剖（近端极限或皱襞和食管末端）来定义 GEJ 的观点。

（二）需要新的活组织检查设备

目前的医用活检器械无法准确测量扩张的远端食管。a-LES 损伤的临界长度在 15～25mm，可以区分轻度和重度 GERD。检测的准确性十分重要。使用当前的活检钳，需要在内镜 GEJ 远端进行多级活检。这使得检测困难耗时，且会产生较大误差。一种简单的新型活检设备可以轻松取一块长 25mm、宽 2mm 和深 1mm 的黏膜。这将提供黏膜活检样本，该样本相当于从切除的标本中获取切片，已知该标本可以产生精度至 < 1μm 的扩张的食管远端检测

结果。

（三）需要无症状者和 GERD 患者的数据

定义与 vCLE 相关的 a-LES 损伤长度的标准需要大型数据库为标准。这是评估的关键方法，因为预防 vCLE 是预防腺癌的基础。我们目前拥有的证据表明，vCLE 发生的最早时间点是 > 25mm a-LES 损伤出现，这个数据也可能接近 20mm，对大样本人群进行检查将提供更为可靠的数据。

（四）需要一种无损的非内镜检查手段

目前，所有活检均需内镜完成。内镜检查将严重限制新检测方法的使用。如果新的检查方法成为一项独立的诊断检测，内镜检查在 GERD 评估中的价值将会降低。在这种情况下，需要开发一种非内镜检查方法，将活组织检查装置插入适当位置和方向，以便获取所需的活组织进行检查。如果能够开发出一种安全、快速、廉价并且可以在医生办公室进行而不需要麻醉的方法，那么测试的范围就可以极大地扩大到普通人群，从而实现筛查和早期诊断。

（五）预防 a-LES 损伤发展的新方法

目前有许多治疗方法可用于修复有缺陷的 LES。有些是通过内镜检查完成的，有些则需要腹腔镜手术。这些治疗手段都存在疗效不够理想，效果不稳定，有明显并发症的缺点。

对于新的方法我们需求更为简单，它的目的不是修复或治疗有缺陷的 LES，而是防止有可能更严重的损伤，使具有明显症状的受损 LES 进一步恶化。这是一个较容易的外科问题。当前，在治疗 LES 损伤的许多技术都有可能在预防 LES 的恶化方面取得更大的成功。

十、结论

我们预计随着新的检测方法的推出，未来 GERD 的治疗将会有很大不同。其发展的最终

目的是无创早期诊断，在医生办公室配置活检仪用于对 30—35 岁的人群进行筛查。这项检查将是简单、廉价和相对无痛的，它将以时间线来表示将来有风险的人，该时间线显示患者生命中特定时间段 a-LES 的确切状态，就如同宫颈癌的子宫颈涂片检查。

患者将根据检查结果进行选择。

● 检查结果预测 LES 损伤将保持在储备范围内，这表明不会出现 GERD。患者可以确定不会发生食管腺癌，同时也不需要治疗措施。有专家对此有过这样的评估：在 56 岁时根据正常 SCJ 的内镜活检有 4mm a-LES 损伤，SCJ 远端 > 5mm、> 10mm、> 15mm 和 > 20mm 的活检组织由正常胃泌酸上皮组成。通过线性进展的预估，可以判断其在 97 岁时 a-LES 会有 8mm 的损伤。其将始终保持在表 3-1 的绿色区域，LES 损伤处于其备用能力之内。因此不会发展为 GERD、Barrett 食管或食管腺癌。

● 这项检查可以预测 LES 损伤导致轻度 GERD 的发生，该损伤可以通过抗酸治疗控制，而不会发展成严重的 GERD、vCLE 或癌症。患者会有 2 种选择，选择 GERD 出现并终身接受 PPI 治疗，或者保护 LES 和预防 GERD 的发生。

● 这项检查预测未来具有高风险难治性 GERD、vCLE 和腺癌发生的严重的 LES 损害。这些患者可以制订长期治疗方案，包括多次检测、饮食控制以减缓 a-LES 损伤的发展，并在预估 LES 损害足以导致严重 GERD 和 vCLE 的发生时间之前，通过简单的干预措施进行及时治疗。

在所有情况下，对未来 a-LES 损伤的了解都可以根据 GERD 将来发生细胞学改变的风险进行分层治疗。

我们只能猜测这个没有 GERD 和食管腺癌发生的愿景是否会实现。重要的是，这种新方法为我们提供了实现这一目标的可能性。它将改变人们的观点，使人们相信 GERD、Barrett 食管和食管腺癌是可以预防的。这比目前我们什么都不做，只是希望我们的患者不会进展到难以治疗的严重 GERD 或者更严重的腺癌的态度要好。

第 4 章
食管相关解剖关系
Relevant Anatomic Relations of the Esophagus

Jules Lin 著

张　朗　王建嵘 译

摘要　食管的主要作用是将食物从口腔输送到胃中，没有消化和吸收功能。食管是一段肌性管道，起于颈部环状软骨的下缘，穿过胸部，最后进入上腹部的胃。虽然食管看似一个简单的器官，但食管外科医生必须熟悉食管上、下括约肌，周围的淋巴、血管、神经网络等复杂的解剖结构和功能，掌握食管与食管周围结构的关系对实施有效的手术计划和预防潜在并发症有很大的临床意义。

关键词：食管解剖；UES；喉返神经；食管淋巴引流；LES

作为一名食管外科医生，需要熟悉食管三段及与周围结构的解剖学关系。食管固定在环状软骨下方和膈肌下方之间。从位于第 6 颈椎（C_6）处的环状软骨到第 11 胸椎（T_{11}）处的贲门，全长为 22～28cm（图 4-1）[1]。食管的长度随个体的身高而异。食管床位于后纵隔，紧贴椎体腹侧面。这是食管切除术后重建的最短距离，约 30cm。由于特殊原因而不能使用正位手术路径时，胸骨后（32cm）或皮下（34cm）路径可供选择 [2,3]。

在内镜检查中，UES 距中切牙约 15cm，食管与气管隆凸交叉处距中切牙约 25cm，LES 距中切牙男性为 38～40cm，女性稍短，为 36～38cm。如果肿瘤位于食管与气管隆凸交叉处，由于主动脉弓阻挡了通往左侧上胸段食管的通路，在选择食管手术入路时需要考虑是否进行左胸或右胸切开术以避开主动脉弓。

颈部食管被周围结构压扁，而胸部食管由于胸内负压而变圆。食管一旦进入腹部，由于腹内正压的作用，它又变得扁平。食管的直径约为 2.5cm，有 3 个解剖性狭窄（图 4-2）。第一个狭窄是整个胃肠道最狭窄的部位，位于咽食管交界区，此处食管直径约为 1.5cm。在上纵隔，主动脉弓、左心房、左主支气管压迫食管的左前外侧，形成食管的第二狭窄，此处距离中切牙约 22cm。第三个狭窄的区域是 LES 处。这些区域很重要，因为消化道异物经常停留在这些区域，也是肿瘤好发位置。

食管壁由四层组成，包括黏膜层、黏膜下层、肌层和外膜。黏膜层由鳞状上皮、固有层和黏膜组成，固有肌层由内环和外纵两层组成（图 4-3）。纵行层起源于附着于环状软骨的环咽肌远端 3cm 处的 2 个肌束，两者之间留下一个仅被环形肌纤维覆盖的 V 形薄弱区，称为 Laimer 三角（图 4-4）。环咽肌和颈段食管长约 2cm 的部分主要由横纹肌组成 [4,5]。横纹肌（仅存在于食管的上 40%）逐渐过渡到平滑肌（图 4-5）。因此，大多数运动障碍和平滑肌相关的疾病，主要影响食管远端 2/3。

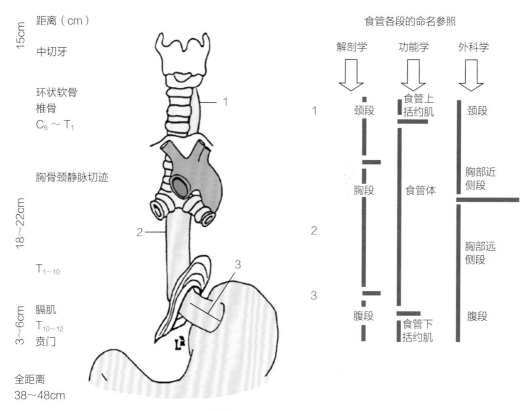

距离（cm）

15cm

中切牙

环状软骨
椎骨
$C_6 \sim T_1$

胸骨颈静脉切迹

18～22cm

$T_{1\sim10}$

3～6cm

膈肌
$T_{10\sim12}$

贲门

全距离
38～48cm

食管各段的命名参照

解剖学　　功能学　　外科学

解剖学	功能学	外科学
颈段	食管上括约肌	颈段
胸段	食管体	胸部近侧段
		胸部远侧段
腹段	食管下括约肌	腹段

▲ 图 4-1　食管分为颈段、胸段和腹段（解剖学）

每段的长度显示了其与对应颈椎和胸椎的关系。食管也可以根据 UES 或 LES 的功能或根据颅侧或尾侧淋巴引流（手术）进行细分

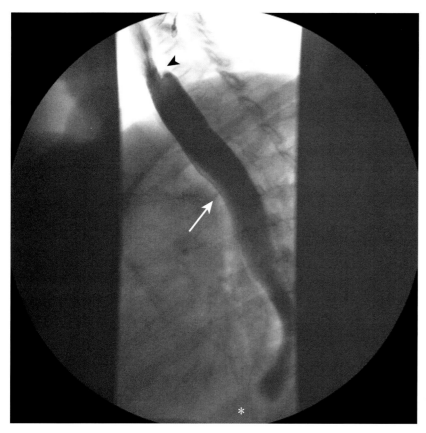

◀ 图 4-2　食管钡剂显示正常食管解剖狭窄，包括 UES 处的环咽肌（箭头）、主动脉压痕（箭）和 LES（*）

食管横切面显微结构

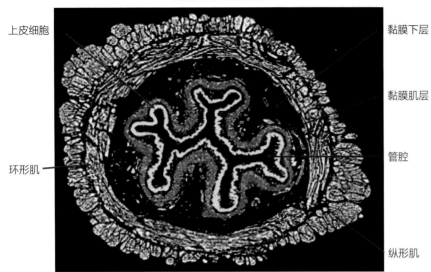

上皮细胞

环形肌

黏膜下层

黏膜肌层

管腔

纵形肌

◀ **图 4-3** 食管横切面显示食管壁的各层，包括上皮（黏膜）、黏膜下层、环形肌和纵形肌

UES 的肌肉架构

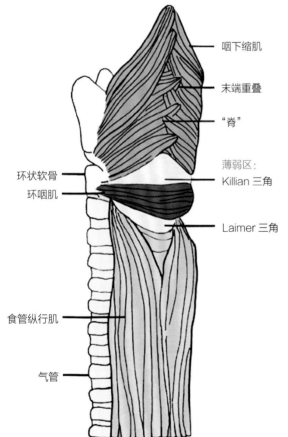

咽下缩肌

末端重叠

"脊"

薄弱区：
Killian 三角

环状软骨

环咽肌

Laimer 三角

食管纵行肌

气管

▲ **图 4-4** 咽-食管连接区结构示意

在食管运动障碍的背景下，在环咽肌近端相对较弱的区域（Killian 三角）可形成 Zenker 憩室

一、颈段食管

颈段食管在起始部偏向左侧，因此颈段食管的最佳入路是颈部左侧切口（如颈段食管切除术或 Zenker 憩室切除术）。颈段食管长约 5cm，从位于 C_6 平面的环状软骨延伸至位于 T_{1\sim2} 平面的胸骨颈静脉切迹。颈段食管被疏松的纤维网状组织包绕，与胃肠道的其他部分不同，没有浆膜内衬或肠系膜。

气管前筋膜在前面，椎前筋膜在后面，颈动脉鞘在外侧形成 2 个颈部间隙，食管旁间隙在前外侧面，食管后间隙在后面。气管前筋膜延伸至心包，而椎前筋膜延伸至膈肌，将颈部和胸部间隙相连，这会使得扁桃体或牙龈脓肿的感染可以迅速扩散到纵隔。下行感染也可迅速导致潜在的致命的坏死性纵隔炎，因此必须强调早期手术引流的重要性。医源性穿孔最常发生在环咽肌狭窄上方，导致咽后壁穿孔[6]（图 4-4）。

颈段食管的动脉血供来自于左、右甲状腺上、下动脉（图 4-6），颈总动脉和锁骨下动脉也有较小的分支供应食管。静脉引流大多通过甲状腺下静脉，甲状腺中静脉从甲状腺发出后大多直接注入颈内静脉，在进行颈段食管手术

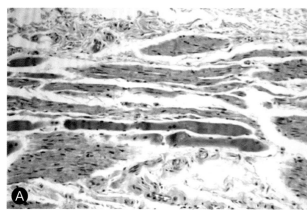

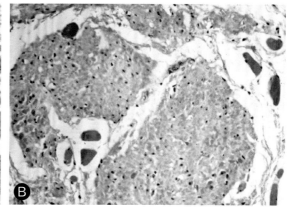

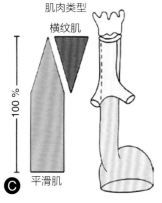

◀ 图 4-5 食管肌肉的类型

食管横切面（A）和纵切面（B）。食管与气管杈相交处上方 4cm 的食管肌肉组织切片，显示横纹肌和平滑肌之间的过渡。在平滑肌纤维中有少许横纹肌纤维。C. 图示食管近端到远端的横纹肌逐渐过渡到平滑肌（标本和照片由 D.Liebermann-Meffert，Geissdorfer，and Winter，Munich 提供）

食管血供重建

	来源	
右甲状腺下动脉		左甲状腺下动脉
1 颈部		（Ⅰ）
奇静脉		支气管动脉
		（Ⅱ）
2 胸部		（Ⅲ）
胃左动脉（侧面、腹侧）		脾动脉（背侧）
3 腹部		（Ⅳ）

▲ 图 4-6 食管血供丰富，通过食管壁内丰富的侧支血管吻合（虚线）接受其他器官的血液供应，如甲状腺、气管和胃的血管

时需小心游离。颈段食管受喉返神经和交感神经支配。

（一）UES

咽后壁由起源于颅底、舌骨、甲状腺和环

状软骨的三对咽缩肌组成。这些咽缩肌在中线后侧汇合形成中间的缝。环咽肌形成一条连续的肌束，起源于环状软骨，没有中缝，并与咽下缩肌的斜纤维和食管的环状肌混合。在咽下缩肌和环咽肌之间是一个相对薄弱的区域，称为 Killian 三角（图 4-4）。由于环咽肌肥大或潜在的运动障碍，可在 Killian 三角中形成咽食管憩室或 Zenker 憩室。在咽与颈段食管之间有一个 2～4cm 的高压区，与半环形的环咽肌相对应 [7, 8]。UES 由环状软骨、舌骨、环咽肌和咽下缩肌组成。环咽肌由快速和缓慢收缩的横纹肌纤维共同构成，这样既可以保持一定的肌张力，也可以在吞咽时快速变化。吞咽过程中，随着咽内压增加，UES 放松，食团便进入颈段食管。

（二）气管和脊柱

食管与气管膜壁关系密切，在剥离颈段食管时应注意避免损伤气管（图 4-7）。该区域发生肿瘤直接侵袭、放疗或吻合口狭窄扩张术均可引起气管食管瘘。

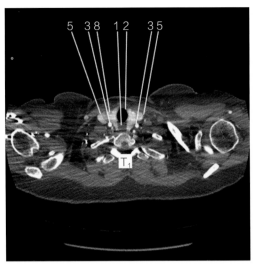
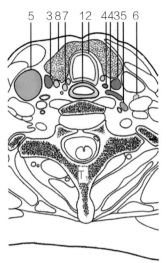

◀ 图 4-7　甲状腺平面颈段食管的 CT 定位解剖图像

1. 食管；2. 气管；3. 颈总动脉；4. 甲状腺动脉；5. 颈内静脉；6. 膈神经；7. 喉返神经；8. 甲状腺；T₁= 第 1 胸椎。改编自 KoritkéH, Sick J. *Atlas of Sectional Human Anatomy*. 2nd ed. Baltimore：Urban & Schwarzenberg；1988.

颈段食管位于椎骨正前方。颈部食管穿孔或吻合口瘘可导致脊柱脓肿，可通过切开颈部进行引流治疗，以防止并发症的发生。脊柱前路手术也有可能导致食管医源性损伤。此外，食管外科医生应注意颈椎前路手术可能导致食管粘连和脊柱潜在感染的可能。

（三）喉返神经

喉返神经起源于迷走神经（图 4-8）。右喉返神经勾绕右锁骨下动脉，左侧喉返神经勾绕主动脉弓。两条喉返神经均在气管食管旁沟上行，因为颈部食管偏左，所以左侧喉返神经更靠近食管，而右侧喉返神经则在锁骨下更外侧出现。右侧喉返神经有可能发生缺如。Toniato 等报道，右侧喉返神经缺如患者的发病率为 0.1%（31/6000），左侧未发现[9]。喉返神经支配环咽肌和颈段食管。进行颈段食管切除术或 Zenker 憩室切除术时必须注意保护左侧喉返神经。气管食管旁沟内脂肪包绕着神经，应从食管壁小心剥离，用手指轻拉气管内侧，露出食管，避免使用金属牵拉器牵拉神经。根据这些经验和预防措施，喉返神经损伤的发病率可以控制在 1% 左右[10]。喉返神经损伤不仅会导致声音嘶哑，而且影响颈段食管的活动和环咽肌的功能，导致吞咽障碍和误吸风险增加。双侧喉返神经损伤可导致双侧声带瘫痪并伴有气道阻塞，需要进行气管切开术。

二、胸段食管

胸段食管长约 20cm，从胸廓上口延伸至膈食管裂孔（图 4-1）。食管穿过后纵隔并在

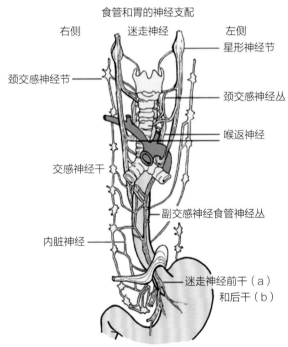

食管和胃的神经支配

▲ 图 4-8　图示食管交感神经和副交感神经（迷走神经）。右喉返神经和左喉返神经起源于迷走神经，分别勾绕右锁骨下动脉和主动脉弓后上行，并在气管食管旁沟中走行，在颈段食管剥离过程中有受伤的危险。迷走神经前干和后干穿过食管裂孔，在 Nissen 胃底折叠术或食管裂孔疝修补术中注意保护

引自 Liebermann-Meffert D, Walbrun B, Hiebert CA, Siewert JR. Recurrent and superior laryngeal nerves: a new look with implications for the esophageal surgeon. *Ann Thorac Surg*. 1999, 67:217.

T₇ 处向右移位，因此进入食管中段的最佳手术路径是通过右侧开胸手术或胸腔镜，如在 Ivor-Lewis 或微创三孔食管切除术中多选择右入路。然而，食管穿过膈脚后向左成角，再加上与右侧的肝脏位置一致，即使疝或憩室会突入右胸，食管裂孔疝修补术或膈上憩室切除术的最佳入路仍是从左侧入路。

胸段食管的血供来源于支气管动脉，大多数个体会发出 1 个右支和 1~2 个左支。在 T₆ 和 T₉ 之间通常有 2 个食管分支来自降主动脉。食管管壁内有一个巨大的侧支血管网络，使食管可以接受其他器官的血供，如供应甲状腺、气管和胃的血管[11, 12]（图 4-9）。

由于食管具有丰富的壁内小血管网，而且从胃到主动脉弓都可发出血管供应血液，这样就保证了食管良好的血供[11-13]。然而，如果甲状腺下动脉在甲状腺切除术中已经结扎过，在手术中就需要谨慎小心。供应食管的动脉在距离食管壁一定距离处会形成小而细的血管，在食管切除术时可以进行钝性剥离，如果发生出血可以通过填充物来止血。食管的静脉反流主要通过奇静脉，也有部分通过半奇静脉和支气管静脉引流。

胸段食管两侧与纵隔胸膜相邻。食管被疏松的纤维网状组织包围，这种疏松的纤维组织在胸腔内没有牢固的附着，在经食管裂孔切除术中可以直接游离食管。在经食管裂孔或腹腔镜下进行食管剥离时，判断是否进入胸膜腔是很重要的[14]。在食管切除术中需放置胸腔引流管，腹腔镜检查时必须确认张力性气胸。气管位于食管胸段上半部分的前方，奇静脉在右边（图 4-10），左锁骨下动脉和主动脉弓在食管的左边（图 4-11）。降主动脉下行过程中向后旋转，继续向食管左侧移动，T₈ 平面后食管向主动脉前方移行。

在食管胸段下部分，心包和左心房位于食管前面（图 4-12）。局部晚期食管癌侵犯心脏或主动脉时可以通过胸部 CT 或超声内镜进行评估是否可以切除肿瘤。直接侵犯主动脉也可导致主动脉食管瘘。食管癌患者的呕血可能是主动脉食管瘘的表现，必须及早发现并认识到这一点，以防止致命的大出血发生。然而，如果肿瘤刚好与这些结构相邻，术中探查时通常不会侵犯食管。食管从胸廓入口到 T₈ 后方与脊柱相邻，在 T₈ 处食管向前移位进入食管裂孔。

食管血管铸型

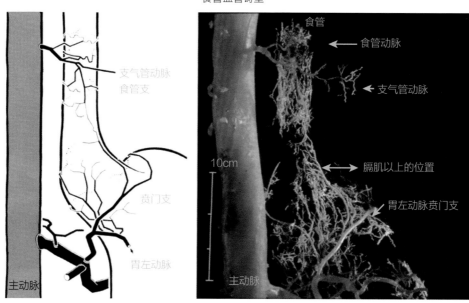

▲ 图 4-9　动脉铸型显示食管中下段的血管供应

壁内有丰富的小血管网，使食管即使在广泛蠕动时仍能保持良好的灌注（图片由 D. Liebermann-Meffert, Munich 提供）

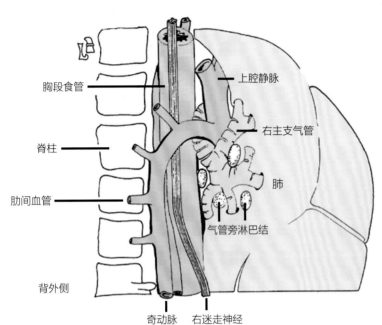

奇静脉
从外侧 = 右胸入路

胸段食管

脊柱

肋间血管

背外侧

上腔静脉

右主支气管

肺

气管旁淋巴结

奇动脉　右迷走神经

◀ 图 4-10　右胸入路观，奇静脉位于食管右侧，两者可以游离分开以改善食管的暴露
图片由 D. Liebermann-Meffert, Munich. 提供

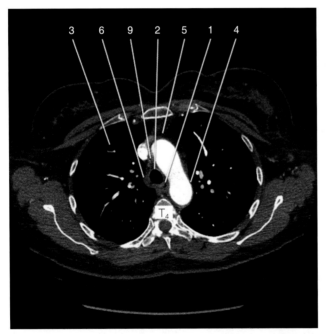

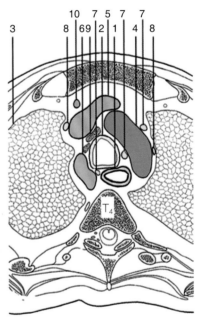

▲ 图 4-11　主动脉弓平面胸段食管的解剖图像和相应的 CT 图像
1. 食管；2. 气管；3. 肺；4. 主动脉弓；5. 头臂静脉；6. 奇静脉；7. 迷走神经；8. 膈神经；9. 淋巴结；T₄. 第 4 胸椎。
（改编自 Koritké H, Sick J. *Atlas of Sectional Human Anatomy*. 2nd ed. Baltimore: Urban & Schwarzenberg; 1988.）

食管左侧远端仅覆盖纵隔胸膜。由于该区域相对薄弱，自发性 Boerhaave 穿孔最常见于食管远端左侧。

（一）迷走神经

右喉返神经勾绕右锁骨下动脉，左喉返神经勾绕主动脉弓（图 4-8）。当解剖这些区域的

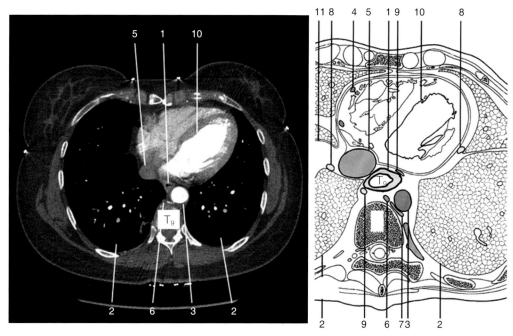

▲ 图 4-12　食管胸段下部分在左心房平面的解剖图像和相应的 CT 图像

1. 食管；2. 肺；3. 主动脉；4. 冠状动脉；5. 下腔静脉；6. 奇静脉；7. 半奇静脉；8. 膈神经；9. 迷走神经；10. 心，左心室；11. 膈胸膜；T₉. 第 9 胸椎。

（改编自 Koritké H, Sick J. *Atlas of Sectional Human Anatomy*. 2nd ed. Baltimore: Urban & Schwarzenberg; 1988.）

食管或淋巴结时，可能会损伤喉返神经，导致声音嘶哑、吞咽困难和误吸。应注意避免在这些区域使用烧灼器。

迷走神经发出副交感神经支配食管肌肉组织。迷走神经和交感神经干的分支进入食管壁，在纵行肌层和环行肌层之间形成肌间神经丛，控制食管肌群的收缩。黏膜下神经丛调节黏膜肌层的收缩和腺体分泌。贲门失弛缓症是由于 Auerbach 神经丛的神经节退行性变性引起的，导致食管狭窄，食管不蠕动，LES 松弛受损。

在气管分叉处，左、右迷走神经形成肺丛和食管丛。沿食管远端，来自左侧迷走神经的食管前丛汇合形成迷走神经前干，来自右侧迷走神经的食管后丛汇合成迷走神经后干，迷走神经前干和后干跟随食管穿过食管裂孔进入腹腔。

（二）气管

食管与气管膜壁关系密切。在食管解剖过程中，尤其是使用电凝电切等能量装置时必须小心，以避免损伤膜性气管，如果不能及时发现，术后可能导致迟发性气管食管瘘。

气管隆凸距离中切牙约 25cm，在此位置附近的食管肿瘤患者需要进行支气管镜检查，以评估是否有气管侵犯。在隆凸下方，食管与左主支气管相邻，肿瘤侵犯可导致支气管食管瘘。

（三）奇静脉

奇静脉与上胸段食管相邻并在其右侧（图 4-10）。它有可能被食管中段肿瘤直接侵袭而受累。在经食管裂孔切除术中，必须注意不要撕裂奇静脉。奇静脉在 Ivor-Lewis 食管切除术中经常被分离，以改善上胸段食管的暴露。

（四）淋巴引流和胸导管

了解食管淋巴引流对肿瘤分期和制订治疗计划有重要意义。丰富的食管黏膜下淋巴网络可将淋巴输送到周围淋巴。庞大的淋巴管网络不仅能排出液体、细胞碎片和细菌，还会使肿瘤细胞扩散。虽然浅表黏膜中很少有淋巴管，但一旦肿瘤侵入黏膜下层，黏膜下层淋巴丛会使肿瘤细胞广泛扩散（图 4-13）。Sakata 首先指出，食管淋巴管引流是纵向的、壁内的[15]。Lehnert 认为，这些黏膜下层的纵向淋巴管通道使淋巴最容易在食管内上、下流动，这与食管癌的纵向扩散相一致，有时食管癌会远离原发肿瘤[16]。

气管权上方的食管淋巴向上引流至气管旁、贲门下、食管旁淋巴结，气管隆凸下方的淋巴向下引流至下纵隔、腹腔和胃左淋巴结（图 4-14）[16]。然而，当淋巴管被肿瘤阻塞时，淋巴流动的方向可能会改变，食管淋巴转移扩散的模式可能不会遵循正常的淋巴引流，从而导致肿瘤双向扩散。集合淋巴管也间断性地与黏膜下淋巴网络相通。在 40% 的患者中，这些集合淋巴管直接与胸导管相连[17]。

黏膜下淋巴网络在淋巴转移中的重要性同肿瘤浸润深度（T 期）与淋巴结疾病发生率的关系密切相关[18, 19]。T_{1a} 期肿瘤局限于淋巴管受限的黏膜，淋巴结扩散率较低，肿瘤转移率为 2.6%，而 T_{1b} 期肿瘤则穿过黏膜肌层进入黏膜下层淋巴结，肿瘤发生转移率为 22.2%[20]。淋巴结转移在 T_2 期、T_3 期和 T_4 期食管肿瘤中分别增加到 43.2%、77.2% 和 66.7%。

胸导管是主要的淋巴导管，它始于腹部 T_{12} 水平的乳糜池，与主动脉、奇静脉和半奇静脉一起穿过主动脉裂孔。胸导管位于椎骨的前方，食管的后方，右侧奇静脉和左侧降主动脉之间。在对乳糜胸进行大范围结扎时，要在膈肌上方结扎奇静脉和主动脉之间的组织。

食管壁局部淋巴引流概述

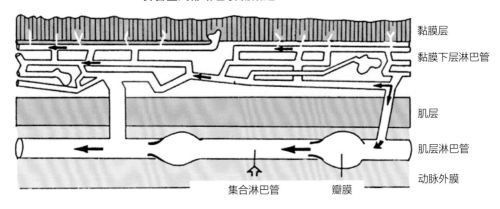

黏膜层
黏膜下层淋巴管
肌层
肌层淋巴管
动脉外膜
集合淋巴管　瓣膜

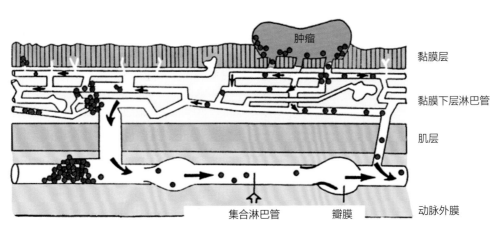

肿瘤
黏膜层
黏膜下层淋巴管
肌层
集合淋巴管　瓣膜
动脉外膜

▲ 图 4-13　图示广泛的黏膜下淋巴管，使肿瘤细胞沿纵向移动一段距离，远离原发肿瘤。当淋巴管阻塞时，肿瘤细胞可以逆行，表明食管远端肿瘤细胞可以在食管近端发现

引自 MB, Heitmiller R, eds. *The Esophagus*. Vol 1. In : Zuidema GD，Yeo CJ, series eds. *Shackelford's Surgery of the Alimentary Tract*. 5th ed. Philadelphia: Saunders; 2002:3.

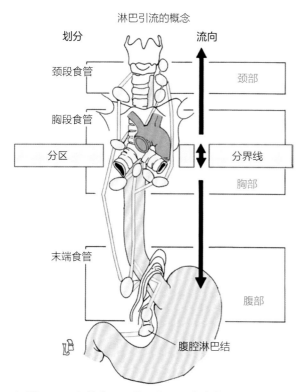

淋巴引流的概念

划分　　　　　　流向

颈段食管　　　　　　颈部

胸段食管

分区　　　　　　分界线

　　　　　　胸部

末端食管

　　　　　　腹部

腹腔淋巴结

▲ 图 4-14　气管分叉（分隔线）上方食管的淋巴主要向颈部引流，气管分叉以下的淋巴主要向下纵隔和腹腔引流。气管分叉处的淋巴可向任意方向引流。当淋巴管阻塞时，肿瘤细胞就会向相反的方向移动

引自 Liebermann-Meffert D, Duranceau A, Stein HJ. Anatomy and embryology. In: Orringer MB, Heitmiller R, eds. *The Esophagus.* Vol 1. In: Zuidema GD, Yeo CJ, series eds. *Shackelford's Surgery of the Alimentary Tract.* 5th ed. Philadelphia: Saunders; 2002:3.

在 > 50% 的患者中，胸导管在 T_5 和 T_6 的水平处转向左主支气管的后面，最终进入左锁骨下静脉和颈内静脉的交界处[21]。但也需要注意可能的解剖学变异[22]。胸导管与胸段食管相邻，1%~2% 的食管切除术会破坏胸导管，导致乳糜胸[10,14]。如果术后怀疑胸导管损伤，胸腔引流物呈粉红色、半透明，如果在患者饮食中添加脂肪，引流液就会变成乳白色。这时就需要通过外科手术结扎胸导管或通过介入放射的方法栓塞胸导管，以防止蛋白质和富含白细胞的淋巴液丢失，引起相关的并发症。

胸段食管可向多个淋巴结引流，可以通过对站点 2（上段气管旁）、3P（后纵隔）、4（下段气管旁）、7（气管隆凸下）、8（食管旁）和 9（肺

下韧带）淋巴结进行超声内镜成像和细针穿刺，对肺癌和食管癌进行分期[23, 24]。由于食管与左心房非常接近，也可以在二尖瓣处进行食管超声心动图成像。

三、腹段食管

通过剖腹手术或腹腔镜可以对腹段食管和近端胃进行检查。正常情况下，腹段食管长 3~6cm。腹段食管通过膈肌裂孔后向左侧成角，在 Nissen 胃底折叠术中或硬式食管镜穿过该区域时，必须小心引导食管内镜，以避免穿孔（图 4-1）。食管远端是仅次于咽部环咽肌处的第 2 个常见穿孔部位。食管沿着胃小弯进入贲门时结束。腹段食管接收来自胃左动脉和膈下动脉的血液供应（图 4-6）。静脉引流主要通过胃左静脉。食管内静脉位于固有层的神经丛中。在食管远端，静脉丛与门静脉系统相连，门静脉压力升高会导致食管静脉曲张[25]。局部淋巴结包括 15（膈）、16（贲门旁）、17（胃左）、18（肝总）、19（脾）、20（腹腔）[26]。

食管在 T_{10} 水平穿过食管裂孔（图 4-15）。食管远端肿瘤可直接侵犯膈脚，受侵犯的膈脚可与食管肿瘤整体切除。膈脚起源于上位第 3~4 腰椎的前部。食管穿过食管裂孔时，肝左叶位于前方，可以将三角韧带分开以帮助显露食管裂孔（图 4-16）。主动脉位于食管后方，并穿过膈肌的主动脉裂孔。主动脉裂孔前方与正中弓状韧带相连，可用于固定缝合线，以进行胃食管反流的 Hill 修补术[27, 28]。下腔静脉位于右侧膈脚的外下方。

（一）迷走神经

迷走神经前干和后干穿过食管裂孔后向食管远端走行（图 4-8）。迷走神经前干通常紧贴食管壁，而迷走神经后干则可能离食管壁较远。在 Heller 肌切开术中应仔细辨认迷走神经前干并注意保护，必要时在神经下方行肌切开术。在 Nissen 胃底折叠术中，尤其是食管裂孔疝修

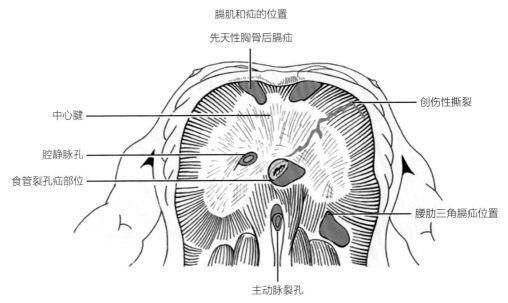

▲ 图 4-15　食管在食管裂孔处穿过膈肌，主动脉在其右后方穿过主动脉裂孔。腔静脉孔在右膈脚外侧。图示各种膈疝的位置
引自 D. Liebermann-Meffert. In: *Shackelford's Surgery of the Alimentary Tract*. 3rd ed. Philadelphia: Saunders; 1991.

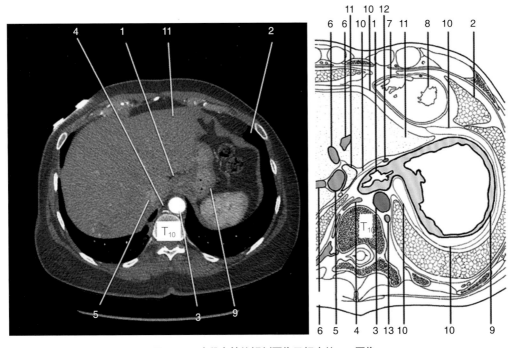

▲ 图 4-16　腹段食管的解剖图像及相应的 CT 图像

1. 食管；2. 肺；3. 主动脉；4. 奇静脉；5. 下腔静脉；6. 肝静脉；7. 迷走神经；8. 心室；9. 胃；10. 膈肌；11. 肝脏；T_{10}. 第 10 胸椎。
（改编自 Koritké H, Sick J. *Atlas of Sectional Human Anatomy*. 2nd ed. Baltimore: Urban & Schwarzenberg; 1988.）

补术中，由于两条神经都有可能进入疝囊，并发出分支，所以需要仔细辨别并保护。如果迷走神经受到损伤，约 15% 的患者会出现胃排空延迟[29]。

（二）膈肌

食管裂孔的左右边缘通常起源于右膈脚的深、浅部，而左膈脚形成主动脉裂孔的一个边缘。膈食管膜，也被称为 Laimer 膜或 Allison 膜，起源于膈下筋膜，将食管连接到膈肌上（图 4-17）。膈食管膜由两层组成。一层沿食管远端向膈肌上方延伸 2~4cm，其纤维插入食管黏膜下层[4, 30]。另一层向下延伸穿过贲门，与胃浆膜、肌肉、肠系膜背侧和肝胃韧带融合。膈食管膜允许食管相对于膈肌发生动态运动。

膈食管膜异常可导致食管裂孔疝的形成。随着年龄的增长，膈食管膜的弹性纤维被非弹性纤维所取代[30]。Eliska 等认为，膈食管膜的异常附着，以及膈食管膜与贲门之间脂肪组织的增加，可能导致食管裂孔疝的发生[30]。Mittal报道，膈食管膜及其辅助装置有助于保护 LES 的功能，尽管在猫的食管裂孔疝实验中发现，膈食管膜完全破裂或贲门位于胸部对 LES 功能没有影响。

（三）胃食管结合部

胃食管结合部的位置仍有争议，根据所使用的标准可能有所不同，这些标准可能基于组织学、内镜或外科检查结果。组织学上，

胃食管结合部被定义为不再有食管黏膜下腺体或胃泌腺近端范围的区域。内镜下，该区域被定义为鳞状柱状交界区或 Z 线，以及胃黏膜皱襞的近端范围。外科上，胃食管结合部已被确定为胃的腹膜反折和管状食管与胃的交界处。在 Nissen 胃折叠术或 Heller 肌切开术中，去除胃脂肪垫对准确识别胃食管结合部是很重要的。

（四）LES

在胃食管结合部近端约 3cm 处，环形肌层增厚[4, 33]。虽然在胃食管结合部未见可触及的环形括约肌，但环形纤维沿小弯变为钩状纤维（图 4-18 和图 4-19）。沿胃大弯环形纤维形成斜行的套索纤维。这样的肌肉排列延伸至胃管结合部上方 3~4cm，胃上方 1~2cm，形成一个高压区，使测压时能够识别 LES[7, 34, 35]。沿胃大弯方向的肌肉更厚，三维测压结果显示也是不对称的，这被认为有助于 LES 抗反流机制形成[33]（图 4-20）。

食管下段与胃底之间的 His 角，以及膈食管膜与食管裂孔的连接也有助于胃食管结合部的抗反流机制形成。LES 为胃食管反流提供屏障，在吞咽开始 3s 后放松，让食团进入胃[36, 37]。有人建议在钩状纤维和胃悬索纤维之间进行贲门失弛缓症的食管肌切开术，以保持悬索机制的强度[38-40]。

四、结论

食管是一条肌性管道，从颈部的环状软骨开始，穿过胸部，最后到达上腹部的胃。食管的主要作用是将食物从口腔运送到胃中。虽然食管看似为一个简单的器官，但食管外科医生必须熟悉食管上、下括约肌，广泛的淋巴和黏膜下血管神经网络的复杂解剖结构和功能，食管及其周围结构的关系，这对于有效手术计划的施行和预防潜在并发症均有非常重要的临床意义。

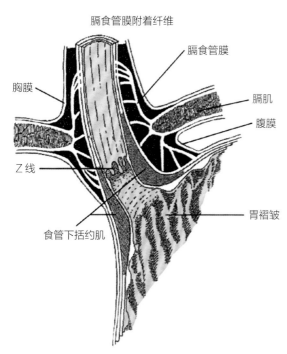

膈食管膜附着纤维

膈食管膜

胸膜

膈肌

腹膜

Z 线

胃褶皱

食管下括约肌

▲ 图 4-17　连接食管末端的膈食管膜（PEM）及其与胃食管结合部的关系

图片由 Dr. Owen Korn, Munich and Santiago di Chile 提供

胃食管结合部肌肉构架

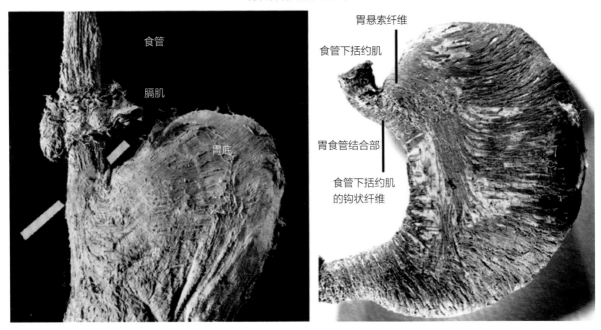

▲ 图 4-18　干燥后的肌纤维标本显示胃食管结合部的肌肉方向，外侧为纵向肌肉（左），内侧为环形纤维（右）。在胃小弯处，圆形纤维成为钩状纤维，而环形纤维则在 His 角度沿胃大弯处成为胃悬索纤维，形成功能性和解剖性食管下括约肌
引自 the collection of D. Liebermann-Meffert

咽、食管、胃的闭合机制

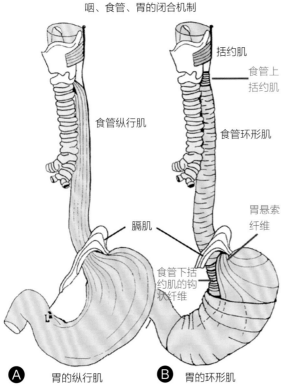

▲ 图 4-19　外纵（A）肌层和内环（B）肌层。食管上括约肌和下括约肌由内环纤维组成
图片由 D. Liebermann-Meffert, Munich 提供

肌肉结构（A）与压力测量（B）的相关性

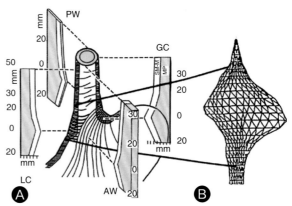

▲ 图 4-20　图示胃后壁（PW）桡侧肌肉平均厚度（n=15）、胃大弯（GC）、胃前壁（AW）、胃小弯（LC）（A）与胃食管结合部三维测压图像（B）的相关性。肌肉的径向、轴向厚度和压力分布不对称

引自 Liebermann-Meffert D, Allgöwer M, Schmid P, Blum AL. Muscular equivalent of the lower esophageal sphincter. *Gastroenterology*. 1979; 76: 31; and Stein HJ, Liebermann-Meffert D, DeMeester TR, Siewert JR. Threedimensional pressure image and muscular structure of the human lower esophageal sphincter. *Surgery*. 1995; 117:692.

第二篇 食管疾病的诊断评估

Diagnostic Evaluation of the Esophagus

第 5 章
食管疾病症状及诊断检查的选择
Esophageal Symptoms and Selection of Diagnostic Tests

Ross M. Bremner   Sumeet K. Mittal   著

李 斌 译

摘要　对于外科医生而言，重点要了解食管疾病相关症状的性质，并在建议患者手术干预之前，选择适宜的检测方法。本章将介绍患者可能主诉的食管疾病相关症状，以及为确保良好的手术效果而应采用的检测方法。

关键词：胸痛；吞咽困难；内镜检查；食管癌；胃食管反流病；癔球症；胃灼热；阻抗测试；测压；pH 监测；症状

在食管手术前，外科医生必须与患者充分谈话交流，以确保对他们的症状有清晰的了解。这种沟通不仅有助于了解这些症状的潜在原因，而且更重要的是明确手术是否可以解决这些问题。食管疾病的症状涵盖很广，从常见的典型症状（如胃灼热、反流和吞咽困难），到非典型症状（如咳嗽、声音改变、胸痛和癔球症）。食管疾病的症状通常无法明确，需要对患者进行充分的问诊。外科医生必须熟悉"功能性烧灼感"的概念，以避免给无法从手术干预中获益的患者实施手术。

医生应根据症状潜在的病理改变选择检查方法。功能性手术前的食管功能测试至关重要，但不需要全覆盖的检查，以严控医疗成本。但是，应该避免捷径，还因为大多数功能测试是对患者病理学评估的补充，通常具有主要意义。没有适应证的手术可能是灾难性的，因为食管是一个相对脆弱的器官。抗反流手术最常见的失败原因是患者选择不当；因此，在建议进行功能性手术之前，外科医生必须对患者的症状进行认真分析[1]，并进行全面的检查以明确引起这些症状的原因。对于吞咽困难的患者，外科医生应警惕恶性肿瘤的可能性，因为吞咽困难是食管癌最常见的症状。

一、食管疾病相关症状的起源

食管的感觉神经纤维来自迷走神经和脊神经，存在于肌层和黏膜层中。迷走神经传入神经为张力敏感性神经纤维，反射阈值较低，管理生理反射。脊神经传入纤维具有疼痛感受器功能，并传递各种刺激的反应强度。这些传入神经的刺激源包括张力和酸暴露。传入神经分为肌张力敏感型、黏膜机械 / 化学敏感型和张力 / 黏膜型受体；然而，大多数传入纤维对机械和化学刺激都能做出反应[2, 3]。酸通过激活 2 个质子门控通道来刺激食管中的主要感觉神经元：瞬时感受器电位香草酸受体 1（transient receptor potential vanilloid-1，TRPV1）和酸敏感性离子通道（acid-sensing ion channel，ASIC）。ASIC 可介导非糜烂性反流病中的胃灼热[4]。酸激活 TRPV1 通道可引发神经源性炎症，并使周围细胞基质释放促炎性物质，进而增加有害刺激释放。NERD 患者的内脏高敏感性似乎涉及神经源性炎症，P 物质的释放和神经激肽 1 受体的表达均增加，从而激活 TRPV1 和蛋白酶活化受体 -2[4]。

历史上已经使用了许多检测方法来了解食管疾病的相关症状，包括酸灌注法（Bernstein 试验）和球囊扩张法。这些方法虽然对理解食管疾病的刺激 - 症状轴很有帮助，但在当今的临床实践中已经很少使用。心脏和食管的感觉神经元汇聚于脊髓后角，这在一定程度上解释了两者痛觉的重叠效应，并且患有严重食管痉挛综合征的患者常发生心肌梗死。食管疾病的症状也存在性别差异，男性对酸的耐受性较低，对酸致敏后球囊扩张的敏感度更高[5]。女性对痛觉敏感，即对疼痛刺激感知过度敏锐[5]。

感觉超敏反应包括痛觉敏感和异常性疼痛（非痛性刺激引起的疼痛感），并且可由酸暴露引起。功能性胃灼热是描述胸骨后烧灼的症状，没有客观证据表明这种症状是在食管异常暴露于胃液的情况下发生。早期研究表明[6]，球囊扩张后患者的症状感知存在很大差异。对刺激的定位很差，并且对胀满感是疼痛、恶心或是胃灼热也不同。这些发现强调了对出现食管疾病相关症状的患者进行全面检测的必要性，尤其是在考虑将手术作为治疗选择的情况下。

症状

胃食管反流病（gastroesophageal reflux disease, GERD）是一种引起大多数食管相关症状的极为常见的疾病。GERD 症状可分为典型或非典型。GERD 的典型症状包括胃灼热和反流（部分学者认为包括吞咽困难）；非典型症状包括非心源性胸痛，慢性咳嗽和哮喘，声音嘶哑和龋齿，恶心和呕吐，以及癔球症。全球协作小组将胃食管反流病定义为胃内容物反流到食管引起的症状或并发症[7]。GERD 被进一步分为内镜可见损伤和无内镜可见损伤病例，后者现在通常被称为 NERD。NERD 约占有反流症状患者的 70%[8]。糜烂性病变和食管狭窄可能与反流酸的浓度和总体暴露时间有关[9]。

二、胃食管反流病的典型症状

（一）胃灼热

GERD 最常见的症状是胃灼热，通常是由于酸性胃液反流到食管所引起的。酸刺激食管黏膜，使感受器兴奋引起胃灼热。酸暴露与胃灼热之间的关系非常复杂，抑制酸疗法的反应多种多样（尤其对于 NERD 患者）。高达 60% 的西方人每年至少经历一次胃灼热，20%~30% 的人每周都有胃烧灼症状[10, 11]。胃灼热通常被描述为胸骨后灼热，从上腹向咽喉延伸。在质子泵抑制药经典的广告牌上，一位患者做着鬼脸，一只蜷缩的手放在胸前，这是对这种感觉的恰当表述。

许多患者描述进食辛辣或高脂肪餐，饮用柑橘汁或食用巧克力，饮酒或咖啡后会导致胃灼热加重。胃灼热通常与反流有关，而反流会因体位改变而加剧。通常抗酸药或抗分泌药可以缓解胃灼热，而非处方 PPI 和抗分泌药的有效性使这些药物被广泛应用。医生经常发现他们的患者完全依赖于这些药物，而停用 PPI 会导致胃灼热迅速复发。因此，询问患者使用这些药物的情况及停药后出现的症状非常重要。正如美国胃肠病学会组织的盖洛普民意调查所指出，夜间胃灼热似乎是一种特别严重的症状（框 5-1）[12]。

> **框 5-1 夜间胃灼热是一个未被充分认识的临床问题**
>
> - 5000 万美国人每周至少有 1 次夜间胃灼热
> - 45% 胃灼热患者报告目前的治疗方法并不能缓解他们所经历的所有症状
> - 63% 胃灼热患者报告会影响他们的睡眠和第 2 天的工作
> - 72% 胃灼热患者在服用处方药
> - 80% 胃灼热患者有夜间症状，65% 白天和晚上都有

明确患者的症状是因为胃酸反流所致的最客观的方法是 24h pH 监测。Johnson 和 Demester 对该试验进行了充分的研究和阐述，其综合评分有助于区分正常酸水平和异常酸暴露，如表

5-1 所示[13]。

表 5-1　50 名健康志愿者 24h 六组指标记录的正常值

	平　均	第 95 百分位数
总时间 pH ＜ 4（%）	1.51	4.45
直立位 pH ＜ 4（%）	2.34	8.42
仰卧位 pH ＜ 4（%）	0.63	3.45
次数	19.00	46.90
≥ 5min 次数	0.84	3.45
最长	6.74	19.80

1. 功能性胃灼热　功能性胃灼热是近十年来逐步发展起来的一个概念，是指没有客观证据表明与胃食管反流胃液异常暴露有关的患者的胃烧灼症状。同样，功能性胸痛被认为是食管源性的，但常规检查结果往往为阴性。Galmiche 等[14]已经确定了功能性胃灼热的诊断标准。诊断这种情况需要做负阻抗试验，以排除弱酸或碱性反流而出现症状的患者。最近的一项 pH 阻抗监测研究表明，30% 的 PPI 难治性患者出现功能性胃灼热[15]。这些患者的内脏反射可能已经致敏，因为他们的情况经常与其他功能异常和各种精神疾病重叠。在功能性胃灼热的患者中，抗反流手术的效果往往很差[16]，这使人们认识到在考虑抗反流手术前进行 pH 监测的重要性。功能性胃灼热的治疗通常包括抗抑郁药，该药被认为在过敏性疾病中具有神经调节的作用。然而，很少有研究数据证明其有效性。

功能性胃灼热再次证实了食管疾病的相关症状有时模糊不清，这无疑强调了在 GERD 考虑手术前必须进行 pH 监测或 pH 阻抗监测的必要性。

2. 反流　反流是指胃内容物毫不费力地上溢涌入口咽部，并且经常因体位变化而加剧。常伴有胃灼热，但在接受适当制酸治疗（PPI 治疗）的患者中可能会单独出现。夜间发生的反流尤其严重，因为它可能导致隐匿性误吸和肺损伤。胃排空延迟可能加重反流。

3. 吞咽困难　吞咽困难可能源于口咽性或食管性。口咽性吞咽困难可由机械性、阻塞性、功能性或神经性原因引起。食管性吞咽困难的病因通常为机械性阻塞，或食管运动功能障碍造成的（如动力不足、不协调的痉挛性收缩）。患者通常可以描述吞咽困难发生的部位，但并不总是可靠。吞咽困难通常被称为预警症状，因为它通常是食管癌的主要症状。然而，这是一种常见症状，可以伴随有或没有狭窄的 GERD 和许多其他良性疾病。症状的持续时间和进展速度通常会提供有关病理学的线索。吞咽困难首先表现为咽下干硬食物困难，随后数周或数月发展为半流食、流食吞咽受阻，预示恶性疾病不断演变，而多年缓慢进展的吞咽困难提示食管运动障碍，如贲门失弛缓症。患者最初常常通过不吃干稠固体食物（如牛排和鸡胸肉）、充分地咀嚼食物或只吃很软的食物来避免吞咽困难。

如果吞咽困难伴有明显的胃灼热，外科医生应考虑消化道狭窄，但贲门失弛缓症患者有时会出现胃灼热，而反流病是大多数食管癌发生的罪魁祸首。一般来说，出现吞咽困难应及时进行检查，如内镜检查或食管钡剂造影。前者具有侵袭性，但可以对异常组织进行活检，而后者可以提供食管狭窄或恶性肿瘤的证据，以及食管蠕动功能的信息。吞咽困难的潜在原因列于框 5-2。

钡剂造影是吞咽困难患者最无创的检查，可以鉴别食管痉挛性运动障碍、憩室、贲门失弛缓症和良性或恶性食管狭窄。如后所述，应用不同浓度配比的钡剂造影可以提供更多信息。内镜检查既有诊断意义，也有治疗意义，因为它可以进行活组织检查，并同期扩张 Schatzki 环或狭窄。轻度的食管运动异常通常需要进行测压试验才能诊断，在考虑对食管压力障碍患者进行手术前，必须进行此检查。

框 5-2　吞咽困难的原因

癌症

先天性喉蹼

先天性锁骨下动脉异常（如食管受压性咽下困难）

Schatzki 环（食管下部蹼）

良性狭窄

- 消化性溃疡
- 嗜酸细胞性食管炎
- 药物诱发或碱诱发

运动异常

- 贲门失弛缓症
- 弥漫性食管痉挛
- 食管下括约肌高张力
- 食管肌层环状狭窄
- 食管蠕动功能障碍

憩室

- Zenker 憩室
- 食管中段牵引性憩室
- 痉挛性运动障碍有关的食管憩室

（二）胃食管反流病的非典型症状

1. 非心源性胸痛　GERD 较难诊断和治疗的症状之一是非心源性胸痛。它通常起源于食管，虽然它可能在 GERD 或食管运动障碍的范畴内，但外科医生应谨慎对待这种症状。来自心脏和食管的感觉神经元汇聚在脊髓后角，因此严重食管痉挛综合征患者常被怀疑为心肌梗死。不幸的是，对心肌梗死的恐惧导致了这类胸痛患者巨大的检查费用。据报道，美国每年进行的 500 000 次冠状动脉造影中，有多达 150 000 次是为功能性疾病而进行的[17, 18]。通常需要进行食管压力检测来明确是否有运动功能障碍，但并不总是有阳性结果，因为许多运动障碍都是偶发的。食管 24h 测压（通常与 24h pH 监测联合）在诊断这些患者中有一定价值，但并没有在临床广泛应用。有研究发现，pH 监测可预测严重反流和非心源性胸痛患者对奥美拉唑的治疗效果[19]。

2. 慢性咳嗽和哮喘　将反流诊断为慢性咳嗽的原因是有挑战的。隐匿性误吸会继发感染并刺激气道。Alexander 等[20]发现，哮喘患

者 GERD 症状的患病率高、食管酸暴露增加。Schnatz 和 Castell[21] 指出，在慢性咳嗽或哮喘患者中，pH 监测阳性比例很高（78%）。这些患者食管胃液暴露的增加可能是原因也是结果，即剧烈咳嗽伴喘息会增加腹内压，使胃液上涌入相对负压胸腔环境中，而食管酸化可导致反射性支气管痉挛反应（图 5-1）。此外，如后所述，慢性误吸会导致持续咳嗽和进行性肺间质纤维化。pH 监测中咽部反流的证据有助于鉴别此类患者，他们可能从抗反流手术中获益[22]。

3. 声音嘶哑和龋齿　胃液反流至喉或口腔称为咽喉反流（aryngopharyngeal reflux，LPR），与喉部症状和龋齿有关。在对被认为有明显反流的患者进行检查时，使用带有 2 个或更多探针的导管来评估进入更近端食管甚至咽的反流情况[23, 24]。此外，即使通过 pH 监测，阻抗导管监测显示反流入咽部的频率比想象的要高。Kawamura 等[25] 发现，弱酸性气体反流在伴有反流相关性喉损伤的患者中更为常见。同样，需要行 pH 监测或 pH 阻抗监测进行客观测试，以诊断食管高位反流是 LPR 的原因。

4. 恶心和呕吐　尽管恶心和呕吐可能伴有其他上消化道症状，如胃灼热和反流，但在考虑进行抗反流手术时，外科医生应当谨慎行事。早期的饱腹感和腹胀可能表明胃排空延迟或胃轻瘫，尤其是在糖尿病患者中。严重的恶心和呕吐应作为抗反流手术的相对禁忌证，因为大多数抗反流手术会抑制呕吐功能，并且术后腹胀可能会造成胃底折叠术失败或导致复发性食管裂孔疝。同样，伴有肠易激综合征的患者，胆囊切除术后的患者或具有其他明显肠道症状的患者（如腹泻）应尽量采取保守治疗。

5. 癔球症　喉咙部有肿块或胀满感，或颈部食管区有异物感，称为癔球症。约在 2500 年前，Hippocrates 就认识到这种症状，19 世纪，由于这种症状常常伴随心理障碍，因此被称为"癔病球"。虽然这种症状通常与良性疾病有关，但对大多数患者来说仍然是非常苦恼。它通常

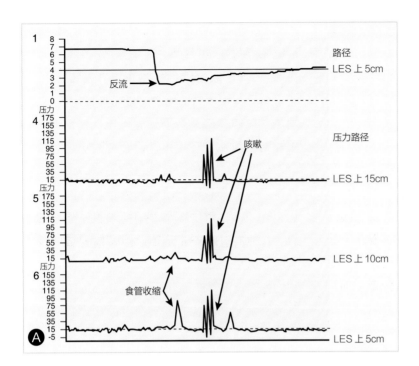

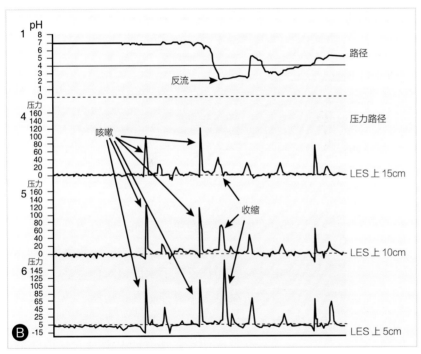

◀ 图 5-1 咳嗽与食管酸暴露的因果关系

A. 反流发作引起的咳嗽可能是由于隐匿性吸入反流胃液或食管酸化引起的反射；B. 相反，咳嗽时腹内压增加，可能克服抗反流机制，并导致胃食管反流发作。LES. 食管下括约肌

出现在 50—60 岁时，高达 46% 的健康人在一生中的某个时段会有这种感觉[26, 27]。癔球症与胃食管反流病有着显著的相关性，有人建议在进一步检查前给予 3～6 个月的高剂量 PPI 治疗[28]。与典型的胃灼热相比，癔球症可能需要更长时间和更深入的 PPI 治疗试验。[29]

客观的 pH 监测显示许多有癔球症的患者有食管酸暴露异常，但有人认为 pH 阻抗监测更为敏感，因为发现部分患者的症状与弱酸反流有关[30-32]。对 PPI 治疗的治疗后反应微弱或完全没有反应的患者，抗反流手术也达不到预期的效果，抗反流手术不应单独用于治疗癔球症。如果该疾病与其他症状有关，如吞咽困难或体重减轻，则应立即进行检查以排除恶性病变。对癔球症的起源知之甚少，但如果持续存在，则应考虑局部原因，如上段食管括约肌功能异常、食管运动障碍或局部咽喉炎。癔球症与心理因素的关联尚无充分文献报道，但＞90%的患者在精神高度紧张症状加重[33]。

三、抗反流手术前的相关检查

在推荐抗反流手术之前，了解与症状相关的潜在生理缺陷是很重要的。症状的长期缓解取决于选择手术适应证和避免术后并发症。诊断错误而进行的手术可能会导致不良结果，并且再次手术的成功率更低。痉挛性食管运动障碍和贲门失弛缓症的患者可能会出现胃灼热[34]；显然，对这些患者及功能性胃灼热的患者进行抗反流手术会产生不良后果。

尽管 LES 功能缺陷是 GERD 最常见的病因，但其他缺陷也可能导致食管内酸暴露增加。口腔干燥症因为吞咽唾液减少引起碳酸氢盐缓冲作用下降，导致食管酸暴露的风险增加。同样，食管动力不足会干扰反流胃液的清除机制，从而延长食管酸暴露的时间。胃排空延迟使胃容积增加，导致胃液和部分消化食物反流。十二指肠胃反流可能是由十二指肠病变引起，也可能是由既往的外科手术引起的（这可能会限制之后术式的选择）。由于所有这些原因，全面的病史采集是了解潜在病理和指导手术干预的基石。在进行外科手术之前，通常需要进一步的诊断测试。

（一）pH 监测

长时间动态食管内 pH 监测可以客观地记录食管酸暴露的情况，并且可以提供反流事件和症状之间的联系。24h pH 监测是确诊疑似 GERD 的最准确方法，并提供食管酸暴露程度

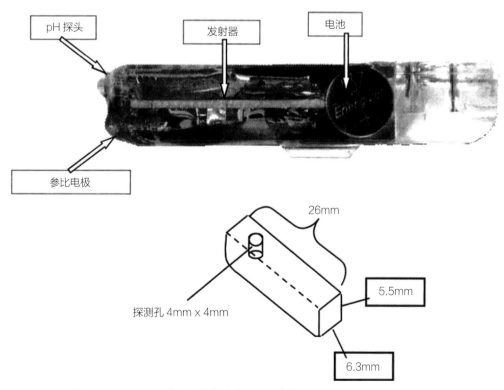

▲ 图 5-2 **Bravo pH 监测胶囊的尺寸和电子装置（Medtronic，Dublin，Ireland）**
胶囊是长方体形的（6.3mm×5.5mm×26mm）。探测孔（直径 4mm，深度 4mm）位于探头的外上侧。探测孔与定制真空单元相连，该真空单元能够通过输送系统向探测孔产生 600mmHg 的真空压力。锑 pH 电极和比较电极位于胶囊的远端，胶囊内装有电池和发射器

的详细信息（表 5-1）。可使用 24h 经鼻探头或小胶囊（Bravo capsule，Medtronic，Dublin，Ireland）进行 pH 监测，该胶囊可附在食管黏膜上，并通过无线电遥测设备传输 pH 数据（图 5-2 至图 5-4）。基于导管和胶囊的技术都是有效的、可重复的 [35, 36]，胶囊允许长时间的记录（可长达 48h 或 72h）。这可能会提供额外的诊断信息，并为症状相关性提供更大的数据集。另一方面，

导管系统在食管近端和远端有 pH 传感器，这有助于识别 LPR 患者，并了解慢性咳嗽与反流间的相互影响。24h pH 监测也有助于明确反流的特征，如反流是否主要发生在餐后，反流发作的持续时间（从而提供食管麻痹或清除不良的证据），以及反流通常发生的时间。

在考虑抗反流手术之前，重要的是要记录食管异常暴露于胃液的具体情况。pH 导管和 Bravo 胶囊可以提供酸暴露的客观证据，但患者必须在进行试验前至少停用 PPI 药物 1 周。许多患者无法忍受停止 PPI，有些患者可能在此期间"作弊"，这可能导致检测结果假阴性。组胺 -2（H_2）阻滞药可在试验前 48h 内使用；此后，直到研究之时，才适合使用非处方抗酸药。了解停用 PPI 后患者的症状很重要，因为停用 PPI 后的严重胃灼热本身就是很可靠的诊断测试。因此，如果停用 PPI 后患者的症状没有明显改变，外科医生在考虑手术治疗时应谨慎，对于该类患者胃灼热可能是更准确的诊断。

食管下括约肌功能缺损（如测压所示）或食管炎（如内镜检查所示）的患者可不行 pH 监测。然而，轻度食管炎在观察者之间的一致性较差 [37]，食管炎可能由药物损伤或感染引起。

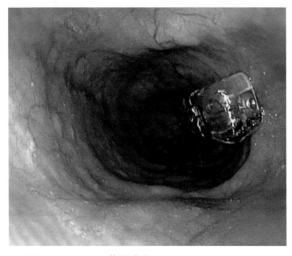

▲ 图 5-3 **Bravo pH 监测胶囊**（**Medtronic，Dublin，Ireland**）**正确放置在食管内的内镜视图**
胶囊内装有电池和发射器。经 Norton Thoracic Institute，Phoenix，Arizona 许可转载

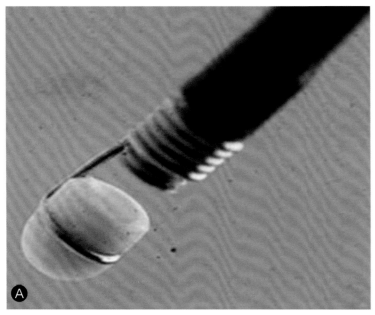
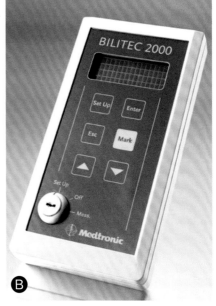

▲ 图 5-4 **Bilitec 探头**（**A**）**和电子数据记录器**（**B**），**用于 24h 食管胆红素监测**

在有反流症状和反流病的患者中，内镜下溃疡性食管炎对 GERD 的诊断特异性为 97%[38]。如果患者有大的食管裂孔疝，并且手术主要是针对疝，则无须进行 pH 监测，因为抗反流手术通常同期行食管旁疝修补术，无论患者术前是否有胃灼热。

24h pH 监测正常的患者行抗反流手术的效果较异常的患者明显差；因此，建议在进行抗反流手术之前常规行 pH 监测[16]。24h pH 监测或 pH 阻抗监测在鉴别功能性胃灼热和内脏感觉敏感的患者非常有用，因为抗反流手术对这些患者无效。

（二）阻抗测试

多通道腔内阻抗测试依赖于食团、液体或气体通过导管上的金属环时，对电流电阻的影响。当食管排空时，电流由黏膜上的离子传导。含有更多离子的液体会增加导电率并降低电阻，这与 24h pH 监测中测量酸的方法大致相同。通过测量导管多个部位的阻抗，可以确定食团的运动方向。吞下液体是顺行的，而反流则是逆行的。

这种方法的好处是可以测量液体流（反流），而不受酸度影响。通过将 pH 监测与阻抗测试相结合，可以检测所有类型的反流。这使得临床能够确定酸暴露、弱酸暴露和无酸暴露，并将症状与各种类型相关联[39]。尽管大多数接受抗反流手术的患者酸碱度测试呈阳性，但也有报道称部分弱酸性或无酸性反流的患者可以从手术中获益[39]。阻抗测试在鉴别 pH 监测正常患者慢性咳嗽的原因方面也有价值。阻抗测试是相对较新的方法，因此，其在外科领域应用价值仍在评估。虽然需要经鼻导管 24h 连续监测，但阻抗监测可以获得更多的信息。

（三）食管测压

食管测压可提供食管上、下括约肌的张力和协调性，以及食管蠕动功能的信息。食管测压可以识别食管运动功能障碍，并提供排除某些手术方法的依据。

既往的水灌注压力测量系统已被高分辨率压力测量系统所取代，后者使用灵敏的固态压力传感器。这项测试收集到的数据可以更精确地评估食管运动功能障碍，并且通过已经提出的一种新的分类系统（芝加哥分类系统）来精确分级。该分类系统使用高分辨率测压的压力层析成像图，通过优先考虑以下因素对各种疾病进行分类：①食管 – 胃结合部流出道障碍疾病；②严重的运动功能障碍性疾病（食管无收缩、食管痉挛、Jackhammer 食管或胡桃夹食管）；③轻微的运动功能障碍性疾病（无效的食管运动和动力不全，阻碍食团运输）。这个系统有助于阐明贲门失弛缓症的Ⅰ型、Ⅱ型和Ⅲ亚型，以及各亚型的治疗和手术预后[40, 41]。

Nissen 胃底折叠术在食管运动障碍患者中的有效性一直有争论。有研究表明，胃底折叠术后部分患者的食管运动能力有所改善[42-47]。虽然轻度收缩减弱可能不会对术后吞咽困难产生明显影响[48-50]，但严重收缩减弱，即结缔组织病患者行 360° 胃底折叠术后，可能会导致食管排空障碍。食管测压是唯一的客观评估方法，可以提供一个明确的食管压力曲线，指导外科医生进行手术。芝加哥分类系统预测食管运动障碍手术后效果的数据正在不断涌现[41]。高分辨率测压法可以识别出禁忌手术的食管运动障碍；食管测压还可以帮助外科医生为患者提供咨询，并预判手术效果。

痉挛性运动障碍（如弥漫性食管痉挛或贲门失弛缓症）可能伴有胃灼热样不适[51]。在对 1081 例接受抗反流手术的患者进行的大宗回顾性研究中，1/14 的患者高分辨率压力测量异常，这被认为是抗反流手术的绝对或相对禁忌证[51]。研究人员还发现，几乎有 25% 的患者在没有明确 GERD 证据的情况下接受了抗反流手术，并且没有进行 pH 监测和食管测压。在所有 1081 例患者中，2.5% 的患者发现有贲门失弛缓症。在这种情况下，抗反流手术显然效果不佳，可能需要进行二次手术矫正。对于无法进行食管测压的患者（如患者拒绝或导管不能通过鼻腔），应进行部分胃底折叠术，以尽量减少术后吞咽困难的风险。在这种情况下，食管钡剂造影能提供食管蠕动功能的详细情况。

（四）阻抗测量

最近在食管测压中增加了阻抗测量，可以实时提供有关食管廓清的更多信息，但是目前尚不清楚该技术在手术规划中所起的作用。这种方式有助于评估不同浓稠度的食团和不同体位情况下食管的排空效率[52]。这种方法可能有助于评估胃底折叠术前后的食管功能。

（五）食管钡剂造影

连续数字或视频钡剂造影可以识别食管结构异常，并提供有关食管运动功能的信息。如果患者无法耐受食管测压试验，则钡剂食管造影可以观察食管的蠕动情况，特别是气钡双重造影。食管钡剂造影也可以帮助识别食管裂孔疝的性质和位置。有趣的是，如今在许多医疗机构中使用的钡剂食管造影标准与 30 年前变化不大[53]。口服稠钡剂观察食管黏膜像，常使用俯卧位，即使是怀疑贲门失弛缓症。一些医疗中心对钡剂造影进行了改良，以更好地诊断功能性食管疾病，这将在本书的后面进行详细介绍。

进行钡剂食管造影最重要的方面可能是外科医生与放射科医生之间就患者的症状和疑似诊断进行有效的沟通。该检查可以专注于观察食管黏膜像（溃疡性食管炎、感染或早期肿瘤的患者），食管咽下功能（平卧位吞咽不同浓度钡剂），贲门失弛缓症患者直立位时食管排空功能[54, 55]，或评估食管狭窄。某些特殊操作（如患者头低足高仰卧位或 Valsalva 动作）可引起反流，尽管这项测试不是很敏感，但通常对于 GERD 非常有效[56]。放射科医生应了解吞咽抑制的概念（快速吞咽后仅出现终末蠕动波）和食管不应期，当吞咽间隔＜20s 时，食管蠕动功能可能较差。总体而言，正确进行钡剂造影对食管相关症状患者是一个极好的筛查手段。

（六）内镜检查

内镜是抗反流手术前的一项重要检查，并可对 Barrett 食管、疑似恶性肿瘤或嗜酸性食管炎患者进行病理活组织检查。内镜检查可鉴别食管炎、食管狭窄、食管裂孔疝、Barrett 食管或恶性肿瘤，并可以对食管下括约肌的功能进行分析。Hill 充分地阐述了内镜检查[57]。

内镜检查有助于对食管炎进行分类，最常用的量表是洛杉矶分类系统（表 5-2）[58]。内镜检查还可以通过活检来诊断 Barrett 食管，因为在部分 Barrett 食管中存在高度不典型增生或黏膜内癌，可能会改变外科医生的治疗策略。在这种情况下，需要进一步检测，消融或切除应该首先实施。应该注意 Barrett 食管节段的长度、食管裂孔疝的大小，食管炎或狭窄的程度，以及在充气时向上移位的胃黏膜是否容易复位。Barrett 食管患者应每隔 1～2cm 进行 4 个象限的活检，无论是否接受胃底折叠术，都应随诊观察。

表 5-2　食管炎洛杉矶分类系统

A 级	1 个（或多个）≤ 5mm 的黏膜中断，且不在 2 个黏膜褶皱的顶部之间延伸
B 级	1 个（或多个）＞ 5mm 的黏膜中断，且不在 2 个黏膜褶皱的顶部之间延伸
C 级	1 个（或多个）黏膜中断，在 2 个或多个黏膜褶皱的顶部之间连续，但未及食管周径的 75%
D 级	1 个（或多个）黏膜中断，至少占食管周径的 75%

经 Creative Commons license CC BY-NC-ND 4.0 许可转载，引自 Sami SS, Ragunath K. The Los Angeles classification of gastro-esophageal reflux disease. *Video J Encyclopedia GI Endoscopy*. 2013；1：103-104.

（七）胃排空试验

对于有明显恶心、呕吐、餐后饱腹或腹胀

症状的患者，应考虑评估胃排空功能。禁食过夜后可见的胆汁反流通常是胃排空延迟的良好征象，但最好的客观研究是使用固体和液体食物进行放射性核素荧光检测[59]。不幸的是，不同医疗机构间的方法和参考值差异很大，结果并不总是可靠[60, 61]。最近的专家共识建议，使用标准化的放射性标记低脂蛋白餐，餐后 4h 进行成像检查[59]。Nissen 胃底折叠术可以改善胃排空[62]，但显著延迟的胃排空则需要选择其他术式，如幽门注射肉毒杆菌毒素 A、幽门成形术或 Roux-en-Y 手术。

四、特定适应证的相关术前检查

（一）Barrett 食管术前检查

Barrett 食管只能通过内镜检查并经活检证实肠上皮化生才能诊断。发现在食管柱上皮中混合有杯状细胞是 Barrett 食管的病理学特征。该疾病被认为是食管黏膜对严重 GERD 的肠上皮化生反应[63]，其临床意义是可能的癌前病变。这些年 Barrett 食管的定义略有变化，但仍然需要进行活检来确诊。

Barrett 食管有其癌前病变之外的意义，因为 Barrett 食管患者常伴有食管动力低下，并且通常有严重的反流酸和十二指肠内容物暴露。Barrett 食管患者可能合并短食管，这会影响外科手术的规划。

（二）巨大食管裂孔疝的术前检查

人口老龄化，再加上普遍使用 PPI 来控制胃灼热（通常持续数十年），导致巨大食管裂孔疝或所谓的胸腔胃的发生。据推测，这些患者的胃灼热已得到一定的控制，但疝已逐渐扩大并引起相应症状。这些症状包括胸部不适、餐后饱胀或不适、呼吸困难、吞咽困难或贫血。吞咽困难可能与食管的手风琴样折叠缩短，疝入胸腔的胃压迫食管，或者并存的食管运动障碍有关。胸部不适和腹胀可能与胸腔胃膨胀和

排空缓慢有关。呼吸困难作为一种症状了解甚少，但通常在手术治疗后得到改善。巨大的食管裂孔疝患者通常只描述有轻微的胃灼热，很容易用 PPI 控制。

巨大疝有时会发生急性扭转，通常需要立即手术治疗（尽管已行内镜下减压和去扭转）。严重的腹痛和胸痛通常由疝入的胃缺血所致，患者病情往往进展迅速，发展为血流动力学不稳定的危重症。

在大多数情况下，患者的症状进展缓慢，可以进行门诊检查。检查包括钡剂检查、内镜检查和食管测压。pH 监测并不是必需的，因为疝修补手术通常和某种胃底折叠术同期进行。钡剂检查可显示疝的大小和位置，如果使用 13mm 钡片进行检查，将显示钡剂通过食管延迟。内镜检查可识别 Barrett 食管、异型增生和 Cameron 胃溃疡。食管测压可识别明显的食管运动异常，这一点尤为重要，因为老年人中食管痉挛性运动障碍的发生率会增加。

（三）贲门失弛缓症或憩室切开术的术前检查

痉挛性运动障碍和贲门失弛缓症的诊断依赖于良好的测压试验，在考虑对这些疾病进行手术之前，测压至关重要。贲门失弛缓症的钡剂检查通常表现为食管远端螺旋状或鸟嘴状改变。建议通过内镜检查排除假性贲门失弛缓症，假性贲门失弛缓症的食管运动障碍继发于胃食管结合部的浸润病变（通常为腺癌）[64, 65]。Chagas 病也有类似的表现[66]。

食管钡剂造影和测压试验可以作为肌切开术的延伸范围的指示，特别是对于憩室位于胃食管结合部上几厘米的患者。测压试验还可以帮助判断不同类型贲门失弛缓症患者的预后[40, 41]。

（四）终末期肺部疾病和肺移植术前的检查

GERD 对终末期肺病患者和接受肺移植患

者的影响历来被低估。终末期肺病患者中，很大一部分患有病理性 GERD，并且已经表明无症状误吸导致了肺损伤。同样，与许多终末期肺病相关的慢性咳嗽会促进反流，因为它会增加腹腔内和经括约肌的压力（图 5-1）。最近，GERD 也被认为是肺移植后闭塞性细支气管炎发展的一个重要不利因素[67, 68]。Davis 及其同事报道[67]，73% 的肺移植患者有 GERD（通过 pH 监测诊断）。这可能是由于肺移植前有相当数量的 GERD 患者未被发现、手术时迷走神经损伤或术后免疫抑制药物引起反流的不良反应所致。尽管如此，Davis 等[67]认为患有 GERD 的肺移植受者，胃底折叠术与肺功能的改善显著相关，尤其是在闭塞性细支气管炎达到晚期之前进行胃底折叠术。其他学者认为，肺移植术后 6 个月以上进行胃底折叠与长期移植肺功能减退有关[69, 70]。许多肺功能进行性恶化并被诊断为移植肺纤维化的患者，胃底折叠术后肺功能保持稳定，再次证明了 GERD 和无症状误吸对肺功能的负面影响。

在准备进行肺移植之前，对患者的反流病史有充分的了解已成为目前的护理标准。在许多中心，所有考虑进行肺移植的患者均接受食管压力测试、可视内镜检查和 24h pH 监测以评估 GERD。严重反流和没有手术禁忌风险的患者在肺移植前进行胃底折叠术。对于肺移植术前无法进行手术或移植后发生 GERD 的患者，考虑在移植后早期进行抗反流手术。

pH 监测可帮助深刻了解 GERD 在这组复杂群体患者中的意义，并提供指导治疗的重要信息。对于将要进行肺移植的患者，仅对症状进行评估是完全不够的，需要进行 pH 监测或 pH 阻抗监测来确定由于 GERD 而具有误吸风险的患者。Soresi 及其同事发现[71]，近 60% 的肺移植者术后会出现 GERD。同样，Tamankar 等[72]认为 PPI 只影响反流液的 pH，而不会影响反流的发生或发作频率。因此，最好让所有移植患者在移植后接受多通道 pH 阻抗监测，尤其是

食管近端反流患者，其更有可能再次入院。这类患者应积极治疗（早期行抗反流手术）以保护移植肺，尤其是接受免疫抑制药治疗时[69]。

肺移植患者中反流的发生是个复杂的问题。很明显，误吸发生的频率比以往想象的要高，因为在支气管肺泡灌洗液中发现了胆盐和胃蛋白酶，这需要在移植前和移植后进行彻底检测。pH 阻抗监测是诊断性的，但食管测压也很重要，因为高达 66% 的患者可能出现食管下括约肌蠕动或功能异常[73]，并可能导致食管对反流液的清除不良。内镜检查很重要，因为 Barrett 食管在肺移植人群中更为普遍[74]。GERD 患者应考虑早期行抗反流手术；如果患者能够耐受这种手术，那将是最佳选择，因为相较于移植后，患者在不服用类固醇或其他免疫抑制药物时可以更快恢复。如果不能在移植前进行抗反流手术，应考虑在移植后尽快进行，以保护移植肺。当肺功能出现下降的迹象（1s 用力呼气量 FEV₁ 下降）时，阻止移植肺失功的努力为时已晚。

（五）既往抗反流手术失败后再次手术的术前检查

当评估抗反流手术失败的患者时，非常详细的病史采集至关重要。回顾首次手术之前进行的所有相关检查是很有用的。应该优先考虑患者的症状，以了解手术失败的性质（框 5-3）。考虑再次手术时，至关重要的是进行所有必要的检查，因为第 2 次和第 3 次手术通常比首次手术难度加大，尤其是在吞咽困难是主要症状的情况下[75-77]。

食管测压特别重要，可以为外科医生提供有关食管运动功能的有用信息，因为它可能与第 1 次手术之前的状态有所不同。胃排空试验也很重要，特别是如果腹胀和早饱腹感是主要症状时。手术选择包括取下先前的包裹物，重做胃底折叠术、幽门成形术和胃改道术，如 Roux-en-Y 食管肠胃吻合术或胃肠吻合术，所有这些都将在本书的后面进行详细讨论。

框 5-3　再次手术前询问患者的问题

- 第 1 次手术之前您的症状是什么？
- 在第 1 次手术之前，您进行了哪些测试？
- 您有食管裂孔疝或食管旁疝吗？如果是这样，您的外科医生是否使用补片修补疝？
- 您在医院多久了？
- 手术有不良反应吗？
- 第 1 次手术后您的症状好转了吗？
- 您目前的主要症状是什么？
- 这些什么时候开始的？它们会逐渐恶化吗？
- 有什么促使这些症状发作的吗？
- 在您进行初次手术之前，有这些症状吗？
- 请详细描述吞咽困难、胃灼热、反流、腹胀、恶心或早饱腹感的任何症状。

（六）食管癌术前检查

吞咽困难是食管癌常见的症状。根据吞咽困难的严重程度，患者可能还会经历一定程度的体重减轻。然而，吞咽困难通常开始很隐匿，有时持续数月，患者通常会适应，直至症状加重来就诊，进行性吞咽困难是进展期食管癌的表现。仅在食管周径减小＞ 60% 或管腔直径＜ 12mm 时才会发生。其他症状不常见，如胸痛或呕血，但通常伴有吞咽困难。如果肿瘤侵犯气管、支气管，则可能出现咳嗽、喘鸣、咯血和肺炎等症状。远处转移可能会产生骨痛、神经系统症状或黄疸。因此，吞咽困难被称为"预警症状"，尽管存在许多良性病因（如 GERD、运动障碍和食管狭窄），但医生应认真对待这个症状。

对疑似癌症患者的检查包括进行组织活检，

并进行临床分期以制订治疗方案。钡剂检查可显示食管狭窄或环周缩窄，内镜检查可行活检，联合超声内镜检查可提供癌肿浸润程度和淋巴结受累的信息。PET-CT 和 CT 对临床分期至关重要。

五、结论

对于功能性食管疾病的患者，在手术前必须进行全面的检测并全面了解患者的症状。外科医生应了解各种食管检查方法的价值（如 pH 阻抗监测和测压试验），因为从这些检查中收集的信息可以指导治疗。不宜仅凭症状指导制订手术方案。吞咽困难是食管癌最常见的症状，应认真对待吞咽困难的患者并进行全面检查。

推荐阅读

[1] Bremner RM, Bremner CG, DeMeester TR. Gastroesophageal reflux: the use of pH monitoring. *Curr Probl Surg*. 1995;32(6):429-558.

[2] Goyal R, Shaker R. *GI Motility Online*; 2016. http://www.nature.com/gimo/index.html.

[3] Kahrilas PJ, Bredenoord AJ, Fox M, et al. The Chicago Classification of esophageal motility disorders, v3.0. *Neurogastroenterol Motil*. 2015;27(2):160-174.

[4] Khajanchee YS, Hong D, Hansen PD, Swanstrom LL. Outcomes of antireflux surgery in patients with normal preoperative 24-hour pH test results. *Am J Surg*. 2004; 187(5):599-603.

[5] Yoshida N, Kuroda M, Suzuki T, et al. Role of nociceptors/neuropeptides in the pathogenesis of visceral hypersensitivity of nonerosive reflux disease. *Dig Dis Sci*. 2013; 58(8):2237-2243.

第 6 章
食管影像学：钡剂造影、计算机断层扫描、正电子发射断层扫描、磁共振成像

Radiology of the Esophagus: Barium, Computed Tomography Scan, Positron Emission Tomography Scan, Magnetic Resonance Imaging

John M. Barlow　Daniel A. Craig　Val J. Lowe　Robert L. MacCarty　**著**

张　静　译

摘要

尽管多模态成像在食管肿瘤的分期中起着重要作用，但它对常见食管症状（如吞咽困难、反流和胃灼热）的评估不如钡剂食管造影。因此，本章首先描述食管造影的基本技术、正常表现和常见伪影。随后，讨论食管造影在胃食管反流病、食管动力障碍、食管术后和食管肿瘤中的应用（另外还会讨论横断面成像，特别是 PET 在食管肿瘤分期中的作用）。最后讨论和说明其他疾病，如裂孔疝、食管环和食管蹼、不常见的食管狭窄类型、腐蚀性损伤，以及食管穿孔、憩室和静脉曲张。

关键词：食管放射学；食管 X 线；食管动力障碍；食管肿瘤；食管术后；胃食管反流病

食管疾病的影像学评估方法包括钡剂透视检查（食管造影）、计算机断层扫描、正电子发射断层扫描（PET）、PET/CT 和磁共振成像，上述 5 种检查方法是目前常用于评估食管的影像学技术。如何选择最佳的检查方式，需要依据实际情况和检查目的。诊断考虑食管梗阻、食管裂孔疝、食管穿孔或贲门失弛缓症时，食管造影是最佳的检查方法。而诊断考虑胃食管反流病、其他食管炎、肿块或贲门失弛缓症以外的动力障碍时，食管造影虽不是最佳检查方法，但也有一定的参考意义。如果诊断的目的是食管肿瘤分期，不推荐使用食管造影，因为其只显示食管的管腔，此时断层成像技术是最佳的选择。

在 21 世纪，钡剂食管造影与断层成像（CT、MRI 及 PET）、内镜、超声内镜（endoscopic ultr-asound，EUS）、高分辨率测压法、pH 监测和多通道管腔内阻抗等，依然是有一定实用价值的检查。实际上，这些检查对食管疾病的诊断都是互相补充的。

在过去 10 年的临床实践中，胃、小肠和结肠的 X 线造影检查的数量持续减少，但食管造影的数量每年都在增加。胃肠病专家、转诊医生及外科医生频繁地使用这项有近 100 年悠久历史的检查，表明它对吞咽困难的评估仍然具有独特的意义。食管造影的价值远不止用于诊断吞咽困难，还可配合荧光透视观察吞咽动作。这 2 种检查都可以显示口咽、下咽、颈胸段食管的结构和功能，但吞咽困难患者配合透视，将进一步提高诊断效率。相对较低的成本和普遍的应用使它们成为评估吞咽困难的常规检查。

一、食管造影

食管造影的基本技术并不复杂。了解食管造影的成像技术有助于医生评估图像和检查质量是否完整及放射医生结论是否有效。放射科医生进行食管造影的结果好坏与内外科医生提供的随访信息准确度有关。因此，针对食管疾病的联合管理方法不仅使患者受益，也有利于医生管理患者。

完整的食管造影是在站立和仰卧位进行的多时相检查，不等量的钡剂通过可产生气钡双重对比期、单对比期及黏膜期影像[1]。虽然放射科医生通常认为完整食管造影即为气钡双重对比食管造影，但单对比、卧位图像对于食管造影完整性也是不可或缺的，即气钡双重对比期、单对比期和黏膜期的图像是互补的。

通常，气钡双重造影检查在直立位进行，即相对于垂直透视工作台，患者处于左后斜位。这项技术可以对食管黏膜进行详细的评估。患者咽下一种起泡剂，它与水混合后会释放二氧化碳使食管扩张。患者以直立位尽可能快地饮用高密度钡剂。厚重的钡剂均匀分布在充气扩张的食管管腔表面，可以显示完整的食管黏膜。正常情况下，食管黏膜在气钡双重造影图像上没有任何特征。有时黏膜表面存在微小的充盈缺损，代表未溶解的泡沫状晶体（图 6-1）。这些充盈缺损伪影会在连续的直立位图像上改变位置。

在直立状态下食管被气体膨胀扩张的持续时间很短，放射科医生需要快速获得气钡双重对比图像。当食管腔塌陷时，残留的钡剂会滞留在食管纵向黏膜皱褶之间，形成食管黏膜期图像。在黏膜期，这些纵向皱褶表现为厚度＜3mm 的平滑线状结构（图 6-2）。食管远端纵向皱襞的轻度增厚和不规则改变可能是反流性食管炎的征象。

在将检查床倾斜至水平位置之前，放射科医生应该立位评估口咽及颈段食管情况。从解剖学上讲，口咽、颈段食管是吞咽困难发生的

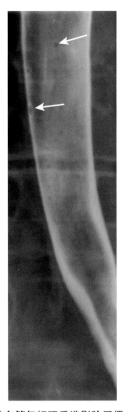

▲ 图 6-1 正常食管气钡双重造影除了偶尔因未溶解的泡状晶体（箭）引起的微小充盈缺损外，黏膜没有任何特征

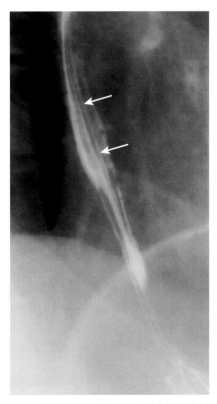

▲ 图 6-2 正常黏膜皱襞食管造影，纵向的黏膜皱褶（箭）看起来光滑而连续。它们的厚度＜3mm

2 个主要部位。当患者自诉食物梗阻水平为颈部或胸部时，致使他们吞咽困难的部位可能是口咽或食管；但当梗阻水平为胸骨后区域时，是典型食管处吞咽困难引起的症状。因此，经治的内科、外科及放射科医生应该询问患者 2 个问题：①是否存在梗阻？②梗阻部位在哪？

当患者表示食物梗阻在颈部或胸廓入口处时，应在立位评估口咽、颈段食管情况。放射科医生应让患者处于直立侧位，通过透视观察吞咽情况。在侧位很容易判断环咽肌切迹、颈段食管狭窄或颈段食管蹼等致口咽吞咽困难的结构性原因。侧位透视下如果提示神经肌肉性吞咽困难，最好由接受过吞咽困难评估培训的语言病理学家进行评估。在使用不等量的钡剂进行吞咽透视评估之前，语言病理学专家应对患者进行问诊和查体。我们常在咨询语言病理学专家后在透视间进行吞咽透视。当经治医生和外科医生熟悉重度吞咽困难的各种病因时（如患者表示食物黏在颈胸段食管），会为造影检查提供便利。

当患者描述食物嵌顿在颈部水平或胸廓入口时，医生需先推测造成吞咽困难的多种病因，随后预约吞咽透视和食管造影，也可依据吞咽透视的初步结果再评估食管。30Hz 的运动记录设备对吞咽评估非常有帮助。这种连续记录吞咽动态过程图像远好于以 4～8Hz 记录的连续 X 线片。

食管造影的单对比期图像是在患者俯卧位并相对检查床呈右前斜位时获得的。患者在这个姿势下尽可能快地喝水，以最大限度地扩张食管。固定节段的细微食管狭窄在食管最大限度扩张时才会变得明显。如果患者不能快速地饮入钡剂，管腔扩张不充分，节段性狭窄区域很可能被遗漏[2]。

当食管完全扩张时，其边缘在单对比期图像上应该是平滑的（图 6-3）。在动脉弓和左主支气管水平可以出现正常压迹（图 6-4），当压迹出现在其他部位时应该警惕和再观察。

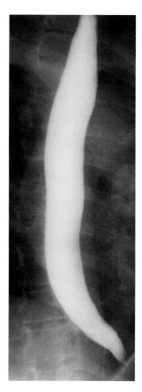

▲ 图 6-3 俯卧位正常单对比食管造影管腔边缘光滑

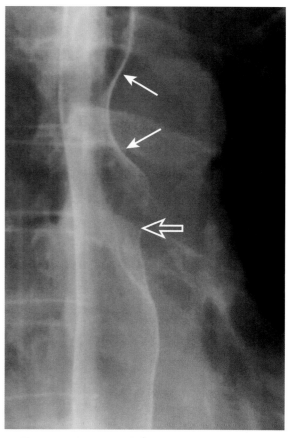

▲ 图 6-4 直立左后斜位气钡双重造影显示主动脉弓（闭合箭）和左主支气管（开放箭）对食管的正常压迹

患者处于俯卧位、右前位、斜位时，应单次吞钡检查食管动力。在这些位置，重力不会促进食管排空。为了防止食管蠕动抑制，要求患者不要在检查期间吞咽。此外，2 次吞咽之间的间隔时间至少为 20s。

由吞咽引起的原发性蠕动波会传播到整个食管，最终弹丸式进入胃内。连续的肌肉收缩使食管腔从近端到远端钡剂完全消失，导致蠕动波的后缘类似于倒 V 形。通常情况下，在初级蠕动波通过后，少量钡残留在食管的中段 1/3，因为此食管节段是正常收缩幅度最低的区域。蠕动收缩的完成伴随着食管下括约肌的松弛，食物弹丸式进入胃内。

95% 患者的吞咽伴有正常的食管蠕动 [3]。失败和低幅度蠕动收缩的发生率可随着年龄的增加而增加 [4]，提示正常衰老或亚临床疾病。放射科医生对老年人的蠕动功能异常，特别是非推进性（三级）收缩，应谨慎诊断。

当食管造影结束时，使透视床和患者回归立位。当患者难以吞咽药片或根据俯卧位、单对比图像怀疑食管狭窄时，要求患者在直立位吞下 12.5mm 的钡和 60ml 的水。正常受试者的药片应该在 60s 内进入胃内 [5]。在直立位将 1/2 或 1/3 的棉花糖与钡剂一起吞咽，钡剂可能会停留在常规检查中看不到的狭窄区域 [6, 7]。

其他食物（如面包）也常用于评估狭窄严重程度，有误吸风险的患者不应使用上述方法。许多口咽部原因引起吞咽困难的患者，常因药片或食团引起窒息。患者有权拒绝吞下药片或其他食品。

患者再次处于立位时，放射科医生在侧位评估颈段食管吞咽状态。这项评估适用于常因口咽原因导致食物梗阻在颈段食管或胸廓入口的患者。直立侧位观上，语言病理学家可以评估这种神经肌肉性原因所致的吞咽困难。侧位影像所示病变最常位于口咽－食管交界处的环咽肌切迹。环咽肌松弛障碍，会产生吞咽困难的症状，偶尔也会伴有食管远端病变（图 6-5）[8]。颈段食管蹼、食管环和狭窄也可以从侧位显示。

简单的胃部检查有助于评估吞咽困难患者的病情 [9]。贲门肿瘤亦可表现为吞咽困难，若不评估胃功能，可能会漏诊。胃食管反流病的患者，胃功能障碍可能是其重要成因，放射医生应留意胃排空延迟的证据。

有时正常的食管壶腹部（前庭）易与食管裂孔疝混淆。它表现为食管裂孔上方食管的轻度扩张、边缘光滑（图 6-6）。与食管裂孔疝不同，壶腹部不含胃褶皱，会出现典型的食管蠕动。细小、间隔均匀并出现一过性食管蠕动的横向黏膜皱襞称为"猫形食管"（图 6-7）。据报道，"猫形食管"通常是由于胃食管反流 [10]，食管纵向肌层收缩形成。它在胃食管反流病患者中更为常见，在无症状患者中也可出现。

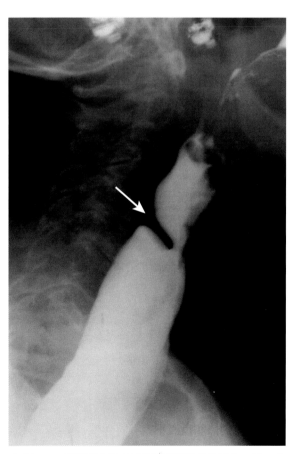

▲ 图 6-5　环咽肌切迹由于环咽肌不能放松而在口咽－食管交界处形成的平滑的压迹（箭）

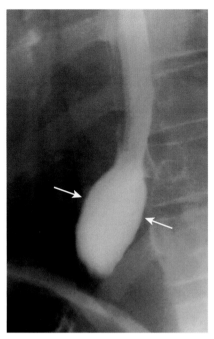

▲ 图 6-6　食管壶腹部（前庭），正常食管的口径略高于胃食管结合部的水平（箭）

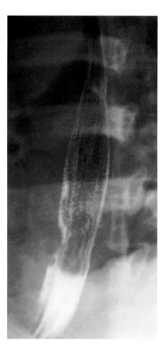

▲ 图 6-7　猫形食管紧密间隔的、短暂的横向黏膜皱褶，推测继发于纵向肌肉收缩，通常在胃食管反流发作后立即发生

二、胃食管反流病

胃内容物异常反流进入食管的最早报道源于在胃肠道对比剂研究期间的观察记录[11]。如今食管造影仍用于评估胃食管反流病，特别是那些考虑手术治疗的患者病情。

胃食管反流病的病因多样，其中 LES 的异常导致正常抗反流屏障的丧失最常见。其影响因素包括胃反流的量和成分、食管黏膜阻力改变及食管清除率。虽然其他检查能更准确的量化这些因素，但食管造影能提示是否需要进一步评估。例如，食管造影显示食管裂孔疝时提示正常的抗反流屏障改变，可通过 LES 测压计进一步证实。食管动力异常的 X 线征象表明任何反流物质的食管清除率都很低，可通过食管测压法评估。

食管造影在胃食管反流病中的应用

1. 排除动力障碍　胃食管反流病的典型症状——胃灼热和反流不具有特异性，可出现在包括动力障碍在内的多种食管疾病中。约 10% 的动力障碍患者可出现胃灼热、反流等胃食管反流病的症状，且可能无吞咽困难和胸痛等典型运动障碍症状。胃灼热症状更常见于贲门失弛缓症患者，出现率达 40%。症状典型的贲门失弛缓症患者食管造影具有特征性，可明确诊断。正确诊断胃灼热症状患者的贲门失弛缓症，可以避免因不恰当的抗反流手术而导致的潜在事故。

2. 胃食管反流的检测　动态 pH 监测是诊断胃食管反流的金标准。在 24h pH 监测期内，超过 5% 的时间内 pH < 4 即为阳性试验[12]。少数研究评估了胃食管反流的 pH 结果与放射学的相关性。其中一项研究[13]显示放射学检测的敏感性为 70%，特异性为 74%，与自发反流和水虹吸试验间具有相对较好的相关性。但随后的一项研究未能证实这种相关性，并认为钡剂造影作为胃食管反流病的筛查过程缺乏足够的敏感性和特异性[14]。一般来说，在有典型胸痛和反流症状的患者中，质子泵抑制药试验比放射学检查更接近 pH 监测结果。

少量钡瞬时反流到远端食管可能并不出现明显症状。然而，反复发作的食管上部反流，特别是存在较大的食管裂孔疝时，往往预示着动态 pH 监测的高阳性率。

3. 检测食管损伤的证据　食管损伤表现为急性炎症、瘢痕形成、狭窄、Barrett 化生和食管动力学改变。急性食管炎的放射检查价值取决于疾病的严重程度。轻 – 中度的炎症在 X 线上通常不显示[16]。急性食管炎的征象包括食管远端皱襞增厚和不规则改变，在黏膜相显示最佳（图 6-8），极少情况下，在气钡双重对比期图像上可见黏膜结节和糜烂。

继发于胃食管反流病的食管瘢痕和狭窄在 X 线上通常可见。这些瘢痕和狭窄的表现大多典型，可排除恶性肿瘤[17]。反流性狭窄通常发生在胃食管结合部，表现为光滑的食管皱襞逐渐变细或不规则（图 6-9）。与 Schatzki 环相比，狭窄通常更厚、更具有偏心性。当反流狭窄出现在胃食管结合部上方时，提示胃食管结合部和狭窄之间有 Barrett 化生的可能（图 6-10）。

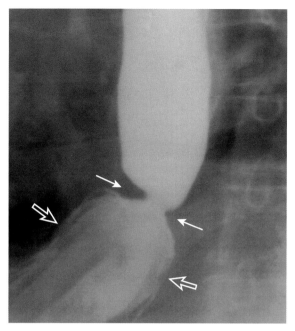

▲ 图 6-9　胃食管反流病继发的食管狭窄食管裂孔疝上方的胃食管连接处（开放箭）有明显的不对称狭窄（闭合箭）。这个狭窄比图 6-36 所示的 Schatzki 环更厚、更不对称、更不规则

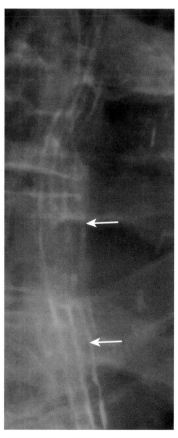

▲ 图 6-8　急性反流性食管炎食管造影显示食管纵向皱襞不规则增厚（箭）

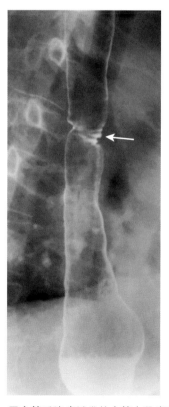

▲ 图 6-10　胃食管反流病继发的食管中段瘢痕横向瘢痕（箭）是典型的胃食管反流病引起的良性狭窄。然而，胃食管结合部近端几厘米处狭窄的位置提示在胃食管结合部和该狭窄之间存在 Barrett 化生

俯卧位食管单对比期对节段性食管狭窄的检出优于内镜，尤其适用于较大直径的狭窄和逐渐变细的狭窄[2, 18]。只有在快速摄取钡剂使食管最大限度地扩张时，才能显示这些狭窄。而直径较小的内镜很难发现这些狭窄。如果仅在直立位检查食管，可能会漏掉许多食管狭窄和环。

某些学者的研究表明：食管气钡双重造影对 Barrett 食管柱状上皮的检测具有很高的敏感性[19]。这些表现被描述为网状黏膜（图 6-11）。但其他学者发现网状黏膜仅见于 23% 的 Barrett 化生患者中[20]。相较于网状黏膜，食管裂孔疝、胃食管反流和食管狭窄是 Barrett 化生的更好线索[21, 22]。此外，食管中段狭窄提示在狭窄和胃食管结合部之间有 Barrett 化生（图 6-10）。

4. 食管清除率的评价　运动异常常导致反流物质清除不良，黏膜暴露于反流的毒性效应时间延长，加重食管损伤。研究表明，同步测压与透视观察钡剂通过食管的结果之间具有较好的相关性，提示钡剂检查可以准确评估食管运动[15]。因此，放射学显示食管动力不良可能有助于确定患者是否会对常规剂量的质子泵抑制药治疗产生抵抗。这些信息也有助于医生选择合适的手术方式和抗反流修复的类型。

5. 术前计划　在胃食管反流病手术中，巨大食管裂孔疝（＞ 5cm）或食管缩短的存在会影响手术修复的类型和手术方式的选择，否则不恰当的手术方式和修复类型可能会导致手术失败。钡剂检查能最准确估计食管裂孔疝的大小，即在俯卧位疝孔最大充盈状态时，测量胃食管结合部到食管裂孔的距离。由于内镜通过时可能使疝部分减小，内镜检查可能会低估疝的大小。

食管缩短是纵向瘢痕形成的结果，通常由严重的胃食管反流病引起。在这种情况下，腹腔镜胃底折叠术中手术分离不充分可能会使术区修复处于紧张状态，并导致早期手术失败。诊断食管缩短的证据包括食管瘢痕、狭窄及食管裂孔疝的大小和形状。裂孔疝呈锥形，而不是凸起，提示食管缩短（图 6-12）。

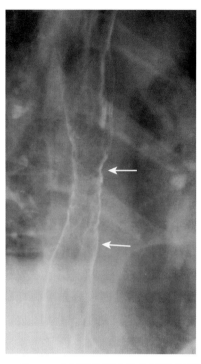

▲ 图 6-11　**Barrett** 食管在这张立位的气钡双重造影上（箭之间），食管中部有明显的轻度狭窄和网状黏膜纹理

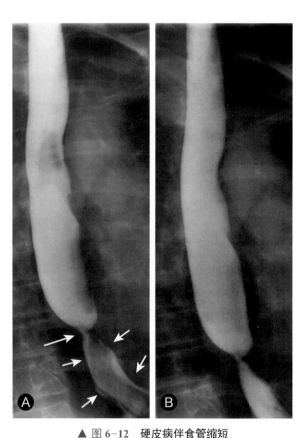

▲ 图 6-12　**硬皮病伴食管缩短**
胃食管结合部的紧密狭窄（长箭）在这些倾向于单对比的图像上导致近端扩张。注意，胃的突出部分显示出锥形的肩部和拉长的（短箭），这表明它已经被缩短的食管"拉"进了胸腔

三、食管动力障碍性疾病

与食管运动功能异常相关的情况被归类为动力障碍性疾病。所有的动力障碍性疾病都有既定的测压标准[23]。动力障碍性疾病的诊断基于测压和临床表现。食管造影可提示动力障碍性疾病，并帮助相关内、外科医生筛选需进一步测压评估的患者。

食管造影检出食管动力障碍性疾病的效果取决于其类型。虽然该检查对贲门失弛缓症非常敏感（95%），但对弥漫性食管痉挛（71%）和非特异性食管动力障碍（46%）的敏感性较低[24]。在一组吞咽困难患者中，食管造影对动力障碍的总体敏感性为 56%，排除有胡桃夹食管和 NEMD 患者后，敏感性提高到 89%[25]。

动力障碍性疾病的症状无特异性，包括吞咽困难、反流、胸痛和胃灼热，液体和固体均吞咽困难更常见。源于食管的反流通常被描述为中性而不是酸性（源于胃）。胸痛程度从间歇、锐痛到持续压迫感，表现多样，可类似于心源性疼痛。合并吞咽困难提示是食管而非心脏引起的胸痛。胃灼热是贲门失弛缓症患者一种常见的主诉。动力障碍性疾病的症状具有非特异性，特别是当与胃食管反流病的症状重叠时，有必要进行其他检查来确定疾病的性质。

（一）原发性运动障碍

运动障碍分为原发性和继发性。前者食管为主要受累部位，后者食管受累为全身疾病的一部分。

贲门失弛缓症的测压特征是远端 2/3 的食管无蠕动，LES 异常高静息压。在典型的贲门失弛缓症中，食管呈明显扩张。当患者立位饮用钡剂时，钡柱通常会因为扩张的管腔内残留的食物或液体而扭曲，下端逐渐变细，末端类似于鸟嘴（图 6-13）。钡剂密度高于水，会沉积在残留分泌物的下方，产生钡 - 液平面。钡 - 液平面的高度因患者而异，一般而言梗阻越严重，液面越高。

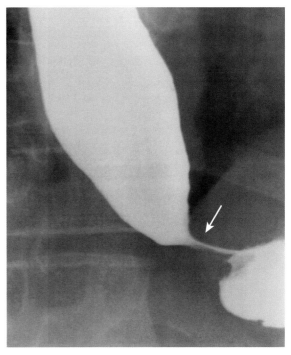

▲ 图 6-13　典型贲门失弛缓症俯卧位单对比图显示胃食管结合部明显扩张和充盈缺损，伴有锥形狭窄，即 "鸟嘴" 征（箭）

严重贲门失弛缓症时，食管冗长，远端食管呈乙状弯曲（图 6-14）。这种弯曲变形是食管排空不良的一个原因，甚至造成蠕动消失，会导致轻度贲门失弛缓症的 LES 松弛障碍。

强力性贲门失弛缓症是典型贲门失弛缓症的一种变异。其中，典型贲门失弛缓症的食管远端 2/3 的第三收缩波，常伴食管扩张和胃食管结合部的渐窄（图 6-15）。

假性贲门失弛缓症继发于胃食管结合部恶性肿瘤的壁层浸润，表现类似于典型的贲门失弛缓症。在多数情况下，食管造影或内镜检查均未显示腔内肿块。若老年患者突然发生吞咽困难，临床应考虑假性贲门失弛缓症的可能。研究表明，假性贲门失弛缓症患者的 "鸟嘴" 长于典型贲门失弛缓症患者[26]。当怀疑假性贲门失弛缓症时，胸、腹部增强 CT 可显示浸润性壁内肿块。

弥漫性食管痉挛（DES）是一种原因不明的疾病，其特征是食管间歇性运动异常伴胸痛和吞咽困难。吞咽困难的表现形式多种多样，

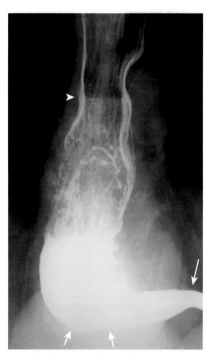

▲ 图 6-14　立位气钡双重造影图像上的 "乙状结肠" 食管

强力贲门失弛缓症导致食管拉长、弯曲。远端食管的水平（长箭）低于胃食管结合部的水平（短箭），导致的食管引流甚至比轻度的贲门失弛缓症更差。注意主动脉弓附近残留的碎片和气液平面（箭头）

可伴或不伴胸痛。从测压角度看，> 10% 的液体吞咽会发生同步收缩。X 线特征可预测压力测量的结果；蠕动间歇性被第三级收缩所取代，导致食管呈 "螺旋形" 外观（图 6-16）。正常的蠕动通常出现在食管近端。研究表明，DES 中继发于 LES 异常的食管排空延迟较食管的 "螺旋形" 外观更为常见[27]。

放射学诊断 DES 的敏感性较诊断贲门失弛缓症低。第三收缩波在正常患者和动力障碍患者中都很常见，需经测压证实是否为 DES 的征象。研究表明，在 21% 的 DES 患者中，胸部 CT 显示食管远端壁增厚[28]。正常人 CT 食管壁厚度不应 > 5.5mm[29]。因此，食管远端向心性管壁增厚的 CT 鉴别诊断应考虑 DES，同时考虑感染、炎症和肿瘤性原因。

非特异性食管动力障碍是一个所谓 "废纸篓" 类别，它包含不符合已知运动障碍性疾病既定测压标准的其他运动障碍性疾病。测压异

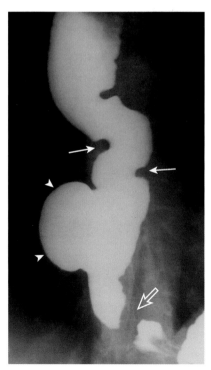

▲ 图 6-15　严重的贲门失弛缓症表现为扩张的食管伴有明显的第三收缩波（箭）和狭窄的胃食管结合部（开放箭），位于微小的食管裂孔疝上方。图中还显示食管远端有一个较大的憩室（箭头）

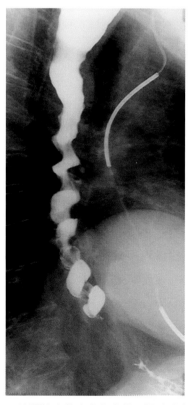

▲ 图 6-16　弥漫性食管痉挛多次第三蠕动波会产生食管的 "开瓶器" 外观

常包括蠕动消失、低幅度收缩、蠕动持续时间延长、自发收缩、第三收缩波和 LES 不完全松弛，其胸痛和吞咽困难的症状无特异性。放射学检查常为正常，而异常表现常缺乏特异性，包括无效蠕动和引起食管钡剂淤积的第三收缩波。

在最近研究中，一组 NEMD 患者数据明确了测压标准，表现为食管远端低收缩力。胃食管反流病在这些患者中很常见，但其 X 线表现无特异性，与其他 NEMD 型患者相似[30]。

（二）继发性运动障碍

继发性动力障碍由全身性疾病累及食管引起。除少数病例外，X 线表现均无特异性。在胶原性血管病中，硬皮病最常累及食管。硬皮病的病理改变导致远端食管动力减退和 LES 低压。这两种动力异常的结合为严重胃食管反流病、继发于卧位的胃食管反流和胃酸清除不良奠定了基础。

硬皮病的影像学改变包括食管远端蠕动不良、钡剂淤滞和继发于胃食管反流病的食管损伤。最终，由食管硬皮病引起的严重胃食管反流病造成食管远端瘢痕形成、食管远端狭窄、近端扩张致食管缩短，以及边缘呈锥形而非肩状的裂孔疝（图 6-12）。食管硬皮病晚期与贲门失弛缓症很难鉴别，两者具有相似的 X 线表现，即食管蠕动不良、远端狭窄和近端扩张。

Chagas 病是由热带原生动物克氏锥虫引起，是南美洲和中美洲的地方病，常累及心肌和胃肠道平滑肌。食管 Chagas 病的 X 线表现也与典型的贲门失弛缓症相同。

四、食管肿瘤

恶性食管肿瘤患者常表现为吞咽困难。相反，良性食管肿瘤往往是经放射或内镜检查偶然发现，有症状者手术切除通常可以治愈。CT 虽可提示食管肿瘤的诊断，但它在食管恶性肿瘤的分期中更有价值。此外，还有其他特定检查，如 PET 和 EUS。

（一）食管癌

食管癌患者主诉通常为新近发病的吞咽困难（1～4 个月）和体重减轻，已有症状的患者常预后不佳。既往＞ 95% 的食管癌都是鳞状细胞癌，但近几十年来，食管腺癌的发病率急剧上升[31]。影像学无法区分这两种类型。腺癌主要发生在食管远端的 Barrett 食管区，而鳞状细胞癌常发生在食管的上 2/3。其他原发性食管恶性肿瘤，如肉瘤、胃肠道间质瘤（GIST）、黑色素瘤和淋巴瘤均少见。

1. 影像学表现　食管造影有助于食管癌的初步诊断。它可以描述肿块的大小、位置和形态；可提示手术禁忌和并发症，如气管支气管瘘；还可显示共存的食管疾病，如良性狭窄、裂孔疝、动力障碍和罕见的并发肿瘤。

气钡双重造影图像可以提示可切除的早期食管癌。早期病变有多种轻微的影像学异常，包括固定的不规则黏膜、不规则狭窄、息肉状充盈缺损或斑块样充盈缺损（图 6-17）。影像学表现为光滑的良性狭窄时可诊断为良性病变。内镜检查有助于发现急性食管炎或 Barrett 食管的征象。当放射学表现不能确定恶性狭窄时，需内镜检查确诊。

有学者称食管造影检测食管肿瘤非常准确，但这仅限于有症状的（高危）患者[9]。对于高风险患者（如已确诊 Barrett 食管的患者），最好进行内镜检查早期发现可治愈的食管恶性肿瘤。

单对比或气钡双重造影技术易发现晚期食管癌。晚期食管癌通常表现为局灶性溃疡或蕈伞形肿块突入管腔，致管腔不规则、偏心性狭窄（图 6-18）。通常会导致食管口径缩小 50%～75%，且至少 2/3 的食管管壁常被侵犯[32]。根据食管造影结果，正常食管到食管癌的转变通常是突然的，而非逐渐侵犯导致食管变细。食管部分阻塞可导致误吸，尤其是在食管高位病变时（图 6-19）。接近胃食管连接部（胃食管结合部）的癌可导致管腔严重阻塞，伴近端食管扩张、钡

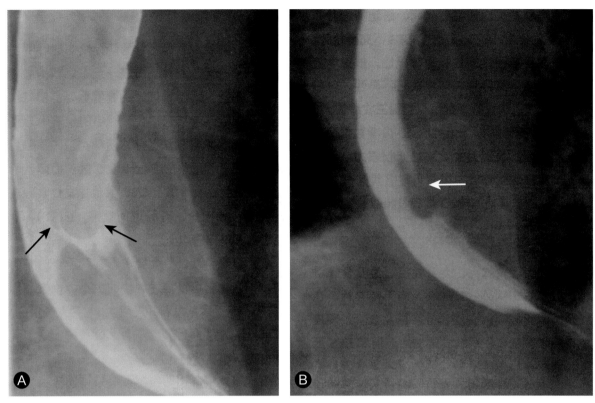

▲ 图 6-17　71 岁，男性，Barrett 食管腺癌

A. 气钡双重造影左侧后斜位图像显示钡剂显示出黏膜不均匀的细微区域（箭），其上可见 1cm 左右的微小肿瘤；B. 食管俯卧位造影显示食管远端左侧的肿块样病变（箭）

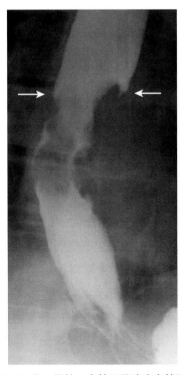

▲ 图 6-18　54 岁，男性，食管下段腺癌食管造影显示不对称偏心性的管腔狭窄、黏膜溃疡，肿块上缘与正常食管分界明显或形成尖角样表

剂滞留及胃食管结合部显著的管腔狭窄。因其表现和功能改变与原发性贲门失弛缓症相似，故称为继发性贲门失弛缓症（图 6-20）。

食管造影还可以检测出一些晚期疾病的并发症，如食管 - 气管支气管瘘（图 6-21）。即便存在管腔狭窄，食管造影也能提供食管的"全方位"视图，用于检测并存的食管疾病，包括良性狭窄、食管裂孔疝、动力障碍和罕见并发肿瘤（图 6-22）。

2. 分期　食管癌浸润管壁的深度决定了肿瘤的分期：T_1（局限于固有层或黏膜下层），T_2（侵犯肌层），T_3（侵犯浆膜层）。T_2 及以下患者的 5 年生存率为 40%，T_3（或更高级别）患者的 5 年生存率为 4%[33]。此外，约 50% 的患者出现远处转移与淋巴结有关[33]。存在邻近结构的直接侵犯（T_4）或远处转移（M_1）提示预后不良。许多食管癌在首次评估时已不可切除，无法治愈。

多种成像方法包括食管造影、CT、内镜、EUS 和 PET 等是判断食管癌是否可切除的必要手段。虽然 CT 和 PET/CT 不能确定浸润深度，无法评估早期食管癌，但有助于发现其他转移

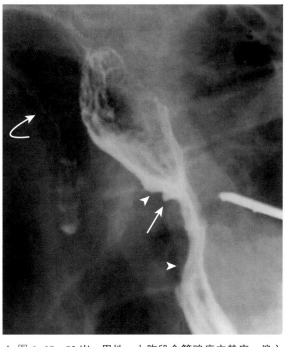

▲ 图 6-19　83 岁，男性，上胸段食管腺癌广基底、偏心性的溃疡（箭）型肿块（箭头），注意该肿块导致管腔狭窄，引起吞咽困难，使得钡剂被误吸入气管（弯箭）

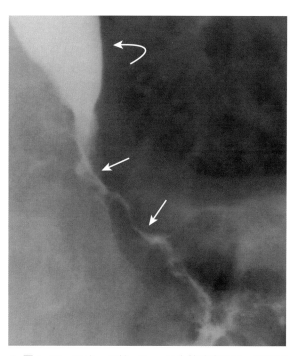

▲ 图 6-20　77 岁，男性，Barrett 食管腺癌Ⅳ级，位于胃食管结合部，表现为继发性贲门失弛缓症。注意，在僵硬狭窄的胃食管结合部，管腔几乎完全阻塞（箭），故钡剂滞留于扩张的食管近端（弯箭）

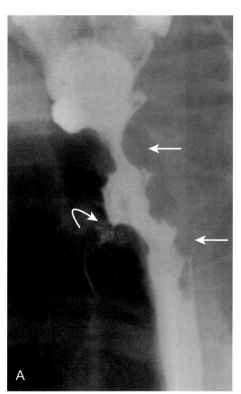

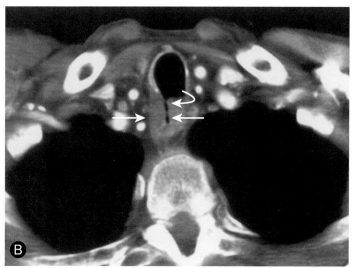

▲ 图 6-21　60 岁，男性，上胸段食管鳞癌
A. 立位食管造影图显示溃疡型食管癌（箭）和气管食管瘘（弯箭）可导致食管管腔不规则狭窄；B. 静脉造影后行 CT 检查横断面，气管食管瘘（弯箭）的瘘管穿入食管癌（箭）

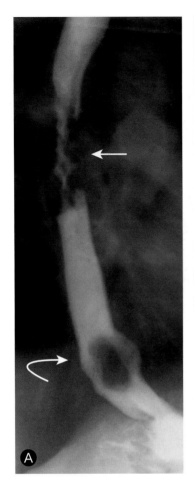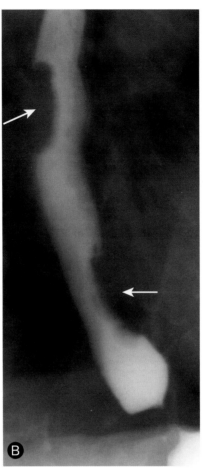

◀ **图 6-22　鳞状细胞癌在不相关的 2 名患者中同步性进展**

A. 溃疡型食管癌浸润于食管中段（箭），食管下段罕见息肉样蕈伞型食管癌（弯箭）；

B. 宽基底无柄息肉样肿块（箭），在食管中段和下段以相反的管腔面偏心性生长

性病灶，确诊晚期食管癌。

（1）食管造影：若非存在直接侵犯气管支气管树的少见表现，食管钡剂造影对新近确诊食管癌的分期价值不大（图 6-21）。若新诊断的食管癌处于早期阶段（图 6-17），超声有助于确定癌肿浸润食管壁的深度。

（2）计算机断层扫描：CT 可以发现食管癌的原发病变并做出诊断，但不如食管造影和内镜检查。若管壁增厚明显，或采用钡剂检查时，CT 可显示出管壁不对称性的增厚（图 6-23）。然而，由于食管斜行通过横膈裂孔，因此很难发现近胃食管结合部的食管管壁增厚（许多腺癌常发生于 Barrett 食管）。这种斜行走行类似于管壁增厚。

CT 可以确诊晚期、无法切除的食管癌，亦可显示肿瘤对纵隔和膈下脏器等邻近结构的直接侵犯（图 6-21）及直径＞ 1cm 的腺类癌前病变（图 6-23）。在已确诊的食管癌中，若 CT 发现短轴＞ 1cm 的淋巴结提示存在转移，但＜ 1cm 的淋巴结也可能出现转移。当 PET/CT 显示小淋巴结代谢异常增高时，可定位转移淋巴结。如果无 PET/CT 检查，这些小淋巴结会影响肿瘤分期准确性。

CT 可以很好地显示远处转移灶，其引导下的经皮穿刺活检也很常见。MRI 具有许多与 CT 相似的优点，但也具有其缺陷，运动伪影是其主要缺陷之一；此外，MRI 价格昂贵，可及性差。目前，MRI 还不是食管癌分期的常规检查。

3. 正电子发射断层扫描

（1）食管癌的分期：PET 可对经活检证实的、高度恶性的食管癌进行分期。但是，PET 在鉴别良性肿瘤、炎症或恶性肿瘤中的作用尚无文献记载。

对已证实的食管癌，PET 可在以下几个方

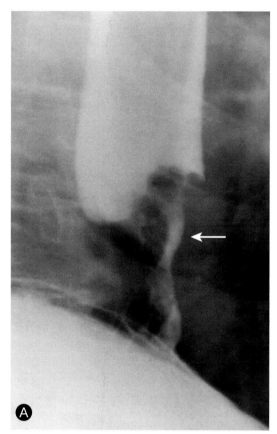

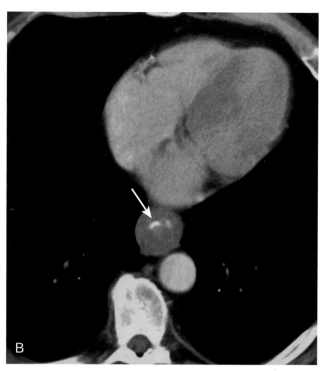

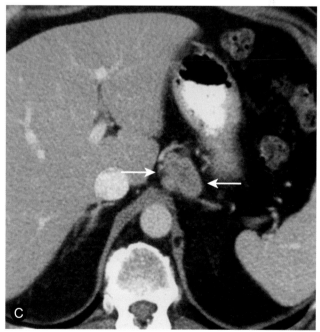

▲ 图 6-23　65 岁, 男性, Barrett 食管区域食管远端腺癌

A. 食管造影显示钡剂突然缺损（肩袖样改变），溃疡性肿块，引起不对称的、几乎闭塞的管腔狭窄（箭）；B. 轴位 CT 增强显示食管壁不对称增厚，经口服对比剂（箭）在偏心性变窄的管腔内所证实；C. 轴位 CT 增强显示腹腔淋巴结肿大（箭）。经食管超声内镜引导下的细针穿刺，确诊为转移性腺癌

面提供额外信息辅助分期。一方面是检出直径小于 CT 标准的转移性淋巴结；另一方面，PET 可以排除由于炎症而肿大的淋巴结，提高诊断的特异性。但当肿大淋巴结低于 PET 可检测的阈值时，如淋巴结微转移灶，PET 也存在假阴性的情况；当良性的炎症淋巴结显示 PET 摄取升高时，PET 也可误诊为假阳性。

PET 检测淋巴结转移的能力在很大程度上取决于 2 点：①待检测的淋巴结区域与原发肿瘤的距离，若肿瘤代谢活跃，邻近的淋巴结转移难以检测；②通过 PET 评估的患者群体的人口统计学特征。

在一项针对食管癌患者的研究中发现，PET 对局部淋巴结转移的敏感性为 76%（22/29），而 CT 只有 45%（13/29）[34]。但在其他研究中报道，PET 检测淋巴结转移的敏感性低至 33%[35-37]。据我们的经验，把所有转诊的患者都包括在内，EUS、CT 和 PET 对局部淋巴结的分期结果大致相当。然而，在约 10% 的病例中，一种影像方法确实能鉴别出另一种影像方法未能证实的疾病。

用 PET 来鉴别远处转移性病，这里有一些重要的提醒。相对于远处转移的淋巴结，如果没有 CT 融合成像提供腹腔轴位的解剖学指导，M_{1a} 的病灶很难识别。

对于 M_{1b} 病灶，PET/CT 融合成像可能不那么重要，但可以帮助定位转移灶（如在骨骼与软组织中）。鉴于上述原因，PET/CT 图像融合对于食管癌的 PET 成像非常重要。

PET 可以提高对远处转移灶的分期准确度。一项研究纳入 7 例未进行外科手术的食管癌患者，其中有 5 例患者 CT 未发现远处转移灶，但经 PET 发现，1 例患者仅在 PET 上发现了未曾预料同时发生的原发性肺肿瘤。另一项对 35 例经 CT 检查后认为可切除的食管癌患者进行研究，20% 的患者经 PET 检查，确定存在远处转移灶。在这一组中 PET 确定远处转移灶的准确性为 91%[38]。

其他研究人员也发表了类似的结果。图 6-24 显示了 1 例食管癌患者，PET 发现广泛的远处转移灶，而被其他影像学检查忽略。

(2) 复发性食管癌的检出和分期：以期提高食管癌患者生存率的不懈努力，也促进了新治疗方案的不断探索。在治疗早期阶段使用 PET 检查，可以帮助选择疗效明显的治疗方案，有望能更快地研究出改善生存率的治疗方案。研究表明，PET 最早能够在治疗 14 天内检测到肿瘤的治疗后反应。Weber 等的研究表明，在 40 例胃食管结合部局部晚期腺癌患者中，治疗有反应与无反应组间在治疗 14 天后肿瘤的氟脱氧葡萄糖（FDG）代谢降低率存在显著差异。较初始 FDG 摄取率降低 35% 作为阈值可实现最

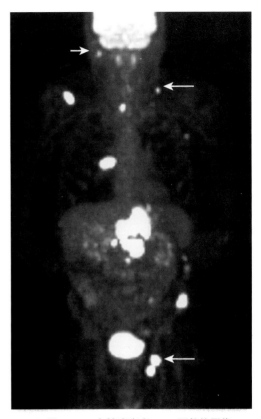

▲ 图 6-24　食管癌患者 PET 冠状位图像
超声内镜提示肿瘤及可疑瘤周淋巴结肿大。CT 提示肿瘤及可疑胃 - 肝淋巴结肿大。后行 PET 显示多处超声、CT 检查未显示的远处转移，如右颈部、左锁骨上和左腹股沟处（箭），这些部位容易进行活检

佳区分。将这一阈值作为治疗 14 天后代谢反应的标准，预测临床疗效的敏感性为 93%（15 例患者中有 14 例），特异性为 95%（22 例患者中有 21 例）。此外，14 天内无代谢反应的患者食管癌出现进展或复发的时间明显缩短（$P=0.01$），总生存时间更短（$P=0.04$）[39]。

对于疑似复发的食管癌患者，已证明，PET 比 CT 和 EUS 能更敏感的检出病灶并评估分期[40]。但因为额外治疗对复发食管癌患者几乎无益处，所以 PET 的高灵敏度能否提高复发食管癌患者的生存率，目前还不能确定。尚无数据表明 PET 在食管癌监测中发挥作用。

（二）其他食管恶性肿瘤

平滑肌肉瘤及恶性食管间质瘤少见。食管胃肠道间质瘤虽然罕见，但发病率是食管平

滑肌肉瘤的 3 倍[41]。原发于食管的淋巴瘤极度罕见。黑色素瘤占所有原发食管恶性肿瘤的 0.1%～0.2%。这些少见的原发性食管恶性肿瘤通常是因出现症状后经内镜活检得以诊断，影像学特征常无特异性。

转移到食管的肿瘤最常源于胃癌、肺癌和乳腺癌。转移途径有直接侵犯、淋巴道及血行播散。食管周围的淋巴结转移可发生于肺、乳腺、头颈部及胰腺的肿瘤。纵隔淋巴结转移在食管造影时表现为食管的外压性管腔狭窄并移位。当然，CT 显示更佳（图 6-25）。

良性食管肿瘤　除平滑肌瘤外，食管的良性肿瘤少见，平滑肌瘤是食管最常见的肿瘤。大多数的良性食管肿瘤无症状，偶然被发现。当出现症状时，通常是由管腔阻塞所引起的。部分病灶很容易根据 CT 特征性表现而确定诊断。其余的疾病可通过内镜下超声或内镜活检诊断。这些罕见良性肿瘤的治疗主要根据是否有症状及其严重性决定。

腔内肿块通常起源于食管黏膜。食管造影可以看到边界清楚的肿块凸向腔内，将钡剂推向周围，形成充盈缺损（图 6-26）。这些病变需要与食管狭窄段上方的食物残留物相鉴别。

壁内病变发生在食管壁内，通常被正常完整的黏膜所覆盖，表现为食管壁内光滑的凸起，引起局灶性管腔狭窄。这些病变向腔内突出时与正常食管壁呈直角或稍钝角。内镜下超声活检有助于诊断壁内病变。纤维血管型息肉是壁内肿块，但表现为腔内肿块（图 6-26）。通常，它们起源于食管上部，有一个相对长而窄的蒂，可在食管内移动。

外源性病变发生在食管壁外。食管造影显示外源性肿块呈光滑的、凸起压迫管腔使其狭窄。内部肿块常见正常食管突然狭窄，相比之下，外源性肿块压迫管腔形成较浅、较长、较钝的狭窄。

平滑肌瘤（图 6-27）是最常见的食管良性肿瘤，通常无症状、偶然被发现，也可多发。平滑肌瘤是壁内病变的典型例子，具有光滑轮

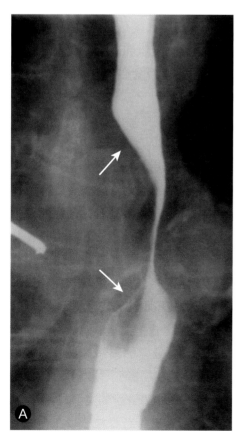

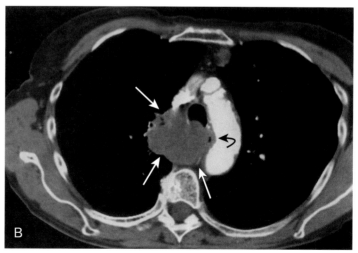

▲ 图 6-25　**78 岁，女性，右肺腺癌**
A. 食管造影显示食管中段右侧壁被压迫导致一长段钡剂充盈缺损（箭）；B. 轴位 CT 增强显示大量转移性纵隔淋巴结肿大（箭），食管向左移位（弯箭）压迫主动脉，符合食管造影的表现

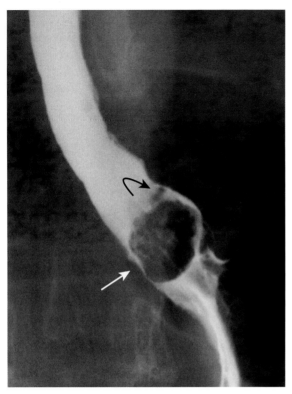

▲ 图 6-26 45 岁，女性，带蒂纤维血管型息肉食管造影显示腔内充盈缺损（箭），伴食管远端的扩张。由于一根细细的蒂（弯箭）将肿块附着在食管壁上，透视检查显示肿块可在食管内移动数厘米

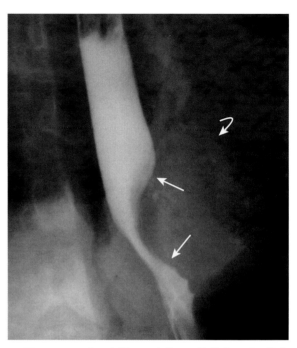

▲ 图 6-27 52 岁，女性，无症状，X 线片未见明显异常食管造影显示食管下段左侧有一肿块，使得管腔呈现光滑钝状的充盈缺损（箭）。活检显示该壁内肿块为一个巨大的带蒂良性平滑肌瘤（弯箭）

廓，造成管腔局灶狭窄。

尽管平滑肌瘤是最常见的食管肿瘤，但由于患者多无症状、黏膜覆盖完整、对管腔只有轻微的压迫，因此影像学上容易漏诊。EUS 表现为良性肿块，通常起源于黏膜肌层，对于小的、无症状的偶发病灶，一般不需要活检。来自食管的外生肿块主要是重复囊肿畸形。病理上，它是一种先天性病变，而非真性肿瘤。食管造影的表现类似于外源性肿块。在 CT 上，食管多发囊肿表现为边界清晰的良性薄壁囊性结构。纵隔肿瘤或淋巴结肿大（图 6-25）也可引起食管腔的外源性狭窄，胸部 CT 是显示这些纵隔内异常的最佳方式。

五、食管术后

（一）食管术后影像技术

食管术后的影像学评估主要目的是显示术后解剖结构的改变、手术干预的有效性和并发症 [42]。在术后早期（< 4 周），食管术后最常见的并发症包括漏、梗阻和麻痹。在术后晚期（> 4 周），最常见的并发症包括胃食管反流、管腔狭窄和肿瘤复发 [42]。

（二）影像学表现

胸部 X 线片在术后早期，尤其是食管切除术后具有重要的价值。因为这些患者，特别是进行开胸手术的患者，呼吸系统并发症的发生率非常高 [43]，如气胸、胸腔积液和肺炎是食管切除术后最常见的早期并发症 [44]。胸部 X 线片也可提供食管瘘的间接证据，纵隔气肿、纵隔增宽或迅速增长的胸腔积液等表现提示食管瘘，但胸部 X 线片诊断食管瘘并不敏感。对于临床怀疑术后漏的患者，正常的胸部 X 线片表现不应作为放弃进一步观察的指征 [42]。

食管造影是术后食管评价的主要成像方式。在患者饮用对比剂后进行透视检查。在钡剂通过期间（充盈相）和通过之后（黏膜相）获得的成像只能说明部分情况。动态观察透视图的放射科医师可能会发现采集的 X 线上未显示或显示不佳的病变。

在术后早期，食管造影往往局限于平卧位检查。患者吞咽能力的下降和行动的不便增加了检查的难度。术后早期食管造影采用水溶性对比剂，特别是在初期，以防钡剂的漏。术后晚期，食管造影通常采用立位、气钡双重造影（高密度钡剂）和俯卧位低密度钡剂的单对比图像[42]。

食管术后早期，CT 并不是主要的成像方式。但在食管造影发现术后食管存在漏时，作为一项次要检查，CT 可提供重要的额外信息。胸部 CT 可提示食管瘘引发的纵隔炎症的严重程度和范围，以及纵隔积液或脓肿的定量和定位。外科医生或介入放射科医师可通过 CT 引导放置引流管[45]。

（三）胃肠道对比剂

有 2 种类型的肠道（口服）对比剂用于术后食管造影，即钡剂和水溶性对比剂，它们各有优缺点（表 6-1）。放射科医师选择使用的对比剂类型一定程度上取决于术后的时间。术后早期（＜4 周）使用水溶性对比剂，而术后晚期（＞4 周）使用钡剂。

任何类型的食管手术都可能发生瘘，但最常见于食管切除术后，术后出现疼痛和发热时需紧急进行食管造影检查[43]。首先使用水溶性对比剂检查，若首次食管造影结果为阴性，应立即用钡剂复查。这是由于钡剂的密度更大，小的瘘只能用钡剂诊断。

在一项回顾性研究中，24 例食管切除术后出现漏的患者中，有 16 例（67%）仅在使用高密度［250%（w/v）］钡剂时显示[46]。显示瘘获得的益处常大于钡剂漏入纵隔引起纵隔炎的风险[47]。尽管如此，每个病例都存在独特的挑战。因此，这些疑难病例需要放射科与外科医师间进行密切的沟通。

误吸水溶性对比剂后发生肺水肿的风险主要取决于误吸物质的量和渗透压。吸入高渗水溶性对比剂（如泛影葡萄胺或泛影酸钠）比吸入等量的低渗水溶性对比剂（如碘己醇）更容易引起肺水肿。因此，需要水溶性对比剂来评估术后并发症但患者有发生肺水肿风险时，应考虑使用低渗水溶性对比剂[47]。

（四）特定的术后检查

1. 咽肌切开术　典型的环咽肌切开术常合并 Zenker 憩室切除术或憩室悬吊固定术。疗效良好的患者，术后食管造影显示突出的环咽肌消失，憩室未充盈（图 6-28）。食管咽段黏膜轻度不规则和咽后部轻度突出并不需要过分担忧[48]。

因为环咽肌切开术的主要并发症是漏，术后食管造影应首选水溶性对比剂。术后一过性咽部功能障碍易导致患者误吸，因此对比剂需要谨慎使用（可考虑使用低渗水溶性对比剂）。若检查结果为阴性，应使用钡剂进行复查。食管瘘常表现为窦道从食管向后通向椎前间隙。

2. 贲门肌切开术　在贲门肌切开术后，食管造影常显示食管迅速排空和胃食管结合部变宽[42]。常见的表现是在肌切开术后的缺损区出

表 6-1　术后食管造影钡剂与水溶性对比剂的对比

	钡 剂	水溶性对比剂
优点	• 密度增加可提示水溶性对比剂无法发现的泄漏 • 喘息不会引起肺水肿	• 泄漏致纵隔不会导致纵隔炎 • 纵隔中渗出的对比剂重吸收后可使之后的食管造影更易于解释
缺点	• 纵隔炎症及钡剂泄漏致纵隔的风险 • 纵隔内残留的钡剂可能会导致新的食管瘘	• 喘息会引起肺水肿 • 由于水溶性对比剂的低密度，泄漏可能会被忽略

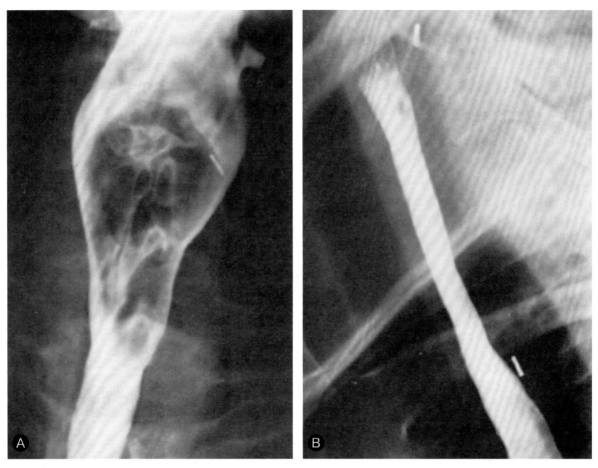

▲ 图 6-28　环咽肌切开术术后几个月食管造影正位和侧位显示，环咽肌切开术向上向下延伸至环咽肌水平（手术夹标志环咽肌切开术的上下界限）。环咽嵴显示不清

现偏心性膨胀（图 6-29），见于约 50% 的患者 [49]。通常在进行贲门肌切开术时同时会进行抗反流术（通常是部分胃底固定术），术后食管造影可显示抗反流术的影像学特征。

贲门肌切开术的早期并发症是瘘。对瘘的影像学评价应从水溶性食管造影开始，若为阴性，随后进行钡剂检查以更有把握地排除穿孔。晚期并发症包括肌切开不充分或抗反流术失败所继发的吞咽困难。

3. 抗反流术　抗反流术后的食管造影显示食管裂孔疝消失，食管腹段黏膜恢复和胃底包绕。常见的抗反流术包括 Nissen（完全包绕食管的胃底折叠）、Belsey Mark Ⅳ 和 Hill 术（贲门后固定术）[42]。

Nissen 术将胃底 360° 包裹在食管周围。食管造影显示，Nissen 式包裹形成了一个光滑、对称的胃底软组织假瘤。食管从这个假瘤的中心穿过（图 6-30）。Belsey Mark Ⅳ 术采用 240° 胃底包裹，将食管缝合到胃底，在胃食管结合部重建一个锐角（His 角）。食管造影显示，该术后胃底软组织假瘤较小，并使得食管腹段成角。Hill 术将胃食管结合部缝合到弓状韧带的正中后方，而不进行胃底折叠术。食管造影显示，该术延长了食管腹段并扩大了 His 角。无论采用何种特殊的抗反流术，食管造影均不该显示食管裂孔疝或反流性食管炎的征象 [42]。

食管造影显示胃底折叠术最常见的早期并发症是包裹食管的胃底发生水肿，导致食管远端梗阻。通常梗阻在几周内消除。晚期并发症包括：①胃底包裹食管过紧或食管裂孔狭窄引起的食管梗阻；②胃底折叠术后缝合裂开引起复发性食管裂孔疝和胃食管反流（胃底软组织

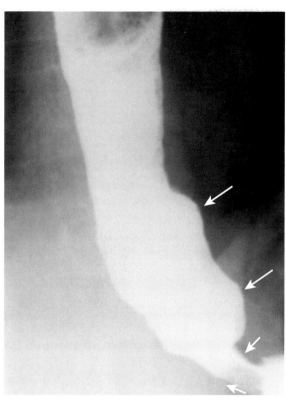

▲ 图 6-29 贲门肌切开术（Heller 肌切开术）

术后几个月进行正位食管造影显示，肌切开术处食管远端黏膜凸出（长箭）。食管远端至肌切开术处管径缩小（短箭），该畸形应该是由前部的胃底折叠术所致

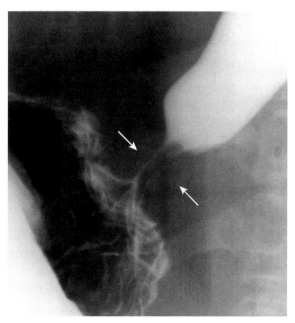

▲ 图 6-30 Nissen 胃底折叠术

腹腔镜下 Nissen 胃底折叠术后 6 周，在胃食管结合部进行俯卧位、斜位食管造影显示一光滑、对称的胃底软组织假瘤，且食管从假瘤的中央穿过（箭）。该假瘤是胃底 360° 包绕在食管腹段所形成的

假瘤不可见）；③术后横膈膜缝合裂开导致的复发性食管裂孔疝（胃底软组织假瘤可见）[42]。

4. 食管切除术 食管切除术后的影像学表现取决于替代食管的肠段。可用胃、空肠和结肠替代食管，其中用胃替代是最常见的。用胃替代食管需要切除食管和贲门，游离胃，并将食管残端与胃吻合。也可行幽门肌切开术、幽门成形术及胃底部分切除术，以促进去神经胃的排空[42]。若手术成功，食管造影应显示食管胃吻合后钡剂通畅（图 6-31），胃替代食管通过食管裂孔时通畅，且幽门通畅。

食管瘘是食管切除术和食管胃吻合术后最令人担心的早期并发症。可能发生于食管胃吻合术、幽门成形术或幽门肌切开术后，也可能发生于胃部分切除术后的缝合处[42]。

食管切除术后，出现疼痛和发热时需要紧急用水溶性对比剂进行食管造影，必要时使用钡剂[47]。据相关文献报道，高密度的钡剂更容易显示是否存在瘘[46]。

食管胃吻合术、幽门成形术、幽门肌切开术后，手术部位水肿可能导致术后消化道早期梗阻，也可能是远端残胃压迫横膈膜或胃扭转所致[42]。胃瘫也会引起类似的阻塞症状。

食管切除术和食管胃吻合术后的晚期并发症包括胃食管反流、狭窄和肿瘤复发。胃食管反流可引起反流性食管炎、狭窄（位于食管胃吻合口上方）、Barrett 食管，并最终导致食管腺癌[42]。食管切除术后患者出现吞咽困难应首先进行食管造影检查，可以较好地显示解剖学狭窄，特别是由于慢性反流性食管炎所导致的狭窄（图 6-32）。内镜检查是反流性食管炎和 Barrett 食管的最佳方法。CT 和 PET 是复发肿瘤的最佳检查方法，相关内容已在本章的另一节讨论。

六、其他疾病

（一）食管裂孔疝

尽管胃食管反流与滑动性裂孔疝之间相关

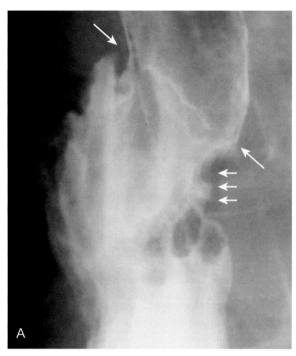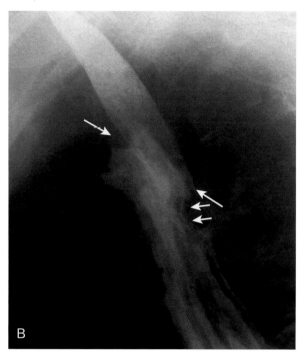

▲ 图 6-31 食管胃吻合术

T_1N_0 食管腺癌切除术后 1 个月进行正位（A）和侧位（B）气钡双重造影显示术后食管胃吻合良好（A 和 B，长箭）。沿胃吻合部位左后缘，即吻合口的远端（A 和 B，短箭）可能存在一溃疡性肿块。该患者 10 个月内无食管癌复发迹象，判定肿块为良性

性并不很大，但患有该疝的患者比常人更容易出现胃食管反流 [50]。根据食管的外观，食管裂孔疝可分为多种类型。到目前为止，最常见的类型是滑动性裂孔疝，其特征是胃食管结合部向胸部一过性上移（图 6-33）。

食管裂孔疝的第二种主要类型（图 6-34）是食管旁疝，胃食管结合部仍位于食管裂孔，但胃的全部或部分向上通过食管裂孔位于食管旁（食管旁疝）。鉴别这种疝很重要，因为它们比滑动性疝更容易发生疝内容物（主要是气体）压迫、梗阻、嵌顿和绞窄。

这些并发症更常见于大型食管旁疝，其胃大弯相对于胃的长轴旋转了 180°，高于胃小弯（胸腔内倒置的胃）。选择性的手术修复能很好地预防大型食管旁疝的这些严重并发症 [51, 52]。

当胃食管结合部位于食管裂孔疝的上方，部分胃疝出食管相邻时，存在由滑动疝和食管旁疝组成的混合型裂孔疝。混合型疝与滑动型裂孔疝的表现相似；若食管旁疝成为主导时则

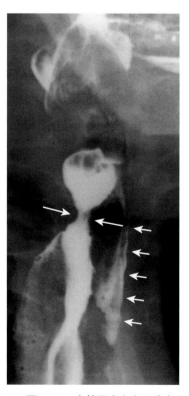

▲ 图 6-32 食管胃吻合术后狭窄

T_2N_0 食管腺癌切除术后 6 周进行正立位气钡双重造影显示，慢性反流性食管炎继发吻合口狭窄导致该处钡剂部分阻塞（长箭），最终导致钡剂吸入气管（短箭）

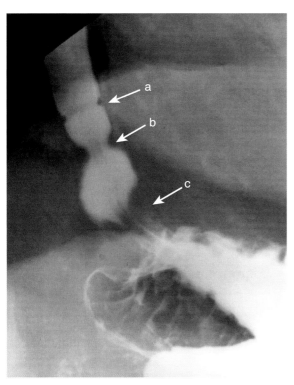

▲ 图 6-33　食管造影显示 1 个小滑动型食管裂孔疝
a. 食管黏膜环；b. 食管肌环；c. 食管裂孔处的膈肌压迹

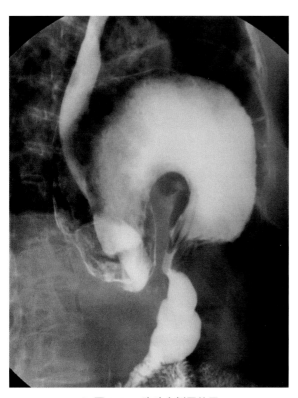

▲ 图 6-34　胸腔内倒置的胃
上消化道双对比造影示一个巨大的食管旁型食管裂孔疝。胃的较大曲率相对于胃的长轴已旋转 180°，超出了正常的曲率（胸腔内倒置的胃）。胃食管结合部仍处在隔上的食管裂孔内

出现不同表现。当观察到胃大弯向上旋转时，考虑为食管旁疝。

短食管型裂孔疝常继发于慢性胃食管反流病时产生的纵向瘢痕，导致食管缩短所致（图 6-12）。在短食管型裂孔疝中锥形的肩峰和被拉伸的胃，与滑动型疝胃成分的陡峭肩部和隆起的胃部边缘形成对比（图 6-35）。

（二）食管环和食管蹼

黏膜环是位于食管鳞状上皮与胃柱状上皮交界处的短的（厚度 2~3mm）、隔膜状的环形压迹。该环只有在位于食管裂孔上方、疝出的食管和胃充盈良好时才可观察到（图 6-35）。事实上，黏膜环是确诊裂孔疝的重要征象。大多数患者黏膜环的腔内直径＞ 2cm 且无临床症

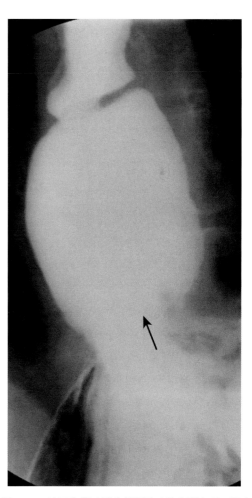

▲ 图 6-35　该图为滑动型食管裂孔疝的典型表现，即突出的肩峰和隆起的边缘。裂孔疝由于钡剂反流而充分扩张（箭）

状；当腔径＜2cm 时，可能会出现相应的临床症状。在 Schatzki 的原稿中 [53]，环的直径＜14mm 的所有患者均有临床症状。虽然许多放射科医师混淆地使用"黏膜环"和"Schatzki 环"，但"Schatzki 环"这一术语应该用于狭窄的黏膜环（测量直径＜14mm）（图 6-36）。该环与吞咽困难和食物嵌塞风险有关。

Schatzki 环是特发性的，被认为与反流性食管炎不存在因果关系。少数情况下，慢性胃食管反流病继发的环状狭窄可能类似于 Schatzki 环。通常这些狭窄可以与 Schatzki 环区分，因为它们相对于胃食管结合部处于更高的位置，且与慢性反流性食管炎的其他表现相关（图 6-37）。

典型的食管蹼出现在颈段食管，在环咽肌的下方（图 6-38）。与食管环不同，颈段食管蹼通常不是环状，而呈现 U 形，前壁和侧壁缩进而后壁没有缩窄。大多数颈段食管蹼厚 1～2mm，食管腔不会明显狭窄，且没有临床症

状。通常，颈食管蹼偶然发现于无症状人群中，这就对健康个体的颈食管蹼与缺铁、脾肿大、下咽癌与食管癌的潜在易感（Plummer-Vinson 或 Paterson-Kelly 综合征）[54, 55] 的联系提出了质疑。颈部食管蹼应与异位胃黏膜相鉴别，异位胃黏膜在侧面形成两个凹陷（图 6-39），有典型的部位和表现，且无临床症状。

（三）罕见狭窄类型

疱性皮肤病、瘢痕性类天疱疮和大疱性表皮松解症偶尔会累及食管 [56, 57]。不同长度的楔形或狭窄为典型表现（图 6-40），通常多见于食管上段。相关的皮肤病是诊断食管损伤的关键。罕见的皮肤疾病扁平苔藓也可累及食管，

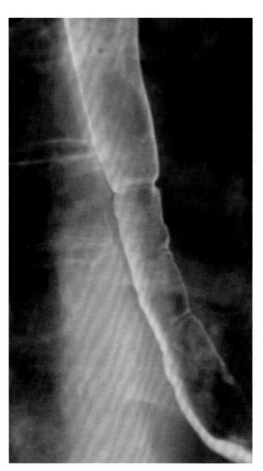

▲ 图 6-37　**45 岁，女性，双对比钡剂食管造影提示难治性胃食管反流病**
注意，轻度弥漫性食管下段狭窄和瘢痕，提示慢性反流性食管炎。最明显的瘢痕呈薄环形，类似 Schatzki 环，但是它位于胃食管结合部的上方

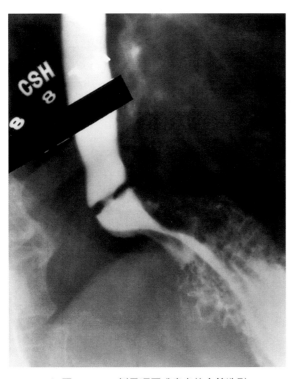

▲ 图 6-36　**1 例吞咽困难患者的食管造影**
在胃食管结合部可见 1 个 Schatzki 环（食管壁的 1 个短而狭窄的横膈样凹陷），环的直径＜1cm

该病导致的狭窄可出现在食管的任意部位，患者病变长且轻度不规则（图 6-41），管腔未充分扩张时易漏诊。

长的鼻胃管插管可导致食管中下段长而平滑的锥形狭窄。如果患者的吞咽困难与生俱来，食管狭窄长而平滑，可考虑诊断罕见性先天食管狭窄[58, 59]。

食管中段的光滑狭窄也可由放疗引起，但需确认食管中段在放疗范围内。纵隔淋巴结肿大外部压迫食管也可类似食管腔内的狭窄（图 6-42）。

一个导致食管狭窄的原因是嗜酸性食管炎，过去认为它可能是常见的嗜酸性胃肠炎的一部分，但越来越多的学者认识到它是一种局限于食管的病变[60]。狭窄常累及食管的上中段，嗜酸性食管炎的狭窄可呈"波纹状"表现（图 6-43），也可表现为食管的弥漫性和均匀性狭窄（图 6-44）[61]。

克罗恩病很少累及食管。食管克罗恩病的表现多样，包括溃疡、皱襞增厚、狭窄和梗阻

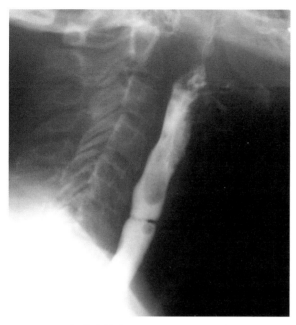

▲ 图 6-38　侧位食管造影显示下咽和颈段食管非梗阻性颈段食管蹼，即颈段食管腔内 1mm 的凹陷，前部较为明显

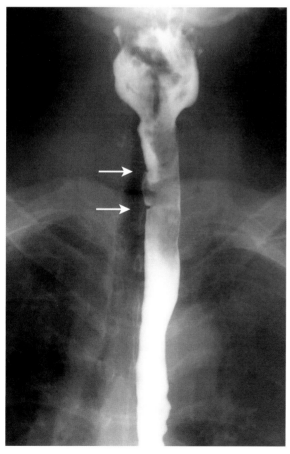

▲ 图 6-39　食管造影（正位）显示异位胃黏膜
经内镜活检证实，右侧颈段食管腔的 2 个凹陷（箭）是由部分异位胃黏膜所致

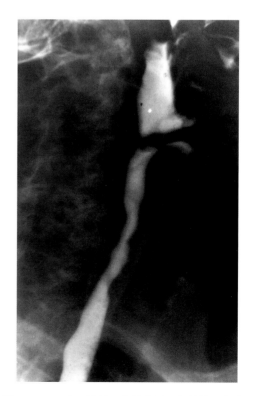

▲ 图 6-40　86 岁，男性，食管造影（左斜位）瘢痕性天疱疮导致下咽和颈段食管中度狭窄

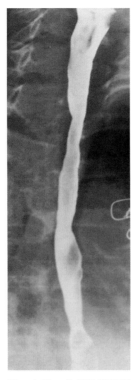

▲ 图 6-41　73 岁，女性，食管造影确诊口腔扁平苔藓，食管中段有轻中度光滑狭窄，长约 10cm。内镜下活检显示食管扁平苔藓受累

（图 6-45 和图 6-46）。由于克罗恩病的肠道病变持续存在，在食管病变发现时常常已明确诊断。

（四）腐蚀性损伤

腐蚀性食管炎通常是由摄入高浓度的碱性溶液所致。食管损伤的严重程度取决于腐蚀剂的量、浓度、与黏膜接触的时间[62]。轻度损伤可局限于黏膜，愈合后无后遗症。重度损伤可能导致食管穿孔、纵隔炎，甚至死亡。重度损伤后幸存的患者通常留有食管中段长且不规则的狭窄，也可影响到整个食管，导致管腔明显变窄呈线样外观[63]，这些病变终生存在。

不是很严重的食管损伤还可以是由吸入其他一些家用产品，包括氯化铵等导致。此外，多种药物[64]如四环素、多西环素、氯化钾、奎尼丁、非甾体抗炎药和阿仑膦酸钠，也可导致食管狭窄。

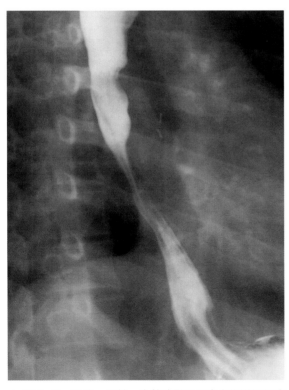

▲ 图 6-42　26 岁，男性，食管造影显示患者纵隔组织胞浆菌病。纵隔淋巴结疾病对中段食管的压迫类似于食管腔内狭窄

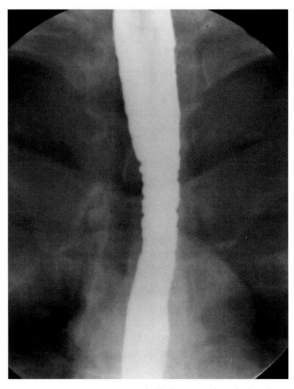

▲ 图 6-43　38 岁，男性，食管造影显示患者存在长期吞咽困难和食物梗塞病史。经活检证实为嗜酸性食管炎所致的食管中段狭窄，边缘呈波纹状

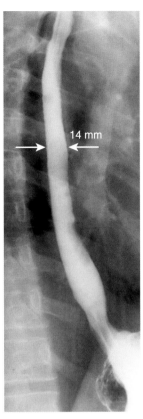

▲ 图 6-44　卧位食管造影显示食管中段光滑的弥漫性狭窄，最大直径为 14mm（箭），活检证实为嗜酸性食管炎

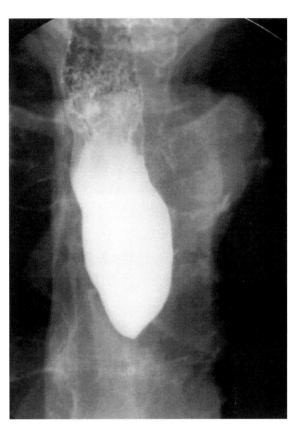

▲ 图 6-46　78 岁，女性，立位食管造影，克罗恩病食管中段狭窄导致食管完全性梗阻

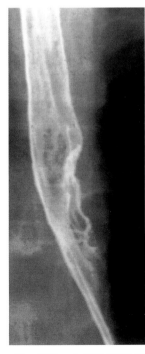

▲ 图 6-45　25 岁，男性，左后斜位双对比食管造影显示食管下段不规则的非特异性溃疡。这些征象一般出现在食管肿瘤中，如腺癌。但在年轻男性中，这些病变考虑由克罗恩病所致

（五）食管穿孔

食管穿孔可能由胸部钝性或穿透性外伤、异物摄入、腐蚀性物质摄入或器械引起。自发性食管穿孔（Boerhaave 综合征）是由于管腔内压力突然上升所致，如剧烈的呕吐或干呕，典型患者发生在酗酒后。

无论什么病因，食管穿孔都有潜在的生命危险，需要立即采取措施。局灶性穿孔尤其是颈段食管穿孔，可采用非手术治疗，但胸段食管穿孔大多需要手术干预[65]。

食管破裂的 X 线片表现包括咽后壁气体、颈部皮下气肿、纵隔增宽、纵隔气肿、胸腔积液和液气胸（更常见于左侧）（图 6-47A）。但是由于 X 线片相对不敏感和非特异性，在临床怀疑患者食管穿孔时，应尽早使用食管对比造影检查（图 6-47B）。水溶性对比剂是首选，可以咽下或经鼻胃管注射。对于有吸入（或气道瘘）

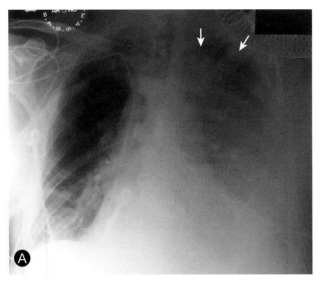

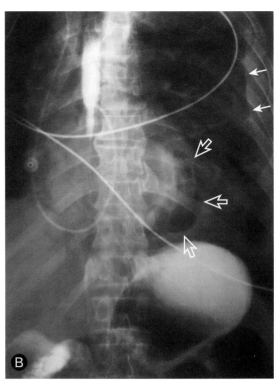

▲ 图 6-47　**A.**Boerhaave 综合征伴左侧顶部气胸（箭）患者正位 X 线片。左侧血胸，弥漫性密度增加是由胸腔积液引起。**B.** 仰卧位上消化道水溶性造影显示左侧胸腔积液（实心箭），心脏后纵隔积气和泄漏的对比剂（空心箭）表明食管破裂

风险的患者，一旦吸入对比剂，低渗剂比高渗剂造成肺水肿的概率低。

当水溶性对比剂漏到纵隔时，会迅速被吸收而不发生炎症反应，与钡剂造影相比具有更好的安全性。钡剂对比剂不可吸收，可导致异物肉芽肿的形成[66, 67]。然而，在使用水溶性对比剂得到阴性结果后，应立即进行钡剂食管造影，因为钡剂的密度更高，据报道钡剂检测食管瘘的灵敏性可以提高 15%～25%[68, 69]，其早期诊断的获益降低了钡剂外渗引起纵隔并发症的风险。

胸部 CT 在检测纵隔气肿方面比 X 线片更敏感，在高危患者食管造影阴性或重症患者食管造影难以进行时，胸部 CT 对诊断很有帮助。如今胸部 CT 可以与食管造影相结合，可以加快对食管破裂的诊断[70]。

（六）憩室

食管憩室在大小、形状、位置、病因和临床意义上差异很大。即使偶然发现的憩室也有意义，因为这类患者在器械检查时容易受伤[71]。

一般来说，食管憩室分为牵引性憩室和内压性憩室，牵引性憩室主要发生在食管中段，内压性憩室主要发生在食管上段或下段。在现实生活中，许多中段食管憩室属于内压型[72]，即由于腔内压力增加，导致食管壁局限性薄弱区域的黏膜及黏膜下层"气球样膨胀"。真性牵引性憩室是通过憩室的细长或"帐篷状"外观来识别（图 6-48），肉芽肿性炎症累及邻近淋巴结的纤维化是其典型的原因。

食管中下段的内压性憩室常与潜在的食管动力紊乱有关，特别是在那些以强烈的、非蠕动性的第三收缩波为特征的患者中，常可发现多个内压性憩室。在临床中，相比憩室，食管动力紊乱更可能是导致患者出现症状的原因。当憩室较大时，特别是位于隔膜附近时（膈上），内压憩室可能会潴留食物和液体并出现临床症状[73]（图 6-49）。

Zenker 憩室是发生在下咽和颈食管交界处的内压性憩室[74]。它是由甲状咽肌的斜纤维和环状咽肌的横纤维之间的下咽黏膜及黏膜下层向后突出形成的一薄壁三角区，称为 Killian 裂

隙。较大的 Zenker 憩室通常潴留有食物，并伴有反流、误吸、声嘶和口臭的症状。突出的环咽肌与这些症状出现有关，同时其也是患者发生吞咽困难的原因（图 6-50）。

（七）静脉曲张

钡剂食管造影可显示食管静脉曲张呈波状、蛇形，有时呈结节状充盈缺损，但较内镜检查敏感性低。常见于食管下段，继发于肝硬化后的门静脉高压。这些静脉曲张提示了门体静脉分流，肝硬化后肝内门静脉血流阻力增加，分流使门静脉的血液反流入右心。这种食管末端静脉曲张通常被称为上行性静脉曲张（图 6-51）。食管上段很少出现静脉曲张，这种静脉曲张继发于上腔静脉阻塞所导致的上下腔静脉之间静脉分流，因其内部血流方向（图 6-52），通常被称为下行性静脉曲张（图 6-52）。

七、总结

本章介绍了食管造影的基本技术要点及其正常的结构和功能表现，常见的伪影和正常变异；食管造影在明确吞咽困难的结构和功能原因方面的有效性（当怀疑是口咽性吞咽困难原因时，结合视频动态研究）；食管造影在评价术后食管的应用；食管造影对良、恶性肿瘤的检出；

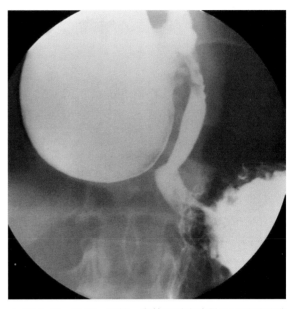

▲ 图 6-49　63 岁，男性，食管双对比造影显示吞咽困难和反流，一个较大膈上憩室向右突出。钡剂优先填充憩室而非食管末端，随后憩室的钡剂反流到邻近食管

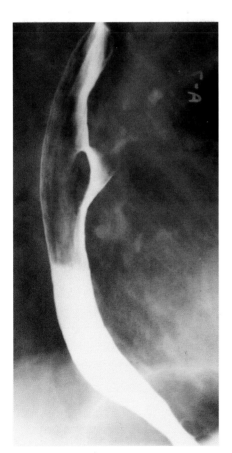

▲ 图 6-48　食管双对比造影显示食管中段牵引性憩室，注意憩室呈细长或"帐篷状"外观

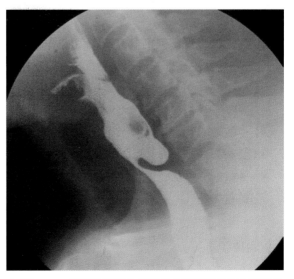

▲ 图 6-50　下咽和颈段食管侧位食管造影显示在突出的环咽肌的上方有 1 个 Zenker 憩室，从外部压迫咽食管腔

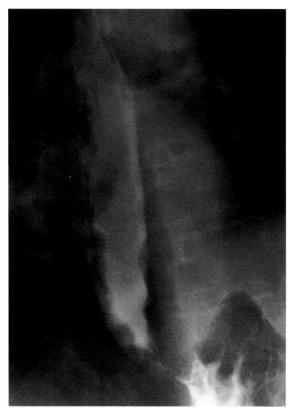

▲ 图 6-51　食管造影显示中度上行性静脉曲张，位于下段食管的蛇形充盈缺损

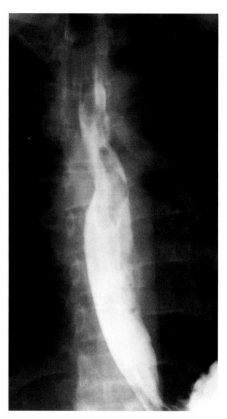

▲ 图 6-52　26 岁，男性，食管造影显示纵隔组织胞浆菌病和上腔静脉阻塞，轻度下行性静脉曲张。食管上段有蛇形充填缺损

以及横断面成像、特别是 PET/CT 在食管癌分期中的作用。对特殊的食管表现如食管裂孔疝、食管环和食管蹼、较少见的食管狭窄、腐蚀性损伤、食管穿孔、憩室和静脉曲张也进行了阐述和说明。

进入 21 世纪，钡剂食管造影仍然是一项有价值的检查方法。食管造影与 CT、PET、MRI、内镜、EUS、高分辨率测压、pH 监测和多通道腔内阻抗互为补充。当放射科医生、其他内科医生和外科医生共同安排和实施以上辅助食管检查时，这些检查对食管疾病的诊断尤为有益。这种组合方法提高了对食管疾病的诊断和管理的科学性，也增加了所有合作医生对这些疾病的了解。

第 7 章
食管的内镜评估及超声内镜检查

Endoscopic Evaluation of the Esophagus and Endoscopic Ultrasonography of the Esophagus

Daniel S. Oh   Stuart Jon Spechler   Jacques Bergman   Thomas W. Rice   Gregory Zuccaro Jr.   著

李玉民   张雅婷   译

摘要

本章将重点介绍食管胃十二指肠镜检查（esophago gastro duodenoscopy，EGD）的基本原理，对胃食管反流病进行评估。同时还包括超声内镜对食管癌评估的基础，通过不同 GERD 病谱，从糜烂性食管炎到癌症，展示了 EGD 下发现的许多彩色照片。这些 EUS 图片将有助于显示肿瘤患者的镜下表现。

关键词：EGD ；EUS ；GERD ；食管癌

内镜检查医生评估的食管主要是评估将食物从口腔吞咽并运输到胃的肌肉管道。从起点到环状软骨下方的颈部（C_6 水平，内镜下测量距中切牙约 15cm）食管长约 25cm，其终止于腹部的贲门（$T_{10\sim11}$ 水平，距中切牙约 40cm）[1]。在近端，食管上括约肌将咽部与食管分开。UES 长约 3cm，包括 3 个骨骼肌群，如咽下缩肌远端、环咽肌和近端食管环肌[2]。由于将内镜插入 UES 常导致患者出现呕吐，以及吞咽时肌肉只会短暂放松，因此内镜通常快速通过 UES，对黏膜上皮表面的可视化通常很有限。

食管从胸部通过横膈膜裂孔进入腹部，横膈膜裂孔是横膈膜右脚上的 1 个管状开口，通常食管远端约 2cm 位于腹部[3]。食管下括约肌（lower esophageal sphincter，LES）包括脚横膈膜骨骼肌（LES 外肌）和食管远端自身的圆形平滑肌（LES 内肌），内镜医生在描述 LES 时通常只提到后者。与 UES 不同，LES 区域的内镜检查通常不受括约肌持续收缩或患者不适的限制。

食管在静止状态时，管腔呈塌陷状态，进

行内镜检查须用空气使之扩张，以便更好地观察食管鳞状上皮。食管扩张时，鳞状上皮表现为苍白、富有光泽但无特征表现。在近端食管中 UES 几厘米内，通常会发现柱状上皮斑块，具有与胃上皮相似的红色天鹅绒质地（图 7-1）[4]。这些所谓的入口斑块被认为是先天性异位胃上皮的残留物，这在常规内镜检查中常被忽视，但如果专门寻找，可在多达 11% 内镜检查的患者中发现。食管入口斑（inlet patch）通常没有临床意义，但可产生酸，极少数情况下会导致近端食管消化性溃疡。此外，它们偶尔会有肠上皮化生，同时也有入口斑块进展为腺癌的罕见病例。

胸腔内约 T_4 水平，食管受左侧主动脉弓压迫产生狭窄。内镜检查过程中距中切牙约 23cm 处可观察到这种狭窄（图 7-2）[5]。在牙弓下方约 25cm 处，左主支气管在食管左前方形成另一狭窄（图 7-2）。在支气管下方，食管紧靠左心房。心脏通常不会引起食管管腔的明显狭窄，但在距切牙约 30cm 的水平上通常可以看到心房搏动。

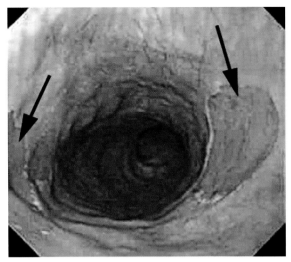

▲ 图 7-1 近端食管内镜下表现（一），食管上括约肌远端可显示 2 个入口斑块（箭），是异位胃上皮的剩余部分

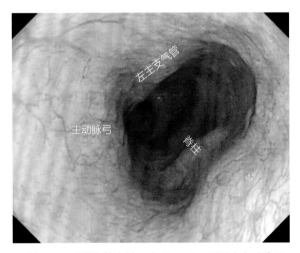

▲ 图 7-2 近端食管内镜下表现（二），显示由主动脉弓、左主支气管和脊柱引起的生理性狭窄

一、内镜评估胃食管结合部

胃食管结合部是食管结束及胃起始的部位。然而，目前并没有普遍使用的标志来明确远端食管和近端胃的界限，解剖学家、放射学家、生理学家和内镜学家对 GEJ 的定义也不同 [6]。解剖学家建议以腹膜反折或食管壁的特征肌肉束为界定标准，然而这些对内镜医生没有用处。放射科医生将 GEJ 区域称为前庭，而很少定位食管连接胃的精确界限点 [7]。生理学家使用 LES 的远端边界（可通过测压确定）来定义 GEJ，但内镜技术尚不能精确识别该边界 [8]。事实上，

一项研究表明 LES 的测压定位和内镜定位通常相差几厘米 [9]。这对内镜下基于 GEJ 或测压法在放置 pH 胶囊产生影响，因为放置位置和结果与技术相关（见下文）。

为标记 GEJ 而提出了诸多标记，重要的是要意识到该结构没有明确的"金标准"，因此，所有建议的标识都要考虑。此外，大多数通过内镜诊断的食管和胃部疾病并不需要精确识别 GEJ。但对于某些疾病，尤其是 Barrett 食管，内镜医生须明确食管柱状上皮内皮的范围，精确定位 GEJ 对明确诊断至关重要。

当前 GEJ 内镜标准包括：①管状食管扩张形成袋状胃的位置 [10]；②当食管和胃部分扩张时，胃皱襞的近端边缘 [11]；③食管栅栏样血管的远端 [12, 13]。尽管这些标志在交界区静态图片中很容易识别，但在人体内食管远端是一个动态结构，外观随时都在变化。其位置会随呼吸和蠕动变化，近端胃皱襞可暂时脱垂至食管，结合部的外观也随着食管和胃的扩张程度而变化，传统内镜很难识别栅栏样血管。

胃皱襞的近端范围是西方内镜医生常用的 GEJ 标志（图 7-3 至图 7-5）[14]。这个标志是

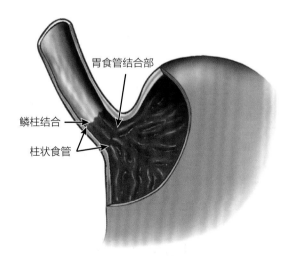

▲ 图 7-3 内镜标志

鳞状上皮和柱状上皮并列形成可见的线条。胃食管结合部是食管结束和胃开始的假想线。胃肠最近端的延伸被认为是 GEJ 的标志。当圆柱状结位于 GEJ 近端时，食管有一圆柱状内衬段（经许可转载，引自 Spechler SJ. The role of gastric carditis in metaplasia and neoplasia at the gastroesophageal junction. *Gastroenterology*. 1999;117:218.）

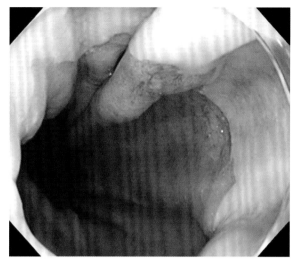

▲ 图 7-4　食管裂孔疝患者胃食管交界区的内镜照片

近轴柱状结位于某些胃壁的上方（食管有一个柱状内衬的段），而另一些的鳞状柱状结合似乎与近轴的褶皱范围重合

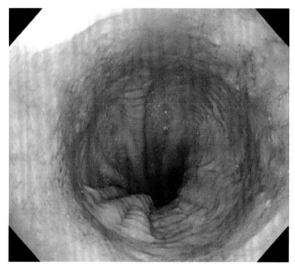

▲ 图 7-5　食管长段型 Barrett 食管炎患者胃食管交界区的内镜照片

柱状上皮延伸至胃底部以上，以环状方式侵犯食管远端

根据 4 例被确定为正常对照受试者的内镜观察结果，由 McClave 等在 1987 年提出他们 "没有食管疾病的临床证据"[11]。所有这 4 例受试者中鳞状上皮和柱状上皮交界处位于胃皱襞 2cm 以内，因此作者得出结论，只有当 SCJ 位于 GEJ 上方 2cm 以上（胃襞的近端水平）时，才应考虑诊断柱状上皮食管。这项研究可能会因对照受试者的数量少和缺乏证明 4 个对照确实正常的标准而受到批评。未进行食管 pH 监测

研究，因此尚不清楚对照受试者的食管酸暴露是否正常。没有采集柱状上皮食管的活检标本，因此不排除短段 Barrett 食管（见下文）。此外，4 例对照受试者中的 3 例患有裂孔疝，1 例患有反流性食管炎。令人惊讶的是，基于如此可疑的数据提出的里程碑式建议被内镜医生如此广泛地接受。

许多亚洲研究人员使用食管栅栏血管末端作为 GEJ 的标志（图 7-6）[13]。GEJ 的解剖学研究揭示了 4 个不同的静脉引流区，包括胃区、栅栏区、穿孔区和躯干区[15]。栅栏区包括一组细长的纵向静脉，主要位于食管远端固有层内。栅栏血管穿过远端黏膜肌层进入胃区黏膜下血管，并就近加入穿孔区黏膜下血管。栅栏状血管很难通过常规内镜看到，特别是在食管远端有炎症时。显示这些血管可以通过窄带成像内镜增强，主要使用蓝光，只穿透黏膜浅层（发现栅栏状血管的地方），并被血管内的血红蛋白吸收。此外，即使在解剖研究中对 GEJ 区域的血管注射树脂以提供静脉结构的精细细节，也很难准确地识别栅栏血管的末端[15]。最后，为什么栅栏血管的远端被认为是食管的准确末端，在概念上还不清楚。

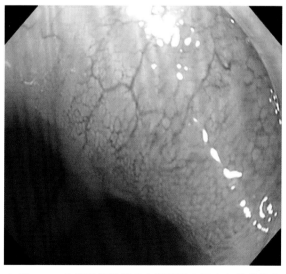

▲ 图 7-6　食管远端栅栏状血管是固有层中细长的纵向静脉，栅栏血管的远端已被建议作为胃食管结合部的内镜标志

很少有文章专门研究内镜下 GEJ 定位的问题，即使在那些已经做了这样研究的单位也没有。在没有黄金标准的情况下，使用的标准的准确性也无法做到有意义地评估。目前尚不清楚诊断 GEJ 的最佳标准是什么，各种标准的可重复性也尚未确定。如果不能确定食管在哪里结束，胃在哪里开始，那么对柱状上皮排列的食管范围的任何评估都是不精确的。在处理 Barrett 食管时这个尚未解决的问题继续困扰着临床医生和研究人员。

二、Barrett 食管的内镜诊断常规

Barrett 食管是一种易发展为癌症的化生柱状上皮取代通常排列在远端食管的复层鳞状上皮的疾病[16]。需要内镜检查来确定 Barrett 食管的诊断，并且内镜必须是对来自柱状上皮食管的活检标本进行一致的组织学评估。具体而言，内镜医师必须确保满足以下 2 个标准[14]：①食管远端的柱状上皮；②柱状食管的活检标本显示特殊的肠上皮化生。为了记录食管内的柱状上皮，内镜医师必须同时识别 SCJ 和 GEJ（图 7-3）。内镜检查时柱状上皮呈红色，质地粗糙，而鳞状上皮呈苍白、有光泽的外观。窄带成像对于评估这一点非常重要。这些上皮在 SCJ 处并列形成一条可见线，称为 Z 线。当 SCJ 和 GEJ 重合时（图 7-7），则整个食管内衬鳞状上皮；当 SCJ 位于 GEJ 的近端时（图 7-3），则有一个柱状上皮排列的食管段。如果内镜医师从该柱状上皮段获取活检标本并且组织学评估显示特殊的肠上皮化生，则该患者患有 Barrett 食管（美国对 Barrett 的定义）。

根据食管柱状上皮的范围和 Z 线的表现提出了 Barrett 食管的分类系统。最广泛使用的系统将患者分为"长段"或"短段"Barrett 食管[17]。当 GEJ 与 Z 线最近端的距离 ≥ 3cm 时，患者为长段 Barrett 食管，当该距离 < 3cm 时，是短节段 Barrett 食管。3cm 的临界值是任意确定的，这种分类对于疾病的发病机制或患者的临床管

理没有明确的意义。此外，Barrett 食管患者的 Z 线在外观上可能存在很大差异（图 7-8 至图 7-10），而短 - 长分类没有提供有关该外观的具体信息。

2000 年，Wallner 等提出了用于评估 SCJ 的 ZAP（Z 线外观）分级。ZAP 分以下 4 级[18]：0 级——Z 线尖锐且圆形；Ⅰ级——Z 线不规则，有舌状突起和（或）岛状柱状上皮；Ⅱ级——有明显的、长度小于 3cm 的可见柱状上皮舌；

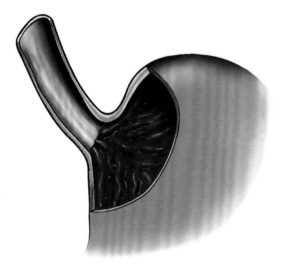

▲ 图 7-7　此图中胃食管结合部与 Z 线重合，食管无柱状上皮

经许可转载，引自 Spechler SJ. The role of gastric carditis in metaplasia and neoplasia at the gastroesophageal junction. *Gastroenterology*. 1999;117:218.

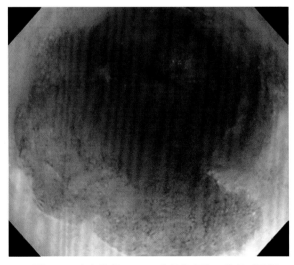

▲ 图 7-8　这个长段 Barrett 食管患者的 Z 线相对平滑

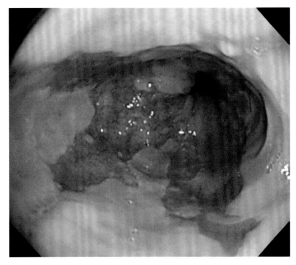

▲ 图 7-9　该患者为短段 Barrett 食管，Z 线呈锯齿状且偏离中心

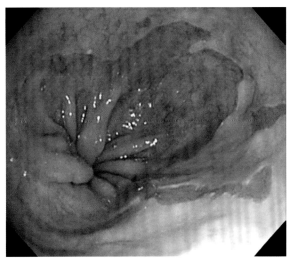

▲ 图 7-10　该患者为短段 Barrett 食管，Z 线在右侧胃食管结合部（胃襞顶部）上方延伸约 2cm，但左侧食管几乎没有柱状上皮

Ⅲ级——有明显的柱状上皮舌长 > 3cm，或者 Z 线头侧位移 > 3cm。发现肠上皮化生（因此患有 Barrett 食管）的可能性随着 ZAP 分级的增加而显著增加，并且发现该分级在内镜医生实践中具有极好的可重复性[19]。然而，ZAP 分级的临床实用性尚未确定，并且该系统尚未在临床实践中得到广泛应用。

最近，提出了一种新的 Barrett 食管分级系统，称为布拉格 C 和 M 标准[20]。该系统描述了上皮化生的范围（C：从 GEJ 到食管周缘上

皮化生的最近端范围）和食管化生最长舌的范围（M：测量从 GEJ 到食管化生的最近端范围）。例如，分级为 C_2M_5 的患者有柱状化生，涉及食管远端 2cm，呈环状，化生舌延伸至 GEJ 上方 5cm。一项研究表明，当柱状上皮延伸到 GEJ 上方至少 1cm 时，使用布拉格 C 和 M 标准的内镜医生之间的观察结果具有良好的一致性，但对于短段食管柱状上皮的观察一致性较差[20]。该系统的临床实用性尚未确定。一些学者认为 Barrett 食管这个词本身是人为的，研究者对其定义各不相同，他们强加了符合他们个人观点的任意标准[21]。1996 年，Spechler 和 Goyal 提出了一个简单的分类系统，即在食管中看到柱状上皮时，无论范围如何，都被称为"柱状上皮食管"。在这些情况下，可以从食管柱状上皮获取活检标本以寻找专门的肠化生。这种情况可分为"具有专门肠化生的柱状上皮食管"或"没有专门肠上皮化生的柱状上皮食管"。尽管该系统简单且概念上具有吸引力，但 Barrett 食管一词已在临床医生中根深蒂固，不太可能放弃。

三、Barrett 食管的专业内镜技术

多种内镜技术可用于评估 Barrett 食管，包括彩色内镜、放大内镜、窄带成像、超声内镜、光学相干断层扫描和使用反射、吸收、光散射、荧光和拉曼检测方法的光谱学[22-27]。这些技术已被用于增强对食管肠上皮化生和 Barrett 食管肿瘤的识别。本章仅讨论染色内镜、放大内镜和窄带成像。

在色素内镜检查中，食管黏膜被染色，染色的细胞要么吸收它们，要么聚集在黏膜缝隙中，以增强上皮的结构特征。当碘化钾被鳞状上皮细胞吸收时，会与糖原结合并将它们染成棕色。这种染色的应用可以帮助显示 SCJ。对于食管鳞癌高危人群（如头颈癌患者、居住在华北等鳞癌高发区的人群），碘化钾染色也有用于识别鳞状上皮中早期瘤形成的区域。亚甲蓝染料被肠型细胞吸收，这种染料可用于识别柱

状食管中肠上皮化生的区域。此外，可以通过无法吸收亚甲蓝来识别 Barrett 食管特化肠化生中的发育异常和早癌区域。一份报道表明，亚甲蓝的应用可能会导致 Barrett 食管的 DNA 损伤，因此使用这种染料可能是危险的[28]。靛蓝胭脂红是一种不可吸收的色素内镜染料，用于增强特征。甲酚紫染料将吸收它的柱状细胞染成紫色，染料也会在裂缝中积聚以增强结构特征。醋酸虽然不是染料，但通常在色素内镜检查前作为黏液溶解剂喷洒在黏膜上。醋酸的应用还会导致柱状上皮扩张，这种效果可能会增强对结构特征的评估。

在放大内镜检查中，使用光学变焦装置将黏膜放大至 150 倍。放大内镜检查也可以与色素内镜检查相结合。使用这种技术的研究人员已经确定了各种可能是 Barrett 食管肠化生的典型的"凹坑模式"[29-31]（图 7-11 和图 7-12）。放大内镜检查也可以与窄带成像相结合（图 7-13）。

四、反流性食管炎的内镜诊断

胃食管反流病被定义为当胃内容物反流引起不适症状和（或）并发症时发生的病症[32]。胃灼热是 GERD 的最常见症状，当食管上皮细胞受到反流的酸和胃蛋白酶的破坏时会导致组

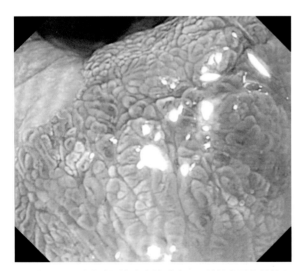

▲ 图 7-11　黏膜喷雾放大内镜醋酸显示鳞柱交界处柱状上皮的凹陷，在载玻片左上角的柱状上皮附近可以看到相对无特征的鳞状上皮

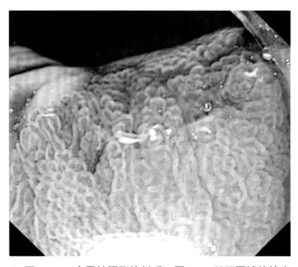

▲ 图 7-12　应用靛胭脂染料后，图 7-11 所示区域的放大内镜检查

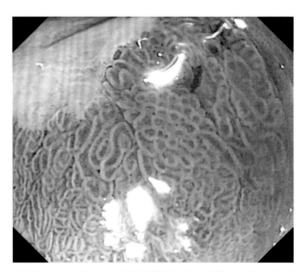

▲ 图 7-13　图 7-11 所示区域的放大内镜检查，结合窄带成像

织损伤。当这些腐蚀性物质对食管上皮造成肉眼可见的损伤时，内镜医生可以做出反流性食管炎的诊断。然而，> 50% 的具有典型 GERD 症状的患者的内镜检查结果正常[33, 34]。因此，在大多数患者中，GERD 通常不会对食管黏膜造成可见损伤。

内镜医生可能看到的 GERD 轻度变化包括黏膜红斑、水肿、血管过多、脆性增加和 SCJ 模糊。然而，识别这些变化是一项主观技能，内镜医生之间关于反流性食管炎这种微小迹象很难达成共识[35, 36]。更严重的 GERD 可导致食

管糜烂和溃疡。在组织学上，糜烂被定义为不穿透黏膜肌层的浅表坏死缺损，而溃疡是通过黏膜肌层延伸到黏膜下层的更深的缺损[37]。在内镜下，这些消化性食管病变是根据其大体特征来识别的，并且临床医生很少有组织学确认他们称之为"食管溃疡"的病变，实际上已经破坏了黏膜肌层。因此，食管溃疡和糜烂之间的区别通常基于对坏死病变深度的主观评估。一种用于对反流性食管炎的严重程度进行分级的现代系统 - 洛杉矶分类，将两者都称为"黏膜破裂"，避免了区分糜烂和溃疡的问题[38]。在过去的几十年，已经提出了 30 多种反流性食管炎的分类系统，表 7-1 列出了 3 种最广泛使用的系统的内镜标准[36, 38, 39]。

所有建议的分类都有局限性，并且没有一个分类被证明在确定 GERD 诊断或预测治疗反应方面明显优于另一个分类。可以说，现在最有效和最广泛被使用的系统是洛杉矶分类，该

分类于 1994 年在洛杉矶举行的世界胃肠病学大会上提出[38]。在该分类中，黏膜破裂被定义为"与之相邻的具有离散线的腐肉或红斑区域、看起来更正常的黏膜的分界线"（图 7-14）。食管炎根据黏膜断裂的长度和周向范围按 A～D 分级（图 7-14 和图 7-15）。洛杉矶 C 级和 D 级代表严重反流性食管炎。最初，D 级食管炎被定义为涉及食管整个环周的黏膜破裂，但在 1999 年修改为表 7-1 所示的标准，因为很难确定黏膜破裂是完全的。

五、接受过抗反流手术患者的内镜评估

2 种最常用的胃底折叠手术（Nissen 和 Toupet）会在近端胃中产生特征性的褶皱，最好使用内镜在翻转位置进行观察[40]。胃底折叠术的褶皱应位于膈肌正下方（图 7-16）。如果在横膈膜上方看到褶皱，则表明胃底折叠已

表 7-1 反流性食管炎分类系统

SAVARY-MILLER 分类

0 级	普通黏膜
Ⅰ 级	离散的红斑区
Ⅱ 级	没有周围侵蚀
Ⅲ 级	周围有侵蚀
Ⅳ 级	GERD 并发症（溃疡，狭窄，Barrett 食管）

MUSE（化生、溃疡、狭窄、侵蚀）分类

	化 生	溃 疡	狭 窄	侵 蚀
0 级	M_0 无	U_0 无	S_0 无	E_0 无
1 级	M_1 1 个	U_1 1 个	$S_1 > 9mm$	E_1 1 个
2 级	M_2 环周	$U_2 \geqslant 2$	$S_2 \leqslant 9mm$	E_2 环周

洛杉矶分类

A 级	≥1 处黏膜断裂＜5mm 长且未延伸至 2 个黏膜皱襞顶部之间
B 级	≥1 处黏膜断裂＞5mm 长且未延伸至 2 个黏膜皱襞顶部之间
C 级	≥1 处黏膜断裂，在 ≥2 处黏膜皱襞的顶部之间延伸，涉及＜75% 的食管周长
D 级	≥1 处黏膜破裂，涉及 ≥75% 的食管周长

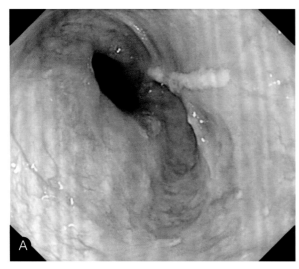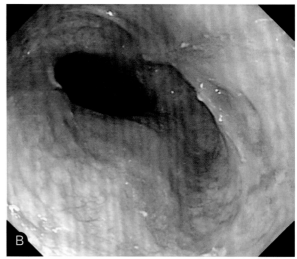

▲ 图 7-14　**A.** 洛杉矶 **B** 级食管炎的内镜照片。黏膜破裂定义为"腐肉或红斑区域，与相邻的、看起来更正常的黏膜有一条离散的分界线"。注意覆盖黏膜断裂处的白色渗出液，其长度＞ **5mm**。此外，远端食管有瘢痕，垂直于 **12** 点钟和 **5** 点钟位置的黏膜断裂延伸的纤维束。**B.** 白色渗出液被洗掉后，与 **A** 中所示的区域相同。黏膜破裂仍然可见，但不那么突出

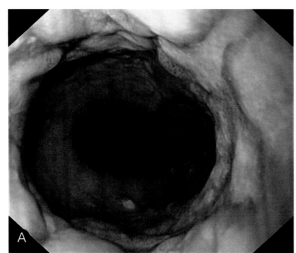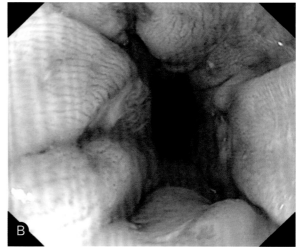

▲ 图 7-15　**2** 个洛杉矶 **C** 级食管炎

突出到胸部，这通常是由修复的膈脚断裂造成的。如果胃底折叠术的褶皱附近有一个胃袋，这种情况称为"滑动"胃底折叠术（如"滑动 Nissen"）。胃底折叠滑动可以通过 2 种方式发生：①胃底折叠在正确的位置，但胃的一部分后来疝出（"滑动"）；②外科医生将近端胃误认为远端食管并无意中在胃周围形成胃底折叠术。后一种情况代表了最初的手术错误而不是后来的滑脱（疝），尽管用词不当，但这种情况仍被称为胃底折叠滑脱。识别低位或"滑动"Nissen 可能具有挑战性，最好在内镜检查期间对远端食管进行仔细评估。胃底折叠处上方的胃皱襞提示 Nissen 低位或"滑动"。然而，Collis 胃成形术通常会具有这种外观，因为食管延伸已经形成，因此在评估胃底折叠术后出现症状的患者时，了解外科手术的细节很重要。最后，胃底折叠术后皱襞消失表明抗反流过程被破坏（"missin Nissen"）。任何这些异常都会导致抗反流手术无效。

正确的胃底折叠术的褶皱应平行于隔膜，褶皱的方向倾斜表明胃底折叠扭曲或不当使用胃体而不是胃底进行不正确的包裹（图 7-17）[40]。

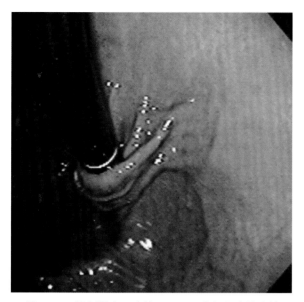

▲ 图 7-16　解剖学上正确的 **Nissen** 胃底折叠术的内镜照片，翻转视图。胃底折叠的跨度位于隔膜下方，折叠与内镜上的白色距离线平行

经许可转载，引自 Spechler SJ. The management of patients who have "failed" antireflux surgery. *Am J Gastroenterol*. 2004;99:552.

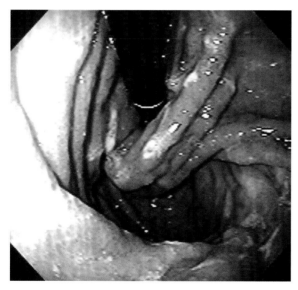

▲ 图 7-17　滑动的 **Nissen** 胃底折叠术的内镜照片，翻转视图。胃底折叠与内镜上的白色距离线倾斜，并且在折叠附近有 1 个胃袋

经许可转载，引自 Spechler SJ. The management of patients who have "failed" antireflux surgery. *Am J Gastroenterol*. 2004;99:552.

这两种情况中的任何一种都可能导致术后胃食管反流、吞咽困难或两者兼而有之。褶皱的跨度应为 1～2cm，宽度过宽表明胃底过宽，可引起吞咽困难。食管旁疝也可因压迫食管远端而

引起吞咽困难（图 7-18）。在这些情况下，胃的部分疝出通常源于胃底折叠术本身，并且可能是由于试图建立"松软"的包裹而造成的。

六、食管癌

通过常规内镜检查可识别的食管癌表现为突出到食管腔中的肿块。肿块通常呈结节状、不规则状和溃疡状，肿瘤的颜色和质地可能与周围正常黏膜不同。食管鳞状细胞癌和腺癌不能根据内镜表现进行区分，但肿瘤的位置及其相关特征可能提供有关组织学的重要线索。累及近端和中段食管且被覆鳞状上皮与胃隔开的肿瘤很可能是鳞状细胞癌。远端食管的肿瘤可以是鳞状细胞癌或腺癌。如果有相关的 Barrett 食管，肿瘤很可能是腺癌（图 7-19 和图 7-20）。然而，引起症状的腺癌通常已经变得较大，以至于不能发现产生它们的 Barrett 食管的任何证据。确定横跨 GEJ 的腺癌的起源可能特别困难（图 7-21）。这种肿瘤可能来自 Barrett 食管或近端胃。如果没有明显的 Barrett 食管，研究人员将依靠肿瘤中心的位置将肿瘤分为食管肿瘤或"贲门"肿瘤。

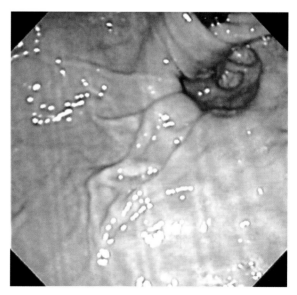

▲ 图 7-18　食管旁疝的内镜照片，翻转视图。突出的胃袋位于胃底折叠处

经许可转载，引自 Spechler SJ. The management of patients who have "failed" antireflux surgery. *Am J Gastroenterol*. 2004;99:552.

七、嗜酸性食管炎

嗜酸性粒细胞性食管炎（eosinophilic esophagitis，EoE）是一种现代食管疾病，仅在过去 10 年中才得到广泛认可 [41, 42]。EoE 似乎是食物过敏的一种表现，其中嗜酸性粒细胞浸润食管上皮，引起症状和由嗜酸性粒细胞和周围组织释放的细胞因子介导组织损伤。这种疾病通常在 40—50 岁的男性中被诊断，患者自述有长期吞咽固体食物困难的历史，经常因食物嵌塞而去医院就诊。胃灼热也是常见的主诉，有时很难将 EoE 与 GERD 区分开来。患者经常有过敏性疾病的个人史和家族史，如哮喘、特应性皮炎、湿疹、花粉症和食物过敏。患有 EoE 的儿童可能有腹痛、胃灼热、呕吐、喂养障碍和发育不良的症状。

多个食管环是 EoE 患者常见的内镜检查发现（图 7-22）。当发音时，环可能使食管具有气管样的外观。其他常见的食管内镜异常包括垂直沟（图 7-23）、狭窄、"白色斑点"（直径 1~3mm 的嗜酸性粒细胞渗出物）和小口径食管。在多达 25% 的病例中，食管在内镜下看起来是正常的。需要进行食管活检以确定诊断。EoE 患者的食管黏膜异常脆弱，食管扩张常因广泛的黏膜撕裂而变得复杂，这可能会非常痛苦。

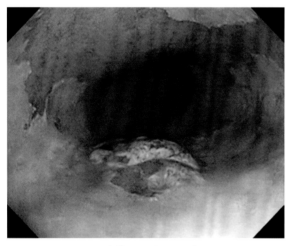

▲ 图 7-19 **Barrett** 食管的早癌，以平坦的 **Barrett** 上皮为背景，背景中有结节状肿块

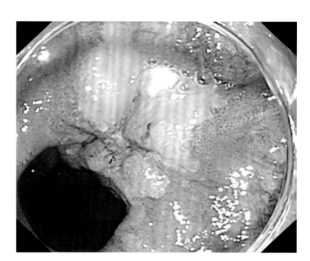

▲ 图 7-20 远端食管溃疡癌

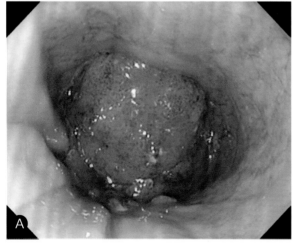

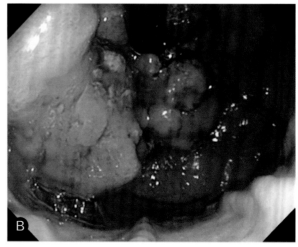

▲ 图 7-21 从食管侧（**A**）和胃侧（**B**）拍摄的胃食管结合部腺癌。如果在食管中未见 **Barrett** 上皮，则无法确定此类肿瘤是源自食管远端还是贲门

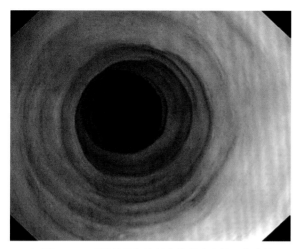

▲ 图 7-22　嗜酸性粒细胞性食管炎患者的环状食管

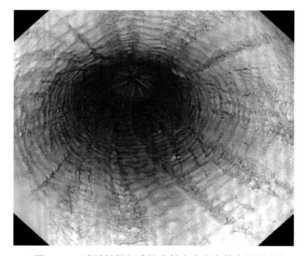

▲ 图 7-23　嗜酸性粒细胞性食管炎患者食管中的垂直沟

八、食管超声内镜

超声内镜检查的出现将食管的内镜检查范围扩展到了黏膜以外的食管壁和食管旁组织。通过在胃肠黏膜附近放置超声换能器的内镜放置，扩大了经皮肤超声的诊断能力。这些换能器以相对较高的频率运行，可对食管壁和周围组织进行详细检查。EUS 是自软式纤维内镜引入以来食管疾病诊断方面最重要的进步。这些体内检查已被证明对食管及其邻近结构的良性和恶性疾病的诊断和治疗都是有益的。

九、超声检查基础

声音是由介质内的源振动产生的。振动在介质中产生波、循环压缩和分子稀疏（膨胀），从而通过介质传输声波。1s 内发生的声波的循环数（压缩和稀疏）是频率，以赫兹（Hz）为单位。人耳可听到的声波频率在 20～20 000Hz。频率 > 20 000Hz 的声波是超声波。医学超声成像中使用的频率范围为 1 万～2000 万赫兹（1～20MHz）。

超声波可以通过压电晶体的电刺激产生。在晶体上施加电压会导致其变形。交流电能使晶体振动并产生声波。相反，如果声波使晶体变形，则会产生电能。正是这种将电能转化为声能的能力，反过来将声能转化为电能的能力使这些晶体能够同时用作发射器和接收器（作为换能器）。这些换能器对有限的频率范围响应，因此，超声检查可能需要 1 个以上的换能器。

介质（组织）内的声波速度由以下关系定义，即 $V=(K/p)^{1/2}$。其中 V 是声波的速度，K 是组织的容量系数（刚度测量），p 是组织的密度。

声波通过组织的阻力称为声阻抗（Z），它由以下关系式定义，即 $Z=pV=(pK)^{1/2}$。

声波通过致密或弹性组织传播得最好。当超声波穿过组织时，会吸收一些超声波的能量，吸收量由组织特征和声波频率决定。更高频率的波具有更大的吸收量。

声波遇到不同组织时发生的相互作用对于超声波的诊断能力至关重要。当声波从一个组织传递到另一个组织时，一部分会被传输，一部分会被反射。反射波被换能器接收，从而提供超声波的诊断信息。两种组织之间的声阻抗差异及声波进入新介质的角度（入射角）决定了波的反射部分和传输部分。在具有相似声阻抗的组织中，大部分波被传输。软组织具有优良的传输品质，不同软组织之间的密度和速度仅相差 12%～14%。由于声阻抗是速度和密度的乘积，这些微小变化的乘积会导致脂肪和肌肉之间的声阻抗相差 22%[43]。当超声波遇到空气或骨骼时，会获得无用的明亮回声图像。空气容易压缩且密度低，而骨骼虽然致密，但具有低压缩性和高反射率。这些特性解释了超声波从组织到空气或组织到骨骼的传输不良。反射声音的数量还与入射角有关，即随着入射角的增加，反射的声音越少。此外，声波在从一个组织传播到另一个组织时会弯曲，这个过程称为折射。

吸收、反射和折射是能量损失的主要来源。一些超声波能量也会因散射（扩散）而损失，当声波遇到异质组织时会发生这种情况。组织内的微小颗粒（如肌肉中的脂肪），小于超声波波长，会散射超声波。当声波穿过组织时，会损失一部分能量，这称为衰减。随着遇到更多的组织及波从源头传播得更远，衰减会增加。如果不处理返回的超声波，则相同组织的成像会有所不同，具体取决于其与换能器的距离。必须放大（增益）返回波的强度以确保正确表示远处的波，衰减随着超声频率的增加而增加。

分辨率是用超声波区分不同组织的能力。深度或轴向分辨率是区分沿超声波路径的 2 个组织的能力。横向分辨率是区分相邻组织的能力。传感器特性和焦点决定了分辨率，更高的频率允许更好的分辨率，但会降低组织穿透。

十、仪器和技术

由于 EUS 不能提供充分的上消化道内镜检查，每次超声检查之前都应进行标准的软式内镜上消化道检查。这提供了食管病变的精确定位和准确的黏膜位置（包括活检），并指导超声检查者。超声内镜一般是盲目通过口咽部和下咽部，但必须小心，因为包含换能器的远端是硬式的。为了进行全面检查，内镜必须越过食管进入胃。

过去，径向机械超声内镜（图 7-24）是 EUS 使用的主要仪器。超声换能器安装在内镜的尖端。它产生垂直于换能器尖端的高达 360°的扇形扫描。由于换能器与待检查的组织相邻，因此可以使用比体外超声中使用的频率更高的频率。在最新型号中，可以使用 5～20MHz 的

一系列换能器频率。这些换能器允许对深度为 3～12cm 的解剖结构进行充分可视化。必须获得换能器和被检查组织之间可接受的声学界面，以确保高质量的超声图像。这通常是通过用乳胶气球覆盖内镜尖端来实现的，乳胶气球可以装满水以提供出色的声学界面（图 7-24）。

一种不太常用的技术是用水快速向食管腔充气，这提供了极好的但瞬时的声学界面，而不会像乳胶球囊那样产生组织压缩。当前的超声内镜还提供视频内镜图像，尽管在前斜方向上的视野有些有限。控制部分包含偏转控制及空气 / 水和吸入阀，类似于标准内镜（图 7-24）。用于气球的水膨胀 / 放气系统被合并到空气 / 水和吸入阀装置中。旋转超声波换能器的直流电机和驱动装置安装在控制部分中。目前的超声内镜完全可浸入液体中，径向机械盲探头（图 7-25）可用于评估食管狭窄。这种超声内镜提供的图像类似于较大直径的径向机械超声镜，但它没有内镜光学功能，直径＜ 8mm。实践中更常用的是通过标准内镜操作通道的高频微型探头（图 7-26），这些微型探头可提供 12～30MHz 的径向图像。

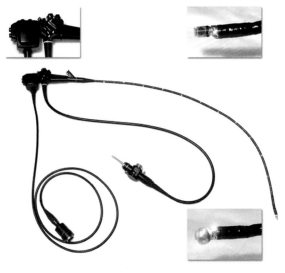

▲ 图 7-24 **Olympus GF-UM130 超声内镜**

左上插图，控制部分包含类似于标准内镜上的偏转控制和空气 /水和吸入阀；右上插图，超声换能器安装在内镜的尖端，前斜视内镜和抽吸通道靠近超声换能器；右下插图，带有充水接触球囊的超声内镜远端，覆盖超声换能器

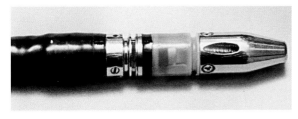

▲ 图 7-25　径向机械盲测头
尖端是锥形的，以允许通过紧密的狭窄。径向超声换能器位于锥形尖端后面

这三种仪器需要与图像处理器结合使用（图7-27）。图像处理器允许调整增益、对比度和灵敏度时间控制，以调节不同深度的回波强度。屏幕校准和标记可以通过图像处理器完成。图像可以显示在视频监视器上或以数字方式或录像带存储，图像处理器已经随着超声内镜设备进行了连续几代的改进和小型化。

较新的电子内镜现在更常用。由于使用组织谐波回波，电子径向超声内镜提供增强的图像，并且可以提供彩色和能量多普勒（图7-28）。曲线电子超声内镜（图7-29）还具有视频内镜功能，可以产生高达180°的斜前场。它允许扫描频率范围为5～10MHz，穿透深度≥4cm。这种超声内镜提供彩色和能量多普勒检查，并

在直视下进入和超出食管壁外进行细胞学针刺活检。

径向和曲线超声内镜提高了 EUS 的准确性。出于诊断目的，径向扫描仪是首选，因为它允许 360° 视图，被称为 EUS 的"主力"。如果细胞学评估需要组织样本，由于径向扫描仪不允许探头安全地定向进入食管壁或邻近组织，因此使用电子曲线超声内镜。单独使用电子线性超声内镜可以同时进行诊断和细针穿刺（fine-needle aspiration，FNA），但视野的限制需要对插入管施加很大的扭矩，以便对食管壁和邻近组织进行 360° 观察。但是与电子曲线超声内镜的分期检查结果相当[44]。两种系统都必须能够进行充分的 EUS 评估，而且电子径向和线性超声内镜检查可以使用一个图像处理器完成（图7-30）。

十一、食管壁和超声解剖

食管壁由 3 个不同的层组成，即黏膜、黏膜下层和固有肌层（图7-31）。黏膜具有 3 个成分，即上皮、固有层和黏膜肌层。最内层是分层的、非角化的鳞状上皮。它通过基

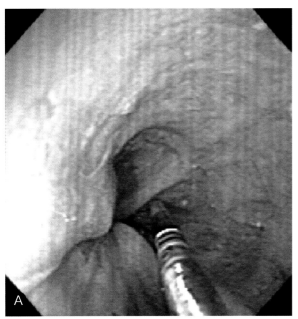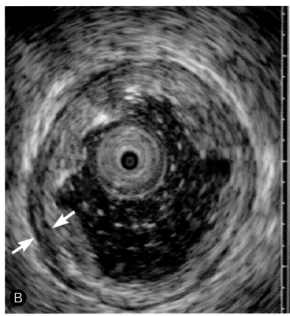

▲ 图 7-26　A. 高频（12～30MHz）微型探头通过标准内镜的操作通道；B. 正常食管的微型探头超声图像。探头不在非扩张的食管腔内的居中位置。黏膜和黏膜下层是内高回声层。固有肌层（箭）是内低回声层

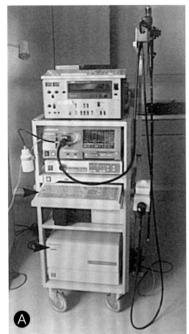
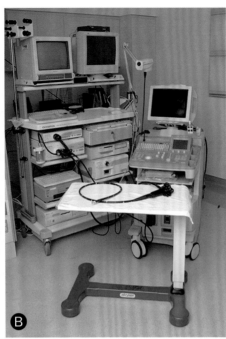

▲ 图 7-27 **A.** 奥林巴斯 **EU-M20** 图像处理器（下箭头）安装在标准推车上，其中包括其他重要的内镜设备，键盘（上箭头）可用于测量和标记超声检查结果；**B.** 完整系统包括光源架、图像处理器和超声内镜

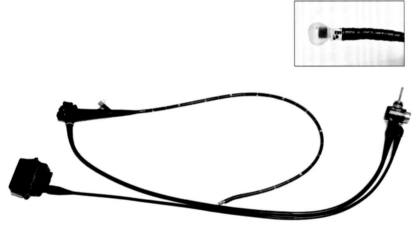

◀ 图 7-28　奥林巴斯 **GF-UE160** 电子径向超声内镜
由于使用组织谐波回波，电子径向超声内镜提供增强的图像，并且可以提供彩色和能量多普勒，这在机械径向设计中是不可用的。插图，带有充水球囊的奥林巴斯 GF-UE160 电子径向回声内镜的尖端。与之前的模型相比，这个尖端更容易在内镜下操作

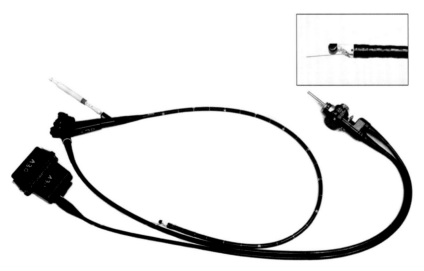

◀ 图 7-29　奥林巴斯 **GF-UC140P** 凸面扫描线性超声内镜
该内镜具有高分辨率 CCD（电荷耦合器件）芯片，可提供出色的光学性能和 4 种成像频率（5～10MHz）。它与 Olympus EZ Shot 抽吸针一起显示。插图，奥林巴斯 GF-UC140P 超声内镜的尖端。与电子径向超声内镜一样，与以前的迭代相比，插入和可操作性得到改进

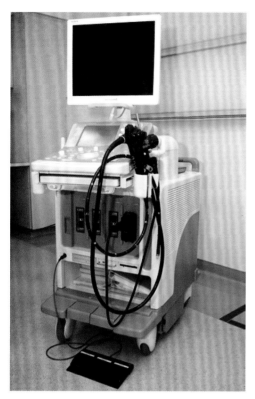

▲ 图 7-30　**Aloka ProSound ALPHA10 系统**
该装置支持电子径向和线性超声内镜，无须 2 个单独的处理器
进行食管超声检查

底膜与食管壁的其余部分分开并隔离，正下方是固有层。这种松散的胶原蛋白和弹性纤维基质形成了一个表面起伏的层，上皮内陷产生上皮乳头。固有层中的淋巴通道是食管特有的解剖特征。黏膜肌层围绕固有层。该平滑肌层将黏膜的 2 个内层折叠成皱褶，随着管腔的扩张而消失。

黏膜下层由结缔组织组成，其中包含丰富的血管和淋巴管网络。致密的黏膜下淋巴丛有助于食管恶性肿瘤的早期传播。混合型黏膜下腺是食管的特征。

固有肌层是肌肉袖，提供吞咽所需的推进力。肌肉有两层，包括内环形肌层和外纵向肌层。颈上食管完全由横纹肌组成。在肌束内由横纹肌逐渐过渡到平滑肌，直到食管上、中三交界处完全成为平滑肌。淋巴管穿过固有肌并流入局部淋巴管或直接进入胸导管。

食管没有外包膜，食管旁组织由纤维脂肪组织组成，它直接位于固有肌层的外部纤维上。

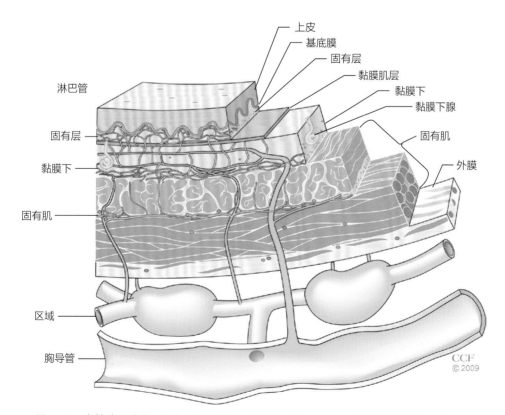

▲ 图 7-31　食管壁由黏膜、黏膜下层和固有肌层组成。黏膜由上皮、固有层和黏膜肌层组成

EUS 下通常可以看到正常食管有 5 个独立的层（图 7-32），这些层呈交替的高回声（白色）和低回声（黑色）环。研究表明，EUS 所见的 5 层分别对应于球囊 - 黏膜界面、黏膜下层及黏膜下层与固有肌层之间的声学界面、固有肌层减去黏膜下层与固有肌层之间的声学界面、食管周围组织[45, 46]。从临床角度看，这些黏膜层代表浅黏膜、深黏膜、黏膜下层、固有肌层和食管周围组织。在食管上部，当检查球囊过度膨胀或换能器离食管壁太近时，食管壁可能只有 3 层，因为黏膜浅层、黏膜深层、黏膜下层构成一个高回声层。每个超声层的厚度大约是相等的，并不是代表组织层的厚度，而是代表超声波穿过这一层所花费的时间。

十二、食管癌

美国癌症联合委员会 / 国际抗癌联盟（AJCC/UICC）癌症分期手册（框 7-1）第 7 版对食管和胃食管结合部癌分期进行了诸多改进[47]。这些改进解决了胃癌的经验分期、分组和缺乏协调的问题。这是通过收集全球数据并使用现代机器学习技术进行数据分期来实现的[48-51]。改进包括 Tis、T_4、区域淋巴结、N 分期和 M 分期的新定义，以及非解剖性肿瘤特征，包括组织病理学细胞类型、组织学分级和肿瘤位置。按照分期原则进行分期划分，生存率随分期的增加呈单调下降趋势，组间生存率明显，组内生存率均匀。

肿瘤浸润深度可划分原发肿瘤。炎性肿瘤是上皮内的恶性肿瘤，局限于上皮细胞而不侵犯基底膜，现在称为高级别不典型增生。包括所有非侵袭性的肿瘤上皮细胞，以前称为原位癌。T_1 肿瘤基底膜侵犯固有层、黏膜肌层或黏膜下层，但不侵犯黏膜下层以外。T_1 肿瘤可分为 T_{1a}，只侵犯黏膜的肿瘤，以及 T_{1b}，侵犯黏膜下层的肿瘤[52]。T_2 肿瘤侵入固有肌层，但不超出肌层。T_3 肿瘤侵犯食管壁以外的食管周围组织，但不侵犯邻近结构。T_4 肿瘤直接侵犯食管附近的结构。T_4 分为 T_{4a} 和 T_{4b}；T_{4a} 肿瘤是可

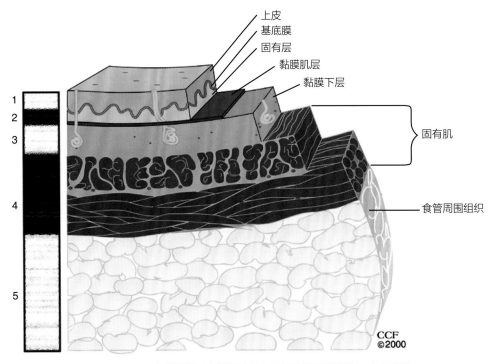

上皮
基底膜
固有层
黏膜肌层
黏膜下层
固有肌
食管周围组织

CCF
©2000

▲ 图 7-32　食管壁通过食管超声显示为具有不同回声的 5 个交替层

第一层是高回声（白色），代表浅层黏膜（上皮和固有层）。第二层是低回声（黑色），代表深层黏膜（黏膜肌层）。第三层是高回声（白色），代表黏膜下层。第四层是低回声（黑色），代表固有肌层。第五层，高回声（白色）是食管周围组织

框 7-1　美国食管和食管胃结合部癌症分期联合委员会

T 原发性肿瘤

Tx：无法评估肿瘤

T_0：无肿证据

Tis：高度不典型增生

T_1：肿瘤侵犯固有层、黏膜肌层或黏膜下层，它不会破坏黏膜下层

T_2：肿瘤侵入但未超出固有肌层

T_3：肿瘤侵犯食管旁组织但不侵犯邻近结构

T_4

　T_{4a}：可切除的肿瘤侵犯邻近结构，如胸膜、心包、隔膜

　T_{4b}：不可切除的肿瘤侵犯邻近结构，如主动脉、椎体、气管

N 区域淋巴结：从颈部淋巴结到腹腔淋巴结的任何食管周围淋巴结

N_0：无区域淋巴结转移

N_1：1～2 个区域淋巴结受累

N_2：3～6 个区域淋巴结受累

N_3：≥ 7 个区域淋巴结受累

M 远处转移

M_0：无远处转移

M_1：远处转移

非解剖学肿瘤特征

组织病理学细胞类型

　腺癌

　鳞状细胞癌

组织学等级

　G_1：分化良好

　G_2：中度分化

　G_3：低分化

　G_4：未分化

肿瘤位置

　上胸部：距门牙 20～25cm

　中胸部：距门牙 > 25～30cm

　下胸部：距门牙 > 30～40cm

　有管背交界处：正中位胸段食管远端、食管胃交界处或胃（贲门）近端 5cm、延伸至食管胃交界处或食管，其分期与食管腺癌相似

分期分组：腺癌

分期	T	N	M	G
0	存在（高级别发育不良）	0	0	1
I_a	1	0	0	1～2
I_b	1	0	0	3
	2	0	0	1～2
II_a	2	0	0	3
II_b	3	0	0	任意
	1～2	1	0	任意
III_a	1～2	2	0	任意
	3	1	0	任意
	4a	0	0	任意
III_b	3	2	0	任意
III_c	4a	1～2	0	任意
	4b	任意	0	任意
	任意	3	0	任意
IV	任意	任意	1	任意

分期分组：鳞状细胞癌

分期	T	N	M	G	位置
0	存在（高级别发育不良）	0	0	1	任意
I_a	1	0	0	1	任意
I_b	1	0	0	2～3	任意
	2～3	0	0	1	下
II_a	2～3	0	0	1	上、中
	2～3	0	0	2～3	下
II_b	2～3	0	0	2～3	上、中
	1～2	1	0	任意	任意
III_a	1～2	2	0	任意	任意
	3	1	0	任意	任意
	4a	0	0	任意	任意
III_b	3	2	0	任意	任意
III_c	4a	1～2	0	任意	任意
	4b	任意	0	任意	任意
	任意	3	0	任意	任意
IV	任意	任意	1	任意	任意

切除的癌症，侵犯邻近结构，如胸膜、心包膜或横膈。T_{4b} 肿瘤是不可切除的癌症，侵犯其他邻近结构，如主动脉、椎体或气管。

局部淋巴结被重新定义为包括从颈淋巴结到腹淋巴结的食管旁淋巴结。数据分析支持方便粗分组的数量癌症阳性节点（7～9）。区域淋巴结（N）分类包括 N_0（无癌阳性淋巴结）、N_1（1 或 2）、N_2（3～6）和 N_3（7 或更多）。食管癌和胃癌的 N 分类与胃癌的 N 分类相同。

亚分类 M_{1a} 和 M_{1b} 已经被排除了，就像 Mx 一样，远处转移只是指定为 M_0、没有远处转移、M_1、远处转移。

肿瘤的三个非解剖学特征（组织病理学细胞类型、组织学分级和肿瘤定位）是分期的必要条件。因为食管癌和胃癌的 7 种分期都是基于上皮细胞癌，组织病理学上可能是腺癌或鳞状细胞癌。由于资料显示鳞状细胞癌的预后较腺癌差，混合组织病理类型的肿瘤可分期为鳞状细胞癌。发生在细胞壁上的非黏膜性癌症根据它们的细胞来源分类。非解剖性癌特征性组织学分级为 G_1，分化良好；G_2，中度分化；G_3，低分化；G_4，未分化。由于资料显示鳞状细胞癌的预后比腺癌差，所以未分化癌 G_4 的分期与 G_3 鳞状细胞癌相似。

肿瘤的位置是由食管癌上端的位置决定的（图 7-33）。它最好表示为从切牙到肿瘤近端边缘的距离，而传统上是根据它在食管广阔区域内的位置来表示。典型的食管镜检查测量颈部食管癌为 15～20cm。如果没有食管镜检查，可以通过计算机断层扫描来评估位置。如果食管壁增厚始于胸骨切迹以上，位置在颈部。上胸段食管癌通常是在 20～25cm 进行食管内镜检查，上胸段食管癌的 CT 定位是始于胸廓静脉和奇静脉之间的食管壁增厚。典型的食管镜检查显示中胸段切口处的食管癌为 25～30cm。CT 定位奇静脉和肺下静脉之间的壁增厚。典型的食管镜检查显示从切牙到下胸食管癌的距离为 30～40cm（图 7-33）。CT 位置是壁增厚，始于肺下静脉。腹部食道包括在下胸段食道。以食管腺癌为中心的癌症，其中心位于下胸段食管，或位于胃近 5cm 处（贲门），延伸至 EGJ 或食管（Siewert Ⅲ）。所有其他的癌症，如果聚焦于胃壁远端 > 5cm，或者位于胃壁远端 5cm，但没有扩展到胃壁或食道，都按照胃癌分期系统进行分期。

TNM 分期被分为不同的阶段，组合成具有相似行为和预后的小组（框 7-1）。0 期和 Ⅳ 期根据定义（不是数据驱动的）分别是 $TisN_0M_0$ 和 $T_{any}N_{any}M_1$。腺癌和鳞状细胞癌之间的生存差异最好通过分期治疗 Ⅰ 期和 Ⅱ 期。对于 $T_1N_0M_0$

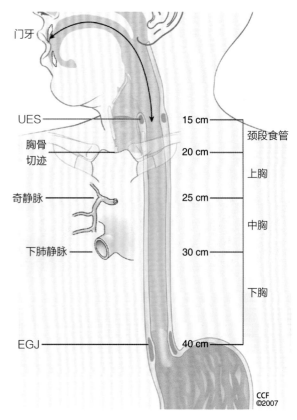

▲ 图 7-33 癌症位置

颈段食管，上界为环咽部，下界为胸骨切迹，食管镜检查时通常距离切牙 15～20cm。上胸段食管，上界为胸骨切迹，下界为奇牙弓，食管镜检查时距切牙的距离通常 > 20～25cm。胸中段食管，上部为奇牙弓，下部为下肺静脉，食管镜检查时距切牙的距离通常 > 25～30cm。下胸段食管，上为下肺静脉，下为食管下括约肌，食管镜检查时距离切牙通常 > 30～40cm；它包括震中位于胃近端 5cm 内并延伸到胃食管结合部或下胸段食管的癌症。EGJ. 胃食管结合部；UES. 食管上括约肌

和 $T_2N_0M_0$ 腺癌，亚分组是根据组织学分级，G_1 和 G_2（不是 G_3），以及 G_3。对于 $T_1N_0M_0$ 鳞状细胞癌，亚分组是根据组织学分级；对于 $T_2N_0M_0$ 和 $T_3N_0M_0$ 鳞状细胞癌，G_1 和其他所有 G 分组，分组是根据组织学分级和部位。四种组合包括生存率最高的 G_1 期下胸部鳞状细胞癌（Ⅰb 期）和生存率最低的 $G_{2\sim4}$ 期上、中胸部鳞状细胞癌（Ⅱb 期）。$G_{2\sim4}$ 型下胸鳞状细胞癌和 G_1 型上胸和中胸鳞状细胞癌分为 Ⅱa 期和中期存活。

0 期、Ⅲ 期、Ⅳ 期腺癌和鳞状细胞癌分期相同，腺鳞癌分期为鳞状细胞癌。

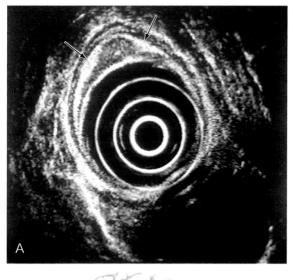

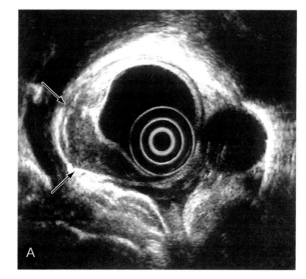

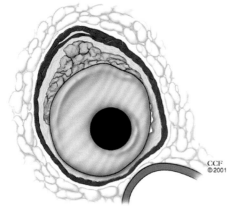

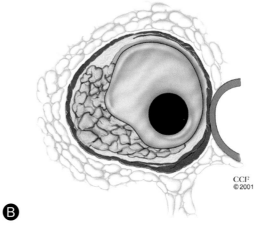

▲ 图 7-34 **A.** 在食管超声上看到的 T_1 肿瘤。低回声（黑色）肿瘤侵入高回声（白色）第 **3** 层超声层（黏膜下层），但未突破第 **3** 层和第 **4** 层之间的边界（箭）。**B.** T_1 肿瘤侵入但不破坏黏膜下层

▲ 图 7-35 **A.** 在食管超声上看到的 T_2 肿瘤，低回声（黑色）肿瘤侵入低回声（黑色）第 **4** 层，但未突破第 **4** 层和第 **5** 层（箭）之间的边界；**B.** T_2 肿瘤侵入但不破坏固有肌层

在食管癌的发生过程中，超声刀可以在不同时期使用。主要时间是在初始分期检查（c 期）和诱导或最终化疗 / 放化疗（yc 期）之后。它也可用于诊断和分期癌症复发（r 期），也称为再治疗阶段。

十三、临床阶段（cTNM）

（一）计算机断层扫描分类的确定

EUS 对食管壁的详细图像使其成为治疗前临床确定肿瘤浸润深度（T）的最准确方式（图 7-34 至图 7-37）[53-58]。CT 不提供食管壁的相

同定义。食管壁增厚是食管癌的主要 CT 表现，对食管癌没有特异性，缺乏区分 T_1、T_2 和 T_3 肿瘤所需的定义[59]。在区分 T_3 和 T_4 肿瘤方面，EUS 优于 CT。脂肪平面的评估用于在 CT 检查中定义局部浸润。脂肪平面的消失或缺失在预测局部浸润方面并不敏感，但保留这些平面对于不存在 T_4 的疾病具有特异性[60-67]。与 CT 相比，EUS 提供了更敏感和更可靠的血管受累情况[68]。

检查技术和超声解释的经验对于准确确定肿瘤浸润的临床深度至关重要。在获得能力之前需要进行 75～100 次检测[69, 70]。进行大量 EUS 的中心比低容量中心更有可能进行更好的

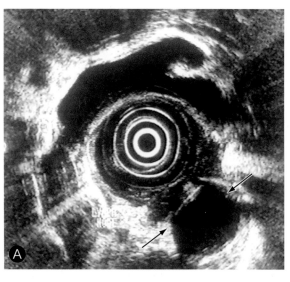

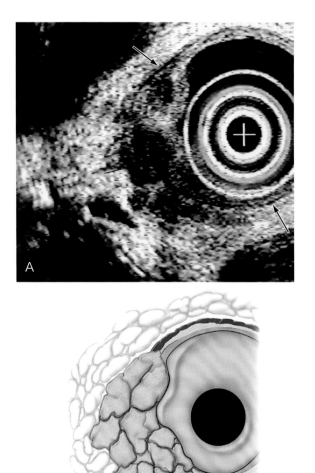

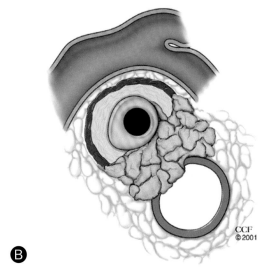

▲ 图 7-36　A. 在食管超声上看到的 T_3 肿瘤，低回声（黑色）肿瘤突破了第 4 层和第 5 超声层（箭）之间的边界并侵入了高回声（白色）第 5 超声层（食管周围组织）；B. T_3 肿瘤侵入食管周围组织但不涉及相邻结构

▲ 图 7-37　A. 在食管超声上看到的 T_4 肿瘤，低回声（黑色）肿瘤侵入主动脉，肿瘤突破了食管周围组织和主动脉（箭）之间的边界；B. T_4 肿瘤侵入主动脉

检查 [71]。

对报道的 21 个系列的审查 EUS 对 T 分类的准确率为 84%[72]。准确度不是恒定的，并随 T 分类而变化。在这项 Meta 分析中，T_1 癌的准确率为 83.5%，其中 16.5% 的肿瘤过度分期；T_2 的准确率为 73%，其中 10% 未分级，17% 超出分级；T_3 的准确率为 89%，其中 5% 未分级，6% 超出分级；T_4 的准确率为 89%，有 11% 的分期不足 [72]。该评论报道了 T 分类的准确率变化：T_1 为 75%～82%，T_2 为 64%～85%，T_3 为

89%～94%，以及 T_4 为 88%～100%。对 27 篇文章的 Meta 分析表明，EUS 在区分 T_1 和 T_2 与 T_3 和 T_4 癌症方面非常有效 [73]。最近的一项 Meta 分析发现，EUS 的晚期（T_4）分期优于早期（T_1）癌症 [74]。

据报道，对 T_2 肿瘤最不准确 [75-78]。EUS 解剖部分解释了这个问题。固有肌层对于定义 T_1、T_2 和 T_3 肿瘤至关重要。对于临床评估，第 4 超声层被解释为固有肌层。然而，这一层不包括黏膜下层和固有肌层之间的界面，它包含在第

3 超声层中。因此，完全区分 T_1 和 T_2 肿瘤所需的边界包含在第 3 个超声层中。由于必须评估 2 个边界以确定 T_2，并且每个边界都可能发生错误，因此不准确度可能是 T_1 和 T_4 肿瘤的 2 倍。

由于食管壁外浸润对于确定治疗很重要，一些研究人员已经检查了 EUS 在二分类确定 T 分类方面的准确性。与病理学确定的 T 分类相比，EUS 对局限于食管壁（< T_2）或侵犯食管外的肿瘤的准确率为 87%，敏感性为 82%，特异性为 91%，阳性预测率为 89%，阴性预测率为 86%[79]。一项对 13 项研究的系统评价也证实，EUS 在区分 T_1/T_2 与 T_3/T_4 肿瘤方面非常有效[80]。虽然 EUS 可以确定侵袭食管周围组织（cT_3）的程度，但这种区别尚未在临床上证实有用，因为食管周围浸润的程度与癌症死亡率或复发无关[81]。在缺乏临床信息的情况下，不进行 EUS 检查结果解释；通常可以获得患者病史和之前的食管镜检查和影像学检查。Meining 等说明了这一事实，他们报道说，对 EUS 研究的盲审比对 EUS 报道的回顾性审查准确得多，分别为 53% 和 73%[82]。当研究员不设盲并给予内镜检查时，准确性提高到 62%。肿瘤长度和管腔阻塞在 EUS 时是已知的，并且可以预测 T 分类[83]。在该报道中，肿瘤长度 > 5cm 对诊断 T_3 肿瘤的敏感性为 89%，特异性为 92%。13 例管腔阻塞患者至少有 T_3 肿瘤。据报道，根据 EUS 定义的肿瘤长度，EUS 确定的肿瘤体积是食管癌的重要预后指标[84]。

3%～63% 的检查因恶性高度狭窄引起的食管梗阻禁止分期[58, 85-87]。两项研究报道称，EUS 在不可穿越的食管癌中可能不太可靠[57,88]。未能通过检查超出恶性狭窄的超声探头是晚期的准确预测指标。> 90% 的这些患者患有Ⅲ期或Ⅳ期疾病[89]。在 Hordijk 等在[86] 评估恶性狭窄严重程度的研究背景下，这些不一致的发现可能会被调和。在这项研究中，T 分类的准确率对于不可穿越的狭窄为 87%，对于难以通过的紧密狭窄为 46%，对于容易穿越的狭窄为

92%。在不可穿越的狭窄情况下，选项包括对近端肿瘤边缘的有限检查、扩张和随后的 EUS 检查，以及使用微型探针。对狭窄以上的肿瘤进行有限的检查具有不同的准确性，但在 T_3 或 N_1 疾病的分期中可能有用。恶性狭窄扩张后再行扩张检查可能与增加穿孔发生率有关。然而，它允许对 42%～97% 的高度狭窄患者进行全面检查[87, 90-92]，如果进行小心地逐步扩张，则与穿孔无关。19% 的患者发现了晚期疾病，主要是因为腹腔淋巴结转移。这个问题可以通过使用微型超声导管探针来解决（图 7-26）。这些探头通过内镜的活检通道，穿过狭窄，准确地确定了 85%～90% 的患者的分类[93-96]。由于这些数据大部分是不可控的，因此不清楚额外的努力和费用是否能提供停滞效益。这些 20MHz 的探针穿透深度有限，可能会妨碍全面的超声评估。因为大多数不可穿透的肿瘤至少是 T_3，所以评估肿瘤的外界及邻近的结构和局部淋巴结是至关重要的，它们可能在微型探针的范围之外[97]。根据经验，如果肿瘤狭窄不允许内镜通过，最实际的选择是中止手术，至少按 cT_3N_1 处理患者，并在食管切除术前进行新辅助治疗[97]。

由于传统的超声显像技术无法显示黏膜结构，超声显像技术已被证明对疑为高度发育不良或黏膜内癌的分期患者没有用处，在大多数中心，超声显像技术已被放弃，取而代之的是内镜切除术和病理分期。然而，在较大的浅表肿瘤或淋巴管浸润的淋巴结转移风险较高的情况下，EUS 可能提供一些价值[98-101]。在大多数 Barrett 食管患者中见到的重复的黏膜肌层可能导致黏膜下癌（T_{1a}）分期过高[102]。尽管高分辨率 EUS 比传统 EUS 更好地评估黏膜，但它在浅表食管癌中的价值有限[103-106]。

（二）N 分类的确定

除了大小之外，EUS 还评估淋巴结评估中的淋巴结形状、边界和内部回声特征（图 7-38）。

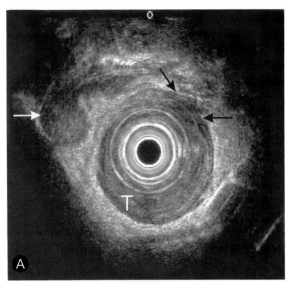

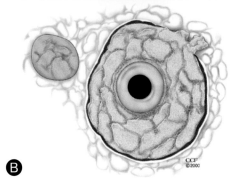

▲ 图 7-38　T_3N_1 食管癌

A.T_3 肿瘤（T）消除了该级别的超声解剖结构。在 1 点钟位置（黑箭），肿瘤突破第 4 层超声层并侵入第 5 层。靠近原发肿瘤的 N_1 区域淋巴结（白箭）较大（直径 2.2cm）、圆形、低回声且界限清楚。B.T_3N_1 肿瘤突破固有肌层侵入食管周围组织，并转移到单个区域淋巴结

大的（长轴＞ 1cm）、圆形、低回声、不均匀、边界清晰的淋巴结更可能是恶性的，小的、椭圆形或有角的、高回声、边界不清的同质淋巴结更可能是良性的 [107]。在对 100 次 EUS 检查的回顾性审查中，N 的测定敏感性为 89%，特异性为 75%，准确率为 84%[107]。阳性 EUS 对 N+ 疾病的预测值为 86%，阴性预测值为 79%。如果 EUS 检测到区域淋巴结，患者患 N+ 癌症的可能性会增加 24 倍。检测 N+ 癌症的最敏感的预测指标是低回声的内部回声模式，其次是锐利的边界、圆形和＞ 1cm 的大小。当所有 4 个因素都存在时，N_1 检测的准确性为

80%～100%[107, 108]。不幸的是，所有 4 个特征都存在于仅被发现在 25% 的 N+ 淋巴结中 [108]。使用 EUS 诊断淋巴结转移的能力因部位不同而产生区别。对腹腔淋巴结（准确性 95%，敏感性 83%，特异性 98%，阳性预测值 91%，阴性预测值 97%）的评估优于纵隔淋巴（准确性 73%，敏感性 79%，特异性 63%，阳性预测值 79%，阴性预测值 63%）[109]。

21 个系列的 Meta 分析显示，EUS 对 N 有 77% 的准确率，对 N_0 有 69% 的准确率，对 N+ 有 89% 的准确率 [72]。超声内镜波引导细针吸取活检通过在超声内镜检查结果中加入组织取样，进一步改善临床分期。在一项多肠道研究中，171 例患者有 192 个淋巴结的超声图像 [110]。超声图像对淋巴结状态的判断敏感性为 92%，特异性为 93%，阳性预测值为 100%，阴性预测值为 86%。结合 EUS 和 EUS-FNA 评估腹腔淋巴结的敏感性为 72%，特异性为 97%，阳性预测值为 95%，阴性预测值为 82%[111]。FNA 证实了 88% 患者的 EUS 腹腔淋巴结阳性。该组最近的经验表明，EUS-FNA 检测恶性腹腔淋巴结的准确率为 98%[112]。

N+ 的子分类需要确定包含转移的区域淋巴结（阳性淋巴结）的数量。EUS 可以准确确定阳性区域淋巴结的数量，这种临床评估可以预测生存率 [113-115]。

原发肿瘤和 N 分类之间存在关联。区域淋巴结与原发肿瘤的接近度是 N+ 癌症的预测指标。比较肿瘤和区域淋巴结的回声特征有助于评估 EUS 淋巴结。在评估 EUS 时必须考虑 T 分类与 N+ 的关系。N+ 癌的发生率随着肿瘤浸润的加深而增加：对于低分化腺癌患者，T_1 肿瘤发生 N_1 的概率为 17%，T_2 为 55%，T_3 为 83%，T_4 为 88%[116]。对于 T_3 和 T_4 癌症，N_0 的 EUS 评估并不能确保不存在 N+ 疾病。

EUS-FNA 通过在超声内镜检查结果中添加组织取样来进一步完善临床分期（图 7-39）[111, 117-122]。在一项多中心研究中，171 例患

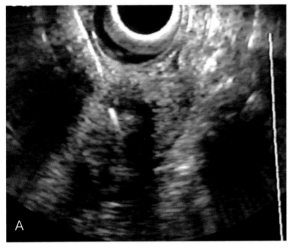

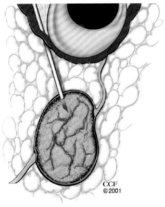

▲ 图 7-39　食管超声引导的 N_1 区域淋巴结细针抽吸
A. 用针穿过食管壁并进入 N_1 节点的超声图像；B. 在曲线电子内镜检查下进行细针抽吸的 N_1 区域淋巴结

者接受了 192 个淋巴结的 EUS-FNA[122]。EUS-FNA 用于确定 N 的参考值分类如下：灵敏度为 92%，特异性为 93%，阳性预测值为 100%，阴性预测值为 86%。N 分类的准确度从单独的 EUS 的 69% 增加到 EUS-FNA 的 92%。针穿过每个节点 2~3 遍。有 1 个非致命并发症：EUS-FNA 前食管狭窄扩张期间发生食管穿孔。Vazquez-Sequeiros 等的后续研究证实并扩展这些发现[120, 121]。在最近的一项前瞻性、盲法研究中，根据手术标本的组织病理学审查确定，EUS-FNA 比 EUS 更准确（分别为 87% 和 74%）[121]。CT、EUS-FNA 改变了 38% 患者的肿瘤分期。并发症极为罕见[123]。不幸的是，一些淋巴结由于靠近原发肿瘤而无法抽吸。只有针路避开原发肿瘤的节点才适合 EUS-FNA，否

则可能会获得假阳性结果。

腹腔淋巴结的 EUS 和 EUS-FNA 组合，敏感性为 77%，特异性为 85%，阳性预测值为 89%，阴性预测值为 71%[124]。EUS-FNA 确认 94% 的患者腹腔淋巴结阳性，准确率为 98%。EUS 检测淋巴结转移使 EUS-FNA 成为非 M_1 食管癌患者成本最低的病理分期策略[125]。对于术前 EUS 检查，N 分类最能预测患者生存[126]。与 EUS 确定相比，它是患者生存更好的预测指标 T 分类。EUS-FNA 的使用与无复发生存率和总生存率的提高相关[127]。因此，仔细的 EUS N 分类和积极的 EUS-FNA 淋巴结取样是强制性的，对治疗计划和预后至关重要。

（三）M 分类的确定

EUS 在筛查远处转移（M_1）方面的价值有限。远端器官必须与上消化道直接接触才能使用 EUS。肝脏的左侧段[128]和腹膜后是两个这样的部位（图 7-40）。EUS 能够检测到 CT 上不明显的低容量腹水。这一发现与 50% 的低容量腹水患者的不可切除的癌症有关，而在其余的低容量腹水患者中，只有 50% 能够接受 R_0 切除术[12]。

十四、治疗后阶段（ycTNM）

诱导治疗后，一部分食管癌患者将痊愈。由于食管癌手术的发病率很高，因此理论上需要能够检测出诱导治疗后没有残留癌（$ycT_0N_0M_0$）的患者。然而，$ycT_0N_0M_0$ 并不能确保 $ypT_0N_0M_0$ 或无癌症复发。为此目的，食管超声检查已被用于多个临床系列。早期系列表明 EUS 在确定化疗后的 T 分类方面非常准确。然而，在这些系列中，术前治疗在引起病理降期方面基本上是无效的；因此，EUS 是准确的，仅仅表明没有发生显著变化[130-133]。在放疗与化疗一起提供的 2 个系列中，T 分类的确定准确度再次很高（72%~78%），但病理性 T_0 疾病的患病率很低或未报道[134, 135]。因此 T 分类的准确性主要归因于肿瘤对放化疗缺乏反应。

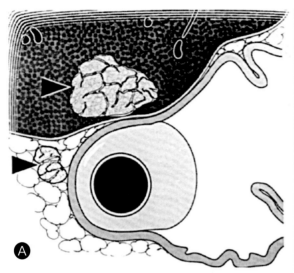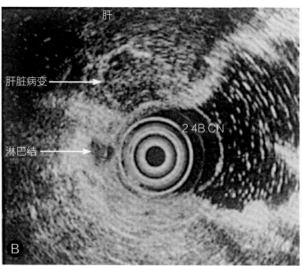

▲ 图 7-40 **A.** 肝脏左侧段的肝转移（上箭头），显示了胃周淋巴结转移（下箭头），食管超声探头可见于贲门；**B.** 食管超声从胃贲门看到的肝转移（上箭头），仅通过食管超声对转移灶进行成像，显示了胃周淋巴结转移（下箭头）

引自 Rice TW, Boyce GA, Sivak MV, et al. Esophageal carcinoma: esophageal ultrasound assessment of preoperative chemotherapy. *Ann Thorac Surg*. 1992;53:972.

后来的系列纳入了更积极的放化疗方案，肿瘤和病理性 $T_0N_0M_0$ 癌症的显著降期率更高。在这些系列中，多达 31% 的患者在放化疗后具有病理性 $T_0N_0M_0$ 分期[134]。EUS 无法准确确定 T 分类，报道率为 27%～47%[136-139]。确定 T 分类时最常见的错误由于 EUS 无法将肿瘤与放化疗引起的炎症和纤维化区分开来，因此分期过高。直肠癌的 EUS 分期也报道了这种区分中的类似困难[140]。EUS 对放化疗后 N 分类的准确性仅在 4 个临床系列中报道过。报道的准确度范围为 49%～71%[135, 137-139]。接受放化疗的患者的 N 分类准确度低于未接受放化疗的患者。这种不准确的主要原因是放化疗后淋巴结超声外观的改变，使得既定的 EUS 标准不适用，并且淋巴结内的癌症残留病灶太小，无法通过病理分析以外的任何方式检测到。

放化疗前后最大横截面积的变化似乎是评估食管癌对术前治疗反应的更有用的方法[136, 141]。Chak 等将其反应定义为肿瘤面积减少 50% 或更多。据报道，在放化疗、腺癌和 $T_3N_1M_0$ 癌治疗前接受手术的缓解者和缓解者亚组的生存率提

高[141]。通过 EUS-FNA 识别淋巴结中的持续肿瘤已被用于调整接受术前放化疗的患者的治疗[142]。尽管存在这些缺点，在对文献的系统回顾中，EUS 和 CT 在评估食管癌患者对新辅助治疗的反应方面具有相似的总体诊断准确性[143]。然而，在大多数中心，PET-CT 是首选的分期研究新辅助治疗后排除转移性疾病，重复 EUS 的使用有限。

复发阶段（rTNM）

EUS 可用于内镜不可见的吻合口复发患者的诊断和再分期[144, 145]。

十五、良性食管疾病

（一）良性食管肿瘤

对食管壁进行详细的 EUS 检查提高了对良性食管肿瘤的诊断。EUS 对壁内肿块的识别依赖于肿瘤起源的层（表 7-2）和肿瘤的超声特征。无回声、中等回声或高回声的均质病变几乎完全是良性的[146]。在良性肿瘤中可能会看到不均匀的回声模式，但这种超声内镜检查发现，特

别是在最大直径 > 3cm 的病变中，可能具有指示性恶性肿瘤。

表 7-2　良性食管肿瘤的超声内镜分类

EUS 层	食管肿瘤
第 1 层 / 第 2 层（黏膜 / 深层黏膜）	纤维血管息肉 颗粒细胞瘤 保留囊肿 平滑肌瘤 *
第 3 层（黏膜下层）	脂肪瘤 纤维瘤 神经纤维瘤 颗粒细胞瘤
第 4 层（固有肌层）	平滑肌瘤 * 囊肿
第 5 层	囊肿

*. 平滑肌瘤可起于第 2 层和第 4 层

（二）黏膜肿瘤

纤维血管息肉是由正常鳞状上皮内衬的纤维、血管和脂肪组织的集合。在显微镜下，纤维血管息肉是固有层的扩张[147]。这些息肉通常出现在颈段食管，延伸到食管腔，并可能进入胃。大多数患者最终抱怨吞咽困难或呼吸道症状，或两者兼而有之。壮观的表现包括反流到下咽部和口腔，随后发生误吸，偶尔会因窒息而猝死。钡剂造影和 CT 能最好地检测这些病变。由于纤维血管息肉充满食管腔，其成分与黏膜相似，因此通过食管镜检查或 EUS 进行定义可能很困难或不可能[148]。如果证明良性纤维脂肪成分起源于黏膜 / 黏膜下层，EUS 引导下的 FNA 和细胞学检查可能具有诊断意义[149]。

颗粒细胞瘤是第三大常见的良性食管肿瘤，而食管是这些肿瘤最常见的胃肠道部位。大多数位于食管的远端。它们的起源是来自施万细胞的神经细胞。大多数颗粒细胞瘤患者没有症状，很少需要手术。在内镜检查时，这些病变是黄色的、坚硬的结节。内镜活检仅对 50% 的患者具有诊断意义[150]。EUS 评估通常表明肿瘤直径 < 2cm，具有中等或低回声、轻度不均匀的实心图案，边界光滑并从内部 2 个 EUS 层升起[150, 151]。< 5% 的颗粒细胞肿瘤起源于黏膜下层。恶性变异很少见，可通过大小（> 4cm）、核多形性和有丝分裂活动来区分[152]。非典型 EUS 发现可能预测罕见的恶性颗粒细胞肿瘤。

（三）黏膜下层肿瘤

食管间质瘤很少见，包括脂肪瘤、纤维瘤和血管瘤。脂肪瘤在食管镜检查中被间接检测为上覆食管黏膜的隆起。当用食管镜探查时，它们具有淡黄色的外观和柔软的质地。内镜活检通常会产生正常覆盖的鳞状上皮，因为这些取样很少穿透黏膜下层。EUS 显示起源于并局限于黏膜下层的高回声均匀病变。通常无症状且最常偶然发现，脂肪瘤不需要 EUS 随访。纤维瘤和神经纤维瘤非常罕见。在内镜检查中，它们"摸起来"很结实。这些病变的高回声比脂肪瘤低。有症状的黏膜下肿瘤并不常见，并且症状可能无关。这些肿瘤通常是对非典型症状（如胸痛和咳嗽）进行"散弹式"调查的偶然发现。EUS 对诊断和避免切除至关重要。

血管瘤可表现为吞咽困难和出血。大多数血管瘤位于食管下部，可能被误认为是食管静脉曲张。EUS 检查显示从 EUS 第 2 层或第 3 层产生的边缘锐利的低回声肿块[153, 154]。

（四）固有肌瘤

平滑肌瘤是固有肌层的良性肿瘤。起源于黏膜肌层的有症状的肿瘤很少见，大多数起源于食管远端和胸中段的内环肌层[155]。EUS 检查显示大多数食管平滑肌瘤的直径 > 1cm[156]，平滑肌瘤是最常见的食管良性肿瘤，占所有良性肿瘤的 70% 以上。男女发病率无差别，它们通常发生在 20—50 岁的患者中（患者明显比食管癌患者年轻）。尽管经常无症状且偶然发现，但平滑肌瘤可导致吞咽困难、疼痛或出血。远端食管平滑肌瘤通常与 GERD 的症状有关。钡剂造影显示平滑充盈缺损，食管镜检查显示正常的上覆黏膜。EUS 显示出现在第 4 超声层的低回声、边界清晰的肿瘤（图 7-41）。使用微型超声探头可以增强对小平滑肌瘤（直径 < 1cm）的诊断[156]。非典型 EUS 表现是肿瘤 > 4cm、边缘不规则、混合内部回声特征和相关的区域淋巴结肿大。内镜活检无法到达固有肌层。EUS-FNA 不太可能提供区分平滑肌瘤和平滑肌肉瘤所必需的细胞结构特征，后者极为罕见[157]。良性平滑肌瘤的恶性转化鲜有报道。如果可能，通过微创或内镜技术进行手术切除，适用于有症状的平滑肌瘤。对于具有典型 EUS 特征的无症状肿瘤，需要期待治疗加 EUS 观察。

食管胃肠道间质瘤是由固有肌层中的 Cajal 细胞引起的极其罕见的肿瘤。EUS-FNA 可能会将它们与更常见的平滑肌瘤区分开来[158, 159]。

十六、其他食管疾病

（一）食管囊肿

食管囊肿是第二常见的良性食管肿瘤，占这些病变的 20%。少数是在固有层中产生的获得性上皮囊肿。黏膜下腺炎症是可疑的原因。大多数食管囊肿是先天性前肠囊肿。它们内衬鳞状上皮、呼吸上皮或柱状上皮，可能含有平滑肌、软骨或脂肪。食管重复是前肠囊肿的一个亚型，其内衬鳞状上皮，黏膜下层和肌层成分与食管固有肌层交叉。EUS 可以清楚地定义这些肿瘤的壁内或食管外性质，并进一步确定它们的无回声、囊性性质（图 7-42）[160-163]。前肠囊肿经食管 EUS 引流已有报道，但在不破坏其内衬的情况下引流囊肿可能会导致复发[164]。

（二）食管静脉曲张

食管静脉曲张在 EUS 具有血管的典型外观。表现为管状、圆形或锯齿状无回声结构，它们在黏膜下层或食管附近的组织中可见（图 7-43）。这些 EUS 模式在硬化后发生变化[165]。静脉内硬化用代表血栓的回声材料填充静脉曲张。静脉曲张旁注射导致静脉曲张闭塞，伴有低回声的静脉曲张外增厚。EUS 联合彩色血流多普勒可能有助于评估门静脉系统的血流动力学和对肝血流的治疗效果[166]。

（三）贲门失弛缓症

EUS 在贲门失弛缓症中的发现是有争议的。一些作者报道大多数接受检查的患者食管壁增厚[167, 168]。然而，这种过度增厚可能是人为造成的。在扩张和回旋的食管中，超声换能器可能以倾斜于食管壁的角度定向，并产生壁增厚的假象[169]。EUS 在贲门失弛缓症中的主要作用是

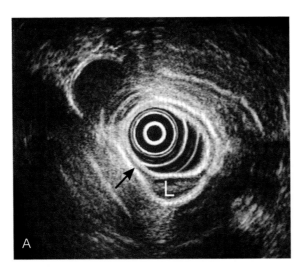

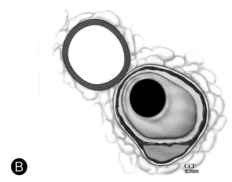

▲ 图 7-41 **食管平滑肌瘤**

A. 这种最常见的良性肿瘤的超声内镜显示低回声、均质、界限清楚的肿瘤，没有相关的淋巴结肿大。EUS 球囊过度膨胀将前 3 个超声层混合成 1 个高回声层。肿瘤起源于并局限于第 4 超声层（箭）。B. 良性平滑肌瘤起源于并局限于固有肌层

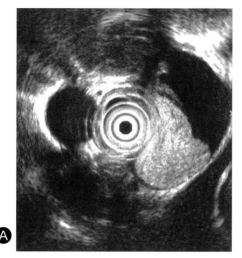

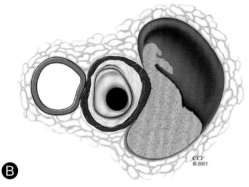

▲ 图 7-42　前肠囊肿

A. 食管超声显示气管和食管附近肿块（箭）。囊肿有 2 个部分，1 个是高回声（白色），代表蛋白质物质，1 个是低回声（黑色），代表液体。B. 靠近食管和气管的前肠囊肿

排除其他壁异常 [170-172]。

十七、食管旁疾病

EUS 已被用于检查支气管癌患者的纵隔淋巴结 [140-142, 173-175]。在这种情况下，EUS 报道的阳性预测值为 77%，阴性预测值为 93%，总体准确率为 92%。在使用类似于食管癌区域淋巴结评估的标准时 [141, 174]，解剖学限制了其在评估气道附近淋巴结的有用性。EUS-FNA 可提供良恶性淋巴结病之间的细胞学区分 [143, 176]，并已成功诊断出纵隔和肺的实性病变 [118, 144–146, 177–179]。

十八、结论

EUS 和 EUS-FNA 对于确定食管癌的临床分期和指导治疗至关重要。食管良性肿瘤的诊断需要 EUS 检查，它既确定了食管壁的起源层，又确定了肿瘤的超声特征。由于这些肿瘤中的许多是无症状的，因此 EUS 提供了简单的随访并避免了不必要的切除。EUS 是诊断和治疗食管旁疾病的有用辅助手段。

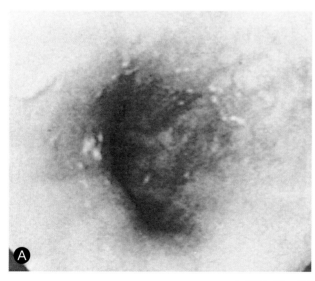

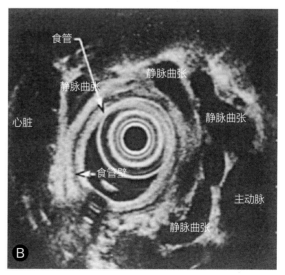

▲ 图 7-43　食管旁静脉曲张

A. 在内镜检查中，看不到小的静脉曲张；B. 在食管超声上，静脉曲张是食管壁外突出的无回声、管状和圆形结构

第 8 章
高分辨率食管测压：在食管动力障碍诊断和外科手术决策中的技术和应用

High-Resolution Esophageal Manometry: Techniques and Use in the Diagnosis of Esophageal Motility Disorders and for Surgical Decision Making

Ezra N. Teitelbaum　Christy M. Dunst　著

李　斌　孟于琪　译

摘要

高分辨率测压是评价食管运动的金标准，包括食管的收缩功能和胃食管结合部在吞咽时的反射性松弛功能。对于通过上消化道内镜排除机械性梗阻且存在吞咽困难和非心源性胸痛的患者，高分辨率测压法（High-Resolution Esophageal Manometry，HRM）是最佳的检查方法。因此，压力测量参数是诊断包括贲门失弛缓症在内的食管运动功能障碍的基础。本章将详细描述高分辨率压力测量的测压技术和分析方法。目前的"芝加哥食管运动障碍分类"是开展这些研究和对这些患者分类诊断的基础。根据测压结果，讨论主要和次要的运动功能障碍和它们的治疗方案。最后，我们将探讨测压术在胃食管反流病患者术前评估中的应用，以及对于接受胃底折叠手术的患者术中使用测压术评估选择性"裁剪"胃底折叠术手术方案。

关键词：高分辨率测压法；食管测压法；食管蠕动；贲门失弛缓症；胃食管反流病；抗反流手术

消化内镜排除食管结构病变并且食管黏膜组织活检排除食管嗜酸性病变后，食管动力障碍可能是吞咽困难和非心源性胸痛的原因。胃食管反流病也必须仔细考虑，即使没有内镜下病变的患者，大多数都应给予 1 个疗程的质子泵抑制药治疗，或者 24h 或 48h pH 监测，以排除这种可能性。与吞咽困难和（或）胸痛有关的病因中最常见的食管运动障碍是贲门失弛缓症；然而，其他运动障碍，如远端食管痉挛、食管过收缩（Jackhammer 食管）、食管蠕动功能减退、无效的食管运动也有报道 [1]。

食管测压法通过监测收缩特征，以识别和分类食管运动障碍。通过测定食管腔内的压力，评估其完整性、蠕动速度和收缩蠕动波的形态

（幅度、持续时间、重复性收缩）。传统测压法的分类特点是：食管运动模式有 3～8 个压力传感器，间隔 3～5cm，压力沿时间轴显示。然而，随着压力传感器硬件、计算机处理和分析软件的不断进展，传统的压力测量方法已被高分辨率压力测量和食管压力图（EPT）分析所取代。20 世纪 90 年代由 Clouse 描述了 HRM 和 EPT[2]，通过 Clouse 及其同事的倡议，现在已经广泛应用于临床实践。利用 EPT，压力数据不仅在时间上，在食管长度上也呈现出完整动态。一个关键的优势是能够评估沿食管垂直轴（长轴）的压力分布，也就是空间压力变化图，与既往的传统技术相比，提高了监测的准确性和细节。

除了作为诊断食管动力障碍诊断的工具外，HRM 还在上消化道手术，特别是腹腔镜抗反流手术术前和术后食管功能评估中发挥重要作用。吞咽困难和腹胀是腹腔镜胃底折叠术后的长期功能性并发症。为了评估患者发生术后吞咽困难的风险，推荐患者术前常规行 HRM。HRM 可以诊断以前未被识别的食管运动障碍，如贲门失弛缓症，并识别部分食管功能受损的患者。对接受胃底折叠术的 IEM 患者术中进行 HRM 评估尚存在争议。一些外科医生倾向于根据 HRM 监测结果"量身定制"的胃底折叠手术策略，即对部分患者进行部分折叠，而另一些医生认为不论术前 HRM 的结果如何，都需进行完全胃底折叠或 Nissen 手术。本章将重点描述使用 HRM 和 EPT 评价食管运动障碍，并阐述如何将这些技术应用在食管运动障碍的管理中。此外，还将讨论 HRM 在上消化道手术尤其是抗反流手术围术期评估中的应用。

一、食管测压技术

食管测压术在临床实践中应用于两个领域：①准确检测食管运动功能；②制订食管运动异常的治疗计划。

（一）测压技术

食管测压是一种管腔内压力传感器的测试，无论是水灌注还是固态晶体管，都被轴向放置在食管内，以测量食管的收缩特性，并将其划分成不同的功能区域。探头/导管经鼻置入并连接到记录装置（在灌注压力传感器的情况下通过液压泵）。传统的技术使用 3~8 个压力传感器，每个传感器间隔 3~5cm，而 HRM 通常使用 36 个固态压力传感器，每个传感器间隔 1cm。HRM 的概念是在食管内使用足够数量的压力传感器，这样就可以连续监测沿食管整个长度的腔内压力，就像传统测压法将时间视为连续体一样。图 8-1 将具有代表性的常规测压和 HRM 记录的 EPT 格式图进行叠加。目前

最常见的 HRM 导管由 36 个压力传感器组成，间距为 1cm。这些设备提供了足够的记录长度（35cm），以便记录从下咽到胃（有几个胃内传感器）全程的压力变化，而不需要在研究过程中重新定位探针。与传统测压法相比，HRM 在理论上具有以下优势：①提供标准化的客观指标；②更容易实现监测的高度一致性；③使食管特别是括约肌蠕动引起的运动伪影最小化；④无论是传统的还是高分辨率的测压模式，操作过程都更加直观，使学员更容易掌握[3]。

（二）测压规范

食管测压时通常选择仰卧位。这种体位可以在不受重力影响的情况下检测食管蠕动功能，平卧时食管收缩压力增加。过去使用灌注压力传感器时，必须采用仰卧位，使所有传感器与外部压力传感器处于同一高度，从而避免流体静压引起的压力偏移。固态传感器避免了这一问题，可以在直立姿势下进行测压，有些人认为直立姿势更符合生理。然而，目前所有的规范性数据都是建立在仰卧位状态下。

典型的测压方案包括以保持 30s 不做吞咽动作所测得的值作为基础值，然后测试 10 次吞咽 5ml 水时的压力。测试吞咽间隔至少 20s，以重新建立基础活动，避免因先前吞咽的抑制调节作用影响随后的吞咽。压力诊断是基于 10 个 5ml 吞咽测试的分析结论。增加水的量（10ml 和 20ml）可激发应激性蠕动，多次快速吞咽可用于评估吞咽抑制[4]，但这些实验作为诊断标准尚缺乏标准化值。然而，多次快速吞咽是评估吞咽抑制功能完整性的简单方法，吞咽抑制功能缺陷被认为是一些运动障碍的原因。最后，可以使用黏性溶液或固体（如棉花糖或面包）来改变食团的黏稠度。然而，这些试验还没有标准化值参考。

（三）食管压力地形图

当 HRM 结合复杂的算法将压力测量数据

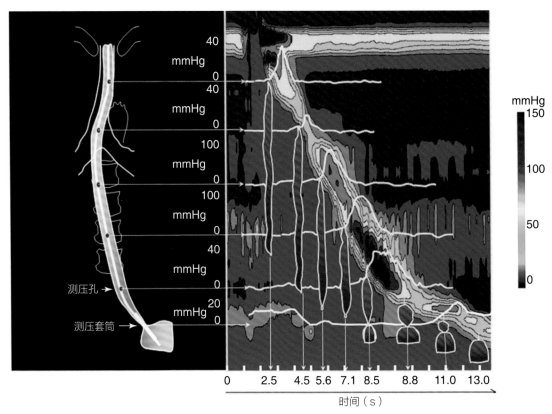

▲ 图 8-1　通过荧光检查（粉线）、常规测压（白线）和高分辨率食管测压图（EPT）描述正常的食管运动。在左侧的解剖图中显示了传统测压仪在食管中的压力传感器位置，并在胃食管结合部安装了套式装置。右边是常规测压图、食团分布和 EPT 的叠加图，以说明它们之间的对应关系。蠕动波将食团向下推移，以上行压力（常规）或等压轮廓线（EPT）区分食团 / 无食团界面。注意 EPT 提供的压力异常增强的细节，特别是在 EGJ 区域

显示为压力地形图时，食管收缩可以在压力地形图上以等色区域显示传感器之间的等压状态。在 EPT 图（或 Clouse 图）中，Y 轴表示食管体的轴向长度，咽部和食管上括约肌位于图的顶部，胃食管结合部和近端胃位于图的底部。X 轴代表时间，因此可以看到蠕动压力波在吞咽期间向右传播。压力用颜色表示，暖色（红色、橙色）表示高压，冷色（绿色、蓝色）表示低压。

　　图 8-2 是一次正常吞咽时食管上下括约肌之间的压力高分辨率 EPT 图。括约肌松弛和食管节段性收缩的相对时间及过渡区的位置都很容易显示。吞咽顺序描述如下：吞咽引起的 UES 弛缓之后是食管体的蠕动收缩，这依赖于肌间神经丛内抑制性神经元的节段性分布。在食管蠕动收缩之前，食管体内有一段潜伏期或静止期，直到抑制期或潜伏期被该特定部位的

兴奋性活动所取代，收缩活动才产生。吞咽诱导的 EGJ 松弛也开始于 UES 松弛后，当传播性食管收缩到达 EGJ 时结束。蠕动收缩的特征是有两个主要的压力槽，1 个近端，1 个远端，见图 8-2 中的 P 和 D。中间压力槽有时很明显，但是因人而异的。蠕动的另一个显著特征是当收缩接近 EGJ 时出现传播速度的拐点。这个拐点称为收缩减速点，区分了以食管蠕动为主的收缩起始段和膈下食管排空后的收缩段。通过将切线拟合到 30mmHg 等压线的起始和终点，并标记切线的交点，可以客观地定位 CDP，如图 8-2 所示。

（四）基于压力地形参数的分析算法

　　使用 EPT 对食管运动障碍进行分类的算法基于系统的分析，该分析首先将食管分为两

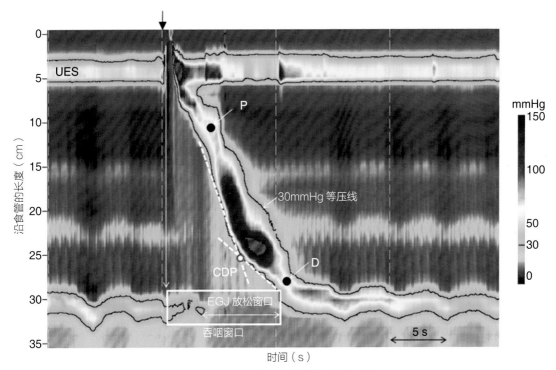

▲ 图 8-2　正常吞咽时食管压力地形图

吞咽前后，可以看到两个高压区，即食管上括约肌和胃食管结合部。突出显示的黑线是图上 30mmHg 等压线，提示腔内压力 >
30mmHg。蠕动性食管收缩的特征是有两个波谷，1 个是近端（P），1 个是远端（D）。收缩减速点代表收缩波推进的拐点。通过将
两条切线拟合到 30mmHg 等压线轮廓的起始和末端部分并标记这些线的交点（白点），可以对它进行定位。在 UES 放松后，EGJ
放松窗口会持续 10s，是评估吞咽性 EGJ 放松的区域

个功能域即 EGJ 和食管体。这个分析系统是在
HRM 出现后开发的，它依靠计算机来测量 EPT
的特定指标。HRM 的测量和随后的食管功能性
疾病分类和诊断的综合分析结果被称为"芝加
哥分类"[5]。根据使用经验的不断积累，"芝加
哥分类"随后被国际工作小组更新至当前的 3.0
版本[6]。本章的其余部分将基于当前版本。

　　芝加哥分类分析首先评估 EGJ 功能，因为
异常的 EGJ 压力形态或吞咽时 EGJ 松弛功能受
损可以影响食管体的蠕动和压力地形图。EGJ
异常也具有重要的临床意义，因为食团转运依
赖于食团通过 EGJ 的阻力、食团内部压力（IBP）
和食团通过后食管闭合压力之间的平衡[7]。因
此，分析食管运动的第一步应该关注 EGJ。与
此一致，逐步分析算法应首先测量 EGJ 压力形
态（是否存在裂孔疝），其次测量 EGJ 在吞咽
时是否完全松弛。EGJ 异常压力形态的临床意

义尚未完全阐释，但生理数据支持 EGJ 结构和
与食管功能之间的相互作用，以及 EGJ 的阀机
制防止胃食管反流的学说。吞咽时 EGJ 松弛障
碍的后果更为明显，它会导致远端食管或全食
管 IBP 增加。尽管 EGJ 压力形态可能会被纳入
未来的诊断，但当前的版本仅涉及 EGJ 松弛功
能正常或受损，因为它持续影响食管功能。

　　在明确了 EGJ 解剖结构和吞咽时的放松
状态后，下一步分析的重点是食管蠕动。根据
表 8-1 所示的芝加哥分类参数，对每次吞咽的
压力图类型都进行了分类。芝加哥分类法的早
期版本侧重于蠕动的完整性，即蠕动波中是否
发生中断。然而，随后的研究表明，健康的人
经常出现明显的蠕动中断，特别是在食管近端
骨骼肌和平滑肌之间的过渡区，这些中断并不
是临床诊断的可靠依据[8]。因此，芝加哥分类
V3.0 版侧重于评估单次吞咽的有效性，即收缩

活力，或每次吞咽蠕动波前的总压力，而不考虑蠕动波是否中断。这是通过测量远端收缩积分来完成的，可将其定义为在过渡区远端蠕动波中压力地形图的体积。根据 DCI，吞咽分为失败、无力、正常或过度收缩。这种分析方法既简化了吞咽的分类，也使其在评价食团转运时更加贴近临床。吞咽的另一个特征是远端潜伏期和蠕动中断，以识别过早收缩（痉挛）或蠕动中断（目前定义为临床意义不明确的轻微食管运动障碍）。

表 8-1 单次吞咽的食管压力地形图分类	
收缩活力	
失败	DCI < 100mmHg·s·cm
无力	100mmHg·s·cm < DCI < 450mmHg·s·cm
无效	失败或无力
正常	450mmHg·s·cm ≤ DCI < 8000mmHg·s·cm
过度收缩	DCI ≥ 8000mmHg·s·cm
收缩模式	
过早收缩	DL < 4.5s
蠕动中断	20mmHg 等压线存在较大长度（> 5cm）蠕动中断且 DCI > 450mmHg·s·cm
正常收缩	达不到上述诊断标准
食团内压模式（30mmHg 等压线内）	
全食管增压	从 UES 至 EGJ 的均匀增压
区域食管增压	延伸至从收缩前到 EGJ 的增压
EGJ 增压	LES 和 CD 分离（如存在食管裂孔疝）导致 LES 和 CD 之间的区域增压
正常增压	食团内压力没有增压至 30mmHg

CD. 膈脚；DCI. 远端收缩积分；DL. 末端潜伏期；EGJ. 胃食管结合部；LES. 食管下括约肌；UES. 食管上括约肌

除收缩模式外，还检查每次吞咽收缩活动时是否有异常的食管加压。这是 EPT 的一个独特功能，因为与传统的描线形式相比，这些模式在压力地形图中展现的更为清楚。对所有测试进行特征化处理后，使用分类算法总结研究结果，如图 8-3 和表 8-2 所示。

1. 胃食管结合部地形图 测量到的 EGJ 腔内压力由食管下括约肌和周围的膈脚形成。CD 对 EGJ 腔内压力的影响在吸气时最为明显，但在呼气时也可能有少量影响。因此，在描述 EGJ 腔内压力时存在两个主要的混杂变量：呼吸周期的相位及 LES 和 CD 的相对位置。传统测压法从未就如何处理这两个变量达成共识。事实上，一般很少认识到 EGJ 是一个复杂的括约肌，而只是在测压研究中简单地将其称为 LES。使用 HRM 可以清楚显示 CD 和 LES 对腔内压力的影响，LES 和 CD 的相对定位形成了 EGJ 形态亚型（图 8-4）。在正常呼吸时，CD 对 EGJ 压力增幅的影响很容易量化。回顾性分析 EGJ 压力地形图的这些属性与胃食管反流之间的关系发现，与对照组或非胃食管反流患者相比，胃食管反流患者的 CD-LES 分离明显增大（食管裂孔疝）[9]。与对照组或非 GERD 患者相比，GERD 患者吸气时 CD 对 EGJ 压力增幅的影响明显减少。此外，在逻辑回归模型中，只有吸气时 CD 收缩引起的 EGJ 压力增幅是胃食管反流病的独立危险因素，提示 CD 障碍是造成裂孔疝和 LES 低压的诱发因素。

最后，反流监测过程中动态 HRM 研究表明，这不是一个静态的情况。相反，GERD 患者在 I 型和 II 型 EGJ 构象之间摇摆。反流事件优先发生在以两个高压区域中以微小间隔为特征的 II 型构象时期[10]。矛盾的是，与 CD 和 EGJ 形态相关的研究结果相比，尚不清楚基础 EGJ 压力的临床意义。

2. 胃食管结合部舒张功能 吞咽时 EGJ 不完全松弛是诊断贲门失弛缓症的一个重要特征，而贲门失弛缓症不仅是定义最明确的食管运动障碍，也是治疗方法最特异的食管运动障碍。因此，准确测定吞咽时 EGJ 舒张功能对临床有重要意义。尽管意义重大，但用传统测压法测定吞咽时 EGJ 舒张功能没有统一的标准。此外，存在许多潜在的混杂因素，包括呼吸时的 CD

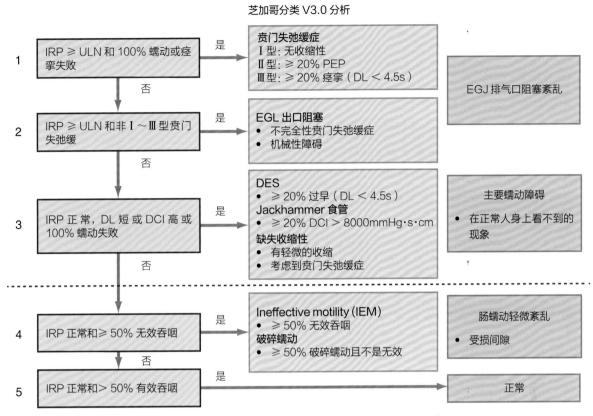

▲ 图 8-3　根据芝加哥分类 V3.0 分析食管压力地形学的流程

需要注意的是在评估结构性疾病、嗜酸性食管炎及心脏病后，才应将运动障碍视为吞咽困难和（或）胸痛的原因。第一点是确定符合贲门失弛缓症标准的患者（综合松弛压升高且无蠕动），然后对其进行分类。如果 IRP 正常，则可以识别其他蠕动异常，如痉挛和过度收缩。虚线上方显示了严重的蠕动障碍，虚线下方显示了轻微的蠕动异常和正常蠕动。DCI. 远端收缩积分；DES. 食管远端痉挛；DL. 远端潜伏期；EGJ. 胃食管结合部；PEP. 食管加压；ULN. 正常上限

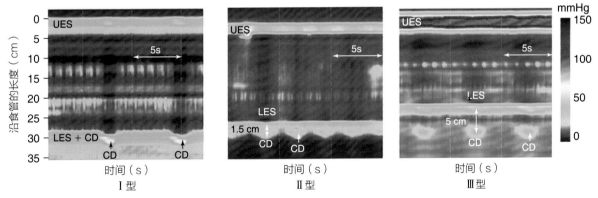

▲ 图 8-4　以食管压力地形图为特征的胃食管结合部形态

EGJ 的 2 个主要成分是食管下括约肌和膈脚，重叠时无法独立量化，被归为 I 型 EGJ。对于 II 型 EGJ，LES 和 CD 分开 1~2cm；而在 III 型中，LES 和 CD 分开超过 2cm。III 型 EGJ 是食管裂孔疝的测压标准。UES. 食管上括约肌

收缩、食管短缩、裂孔疝、通过 EGJ 的 IBP、纵行括约肌不对称，以及记录传感器相对于 EGJ 的运动。通过 HRM，EGJ 舒张功能测量的简易性和可靠性大大提高。压力地形图有助于

EGJ 和吞咽松弛窗口的精确定位，如图 8-2 所示。一项探索性研究通过比较贲门失弛缓症患者和对照组在该松弛窗内检测到的 EGJ 吞咽舒张功能得出结论，量化 EGJ 舒张功能的最佳方

表 8-2 芝加哥食管动力分类法	
诊断标准	
贲门失弛缓症和食管积水流出阻塞	
Ⅰ 型贲门失弛缓症（典型的贲门失弛缓症）	• 中位红细胞压积升高($>$ 15mmHg)，100% 肠蠕动失败（DCI $<$ 100mmHg·s·cm）
Ⅱ 型贲门失弛缓症（伴有食管压迫）	• 中位红细胞压力升高（$>$ 15mmHg），100% 蠕动失败，全食管加压 $\geqslant$ 20% 的吞咽 • 食管增压可能会掩盖收缩，不应计算 DCI
Ⅲ 型贲门失弛缓症（痉挛性贲门失弛缓症）	• 中位红细胞压积升高（$>$ 15mmHg[*]），无正常蠕动，早产（痉挛性）收缩，DCI $>$ 450mmHg·s·cm，$\geqslant$ 20% 的吞咽 • 可能混合了全食管加压
EGJ 流出阻塞	• 中位红细胞压积升高（$>$ 15mmHg），足够证据显示肠蠕动，因此不符合贲门失弛缓症 Ⅰ $\sim$ Ⅲ 型的标准[†]
其他主要运动障碍	
缺失收缩性	• 正常 IRP 平均值 100% 的吞咽蠕动失败 • 贲门失弛缓症应考虑当 IRP 临界和食管增压的证据 • DCI 值 $<$ 450mmHg·s·cm 的早期收缩符合蠕动失败的标准
远端食管痉挛	• 正常的平均 IRP，$\geqslant$ 20% 的早期收缩，DCI $>$ 450mmHg·s·cm，可能存在正常的蠕动
收缩过度的食管（Jackhammer）	• 至少 2 种吞咽 DCI $>$ 8000mmHg·s·cm • 过度收缩可能涉及，或者甚至局限于 LES
肠蠕动轻微紊乱	
无效食管动力	• $\geqslant$ 50% 无效吞咽 • 无效吞咽可能失败或虚弱（DCI $<$ 450mmHg·s·cm） • 多次重复吞咽评估可能有助于确定蠕动储备
碎裂蠕动	• $\geqslant$ 50% 破碎收缩 DCI $>$ 450mmHg·s·cm
食管动力正常	• 不符合上述任何一种分类

[*]. 截止值取决于测压硬件，这些是 Sierra 设备的截止值

[†]. 潜在的病因：早期贲门失弛缓症、机械性梗阻、食管壁僵硬或食管裂孔疝的表现

引自 Kahrilas PJ, Bredenoord AJ, Fox M, et al. The Chicago Classification of esophageal motility disorders, v3.0. *Neurogastroenterol Motil.* 2015; 27:160–174.

法是综合松弛压力，正常值定义为 $<$ 15mmHg。IRP 的概念定义为 10s 弛缓窗口内连续或不连续 4s 的最低平均压力（图 8-5）。这项 EGJ 吞咽舒张测量鉴别贲门失弛缓症的敏感性为 98%，特异性为 96%[11]。需要注意的是，IRP 测量是可变的，这取决于所使用的测压探头和分析软件。根据芝加哥分类 V3.0 标准，Sierra 设计导管的标准为 $<$ 15mmHg，Unisensor 设计导管的标准为 $<$ 于 28mmHg。当对 EGJ 舒张功能进行分类时，应该使用模型建议的参考值。

3.收缩活力　使用 DCI 对主要压力节点 P 和 D 之间的食管远端收缩活力进行量化。从概念上讲，DCI 在时间、长度和幅度上对应远端收缩体积，在近端和远端槽之间使用 20mmHg 等压线，表示为 mmHg·s·cm（图 8-6B）。它是由平均收缩压力（$<$ 20mmHg）、收缩持续时间和食管近端和远端槽之间的长度相乘计算的。根据这个值,吞咽被分类为失败（DCI $<$ 100mmHg·s·cm），减弱（DCI $>$ 100，但 $<$ 450mmHg·s·cm），正常（DCI450～8000mmHg·s·cm），过度收缩（DCI $>$

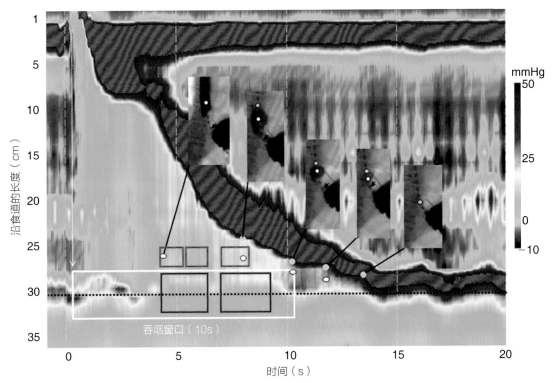

▲ 图 8-5　食管排空过程中的食管压力地形图（EPT）和荧光透视检查显示了从蠕动运输到腹段食管排空的过渡过程

窗口中的透视图像与 EPT 图同步。白点和蓝点分别表示食团内的压力和管腔闭合的开始时间。第二张图像（在 8s 左右的时间）接近收缩的减速点，这在透视图像到腹段食管构象的过渡及管腔闭合前部的减慢方面都很明显。吞咽松弛窗口内的彩色矩形表示用于计算积分松弛压力的时间片段，而胃食管结合部上方的粉红色矩形表示用于计算食团内压力的时间

8000mmHg·s·cm）。失败和减弱一起被归为"无效"吞咽。

4. 远端收缩潜伏期　食管吞咽反射是由口咽部的吞咽动作开始的。然而，随后食管远端蠕动收缩前有一段静止期。Behar 和 Biancani 引入了潜伏期的概念来量化这段静止期，并提出食管痉挛患者的收缩潜伏期有明显的缩短[12]。从吞咽开始到收缩开始的静止期称为远端收缩潜伏期，收缩痉挛的患者比正常人的远端收缩潜伏期要短。在 EPT 中，远端收缩潜伏期（distal contractile latency，DL）定义为 UES 放松到 CDP 之间的间隔时间（图 8-6A）。DL ＜ 4.5s 被定义为过早或痉挛性收缩。在芝加哥分类 V3.0 中，该分类系统已替代收缩前速度（CFV）作为食管痉挛的标志。

5. 收缩方式　尽管蠕动波中断的测量（通过 20mmHg 等压线的连续测量）不再被用作

评估蠕动功能的主要方法，收缩模式仍然是芝加哥分类 V3.0 中的次要指标。小的蠕动中断（＜ 3cm）临床意义有限；然而，＞ 5cm 的中断在吞咽困难患者中比健康对照组更常见（14%vs.4%）[13]。因此，＞ 5cm 的吞咽中断被归为"碎片型"（图 8-7）。这些吞咽必须有正常的 DL（＞ 4.5s）和 DCI（≥ 450mmHg·s·cm），否则它们将被归类为过早或无效吞咽。

6. 食管增压　在吞咽过程中测量食管加压模式和 IBP，因为它们间接评估 EGJ 松弛和食团通过能力。食管腔内压力＞ 30mmHg 的情况属于全食管或区域性，取决于它是从 EGJ 到 UES（全食管），还是从部分保留的蠕动收缩到 EGJ（区域性）。吞咽时 IBP 的 EPT 指标在 EGJ 近端边界上方 1cm 处测量，并量化吞咽窗口内连续或不连续的 3s 内最大平均压力（图 8-5）。

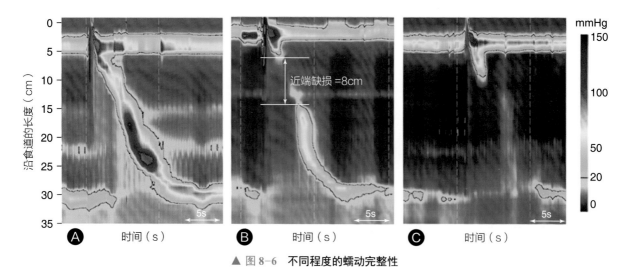

▲ 图 8-6　不同程度的蠕动完整性

在每个面板中，黑线代表 20mmHg 等压线轮廓。A. 吞咽完好无损（20mmHg 等压线轮廓没有中断）。B. 吞咽等压线 20mmHg 轮廓处有较大断裂。C. 吞咽失败（食管远端 2/3 的 20mmHg 完整性缺失，导致 DCI < 100mmHg·s·cm）

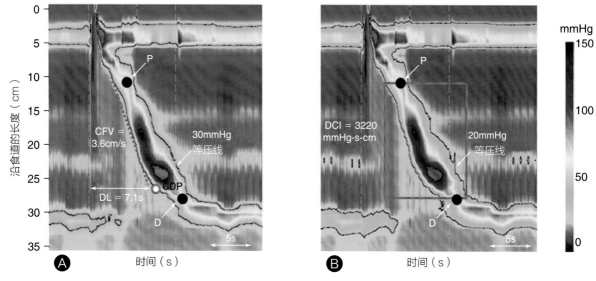

▲ 图 8-7　用于分析食管压力形态的指标

A. 远端潜伏期从 UES 松弛开始（垂直虚线）到收缩减速点进行测量；B. 远端收缩积分对应于 20mmHg 以上从近端到远端槽（粉框）的远端收缩的总体积（振幅 × 时间 × 持续时间）。DCI 通过将粉红色框中包含的平均压力 × 持续时间 × 收缩段的长度相乘得出。CFV. 收缩前速度；D. 远端；DCI. 远端收缩积分；DL. 远端潜伏期；P. 近端

二、食管运动障碍

（一）贲门失弛缓症

除了提高测压法检测贲门失弛缓症的灵敏度外，EPT 还定义了与临床相关的贲门失弛缓症亚型[14]。Ⅰ型贲门失弛缓症发生在食管扩张时，食管内没有收缩（图 8-8A）。Ⅱ型贲门失弛缓症存在以全食管压力升高为特征的食管收缩（图 8-8B）。Ⅲ型是一种不常见的痉挛性贲门失弛缓症，在食管远端部分有痉挛性收缩（图 8-8C）。虽然没有明确的证据，但人们认为Ⅱ型很可能是疾病的早期表现，如果不治疗，这些患者将演变为Ⅰ型，食管扩张并失去收缩能力。Ⅲ型可能是一种单独的疾病。这些亚型在预测治疗效果方面起着重要作用。欧洲的一项贲门失弛缓症临床研究中，将患者随机分配到内镜充气扩张组，或者腹腔镜 Heller 肌层切开术并部分胃底折叠术组，2 种治疗方案总体来看，

Ⅱ型贲门失弛缓症患者症状缓解率最高（96%），其次是Ⅰ型（81%）和Ⅲ型（66%）[15]。

由于贲门失弛缓症潜在的神经病变无法得到纠正，治疗的目的是通过减少 EGJ 流出阻力，使其低于食管体内压力，来补偿食管排空不良。实际上，这相当于降低 LES 压力，从而依靠重力促进食管排空。LES 压力可通过药物治疗、强力扩张或手术肌切开术来降低。总的来说，药物治疗效果不佳，仅暂时缓解症状但不是最终的治疗方法。贲门失弛缓症的最终治疗方法是通过手术，包括腹腔镜 Heller 肌层切开术、经口内镜肌层切开术（POEM）或内镜球囊扩张术破坏 LES。

1. 药物治疗　平滑肌松弛药如硝酸盐（硝酸异山梨酯）或西地那非和钙通道阻滞药（地尔硫䓬、硝苯地平和维拉帕米）已被建议作为贲门失弛缓症的治疗药物。在进食前立即给予，可通过降低 LES 压力缓解贲门失弛缓症患者的吞咽困难。然而，安慰剂对照交叉试验发现获益很少[16]。不良反应也限制了这些药物的使用，包括头痛，硝酸盐引起的低血压，使用硝苯地平时脸红、头晕、头痛、周围水肿和平衡失调。

2. 注射肉毒杆菌毒素　由于 LES 调节部分是通过胆碱能通路介导的，所以阻断兴奋性运动神经元释放乙酰胆碱能消除 LES 的神经源性因素，从而降低 LES 压力。肉毒杆菌毒素（Botox）不可逆地抑制乙酰胆碱从突触前胆碱能末端的释放。然而，由于这种作用最终会被新的轴突的生长所逆转，肉毒杆菌毒素并不是持久的治疗方法。最初关于肉毒杆菌毒素治疗贲门失弛缓症标志性的研究报道称，在 6 个月的时间内，80U 的肉毒杆菌毒素注射可降低 33% 的 LES 压力，并改善 66% 的患者的吞咽困难[17]。虽然在大多数贲门失弛缓症患者中有一些疗效，但这些效果是暂时的。1 个月后，成功率从 80%～90% 下降到 1 年后的 53%～54%。虽然有数据表明重复治疗是有效的，但没有数据表明肉毒毒素可作为贲门失弛缓症的长期治疗策略。比较肉毒杆菌毒素注射和球囊扩张的研究表明，除非患者的预期寿命较短，否则重复注射的经济效益不佳。因此，这种选择主要是给那些不确定治疗风险的老年人或体质虚弱的人。

3. 球囊扩张　对贲门失弛缓症的治疗需要

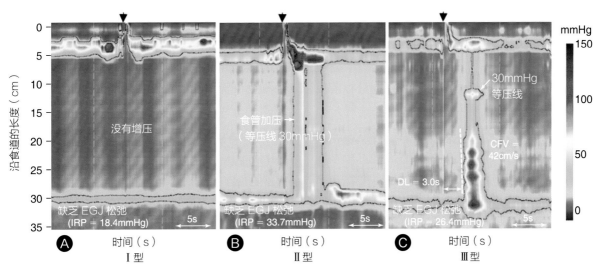

▲ 图 8-8　贲门失弛缓症亚型

所有这 3 种亚型均以胃食管结合部松弛受损（综合松弛压力 > 15mmHg 和缺乏蠕动为特征）。A. 在Ⅰ型中，食管体内的压力可忽略不计，这表现为 30mmHg 等压线轮廓（黑线）没有外接任何区域。B. 在Ⅱ型中，食管加压发生的原因是从上段食管括约肌到 EGJ 的 30mmHg 等压线轮廓呈带状。这表示食团内压力升高，并与纵向肌肉在固有肌层上的收缩有关。C.Ⅲ型贲门失弛缓症的特征是食管体内出现痉挛性收缩（远端潜伏期短）

将 LES 扩张至直径至少 30mm，以实现 LES 压力的持续降低，是通过破坏 LES 的部分环形肌来实现的。用内镜、标准的扩张探条（最大 60F）或通过内镜的球囊扩张器（最大直径 2cm）进行扩张，这些只能短时间内缓解症状，不能达到根治的效果。只有专为治疗贲门失弛缓症而设计的扩张器才能破坏足够的括约肌，从而获得持久的疗效。贲门失弛缓症扩张器的基本组成部分是 1 个长且低顺应性的圆柱形球囊，可以通过透视（Rigiflex 扩张器）或内镜（Witzel 扩张器）定位 LES，然后使用手持压力仪以可控的方式扩张至特定的直径。使用 30mm 扩张器治疗失败时可以使用更大直径的球囊进行治疗，如果需要可以依次扩张至 35～40mm 直径。

据报道，球囊扩张的成功率为 70%～90%[18]。是否需要进一步扩张取决于治疗后 4 周的症状。在这种情况下，可以使用直径更大的气囊（35mm，有时 40mm）。气囊扩张术的主要并发症是食管穿孔，但是死亡率非常低。由球囊扩张引起的食管穿孔的发生率为 0.4%～5%[18]。

4. 腹腔镜下 Heller 肌层切开术　虽然在本书的其他章节更详细地讲述了贲门失弛缓症的手术治疗，但是在此处还是简要介绍手术方法及其疗效。治疗贲门失弛缓症的现代外科手术方式是对食管肌层切开术的改良，最初由 Heller 在 1913 年描述，包括通过开腹或开胸进行前后肌层切开术。Heller 肌层切开术后来发展为目前的标准治疗术式，即腹腔镜下进行单纯的前层肌切开术，并行胃底部分折叠术以防止术后医源性 GER。发表的一系列 Heller 肌层切开术治疗贲门失弛缓症的疗效报道显示，约 90% 的患者取得了良好的疗效，而术出现后持续性吞咽困难者 < 10%[19]。

5. 经口内镜下肌层切开术　POEM 是一种用于治疗贲门失弛缓症和其他食管运动障碍疾病的新术式。POEM 于 2008 年由日本学者 Haru Inoue[20] 首次提出，全程使用标准软式胃镜完成。

在食管远端黏膜上做 1 个小切口（1～2cm），然后在食管管壁上建立 1 个黏膜下隧道，从这里向尾侧延伸，穿过 EGJ 到达胃。然后使用内镜电刀在 EGJ 高压区进行适度的肌层切开，并用夹子闭合黏膜切开处。

虽然尚无随机对照研究对 POEM 与内镜扩张术或腹腔镜 Heller 肌层切开术进行比较，但单中心研究的初步结果显示术后 2 年效果良好。Hungness 等报道了在平均 2.4 年的治疗成功率为 92%，这可与使用类似标准衡量的 Heller 肌层切开术的效果相媲美 [21, 22]。Bhayani 等以非随机方式比较了 POEM 和腹腔镜 Heller 肌切开术的结果，发现术后 6 个月疗效相似，术后 GER 发生率相似（POEM39%，腹腔镜 Heller 肌层切开术 32%）[23]。与腹腔镜下的 Heller 相比，POEM 的一个潜在优势是能够进行纵行肌切开术，切口比腹腔镜手术更容易向食管入口侧延伸。这可能有利于Ⅲ型贲门失弛缓症或 Jackhammer 食管患者，它的病理性过度收缩段延伸至近端食管的过渡区。一项多中心非随机对照研究发现，在Ⅲ型贲门失弛缓症患者中，POME 治疗后的疗效优于腹腔镜下的 Heller 手术治疗，但由于这类患者相对较少，这一结果还需要在未来的研究中进行验证 [24]。

6. 治疗失败　贲门失弛缓症治疗后出现的持续性吞咽困难有多种原因，应结合内镜、食管测压和气钡双重造影进行评估。内镜检查可发现反流性食管炎、消化道狭窄、念珠菌病、食管裂孔疝或其他解剖畸形。测压法有助于量化 EGJ 残余压力，IRP 值 > 15mmHg 为进一步针对 EGJ 的治疗提供了依据。钡剂造影透视对鉴别解剖问题和评估食管排空能力都很有用 [25]。

对于没有接受手术治疗的失败病例，进一步的治疗可以选择重复扩张，Heller 肌层切开术或 POEM。对于已经进行过肌层切开术的患者，测压显示肌切开术不充分或术中抗反流成分造成的功能性食管梗阻通常需要再次手术，但也可以选择球囊扩张。POEM 为之前接受过

Heller 肌层切开术的患者提供了一个较好的选择，因为它避免了广泛的粘连松解、重新打开裂孔和游离之前的胃底折叠部分。在极其严重或难治性贲门失弛缓症的病例中，食管切除术可能是唯一的选择。

（二）食管痉挛

DES 的病理生理学涉及食管收缩抑制机制的损害，导致食管远端过早和快速扩张或同时收缩。有实验以抑制一氧化氮作为对照发现可诱导食管同时收缩，因此其机制似乎与收缩期 DL 的降低有关。相比之下，给予一氧化氮可延长 DES 患者的 DL，并降低收缩幅度[26]。

DES 压力测定基于在正常 EGJ 松弛环境中与短 DL 相关的快速收缩的存在（图 8-9A）。这种疾病发生率极低，而且几乎可以肯定的是传统测压法使其存在过度诊断[27]。即使使用 EPT，当使用快速 CFV 而不考虑延迟受损或过度收缩异常时，也会导致过度诊断。这是先前版本芝加哥分类法的缺点之一，V3.0 版本进行了改进，后者将 DL ＜ 4.5s 作为食管痉挛的唯一标准（图 8-9B）。

1. 药物治疗　与贲门失弛缓症一样，硝酸盐和钙通道阻滞药已被建议用于治疗食管痉挛性运动障碍。然而，这些治疗方法在治疗被认为与痉挛有关的胸痛方面的疗效有限。西地那非是治疗痉挛性运动障碍的一种新选择。它降低对照组和运动障碍患者的压力幅度和传播速度。初步资料表明，它对缓解痉挛性运动障碍患者的临床症状和改善测压结果均有效[28]。

最后，低剂量抗抑郁药可以改善患者的疼痛反应，但不能客观上改善患者的食管运动功能。一项使用抗焦虑药物曲唑酮的试验表明，消除和控制焦虑是重要的治疗目标[29]。

2. 内镜下治疗　虽然扩张治疗的原理尚不清楚，但有报道称扩张治疗痉挛性疾病已取得一些成功。然而，不确定是否可以将受益于气囊扩张的患者更恰当地归类为痉挛性贲门失弛缓症，或伴有食管压迫的贲门失弛缓症，这些患者需要通过食管测压进行精确的分类。

肉毒杆菌毒素注射是一种具有病理生理学基础的治疗痉挛性疾病的方法。临床试验表明它可以减少胸痛[30]。该技术在临床应用中还没有标准化，一些报道只在 EGJ 水平注射肉毒杆菌毒素，还有一些也注射食管远端。目前还没有临床研究将肉毒毒素注射与其他治疗方法进行比较。

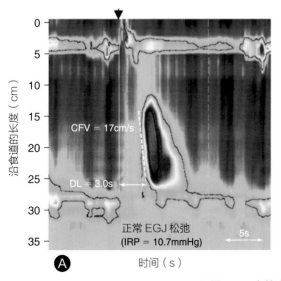
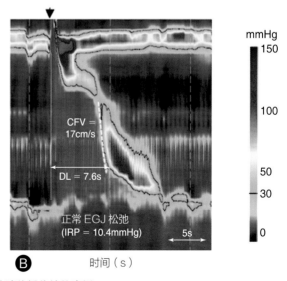

▲ 图 8-9　食管痉挛和快速传播收缩的病例

A. 在正常的胃食管结合部放松的情况下，快速传播收缩且潜伏期短（远潜伏期＜ 4.5s）定义了食管痉挛；B. 但是，无症状对照病例中出现正常 DL 发生快速传播收缩。CFV. 收缩前速度；IRP. 综合松弛压力

3. 外科手术 从食管下部延伸到食管体的纵行肌切开术已被用于治疗食管痉挛性疾病患者。肌层切开术的范围可根据测压结果来决定。一项非对照的研究显示，手术似乎比药物治疗更有效 [31]。由于 POEM 切除近端肌的范围更长，对于 DES 患者也是一个具有潜在优越性的选择。对于一些小样本研究结果进行 Meta 分析发现，POEM 对 DES 和其他痉挛性食管运动障碍疗效优异，有效率可达 88%[32]。

（三）Jackhammer 食管

有报道称，有时正常传递的剧烈食管收缩与胸痛有关 [33]。高压性食管蠕动的病理生理学尚不清楚，但被认为与过度兴奋、EGJ 梗阻引起的反应性代偿收缩或食管肌细胞肥大有关 [34]。

传统测压中对高压性食管蠕动的定义为 Nutcracker 食管，并且在 LES 上方 3～8cm 的峰值蠕动幅度 > 180mmHg[35]。随后，对蠕动幅度的定义一直存在争论，最近的研究表明，这应该增加到 260mmHg，因为该值与胸痛和吞咽困难的关系更密切 [33]。

HRM 和 EPT 的引入使得食管高压性蠕动分类更细，可以解释蠕动收缩的过大幅度和异常形态。整个远端节段的收缩活力汇总指标为 DCI，值为 5000mmHg·s·cm，为正常值的 95%。DCI 值 > 5000mmHg·s·cm、但 < 8000mmHg·s·cm 是在类似胡桃夹食管的患者中发现的。然而，因为在这个范围内的值在正常的个体中也会遇到，现在已经在芝加哥分类 V3.0 中被归类为正常。相比之下，DCI 值 > 8000mmHg·s·cm 几乎普遍与胸痛和吞咽困难相关，这些患者出现重复性的过度收缩，更像 Jackhammer 食管而不是胡桃夹食管（图 8-10）。目前的芝加哥分类将这种情况称为 Jackhammer 食管，以更好地适应收缩的形态。虽然如此，这些疾病的临床相关性仍不清楚。因此在未来的试验中，应更多关注 DCI > 8000mmHg·s·cm 的患者，似乎对挑选通过药物治疗能够获益患者更加有帮助。

药物治疗 高压性食管蠕动患者也提倡使用 DES 的相同治疗方案。平滑肌弛缓药，如钙通道阻滞药和硝酸盐，已经被用于治疗这些疾病，尽管在临床试验中这两种药物都没有被证明能缓解胸痛或吞咽困难，但它们降低了食管蠕动幅度。另外，西地那非也很有潜力，因为它具有降低收缩幅度和减少重复性收缩发生的功效 [36]。同样，目前还没有临床试验数据支持。最后，对于有难治性症状的患者，经或不经超

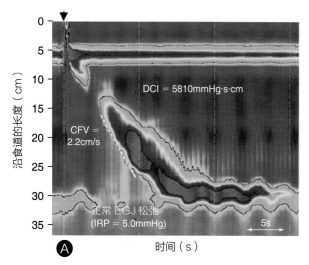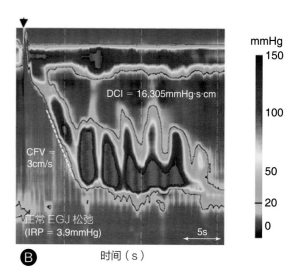

▲ 图 8-10　**食管过度收缩（Jackhammer 食管）**
A. 过度收缩的定义是远端收缩积分大于 8000mmHg·s·cm，本例与食管下括约肌过度收缩有关，但胃食管结合部放松正常；
B. Jackhammer 食管患者收缩极度异常，重复性的长时间收缩。CFV. 收缩前速度；IRP. 积分松弛压力

声内镜引导行食管肌内注射肉毒杆菌毒素可能是一种选择。

由于高压性食管蠕动与胃食管反流可能重叠，且观察到许多患者存在心理困扰，已尝试将治疗重点放在调节酸分泌、内脏敏感性和压力上。质子泵抑制药已被提出治疗高压性食管蠕动，胃食管反流可引起胸痛和高压性蠕动 [37]。同样，使用低剂量三环类抗抑郁药可通过抗胆碱能作用减少收缩，并可改变内脏敏感性。与 DES 类似，POEM 也被认为是治疗药物难治性 Jackhammer 食管患者的理想手术选择。使用 POEM，肌层切开术可近端延伸至整个从过渡区到 EGJ 的食管平滑肌超收缩段。同样，由于病例少见，用 POEM 治疗 Jackhammer 食管的报道才刚刚开始出现，关于其疗效还需进一步验证 [32]。

三、测压在抗反流手术中的作用

HRM 是抗反流手术前对患者进行生理评估的重要组成部分，尽管还没有普遍接受其为标准治疗流程，但目前被许多人推荐作为常规的术前检查 [38, 39]。HRM 在抗反流手术患者的术前评估中发挥了几个作用。首先，它最终确认患者不存在未诊断的食管运动障碍，如贲门失弛缓症。这是很重要的，因为大量贲门失弛缓症患者会有胸痛，他们描述为"胃灼热"，最初被误诊为胃食管反流。相反，一些真正的胃食管反流患者会因食管过敏和长时间反流导致的部分运动障碍而抱怨吞咽困难。其次，一些外科医生根据术前 HRM 的结果，结合患者的症状，个体化胃底折叠术（决定进行部分或完全的胃底折叠术）。最后，如果患者术后出现吞咽困难等棘手症状，术前 HRM 是一个重要的基线，能够通过比较术前和术后 HRM 确定这些患者的症状是由于胃底折叠导致的 EGJ 压力升高还是食管蠕动受损，因此 HRM 对于这类患者非常有价值。

个性化的胃底折叠术

长期的功能问题，包括吞咽困难、腹胀、腹泻和胃肠胀气，是抗反流手术的并发症。一些外科医生使用个体化的方法，对术后吞咽困难高风险的患者实施部分胃底折叠术（前部或后部），如图 8-11 所示。几项研究表明，与 Nissen 术式相比 [40]，胃底部分折叠术导致的吞咽困难发生率更低。因此，如果可以通过术前 HRM 和其他因素来识别高危患者，可能会给这部分患者带来获益。然而，识别此类患者的精确方法及 HRM 测量在该方法中的作用仍存在相当大的争议。

术前存在吞咽困难是胃底折叠术后吞咽困难加重或持续存在的重要危险因素 [41]。此外，在 HRM 上存在 IEM 的患者更有可能在术前就吞咽困难 [42]。因此，术前 IEM 似乎是胃底折叠术后吞咽困难的一个重要危险因素，这类患者最好采用部分包裹。然而，大多数比较部分和完全胃底折叠的随机研究未能证明 IEM 患者的部分胃底折叠术可以改善预后并减少吞咽困难 [43,44]。此外，与术前食管运动正常的患者相比，IEM 患者在 Nissen 胃底折叠术后出现新发吞咽困难的风险并不高 [45]。进一步使问题复杂化的是，这些研究大多是使用传统的而不是高分辨率测压法来评估食管运动。他们还统一使用旧的指标来评估食管蠕动功能，如收缩幅度和碎片性蠕动，而不是 DCI。

综上所述，现有证据表明 HRM 是抗反流手术前评估患者的重要工具。然而，没有一种标准化的方法可以很好地预测哪些患者会出现术后吞咽困难，或者部分而不是完全的胃底折叠会改善预后。基于现有的最佳证据，我们建议术前 HRM 中蠕动缺失或严重受损的患者，或术前存在吞咽困难和 IEM 患者应进行部分胃底折叠术，在其他患者中，可以安全地进行 Nissen 手术。

四、结论

目前以 HRM 作为金标准诊断和分类食管运动障碍。芝加哥分类是一个不断发展的分类

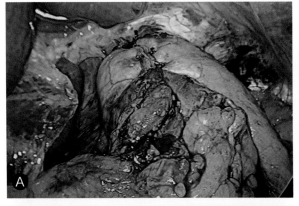

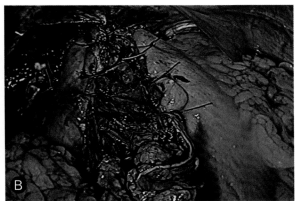

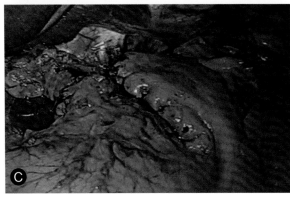

▲ 图 8-11　腹腔镜抗反流手术中完全和部分胃底折叠
A.Nissen 是一种完整的 360° 胃底折叠术，它提供了最有效和持久的抗反流屏障，但可能导致术后吞咽困难的发生率增加；B 和 C. 一些外科医生根据测压结果和其他患者因素，选择进行部分包裹，以及采用后 Toupet 型（B）或前 Dor 型（C）

方案，是基于定期会议更新和说明的国际协作组的共识，V3.0 是最新的版本。目前公认的主要疾病有贲门失弛缓症的 3 种亚型、EGJ 流出道梗阻、DES、Jackhammer 食管、缺乏收缩力，IEM 和碎片性蠕动归类为轻度运动障碍。HRM 不仅在这些疾病的诊断中发挥着重要作用，而且在预测和指导最适宜的治疗方案方面也发挥着重要作用。此外，HRM 是腹腔镜抗反流手术患者术前评估的重要组成部分，可以根据患者的具体情况指导胃底折叠术术式的选择。因此，外科医生对 HRM 诊断原理及其在外科决策中的应用有充分的认识是很重要的。

致谢

感谢医学博士 Sabine Roman、Peter J. Kahrilas 和 John E. Pandolfino 对本章的贡献。

第 9 章
食管的 pH 和阻抗评估
pH and Impedance Evaluation of the Esophagus

Geoffrey P. Kohn 著

李 斌 冯海明 译

摘要

胃食管反流病（gastroesophageal reflux disease，GERD）是一种常见的全球性疾病，对公共卫生造成重大负担。GERD 影响着约 20% 的西方世界人口[1-5]，位居最常见的胃肠道疾病第 4 位，是"最昂贵"的消化道疾病[6]。GERD 是胃内容物反流引起的不适症状和（或）并发症的疾病。然而，GERD 的症状并不是这种疾病所特有的。如果症状的原因不是反流造成的，针对 GERD 的治疗将是无效的。因此，经常需要对 GERD 进行客观的评估，其中食管的 pH 和阻抗评估是最广泛使用的技术。

关键词：胃食管反流病；GERD；GORD；pH 监测；多通道腔内阻抗；食管下括约肌

GERD 的定义没有明确的标准，因为生理性反流和反流性疾病之间的阈值区分比较模糊[7]。蒙特利尔专家共识，将 GERD 定义为胃内容物反流引起的不适症状和（或）并发症的疾病[8]。

GERD 患者报告有胃灼热和反流的典型症状。这种反流物通常是酸性的，导致酸辣感。非典型的食管外症状包括胸痛和呼吸道症状，如咳嗽、喘息和发音困难。反流病的食管外表现可能是由原发性反流的直接作用引起，也可能是由神经反射引起。

根据症状来定义疾病是有问题的，特别是当症状不是疾病所特有的时候。如果症状的原因不是反流，针对 GERD 的治疗将是无效的。因此，经常需要对 GERD 进行客观评估，动态 pH 评估是最广泛使用的技术。

一、食管 pH 监测史

1884 年 Reichman 首次尝试应用客观方法检测胃食管反流（GER）[9, 10]，他将涂有明胶的海绵放入有胃灼热感患者的食管，取出的海绵含有酸。几十年后，Aylwin 用导管从 1 例食管炎患者提取的食管液中发现了酸和胃蛋白酶[11]。Bernstein 和 Baker 认识到食管酸暴露与胃灼热和反流症状间的关系[12]，他们开发出酸灌注测试，既通过向食管内滴入 0.1N 盐酸来再现胃食管反流症状。1958 年，Tuttle 和 Grossman[13] 首次使用之前描述的用于胃酸研究的 pH 监测设备，实现了食管酸反流的原位测量。虽然这种方法极大地改善了酸反流的监测，但由于它不能区分正常和异常的受试者，临床应用受到了限制。1969 年 Spencer 首次描述了持续食管 pH 监测[14]。这项技术很快成为量化 GER 的标准方法。起初，记录仪不能携带，患者必须保持与大型监测设备的连接，使这一过程需要住院完成。1974 年 Johnson 和 DeMeester 里程碑式的研究，建立了 24h 动态 pH 监测的技术和正常值，随后在临床和研究中广泛应用[15]。

二、pH 监测的适应证

对于具有典型反流症状的患者，改变生活方式，避免进食反流性食物，避免完全平卧，特别是在餐后阶段，可以缓解症状。而其余患者，在排除其他病理因素后，对使用抗酸药物进行治疗试验就足够了，如质子泵抑制药和组胺 H_2 受体拮抗药。然而，在考虑抗反流手术等侵入性治疗前，需要客观谨慎记录胃食管反流。GERD 的客观内镜证据包括远端食管炎、Barrett 化生和反流相关的消化性食管狭窄等并发症。在没有内镜反流证据的情况下，可以通过 24h 动态食管 pH 监测获得客观证据[16]。存在 24h 酸碱度评分异常已被证明是抗反流手术效果良好的最强预测因素[17]。此外，pH 监测也应用于评估接受内科或外科治疗后仍有持续反流症状的患者[10]。

三、pH 电极的电化学性质

食管 pH 监测技术测量食管腔内氢离子的浓度[10]。pH 定义为氢离子浓度的负对数（pH=+log1/[H^+]）。根据电极材料的不同，可以通过具有不同特性的多个不同的电极来检测氢离子的活性。由两个电极之间的氢离子浓度梯度产生的电位差可以得出 pH。食管 pH 监测系统由玻璃、锑或离子敏感场效应晶体管（ISFET）pH 传感器和一个参比电极组成[18]。参比电极可以放在患者的皮肤上，也可以放在导管里。使用外部皮肤参比电极的一个缺点是在 pH 记录过程中皮肤接触而干扰的风险，这可能导致人为的 pH 变化。由于黏膜电位差的影响，外电极也存在报错的风险。基于此，带有内部参比电极的 pH 导管就显得更优越[19]，在现代临床实践中更为常用。玻璃电极测量玻璃薄膜上的电势差。单晶锑电极是一种金属 / 金属氧化物电极，用于测量氢离子和锑界面处的腐蚀电位[20]。智能场效应晶体管是对普通场效应晶体管的改进，将传感表面和信号放大器结合在一个器件中[21]。研究表明，较昂贵的玻璃电极优于单晶锑电极，因为它们对酸碱度

变化的响应更快，漂移更小，线性响应更好[22]。然而，在临床应用中，与昂贵的玻璃电极相比，价格较低廉的锑电极可提供相似的结果，并且患者感受更为舒适[23, 24]。有证据表明，智能场效应晶体管可在体内对酸的暴露进行最准确的测量，但是没有广泛使用[18]。

每次监测之前，在所有 pH 系统中使用参考缓冲溶液（通常是硝酸盐或邻苯二甲酸盐）对 pH 电极进行校准。校准溶液的 pH 因制造商而异，但大多数系统会在室温下将 pH 传感器校准为酸性 pH（范围为 1.0～4.0）和更中性的 pH（范围为 6.0～7.0）。当患者在完成测试后返回时，应重复校准以排除电极故障，并纠正 pH 偏移。

四、基于导管的 pH 监测

传统的基于导管的 pH 监测系统主要由柔性导管（通常由聚氨酯制成）、1 个或多个 pH 传感器和 1 个数据记录器组成。导管穿过鼻腔沿咽后壁，与 pH 传感器一起放置在食管远端，位于食管下括约肌测压确定的上缘上方 5cm 处。它与患者在监测过程中携带的数据记录器相连。根据导管系统制造商的不同，该系统每隔 1～10s 采样 1 次 pH 数据。基于导管的动态 pH 监测通常在 24h 内进行，因为完整的生理周期可以确定活动和身体位置对食管酸暴露的影响，并允许增加对症状的监测以评价症状相关性[25]。

一般说来，食管 pH 监测是在患者停用抗酸药物后进行的。患者通常被告知至少在研究前 7 天停用 PPI，在研究前 5 天停止使用组胺 H_2 拮抗药，在研究前 24h 停止使用简单抗酸药。只有当监测的目的是测量治疗期间的食管酸暴露时，才应该继续使用抗酸药。

在监测期间，指导患者记录症状、用餐时间及仰卧和直立姿势的时间。患者经常被要求避免进食 pH < 4 的食物，如咖啡、茶、柑橘、西红柿制品、葡萄酒和碳酸饮料，尽管这些产品的摄入对食管 pH 的影响相当短暂。将进餐时间排除在分析之外，避免因摄入酸性膳食而

产生的潜在伪影，会提高临床测试的可靠性[26]。在研究期间，患者的活动和饮食最好与制订食管酸暴露标准值的对照人群的活动和饮食相同。一些医学中心鼓励患者进食其时常饭菜，包括一顿可能会加剧他们症状的饭菜，即所谓的反流餐或挑战餐，通常是快餐店的汉堡、薯条和奶昔。这一挑战餐很有用，因为食管 pH 监测过程已被证明可以减少引发反流的活动，患者往往更镇静[27]。部分原因是将经鼻留置导管有关的社交尴尬和不适。当患者在 pH 监测试期间改变他们的日常生活习惯时，食管酸反流的程度理论上可能被低估，这可能会降低 pH 监测的敏感性。因此，应强烈鼓励患者重返工作岗位，参与所有正常的日常活动。导管本身不会引起反流[28]。并非所有患者都耐受该试验，不良感受可能会影响日常活动、进食和睡眠[29]。可能会导致低估与活动和进餐有关的反流，并影响对夜间反流的评估[10]。

五、无线 pH 监测

无导管无线 pH 系统（Bravo，Medtronic，Minnesota）的引入避免了基于导管技术的一些局限性。除了改善患者舒适度[29]和减少反流活动的影响外，基于胶囊的 pH 系统还具有固定的 pH 电极位置、最大限度地降低滑入胃内的风险，以及允许长时间记录的优点。有人建议延长 pH 监测的持续时间，以提高反流监测在识别胃食管反流患者方面的敏感性[30]。使用 Bravo 胶囊的禁忌证是出血性疾病、食管静脉曲张、严重食管炎、使用起搏器或除颤器的患者及妊娠。pH 胶囊的给药系统通常是在完成内镜检查和测量切牙到齿状线的距离后经口腔送入的。一些中心建议在内镜直视下送入，而不是在内镜检查后非直视下送入[31]。pH 胶囊也可以根据 LES 的事先测压定位经鼻腔放置[32]。该胶囊应放置在内镜确定的胃食管结合部上方 6cm 或测压确定的 LES 上方 5cm。

酸碱度系统由连接在导管输送系统末端

的胶囊和遥测接收器组成（图 9-1）。胶囊（6mm×5.5mm×25mm）远端有 1 个锑 pH 电极和参比电极，并装有内部电池和送变器，全部封装在环氧树脂中（图 9-2）。该胶囊具有 1 个孔，当施加吸力时吸入食管黏膜，并通过孔中伸出的针刺入黏膜，将胶囊固定在食管中所需的位置。移除输送系统，仅将胶囊留在食管中。该胶囊同时使用无线电遥测监测 pH，并将其传输到患者佩戴的便携式接收器。接收器有 2 个记录通道，最多可同时放置 2 个胶囊。监测期间患者需保持与记录仪 6 英尺（2m）以内距离，以确保有效的遥测信号强度。该胶囊在 3~7 天分离，然后通过胃肠道排出。有报道称探头附着时间延长，不会产生不良后果[30]，但有时需要内镜取出[30]。

无线 pH 系统的 6s 间隔的数据采样率通常比基于导管的 pH 系统使用的 1~10s 的间隔慢。先前的研究表明，高达 1Hz（每秒 1 次）的较快

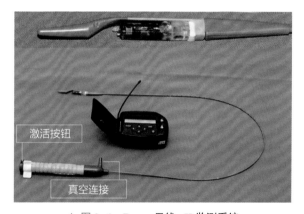

▲ 图 9-1　Bravo 无线 pH 监测系统

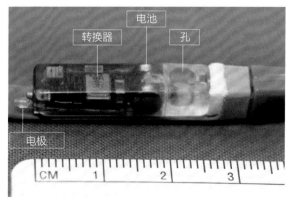

▲ 图 9-2　Bravo 胶囊

采样频率会导致检测到更多的反流事件总数，因为可以记录到持续时间较短的事件，但较高的采样频率并不会改变食管酸暴露的总体数值[33]。

食管无线 pH 监测不适症状较少，对日常活动的干扰较小，尽管这种无线技术存在局限性，但仍作为患者的首选[34]。在 10%～65% 的患者中，无线 pH 监测胶囊与胸部不适有关。胸部症状的严重程度从轻微的异物感到严重的胸痛，尽管后者并不常见。在极少数情况下，疼痛非常严重，需要在内镜下取出胶囊[35-37]。

基于胶囊的 pH 系统的局限性还包括技术问题，例如过早脱离的胶囊或无线电遥测信号中断。当因胃动力将 pH 胶囊推入十二指肠时，pH 值突然升高，或传感器移入胃中而 pH 值下降＜7 时，表明 pH 胶囊突然脱离。pH 信号的中断可能归因于使用相同 433MHz 频段的其他无线系统的干扰，常见的情况是接收器超出了信号的范围。pH 数据记录的中断时间通常只占总监测时间的一小部分[31]。一般来说，胶囊分离和无线电遥测信号中断的技术限制不会显著影响对 pH 数据的分析。但是，在少数记录失败的患者中，由于这些技术问题，必须重新进行 pH 监测。

六、pH 监测的持续时间

基于导管的食管 pH 监测的标准记录持续时间为 24h，无线 pH 监测系统的记录持续时间为 48h，尽管期间约 10% 的无线探头在完成之前脱落[30, 38]。至少 36h 无线 pH 记录的成功概率为 89%～96%[30, 31, 36, 39, 40]。

来自无线胶囊的 pH 数据记录通常在 48h 内进行，但可能会延长到更长的时间。与传统的基于导管的技术相比，无线 pH 监测系统的扩展记录能力似乎提高了测试的灵敏度。研究表明，通过将 pH 记录时间从 24h 增加到 48h，能捕获更多的异常 pH 或症状相关的反流事件[35]。

48h 的数据可以用平均值来解释，也可以使用酸暴露最大的 24h，也就是所谓的"最差天"分析。使用这种方法，如果某一天或两天

的 pH 监测显示食管酸暴露增加，则认为 pH 监测异常，两天异常的患者通常有更严重的反流病。与 24h 数据或平均 48h 数据相比，使用最差一天的数据时，可以看到 pH 监测的灵敏度显著提高，而特异性却有小幅下降[25]。

基于导管的研究还对较短的记录时间进行了研究，以提高患者的舒适度和耐受性。据报道，基于导管的 3h 监测相对于 24h 监测具有 88% 的敏感性和 98% 的特异性[41]。但是，通常认为＜16h 的监测数据是不足的。

七、pH 电极放置

pH 电极的标准定位对于获得可靠的食管 pH 数据及与正常值进行比较至关重要。使用带有多个 pH 传感器的导管同时记录食管不同水平的 pH 的研究表明，正如预期的那样，远端食管的酸暴露比近端更大[42, 43]。当 LES 到记录水平的距离增加时，食管酸检测将显著减少。因此，准确的 pH 探针放置对于 GERD 诊断的可靠性至关重要。通常，pH 电极应该放置在距离胃足够近的地方，以便在监测过程中既可以采样受 GER 影响最大的食管黏膜区域，又不会移位到胃内。在吞咽过程中，GEJ 移动 2～4cm[44, 45]，因此 pH 探针的定位必须考虑到这一点。按照惯例，基于导管的 pH 电极放置在 LES 测压定义的上边界上方 5cm 处[46]。此位置应避免呼吸过程中电极移位至胃、体位变化引起的移动或吞咽引起的食管缩短。因此，要确定这个位置，必须在 pH 监测之前进行食管测压。已经发现，基于胃定位电极放置时记录的 pH 曲线比基于测压 LES 的定位测量仪放置要差[47]。

在无线食管 pH 监测中，最常见的是根据内镜标志物放置 pH 传感器。按照惯例，电极放置在 GEJ 上方 6cm（如果 GEJ 位置正常，则为齿状线）。此位置来自同时进行的压力测量和荧光透视研究，结果表明，LES 高压区的上边界通常在 SCJ 上方 1～1.5cm 处延伸[48]。将 pH 电极放置在 SCJ 上方 6cm 处，接近于基于导管

技术的测压定义的 LES 电极位置上边界上的标准 5cm 以上。pH 胶囊的经鼻放置需要事先进行测压并提供最精确的胶囊位置[32]。如果使用通过内镜或经口测压获得的测量结果经鼻腔放置胶囊，通常有 4cm 的换算差[49]，近似鼻孔和口咽之间的距离。然而，这个数值有很大的个体差异，不推荐使用这种技术。

八、食管 pH 监测的解读

由于吞咽唾液和食管碳酸氢盐分泌，食管 pH 通常维持在 5～7。胃酸分泌在胃内产生一个高度酸性的环境，pH 为 1～2，很少超过 3。在食管 pH 监测期间（图 9-3），GER 事件被检测为食管内 pH 突然下降。pH 降至 4 以下的事件被算作反流事件，有症状反流的患者通常在食管内 pH 低于这一阈值时报告灼烧感，这一观察结果支持对 pH 为 4 这一界值的选择[50]。当 pH 记录完成时，软件会生成一份报告，其中包括 pH 示踪、反流参数和症状 - 反流相关性图（图 9-4）。在食管 pH 示踪分析中，酸反流模式可以提供重要信息。生理性胃酸反流见于健康人，通常发生在餐后直立位，并迅速从食管排出。在早期反流病的患者中，反流事件的数量增加，但典型的模式仍然是直立式的餐后反流。

随着 GERD 严重程度的增加，反流可能会变成双体位性的，既直立和仰卧位的酸暴露都会增加[51-53]。通常酸反流的持续时间和次数都会增加，导致食管酸暴露时间延长。孤立性仰卧位反流是罕见的，可反映食管内反流胃液淤积或聚集，导致反流发作时间延长。

pH 监测系统的软件通常会计算几个离散参数，包括反流事件的频率和持续时间、总反流次数和持续时间＞ 5min 的反流事件及最长反流事件的持续时间。这些参数为整个监测的总和，分别记录直立位和仰卧位时段数据。pH ＜ 4 的总时间百分比是生理性和病理性反流之间有用的鉴别指标，具有性别特异性[46]。pH 异常定义为大于设定阈值的监测值，该阈值通常是正常对照值的 95%。文献报道的成年人动态 pH 监测的正常值因对照人群的选择及年龄和性别分布的差异而大相径庭。表 9-1 显示了基于导管和基于胶囊的 pH 监测的正常参考值[10]。

一种更精确的评价食管酸暴露的方法是计算综合得分，该评分最初由 Johnson 和 DeMeester 提出[15]。DeMeester 评分包括 6 个参数：① pH ＜ 4 的总时间所占百分比；②直立位期 pH ＜ 4 的时间百分比；③卧位期 pH ＜ 4 的时间百分比；④总反流发作次数；⑤＞ 5min 的

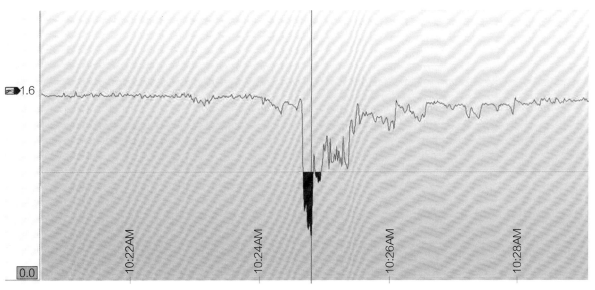

▲ 图 9-3　食管内 pH 突然下降显示的胃食管反流事件

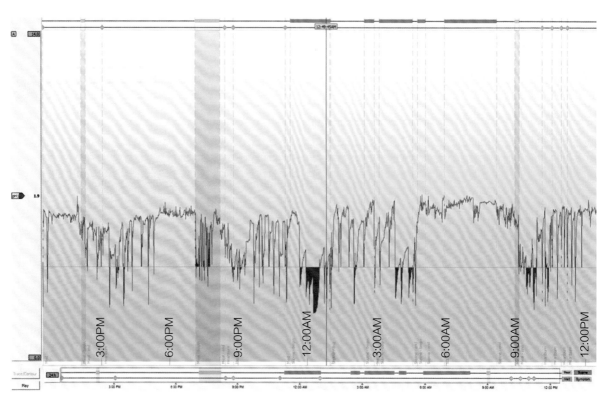

pH 分析阈值	频道 1		DeMeester 评分内容	频道 1
阈值、pH	4.0		反流次数	164.0
反酸分析	**频道 1**		长反流次数	4.0
总计			最长反流时间（min）	00：26
总持续时间（HH：MM）	24：00		低于酸阈值的时间	12.2
反流时间（HH：MM）	02：56		低于酸阈值的时间	9.1
反流次数	164		低于酸阈值的时间	21.2
反流时间百分比	12.2		总得分	53.8
长反流次数	4			
最长反流时间（HH：MM）	00：26		**症状分析（pH）**	**频道 1**
直立			胃灼热	8
总持续时间（HH：MM）	17：46		与反流相关的症状	6
反流时间（HH：MM）	01：36		与反流无关的症状	2
反流次数	134		反流期	164
反流时间百分比	9.1		反流症状指数（SI）	75.0
长反流次数	0		症状敏感性指数（SSI）	3.1
最长反流时间（HH：MM）	00：05		症状关联概率（SAP）*	100.0
仰卧			*.症状和反流并非偶然相关的概率（＞95% 是显著的）	
总持续时间（HH：MM）	06：14			
反流时间（HH：MM）	01：19			
反流次数	30			

反流时间百分比	21.2	**SAP 表格**	S+	S−	总计
长反流次数	4	频道 1			
最长反流时间（HH：MM）	00：26	R+	11	186	197
德梅斯特评分	**频道 1**	R−	5	519	524
正常≤ 14.72（第 95 百分位数）	53.8	总计	16	705	721

▲ 图 9-4　自动 24h 动态单通道 pH 研究报道示例

总反流发作次数；⑥最长反流发作的持续时间。该分值大多数是由 pH 监测软件自动计算和报告的。与总时间 pH < 4 不同的是，得分与性别无关。DeMeester 综合评分异常的最大参考值为 > 14.7[15]。DeMeester 综合评分是根据 Bravo pH 监测系统使用的正常值计算的，与导管正常值（第 1 天 =14，第 2 天 =14，合计 16）略有不同。无论是使用综合评分还是单独的酸暴露时间，详细的 pH 值示踪对于识别和排除假象及评估症状关联都是至关重要的。

相关症状

胃灼热和反酸等反流症状非常常见，但由于这些不是 GERD 的特异症状，因此确定症状和反流事件之间是否存在时间关系是有用的。症状和反流发作之间的关系可以用症状关联分析进行数值表达[57]。最常用的指标是症状指数（SI）、症状敏感指数（SSI）和症状关联概率（SAP）[10]。

Wiener 等[58] 首先描述了 SI 是在 5min 的时间窗口内食管 pH 下降至 4 以下之前的症状百分比除以症状发生总数。可以针对归因于反流的每种症状（包括胃灼热、反酸或非典型症状，如胸痛或呼吸道症状）计算 SI。如果 SI 大于或等于 50%（报告的症状的至少 50% 在 5min 的时间窗内出现在食管内 pH < 4 之前），则表明

为阳性症状关联[59]。多年来，SI 的定义和使用一直受到挑战。根据对胸痛患者的敏感性分析，建议在反流发作后使用较短的 2min 时间窗，在反流发作期间必须出现症状才被认为与反流相关[60]。SI 没有考虑到反流事件的总数，并且目前没有足够的证据将 SI 用作确定是否存在反流疾病的依据。

SSI 定义为与反流事件相关的症状百分比[58, 61]。SI 不考虑反流事件的总数，SSI 不包括症状事件的总数。因此，反流发次数越多，SI 转为阳性的概率越高，症状发作次数越多，SSI 转为阳性的可能性越大。SSI > 10% 通常被认为是阳性，提示症状和反流之间存在关联。

SAP 是一种统计方法，用于确定症状和反流发作之间的关系。SAP 通过将整个监测的 pH 分成连续的 2min 片段来计算。确定每一个区段中是否发生反流，从而计算有反流和无反流的 2min 区段的总数。随后，确定在每个症状之前的 2min 时间段内是否发生反流事件。制成 2×2 列联表，表中列出了有无症状和有无反流的 2min 节段的个数。使用 Fisher 精确检验，计算 P 值，SAP 指数的计算公式为（1−P）×100%[62]。阳性试验的临界值被定义为 SAP ≥ 95%。然而，即使反流事件和症状之间具有统计学关联，也不一定意味着因果关系。未进行抗酸治疗时 SI 和 SAP 的数值比抗酸治疗时更高[25]。

表 9-1　基于 24h 导管和 48h 无线 pH 监测的正常值报告

	作　者	数　量	男 / 女	平均年龄（范围）	正常上限（%）
基于导管	Richter 等[54]	110	47/63	30（20—84）	5.8
	Jamieson 等[55]	50	20/30	—	4.5
	Johnsson 等[56]	50	18/32	38（30—77）	3.4
	Johnson 和 DeMeester[15]	15	—	—	4.2
基于胶囊	Wenner 等[31]	50	25/25	42（22—65）	4.34
	Ayazi 等[32]	48	—	—	4.8
	Pandolfino 等[30]	36	—	—	5.4

九、抗酸药物与非抗酸药物的 pH 监测比较

对于有反流症状的患者，当前的临床实践指南建议进行 PPI 经验性治疗，而不是 pH 监测[63]。PPI 良好的作用支持这一诊断性治疗，尽管这种方法的敏感性和特异性分别只有 78% 和 54%[64]。如果症状持续存在，则进行食管 pH 监测。研究表明，对所有患者初始即行 pH 监测是一种更具成本效益的方法，因为许多患者因无反流症状而接受 PPI 药物治疗，并用药持续数年。如果患者因出现反流症状而开始接受 PPI 药物治疗，但未证实是反流病引起的持续性症状，则必须进行客观检查。在此，必须决定是否在服药时或停药后进行 pH 监测。没有使用抗酸药物的食管 pH 监测更为准确，并且已经建立了正常值。正常的远端食管酸暴露的监测值有助于证明症状不是由反流引起。

停用抗酸治疗期间 pH 监测呈阳性证实反流病的诊断，但可能无法解释为什么患者在服用 PPI 时仍有症状。如果症状是反流，可以假设这些症状与反流有关，因为已经确定在 PPI 疗法中反流会持续，只是反流物的性质从酸性改变为弱酸性或非酸性。这些持续性的反流症状可以通过抗反流手术得到很好的解决，包括经口无切口胃底折叠术、LINX 装置或胃底折叠术。相反，如果 PPI 治疗后的症状是持续性胃灼热并伴有反酸，治疗测试可评估 PPI 治疗的疗效，药物加量或改变治疗方法可能有效地改善 GERD 的症状控制。在这些患者中，有时推荐使用双 pH 电极来监测远端食管和胃的 pH（图 9-5）[25]。虽然胃内 pH 监测可以帮助确定抗酸药物的疗效或提示患者药物依从性，但其临床相关性尚不清楚，因为缺乏胃内 pH 和胃食管反流之间相关性的数据[65, 66]。结合食管腔内阻抗和 pH 监测可以提供用药时反流物质性质的额外信息，但这些研究受到以下因素的限制：测试的阻抗部分缺乏定义明确的正常值，研究的自动读数不可靠，观察者之间缺乏一致性，特别是对于近端反流事件。

十、食管 pH 监测的局限性

动态食管 pH 监测也有一定的局限性。传统上，基于导管的 pH 监测的灵敏度和特异度分别为 87%～96% 和 97%～100%[55, 56]。疾病的严重程度和测试的鉴别力之间存在关联[67]，已发表的关于灵敏度和特异度的数据反映了被测试人群中反流病的严重程度，有轻微反流的患者可能会被遗漏[10]。在对典型反流症状和食管炎患者的研究中，灵敏度为 76%～78%，特异度为 93%～95%[30, 67]。与此相反，其他研究表明，更长监测时间（长达 96h）的胶囊 pH 监测可以提高灵敏度。

对于典型症状和内镜证实的洛杉矶胃食管反流病（LA）C 级或 D 级食管炎或 Barrett 食管炎的患者，GERD 的诊断明确，不需要进行额外的食管 pH 监测[16]。但是，对于食管炎程度较低且没有内镜下 GERD 证据的患者（占所有典型反流症状患者的 2/3），建议进行客观的 GERD 检测[68]。大多数情况下，pH 阴性测试排除了显著反流的存在。然而，因为正常值是以 95% 为基础的，所以根据定义，有 5% 的假阴性结果。此外，有典型反流症状但没有食管炎的患者（所谓的 NERD 或非糜烂性反流病患

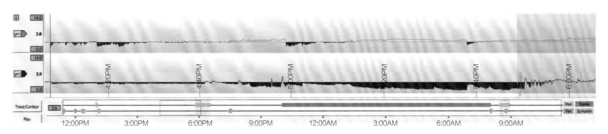

▲ 图 9-5　双通道 pH 检测，传感器位于胃（"pH2"）和食管下括约肌上缘上方 5cm（"pH1"），显示胃内酸化

者）可能是一个不同的群体，他们的症状有不同的病因，包括食管运动障碍、非酸内容物反流、酸过敏、功能性胃灼热或情绪和心理异常，这些都不能通过单独的 pH 监测可靠检出 [69, 70]。

pH 监测的最重要作用之一是在考虑进行抗反流手术患者的诊断中。特别是在有典型的胃灼热和反流症状的情况下，术前 pH 异常可以预测抗反流手术的良好效果，而如果在 pH 正常的情况下进行手术，则手术效果很有可能不令人满意。不典型的食管症状，如咳嗽、癔球症、发音困难、咽喉痛和呼吸道症状，通常是多因素的，但如果是由于胃食管反流病，则可能是由于反流液溢向口侧引起。在这些患者中，反流的诊断可能具有一定困难，尽管正常的食管远端酸暴露与反流的胃液向食管近端喷溢有关，并且近端食管异常酸暴露的阈值较低，但某些患者仍可能发生异常近端食管酸暴露。在这些患者中，可以使用远端和近端探针的双探头监测。此外，也可以选择咽部 pH 探针（Restech pH，California）和多通道管腔内阻抗（MII）监测进行食管近端 pH 评估。

十一、近端食管 pH 监测

酸性胃内容物反流与喉部症状间的关联最初于 1968 年提出 [71]。这些呼吸道和喉部症状有多个潜在原因，并且仅根据症状将反流确定为部分或主要原因并不可靠 [72, 73]。远端食管酸测定可以明确有食管外症状患者的食管酸暴露增加，但这不能证实症状是由反流引起的 [74]。在正常的远端食管酸暴露的患者中已发现近端食管 pH 异常，以食管上括约肌为解剖标志，提出了近端食管 pH 探头放置的标准 [76]。食管上段酸暴露正常值（95%CI）已确定（24 次发作，pH < 4 占比为 90%）[73]。这些值低于食管远端酸暴露的正常值。

pH 监测的探头要求将液体送入传感器进行精确测量。例如，当 pH 传感器放置在下咽或食管近端时，干燥的 pH 传感器可能会导致 pH 记录中出现误差。某些传感器，如 Dx-pH 探头

（Restech，California）经过专门设计，不会干燥，并且可以测量雾化汽的 pH。这个探头被设计用来帮助鉴别诊断反流是否是呼吸道和喉部症状的原因。在预测抗反流手术后食管外不典型 GERD 症状的缓解情况时，咽部 pH 监测可能优于使用双探头测量的近端食管 pH 监测 [77]，尽管该系统的临床实用性仍在研究中 [78, 79]。

十二、多通道管腔内阻抗监测

1991 年 Silny[80] 首次提出多通道管腔内阻抗监测（MII），这是一种新的技术，用于评估吞咽过程中的食管快速蠕动，无须使用放射线，并且可以独立于 pH 而监测 GER。

通过测量食管内各种物质对电导率的影响，可以在 MII 上检测到食管内食团的存在和移动 [81]。MII 导管需要 1 个交流电源连接到位于食管腔各段的一系列金属环上。隔离器将环分开，使得电路被导管周围的电荷（离子）闭合。然后，当物质通过环形电流时，通过测量电阻来确定既定食管段内的阻抗。一旦被放入食管，食管黏膜表面的离子就会形成闭合回路，系统会测量 $2000 \sim 3000 \, \Omega$ 的相对稳定的电阻。

液体药剂比空食管的传导性更好，当药剂进入阻抗测量段时会导致管腔内阻抗快速下降 [81]。一旦药剂退出该段，阻抗将返回基线。安装在同一导管上的多个阻抗测量段可根据各个水平的阻抗变化的时间确定食团移动的方向。阻抗变化的近端至远端（顺行）进展表明吞咽（图 9-6），而阻抗近端至近端（逆行）进展表明出现反流发作（图 9-7）[82]。

当结合 pH 监测时，MII 可以评估反流事件的存在及其 pH，从而能够监测和区分酸性和非酸性反流（图 9-6）。

十三、组合式多通道腔内阻抗和 pH 监测

食管 pH 监测可量化远端食管酸暴露，但要求反流胃液的 pH < 4 才被视为反流事件。患

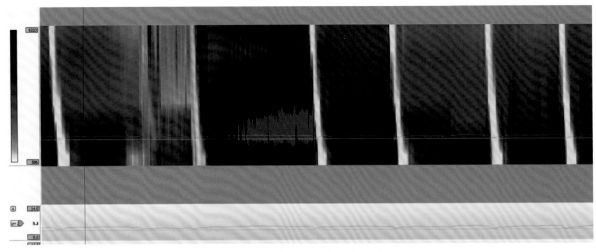

▲ 图 9-6　顺行推注运动的阻抗轨迹——正常吞咽

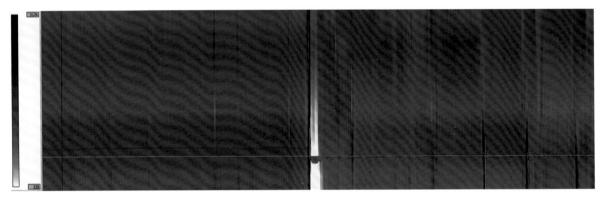

▲ 图 9-7　逆行推注运动的阻抗轨迹——酸性反流事件

者停药后 pH > 4 的反流可能与胃酸过多或胃液中胆汁过多有关。目前已经提出了不同的方法（如胆红素监测和核素扫描）来评估这些患者。在 pH 监测中加入阻抗评估是评估抗反流屏障功能的一种新方法 [83]。

因为阻抗可以独立于其因素而检测食管中是否存在反流物，并且可以安装在常规 pH 导管上，所以 MII 在监测胃食管反流方面具有多个优势。MII-pH 是监测所有类型的反流（无论是酸性还是非酸性）的最佳方法 [83]。然而，弱酸或非酸反流事件的含义及这些事件的正常阈值尚未明确定义。

为了通过 MII-pH 监测胃食管反流，在常规 pH 探针上增加了多个阻抗测量节段。胃食管反流事件是通过液体反流的电导率增加而产生的腔内阻抗的逆行下降来检测的，应用食管 pH

传感器的数据将反流归类为酸性或非酸性。如果 pH 从 > 4 降到 < 4，则认为反流液是酸性的；如果 pH 为 4～7，则认为是弱酸性；如果在 MII 检测到的反流过程中，食管内的 pH 保持 > 7，则认为是非酸性的 [83]。

除了胃食管反流的化学性质外，MII 还能够确定其物理状态；MII 可以根据腔内阻抗的变化区分仅液体、气体还是混合气液反流事件。气体或空气的电导率非常差，并且当存在于阻抗测量环之间时，会导致阻抗增加到 7000 Ω 以上；相比之下，电导率更高的液体会降低阻抗 [81]。

非酸反流（pH > 4 的反流）在未接受抗酸治疗的受试者中相对较少，它主要发生在餐后 [84]，很少发生在夜间 [85]。然而，在接受抗酸治疗的受试者中，药物通常会改变胃食管反流的成分，而不会影响反流的总次数 [86, 87]。酸抑制疗法中酸性和非酸性反流事件数目的正常值已被公布（表 9-2）[85]，它具有各种针对特定人群的规范[88-90]。然而，在所有反流参数中，反流事件的数量在正常情况下变异性最大，似乎受体重指数（body mass index，BMI）和其他因素的影响。这个问题限制了 MII 在 GERD 诊断中的应用，除非 pH 监测证实食管酸暴露增加。

有证据表明，采用强的酸抑制疗法的患者食管黏膜愈合率高达 90%[91]，因此，推测非酸性反流引起食管病变的可能性较小。非酸反流似乎确实在接受抗酸治疗的患者中引起持续性症状，特别是在反流症状中起作用。有直接证据表明餐后症状与非酸性反流有关[86]，一项大型 PPI 临床试验的数据也间接表明餐后症状与非酸性反流有关，接受抗酸治疗的患者中有 35%～40% 症状持续存在[91]。

量化反流的类型和近端范围对于食管外不典型症状的患者有意义。此外，含气性反流发作可能参与反流的近端延伸和食管外症状[92, 93]。对顽固性症状患者的 MII-pH 联合监测已被证明能够阐明症状与反流事件的关联，并揭示了接受治疗后持续存在症状的患者中，约 50% 与任何类型的反流之间没有时间相关性，而 40% 的患者的症状与非酸性反流之间存在时间相关

性[94-96]。这种不相关性可能表明反流不是患者出现症状的原因。可能有一部分患者在药物治疗中 pH 正常，但 MII 检测异常，胃底折叠术对这些患者可以产生很好的短期疗效[97]，但这些患者必须谨慎对待，因为手术效果难以预测。建议这些患者在抗反流治疗之前，先行药物诊断性治疗以确定 GERD 的诊断，因为对于可检测出的反流事件数没有明确定义的正常值。尽管如此，MII-pH 监测正越来越多地被用于评估具有 GERD[98-100] 非典型症状的患者。有研究表明，胃底折叠术后食管外症状的改善仅基于 15%～95% 的 pH 标准[101]，由于结果的范围广，与阻抗或 pH 阻抗诊断的反流结果进行比较将是一个挑战，而且目前尚缺乏此类研究。

十四、结论

动态 pH 监测已经得到广泛应用，建立可靠的正常阈值可以确定有 GERD 症状的患者存在食管酸暴露增加，从而可以选择适当的治疗方法。在某些患者中，可获取更多有关咽反流的信息并评估弱酸和非酸性反流事件的新技术有一定优势。全面了解所有这些检测方法的优点和缺点，有助于确保对具有典型和非典型反流症状的患者进行经济有效的评估和治疗。

表 9-2　24h pH/ 阻抗正常值

| | 阻抗参数 | | | | | pH 参数 | |
| | 总反流发作 | | 反流类型及频率 | | | | |
	总数	持续时间	酸（pH<4）	弱酸性（4≤pH≤7）	非酸 pH>7	食团暴露时间百分比	pH 仅限反流事件 *	酸暴露时间百分比
总计（第 95 百分位数）	73	44	55	26	1	1.4	3	6.3
直立（第 95 百分位数）	67	43	52	24	1	2.1	3	9.7
仰卧（第 95 百分位数）	7	51	5	4	0	0.7	1	2.1

*. 反流事件（仅限酸碱值）：酸碱值从＞ 4 降至＜ 4，而不会通过阻抗伴随液体反流

引自 Shay S, Tutuian R, Sifrim D, et al. Twenty-four hour ambulatory simultaneous impedance and pH monitoring: a multicenter report of normal values from 60 healthy volunteers. *Am J Gastroenterol.* 2004;99(6):1037–1043.

第 10 章
新型诊断技术：黏膜阻抗、光学相干断层扫描、内镜显微成像技术

Novel Diagnostic Technologies: Mucosal Impedance, Optical Coherence Tomography, Endomicroscopy

Fahim Habib　Blair A. Jobe　著

李　斌　冯海明　译

摘要　常规白光内镜检查是目前可视化评估食管病变和靶向或非靶向活检的主要标准。这种方法在检测早期食管病变的能力有限，早期病变主要位于可见表面以下，且病变过程没有可视化的病理性特征，视觉呈现可能不明显。因此，迫切需要开发用于诊断食管疾病的新型诊断技术。其中黏膜阻抗技术，容积式激光内镜检查的第二代光学相干断层扫描技术和共聚焦激光显微技术是目前最先进的技术，已在临床推广应用。其他诸如胶囊 VLE，光学相干断层扫描血管造影和拉曼光谱等技术正在开发中。

关键词：黏膜阻抗；光学相干断层扫描；容积式激光显微内镜检查；胃食管反流病；Barrett 食管；嗜酸性食管炎；经口内镜下肌切开术

内镜检查仍然是评估各种食管疾病的基本诊断技术。其主要目的是对食管进行全面的视觉化评估，并获得用于病理学诊断的组织。白光内镜（WLE）作为目前内镜评估的标准受到一定的限制。其中关键在于无法识别细微的黏膜异常和检测黏膜表面以下的病变，从而导致无法建立诊断或无法在更可能治愈的病变早期阶段作出诊断。这在检测 Barrett 食管中尤为重要，而 Barrett 食管已成为西方国家引起胃食管反流病发病率显著增加的日益严重的问题。为了克服常规 WLE 的局限性，已经开发了几种高级成像系统。其中包括高清晰度 WLE、放大内镜[1]、化学色谱内镜[2-5] 和电子色谱内镜（包括窄带成像）[6-7]。这些先进的成像技术已被证明可以显著增加 Barrett 食管异型增生的检出率，并减少目标筛查患者所需的活检次数[8]。尽管取

得了这些进展，但准确地检测出食管不典型增生和早癌的能力亟待进一步提高，所以开发新的诊断技术至关重要。在开发的新型诊断技术中，具有临床应用性的技术包括黏膜阻抗、光学相干断层扫描和内镜检查。另外，其他几种新技术正在开发中，但尚未获得临床应用。其中包括光学相干断层扫描血管造影（optical coherence tomography angiography，OCTA）、容积式激光胶囊内镜检查（volumetric laser endo-microscopy，VLE）和拉曼光谱等。

一、黏膜阻抗

阻抗是对电流阻力的度量。食管黏膜的阻抗可通过将带有一系列导电环的专用多通道导管放入食管腔来测量。当腔内物质在这些导电环之间移动时，会发生阻抗变化，并可以记录

阻抗随时间变化的幅度。口服或反流引起的腔内液体会导致阻抗相对于基线下降，而由于打嗝或吞咽空气而产生的气体会使阻抗高于基线。阻抗变化的方向性使我们能够确定流量是顺行还是逆行。当没有可测量的液体或气体通过食管时，导管直接与食管黏膜接触。在这种条件下测得的黏膜阻抗称为食管基线阻抗值。该基线阻抗与跨上皮电阻（transepithelial resistance，TER）相关，后者反映了食管黏膜的结构完整性。TER 受细胞间连接复合物结构完整性的影响很大[9, 10]，这是维持上皮屏障功能的关键因素。这些紧密的连接起到封闭细胞旁通路，形成细胞旁离子通道并充当转运蛋白的作用[11]。在反流时，酸性和非酸性物质均会在黏膜中造成结构性改变，其中关键的是细胞间隙的扩大（dilated intercellular space，DIS），从而导致食管黏膜完整性受损[12]，TER 降低，因此基线阻抗值降低[13]。

当前的初步研究表明，使用基线黏膜阻抗测量对 GERD 患者的临床评估，Barrett 食管患者抗酸疗法的适应性及在用氟替卡松治疗嗜酸性粒细胞性食管炎中的诊断和治疗等方面都具有一定的应用潜力。

可以使用专用的多通道管腔内阻抗 /pH 导管（ComfortTec，Sandhill Scientifc，Inc，Highlands Ranch，Colorado）测量基线阻抗。使用的导管长度取决于患者的身高，每个导管都有专门的圆周电极，位于距尖端 3cm、5cm、7cm、9cm、15cm 和 17cm 处。pH 探头放置在测压确定的食管下括约肌的上边缘上方 5cm 处。阻抗和 pH 信号以 50Hz 的采样分辨率采集。使用专用软件程序（BioView analysis；Sandhill Scientific，Inc，Highlands Ranch，Colorado）对 24h 内记录的数据进行分析。使用从 3cm 处传感器获得的数据来计算远端基线阻抗，根据从 LES 上方 17cm 处的传感器获得的数据来计算近端基线阻抗。在记录的 24h 内的 4 个不同时间段内进行测量。第 1 个间隔在早餐和午餐之间，第 2 个间隔在午餐和晚餐之间，第 3 个间隔是晚餐和睡眠之间的时间，第 4 个间隔是睡眠期间。在每个时间间隔中，选择 3 个不同的时间段，每个时间段为 1min，记录连续稳定的阻抗跟踪数据，而不受因吞咽或反流事件的影响。通过获得的 3 个阻抗读数的平均值来计算每个间隔中的阻抗，然后通过 4 个时间间隔中的测量值的平均值来计算特定位置的总体基线阻抗（图 10-1）。

Farré 等将阻抗导管放置在兔子食管中，在获得基线值后，灌注了 pH 为 7.2 的对照溶液，在溶液的灌注期间，阻抗急剧下降，并且在灌注停止时，阻抗立即恢复。相反，当使用 pH 为 1.5 和 1 的盐水进行灌注时，阻抗值较低，分别为 $39.1\% \pm 7.0\%$ 和 $63.9 \pm 6.5\%$（$P < 0.05$）。体内基线阻抗与体外获得的 TER 呈正相关（$r = 0.72$；$P = 0.0021$）。黏膜的组织学评估表明，即使组织未显示出明显的糜烂迹象，也诱导了 DIS 的形成。同样，在健康志愿者中，输注 pH 为 2 和 1 的盐水导致基线阻抗降低，分别为 $21.9\% \pm 6.5\%$ 和 $52.7\% \pm 5.0\%$（$P < 0.0001$）。

Kessing 等研究人员对 GERD 的开 / 关治疗和正常对照组的食管基线阻抗水平进行了研究[14]。他们发现食管酸暴露时间与远端基线阻抗之间呈负相关，这表明酸反流降低了基线阻抗水平。此外，使用质子泵抑制药导致基线阻抗增加，表明酸暴露在改变黏膜完整性中具有降低基线阻抗的作用[15]。另外与没有 GERD 的患者相比，患有 GERD 的患者的基线阻抗值比鳞柱状细胞交界处高 2cm，并且在侵蚀性食管炎部位的基线阻抗甚至进一步降低。此外，在 GERD 的患者中，基线阻抗沿食管轴线从远端到近端逐渐增加，没有反流的患者未观察到类似的梯度变化[16]。

Wright 等进行了一项前瞻性观察研究，以确定黏膜阻抗值是否可以帮助确定 Barrett 食管患者是否符合抗酸治疗条件。所有患者均经组织学证实存在肠上皮化生。黏膜阻抗的测量是使用具有独特传感器的定制单通道黏膜阻抗导

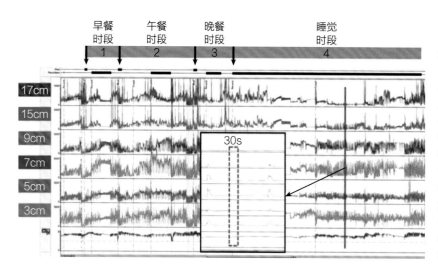

早餐时段 1　午餐时段 2　晚餐时段 3　睡觉时段 4

17cm
15cm
9cm
7cm
5cm
3cm

30s

▶ **图 10-1　测量基线阻抗的方法**

24h 阻抗记录分为 4 个时段：两餐之间的 2 个时段，睡眠前的一个时段和睡眠期间的一个时段。在每个周期中，当阻抗处于稳定水平时，都会进行 3 个不同的 1min 测量。计算这 3 个测量值的平均值。最终基线阻抗通过对这 4 个周期的平均阻抗求平均而得出［引自 Min YW. Impaired esophageal mucosal integrity may play a causative role in patients with nongastroesophageal reflux disease-related noncardiac chest pain. *Medicine (Baltimore)*. 2015;94:1-6］

管进行的，该导管穿过标准内镜的工作通道。在 Barrett 上皮的部位及鳞柱状上皮细胞交界处上方 2cm、5cm 和 10cm 处测量黏膜阻抗。不符合抗酸疗法的 Barrett 食管患者的黏膜阻抗值较低，与 GERD 患者的相似。相比之下，符合酸抑制疗法的患者的黏膜阻抗值较高，与无 GERD 的患者相似（图 10-2）[17]。

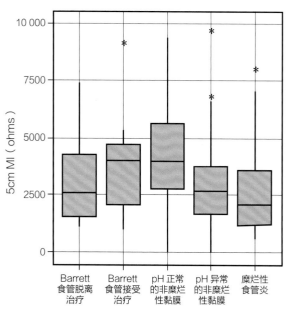

▲ **图 10-2　食管鳞状小柱交界处上方 5cm 处的基础黏膜阻抗值**

［引自 Wright MR, Higginbotham T, Slaughter JC, Ates F, Yuksel ES, Vaezi M. Sa1260 mucosal impedance in Barrett's esophagus: can it assess compliance with medication? *Gastroenterology*. 2016; 150(Suppl 1, April):S260］

此外，许多小型研究探讨了食管黏膜基线阻抗变化在各种食管病理学诊断和治疗中的作用。这些研究是探索性的，需要进一步验证才能用于临床。Fukahori 等评估了基线阻抗测量作为评估食管黏膜状况的参数的作用，其最终目的是为操作难度较大的且需要进行内镜检查患者（如神经系统受损的儿童）寻找替代方案。该研究中，1500Ω 的临界值代表基线阻抗，提示存在反流性食管炎[18]。其他研究者注意到基线阻抗值较低与酸敏感性之间存在线性相关性，这表明较低的黏膜基线阻抗是胃食管反流的潜在标志。黏膜完整性受损增加了对酸暴露的敏感性[19]。关于黏膜阻抗在诊断功能性胃烧灼中的作用尚不能定论。Weijenborg 等评估了 12 例非糜烂性反流病和 9 例功能性胃烧灼患者，受试者进行了酸灌注测试，通过测量黏膜阻抗来评估黏膜完整性，并通过内镜活组织检查。在 Ussings 室中分析所获标本的跨上皮电阻和跨上皮通透性。两组之间的基线阻抗、上皮电阻或通透性没有差异，因此得出结论，基线阻抗的改变不能将 NERD 患者与功能性胃烧灼患者区分开[20]。Kandulski 等进行了一项前瞻性研究，在中止质子泵抑制药治疗后，通过内镜检查和多通道腔内阻抗研究对 52 例患者（19 例 NERD，16 例糜烂性反流和 17 例功能性胃烧灼）进行了研究。在靠近 LES 的 3cm、5cm、

7cm、9cm、15cm 和 17cm 处评估基线阻抗。在胃食管连接处上方 3cm 处进行活检，进行半定量组织学评估是否存在细胞间隙扩张。他们发现，与功能性胃灼热相比，2 种反流病的基线阻抗均显著降低。当使用低于 2100Ω 的临界值时，基线阻抗在区分反流患者和功能性胃灼热患者中具有 78% 的敏感性和 71% 的特异性，阳性和阴性预测值为 75%[21]。这些研究虽然很有发展前景，但仍需要进一步的验证和确定临界值，因此现有证据尚不足以支持临床应用。

Kandulski 等进行了一项前瞻性研究，在中止质子泵抑制药治疗后，通过内镜检查和多通道腔内阻抗研究对 52 例患者（19 例 NERD，16 例糜烂性反流和 17 例功能性胃灼热）进行了研究。在靠近 LES 的 3cm、5cm、7cm、9cm、15cm 和 17cm 处评估基线阻抗。在胃食管结合部上方 3cm 处进行活检，进行半定量组织学评估是否存在细胞间隙扩张。他们发现，与功能性胃灼热相比，2 种反流病的基线阻抗均显著降低。当使用低于 2100Ω 的临界值时，基线阻抗在区分反流患者和功能性胃灼热患者中具有 78% 的敏感性和 71% 的特异性，阳性和阴性预测值为 75%[21]。这些研究虽然很有发展前景，但仍需要进一步的验证和确定临界值，因此现有证据尚不足以支持临床应用。

嗜酸性食管炎

过去的 10 年中，对嗜酸性食管炎的认识已经取得了很大进展，嗜酸性食管炎是一种慢性食管炎症性疾病。嗜酸性粒细胞性食管炎被认为主要是由食物抗原穿透食管上皮引起的，可诱导辅助型 T 细胞导致的 2 型变态反应，引起嗜酸性粒细胞占主导地位的炎症，食管屏障功能降低及细胞间隙扩张。它的临床特征以食管功能障碍为主，主要表现为儿童的进食困难，成年人的吞咽困难或食物潴留。从近端和远端食管获得的 1 个或多个活检标本表现为嗜酸性粒细胞聚集的炎症表现，每个高倍视野（high-power field，HPF）嗜酸性粒细胞 > 15 个，以上条件即可做出嗜酸性粒细胞性食管炎的诊断[22]。但是仅使用组织学标准可能导致诊断错误。在初始活检中，有多达 1/3 的患者不符合嗜酸性粒细胞性食管炎的标准（每个 HPF < 15 嗜酸性粒细胞），而反复内镜下活检结果提示每个 HPF 嗜酸性粒细胞 > 15 个，才能满足诊断标准[23]。此外，在不存在嗜酸性食管炎的情况下，部分 GERD 患者可能符合嗜酸性食管炎的标准，即每个 HPF 嗜酸性粒细胞 ≥ 15 个[23, 24]。因此，这种诊断模式有助于建立或支持诊断并监测治疗反应，具有非常大的意义。由于嗜酸性粒细胞性食管炎的主要病理生理特征是 DIS 黏膜完整性受损和屏障功能降低，因此对黏膜阻抗改变的测量引起了极大的关注。

Katzka 等研究纳入经组织学证实的嗜酸性粒细胞性食管炎患者和 10 例无食管炎的患者，分别测量了 10 例活动性嗜酸性粒细胞性食管炎（每个 HPF > 15 嗜酸性粒细胞），10 例失活性嗜酸性粒细胞性食管炎（每个 HPF < 15 嗜酸性粒细胞）的黏膜阻抗。活动性嗜酸性食管炎患者（1909Ω）的黏膜阻抗显著低于无活动性疾病（4349Ω）的患者或对照组（5530Ω）[23, 24]。在组织学上，黏膜阻抗与每个 HPF 嗜酸性粒细胞数量之间存在显著的负相关（RS=-0.584）。当使用 2300Ω 的黏膜阻抗临界值定义活动性嗜酸性食管炎时，测试结果显示出 90% 的敏感性和 91% 的特异性[25]。在整个食管近端，中端和远端均具有低水平的基线阻抗（图 10-3）。基线阻抗的系列变化也可用于确定对抗酸治疗的反应。Van Rhijn 及其同事对 15 例嗜酸性粒细胞性食管炎患者进行了一项前瞻性研究，在口服 8 周丙酸氟替卡松（500μg，每天 2 次）之前和之后评估食管黏膜屏障完整性，发现治疗后食管黏膜完整性显著增加，黏膜阻抗和跨上皮电阻增加，而运输上皮分子的通量降低[26]。

尚不清楚质子泵抑制药的抗酸疗法在嗜酸性食管炎患者中的作用。尽管有些患者显著受

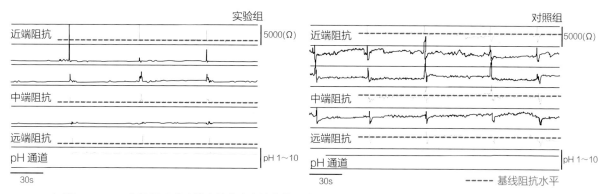

▲ 图 10-3　**pH 阻抗显示嗜酸性食管炎患者的食管近端、中端和远端食管基线阻抗水平明显低于正常对照**

引自 Van Rhijn BD, Kessing BF, Smout AJ, Bredenoord AJ. Oesophageal baseline impedance values are decreased in patients with eosinophilic oesophagitis. *United Eur Gastroenterol J.* 2013;1:242–248.

益，但仍有部分患者治疗无效。黏膜阻抗的研究表明，嗜酸性食管炎可能不代表单个疾病，而是不同种类的疾病的总称。例如，一种被称为质子泵抑制药反应性嗜酸性粒细胞增多症（proton pump inhibitor responsive eosinophilia，PPI-REE）的亚型。尽管经典嗜酸性粒细胞性食管炎和 PPI-REE 均在基线水平黏膜完整性的参数（电组织阻抗、上皮电阻、转运上皮分子通量）降低，但使用大剂量质子泵抑制药治疗可恢复部分 PPI-REE 患者的黏膜完整性[27]。因此，在质子泵抑制药抑制酸的 8 周疗程之前和之后，测量黏膜阻抗可能有助于确定可能从持续治疗中获益的患者亚群，并允许对黏膜阻抗没有任何改善的患者停止抗酸治疗，从而减少了由于长期使用质子泵抑制药而产生的潜在毒性。

二、光学相干断层扫描

OCT 是临床一项"红旗技术"，它基于回声时间延迟和光的反向散射原理，可以以高分辨率评估大的黏膜表面区域[28]。利用旋转光学激光探头通过内镜工作通道接触食管黏膜，将近红外光透射到食管表面，测量食管组织的反射率。这样便可形成实时图像，通过图像可检测黏膜表面变化及在 10μm 微观尺度的轴向分辨率下观察腺体结构变化。尽管此分辨率是高频超声内镜分辨率的 10 倍，但穿透深度较小。结构上的变化有助于识别可疑肠上皮化生

区域，随后可对其进行针对性活检[29, 30]。VLE 是第二代频域光学相干断层扫描成像技术，目前在美国（NinePoint Medical Inc.，Bedford，Massachusett）已用于临床。集成的成像系统由控制台，监视器和居中在透明球囊内的近红外光学探头组成，用于传送 1350nm 波长的激光，该激光以螺旋方式从探头发出，并具有自动拉回功能。该系统可在约 90s 内对食管的 6cm 长进行快速实时成像，并能对食管的表面和亚表面进行宽范围的横截面成像，轴向分辨率可达 7μm，并且向下延伸至 3mm 的深度（图 10-4）。

在进行 VLE 之前，使用高分辨率诊断内镜（HQ 190，Olympus，Tokyo，Japan）在 WLE 上进行检查，以识别胃食管结合部的位置，并评估食管是否存在影响探头安全通过和充气的因素，包括肿块或病变导致食管严重狭窄。对于食管弯曲和疑似嗜酸性食管炎的患者，操作更需谨慎，使用 Prague 标准记录 Barrett 食管病变的范围[31]。在内镜检查期间，还可以确定要使用的光学探头的合适尺寸。尽管光学探头的标准长度为 6cm，但它的直径有 14mm、17mm 和 20mm 三种。根据我们的经验，在没有病理结果的情况下，几乎所有病例都可以使用 20mm 球囊。将光学探头连接到控制台后，探头将通过内镜的工作通道，直到整个球囊都从内镜伸出，并且可以看到探头近端的不透明标记。然后将球囊的远端尖端定位于胃食管结合部 1cm

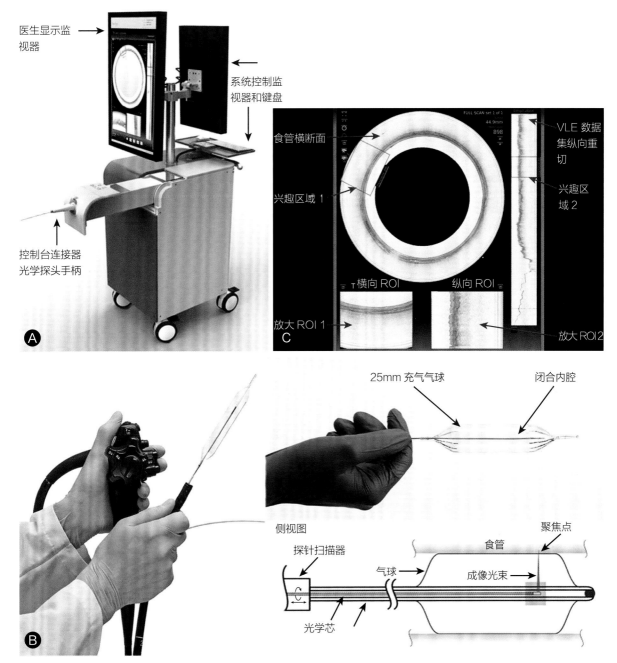

▲ 图 10-4　Nvision 体积激光内镜检查系统

A. 成像系统控制台；B. 带有中心球囊的光学探头；C. Nvision VLE 显示屏显示了食管的完整圆周截面图，旁边是三维 VLE 数据集的纵向剪裁图、周向视图和纵向视图为放大了的目标区域［引自 Wolfson HC. Safety and feasibility of volumetric laser endomicroscopy in patients with Barrett's esophagus (with videos). Gastrointest Endosc. 2015;82:631–640.］

处。此过程可通过将胃镜置于胃食管结合部上方 7cm 范围处实现。球囊定位后，将探头牢牢地固定在咬合块水平的指套之间，当其从工作通道中伸出时可以防止球囊在充气时移动，如果探头松懈，气囊会掉入胃中。然后使用特殊的注射器向气囊充气，使其压力达到 10psi，再

进行扫描探查，确保对包括贲门、胃食管结合部和食管的远端部分进行扫描，这样也确保了气囊处于最佳的中心位置。如果球囊发生移位，气囊放气后重新放置并充气，再次进行探查扫描以确认理想的放置位置，然后将球囊充气至15psi，并完整扫描。通过将探头从球囊远端到

近端自动螺旋回调来生成完整扫描结果，这一过程可在 90s 内完成，并生成了 1 个实时 360° 测定体积的图像，该图像是在 6cm 扫描节段上生成的 1200 个横截面的合成图。如果食管扩张，则可能需要将充气压力提高至 20psi，才能使球囊居于中心位置。扫描完成后，将气囊放气，依据钟面描述形式对定位线的位置进行记录，这样就可以对监视器上的横断面成像进行定位，并将其定位到食管，从而进行有针对性的活检。如果目标节段范围＞ 6cm，可以进行多次扫描。这个过程中关键是确定在两次扫描中可视的独特解剖特征，并做到准确重叠，以使最终的扫描结果无缝连接。如果没有这种独特的解剖特征，可以人为制造烧灼痕迹，确保扫描时可见，用以矫正多次扫描结果。通过胃食管结合部和定位线位置的三角测量过程实现病变的定位，浅表异常可进行精确的活检，而黏膜下异常可采用内镜黏膜切除技术活检。

在 VLE 上，正常的胃黏膜表现为垂直的凹陷和隐窝结构，具有高的表面反应性，图像穿透力较差，并且存在皱褶特征的厚壁。正常食管鳞状黏膜可见水平分层结构，上皮中无腺体存在（图 10-5）。相反，具有肠上皮化生的食管黏膜表现为分层结构的丧失且上皮中存在腺体（图 10-6）。

最新的 VLE 配置了 1470nm 波长的激光器，内镜上的手动控制装置使操作员可以实时通过食管导航光学探头识别目标区域，发射激光，从而在食管表面形成烧灼痕迹，然后内镜医师通过 WLE 可以识别标记的区域并进行 VLE 引导下的活检（图 10-7）[32, 33]。

目前使用 VLE 最常见的临床指征是 Barrett 食管，包括监测高风险、未接受治疗的 Barrett 食管，以及消融后复发或残留病灶的检测[34, 35]。VLE 也用于辅助贲门失弛缓症经口内镜肌切开术（peroral endoscopic myotomy，POEM）的治疗。

（一）未经治疗的 Barrett 食管的监测

生成的图像可以区分胃和食管中的正常组织与异常组织[36]。在 VLE 上，正常的贲门部表现出垂直的凹坑和隐窝结构，高的表面反射率，差的图像穿透力，以及存在皱褶。正常的食管鳞状黏膜表现出分层的水平结构，上皮中没有腺体。上皮中分层结构的丧失和腺体的存在提示可能存在肠上皮化生[37]。根据获得图像的信号强度和腺体结构特征评估是否存在不典型增生。通过将黏膜与黏膜下组织中的信号强度进行比较来评估图像整体的信号强度。通常黏膜信号强度应小于黏膜下信号强度。当黏膜表面信号强度等于黏膜下组织的信号强度时，就会出现图像信号的部分消失。当表面强度大于表面下组织的强度时，则会出现完全消失的情况。通过确定有无异型腺以及腺体的存在与否来评估腺系结构。基于这 2 个特征，Leggett 等开发

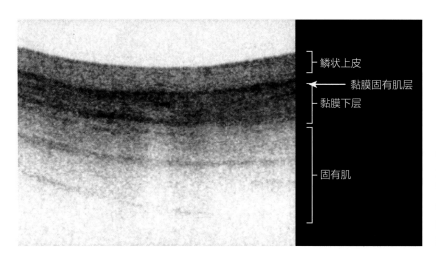

◀ 图 10-5　**体积激光内镜下正常食管壁各层的组织学相关**
引自 Lightdale CJ. Optical coherence tomography in Barrett's esophagus. *Gastrointest Endosc Clin N Am.* 2013; 23:549–563.

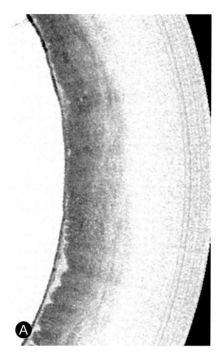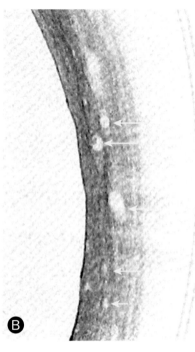

◀ 图 10-6 肠上皮化生体积激光内镜特征

A. 分层架构的丧失；B. 上皮内可见的腺体［引自 Trindale AJ. Volumetric laser endomicroscopy can target neoplasia not detected by conventional endoscopic measures in long segment Barrett's esophagus. *Endosc Int Open*. 2016;04(E3):18–322］

了 OCT 评 分 指 数（OCT scoring index，OCT-SI）（图 10-8）。得分 ≥ 2 分时，诊断不典型增生的敏感性为 83%，特异性为 75%。他们还利用这些特点开发了一种基于内镜黏膜切除标本的体外 VLE 评估的 VLE 诊断算法。首先，对黏膜强度和黏膜下组织强度进行比较评估。以黏膜信号强度大于黏膜下组织强度为特征的完全消失表示高度怀疑不典型增生。然后，在部分消失的情况下，如果发现 > 5 个非典型腺体，就可以评估非典型腺体的存在与否，从而确定是否存在食管的不典型增生。Leggett 等发现该方法检测不典型增生的灵敏度为 86%，特异度为 88%[38]。

Swager 等最近的研究探索了利用 VLE 检测早期 Barrett 瘤变的计算机算法的可行性。本研究共获得 60 张 VLE 图像，其中不典型增生 30 张，非不典型增生 30 张。计算机算法的决策依赖于食管不典型增生的相关特征，包括：① 组织中的光频域成像（optical frequency domain imaging，OFDI），表面信号比表面下信号强；② 缺乏分层，该算法的灵敏度为 93%，特异性为 70%，准确率为 82%。受试者工作曲线（receiver operating characteristic，ROC）下的面积（area under the curve，AUC）为 0.91，与最近开发的 AUC 为 0.81 的临床预测模型相吻合[39,40]。其在 Barrett 食管中发现了 3 个独立的肿瘤形成预测因子：① 缺乏分层（6 分）；② 表面高于表面下信号（表面下组织相当的表面信号为 6 分，与表面下组织相比较高的表面信号为 8 分）；③ 存在不规则的、扩张的腺体 / 腺管（5 分）（图 10-9）。验证的 ROC 曲线 AUC 为 0.81（95%CI 0.71～0.90），以 > 8 分为截止值，可获得 83% 的灵敏度和 71% 的特异性。与几项涉及 VLE 的研究一样，对体外标本进行组织学分析的研究也获得了理想的结果，但这些发现在临床的适用性还有待确定。

在进行 VLE 的过程中对目标区域进行标记并进行靶向活检，可进一步提高 Barrett 食管影像引导下活检的准确性。Suter 等率先在一项包含 22 例 Barrett 食管患者的研究中进行了初步探索[41]。用不同波长的激光在 VLE 探测到的异常区域两侧制造了烧伤痕迹，结果表明，在 410mW 波长时，最优标记时间参数为 2s，2 个间隔标记距离参数为 6mm。所有的痕迹在内镜

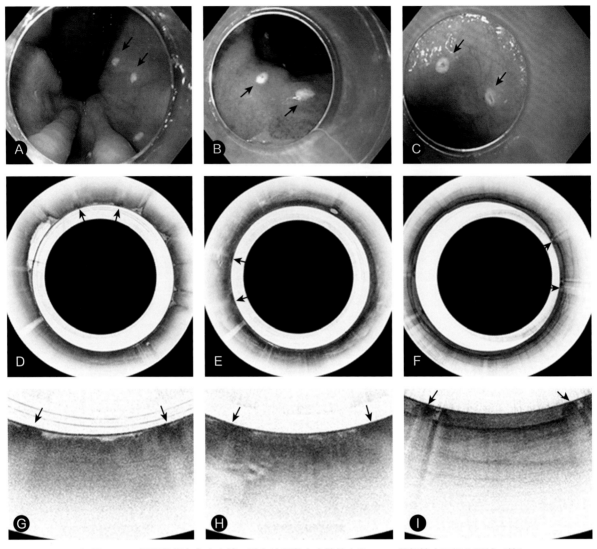

▲ 图 10-7　不同组织在白光内镜，周向体积激光内镜检查和 VLE 局部放大可视化区域（箭）

A、D 和 G. 胃；B、E 和 H. 非增生性；C、F 和 I. 鳞状黏膜（引自 Swager A, de Groof AJ, Meijer SL，Weusten BL, Curvers WL, Bergman JJ. Feasibility of laser marking in Barrett's esophagus with volumetric laser endomicroscopy: first-in-man pilot study. Gastrointest Endosc. pii:S0016-5107[17]30074-3）

下都能看到，未发现与 VLE 或激光标记相关的不良事件，与组织学解释相比，校正后的 VLE 标记图像的准确性为 100%。这种方法得到了进一步的改进，最新研究的 VLE 成像系统还集成了 1 个激光标记系统，这使得在实时 VLE 中识别可疑区域时，直接在体内标记可疑区域，当然两种标记方法都可以选择。在偏移标记模式下，2 个激光标记会自动放置在相距 6mm 的水平位置，在点标记模式下，需放置单个激光标记，标记激光是由操作员用 1 个附在内镜上的手持控制装置激活和控制的。在最近的一项可行性试验研究中，激光打标方法是在初级学习阶段制订的，随后对鳞状上皮，Barrett 食管和胃组织进行的后续内镜检查并随机激光标记用于评估标记的可见性；同时测试定位精确性；最后，以 VLE 确定的最可疑的肿瘤形成区域为目标。激光标记的位置在 VLE 上可识别率为 100%，在 WLE 上可识别率为 97%。在所有病例中，激光标记结果均与 VLE 上发现的可疑区域高度一致。

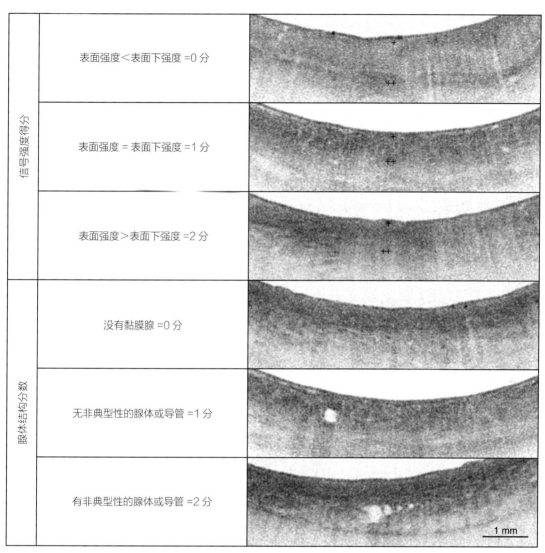

▲ 图 10-8　**OCT 评分指数**

≥ 2 分诊断不典型增生的敏感性为 83%，特异性为 75%（引自 Leggett CL, Gorospe EC, Chan DK, et al. Comparative diagnostic performance of volumetric laser endomicroscopy and confocal laser endomicroscopy in the detection of dysplasia associated with Barrett's esophagus. Gastrointest Endosc. 2016;83:880–888.e2.）

（二）Barrett 食管消融后监测

当内镜消融 Barrett 食管时，残留的化生腺体可以留在形成的新鳞状上皮层之下。此外，Barrett 上皮和鳞状上皮的交界处可能存在埋藏的腺体。光动力治疗后埋藏腺体存在的发生率（14.2%）高于射频消融术（0.9%）[42]。然而，这些报告的发生率可能低估了埋藏腺体的真实发生率，因为活检标本可能没有足够的上皮下组织来进行诊断。Swager 及其同事进一步证实了射频消融后埋藏式 Barrett 腺的低发生率。尽

管在 Barrett 食管射频消融后，VLE 鉴定出了鳞状上皮下的颗粒结构，但绝大多数被鉴定的鳞状上皮被认为是正常的组织结构，例如扩张的腺体和血管。17 例射频消融后患者中只有 1 例发现了埋藏腺体。据报道，这些不同程度的鳞状化生组织中发现了高度不典型增生和腺癌[43, 44]。特征性 VLE 表现包括信号强度增强和鳞状上皮层下的非典型腺体的腺管扩张。

Trindade 等[45]最近开始解决 VLE 图像解释的再现性问题。美国学术三级护理中心的 8 位高频 VLE 用户（阅读了 50 多份 VLE 检查结

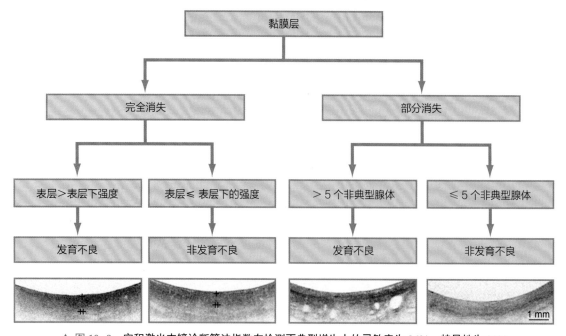

▲ 图 10-9　容积激光内镜诊断算法指数在检测不典型增生中的灵敏度为 **86%**，特异性为 **88%**

引自 Leggett CL, Gorospe EC, Chan DK, et al. Comparative diagnostic performance of volumetric laser endomicroscopy and confocal laser endomicroscopy in the detection of dysplasia associated with Barrett's esophagus. *Gastrointest Endosc*. 2016;83:880–888.e2.

果）评估了 120 张确定的图像，将其分类为贲门、食管鳞状黏膜，非肿瘤性 Barrett 食管（非不典型增生的 Barrett 食管和低级别不典型增生）和肿瘤性 Barrett 食管，还指导他们使用 OCT-SI 区分非肿瘤性 Barrett 食管和肿瘤性 Barrett 食管，OCT-SI 评分为 2 分或更高被用作肿瘤疾病的标准。用户之间的总体一致性非常好 [Kappa 值 =0.81（95%CI 0.79～0.83）]。食管鳞状上皮和贲门的吻合度近乎完美 [Kappa 值分别为 0.95 和 0.86（95%CI 0.92～0.98 和 0.83～0.89）]。对于区分非肿瘤性 Barrett 食管和肿瘤性 Barrett 食管，一致性较强 [Kappa 值 = 0.66（95%CI 0.63～0.69）和 Kappa 值 =0.79（95%CI 0.75～0.82）]。识别正确组织类型的总体准确度为 96%（95%CI 94%～99%）。这些发现表明，随着经验的增加和统一标准的应用，有针对性的活组织检查可以在临床现实。然而，必须考虑到这些图像是线下分析的，在研究过程中，实时解释图像可能存在困难，因此，目前使用的 Seattle 方案获得随机活组织检查仍是金标准。此外，还必须根据 VLE 上记录的异常情况进行有针对性的活检。

VLE 直到最近才被临床所采用，并且主要应用在专门从事 Barrett 食管管理的医疗机构，因此目前无法获得成本效益数据。然而，用靶向活检代替广泛的活检，如 Seattle 方案所采用的活检，并减少多次后续内镜检查，从长远来看，有可能从整体上节约医疗成本。

（三）容积式激光显微内镜治疗贲门失弛缓症

Desai 及其同事最近介绍了光学相干断层扫描的一种新型应用。他们将 VLE 纳入算法中，同时用于 POEM 治疗贲门失弛缓症的术前评估。对 VLE 图像进行分析，以了解不同区域环形肌的厚度，以及判断预期手术切口位置处是否存在大血管。基于这些功能，便于决定进行前路 POEM 手术还是后路 POEM 手术。对未使用 VLE 进行术前评估的患者与采用 VLE 进行术前评估的患者，比较 2 种方式手术后的结果发现，采用 VLE 可明显减少出血（8% vs. 43%；*P*=0.0001），缩短手术时间（85.8min vs.

内镜光学相干断层扫描

| 正常 | POEM 术后处理 |

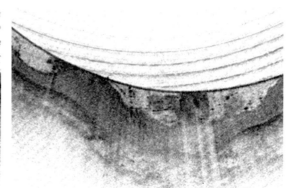

▲ 图 10-10　光学相干断层扫描评估经 POEM 手术的成效

引自 Parra V, Kedia P, Minami H, Sharaiha RZ, Kahaleh M. Endoscopic optical coherence tomography as a tool to evaluate successful myotomy after a peroral endoscopic myotomy. *Gastroint Endosc*. 2015;81;1251.

121.7min；*P*=0.000097）[46]。光学相干断层扫描还可以用于评估 POEM 手术后进行肌切开术的必要性。对食管进行全面扫描的结果提示在 POEM 手术的部位肌肉层出现破裂（图 10-10），因此，该技术可用于监测内镜下肌层切开术后症状复发情况[47]。

三、共聚焦激光内镜检查

共聚焦激光内镜检查（confocal laser endo-microscopy，CLE）是一种光学成像方式，可在内镜检查过程中对食管黏膜进行实时组织学评估。CLE 目前可以使用 2 种系统中来执行。eCLE 使用一种特殊的内镜进行成像，该内镜包含了共聚焦激光内镜（Pentax Medical，Montvale，New Jersey），而 pCLE 则是通过标准内镜的工作通道插入探头（Cellvizio Mauna Kea Technologies，Paris，France）。静脉注射荧光素后，使用波长为 488nm 的氩蓝激光照射，然后检测从黏膜反射的荧光，它可以通过 500～1000 倍的放大倍数实现高达 250mcm 的亚细胞分辨率[48]。专家共识提出一种区分非典型增生性 Barrett，高度不典型增生和腺癌的标准化系统，被称为 Miami 分类[49]，此标准在随机对照试验中得到验证，现已被广泛接受。非不典型增生的 Barrett 食管黏膜具有统一的绒毛状结构和含有深色杯状细胞的柱状上皮细胞，细胞内荧光最少，并具有组织化的细胞结构。相反，不典型增生的 Barrett 食管表现出强烈的细胞内荧光，可见细胞大小不均，细胞结构紊乱，隐窝形状不规则和扩张的毛细血管。在食管腺癌中，隐窝和绒毛状结构完全消失，毛细血管不规则和扩张（图 10-11）。Kiesslich 首次证明 CLE 的临床价值，其在对 63 位患者的研究中发现 CLE 诊断的敏感性为 98.1%，特异性为 94.1%。后来研究发现 CLE 诊断肿瘤的敏感性为 92.9%，特异性为 98.4%[50]。Dunbar 等在一项包含 39 例患者的交叉研究中发现，与常规 WLE 随机活检相比，CLE 对高度不典型增生或肿瘤的诊断准确性更高（33.7% vs. 17.2%，*P*=0.01）[51]。

Pohl 等在一项前瞻性研究中，对 38 例患者的 296 个病变进行了评估。他们发现，CLE 对高度不典型增生和腺癌具有较高的阴性预测值（98.8%）。然而，灵敏度低至 75%[52]。相反，Bajbouj 等发现 CLE 诊断高度不典型增生和腺癌的阳性预测值（46%）和敏感性（18%）均较低[53]。Sharma 等在检测 Barrett 食管中的肿瘤组织时，发现 pCLE 优于高清晰度的 WLE[54]。Canto 等的一项研究发现，与进行 WLE 随机活检相比，CLE 靶向活检可将肿瘤的诊断率

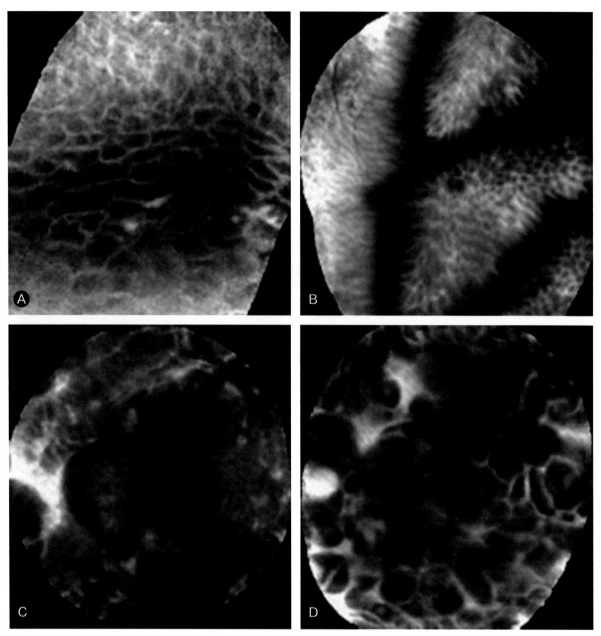

▲ 图 10-11　**Miami** 共聚焦显微镜标准

A. 正常鳞状上皮：扁平细胞，无隐窝或绒毛；B.Barrett 无不典型增生：均匀的绒毛状结构，柱状细胞点缀着深色杯状细胞；C. 高级别不典型增生：绒毛状结构保留，上皮边缘暗色不规则增厚，血管不规则扩张；D. 腺癌：无绒毛状结构或可见明显排列紊乱，多发暗色柱状细胞，不规则血管扩张（引自 Shahid MW, Wallace MB. Endoscopic imaging for the detection of esophageal dysplasia and carcinoma. *Gastrointest Endosc Clin N Am*. 2010;20:17.）

提 高 3 倍（22% vs. 6%，*P*=0.002）。 在 pCLE 与 VLE 的比较研究中，27 例接受镜下黏膜切除 术（endoscopic mucosal resections，EMR） 的 Barrett 食管患者参与了术后监测，共 50 个 EMR 位点。使用 pCLE 和 VLE 对 34 个肿瘤（高度不典型增生，黏膜内腺癌）和 16 个非肿瘤（低

度不典型增生，非典型增生）标本成像。研究发现 pCLE 诊断的敏感性，特异性和准确性分别 为 76%（95%CI 59%～88%）、79%（95%CI 53%～92%） 和 77%（95%CI 72%～82%）。Gupta 及其团队的一项 Meta 分析比较了由 CLE 指导的靶向活检和四象限随机活检在检测高度不典型增

生 / 腺癌中的准确性。由于相对较低的敏感性和阴性预测值，认为以 CLE 为靶点的活组织检查目前还不能替代当前的标准活检方案[55]。

尽管这项技术看起来很有发展前景，但仍存在一些局限性，使其无法应用于临床，关键是有限的成像深度和视野，这使得对大面积的黏膜表面进行评估时显得非常烦琐和耗时。由于许多可用的数据来自于治疗高危人群的医学中心，因此这些结果是否具有普遍性还不确定。此外还需要进行图像判读方面的专门训练，当然静脉注射荧光对比剂可能会使皮肤和尿液在长达 24h 内从黄色变为橙色。

四、其他新型技术

VLE 胶囊成像：Liang 及其同事开发了一种超高速 OCT 栓系胶囊，能够获得广阔视野，可对表面下成像并获得食管的横截面体积图像。这个胶囊长 30mm，直径 12mm，具有 1 个微型马达，每秒扫描 300 帧。胶囊附着在半刚性的系绳上，并通过推拉技术将其引入被镇静的患者的食管中，从而对食管进行容积映射。目前该技术无法对整个食管的圆周成像，非接触区域显像较暗。手拉动、呼吸、心跳和食管蠕动等也会使图像失真，为了克服这些局限，有必要对技术进行进一步的完善[56]。

拉曼光谱法：基于光的非弹性散射原理，其频移与被评估组织的分子组成相对应，从而在生物分子水平上提供了组织病理学评估[57]。早期对离体食管组织的研究表明检出高度不典型增生和腺癌的敏感性为 86%，特异性为 88%。该技术还能够识别肠上皮化生的存在并对不典型增生的程度进行分级[58]。近期开发的一种新型内镜共聚焦拉曼探针，可以快速采集大组织区域的数据（图 10-12），该探针的效用目前正处于评估中[59]。

光学相干血管造影：该技术正在研发中，以克服当前 OCT 模式固有的局限性，包括局限帧率、狭窄视野、对运动伪影的敏感性及对表面血管模式的分析限制等。使用微型马达导管，以每秒 400 帧的速度执行螺旋式的圆周横截面

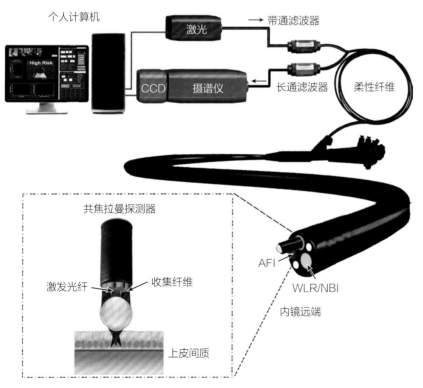

◀ 图 10-12　快速光圈共聚焦拉曼光谱系统

AFI. 自动荧光成像；CCD. 电荷耦合器件；WLR/NBI. 白光反射 / 窄带成像（引自 Bergholt MA，Zheng W，Ho KY，et al. Fiberoptic confocal Raman spectroscopy for real-time in vivo diagnosis of Barrett's esophagus. *Gastroenterology*. 2014;146:27–32.）

扫描，并在大约 8s 内获得＞ 100mm[2] 的图像（图 10-13）。通过检测移动的红细胞产生的信号强度，可以进一步可视化微脉管系统，从而避免使用对比剂[60]。

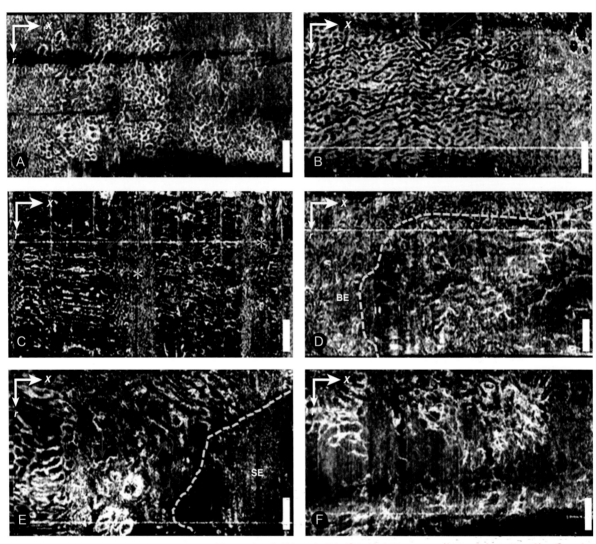

▲ 图 10-13　光学相干断层扫描血管造影

A 至 C. 非典型增生性 Barrett 食管：由于运动伪影（＊），规则的蜂窝状微血管形态（箭）可能在纵形方向上被压缩或形成条纹；D 至 E. 高度不典型增生，虚线描绘了异常微脉管系统和相邻的非不典型增生区域之间的边界；F. 低度不典型增生：异常的血管分支、螺旋形外观和大小不均一的血管（箭）（引自 Lee HC, Ahsen OO, Liang K, et al. Endoscopic optical coherence tomography angiography microvascular features associated with dysplasia in Barrett's esophagus. *Gastrointest Endosc*. 2017;pii:S0016-5107[17]30078-0.）

第三篇　食管动力障碍和憩室

Esophageal Motility Disorders and Diverticula

第 11 章
环咽肌功能障碍和 Zenker 憩室
Cricopharyngeal Dysfunction and Zenker Diverticulum

Giovanni Zaninotto　Mario Costantini　**著**
陈　昊　朱竞雨　**译**

摘要　本章内容主要包括环咽肌功能障碍和 Zenker 憩室的病因、致病机制、诊断方式、治疗方案等。外科手术治疗如食管上括约肌切开术鲜用于治疗 CD 但在 ZD（尤其是小憩室）治疗中仍扮演者重要角色（UES 切开术 ± 憩室切除术），而经口内镜憩室造瘘术也越来越多地应用于 ZD 的治疗。

关键词：口咽性吞咽困难；口咽憩室；Zenker 憩室；食管上括约肌功能紊乱；测压法；电视透镜检查；食管上括约肌切开术；憩室切除术；憩室病；经口内镜憩室造瘘术

环咽肌功能障碍（cricopharyngeal dysfunction，CD）可导致口咽性吞咽困难或传输性吞咽困难，即指食物不易从口咽，经食管通过食管上括约肌（食管上括约肌主要由环咽肌构成）。环咽肌功能障碍有别于食管性吞咽困难（食管性吞咽困难指食团可自行经口咽顺利通过食管，但不易经食管进入胃）。

吞咽困难被世界卫生组织定性为一种医学伤残，其发病率、死亡率和医疗费用逐年升高[1]。虽然该病的具体发病率尚不可知，但可以确定在逐年增长。其发病率日益升高的原因可能与一般人群的总生存期延长、退行性神经系统疾病增多、相关疾病的治疗、对疾病认识和诊断水平提高等因素有关。在非住院的老年人群中，口咽吞咽困难的发病率为 11%～16%，而住院或养老院的老年人群其发病率可增至 55%[2]。据报道，脑卒中后患者出现吞咽困难的发病率＞70%，而其中 15% 的患者因病情严重于脑卒中早期即表现出吞咽困难症状[3]。目前，临床医师将吞咽困难视作脑损伤或脊柱外科术后的临床表现之一。放化疗或外科手术治疗头颈癌对吞咽功能的损伤远甚于对其他功能（如呼吸功能）的损伤。吞咽困难可造成约半数炎症性肌病症状加重，并且可能是各种神经肌肉病（如包涵体肌炎）的主要症状。最后，确诊为痴呆的患者发生吞咽困难的概率高达 57%[3]。口咽性吞咽困难的各种诱因详见框 11-1。

一、口咽性吞咽困难的评估
（一）临床评估

临床诊断中最重要的莫过于评价患者吞咽困难的严重程度。患有口咽性吞咽困难的患者往往可以明确的描述出他（她）很难将口中食物咽下食管，而这正是（食管）无意识吞咽过程的开始。患者往往可以清楚感受到在做出吞咽动作的全程中，食物在口中越积越多却无法使食团下咽，甚至可以感受到食团卡在哪里。通常食管部吞咽困难的患者其主观感觉食管梗阻部位在颈部，这样导致仅凭患者主观感受判断梗阻段部位并不准

框 11-1 口咽吞咽困难：原因和分类

解剖学因素

　　炎症（脓肿、咽炎）

　　肿瘤

　　网络（Plummer-Vinson 或 Patterson-Kelly 综合征）

　　外因（头颈外科和放射、甲状腺肿块、免疫腺病等）

神经因素

　　中枢神经系统

- 脑血管意外（假性延髓麻痹）
- 肌萎缩侧索硬化
- 帕金森病
- 多发性硬化
- Wilson 病
- 肿瘤

　　周围神经系统因素

- Bulbar 小儿麻痹
- 周围神经病（破伤风、肉毒、酗酒和糖尿病神经病变）
- 遗传性疾病
- 肿瘤

　　神经肌肉接头

- 重症肌无力

肌肉因素

　　多发性肌炎和皮肌炎

　　口咽营养不良

　　肌张力障碍（Steinert 综合征）

　　代谢性肌病（黏液水肿、甲状腺肿毒症）

心理因素

确，因此不利于明确梗阻的病理病机。口咽性吞咽困难的相关症状包括由于保护机制缺陷所导致的鼻反流和咳嗽，以及与腭无力所致的构音障碍或鼻语。因此，"泪泪"声提示可能患有 Zenker 憩室（Zenker diverticula，ZD）。若伴随其他症状也有助于临床诊断（如语言障碍或其他提示颅神经受损的表现）。通常吞咽困难只是患者复杂症状的一部分，而神经肌肉功能紊乱的诊断是很明确的。在有些情况下，吞咽困难是迫使患者就医的首发症状，由此才通过进一步的查体和神经学检查明确患者的真实病情。最后一点，体重减轻有时候是吞咽困难的唯一表现，因为患者可能因为生活上情绪不佳而减少进食。

（二）内镜检查

　　鉴于吞咽困难往往提示病情严重，因此必须通过内镜检查明确患者有无器质性或功能性异常，尤其需要排除肿瘤。鉴于可能发生医源性穿孔，内镜检查时需要万分小心，在检查过程中，如果感到阻力增大或出现异常状况，必须谨慎操作以避免暴力操作导致食管颈段撕裂（患者高度怀疑 ZD 时尤其需要注意）。内镜检查时需细致检查食管全段及贲门以排除其他胃食管相关疾病并作鉴别诊断（如反流也可影响患者的吞咽能力）。因此需要在全麻下进行细致的内镜检查。喉镜检查是对口咽吞咽困难患者进行内镜评估（见下文）。

（三）影像学诊断

　　只有通过仔细地检查，才能对吞咽困难做出明确的诊断和准确的量化。传统的诊断方式（如吞钡消化道造影）往往并不足以明确诊断，因为吞咽初始阶段稍纵即逝，难以观察。然而，吞钡消化道造影可以清晰地显示可能存在的解剖结构异常（如狭窄、网、憩室或所谓的环咽肌贲门失弛缓症）（图 11-1）。荧光影像检测特异性地使用不同的剂量和浓度，以此判定功能

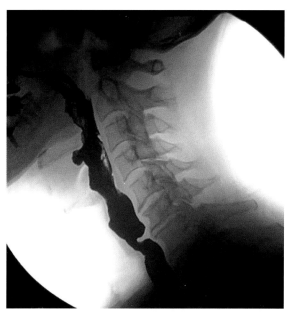

▲ 图 11-1　环咽棒的放射学表现

尽管食管上括约肌处于正常的静息状态，食管上括约肌处于"正常"的测压松弛状态，但放射学上括约肌开口受限，且通过括约肌的食团通过阻力增加

障碍的存在和机制，并且具有高频数字记录的能力，可以实现在吞咽液态或固态对比剂时记录口、咽、腭、会厌、喉和颈段食管的快速运动，因此也可以作为备选的检查方案。患者在检查时应先后使用前后位（anterior-posterior，AP）和侧卧位（lateral positions，LP）。吞咽功能障碍可分为如下四型：①运动性障碍；②咽隐窝嵌顿；③咽部淤滞；④不协调（吸引或喉穿孔）[4]。运动性障碍可表现为吞咽动作自发性启动延迟，由此可以观察到在有效的吞咽动作之前，患者舌头会多次尝试后移，表现为一个"迟钝的"或完全毫无规律的运动轨迹，常伴有停滞或误吸。无远端器质性梗阻的咽部淤滞是活动性咽部失常的另一个影像学表现。

最后，咽食管吞咽困难患者最常见的改变之一是食物进出喉部的不协调。大多数患者常合并上述多种症状。但是，荧光影像检测亦存在其局限性，如具有放射性，患者难免接受射线，诊断结果为定性结果（非定量）。临床实践中，进行数值测定时往往不重视测定舌咽交界处、喉前庭及食管上括约肌的开闭时间，其可能原因是以上测定较为烦琐、费时。目前已存在一些评分系统，但渗透－滴入量表（the Penetration-Aspiration Scale）是最常用和最有效的评分系统用来评价与吞咽有关的渗透和滴入的存在和严重程度[5]。

（四）纤维内镜下吞咽评估

纤维内镜下吞咽评估（fiberoptic endoscopic evaluation of swallowing，FEES）使用软式喉镜（前文已介绍）[6]。它可以在吞咽前、中、后 3 个阶段评价咽和喉结构的变化。通常情况下患者可耐受良好，便于重复操作和床旁操作。检查过程中，内镜经鼻进镜，可实时观察口咽及舌基底部等处黏膜，并可动态观察咽喉、食团等运动情况，且对气道几乎无损伤，相较于其他有创性操作具有显著优势。检查过程中，医生嘱患者服下不同食物和与食物产生颜色对比

的液态染料（蓝色）。在正常吞咽过程中，存在约 0.5s 的盲期，在此期间会厌向后翘起，咽部紧缩，妨碍食团实际运输过程中的完全可视化。喉腔分泌物、残存食团及喉腔局部残存的体液均有重要的临床诊断价值，反映患者的吞咽能力并可计入渗透－滴入量表，该过程与荧光影像检测的原理相类似[7]。FEES 的主要局限性是不能直接评估吞咽的生理功能，而只能通过对所观察到的残余食物等进行间接的主观解释以得出结论。

（五）测压法

传统的水灌注测压法可以评估整个食管及咽食管区域，以排除任何食管运动障碍，并验证食管上括约肌（upper esophageal sphincter，UES）和食管下括约肌（lower esophageal sphincter，LES）的功能。咽食管评价量化了咽收缩的力度和协调性，UES 松弛的完全性，以及其与咽波的协调性。如果考虑到某些方面，这个测试可能非常有用。以往测试中，嘱患者吞下 1 个大小约 2cm 的压力传感器，观察其在食管内向下运动过程中所受的压力变化情况，以此评价吞咽全程或重点区段的压力大小。但是该传感器常在食管颈段发生嵌顿而致测试中止。为了避免这个问题，在一些重要的研究中已经引入并使用了长度 > 6cm 的套筒式传感器，但它的使用在日常实践中可能会很麻烦[8]。此外，括约肌的径向不对称要求在不同方向上有多个记录位置，或一个周向压力传感微传感器。第二个更相关的问题是压力事件的快速性。在正常状态下，咽部收缩可能达到 600mmHg，持续时间为 0.5～1.0s。

因此，灌注系统可能低估了这些收缩的实际幅度和协调性。基于固态微传感器的现代导管可以更好、更可靠地记录这些快速事件。由于所有这些注意事项，咽食管改变的真正频率和类型被高度低估。其他的压力测量参数也被引入来更好地评估这些患者。Cook 等[9]关注

的是静脉内压增高在咽食管功能障碍患者和 ZD 患者中的应用。静脉内压可直接或间接影响咽食管段和 UES 顺应性，通过联合压力测量和影像学表现，将患者的解剖变异转换为压力改变（图 11-2）[10]。在过去的 10 年中，高分辨率测压法（HRM）的出现大大提高了进一步研究吞咽过程中咽和 UES 肌肉功能的可能性[11]。HRM 使用经鼻导管测量收缩活动，导管上有沿整个咽、UES 段和食管紧密间隔的压力传感器。HRM 已经改进了测压法在进行咽食管功能研究中的应用，但距离临床实际应用尚需进一步优化。由于咽 – 食管运动模式的存在，将该技术与视频透视技术相结合的可能性使我们能够更全面地了解食团的输送[3]（图 11-3）。

（六）功能性腔内成像探针

在阻抗平面测量的基础上，研制了功能腔

体成像探头（FLIP），用于测试腔体的扩张[12]。将气囊放置在 FLIP 的远端，并通过填充导电溶液使其膨胀。FLIP 提供多种估计直径或横截面积的管腔测量，并利用这些重建动态的括约

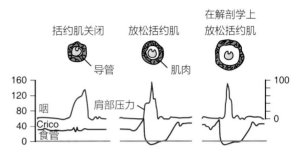

▲ 图 11-2　下咽部食团内压（或"肩压"），在压力松弛但解剖不完全松弛的食管上括约肌（中间）。这一发现表明咽部压力增加是因为继发于肌肉病理的通过咽食管段的食团阻力增加

引自 DeMeester TR, Costantini M. Function tests. In: Patterson GA, Cooper JD, Deslaurier J, Lerut AEMR, Luketich JD, Rice TW, eds. *Pearson's Thoracic & Esophageal Surgery*. 3rd ed. Philadelphia: Churchill Livingstone; 2008:117–147, Fig. 9.13.

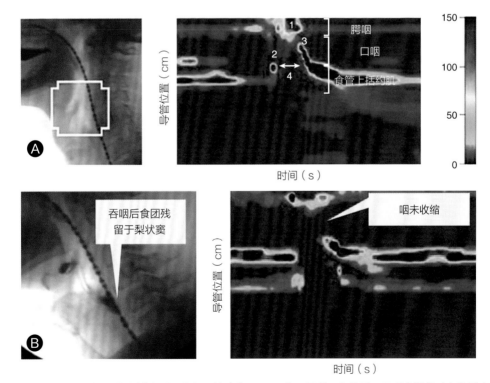

▲ 图 11-3　横向透视和高分辨率测压彩色图的液体（10ml 水）吞咽，色块显示了咽食管段对应的压力值

A. 有正常吞咽的个体。正常吞咽时，沿食管段可识别出 3 个测压区：软腭（腭咽）、舌根（口咽和下咽）和食管上括约肌（左侧）。在高分辨率测压彩色图（右）上，可以直接看到腭咽闭合（1）、喉抬高（2）、咽剥离波的起始（3）和 UES 松弛（4）。B. 有口咽吞咽困难的患者。透视显示梨状窦内残留和 UES 开口不足。在测压方面，吞咽的特征是咽部麻痹（咽部蠕动消失）和正常的 UES 松弛。在下咽观察到的残留物可能是由于无效的咽功能或由于不充分的 UES 放松（引自 Rommel M, Hamdy S. Oropharyngeal dysphagia: manifestations and diagnosis. *Nat Rev Gastroenterol Hepatol*. 2016;13:49–59, Fig. 2.）

肌几何图像。FLIP 最初用于评估胃食管反流病和贲门失弛缓症患者的食管胃连接顺应性[13]。FLIP 在评估 UES 功能中的作用最近也被探讨（图 11-4）。以数据量化 UES 扩张程度（评价 UES 直径、松弛时间、球囊内压力等）并比较健康人群和接受喉切除术后的患者数据差异[14]。这种新方法有可能以一种新的方式证明 UES 的实际开放，并可以补充吞咽研究提供的信息。

二、治疗

对于有口咽吞咽困难和（或）环咽功能障碍的患者，治疗一般从行为干预开始。最重要的是改变食品的质地、黏度、稠度、成分和食团大小。此外，身体和头部的姿势和位置也是重要的因素。因此，患者在进食前必须有认知警觉、定向和反应，不幸的是，这排除了相当

一部分患有神经源性吞咽困难的患者。为了保证患者能够安全进食，使用了多种动作和技术，包括声门上咽、超声门上咽、门德尔松动作（促进咽部和喉部抬高）、颈部屈曲、颈部伸展、转头和舌底回缩[15]。行为干预还包括运动计划，以改善吞咽相关结构的活动范围，如口腔舌、舌骨和喉部，并加强运动，以改善舌头和嘴唇的运动。一旦开始治疗，随着病情的发展，这些补偿技术可以改变，但有些人总是需要这些策略和风险降低饮食，以确保他们最大限度地降低在用餐过程中误吸的风险[15, 16]。

干预措施可分为促进营养的干预措施、保护气道的干预措施和专门针对减轻吞咽困难的干预措施。吸入风险高且不能通过口服喂养满足其营养需求的患者将需要补充（或全部）替代营养。如果这些需要是短期的，周围静脉营养或鼻胃管

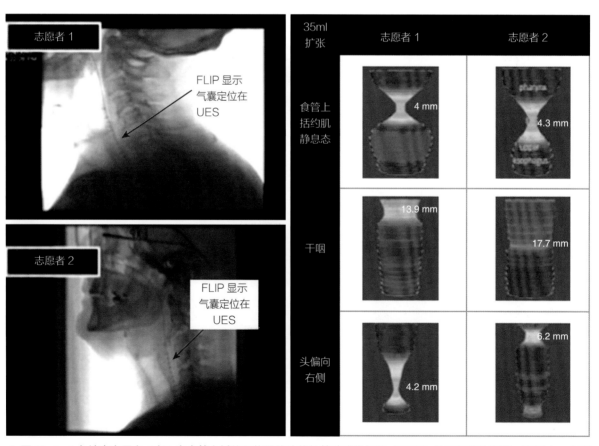

▲ 图 11-4　2 名健康志愿者（左）在食管上括约肌位置的功能性管腔成像探针（**FLIP**）的透视静态图像。下图中，志愿者转动头部。通过电极阵列可以清楚地识别 **FLIP**。右图显示的是对这些参与者的 **FLIP** 研究，显示了在静止状态下的轮廓，干咽时的最小直径，清楚地显示开口。最后在右转头时两种形状的最小直径，表明在探头或狭窄区域的位移
引自 Lottrup C, Reggersene H, Liao D, et al. Functional lumen imaging of the gastrointestinal tract. *J Gastroenterol*. 2015;50:1005–1016, Fig. 4.

喂养可以满足。由于这种情况很少发生，并且考虑到鼻胃管对于慢性喂养的缺点（不适和误吸的风险），应该考虑其他方法，如经皮内镜胃造口术（PEG）。这可以在患者局部麻醉和最小的镇静下进行，几乎没有不适[17]。如果怀疑有反流或误吸，建议慢速滴注配方奶或改行喂养空肠吻合术。胃造口术也可以通过放射学安全地进行，避免了内镜检查的需要[18]。为了避免一些不良事件（如不能充分清除患者气道内分泌物，患者误吸唾液或胃反流物）发生，通常采用气管切开术或胃造口术。这个手术可以在局部麻醉的情况下进行，而且可以保留患者的发声功能。然而，有时更彻底和不可逆的措施可能被使用，如注射聚四氟乙烯或其他物质使声带位于中间位置、喉成形术、环下环状软骨切除术、会厌缝合或窄视野喉切除术[16]。专门用于治疗吞咽困难的介入程序是针对 UES 区域。目前手术治疗 UES 功能障碍的方法变化很大，几乎没有数据支持一种干预方法在结果上相对优于另一种[19]。

1. 内镜扩张术　有时使用内镜扩张术（带探针或气囊），特别是在发现明显的器质性或功能性病变（如狭窄或蹼状物）时。扩张术的优点是简单，相对安全，而且通常是在有意识的镇静下进行的。

内镜下扩张术的短期疗效与其他创伤更大的手术（如环咽肌切开术）相当，但约 50% 的病例需要二次手术，且有一定比例的患者需要进一步的环咽肌切开术治疗[19, 20]。

2. 注射肉毒杆菌毒素　肉毒杆菌毒素（BoT）在环咽肌注射（经皮肌电图引导或内镜下）自 1994 年被引入后受到了一定欢迎[21]。BoT 通过抑制乙酰胆碱在神经肌肉接点的释放来抑制肌肉的强直性收缩；因此，适用于高渗型 UES 及以期保留咽部完整功能的患者。此外，它对那些不是理想手术对象的患者有明显的吸引力。最近进行的一个综述[22]中只有两项分析研究报道了 20 例以上的患者，而大多数文章要么是病例报道，要么是少于 10 例患者的有限报道。乳糜泻的病因在这些发表的系列文章中包含了很多诊断，包括神经系统疾病、多发性硬化症、糖尿病神经病变、放射治疗、脑血管意外等。BoT 的剂量和管理技术也有很大的变化。环咽肌注射 BoT 的技术包括全麻或面罩通气下的内镜下注射，肌电引导下或不引导下经皮注射，以及经软式内镜下注射。一般来说，大多数患者吞咽功能改善：联合分析中约 75%。并发症并不常见，包括一过性声带麻痹、一过性吞咽困难恶化、颈部蜂窝织炎和吸入性肺炎。没有直接与手术相关的死亡报告。虽然也有报道称，在 BoT 治疗失败的患者中肌切开术成功，但 BoT 注射也可以作为一种测试来确定肌切开术是否有效[23]。

3. 环咽的肌切开术　环咽肌切开术长期以来被用于治疗神经或肌源性环咽功能障碍的患者，其治疗目的是解除颈部 UES 持续收缩导致的食团嵌顿。下面简单介绍一下我们所采用的技术[24]。在全身麻醉下，患者平卧在手术台上，肩部下垫一个小枕头，头部过伸，轻微向右侧转动。沿着左侧胸锁乳突肌前缘切口（图 11-5A）。将皮下组织和颈阔肌分开后，向外侧牵开胸锁乳突肌和血管（颈动脉和颈静脉），向内侧阻塞喉甲状腺（图 11-5B），暴露出咽和食管。通过将肩胛舌骨肌和甲状腺中静脉分开，有助于该区域的显露（图 11-5C）。分开甲状腺下动脉有助于进一步暴露和防止损伤喉返神经的风险。此方法与后面介绍的与治疗 ZD 相关的环咽肌切开术相同。确定环咽肌的横向纤维，使用刀和剪刀沿环咽肌上缘，贯穿咽下壁到颈段食管进行肌切开术，切开术长度至少为 5cm（图 11-5D）。当肌切开后，黏膜自动突出到肌肉边缘（图 11-5E）。留置引流 24h 以避免颈部血肿，经过水溶性对比研究后，允许患者开始流质及软质饮食。手术并发症可能出现颈部血肿进而危及气道开放，需要立即手术处理血肿。若食管黏膜穿孔可以通过外科手术修复（使用胸锁乳突肌肌肉皮瓣修补缝合）或保守治疗（禁食）。神经源性或肌源性患者术后发生吞咽困难较为

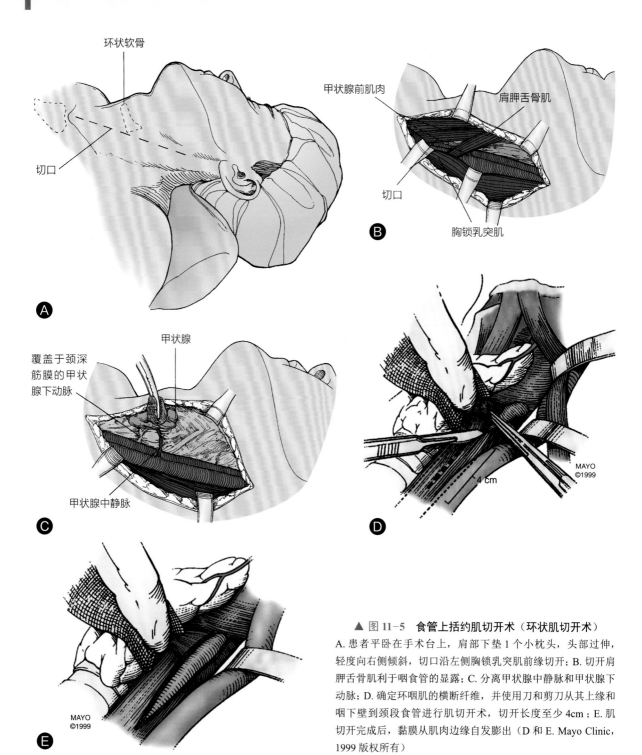

▲ 图 11-5 食管上括约肌切开术（环状肌切开术）

A. 患者平卧在手术台上，肩部下垫 1 个小枕头，头部过伸，轻度向右侧倾斜，切口沿左侧胸锁乳突肌前缘切开；B. 切开肩胛舌骨肌利于咽食管的显露；C. 分离甲状腺中静脉和甲状腺下动脉；D. 确定环咽肌的横断纤维，并使用刀和剪刀从其上缘和咽下壁到颈段食管进行肌切开术，切开长度至少 4cm；E. 肌切开完成后，黏膜从肌肉边缘自发膨出（D 和 E. Mayo Clinic，1999 版权所有）

罕见；其他更严重和潜在致命的并发症，如误吸和肺炎，与潜在的病理和吞咽困难的严重程度有关[25]。这类患者的挑战在于确定哪些患者可以从环咽肌切开术中获益。完整的随意口相吞咽和良好的舌控制，良好的喉头控制，正常发音，以及没有构音障碍提示预后良好[26]。吞

咽机制的协调性差在手术后仍可能导致持续性误吸和潜在的肺部感染。对已发表数据（主要是不受控制的病例系列）的累积分析显示，总体良好的应答率为 63%，平均死亡率为 1.8%[15]。其他审查报道的成功率为 78%，发病率为 7%[19]。目前，对于神经源性或肌源性口咽吞咽困难的

环咽肌切开术尚无明确和公认的适应证，最终的临床决定需要根据具体情况进行。

三、Zenker 憩室

咽食管憩室是咽黏膜的突出物，通过咽后壁的一个薄弱区，该薄弱区下部受环咽肌上缘限制，外侧受甲状腺咽肌斜纤维限制，即所谓的 Killian 三角。这些憩室以德国病理学家 Frederick Albert von Zenker 的名字命名，他发表了一篇对 27 例这种疾病患者的综述[27]。虽然 Zenker 不是第一个描述这种疾病的人，但他认识到憩室的发病机制在于咽内压力的增加，从而导致"斥力"憩室。

（一）Zenker憩室的生理学和病理生理学

在认识到 UES 在憩室形成中的核心作用后，近年来又提出了不同的理论。已经有人提出，UES 静息压力增加，无法完全放松（贲门失弛缓症），或过早或不协调的 UES 放松与传入的咽部收缩[28]。然而，现代测压技术的发展表明，与对照组相比，这些患者的 UES 静息压力相似，甚至下降，表现为吞咽肌功能不协调。在 20 世纪 90 年代早期，通过测量压力和荧光影像的研究证实了 UES 在憩室发病机制中的真正作用，并且组织学检查也证实了这一点。Cook 等[29]使用套管导管测压并同时进行影像记录，结果显示尽管由于括约肌壁和记录导管之间失去了接触，在测压时括约肌"完全"松弛，但放射学上括约肌开口明显减少。此外，研究人员发现这些患者的"食团内"压力更大，证实病理或生理性因素导致咽内压增加，使 UES 开放，这可能是诱发憩室的原因（图 11-6）。他们假定退行性变化导致缺乏弹性的括约肌完全放松，并介绍了咽食管段顺应性降低的概念，这可以通过在咽收缩开始前出现"肩"的压力来观察，这代表了咽内的高压（图 11-7）。

这一理论随后得到了一些对 ZD 患者和对照组活检标本的组织学和收缩性研究的支持。

Lerut 等[30]的研究显示 ZD 患者的肌肉纤维收缩曲线较慢、较弱，幅度较低，最大峰值时间较长，半放松时间较长（图 11-8）。他们还发现组织学、电镜和免疫组化改变提示神经源性和肌源性异常是这些患者 UES 功能障碍的根本原因。进一步的研究[31,32]发现，与对照组相比，患者环状咽部肌肉和颈段食管固有肌中胶原含量较高、桥肌/桥肌和胶原/弹性蛋白比值显著升高，证实了这些发现（图 11-9）。这些发现也强调了颈段食管近端肌纤维在憩室发病中的作用，支持在进行肌切开术时也需要将这些纤维分开 2～3cm（见下文）。

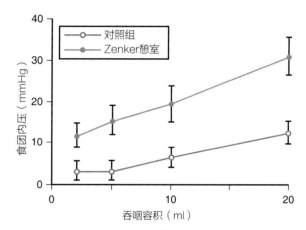

▲ 图 11-6 环咽肌和颈段食管肌失顺应性患者的吞咽容积与食团内压的关系

吞咽量增加而产生的更高压力表明患者有足够的咽肌力量来产生食团内压，改善环咽肌和颈段食管肌切开术的依存性应可导致临床改善

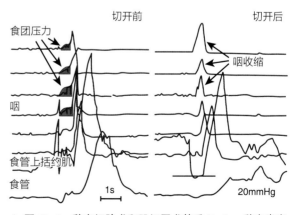

▲ 图 11-7 憩室切除术和肌切开术前后 Zenker 憩室患者咽食管压力示踪。在术前记录中，食管上括约肌不松弛，并且食团压力大。肌切开术增加了咽食管段的顺应性，咽部收缩时食团压的"肩"完全消失

（二）症状和诊断

这些患者的主要症状是吞咽困难，几乎所有的病例都有。我们可以区分是内在的吞咽困难还是外在的吞咽困难，外在的吞咽困难是由积存的食物引起的，它会进一步压缩食管腔。常可发现未消化的食物颗粒反刍（前一餐）、吞咽时不正常的噪声、口臭等。表 11-1 列出了最常见的症状。吞咽困难可导致体重减轻，食物颗粒进入气道可引起咳嗽和反复肺部感染。这非常有关系，因为大多数患者是老年人和身体虚弱的人。其他与上消化道相关的症状也经常出现。特别是反流症状和食管炎的高发生率已

被报道，pH 检测证实 GERD 患者高达 44%[33]。长期以来，胃食管反流被认为是引起环咽肌损伤的慢性刺激因素，容易导致 ZD 的发展。应在这些患者中适当地研究胃食管反流，特别是考虑到理论上但未经证实的风险，即通过消除

表 11-1　Zenker 憩室：临床表现和症状

平均年龄	68 岁（38—92 岁）
＞ 70 岁	50%
＞ 80 岁	20%
症状	
平均持续时间	37.4 个月
吞咽困难	80%
反流	58%
窒息	20%
咳嗽	18%
癔球感	21%
体重下降	23%
其他	14%
相关的病理	
肺部感染	37%
上胃肠道病理	60%
文献报道胃食管反流病	44%
其他合并症	52%

改编自 Lerut T, Coosemans W, Decaluwé H, et al. Pathophysiology and treatment of Zenker diverticulum. In: Yeo CJ, et al., eds. *Shackelford's Surgery of the Alimentary Tract*. 7th ed. Philadelphia: Saunders; 2013:336–348.

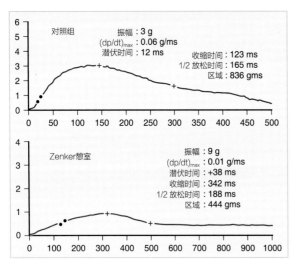

▲ 图 11-8　对照标本和 Zenker 憩室的环状咽肌收缩模式

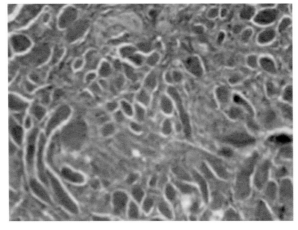
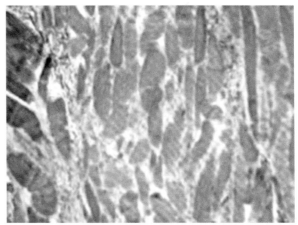

▲ 图 11-9　对照受试者（左）和 Zenker 憩室患者（右）环状咽肌标本的组织学检查
这个患者的肌纤维数量明显减少。因此，患者的肌肉结缔组织比率低于对照组（引自 Zaninotto G, Costantini M, Boccù C, et al. Functional and morphological study of the cricopharyngeal muscle in patients with Zenker's diverticulum. *Br J Surg*. 1996;83:1263–1267.）

咽和食管之间的屏障，随后的肌切开术可能有利于食管咽和喉反流。大多数患者可通过影像学明确诊断 Zenker，钡剂或泛影葡胺吞咽很容易显示颈部后方的囊袋，也可以看到气管的渗漏和误吸。在侧位投影中，可以充分测量憩室，特别是从膈到胃底部的距离，因为这种测量可以指导治疗方法的选择（图 11-10）[34]。考虑到医源性穿孔的危险，在对有吞咽困难和怀疑 ZD 的患者进行任何内镜检查之前应进行放射学评估。内镜检查可能有助于进一步评估囊袋及其颈部的大小，以及评估食管管腔和憩室之间的隔膜的形态。据说它可能显示憩室黏膜因瘀血引起的炎症，甚至可能是肿瘤变性。

在专业的中心，HRM 结合荧光成像是研究复杂咽食管吞咽事件最有用的工具[3]，但是，在研究项目之外，专用的咽食管测压仪并不是 ZD 的常规诊断所必需的。然而，它可能揭示潜在的食管运动异常，并结合 pH 监测，检测任何潜在的胃食管反流。

（三）治疗

ZD 的标准手术治疗包括 UES 肌切开术和囊袋切除术或悬吊（固定术），甚至小憩室肌切开术[35]。用烧灼术或激光将憩室和食管壁之

间的间隔分开的另一种内镜手术[36, 37]也被介绍过，但由于严重并发症发生的高风险，它们不太受欢迎。这种情况一直到 1993 年发生了改变，Collard 提出通过一种特殊的内镜（Weerda憩室镜）引入腹腔镜吻合器，同时分隔和缝合憩室和食管壁[38]。之后这种手术迅速流行起来，现在许多中心都认为是 ZD 的首选治疗方法。1995 年，巴西的 Ishioka[39]和荷兰的 Mulder[40]报道了他们使用软式内镜切割憩室间隔的初步结果。最近，口腔内镜肌切开术（类似于 LES治疗贲门失弛缓症的技术）已应用于 ZD 的治疗。以下描述 ZD 的治疗选择。

1. 环咽肌切开术伴或不伴憩室切除术　操作的初始步骤已在前面描述过（图 11-5A 至C）。暴露咽食管区域后，通过钝性剥离憩室并将其与周围组织分离，直到在咽后壁清晰地识别出其颈部。环咽肌的横断纤维在憩室的颈部下方很容易看到。使用解剖刀和剪刀从这个水平到颈段食管进行肌切开术，长度至少 5cm（图11-11A）。当肌切开术完成后，黏膜自发突出。如果憩室≥ 3cm，用线性吻合器对其横切（图11-11B）。较小的憩室最好倒置并缝合在椎前筋膜或咽肌上，以避免在切除囊袋时可能从订线或缝合线漏出[33]。非常小的囊袋（＜ 1cm）

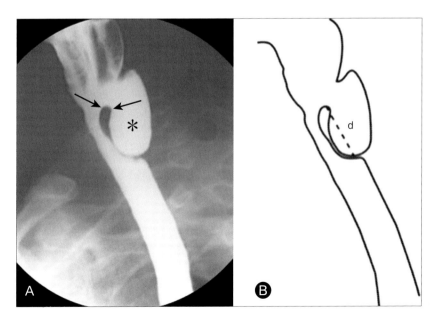

◀ 图 11-10　A. 吞咽困难患者术前钡检查的斜位切面显示在突出的环咽肌（箭）上方有 1 个 3.2cm 的憩室（*）。注意突出的袋、食管和鼻中隔的轮廓。B. 图中为 Zenker 憩室深度测量，由间隔顶部到袋底部的距离（d）定义

引自 Pomerri F, Costantini M, Dal Bosco C, et al. Comparison of preoperative and surgical measurements of Zenker's diverticulum. *Surg Endosc*. 2012; 26:2010–2015.

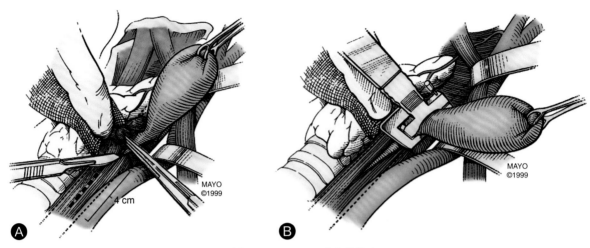

▲ 图 11-11　**Zenker 憩室的治疗**

A. 肌切开术完成后，憩室从肌肉边缘自动凸出；B. 如果憩室尺寸≥ 2cm，则用线性吻合器横切憩室。较小的憩室（1cm 或更小）可以安全地留在原位，因为简单的肌切开术就足以缓解患者的症状。约 2cm 大小的憩室可以倒置于咽肌下面并缝合到肌层上，从而起到一种壁内悬吊的作用（Mayo Clinic，1999 版权所有）

可以安全地留在原处，因为肌切开术就足以减少囊袋和减轻症状。

2. 内镜下吻合器憩室切除术　憩室 > 2cm 的患者可以考虑内镜下吻合器技术。小憩室导致环咽肌和憩室分裂不完全或症状复发。在气管插管全身麻醉下，患者平躺在手术台上，上半身下面垫 1 个小枕头，头部过伸。外科医生坐在患者的头后面。将 Weerda 憩室镜置入下咽，其前片位于食管腔内，后片位于憩室内。1 个直径 5mm 的望远镜通过该镜，可见食管和憩室之间的隔后，憩室镜在胸部支撑下固定。憩室的长度用刻度棒精确测量。然后通过 Weerda 内镜插入一次性改良外科内缝合器，以分隔憩室和食管腔之间的间隔，并行憩室食管造口术。该装置经过改进，缩短了其砧部，从而实现了完整的组织吻合。所述砧位于憩室腔内，所述弹匣位于食管腔内。Stapling 将食管后壁与憩室前壁缝合约 30mm，并横切位于每侧 3 行钉之间的组织（图 11-12）。根据憩室的实际大小，通常需要进行第二步吻合术。使用腹腔镜内缝合装置在鼻中隔顶端缝合两条牵引缝线，有助于将鼻中隔接合在吻合器钳口之间，实现更完整的鼻中隔分离（图 11-13）。内镜手术电凝刀可用于在缝合线上的远端完成隔膜剥离。然后

检查缝合线是否充分止血，并取出内镜。该手术约需要 20min 完成，主要术后并发症包括无法充分伸展颈部，以及在尝试插入憩室镜时医源性损害牙齿、舌头、下巴或咽部 [38, 41]。

通过憩室镜手术的谐波刀（Ultracision，Ethicon）已被用于分隔鼻中隔，作为吻合器的替代方法 [42, 43]。该设备可以同时以最小的速度切割和凝固组织热扩散和最佳止血，其小口径允许容易操作通过的范围。此外，1981 年 Van

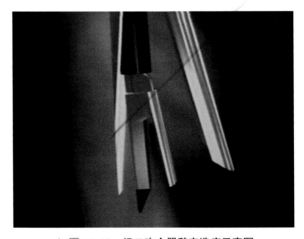

▲ 图 11-12　**经口吻合器憩室造瘘示意图**

经口腔插入憩室镜，前部叶片置于食管腔内，后部叶片置于憩室内。使用改良的手术内镜，分隔憩室和食管腔之间的间隔，进行憩室食管造口术（引自 Costantini M, Zaninotto G, Rizzetto C, Narne S, Ancona E. Esophageal diverticula. *Best Pract Res Clin Gastroenterol*. 2004;18:3–17, Fig. 2.）

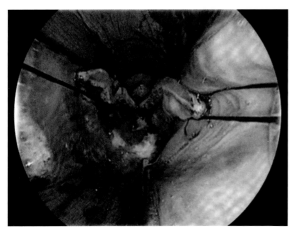

▲ 图 11-13 **Weerda 憩室镜的内镜视图**
两根牵引缝线置于憩室（底部）和食管（顶部）之间的间隔，
放入腹腔镜下缝合装置进行吻合，以使间隔切割更完整

Overbeeke 首次推出的二氧化碳激光器[44]，可能代表着手术方式的另一种选择。这是一种非常精确的技术，但广泛应用受到限制，因为它严格依赖于操作者，并带有穿孔和纵隔炎的内在风险。

3. 软式内镜治疗 软式内镜避免了无法放置憩室镜的问题，一些内镜技术已被用于分隔食管腔和憩室之间的隔膜。这对于全身麻醉风险高的老年患者或有上述手术禁忌证（如不能张大嘴巴，或憩室 < 2cm）的患者是有价值的。患者采用异丙酚清醒镇静或气管插管全身麻醉。手术通常在内镜检查室进行，一般可以获得鼻中隔的良好视野。此外，鼻胃管有助于良好的暴露和保护食管前壁。各种不同的内镜附件（移调夹、螺帽、套管）可用于改善中隔暴露，保护食管和囊袋免受热损伤。新型软憩室镜（Zenker 套管、Cook 内镜）是一种透明软橡胶管，有 2 个远端皮瓣保护食管前部和憩室后部。将套管穿过内镜，并在直视下向前推进，以正确显示要切割的中隔[45]。切口从食管口和憩室开口之间的边缘开始，可使用不同的切割设备（如针刀、单极钳、钩刀、氩等离子凝血器）[46]。一些作者介绍了一种夹持辅助技术来减少穿孔和纵隔炎的风险[47]。用这个技术（夹持和切割）在剥离前，在隔的两侧放置 2 个钛夹。

也可以在切口顶端放置金属钛夹，以防止切割时撕裂和微穿孔[45]。

该手术的目的是完全闭合隔膜，从而实现憩室和食管之间的 1 个大开口（憩室造口术）。小憩室（≤ 2cm）通常只需要一次治疗，而大憩室则需要反复治疗。一次治疗切割闭合 1.5～2.0cm，并在 1 周的时间内重复进行。出于营养考虑，鼻胃管通常放置 2 天。

（四）结果与讨论

所有作者都一致认为，治疗 ZD 的一个基本步骤是分离环咽肌肌纤维（UES）。虽然今天看起来是显而易见的，但这个概念是最近才得到的，基于经验发现，在憩室切除术中加上肌切开术可以降低并发症（瘘）和复发率[35]。这篇研究支持上述观点[29]。这表明炎症和纤维化导致的 UES 的肌肉病理限制了 UES 的开放，导致更高的压力到达下咽，最终形成了憩室。对于小憩室（< 2cm）患者，仅行环咽肌切开术，或联合憩室切除术或憩室悬吊术（憩室固定术）可确保几乎所有接受治疗的患者症状得到缓解（表 11-2 和图 11-14）。相关的发病率可能包括一些局部血肿和复发性神经麻痹，此外还有大约 2% 的病例发生瘘[35]。然而，应该强调的是，在虚弱的老年患者中，这种手术的死亡率是远远不能忽视的，主要是由于心肺并发症。

即使使用内镜技术，并发症甚至死亡的风险也不能完全避免，但它们可能比开放手术要低。因此到目前为止，还没有前瞻性的试验来比较不同的内镜治疗选择和手术。这些信息来自回顾性系列或前瞻性病例对照研究，使用一种或多种技术。此外，考虑到该病的罕见性及其在老年患者中的流行，通常伴有严重的合并症，因此在不久的将来不可能进行随机研究。

我们回顾了我们几年前的经验，报道了 51 例患者采用内镜吻合器进行憩室造口术，77 例患者采用手术肌切开[41]，两组患者术后症状评分均有显著改善。而内镜组仍有 11 例（21.5%）

表 11-2 Zenker 憩室开放性手术治疗的结果

作者，年份	时间	方法	N	并发症（%）	死亡（%）	结局（%）		复发（%）
						好	局部	
Payne, 1992	1944—1978	D, DM, M	888	7.9	2	82	11	3.6
		D	184	21	1.5	94		4.9
		DM	121	10				4.9
GEEMO，1995（n = 390）	1960—1982	PM	55	12.7				1.8
		M	26	0				NA
		P	4	0				7.6
Bonafede, 1997	1976—1993	M, DM, PM	87	24	3.5	78	13	NA
Zbaren, 1999	1987—1997	D, DM	66	15	1.5	77	11	6
Feussner, 1999	1982—1998	PM, DM	140	4.2	1	> 90		0.8
Leporrier, 2001	1988—1998	DM, PM	40	17.5	0	92	8	0
Jougon, 2003	1987—2000	DM	73	4	0	99	1	0
Colombo, 2003	1985—1995	D, DM	79	15	0	76	19	2.5
Lerut, 2008	1975—2003	PM, M, DM	289	8.5	0	94.2	3.8	0.03
总数			2119	10.5	1.4			3.5

D. 憩室切除术；GEEMO. 食道疾病欧洲分组；M. 肌切开术；.NA. 未公布；P. 憩室固定术

改编自 Lerut T, Coosemans W, Decaluwé H, et al. Pathophysiology and treatment of Zenker diverticulum. In: Yeo CJ, et al., eds. *Shackelford's Surgery of the Alimentary Tract*. 7th ed. Philadelphia: Saunders; 2013:336–348.

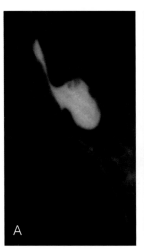
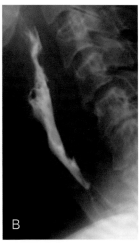

▲ 图 11-14 **A.** 咽食管（**Zenker**）憩室的影像图；**B.** 同一患者，食管上括约肌肌切开术和憩室切除术后

引自 Costantini M, Zaninotto G, Rizzetto C, Narne S, Ancona E. Esophageal diverticula. *Best Pract Res Clin Gastroenterol*. 2004; 18:3–17, Fig. 1.

患者主诉严重吞咽困难，认为手术失败，需进一步内镜治疗（8 例）或手术肌切开术（3 例）。另一方面，手术组中只有 4 例（5.2%）患者再次出现吞咽困难（$P < 0.05$），3 例经气囊扩张治疗成功（1 例拒绝进一步治疗）。所有接受内镜治疗并进行术后吞钡研究的患者都有明显的后囊（图 11-15）；然而，大多数患者无症状。根据憩室大小（≤ 3cm 和 > 3cm）进一步划分两组患者，我们发现有 64% 和 92% 的无症状患者属于内镜组，而手术组分别为 94.5% 和 96%。因此，对于 < 3cm 憩室的患者，内镜吻合术与开腹手术的患者有相同的良好预后的可能性。憩室较小（≤ 3cm）的患者应采用开放式手术入路或软式内镜入路，使用经口肌切开术分离整个环咽肌，并在远端继续肌切开术直至憩室的范围。

布鲁塞尔团队也报道了类似的结果[48]，他们首先提出用内镜缝合 ZD（表 11-3）。他们回顾比较了自己的经历，用内镜治疗对传统的肌切开术。经内镜治疗的患者术后住院时间缩短，禁食时间缩短，并发症也较少（尽管记录了 2 个颈部脓肿和纵隔炎）。然而，由于只有

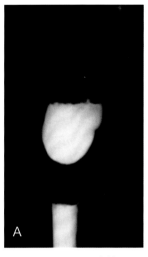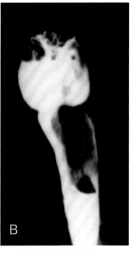

▲ 图 11-15　**A.** 咽食管（Zenker）憩室的放射学图像；**B.** 同一患者，内镜下吻合器憩室造口术后。后囊仍可见，憩室与食管腔广泛吻合

B. 引自 Costantini M, Zaninotto G, Rizzetto C，Narne S, Ancona E. Esophageal diverticula. *Best Pract Res Clin Gastroenterol.* 2004; 18:3–17, Fig. 3.

75% 的患者接受内镜治疗后没有症状，所以在随访中症状结果不如开放手术好（与 97% 接受开放手术的患者相比）。此外，憩室＜ 3cm 的患者中只有 57% 的患者对治疗满意，而接受开放手术的患者中 98% 的患者满意（$P <$ 0.05）。Bonavina 等[49] 在他们的 100 例接受腔内吻合器治疗的患者中，超过 3cm 的患者的成功率为 88.4%，而＜ 3cm 憩室组为 54.9%（$P <$ 0.05）。

最近的两篇论文报道了内镜和手术治疗 Zenker 患者的结果[50,51]。尽管回顾性分析存在种种缺陷，但所有这些论文都一致认为传统手术的结果更好（表 11-4）。此外，Lerut 报道了一项前瞻性随机研究，比较了内镜吻合器和开放手术（9 例外科手术，11 例内镜手术），内镜组因并发症较多且效果不明显而终止[53]。

表 11-3　经口缝合器治疗 Zenker 憩室的结果

作　者	年　份	时　间	N	并发症（%）	死亡（%）	结局（%）		复发（%）
						好	局　部	
Peracchia	1998	1992—1996	95	0	0	92.2	7.8	5.4
Van Eeden	1999	1996—1997	18	5.9	0	53	35	NA
Cook	2000	1995—1999	74	5	0	71	24	8.7
Luscher	2000	1997—1998	23	4.3	0	76	14	4.3
Philippsen	2000	1996—1999	14	0	0	57	21	NA
Sood	2000	1992—1999	44	4.5	1	70	24	9
Jaramillo	2001	1996—1999	32	3.7	0	80		7.4
Stoeckli	2002	1997—2000	30	27	0	96		NA
Counter	2002	1993—1997	31	9.7	0	50	44	22
Raut	2002	1994—1998	25	8	0	48		32
Chang	2003	1995—2001	150	12.7	0	73.3	22	11.8
Chiari	2003	1997—2001	39	10	0	71	20	10.9
Wasserzug	2010	1997—2001	55	4	0	90		10
Bonavina	2015	2001—2013	100	2	0	84	5.4	24
总数			730	7.8	0.02	48～92		10.9

NA. 未公布

改编自 Lerut T, Coosemans W, Decaluwé H, et al. Pathophysiology and treatment of Zenker diverticulum. In: Yeo CJ, et al., eds. *Shackelford's Surgery of the Alimentary Tract.* 7th ed. Philadelphia: Saunders; 2013:336–348.

表 11-4　回顾性研究比较手术肌切开术和内镜治疗 Zenker 憩室

作　者	手术切开术			内镜检查器			P^*
	患者数	并发症	好结果（%）	患者数	并发症	好结果（%）	
Gutshow, 2002	67	6[†]	97	86	3[‡]	75	< 0.05
Rizzetto, 2008	77	10[§]	94.8	51	3[‖]	88.5	< 0.05
Seth, 2014	31	2[¶]	93	24	7[**]	67	0.015
Shahawy, 2014	31	8[††]	100	36	20[‡‡]	61	< 0.01

*. P 与 2 种技术的好结果百分比有关

†. 5 例瘘，1 例因心肌梗死死亡

‡. 2 例宫颈脓肿和纵隔炎，1 例牙齿损伤

§. 2 例瘘，4 例血肿，1 例心包炎，2 例复发性麻痹（1 例暂时性），1 例黏膜穿孔

‖. 1 例黏膜穿孔（转为开放），1 例黏膜撕裂，1 例出血

¶. 2 例咽痛

**. 2 例咽痛，2 例舌麻木，1 例口周烧伤

††. 11 例穿孔，3 例抽吸，4 例其他

‡‡. 3 例穿孔，5 例抽吸，1 例食管狭窄，11 例其他

虽然有 2 例死亡报告（表 11-5），但使用硬式内镜憩室造口术以烧灼或 CO_2 激光横切隔膜，或使用软式内镜与经口吻合器技术相比，在失败率和并发症发生率方面没有观察到差异（表 11-6）。

最后，最近发表了对现有文献（28 项比较研究和 43 项队列研究）的系统回顾，分析了手术和各种内镜技术的结果[52]。内镜技术的失败率明显高于外部手术入路（18.4% vs. 4.2%，$P <$ 0.001）。不同手术入路的并发症呈现不同的方式，纵隔炎（1.2% vs. 0.3%，$P <$ 0.01）和肺气肿（3.0% vs. 0.1%，$P <$ 0.01）的发生率明显高于瘘管（3.7% vs. 1.2%，$P <$ 0.01）、复发性神经麻痹（3.4% vs. 0.3%，$P <$ 0.001）和血肿（2.2% vs. 0.6%，$P <$ 0.01）。手术相关的死亡在两组中都很少发生（开放手术组为 0.9%，内镜手术组为 0.4%）。总体术后并发症在经颈入路后更容易发生（7% vs. 11%）。

很难从这些研究中得出最终结论。尽管与手术相比，内镜治疗有时在完全缓解吞咽困难方面效果较差，但由于其侵入性较小，并发症发生率较低，因此内镜治疗非常有吸引力。内镜下吻合器也有其他的缺点，主要与憩室的大小有关：当憩室很小（≤ 2cm）时，吻合器砧太长，无法被憩室完全包纳，不能完全切断环咽纤维。从这个意义上说，用激光或烧灼术进行憩室造口术可能更有效。另外，如果盲目横切非常大的憩室（> 5cm）插入纵隔，则有损伤血管的风险。UES 的肌切开术可能更有效，应当在直视下切断肌纤维，并通过钝性剥离进一步分离肌切开的边缘，使黏膜下层广泛暴露。此外，颈段食管近端咽下收缩肌层可以很容易地分开。开放手术的主要缺点是相关并发症的发病率高于内镜，主要是由于缝合线瘘。虽然这通常不需要进一步的手术并能自愈（通过鼻胃管吸引、NPO 和抗生素治疗），但它对于并发呼吸或心脏病的患者仍然是一个潜在的严重并发症。

四、结论

腔镜憩室造口术或开腹手术均可有效治疗 ZD。这两种方法各有优缺点，因此，个体化治疗 ZD 的方法应该是：高危的中等大小憩室患者最好采用憩室造口术；对于小的（< 2cm）或

巨大的 ZD 或手术风险低的患者，建议进行开放手术。新的经口软式内镜技术为任何大小憩室的患者提供了希望，但可能最适合于小到中（0～5cm）的憩室。

表 11-5 经口烧灼或激光治疗 Zenker 憩室的结果

作 者	年 份	时 间	方 法	N	并发症（%）	死亡率（%）	结局（%）		复发（%）
							好	局 部	
Van Overbeek	1994	1964—1992	烧灼 /CO_2L	545	6.7	1	90.6	8.6	NA
Ishioka	1995	1982—1992	烧灼	42	4.8	0	92.9	7.1	7.1
Von Doersten	1997	1985—1994	烧灼	40	25	0	92.5		0
Hashiba	1999	＞ 1978	烧灼	47	14.9	0	96		4.3
Lippert	1999	1984—1996	CO_2L	60	10	0	73	21	10
Nyrop	2000	1989—1999	CO_2L	61	13.3	0	70	22	13
Mattinger	2002	1974—1998	CO_2L	52	13.5	1	84.6		15.4
Krespi	2002	1989—2001	CO_2L	83	4.8	0	85.5	11	7.5
总数				930	8.7	0.02	70～96		7.2

CO_2L. 二氧化碳激光器；NA. 未公布

引自 Lerut T, Coosemans W, Decaluwé H, et al. Pathophysiology and treatment of Zenker diverticulum. In: Yeo CJ, et al, eds. *Shackelford's Surgery of the Alimentary Tract*. 7th ed. Philadelphia: Saunders; 2013:336–348.

表 11-6 经口软式内镜手术治疗 Zenker 憩室的疗效观察

作 者	年 份	N	肺气肿，微穿孔	出血（%）	症状消退（%）	复发（%）
Ishioka	1995	42	2	2.4	92.8	7.1
Sakai	2001	10	—	—	100	—
Hashiba	1999	47	13	2.1	96	NA
Rubinstein	2007	41	3	—	95	17
Vogelsang	2007	31	23	3.3	84	35
Costamagna	2007	28	18	14	43	29
Christiaens	2007	21	4.8	—	100	10
Case	2010	22	27	23	82	18
Al Kadi	2010	18	6	17	77.7	11
Repici	2010	32	3	3	97	12.5
总数		292	10	5.5	43～100	16.7

NA. 未公布

改编自 Lerut T, Coosemans W, Decaluwé H, et al. Pathophysiology and treatment of Zenker diverticulum. In: Yeo CJ, et al., eds. *Shackelford's Surgery of the Alimentary Tract*. 7th ed. Philadelphia: Saunders; 2013:336–348.

第 12 章
食管中远端憩室的手术治疗
Surgical Management of Mid-and Distal Esophageal Diverticula

Brian E. Louie　Shane P. Smith　Oliver C. Bellevue　**著**
党建中　魏育才　**译**

摘要　食管中、远端憩室不是常见疾病，并且常无症状。然而，一些患者会因憩室、潜在的运动障碍或两者都有而致残或危及生命。通过钡剂检查确诊后，仔细评估患者，然后进行内镜检查、高分辨率测压，有时需进行胸部 CT 检查，这些都是决定是否进行手术治疗的关键步骤。与许多食管手术类似，这些憩室的治疗已转向微创手术，包括憩室切除术、远端食管肌切开术，以及在大多数情况下会进行部分胃底折叠。接近下肺静脉的憩室可以通过胸腔镜和腹腔镜联合更好地完成手术治疗。对大多数患者来说，这可以减轻症状，尽管手术并发症发病率并非很显著，但仍然有很低的死亡率。缝合处瘘仍然是外科医生希望避免的主要并发症。

关键词：膈上憩室；食管中段憩室；肌切开术；牵引憩室；推进憩室；胃底折叠术；运动性障碍；贲门失弛缓症

食管憩室疾病由一层或多层上皮细胞连接的管壁外翻后形成。这些病变可以在整个食管全程发生。根据它们在食管中的不同位置被描述为咽部食管憩室、中段食管憩室和膈面食管憩室。通常这些憩室是无症状的，但当它们有症状时，会产生一系列明显不适，降低患者的生活质量，并可能导致危及生命的并发症，如吸入性肺炎。由于这些病变通常发生在老年人或合并症患者，因此在进行治疗前需要完成仔细的外科评估，以确保良好的效果。本章重点介绍食管中、远端憩室的临床表现和治疗。

一、远段食管（膈上）憩室

膈上憩室是黏膜和黏膜下层通过固有肌层的外翻，最早由 Mondiere 描述这一疾病[1]。多为膨出型憩室，好发于膈上 10cm 内的食管下段[2]。该憩室被认为是假憩室，因为食管的各层均包含在膨出部分中，虽然实际上中食管肌层可以被描绘为覆盖在憩室上的很薄的一层[3]。膈上憩室的发病率是未知的，但发生率占咽食管憩室的 1/3[4]。

膈上憩室主要发生在中老年患者，但报道的年龄范围也包括青少年[5]和 25 岁左右的成年人[6]。膈上憩室没有性别偏好，最近的系列研究显示它对男性和女性的影响相当[6-9]。大多数患者会出现单一憩室，但高达 15% 的患者可出现 2 个憩室，有 2 个以上憩室的频率发生率逐渐降低[10-12]（图 12-1）。约 70% 的患者憩室起源于右侧食管（图 12-2），通常在胃食管结合部 5cm 以内，最大径为 4~7cm[7, 11-13]（图 12-3）。

（一）病理生理学

尽管在测压评估方面取得了进展，但膈憩室的发病机制还没有完全阐明。一般认为，这

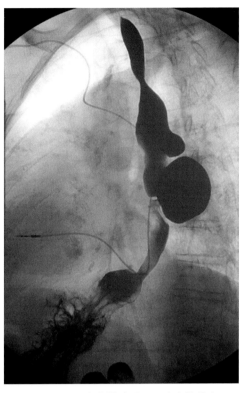

▲ 图 12-1　钡剂检查显示 2 个食管憩室

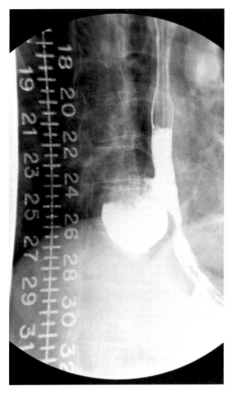

▲ 图 12-3　钡剂检查评估憩室大小

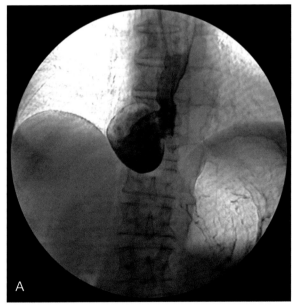

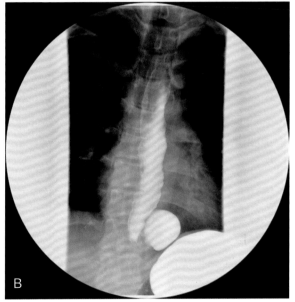

▲ 图 12-2　**A.** 钡剂检查示右侧憩室；**B.** 钡剂检查示左侧憩室

种类型的憩室几乎总是继发于潜在的食管运动障碍。与憩室相关的运动障碍包括贲门失弛缓症、弥漫性食管痉挛、胡桃夹型食管和食管下括约肌高压，其中最常见的是贲门失弛缓症，其次是弥漫性食管痉挛[2, 14, 15]。有一种理论认为，运动障碍导致食管远端和食管下括约肌不协调收缩，导致腔内压力增加，并随后通过食管减弱区域疝出[16]。另一项研究发现，食管憩室与低蠕动压振幅、奇异蠕动波形式和高蠕动压有关[17]。其他报道的病因如远端狭窄、先前的胃

175

底折叠和裂孔疝，均可造成与运动障碍相同的流出压力动力学。

（二）症状和诊断

膈憩室可以是在影像学检查中偶然发现的无症状性憩室，也可以是由于潜在的运动障碍和相关的外翻引起的症状[10,11,18]。有症状的患者最常见的表现为吞咽困难（90%），未消化食物反流（80%）和反复误吸（30%）[11]。然而，有些有症状的患者仅有轻微或间歇性吞咽困难的症状，但有一些患者有丧失行为能力乃至危及生命的症状，特别是由于体位引起的未消化食物反流（最常发生在夜间）。胸痛、发热、胃灼热和体重减轻也常被报道。

通常很难确定症状是源于憩室本身还是潜在的运动障碍。在一项比较有和没有运动障碍患者不同大小憩室症状的研究中，随着憩室增大，特别是 5cm 或更大的憩室，无论是否存在运动障碍，都更有可能产生症状[12]。这表明症状更有可能源于疾病过程早期的运动障碍。然而，随着疾病进展和解剖变化的增加，憩室开始出现症状。

膈憩室的诊断最初是由钡食管造影确诊的，其中有 1 个或多个憩室。然而，对于考虑手术治疗的患者，食管钡剂只是一个全面评估的开始。所有患者都应进行彻底的病史和体格检查，以记录并存疾病情况并保证手术的合理性。主要有以下三项研究。

1. 钡剂
- 可测量憩室的长度和大小。
- 憩室位置（左 / 右）。
- 识别其他病变，如裂孔疝、狭窄。
- 提供食管运动的信息。

2. 食管、胃十二指肠镜
- 精细查看憩室的解剖，包括相对于胃食管结合部的精确位置（图 12-4）。
- 评估伴随的病变，如溃疡或恶性肿瘤。
- 用于治疗出血，放置测压导管、饲管。

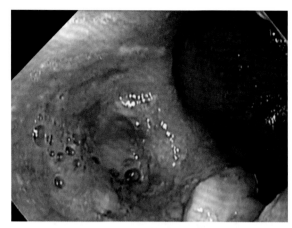

▲ 图 12-4　食管胃十二指肠镜示宽口憩室，小开口刚好位于胃食管结合部上方

3. 高分辨率测压法
- 定义潜在的运动障碍。
- 可能需要在内镜或透视下放置。
- 具有指导切开术长度的可能。

除了上面主要的研究，还有一些研究可以提供术前和长期随访期间的额外信息。如对贲门失弛缓症进行过治疗的患者定时做钡剂检查[19, 20]。这个标准化测试为在术前和随访期间提供了一种简单而客观的食管排空检测方法，因为这时症状并不可靠。胸部 CT 有助于确定憩室的真实近端范围。当憩室上缘超过下肺静脉时，腹腔镜可能很难进入憩室，因此需要增加 1 个胸腔镜手术来完全切除憩室[8]。最后，怀疑有胃食管反流病症状的患者可能需要进行 pH 值测试。

（三）治疗

根据患者的症状和这些症状的严重程度决定患者是否需要接受治疗。无症状或轻微症状的患者可以不接受任何治疗，但是否需要持续随访仍有争议。Mayo 诊所的两项长期随访研究提供了相互矛盾的数据。Debas 等在 1980 年详细介绍了 37 例接受非手术治疗的患者的预后。在这组患者中，7 人没有症状并继续治疗，2 人在其他地方接受手术，6 人接受食管扩张治疗，症状消失。在剩下的 22 例中，15 例没有详细的资料，但是剩下的 7 例中有 1 例死亡，2 例出现营养不良，1 例发展为食管癌[10]。这表明，由于会发生病情恶化的表现，持续随访是必要的。相比之下，Benacci 等在 1993 年记录了 71 例无症状或轻微症状患者的预后。47 例无症状患者中，27 例失访，20 例中位随访 4 年（范围 1～17 年）并保持稳定。在 24 例症状轻微的患者中，9 例失访，15 例中位随访时间为 11 年（范围为 1～25 年）中接受了 EGD 或钡剂检查，症状轻微稳定[11]。虽然许多患者病情稳定，但许多患者在随访中未记录到预后。由于症状的发展可能是毁灭性的及这种疾病的罕见性和症状的发展不可预测性，随访这些患者以确保进展性症状不会发展似乎是合理的。

手术治疗的指征是憩室或运动障碍引起了症状。如果患者因吸入食管内容物而出现无力症状或呼吸障碍，则必须进行手术。无论采用何种手术方法，围绕憩室的治疗已有一些明确的外科治疗原则。这些关键步骤如下。

- 在黏膜水平上划定整个憩室的轮廓。
- 憩室"颈"的确定。
- 憩室切除。
- 有或没有上覆肌肉的闭合。
- 远端肌切开术伴或不伴部分胃底折叠。

（四）手术方法和结果

目前，手术治疗膈憩室的入路有多种，包括经胸、胸腔镜、腹腔镜、联合腹腔镜，近期出现了内镜入路的报道。

（五）经胸廓的方法

尽管两侧胸腔都可开胸，传统上膈憩室手术一般通过第 7 或第 8 肋间隙经左胸廓切开（图 12-5）[21]。憩室常位于食管右侧，因此，通过左胸将整个食管远端和膈肌裂孔游离以进入憩室。一旦发现憩室，将覆盖的肌肉沿着憩室的长度分开，并小心避开迷走神经。可以小心地抓住黏膜，并将肌肉剥离，以暴露憩室的上、

下边缘及"颈部"或"腰部"。大多数外科医生会在此时在食管放置 1 个探针或 1 个内镜，以备用内镜吻合器分割憩室。憩室分离后，用间断丝线缝合邻近的肌肉和胸膜，也可以增加胸膜或肋间肌支撑来覆盖缝合线。

食管胃肌切开术从憩室切除部位下侧的食管对侧开始，延伸至胃 2cm。一些外科医生也会将肌切开术向近端延伸 1～2cm，而其他外科医生会将肌切开术延伸至主动脉弓，如图 12-5 所示。然而，由于高压区在憩室远端，这种近端伸展的价值尚不清楚。许多外科医生赞成增加部分抗反流修复来控制反流[22]，在这种情况下，大多数患者选择进行 Belsey Mark Ⅳ 型胃底折叠术[23]。

（六）胸腔镜入路 ± 腹腔镜肌切开术 / 胃底折叠术

放置双腔气管插管后，将患者置于左侧卧位，床在髂嵴顶部弯曲。共设置 4 个戳口：第 7 肋间隙（ICS）与腋后线交汇处戳口用于外科医生的左手操作，第 9 肋间隙的肩胛骨的顶端连线处为腔镜孔，第 4 肋间隙和腋后线交汇处的戳口用于牵引和引流，第 7 肋间隙和后肩胛骨的顶端连线的戳口用于外科医生的右手操作（图 12-6）。鉴别出憩室，分离食管壁的肌层以鉴别出憩室上下层的黏膜。一旦憩室颈部（图 12-7A）显露并游离，用导管或内镜将吻合器置于憩室颈部，然后用内镜吻合器切除（图 12-7B）。间断缝合闭合肌层，有时用胸膜加强。闭合前在食管旁放置 24 号胸管和（或）24 号引流管。

仅使用 VATS 方法的挑战是进行食管远端肌切开术。由于憩室大部分位于右胸，且此方法对接近近端胃的通路有限制，因此提出了几种选择。首先，对于有运动障碍的患者，建议在憩室切除术前进行食管下括约肌气动扩张[24]。根据最近的一项试验，这可能需要重复进行以达到与手术肌切开术相似的效果[25]。其次，患者可以取仰卧位或低位截石位，行腹腔镜下肌切开术伴

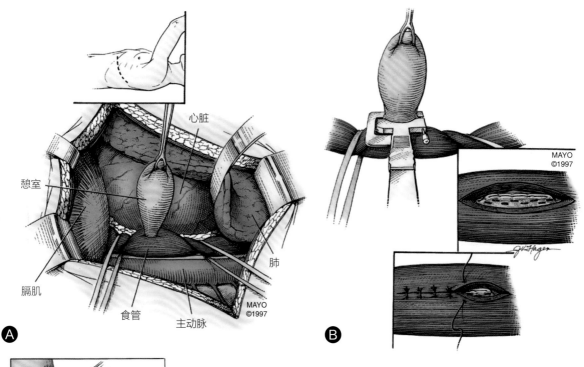

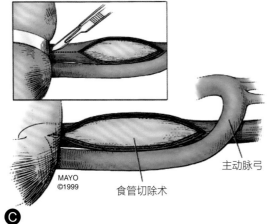

▲ 图 12-5　膈间食管憩室的手术治疗

图中示从左后外侧开胸切口。通过第 8 肋间隙进入时，可暴露憩室。注意，食管已从纵隔床上发出，胶带环绕食管，旋转食管将憩室带入视野。A. 憩室颈部已解剖以确定食管肌壁的缺陷。B. 使用 TA 吻合器横切和关闭憩室，然后缝合食管肌肉组织关闭黏膜。憩室切口位置已转回右侧并且已经看不见了。从胃食管结合部延伸至主动脉弓的食管长切开术已经实施。C. 食管的肌肉组织从约 50% 的食管黏膜管周长度中解脱出来，允许黏膜通过肌肉切口凸出（Mayo Clinic，1999 版权所有）

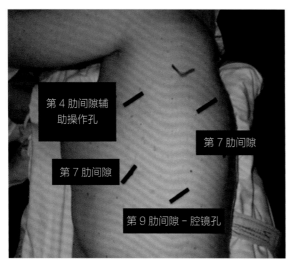

▲ 图 12-6　胸腔镜辅助戳口示例

或不伴部分胃底折叠术。为了确保肌切开术的适当程度，在完成 VATS 部分后，在食管壁前表面用夹子标记憩室远端。然后可以在腹腔镜下识别夹子，并从夹子左侧由食管到胃贲门处进行食管切开术[8]。最后，如果憩室位于左侧，可以采用类似 Pellegrini 等描述的方法进行肌切开术，增加腹腔镜下的肌切开术，缓解吞咽困难及能形成胃底折叠[26, 27]。

（七）腹腔镜的方法

腹腔镜下经胸廓入路越来越普遍[6, 9, 16, 28-30]。大多数外科医生按照实施改良的 Heller-Dor 或

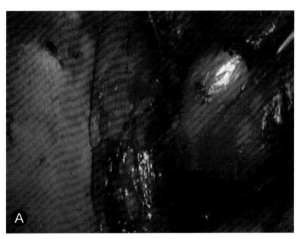 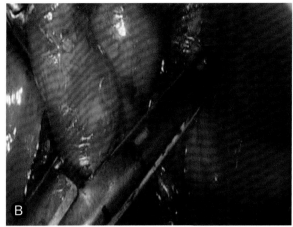

▲ 图 12-7　**A.** 视频辅助胸腔镜手术（VATS）照片显示憩室和颈部或腰部的狭窄面；**B. VATS** 照片显示吻合器在憩室颈部水平与食管对齐

Nissen 胃底折叠术来摆放患者体位[31]。我们倾向于放置 5 个腹腔镜孔。最初的步骤是解剖并游离整个食管裂孔以获得最大的暴露。识别迷走神经作为解剖标志从食管向头部方向剥离，直到识别到憩室的远端为止。一旦确定，沿憩室进行前后剥离，直至完成环周剥离。然后将远端识别的迷走神经追踪到憩室，有时有必要把神经和憩室分开。然后通过分离剩下的肌纤维来确定憩室的颈部，然后向下剥离暴露黏膜。

类似于 OPEN 和 VATS 入路，憩室颈部暴露，在原位用导管或内镜上部以内镜吻合器在憩室颈部闭合（图 12-8），然后用缝线缝合。

食管肌切开术是沿着食管左侧前壁在中线左侧进行的。肌切开术至少从憩室的下侧面通过食管下括约肌向下延伸，延伸到胃近端 2cm。然后再向后靠近裂孔，在后方进行 Toupet 胃底折叠或在前方进行 Dor 胃底折叠（图 12-9）。

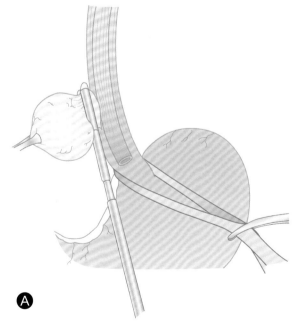 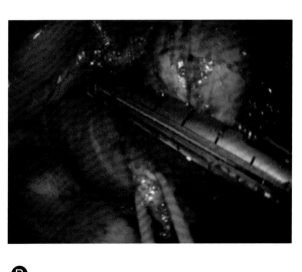

▲ 图 12-8　**A.** 腹腔镜下膈憩室切除术；**B.** 腹腔镜下憩室颈部吻合器照片。橙色的带子牵着迷走神经

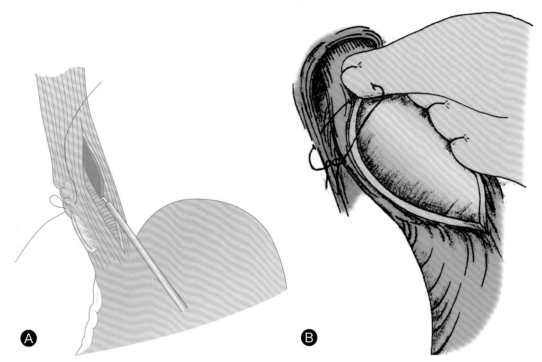

▲ 图 12-9　A. 在缝合线对面食管壁 Heller 肌切开术，胃侧延伸约 2cm；B. 将前胃底壁缝合至肌切开边缘，形成 Dor 胃底折叠术

（八）内镜手术

随着内镜手术技术的出现，如内镜隧道术和内镜肌切开术[32, 33]，可以想象膈憩室可以以这种方式进行治疗。最近的两篇摘要报道了这些技术在治疗膈憩室中的应用[34, 35]。在这两例中，建立黏膜下隧道以促进远端食管肌切开术和用于贲门失弛缓症经口腔内镜肌切开术相同；然而，憩室的治疗不同。1 例憩室反方向突入食管腔内，内镜下在憩室颈部放置圈套器。随着时间的推移，黏膜最终会脱落，缺损也会愈合。第 2 例通过经憩室到胃的穿刺及随后对该通道的扩张和放置内镜支架，在憩室和胃体之间创建通道。作者提醒可能与胃食管反流病的发展相关。目前应考虑内镜下入路，虽然远端肌切开术可以成功，但内镜下处理憩室需要进一步的思考和创新，以减少胃食管反流的风险和黏膜脱落可能造成的狭窄。

（九）目前关于手术入路的争议

希望通过微创手术方法治疗膈憩室外科医生应该具有足够熟练的腹腔镜和胸腔镜操作技术。憩室通常略高于胃食管结合部，但它可以位于食管远端任何位置，头侧边缘位于下肺静脉之上。在腹腔镜下裂孔疝修补术中，可以最终到达下肺静脉水平，但很少超过这一点。通过正常途径进入裂孔，纵隔的视野可能受到限制。距 GEJ > 5cm 的憩室很可能无法通过经裂孔剥离得到充分的处理，更容易发生不完全切除或在憩室切除术的最上端出现短纤维瘘。Allaix 等最近的一篇报道支持了这一观点，该报道中有 13 例贲门失弛缓症和膈憩室患者尝试切除。6 例患者切除憩室，7 例患者保留原位。在 7 例患者中，有 4 例因为憩室离 GEJ 太远无法经过腹腔镜安全切除而被留在原位[36]。术后，患者症状通过 Eckardt 评分得到控制，但仅进行了 2 年的随访。这与其他在这些高发憩室增加 VATS 的报告形成对比[8, 30]。

不论症状如何，保留憩室原位对其长期出血、嵌塞、淤积伴反流的潜在影响，或在肌切开术切除憩室后小憩室消失的影响尚不清楚。

对于高发憩室的患者，联合腹腔镜手术可能是一个更合适和有效的选择。一种策略是根据憩室上缘的位置与内镜下确定的 GEJ 的关系来评估憩室的位置。对于低于 GEJ 上方 5cm 的憩室，腹腔镜下经食管裂孔入路可能是成功的，而对于高于 GEJ 上方 5cm 或高于下肺静脉的憩室，则需要采用胸腔镜 - 腹腔镜联合微创入路 [8]。

大多数食管外科医生都接受食管切开术，因为大多数憩室与潜在的运动障碍有关，而且理论上，远端梗阻或高压区可能会增加钉线裂开和随后的瘘的风险 [13, 21]。然而基于一小部分病例，有人提出在没有运动障碍的患者中选择性使用肌切开术 [37]。不做肌切开术的理由是 LES 正常的患者症状会在憩室切除术之后消失；肌切开术可能导致胃食管反流，这需要胃底折叠和（或）需要质子泵抑制药治疗。无论是否进行肌切开术，瘘都会发生。对于使用肌切开术还没有明确的定义，但文献中报道的大多数病例包括肌切开术，并建议肌切开术作为治疗的一部分，直到提供额外的数据支持排除这一术式。

（十）并发症

无论采用何种手术方法，对于经常营养不良、老年人、有显著的合并症和潜在的长期吸入性肺炎的患者群体，手术风险仍然是显著的。术后并发症有很多报道，但这种手术特有的并发症包括钉合口瘘、肌切开不完全、迷走神经损伤（表现为胃排空延迟）和胸腔积液。也有报道称开放性手术更常见的并发症包括术中出血、肺部并发症（急性呼吸窘迫综合征和肺炎）和心脏事件（心房颤动和梗死）。

最显著的并发症是钉合口瘘（图 12-10）。最好的避免方法是仔细细致地切开食管肌肉，重建食管肌肉和完全的肌切开术 [9]。当钉合口发生瘘时，应根据患者的具体情况进行治疗。立即开始使用抗生素来治疗革兰阴性肠道微生物，并根据具体的患者和情况量身定制不同的营养形式。只要可行，就使用内镜支架置入、夹

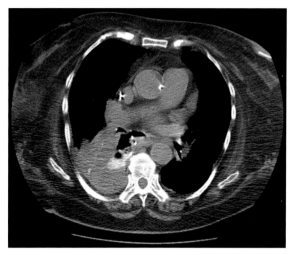

▲ 图 12-10　计算机断层扫描显示右侧胸部钉合口瘘及大脓肿腔

子或缝合线来控制瘘液，因为这些操作远比传统的开放式干预少得多。最近的一种选择是考虑放置腔内创面真空海绵来处理缝合线断裂 [38]。然而，如果微创内镜措施在减轻瘘方面不成功，则返回手术室进行广泛引流、控制污染和改道（必要时）。

（十一）憩室切除术与肌切开术的结果

在系列报道中，至少 10 例膈憩室的手术治疗结果列在表 12-1 和表 12-2 中。无论是经胸入路还是微创入路，报道的结果显示大多数患者的症状都得到了很好的缓解。随着微创手术的开展，手术死亡率有所下降，但发病率仍然很高，这可能反映了该病患者潜在的年龄和合并症。最后，术后瘘的发生仍然是任何食管黏膜手术的致命弱点，尽管及时的治疗似乎能够成功地控制瘘而不造成死亡或影响长期预后。

目前，膈憩室仍然是一种罕见的疾病，大多数具有几十年临床经验的外科医生也只遇到过 20～30 例。在过去的 20 年里，有一个缓慢但稳定的转变，即从经胸入路到微创技术的使用，以维持治疗膈憩室的外科原则。迄今为止累积的经验表明腹腔镜联合 VATS 很快成为当憩室位于纵隔较高位置时的首选方法。

表 12-1 膈上憩室手术的结果

作 者	年 份	N	入 路	术 式	死亡率（%）	发病率（%）	漏	效 果
Allen 等[21]	1944—1953	24	RT	D	4	25		• 10/24 症状持续
	1954—1963	17	LT	D/M	6	18		• 15/27 症状缓解较好
Streitz 等[37]	1960—1990	18	LT	D（8） D/M（10）	0	33	6	中位随访：7 年 • 13/18 症状缓解较好 • 神经源性瘫
Fékéte 等[43]	1969—1989	27	RT/LT Lap	D（10） D/M/F（10） M/F（4）	11	19	7	
Altorki 等[44]	1970—1990	17	LT	D/M/F（14）	6			中位随访：7 年 • 13/17 无症状 • 1/17 不良预后
Benacci 等[11]	1975—1991	33	LT	D（7） D/M（22） M（1） 切除（3）	9.1	33	18	中位随访：7 年 • 67% 预后较好 • 33% 预后较差
Castrucci 等[45]	1983—1995	27	LT	D（5） D/M（5） D/M/F（17）	7	11	4	中位随访：47 个月 • 92% 预后较好 • VISICK Ⅰ～Ⅱ级
Nehra 等[13]	1987—1996	21	LT	D/M/F	5		5	中位随访：24 个月 • 88% 效果较好
Varghese 等[7]	1976—2005	35	LT	D/M/F（33）	2.8	9	6	中位随访：33 个月 • 76% 成功缓解症状 • 21 例轻度吞咽困难
D'Journo 等[46]	1977—2008	23	LT	D/M/F	0	9	8	中位随访：61 • 显著的并发症改善

D. 憩室切除；F. 胃底折叠术；Lap. 经食管裂孔腹腔镜手术；LT. 左侧开胸；M. 肌切开术；RT. 右侧开胸

二、中段食管憩室

食管中段憩室是真正的憩室，累及食管各层（黏膜层、黏膜下层和肌层），分布于食管中部 1/3 处气管隆嵴 4～5cm 内。它们传统上被认为是牵引憩室，由于纵隔炎症拉动食管壁，在食管中部 1/3 处形成憩室。这些粘连通常是由隆突下淋巴结的肉芽肿炎症反应或瘢痕组织引起的[39]。典型的与这些粘连相关的肉芽肿病包括结节病、组织胞浆菌病和肺结核（图 12-11）。此外，病因还包括与不完全气管食管瘘或前肠重复有关的先天性成分。除了牵引的病因外，最有可能的原因是有促发因素，因为有这

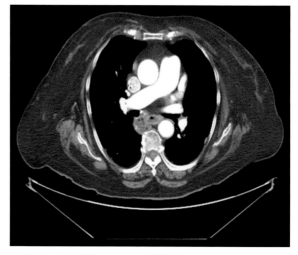

▲ 图 12-11 胸部 CT 显示食管中部憩室与 7 组纵隔钙化淋巴结相邻

表 12-2 微创膈上憩室手术的结果

作 者	年 份	N	入 路	术 式	死亡率（%）	发病率（%）	漏	效 果
Rosati 等[47] Fumagalli 等[48]	1994—2012	30	Lap	D/M/F	0	6	3.3	中位随访：52 个月 • 效果良好 • 3/19 症状轻微
Klaus 等[49]	1996—2000	10	Lap	D/M（6） D（4）	0	20	10	中位随访：26 个月 • 症状评分明显改善
Fernando 等[29] Macke 等[6]	1997—2012	57	V（33） Lap（18） Lap/V（6）	D（6） D/M（27） D/M/F（20） D/F（3）	2	30	11	中位随访：21 个月 • 吞咽困难缓解 • GERD-HRQL=5
Del Genio 等[50]	1994—2002	13	Lap	D/M/F	8	30	23	中位随访：58 个月 • 100% 良好预后
Soares 等[30]	1997—2008	23	Lap（19） Lap/V（4）	D/M/F（16）	4.3	26	0	中位随访：45 个月 • 85% 良好预后
Zaninotto 等[51]	1993—2010	24	Lap（17） Lap/RT（7）	D/M/F（14） D/F（3）	0	35	16.6	中位随访：96 个月 • 71% 成功治疗
Melman 等[15]	1999—2006	13	Lap	D/M	0	15	8	中位随访：13 个月 • 15% 持续吞咽困难 • 8%GERD
Palanivelu 等[52]	—	12	Lap（8） V（4）	D（7） D/M（1） D/M/F（2） D/F（2）	0		8	中位随访：24 个月 • 1 例 GERD
Allaix 等[36]	2009—2013	13	Lap	M/F（7） D/M/F（6）	0		17	中位随访：21、11 个月 • Eckardt 得分 =0
Achim 等[8]	2004—2015	17	Lap（9） Lap/V（5） V（3）	D/M/F（14） D（3）	6	23.5	18	中位随访：10 个月 • Eckhardt 得分 =0 • GERD-HRQL=1

D. 憩室切除术；F. 胃底折叠术；GERD-HRQL. 胃食管反流病健康相关生活质量评分；Lap. 经食管裂孔腹腔镜手术；M. 肌切开术；RT. 右开胸

种类型憩室的患者中有 > 80% 的患者存在运动障碍[40]。

三、症状和诊断

食管中段憩室经常是无症状的，原因是其开口较大和不会积液。因此，他们经常在因其他疾病的食管影像学检查中被诊断。有症状时，大多数患者表现为间歇性吞咽困难，部分患者偶有胸骨后疼痛、胃灼热和（或）胃酸反流[14]。

患者也会因牵引性憩室出现并发症。正在进行的该区域的炎症可导致憩室和气道之间形成瘘管[41]，并因侵蚀支气管动脉、食管小血管甚至大血管而继发出血。憩室尖端的肉芽组织易碎也可引起出血。

食管中段憩室的诊断方法与膈憩室的诊断方法相同。然而，鉴别憩室的最初检查更可能是在评估纵隔腺病或因小瘘管引起的慢性咳嗽时进行胸部计算机断层扫描。造影检查应包括在评估中。在没有明显的纵隔病理作为病因的情况下，考虑到许多患者可能有潜在的疾病，可能影响手术决定，应进行高分辨率测压。在内镜检查时，应选择支气管镜检查，特别是在怀疑有瘘的情况下。这通常很难确定，通过食管注射稀释的亚甲蓝可在近端气道被发现（图 12-12）。

治疗

手术治疗的指征与憩室症状的存在有关。最好从右第 5 肋间隙开胸，这样更容易进入隆

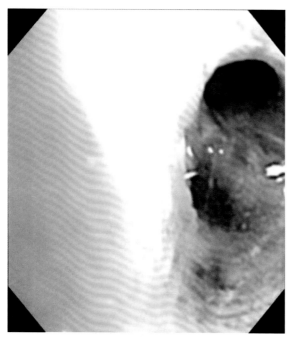

▲ 图 12-12　右上叶亚甲基蓝支气管镜照片，从憩室食管侧注射

突、纵隔淋巴结和食管。由于持续的炎症，外科医生可能会遇到严重的瘢痕和异常的解剖结构。第一步是将食管和憩室与邻近的纵隔淋巴结分开，任何瘘管都应该被分开和控制。隔离憩室，根据损伤程度对黏膜进行评估、修复或切除。为了防止复发，应在修复肌和炎症组织之间用一种移植物通常是肋间肌来重新覆盖上面的肌层。如果发现潜在的运动障碍，应考虑远端肌切开术。

手术治疗食管中段憩室的预期结果应该靠近远端憩室。治疗效果的具体数据仅局限于特定系列的病例报道或包括更大系列的远端食管憩室的一小部分病例。

四、总结

中远端食管憩室为罕见疾病，常无症状出现。然而，一些患者会因憩室、潜在的运动障碍或两者同时存在而致残或危及生命。经吞钡确认后，仔细评估患者，然后进行上消化道镜检查，高分辨率测压，胸部 CT 检查将提供决定手术治疗的关键信息。与许多食管手术类似，憩室的治疗已转向微创手术，如憩室切除术、食管远端肌切开术和大多数情况下的部分胃底折叠术。肺下静脉旁憩室的处理可采用腹腔镜和胸腔镜相结合的方法。对大多数患者来说，这可以缓解症状，降低死亡率，但手术并发症的发生率也不低。钉合口瘘仍然是外科医生希望避免的主要并发症。

第 13 章
贲门失弛缓症的流行病学、诊断和内科治疗
Epidemiology, Diagnosis, and Medical Management of Achalasia

Edy Soffer **著**

李玉民　火成栋　**译**

摘要

贲门失弛缓症是一种罕见的食管疾病，虽然病因暂不明确，但病理生理学机制明确，表现为食管肌肌层神经元缺失，尤其是抑制神经元。这种缺失导致食管蠕动障碍，伴有食管下括约肌松弛受损。固体和液体的吞咽困难是最常见的症状。食管测压是诊断的关键，特别是在疾病的早期诊断中。目前可利用食管测压技术确定贲门失弛缓症的不同亚型，有利于内科和手术治疗的预后评价。内镜和影像学可有效的辅助诊断，有助于排除其他病变。该疾病的外科治疗是通过破坏食管下括约肌的完整性和功能从而缓解症状，而内科治疗则以球囊扩张术为主，高危患者可选择药物治疗和肉毒杆菌毒素注射的方式。

关键词：贲门失弛缓症；病理生理学；球囊扩张术；药物治疗

贲门失弛缓症是一种以食管运动障碍为主的罕见食管疾病，临床主要表现为吞咽困难。本章将针对贲门失弛缓症的流行病学、病理生理改变、临床诊断和治疗方案进行阐述。

一、流行病学

流行病学数据大多数来自于西方人群，各研究之间存在一定差异。每年的发病率为 0.03/100 000～1.63/100 000，大多数为 0.5/10 万～1.2/10 万，患病率约为 10/10 万[1,2]。贲门失弛缓症的住院率随年龄增长而增加，发病率在 65 岁之后出现激增，在 85 岁后达到高峰，达到 37/10 万[3]。男性和女性发病率相同，可累及全年龄段人群[1,4]，部分患者可与基因遗传病史有关。AAA 综合征（Allgrove 病）是一类罕见的疾病，表现为贲门失弛缓症、无泪、促肾上腺激素抵抗型肾上腺功能不全和神经系统

紊乱[5-7]，多项病例研究发现该病具有遗传倾向[8,9]。虽然一氧化氮合成酶的基因多样性已被发现，但是目前研究结果尚存在争议。贲门失弛缓症患者与正常对照组相比，在基因多态性中并无显著差异；但是，最近的一份研究发现一对在婴儿期发病的双胞胎的基因型是提前终止密码子的纯合子，而这一终止密码子正是编码一氧化氮合成酶的基因[10,11]。此外，特发性贲门失弛缓症被发现可能和 II 型人类白细胞抗原（HLA）有关[12]。

二、诊断

进行性吞咽困难是最常见的临床表现（90%），除此之外还有食物反流（76%～91%）、胸痛（25%～64%）、胃灼热（18%～52%）、体重下降（35%～91%）及伴发呼吸系统并发症，如夜间咳嗽（30%）、误吸（8%）[13,14]。然而，

其症状特异性不强，患者通常在症状出现数年后才得到诊断。患者可通过改变饮食习惯，避免食用较硬的食物（如面包和肉类）及吃饭时喝水等方法缓解吞咽困难的症状。在没有专业医疗的帮助下，大多数患者并不知道自己患病。残留在食管内和反流的食物可导致胃灼热，常被误诊为胃食管反流病。事实上，在对 145 例未接受治疗患者的追踪中，发现 65% 的患者在转诊时接受了抗酸药物的治疗 [13]。

一旦怀疑贲门失弛缓症，就需要进行系统的评估以排除其他可能类似贲门失弛缓症的疾病。内镜在诊断机械性梗阻或假性贲门失弛缓症方面十分有效，假性贲门失弛缓症是一种罕见的肿瘤，常累及胃食管交界处 [15]。偶尔肿瘤可能会浸润黏膜下组织，此时需要超声内镜或计算机断层扫描等影像学检查来鉴别。在较晚期的贲门失弛缓症中，内镜检查可发现食管扩张，存在唾液或食物残渣残留，黏膜淤血，偶尔还会出现念珠菌感染。然而，早期内镜检查可能难以发现。由于胃食管结合部出现褶皱，因此在胃插管时可出现轻度阻力。若出现明显的阻力，应该进行进一步的评估，排除假性贲门失弛缓症的可能性。对胃食管交界处和贲门部位仔细检查，如反折性内窥镜，有助于排除浸润性病变。

（一）影像学检查

进展期疾病在钡剂食管造影中表现为典型的食管扩张，食物和对比剂潴留，缺乏蠕动剥离波，以及胃食管结合部狭窄（称为"食管喙"）。Ⅲ 型由于肌肉明显痉挛，在影像学上表现为螺旋状外观。与内镜检查相比，影像学改变在早期缺乏一定特异性。利用定时钡剂食管造影（timebarium esophagram，TBE）有助于评估食管排空情况。这种检查方法简单易行，需患者在直立体位一次性饮用大量的钡剂，在服用后的 1min 和 5min 时行 X 线片检查，观察食管内钡柱的高度（图 13-1）[16]。这一指标可预测患

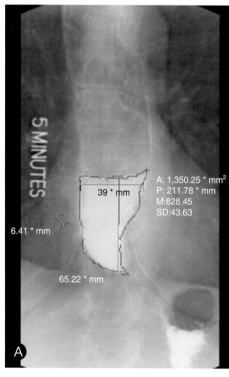
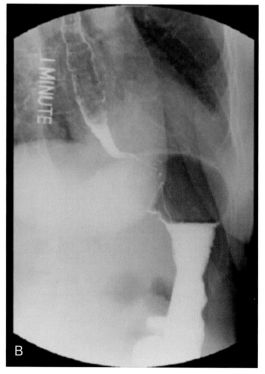

▲ 图 13-1 贲门失弛缓症在定时钡食管造影中的表现

A. 未接受治疗者，吞服 5min 后，食管内可见钡剂残留，提示食管扩张；B. 已行肌切开术者，吞服 1min 后，钡剂完全清除，未出现食管扩张

者对球囊扩张或肌层切开术的反应性。若治疗后钡柱高度仍未明显下降，提示治疗效果欠佳，应对此类患者密切随访或再次干预[17, 18]。

（二）食管测压

贲门失弛缓症的诊断关键在于食管下括约肌松弛和闭锁功能受损，同时排除胃食管结合部的阻塞性病变[19]。虽然内镜和影像学检查可有效反映贲门失弛缓症的典型病变特征，并有效地辅助诊断，但是灵敏性较低，因此食管压力测量就显得尤为必要。传统的食管测压是用灌注水或压力检测系统进行的，此系统通常由数个带有线性模式的传感器构成，间隔数厘米排列。经过十多年的发展，高分辨率食管测压系统已经取代了传统的方法。该方法最初由 Clouse 设计，由多个间隔 1cm 的传感器导管构成，可从食管上括约肌进入胃内进行监测，同时绘制食管压力地形图（esophageal pressure topography，EPT），通过色彩反应局部压力值[20]。HRM 简化了记录过程，更利于压力的监测和记录。在贲门失弛缓症的诊断过程中，通过引入新的指标，尤其是食管下括约肌综合松弛压（integrated relaxation pressure，IRP），可以更好地评估胃食管结合部松弛程度，从而有效提高诊断效率[21]。根据食管的收缩模式，食管压力地形图可以将贲门失弛缓症分为 3 种不同类型[22]。Ⅰ 型贲门失弛缓症（典型贲门失弛缓症），食管内未见明显的收缩活动和压力；Ⅱ 型贲门失弛缓症，具有贲门失弛缓症典型症状同时可出现吞咽水时可出现全食管压力升高；Ⅲ 型贲门失弛缓症（痉挛性 / 剧烈性贲门失弛缓症），其与肌肉过早收缩有关（表现为远端食管短潜伏期的收缩）（图 13-2）。最近，又出现了另一种全新的检查方法，称为功能性管腔成像探针（functional lumen imaging probe，FLI），可以检测贲门失弛缓症患者食管的收缩活力，这是在标准薄腔内测压导管无法完成的[23]，而这些方法的病理生理及预后疗效有待进一步研究。许多研究通过观察 3

种亚型对药物或手术等治疗方式的反应性来评估临床预后，其中 Ⅱ 型患者治疗反应性最好；Ⅲ 型患者对治疗反应性最差，但与食管气囊扩张术相比，肌层切开术的效果在此型中效果更好；而 Ⅰ 型患者反应性中等，随着食管扩张程度的增加而加重[22, 24]。

最近 HRM 检测到的 EGJ 流出道梗阻，即在蠕动收缩存在的情况下，EGJ 松弛功能受损（图 13-2）[25]。其中部分患者常继发于其他阻塞性病变，如食管旁疝、Schatzki 环、良性或恶性肿瘤累及 EGJ 等，但是其他患者则未发现明显异常，因此需要影像学检查来区分继发性病变和原发性病变。部分原发性 GEJ 流出道梗阻患者可发展为贲门失弛缓症[25, 26]。对于已经出现临床症状的患者，可采取各种方法积极治疗，包括球囊扩张术、肉毒杆菌毒素 A 注射和 Heller 肌层切开术，疗效程度依病情而定。其中一些患者存在自愈现象[25, 27, 28]。

三、内科治疗

因为有效的食管蠕动无法通过任何干预方式恢复，因此无论是外科手术、内镜还是药物治疗，贲门失弛缓症的治疗目的都是通过降低 LES 张力，从而降低食管的排空阻力。所有治疗方法的目的都是为了减轻症状和预防并发症（如体重减轻、吸入性肺炎和食管进一步扩张等）。其中非手术治疗方式主要包括药物治疗和球囊扩张术（pneumatic balloon dilation，PD）。

（一）药物治疗

平滑肌松弛药可有效降低 LES 张力，其中硝酸盐和钙通道阻滞药最为常用。而一项随机试验研究显示硝酸盐可能对贲门失弛缓症没有疗效[29]。使用时采用舌下含服，如硝酸异山梨酯 5mg，饭前 10～15min 服用。硝苯地平是一种钙通道阻滞药，也可以在饭前 30～45min 以 10～30mg 的剂量从舌下服用[30-32]。但是这类药物也存在一定的不良反应，如低血压、头晕、

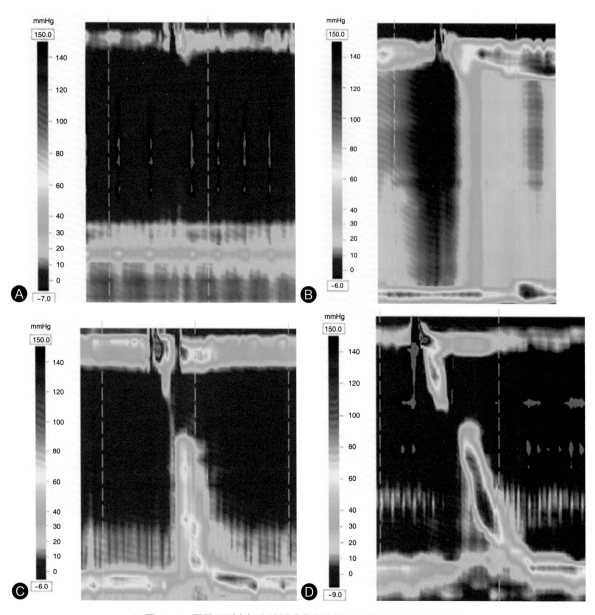

▲ 图 13-2　不同亚型贲门失弛缓症在高分辨率食管测压系统中的表现

A. Ⅰ型，表现为蠕动消失；B. Ⅱ型，表现为全食管压力升高，这是由于压力在 1 个封闭的腔内积聚造成的；C. Ⅲ型，表现为吞咽后出现的短潜伏期的肌肉收缩（痉挛）；D. 对于食管 - 胃交界流出道梗阻的患者，常表现为吞咽困难。由于吞咽无法诱导食管括约肌松弛（完整松弛压较高），导致无法完成正常的吞咽过程

头痛等，这些不良反应限制了这类药物的使用。因此，这类药物适用于风险承受能力低或自愿接受这类低风险治疗方案的患者。

（二）肉毒杆菌毒素

这类治疗方式前景广阔，研究潜力巨大。肉毒杆菌毒素 A 是一种神经毒素，它能抑制神经末端乙酰胆碱的释放，阻断神经传导，而对 LES 的肌肉本身功能没有影响。通常采用硬化治疗针，在内视镜指导下将肉毒杆菌毒素注射到 LES 的四个象限，总剂量为 100U，通常分为 4 个等分，通过内视镜将其注射到 LES 的四个象限内，即鳞状细胞和柱状细胞交界处的上方。许多前瞻性随机对照试验将肉毒杆菌毒素注射和气囊扩张术和外科手术的疗效进行了比较[33, 34]，结果显示肉毒杆菌毒素在早期的疗效较好，与其他 2 种方式效果相当，但约 50% 的患者在治疗 1 年后出现复发，需要重复注射。因此，肉毒杆菌毒素是一种操作简单且安全的治疗方法，但是对于部分患者存在更大的风险。

（三）球囊扩张术

球囊扩张术是贲门失弛缓症最主要的治疗方法之一。目前常用的球囊扩张导管（Rigiflex dilator，Boston Scientific）有 3 种尺寸（直径为 30mm、35mm、40mm），可在荧光镜和导丝的引导下，利用给球囊充气扩张收缩的 LES。球囊需保持充气 15～60s，同时确保球囊中线与 LES 水平对齐。治疗后，患者需接受钡剂检查和泛影葡胺造影排除食管穿孔[32]。治疗中采用分级扩张，建议从最小的直径开始，在治疗后 4～6 周内需对患者临床症状改善情况和影像学资料进行评估，若治疗效果不佳可使用更大直径的球囊重复扩张。PD 对于贲门失弛缓症的治疗效果取决于球囊的大小和扩张次数。研究显示 6 年间单次扩张和连续扩张的成功率分别为 28%

和 44%[35]。PD 的治疗效果还与其他因素有关，如年龄＞ 45 岁、女性患者、LES 压力＜ 10mmHg、食管狭窄及 Ⅱ 型贲门失弛缓症，这些因素均对治疗方案的选择有一定影响[22, 36, 37]。虽然 PD 对于 LES 压力显著降低的患者治疗效果一般，但在 Heller 肌层切开术效果不佳后也可以进行[38]。胸痛是 PD 治疗后常见不适症状，但要预防穿孔等严重并发症的发生。其发生率为 0%～16%，但最近的一项研究报道显示发生率约为 1%，与 Heller 肌层切开术后并发穿孔的比率相近[39, 40]。贲门失弛缓症治疗方案的选择详见图 13-3。

（四）食管支架

少数患者对于上述治疗方案的反应性仍然较低，复发率较高[41, 42]。目前临时性自扩张全覆盖或部分覆盖的金属支架已投入临床中使用[43, 44]。支架直径 20～30mm，可在植入后的 6 天或 30 天后取出。在长达 36 个月的随访中发现，大部分患者的症状明显缓解，并且支架移位的发生率也较低。这种治疗方式适合于高危患者，但治疗效果仍有待进一步研究。

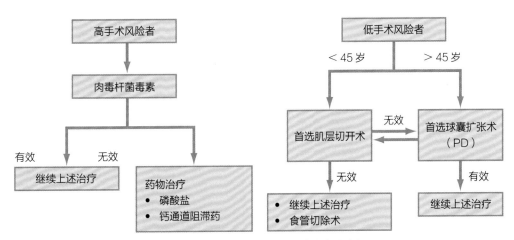

▲ 图 13-3　吞咽困难患者的治疗方案的选择

经许可转载，改编自 Richter JE. Esophageal motility disorder achalasia. *Curr Opin Otolaryngol Head Neck Surg.* 2013;21:535–542.

第 14 章
贲门失弛缓症的内镜和手术治疗
Endoscopic and Surgical Therapies for Achalasia

Paul D. Colavita　Lee L. Swanstrom　著

李玉民　张正潮　译

摘要　　贲门失弛缓症是一种罕见的食管原发运动障碍，定义为食管正常蠕动的缺失和吞咽导致的食管下括约肌松弛的失能。由于贲门失弛缓症发展的潜在机制尚不清楚，目前的治疗选择依赖于阻断 LES 以缓解流出梗阻。本章重点介绍腹腔镜下 Heller 肌切开术和经口内镜下肌切开术的技术、结果、并发症和临床随访。

关键词：贲门失弛缓症；Heller 肌切开术；经口内镜肌切开术

目前全球贲门失弛缓症每年的发病率为 1/100 000，患病率为 10/100 000[1, 2]，它是一种罕见的原发性食管运动障碍疾病，定义为食管下括约肌没有正常蠕动和对吞咽诱导下的舒张失能。在 17 世纪，第 1 个被用来治疗 "贲门痉挛" 的方法是应用附着海绵的鲸鱼肋骨经过口腔通道进行自我扩张[3]。1937 年 Lendrum 提出了 LES 舒张失能的病理机制，并因此被命名为贲门失弛缓症[4]。贲门失弛缓症的病因尚不清楚，但研究证实自身免疫、病毒和神经退行性因素与受损后的肌张力松弛发展相关，其途径是通过奥尔巴赫肌肠丛神经节细胞的丢失导致神经递质（血管活性肠肽和一氧化氮）的丢失发挥作用[5-7]。由于贲门失弛缓症发展的潜在机制尚不清楚，目前的治疗选择依赖于阻断 LES 以缓解流出道梗阻。

患者典型的临床表现为进行性吞咽困难和反流，有时会出现非心源性胸痛症状。

一、术前检查

上消化道造影或食管造影通常是评估吞咽困难的初始检查，尽管一些临床医生将内镜检查作为初步评估。食管造影通常显示食管远端呈 "鸟喙状" 逐渐变细，在疾病后期食管逐渐扩张和弯曲。最终诊断需要通过测压进行，最好是高分辨率测压。内镜检查对于食管梗阻（如癌症）中排除假性贲门失弛缓症是非常重要的，当怀疑梗阻是恶性病变时也可以考虑超声内镜检查。内镜检查通常在疾病的早期表现正常，因为食管体可能没有扩张，但可能存在由淤滞引起的食管炎和（或）酵母菌性食管炎。晚期的疾病可表现为食管体扩张并弯曲或乙状结肠化。定时吞钡[8]可提供食管排空的客观资料，常用于治疗贲门失弛缓症前后的随访。TBS 具体操作需要患者口服 200ml 对比剂，并在对比剂口服前和口服后 1min、2min 和 5min 拍摄 X 线片。记录各时间段钡柱的高度和宽度。

二、贲门失弛缓症测压的亚型

随着高分辨率测压术的出现，贲门失弛缓症的 3 种亚型被描述为芝加哥分类的一部分[9]。这 3 种亚型包括综合松弛压力阈值所定义的

LES 不完全或失败的松弛。Ⅰ型与经典的贲门失弛缓症一致，LES 不完全或失败的松弛，没有食管体的收缩性；Ⅱ型患者存在至少 20% 吞咽食管受压导致的正常蠕动缺失；Ⅲ型患者存在至少 20% 吞咽食管远端因二级和三级痉挛性收缩导致的正常蠕动缺失 [10]。这些亚型对各种治疗方法的反应将在下文中讨论。

三、治疗选择

外科肌切开术最初是由 Heller[11] 在 1913 年提出的，它是一种开胸手术，采用 2 个分开的 8cm 的肌切开术，切开位置间隔 180°。该技术已经经历了几次修改，现在只包括前肌切开术加上部分胃底折叠术，以减少医源性反流的发生。球囊导管成形术在 20 世纪 70 年代和 80 年代成为一种常见的治疗方法。在 20 世纪 90 年代早期，腹腔镜和胸腔镜下 Heller 肌切开术报道 [12, 13]。经口内镜肌切开术是在 21 世纪前 10 年才发展起来的，但它起源于 20 世纪 80 年代。Ortega[14] 在 1980 年介绍了一种内镜下肌切开术，包括用 2 个短的全厚度切口分割 LES 的黏膜和肌肉。尽管结果令人满意，但由于担心食管穿孔，该技术后来未被采用。2007 年，Pasricha[15, 16] 首次在猪模型上实施了内镜下食管黏膜下肌切开术。2008 年，井上首次对 4 例患者实施了经口内镜肌切开术，并创造了"POEM"一词。2 年后，他发表了对 17 名患者的一系列研究 [17]。

（一）腹腔镜 Heller 肌切开并部分胃底折叠术

到 20 世纪 90 年代中期至后期，腹腔镜 Heller 肌切开术已成为贲门失弛缓症的主要治疗方法 [3]。作者的做法是让患者在手术前 24h 进食清流食。该手术需要全身麻醉，最常见的手术体位是双腿分开，将双臂放在臂板上。与所有涉及食管裂孔的手术程序一样，使用陡峭的逆向 Trendelenburg 位（头高足低位），患者在手术台上应该得到很好的保护。作者首选装

置包括脚板底部的平垫和带连续压缩装置的外置腿板，以预防深静脉血栓形成。腿上覆盖保暖装置和毯子，用胶带将腿固定在膝盖上下。

手术医生站在患者左侧，助手站在两腿之间（图 14-1）。手术需要标准的腹腔镜设备。用非创伤抓钳抓持组织，用持针器进行缝合，用肝牵开器来充分显示食管裂孔。超声刀对解剖是非常有用的，但也可以使用其他器械。可以用电钩（有或没有烧灼），腹腔镜剪刀（有或没有烧灼），或超声刀进行肌切开术。需要 5 个腹腔镜端口，它们都可以是 5mm 的戳卡。通常使用 1 个 11mm 端口放置 45° 腹腔镜。最后，内镜可用于术中评估肌切开手术前后的解剖，并可进行内镜检查瘘。在肌肉切开术中可以使用探条来更好地扩张肌肉纤维。

1. 技术　腹腔镜 Heller 肌切开术有 4 个步骤：戳卡放置和暴露、胃和食管裂孔的解剖、肌切开术和胃底折叠术。

(1) 戳卡放置和暴露：其操作与腹腔镜下胃底折叠术相同。使用 Veress 气腹针建立气腹，然后将摄像系统端口放置在同一位置，在中线左侧，大致在脐和剑突之间。其他戳卡穿刺放置如图所示（图 14-1）。

(2) 胃和食管裂孔的解剖：解剖的多少取决于手术计划中胃底折叠的情况。我们最常用的手术是部分胃底折叠术，如 Toupet 所述 [18]。下文将详细讨论胃底折叠术应用的选择。在准备肌切开术和后路部分胃底折叠术前，必须充分游离胃并解剖食管裂孔。助手向下牵拉胃食管脂肪垫以减少食管裂孔疝，然后切开胃肝韧带显露右侧膈脚，向前进入纵隔，游离食管周围，分离胃短动脉。为了显露食管进行肌切开术，需要切除胃食管脂肪垫，注意保护左侧迷走神经。

(3) 肌切开术：首先将探条经口插入，在胃食管结合部上方 2cm 处，用电钩行肌切开术。肌切开术应在低功率下进行，以避免能量传播到食管黏膜。将黏膜上的纵行纤维和环状

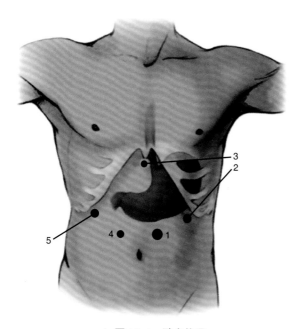

▲ 图 14-1　戳卡位置

1. 摄像头（11mm）；2. 外科医生右手（5mm）；3. 外科医生左手（5mm）；4. 辅助孔（5mm）；5. 肝牵开器（5mm）

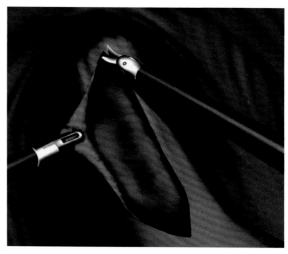

▲ 图 14-2　术中使用探条可以使环肌受到张力撑开，以利于肌切开术

纤维分离。此操作过程需使用精细操作钳，如 Maryland 钳，可用于提拉肌切开术两侧的肌肉，使电钩、腹腔镜剪刀或超声刀进入黏膜下平面（图 14-2）。钝性剥离将肌肉与黏膜下层分离，使肌肉抬高远离黏膜下层，以便继续行近端肌切开术。肌切开术应在食管上 4～5cm 处进行，出血的肌肉边缘可以通过精细的烧灼或挤压来控制。应避免在横膈膜上方进行肌切开术，因为可能在将来导致憩室的发生。食管肌切开术完成后，用超声刀行胃远端肌切开术，长度为 2～3cm。完成肌切开术后，将肌肉边缘向两侧移动，以更好地暴露黏膜下层。分离剩余的环状肌纤维。取出探条，内镜可用于评估肌切开术并进行漏气测试。

(4) 胃底折叠术：为预防术后胃食管反流病，还需行胃底折叠术。考虑到食管体的蠕动特性，通常采用部分胃底折叠术。后路部分胃底折叠术包括松散的后膈脚缝合，并将胃底左右包裹固定在相应的膈脚上。最后，用 3 根不可吸收缝合线将包裹物的左右两侧固定在食管肌切开的边缘。

如果没有食管裂孔疝和足够的食管腹内长度进行肌切开术，可采用前路部分胃底折叠术（Dor）[19]。这需要尽量减少胃底部操作和纵隔剥离，将胃底部折叠在肌切开处，并用 3 根不可吸收缝合线固定在食管裂孔的每个弓上和肌切开的每一边（图 14-3）。

2. 术后护理　在开始进食之前，作者的标准做法是在术后第 1 天行水溶性对比食管造影以排除穿孔和梗阻，然后行 14 天的流质饮食后正常饮食。术后常规随访 3～4 周，内镜、TBS 和 pH 监测计划 6 个月评估胃食管反流。由于鳞状细胞癌的风险增加，建议每 5 年进行 1 次筛查性内镜检查。

3. 并发症　食管肌切开术最常见的并发症是黏膜穿孔。此并发症很少见并且发生时通常都可检测到，在腹腔镜手术时发生用可吸收缝线进行缝合修复。腹腔镜下原发性 Heller 肌切开术的穿孔率为 2.9%～6.0%，之前经过内镜治疗的患者穿孔率有所增加 [20-26]，再次行 Heller 肌切开术的穿孔率最高可达 31.2%[20]。术中黏膜损伤修复后的结果与单纯腹腔镜下 Heller 肌切开术相似 [24]。

4. 结果　腹腔镜下 Heller 肌切开术的早期结果显示吞咽困难有较好的改善，一般 > 90% 的患者症状改善，80%～96% 的患者在术后 1

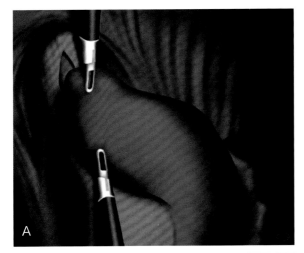

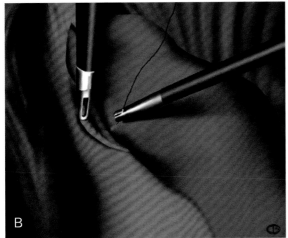

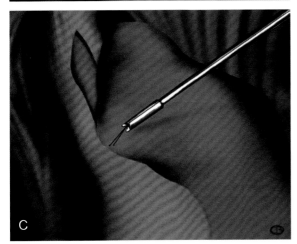

▲ 图 14-3　肌切开术加前路胃底部分折叠，最近端缝合也包括相应的膈柱

年内没有吞咽困难 [21, 27-30]。吞咽困难的发生率随着术后时间的增加而增加，在 1 年后的随访中，只有 63.4%~88% 无吞咽困难 [21, 22, 27]。研究显示有 93.1%~95% 的患者反流症状得到改善 [27,28]，患者术后早期无反流症状，79.1% 的患者在长期随访中无反流症状 [27]。复发后的扩张已被证实可使多达 75% 的复发性吞咽困难患者的吞咽困难得到持久的缓解 [22]。

对于不同类型的食管胃底折叠术和更多的 Dor 胃底折叠术后的反流，通过 pH 监测 GERD 发病率可达 6%~41.7%[22, 31-34]。在未进行胃底折叠术而行腹腔镜肌切开术的患者中，有高达 100% 的患者出现术后反流 [35]。

（二）经口内镜下肌切开术

除了不能耐受全身麻醉外，目前对经口内镜下肌切开术没有绝对的禁忌证。终末期"乙状结肠"贲门失弛缓症或那些预先进行了干预的患者不再被认为是相对禁忌证，有些患者在扩张、肉毒杆菌毒素、之前经口内镜肌切开术、甚至开放和腹腔镜肌切开术治疗后又成功地行经口内镜肌切开术治疗。作者认为大的食管裂孔疝是内镜肌切开术相对的禁忌证，因为术后 GERD 的风险较高。腹腔镜下 Heller 肌切开术合并疝修补术和部分后路胃底折叠术是这些患者的首选。

与 Heller 肌切开术相似，作者的做法是在手术前 24h 给患者进食流质饮食。由于有发生酵母菌性食管炎的风险，术前 5 天预防性地给予抗霉菌素静滴和吞咽，以及在黏膜切开术后 30min 内给予单剂量第一代头孢菌素。术前静脉给予单剂量地塞米松（10mg），以最大限度减少黏膜切开术部位的黏膜水肿，并促进愈合。该手术需要气管插管和全身麻醉，经常在手术室进行，以便密切监测患者生命体征，并在出现并发症时进行可能的干预。

1. 技术　经口内镜下肌切开术有 5 个步骤：内镜测量、盐水提升 / 黏膜切开、创建黏膜下隧道、圆形肌切开和黏膜切口关闭。据报道手术时间为 90~120min。学习曲线估计约有 20 个步骤 [36]，在 Heller 肌切开术失败后尝试经口内镜下肌切开术有 30 个步骤被建议 [37]。本手术过程的基本设备列于表 14-1。

表 14-1　经口内镜下肌切开术设备	
基本设备	**黏膜切开术 / 隧道**
视频塔	发生器 / 地面垫
内镜	（黏膜造口术：60 切割）
二氧化碳调节装置与低流量管道	（隧道：60 喷隧道；肌切开术：40 喷）
冲洗泵	电源线
提升溶液的大罐	注入针
10ml 的液体解剖控制注射器	内镜刀
清洁镜片用的酒精棉签	括约肌切开术
用于清洁刀具的刷子	气囊
用于临时存储线的线斗	解剖帽——软的、硬的或有角度的止血抓钳
测量	**闭合**
记录表	夹子——大的和小的
外套管	缝合 - 针距 - 需要双通道视野
提升液	
1ml 靛蓝胭脂红稀释在 500ml 生理盐水 ± 肾上腺素 1：1000 1mg/ml	

(1) 内镜测量：除了用于治疗痉挛性疾病或 3 型贲门失弛缓症的长内镜肌切开术外，在患者口咽处放置 1 个短的外套管。除了减少口咽损伤的风险外，外套管还可增加内镜的稳定性，减少黏膜切开术时的张力和撕裂发生的可能，并在手术结束时缩小了黏膜切开术的闭合面积。参照外套管测量解剖标志。肌切开术的长度可以通过使用 EndoFlip（Crospon，Galway，Ireland）的术中阻抗平面测量仪来确定。

对于贲门失弛缓症 1 型和 2 型，通常进行短肌切开术；计划在高压区近端 3cm 处开始肌切开术。对于贲门失弛缓症 3 型基于阻抗平面测量和术前 HRM 进行较长的肌切开术，将整个痉挛节段纳入肌切开术中。

(2) 盐水提升和黏膜切开：黏膜切口的位置应该在确定的肌切开术开始的近端 3～4cm 处。虽然肌切开术也可以采用后侧位（6 点钟位置），但作者更倾向于采用前小弯位（2 点钟位置）。盐水黏膜下注射是通过 23 号内镜注射针将稀释的亚甲蓝盐水（含或不含肾上腺素）注入黏膜下间隙。使用带有切割电流的钩或三角尖（TT）烧灼装置进行黏膜切开术，切口约 1.5cm。

(3) 创建黏膜下隧道：内镜装有 1 个通气的、锥形的或有角度的解剖帽，通过黏膜切开插入黏膜下平面。插入后可以借助 15mm 的胆道拔管球囊来抬高黏膜边缘。流体静力学分离也可以通过提取球囊和注入提升液进行。经初始流体静力学分离后，使用喷雾烧灼法将食管黏膜和黏膜下层与下层圆形肌纤维分离（图 14-4）。水压分离每隔几厘米重复 1 次。偶尔会遇到大型的桥接器，可以用混凝剂钳和软烧灼器控制。难度较大的出血可以通过推进解剖帽和固定内

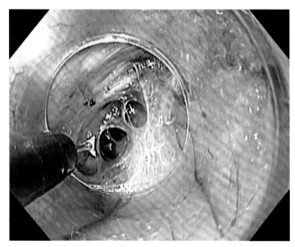

▲ 图 14-4　经口内镜下肌切开术中的流体静力解剖

镜直接加压来控制。解剖的远端范围可以通过遇到先前放置的标志或通过观察胃平面特征的食管血管向黏膜下的过渡来确定。最后，反弯曲视图可以确认由隧道延伸到胃食管结合部，此处的黏膜色泽苍白。

在黏膜下隧道的创建过程中，应注意避免内镜弯曲引起的烧灼或剪切损伤对黏膜的损伤；大多数黏膜切开术创伤都很小，可以在手术结束时用食管腔内的内镜夹修复。保持相同的操作位置，并确保圆形纤维与帽端平行，可以防止隧道成螺旋形。

(4) 圆形肌切开：肌切开术开始于黏膜切开术最远端 2～3cm 处，顺行使用解剖帽对肌纤维施加张力。肌切开术包括用三角形刀尖或钩式烧灼术，用内切电流将圆形肌纤维分割。一旦圆形纤维被分割，纵向肌纤维就很容易被看到（图 14-5）。纵纤维很薄，在解剖帽的压力下常发生断裂，可见完整食管外膜外的纵隔结构。这种"纵隔暴露"是常见的，并不表示全层穿孔。

在远端沿纵向和圆形肌纤维之间的平面继续进行肌切开术。肌切开面在胃食管结合部、食管到胃的弯曲及横膈的印记由于肌肉增厚而变得紧致。渐进的提升和剥离最终会使内镜进入胃黏膜下平面。迫使解剖帽穿过这个区域会导致内镜下弯曲和进一步的黏膜撕裂。应继续

在胃壁上进行肌切开术，通过先前放置的步标志和（或）反折进行确认。我们还重复了阻抗平面测量，以确保增加横断面积，更重要的是可以提高 LES 的顺应性（图 14-6）。

(5) 黏膜切口关闭：一旦充分的解剖完成，则使用内镜夹或内镜缝合线关闭切开的黏膜。任何烧伤或穿孔的黏膜应首先被切除，然后从远端到近端关闭切开黏膜。

2. 其他考虑　对于非心源性胸痛和 3 型贲门失弛缓症（可从环咽肌延伸至胃贲门数厘米），应考虑扩大近端肌切开术。POEM 已被证明对这些扩展适应证既安全又有效。由于考虑到黏膜下纤维化不利于扩张或注射，以前的治疗最初被认为是 POEM 的禁忌证。随着经验的增加，POEM 已经可以成功完成。术前干预后没有增加手术长度或围术期并发症发生率[38]。腹腔镜下肌切开术后也有行 POEM 的报道，它在技术上是困难的，但安全有效，有效率为 91.7%～100%[39-41]。在 Heller 肌切开术失败的情况下，一些学者建议在食管的后侧面[42]或侧壁建立黏膜下隧道[43]。

终末期贲门失弛缓症或乙状结肠食管在技术上较难治疗，临床疗效也较差。与扩张术或 Heller 肌切开术一样，许多末期患者的功能会持续恶化，高达 5% 的患者需要食管切除术[44]。

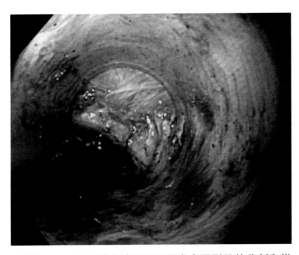

▲ 图 14-5　经口腔内镜下肌切开术中环形肌的分割和纵肌的显露

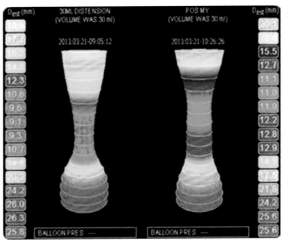

▲ 图 14-6　使用 EndoFlip 阻抗平面测量（Crospon，Galway，Ireland）

在过去，终末期贲门失弛缓症被认为是 POEM 的禁忌证，但是成功的治疗已经在大的研究中作为小的亚组被描述[17, 41]，以及在最近的一项研究中，32 例患者经过长期随访发现该手术有 96% 的成功率[45]。

3. 术后护理　在开始进食之前，我们在术后第 1 天行水溶性食管对比剂造影，然后是 7 天的软泥状饮食，最后是常规饮食。软泥状饮食是必需的，这样内镜夹就不会太早移位。住院时间约为 1 天[31]，患者 4 天后即可恢复正常活动[41]。Heller 肌切开术的时间表相同：术后 3～4 周就诊，6 个月进行内镜、TBS 和 pH 监测以评估 GERD。由于鳞状细胞癌的风险增加，建议每 5 年进行 1 次筛查性内镜检查。

4. 结果　在短期和长期随访中，POME 治疗后的吞咽困难缓解率＞ 90%，完全的吞咽困难缓解在贲门失弛缓症患者比非贲门失弛缓症患者中更常见[41, 42, 46-49]。Eckardt 临床评分用于评价主观贲门失弛缓症症状和术后结果。这是一种经过验证的工具，可对吞咽困难、胸痛、反流和体重减轻的严重程度和频率进行症状分级[50]。3 分或更少的分数被用来定义症状缓解成功。Eckardt 的分数在 POME 治疗前在 5.5～8.8 分，POME 治疗后可达到 0～1.4[41, 43, 46, 49, 51-53]。POME 技术之后也有一些客观改进。TBS 可用于测量食管排空的改善，已被证实它与 POME 患者吞咽的主观改善有关[51, 52]。HRM 也被用来证明在 POME 术后 LES 的静息和残余压力适当降低[31, 54]。也有研究在 POME 手术失败后也尝试过再次行 POME 手术治疗[55]，术后 85% 的患者 Eckardt 评分改善到阈值＜ 3 分。

5. 并发症　在学习过程中，多达 25% 的病例会发生意外的黏膜损伤，如烧伤和小穿孔，但几乎都可以通过简单的内镜治疗如钳夹或缝合进行处理，很少用到支架、内环或纤维蛋白胶。全层穿孔是非常罕见的，但如果在手术时不能识别和修复，会对患者造成严重的伤害。黏膜切口裂开和术后出血也很少见，而且几乎可

以通过内镜控制[41, 49, 56]。

气腹、纵隔气肿和气胸不被认为是并发症，而是手术的不良反应。只要在手术过程中使用二氧化碳，由于再吸收，很少需要干预。如因症状需要，可在术中或术后在腹膜腔或前胸行无菌针减压术，无须放置引流管[41, 56]。

虽然在肌切开术时不允许进行胃底折叠，但完好的食管膈韧带和食管纵肌纤维的保存可以降低食管胃食管反流的发生率。10%～40% 的患者会在 POME 术后出现反流症状[31, 41, 49, 57]，这与之前描述的 Heller 肌切开术后的发生率相似。客观测试表明，POME 术后可出现较高的酸性暴露率[58, 59]，尽管这些患者中许多是无症状的。高达 50% 的 POME 术后反流患者可无症状[41]，同时有反流症状的患者中高达 44% 的人暴露在正常的酸环境中[52]。因此，作者建议对所有患者进行术后 pH 监测，以确定那些在 POME 术后酸暴露增加的患者，并考虑在这部分患者中使用抗酸药物或甚至选择性胃底折叠术。

6. 经口内镜肌切开术和 Heller 肌切开术的比较　研究证实 POME 与腹腔镜 Heller 肌切开术联合胃底折叠术相比具有明显优势[53, 60]。这两种方法的经济效益也是相似的[61]。三项研究已经证明了 POME 可以改善治疗效果。这些疗效指标包括更短的手术时间、更低的失血量、更短的住院时间及更好的短期 Eckardt 评分，相似的中期 Eckardt 评分、相似的反流、更低的吞咽困难率[31, 51] 及更少的术后疼痛[62]。目前正在进行随机对照试验，以进一步比较这两种治疗方法。

四、结论

贲门失弛缓症是一种无法治愈的致命疾病。通过腹腔镜或内镜治疗来阻断食管流出道梗阻，目的是阻断食管流出道梗阻。POME 是一种新技术，可以与标准腹腔镜肌切开术联合胃底折叠术相媲美。长期结果和比较研究仍在进行中，但目前已有足够的证据证明该技术是一种主要的治疗选择。

第四篇　胃食管反流病
Gastroesophageal Reflux Disease

第 15 章
胃食管反流病：美国和全球对其定义和问题范畴

Gastroesophageal Reflux Disease: Definition and Scope of the Problem in the United States of America and Worldwide

Joshua Sloan　Philip O. Katz　**著**

陈　昊　何普毅　**译**

摘要

胃食管反流病是世界上常见的疾病，在北美和欧洲的发病率为 8.8%～30%，亚洲较低为 3.5%～8.5%。胃食管反流病还可引起食管狭窄和 Barrett 食管，对患者的生活质量影响很大。此外，胃食管反流病还导致数百万人次的就诊、误工和生产力损失。在本章中，我们将探讨胃食管反流病的流行病学以及相关问题，包括它对患者生活质量和经济负担的影响。

关键词：发病率；流行病学；胃食管反流病；PPI；Barrett 食管

胃食管反流病（gastroesophageal reflux disease，GERD）是世界范围内初级保健医生和胃肠专家最常见的疾病之一，其患病率日益增加，在西方国家反流症状的发生占其人口的 10%～30%[1-3]。与北美报道的数字相比，欧洲 GERD 发生率略低（8.8%～25.9%），而亚洲明显降低（约 10%）[1, 2]。总体而言，GERD 的发病率仍有 5/1000。在这一章中，我们回顾了该疾病对美国和世界各地患者的影响，讨论了并发症，包括与狭窄、Barrett 食管和食管腺癌的关系，还探讨了 GERD 对患者生活质量的影响。

一、定义

胃食管反流病是指胃内容物流入食管或食管以外的口腔或肺部，而引起痛苦的症状或并发症[4, 5]。根据共识，"痛苦"被定义为每周至少发生 2 次的轻度症状或每周至少发生 1 次的中度至重度症状[4]。胃食管反流病的发病机制是多因素的。总的来说，胃食管反流病是由食管下括约肌功能异常引起的疾病。最常见的异常是暂时性的食管下段括约肌松弛（transient lower esophageal sphincter，TLESR），这是一种正常的生理性括约肌开放，没有预先的吞咽，导致胃内容物重新流入食管[6, 7]。基底 LES 压力可能较低，腹内压力的短暂增加和斜疝都会导致 LES 功能障碍和反流。传统的想法是酸性胃内容物通过直接接触食管黏膜导致炎症而引起症状和（或）损伤。胆汁酸在产生反流性症状和损伤中的作用是有争议的。胆汁与酸合在一起会导致食管炎。有研究表明，反流损伤可能是炎症反应的结果[8]。反流物通过二次蠕动清除与唾液碳酸氢盐中和。其中任何一种清除机制的障碍都可能导致损伤。在某些情况下，胃排空延迟可能通过增加胃容量和沉淀 TLESR 而导致 GERD。其他因素如向心性肥胖可增加腹腔内压从而导致 GERD。

GERD 的症状可分为典型症状、不典型症状和食管外症状（图 15-1）。常见的典型症状是胃灼热和反酸，但许多人认为吞咽困难和胸痛也是典型的症状。非典型症状包括消化不良、上腹痛、恶心、腹胀和嗳气[5]。最常见的食管

外症状包括慢性咳嗽、哮喘和咽喉症状（包括慢性语音障碍和喉炎），后者可能与典型症状有关，有时可能是疾病的表现症状。食管外症状很少情况下可能是因为远端食管与酸性接触引起，因此，胃内容物的直接吸入被认为是这些食管外症状的最常见原因。

二、范围

GERD 是影响全世界数百万人的一种常见疾病。西方国家患病率高达 30%，在亚洲国家高达 10%（表 15-1 和图 15-2）[2]。这些数据是基于一些已经进行的流行病学研究，并在文献中进行回顾（表 15-1 和图 15-2）[12]。

在美国，GERD 患病率为 18.1%～27.8% 不等[2]，2007 年发表的一项研究探讨了肠易激综合征和胃食管反流病的患病率。研究人员向 4194 人发送了一份问卷，其中 2273 人返回了问卷[12]。研究发现，GERD 在美国白种人群中的总体患病率为 18.1%[2, 12]。在一项横向调查研究中，有 27.8% 的患者每周出现与胃灼热或反

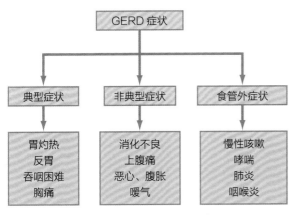

▲ 图 15-1　胃食管反流病症状

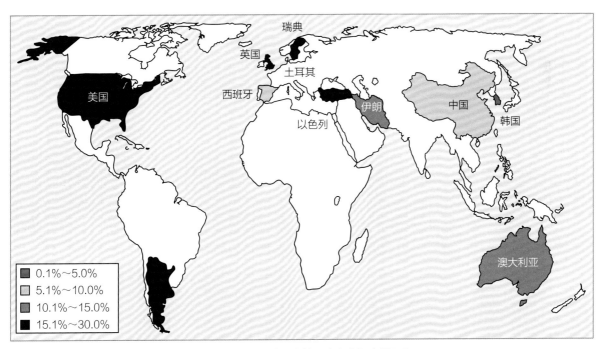

▲ 图 15-2　全球胃食管反流病流行病学示意

引自 El-Serag HB, Sweet S, Winchester CC, Dent J.Opdate on the epidemiology of gastro-oesophageal reflux disease:a systematic review Gut.2014，63[6]：878.

国家及地区	美 国	南 美	欧 洲	东亚地区	中东地区
表 15-1　全世界胃食管反流病的发病率					
发病率	18.1%～27.8%	22.7%～23.0%	8.8%～25.9%	3.5%～8.5%	8.7%～45.4%

流症状有关的问题[1, 2, 12, 13]。

美国进行了一些研究，以评估 GERD 的患病率是否因种族而发生变化。2004 年的一项横向调查研究了非裔美国人和美国白种人 GERD 的患病率[13]。研究包括一项调查是内镜检查，两组 GERD 患病率无统计学差异（27% 和 23% 伴有胃灼热，16% 和 15% 的非裔美国人和白种人伴有反流）。然而与非裔美国人相比，美籍白种人的食管炎发生率更高[13]。在美国西班牙裔中，GERD 的患病率被认为与非西班牙裔白人相似[14]。在费城进行的一项调查研究发现，西班牙裔每月胃灼热的发生率高于其他种族群体，患病率为 50%[15, 16]。在同一研究中接受调查的亚洲人每月胃灼热发生率为 20%[15, 16]。

在南美洲，2005 年发表的一项研究中，每周胃灼热或反流症状的患病率约为 23%。这项研究仅强调了 GERD 在阿根廷人口中的患病率[2, 17]。巴西的一项研究与 2004 年的研究结果相似。在这项研究中，每月 GERD 症状发生率约为 22.7%[18]。

根据两个不同的流行病学综述中的八项研究，GERD 在欧洲的患病率为 8.8%～25.9%[2, 19-26]。这表明患病率从先前提出的 9.8% 增加到 18%。上述两项研究是通过邮政系统统计瑞典人口的大型调查证实的[25, 26]。

2005 年发表的流行病学回顾中，其患病率是根据在中国进行的三项研究得出的，其中两项研究是对 3858 人进行的电话调查；第三项是对 5000 人进行的调查，是在医生和医学生的协助下进行的[27-29]。在 El-Serag 的综述中，三项研究是在韩国和中国进行的[2]。这三项研究共调查了 20 833 人，得出的结论是胃食管反流病的患病率为 3.5%～7.8%[30-32]。2005—2010 年在韩国

进行的另一项研究发现，东亚地区的患病率可能 5.2%～8.5%[33]。

中东人群的胃食管反流病发病率也很高，为 8.7%～33.1%[2, 34-40]。在评估数据时，有一项研究在土耳其，一项在以色列，还有五项研究在伊朗。土耳其的研究评估了 630 例患者的 GERD 症状，胃灼热或反胃的发生率为 10%～15.6%[34]。在以色列进行的研究评估了 981 例患者，发现患病率为 9.3%[35]。最后，伊朗关于胃食管反流病的研究显示，除了一项评估伊朗游牧民族的研究外，患病率为 8.7%～21.2%[2, 36-40]，与以色列的研究相似，这项研究只评估了一个亚群，可能错误地增加了一般人群的患病率[40]。还有研究表明，伊朗胃食管反流病的发病率可能为 14%～34%[41]。如果我们将 2014 年发表的一项调查沙特阿拉伯人口的研究包括在内，中东地区的总体患病率范围为 8.7%～45.4%[42]。

目前的数据并没有显示老年患者胃食管反流病发病率的差异[2, 5, 43, 44]。然而，现有的数据表明，食管对酸的敏感性随着年龄的增长而降低，因此 55—65 岁以上的老年人比年轻的患者更容易患更严重的食管炎[44, 45]。男性和女性之间的胃食管反流病症状似乎没有很大的差异。然而，一些研究表明，女性往往表现为非侵蚀性疾病，而男性往往有更多的食管炎和 Barrett 食管[2, 43]。

胃食管反流病在妊娠期也很普遍，在妊娠前的某一阶段，其发病率为 30%～80%[46, 47]。2012 年的一项研究评估了整个妊娠期的发病率，发现妊娠期 1～3 个月的发病率分别为 26.1%、36.1% 和 51.2%[46]。一项单独的研究发现，胃食管反流病的发病率在怀孕的每个孕期约为 25%[47]。关于 GERD 在妊娠末期对器官影响的

数据很少，临床经验也表明它们之间无明显相关性。虽然有些人认为妊娠中的 GERD 是长期患病的风险，但缺乏支持这一点的数据。一般情况下，GERD 症状会随着分娩而缓解，但在一些患者中，可能会在以后再次复发。

有两项纵向研究值得详细回顾。一项研究是对瑞典北部 2 个社区的正常人口进行有代表性的随机抽样调查[25]。另一项对受试者进行了大量的内镜检查（n=1000）。胃食管反流病症状随年龄增长而增加，20—34 岁组最低，50—65 岁及 65 岁以上达到高峰。1000 例参与者接受了食管胃－十二指肠镜检查，每月、每周、每天胃食管反流症状发生率分别为 40%、20%、6%，女性和男性之间没有统计学差异[25]。胃镜检查发现正常、食管炎、裂孔疝分别为 77%、15.5%、23.9%。与女性相比，男性食管炎发生率更高，特别是在较年轻的年龄组。与无症状个体相比，那些有 GERD 症状、食管炎或两者都有，其应用抗酸药物、质子泵抑制药或任何药物在正常患者中为 0%～3%，而在有 GERD 症状的人中为 8%～33%[25]。

ProGERD 研究评估了来自德国、瑞士和奥地利的 GERD 患者中的症状和内镜检查结果，目的是检查疾病的自然史。共有 3894 例有 GERD 症状的患者参加了一项纵向研究，在最初检查后 2 年随访时进行 EGD 检查[48]。最初检查后，所有患者均接受埃索美拉唑治疗。此后，医生会酌情给予进一步的治疗。2 年后，25% 的非侵蚀性反流性疾病患者被指出有 A 级或 B 级食管炎，而 6% 有 C 级或 D 级食管炎。在最初检查为 A 级和 B 级食管炎的患者中，1.6% 进展为 C 级和 D 级，61% 的最初检查为 A 级和 B 级食管炎在 2 年后转为 NERD（无食管炎，内镜检查正常）。在 C 级、D 级食管炎的患者中，42% 转为 A 级、B 级食管炎，50% 的 C 级、D 级患者转为 NERD。该研究告诉我们，虽然 GERD 的内镜下结论不是一成不变的，但绝大多数食管炎患者都能痊愈，NERD 患者

也能保持稳定。德国的第二项研究在较小的 GERD 患者群体中再现了上述研究的趋势[49]。总体 GERD 症状的发生率随着时间的推移保持稳定。

多元逻辑回归分析显示，男性性别、体重指数增加、饮酒规律、GERD 病史 1 年以上、吸烟是糜烂性食管炎的危险因素。幽门螺杆菌阳性提示风险较低。

ProGERD 研究还考察了 GERD 药物治疗 4 年的历史[51]。在 1 年、2 年、3 年和 4 年后，分别有 79%、84%、85% 和 87% 的患者使用 PPI。在 1 年、2 年、3 年 和 4 年 后，53%、49%、56% 和 56% 的患者需要连续的 PPI 治疗。在 1 年、2 年、3 年和 4 年后，分别对 26%、35%、29% 和 29% 的患者进行按需 PPI 治疗。持续 PPI 治疗的需要随着食管炎的病程而增加。在 1 年、2 年、3 年 和 4 年 后，61%、56%、60% 和 60% 的重度食管炎患者继续接受 PPI 治疗。

接下来的 ProGERD 研究分析了 GERD 对患者 5 年内生活质量的影响[52]。5 年来，医疗改善了 60%～69% 患者的情绪困扰、睡眠障碍、饮食问题和精神状态。54% 的患者身体 / 社会功能没有变化，42% 的患者身体 / 社会功能有所改善。总体来说，只有不到 6% 的患者出现了临床症状的恶化。生活质量的损害在很大程度上归因于疾病晚期，症状较重，以及对睡眠障碍的夜间复发发作。这些患者需要的不仅仅是药物治疗，应该为他们提供手术治疗胃食管反流病的机会。

除典型症状外，GERD 还可因产生所谓的食管外或非典型症状（胸痛、咳嗽、喉部症状、哮喘）而影响生活质量。Jaspersen 等研究了参与 ProGERD 的人食管外 GERD 症状的频率（48%NERD，52%GERD）[53]。GERD 和 NERD 患者分别有 34.9% 和 30.5% 出现食管外症状，包括胸痛（14.5%）、咳嗽（13%）、喉部不适（10.4%）和哮喘（4.8%）。除哮喘外，其他非典型症状均在 GERD 中较为普遍。5 年后，除

哮喘发生率由 4.5% 上升至 7.8% 外，其他症状的发生率没有变化。食管外症状的缓解与侵蚀性疾病、典型症状、病程和 PPI 药物治疗无关 [53]。症状存在和持续的危险因素包括性别、年龄增加、较严重的食管炎（C 型和 D 型）、GERD 病史超过 1 年、吸烟 [54]。重要的流行病学数据表明，与典型症状相比，食管外胃食管反流病症状可能源于不同的或多因素的发病机制，与内镜检查结果不相关，且对医学治疗没有确切的反应。

三、并发症及影响

与 GERD 相关的并发症包括食管狭窄、Barrett 食管和腺癌。此外，生活质量的显著下降和经济水平与这种疾病有关。

（一）食管狭窄

自 PPI 出现以来，食管狭窄的发生率有所下降 [55]。20 世纪 80 年代中期，即 PPI 使用前的数据显示，食管狭窄的发生率为 0.07%～0.12% [55, 56]。食管狭窄是由于反复暴露在酸性环境中导致食管纤维化和随后的食管腔狭窄而形成的 [55, 57]。通过适当的抗酸，即使用 PPI，可以减少狭窄的形成 [55, 58]。然而，即使在 PPI 广泛存在的今天，狭窄形成的发生率也是相当高的，每年约有 0.01%，食管狭窄复发率约为 10% [55]。

（二）Barrett 食管

Barrett 食管被定义为从正常的鳞状细胞食管黏膜转变为柱状黏膜，并伴有肠系膜增生，是一种恶性肿瘤的前期症状（图 15-3）[59, 60]。肠系膜增生可进一步退化为低度和高度异型增生和腺癌。胃食管反流病患者有 10%～15% 的风险发展为 Barrett 食管 [59, 61-63]。在没有 GERD 症状的美国普通人群中，Barrett 食管的患病率可能高达 5.6% [60, 63, 64]。在瑞典进行的一项研究中，在 3000 例研究对象中，1.6% 患有 Barrett

食管 [65]；在他们的研究人群中，2.3% 有反流症状的人被发现患有 Barrett 食管。患有侵蚀性食管炎会增加患 Barrett 食管的可能性。另外，男性、白种人、向心性肥胖和胃食管反流病症状的持续时间也是 Barrett 食管的发病风险因素 [59, 66-71]。几项研究评估了非增生性 Barrett 食管发展为食管腺癌的发生率，并表明这一概率为 0.33%～0.63% [72, 73]。一项单独的 Meta 分析评估了 41 项研究，发现食管腺癌从低级异型增生发展到食管腺癌的年发生率为 0.54%，高级别异型增生的年风险率为 1.73% [74]。最终，从高级别异型增生发展成食管腺癌的年发生率为 7%～19% [75, 76]。每年 7% 的风险是基于一项包含 236 例患者的四项研究的 Meta 分析 [75]。19% 的年风险是基于另一项研究，该研究将 127 例患者随机分为高级别发育不良监测组和消融组。发现监测组的食管腺癌年发病率为 19% [76]。在 Barrett 食管患者中，PPI 的使用使高级别发育不良和食管腺癌的发生率显著降低 [59, 77]。

（三）生活质量

除了前文所述的身体并发症外，胃食管反流病患者的生活质量也会因疾病困扰而下降。1998 年的一项研究使用医疗结果研究简表（SF-36）评估了 533 例成年人，发现胃食管反流病患者的生活质量较一般人群差。这项研究还发现，最大的影响是在与疼痛、社会功能和心理健康有关的领域 [78]。随后的一项研究使用 SF-36 问卷评估夜间胃食管反流病症状与普通人群相比较的影响，发现有夜间症状的受试者生活质量同样较差 [79]。Kulig 等用反流病问卷（RDQ）、反流和消化不良生活质量问卷（QOLRAD）和 SF-36 问卷评价 GERD 患者的生活质量。他们的研究进一步支持了 GERD 对生活质量有负面影响的说法，此外，使用 PPI 治疗有助于通过控制症状改善生活质量 [80]。对 19 项研究的 Meta 分析表明，GERD 导致与健康相关的生活质量下降，身心健康下降，并导致缺勤天

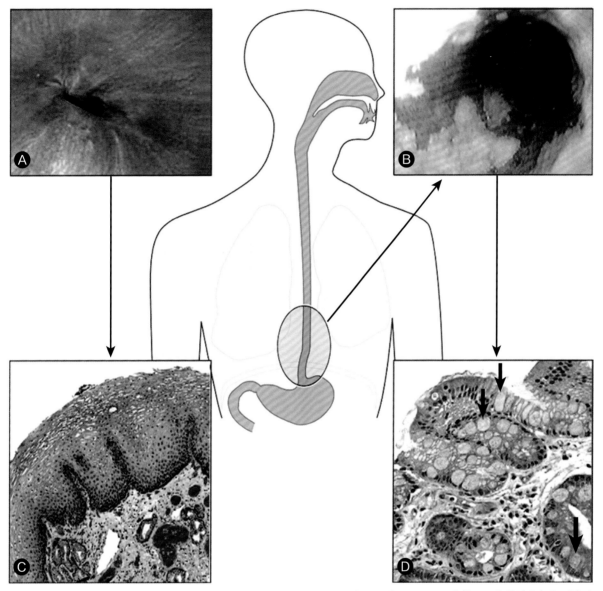

▲ 图 15-3　**A.** 内镜下正常出现的齿状线交界处；**B.** 食管鳞状黏膜的正常组织学；**C.**Barrett 食管从胃食管结合部向近端延伸；**D.** 箭指向杯状细胞的肠化生

数增加 [81]。对 9 项研究的额外 Meta 分析进一步证实了先前的发现，即精神和身体健康受到GERD 症状的影响 [81]。GERD 导致与健康相关的生活质量下降，身心健康下降，并导致误工天数增加 [81]。另外有 9 项研究的 Meta 分析也进一步证实了之前的结论，即胃食管反流病的症状会影响患者的身心健康 [82]。

（四）经济负担

　　GERD 不仅影响生活质量，还会带来巨大

的经济影响。部分原因是工作时间过短造成的工资损失和生活质量下降造成的生产力损失。Suzuki 等发现在患有 GERD 的日本工人中，每周工作时间下降约 0.7h，导致工作生产率下降26.9%[83]。症状的严重程度与工作生产率下降和缺勤时间增加有关 [81]。

　　除了生产力损失造成的经济影响外，因GERD 造成的直接和间接医疗费用每年超过 121亿和 5.15 亿美元 [84]。就诊的人数达数百万，访问 GERD 急诊的人数达数十万。

四、结论

GERD 是一种普遍存在的疾病，它在美国和其他西方国家的患病率高于东亚国家及地区 [2]。GERD 可以通过药物和外科手术进行治疗，从而减轻由 GERD 引起并发症带来的影响（如食管狭窄、Barrett 食管、食管腺癌对患者生活质量、工作效率和总体医疗成本的影响）。

致谢

本章是对 Martin Riegle、Sebastian Schoppmann 和 Johannes Zacherl 所写内容的更新

第 16 章
胃食管反流病的病因和演变史以及疾病进展的预测因素

Etiology and Natural History of Gastroesophageal Reflux Disease and Predictors of Progressive Disease

Tom R. DeMeester **著**

陈 昊 俞 阳 **译**

摘要

目的和背景：关于质子泵抑制药治疗期间患者出现的 GERD 进展，本部分对胃食管反流病的病因和自然病程进行了讨论。这种情况的发生概率导致人们担心 PPI 治疗不能解决 GERD 的所有方面，意味着在选定的患者中，可能需要微创外科手术来完全治疗性地控制疾病。

研究设计和方法：综述 PPI 治疗下 GERD 及其进展的文献。如果经过验证，设计一项防止疾病进展的计划。

结果：现有文献支持在 PPI 治疗下 GERD 可能进展，可能由食管下括约肌的炎性损伤引起。目前针对疾病进展的治疗是增加 PPI 剂量，但并不明确 LES 状态。此外，LES 内鳞柱交界处的内镜活检可显示由反应性诱导的原始鳞状黏膜炎性损伤引起的显微镜下肠化生贲门黏膜。该结果可预测未来内镜下可见的 Barrett 食管（食管腺癌的前兆）。提出了通过增强 LES 避免治疗期间 GERD 进展的路径方案。

结论：对 PPI 治疗部分缓解或失败的患者应接受 SCJ 活检，以确定可预见未来 Barrett 食管的组织学变化。使用 LES 增强术进行干预是一种潜在的有效治疗形式。

关键词：GERD；PPI；进展；Micro-Barrett；LES；增强

胃食管反流病是全球最常见的前肠疾病，约占所有食管病变的 75%[1]。大多数受累患者的病变程度为轻度，可通过改变生活方式和使用抗酸药物成功治疗[2]。幸运的是，仅有 13% 的患者在 5 年内会进展为糜烂性疾病[3]。但不幸的是，5 年内有 10% 的患者可发展为 Barrett 食管（食管癌的一种癌前病变）[3]。这是导致人们担心质子泵抑制药治疗不能直接解决疾病的根本原因。据估计，全球每年的 PPI 处方量超过 1.13 亿[4]。因此，每 5 年就有 10% 的患者从胃食管反流病进展为 Barrett 食管，这是一个巨大的问题。

GERD 目前被定义为当胃内容物反流进入食管引起令人不适的症状 [如胃灼热和（或）反酸] 时发生的疾病[5]。这个定义并不能正确地解释这种疾病，因为反流症状和疾病的客观证据（如食管炎或 24h 食管 pH 监测显示食管酸暴露增加）之间并不总是存在明确的相关性。此外，患者可能在无内镜下食管炎的情况下出现典型的反流症状，或者在无典型反流症状的情况下出现内镜下食管炎[6]。在这两种情况下，有必要进行 24h 食管 pH 监测以确认 GERD 的存在。

在实践中，初级保健医生通常在初次访视时使用 PPI 试验治疗 GERD 症状患者。如果症状缓解，即使研究显示"PPI 试验"识别 GERD

患者的准确性低，他们也认为 GERD 的诊断是确定的[7, 8]。在 PPI 试验未完全缓解的情况下，建议将 PPI 的剂量加倍[9]。如果这无法导致症状消退，则应停药进行 24h 食管 pH 监测，以测量食管酸暴露量并明确 GERD 的诊断。如果 24h 食管 pH 监测为阳性，建议进一步增加 PPI 剂量或更换另一种处方 PPI[9]。这种方法普及了在 PPI 治疗期间那些症状持续的患者用药不足的观念。因此，很少考虑 PPI 治疗下发生疾病进展的可能性。一个更谨慎的结论是，无论患者的症状是否随着 PPI 剂量的递增而得到控制，疾病进展的可能性仍然存在，必须进行评估。

一、治疗期间胃食管反流病进展

关于 GERD 自然病程，提出了 2 种设想。第一种认为 GERD 是一种分类疾病，患者可归类为非糜烂性反流病或糜烂性反流病（ERD），患者始终处于其诊断类别中[10]。第二种认为 GERD 是一种谱系障碍，谱的一端为 NERD，另一端为 Barrett 食管和食管腺癌，随着时间的推移，它具有沿着谱系进展的能力[11]。目前的临床证据似乎支持谱系概念，因为有几项研究显示患者从初始类别进展为更晚期类别[12]。

ProGERD 研究是一项涉及来自德国、瑞士和奥地利的 2721 例患者的研究[13]，它是 GERD 进展最大的一项研究。根据洛杉矶分级，患者在内镜下被分类为 NERD 或 ERD。排除 Barrett 食管的患者。研究包括由患者的初级保健医生提供对患者进行分类的初始内镜检查，随后进行 4～8 周的 PPI 治疗，以及随后的维持治疗。在第 2 年和第 5 年进行随访内镜检查。在 5 年治疗期间，在 5.9% 的 NERD 患者、12.1% 的 ERD 患者（LA A/B 级）和 19.7% 的重度 ERD（LA C/D 级）中发现了由内镜活检确认的 Barrett 食管。其中，初始内镜检查显示为重度 ERD 进展为 Barrett 食管的概率最高。总体而言，10% 的患者在 5 年随访期间进展为 Barrett 食。该研究明确表明，一部分患者在接受并确

定 PPI 治疗时发生疾病进展，尽管常规和持续的 PPI 治疗可以改善症状并愈合糜烂性食管炎，但不能阻止进展为 Barrett 食管。

第二项研究由一组 33 例转诊至意大利米兰胃肠道门诊，并诊断为 NERD 的患者组成[14]。患者内镜检查正常，但 24h 食管 pH 基线监测异常。患者被观察 10 年。在第 1 个 5 年随访期间，18 例患者接受了重复内镜检查，17 例（94.4%）患者发生了食管炎。随访 10 年后停用主动的 PPI 治疗时，96.6%（28/29）的未失访患者出现症状复发。此研究显示所有严重的 GRED 患者均需要长期药物治疗，并进一步表明了 NERD 的进展力，以及就诊时内镜下未见食管炎并不是积极的预后因素。

由 24h pH 监测下食管酸暴露异常的 40 例 GERD 瑞典患者组成的第三项研究显示，当 PPI 治疗期间发生疾病进展时，其与食管下括约肌测压异常的发生相关[15]。研究中患者在长达 21 年的随访周期的开始和结束时分别接受内镜检查、食管测压和 24h 食管 pH 监测。基线资料中，24 例患者患有 NERD，16 例患有 ERD。没有患者具备 Barrett 食管的内镜或组织学证据。在 24 例 NERD 患者中，14 例患者进展为 ERD，10 例（41.7%）进展为 Barrett 食管。在 16 例 ERD 患者的基线资料中，8 例（50%）发生了 Barrett 食管。总体而言，18/40 例（45%）在 21 年的随访中进展为 Barrett 食管。与未进展的患者相比，进展者 LES 平均腹内长度显著缩短（$P=0.01$），pH 监测食管酸暴露显著增加（$P=0.004$）。此外，研究人群显示，在 21 年随访期间，PPI 的使用有增加趋势，并且发生糜烂性食管炎的患者数量也有增加。这些结果表明，尽管接受了 PPI 治疗，GERD 病程较长的患者仍更有可能进展，这可能是由于治疗过程中 LES 退化所致。

上述研究是首次引入 PPI 治疗期间 GERD 的进展可能是由 LES 的进行性损伤所致的概念。在实践中，也就是说，LES 损伤越大，PPI

治疗的效果就越差。在一项治疗前具有不同强度 LES 和食管体功能的 GERD 患者研究中，对该概念进行了前瞻性的评估[16]。LES 损伤定义为压力＜ 8mmHg 和（或）LES 腹部长度＜ 1.2cm。＞ 20% 的无效蠕动收缩被用于提示食管体受损。PPI 治疗失败用症状复发或发生食管炎表示，在 LES 正常和食管体部正常的患者中发生率为 7.7%（2/26），在 LES 受损和食管体部正常的患者中发生率为 38.1%（24/63），在 LES 和食管体部均受损的患者中发生率为 79.5%（31/39）。这些结果强烈表明，PPI 治疗对 LES 受损患者的疗效低于 LES 正常患者，以及食管体受损使 PPI 治疗疗效更差。

为了进一步了解机械因素对 PPI 治疗下 GERD 进展的影响，我们研究了 GERD 范围内机械异常的存在情况。这包括食管裂孔疝导致的食管裂孔解剖结构变形、LES 异常和 LES 功能不全对食管酸和胆汁暴露的影响等因素[17]。根据我们进行腹腔镜 Nissen 胃底折叠术的患者的术前记录，确定了 GERD 4 个阶段各连续 50 例有症状的患者，分期为：① NERD；②轻度

ERD，定义为 PPI "可治愈的食管炎"；③重度 ERD，定义为尽管接受 PPI 治疗但仍持续存在的 "难以治愈的食管炎"；④ Barrett 食管。排除标准为术前 pH 监测显示食管酸暴露正常、在其他部位进行食管 pH 监测、既往接受过抗反流手术和有已命名的食管运动障碍或食管远端一半收缩幅度低者；也排除了无法联系获取研究许可的患者。所有患者的记录包含详细的术前临床调查问卷，所有患者均接受了术前上消化道内镜检查、食管测压和远端食管 pH 监测。NERD 组排除了在初次内镜检查前接受 PPI 治疗的患者。通过内镜下任何长度的可见柱状上皮食管活检存在显微镜下肠上皮化生来诊断 Barrett 食管。最终研究人群包括 39 例 NERD 患者、42 例轻度 ERD 患者（可治愈的食管炎）、35 例重度 ERD 患者（难以治愈的食管炎）和 44 例 Barrett 食管患者。

各组之间显著的解剖和生理差异见图 16-1。"可愈合食管炎"组和"难以愈合食管炎"组之间的差异是其 LES 状态。与"可治愈食管炎"和 NERD 患者相比，"难以治愈食管炎"和

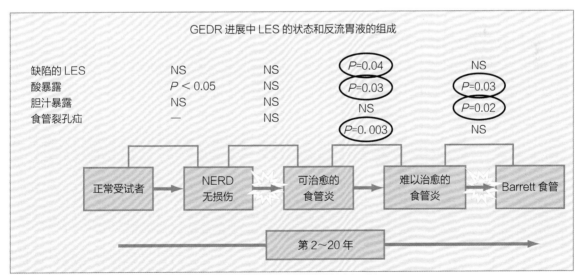

▲ 图 16-1　GERD 分类谱系中食管下括约肌状态、食管酸暴露、食管胆汁暴露和食管裂孔疝导致的食管裂孔解剖结构变形：非糜烂性反流病、"可治愈的食管炎" "难以治愈的食管炎"和 Barrett 食管。可治愈食管炎和难以治愈食管炎两类别之间存在显著的解剖和生理差异。Barrett 食管仅在食管酸暴露和胆汁暴露程度方面与难以治愈食管炎存在差异。高胆汁暴露是 Barrett 食管独有的。NS. 无显著性

引自 Lord RV, DeMeester SR, Peters JH, et al. Hiatal hernia, lower esophageal sphincter incompetence, and effectiveness of Nissen fundoplication in the spectrum of gastroesophageal reflux disease. *J Gastrointest Surg*. 2009;13:602–610.

Barrett 食管患者的术前机械因素（食管裂孔解剖结构改变、LES 静息压和 LES 长度）受损程度显著更高。在更严重的 GERD 阶段，食管的酸和胆汁暴露也更糟糕，其中 Barrett 食管患者中最为严重。综合 pH 评分（包括反应严重程度加权计算中的所有酸反流指标）在不同 GERD 分期之间的区分最为明显。这些结果支持 LES 长度和 LES 静息压在 GERD 病因和评估严重程度中的重要性。这些结果还将内镜下黏膜损伤的范围和严重程度与胃食管屏障处机械异常的范围和严重程度联系了起来。此外，他们认为，接受 PPI 治疗的患者 GERD 进展通常需要同时减少 LES 长度和压力，并改变裂孔解剖结构。这些结果与应用回归分析的其他研究相似，其他研究回归分析显示 LES 的状态和食管裂孔疝的大小是食管炎及其严重程度的主要决定因素 [18, 19]。

综上所述，上述研究显示了以下重要内容：① PPI 治疗 GERD 不能预防疾病进展；② GERD 严重程度分期与胃食管反流屏障的改变密切相关；③ LES 损伤与食管裂孔解剖结构改变、食管酸和胆汁暴露增加相关；④ PPI 治疗不能预防 LES 持续损伤。这些发现鼓励了阻止 GERD 进展需要的概念是：①早期识别疾病进展的症状和体征；② LES 的测压评估；③食管酸暴露的测量；④食管的内镜检查；⑤如果有指征，早期手术干预以纠正 LES 异常。为此，需要了解 GERD 的病理生理学和组织病理学。

二、胃食管反流病的病理生理学

GERD 有两个基本决定因素：LES 状态和反流进入食管的胃液成分。其中，LES 的状态是主要决定因素。LES 是位于食管远端横跨隔膜处的可测量压"力"。在解剖学上，其并没有明确标记的边界，只能使用压力敏感导管确定其确切位置。LES 通常保持关闭，但有两种例外情况：在吞咽过程中，当诱导发生 LES"力"反射性松弛以允许食物团块进入胃时，或在打嗝过程中，LES"力"被破坏以允许气体从膨胀的胃中排出时。几乎所有胃食管反流发作的共同点是 LES"力"的消失。当这种情况发生时，对来自较高压力环境（胃）至较低压力环境（食管）的胃液流动的阻力丧失。在早期疾病中，LES"力"的缺陷是一过性事件。在晚期疾病中，"力"的损伤或丧失则是永久性的。

Charles Code 博士于 1956 年发现了这一"力"（他提到的"高压区"）[20]。来自苏格兰的 Campbell McLaurin 博士否定了这一发现对 GERD 的重要性。经过相当广泛的研究，McLaurin 认为"高压区"在预防反流方面并不是最重要的，因为压力与反流的存在没有直接关系 [21]。这与其他类似的报道一起，搁置了人们对 LES 的好奇心。

24h 食管 pH 监测的引入重新引发了人们深入研究 LES 作为反流屏障的兴趣。这一新兴趣带来了对正常人和有症状的 GERD 患者分别进行食管测压和 24h 食管 pH 监测的研究 [22]。这些研究的结果表明，"力"或 LES 有 3 个特征，共同作用发挥对抗胃内压和腹内压增加的屏障功能(图 16-2A)。其中 1 个特征是 LES 的位置。LES 长度的一部分正常暴露于腹内正压环境中，通常被称为 LES 的腹部长度 [23]。在腹内压增加过程中，如果不能将腹内压均等地施加到腹部食管（LES 腹部长度的同义词）和胃，则 LES 的抵抗力可以很容易就被克服 [24-26]。在腹部食管长度变得永久性不足的情况下，腹部食管不会因腹内压作用而塌陷。这被称为 LES 永久性失效（图 16-2B），在胸腔内负压的作用下，胃液持续反流进入食管，使得腹内压作用达到最小值。

LES 的其余 2 个特征（LES 总长度和 LES 压力）也为反流提供了屏障。两者共同发挥作用，相互依赖，以抵抗与腹内压挑战无关的胃液从胃流入食管（图 16-3）。这一功能的关键是 LES 总长度和 LES 压力之间的关系 [27]。

如果在静息状态、卧位和禁食一夜后进行的食管测压显示 LES 具有异常低的压力、较短的总长度或暴露于腹压环境达最低限度，则称为 LES 永久性失效，并且胃内容物不受阻碍地反流到食管中（图 16-2B）。通过 1 个或多个组成异常来识别存在永久性失效 LES：平均压力 ≤

LES 压力曲线

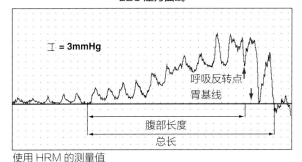

Ⅰ = 3mmHg

呼吸反转点
胃基线

腹部长度

总长

使用 HRM 的测量值

 A

LES 永久性丢失

Ⅰ = 3mmHg

LES 被破坏的部分

呼吸反转点
胃基线

腹部长度

总长

5　　4　　3　　2　　1　　0
LES 长度（cm）

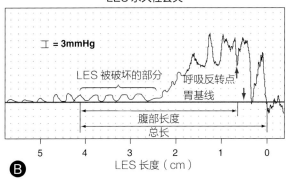 B

LES 动力失效

Ⅰ = 3mmHg

Gastric baseline

胃胀或扩张缩短 LES

5　　4　　3　　2　　1　　0
LES 长度（cm）

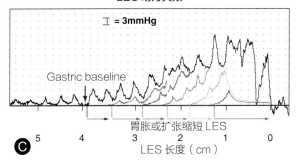 C

▲ 图 16-2　A. 正常人食管下括约肌的压力曲线。请注意，通过正呼吸偏移确定的较长的腹内长度。腹内长度以呼吸反转点结束，此处呼吸偏移从正偏移变为负偏移。通过负呼吸偏移识别较短的 LES 胸内部分。**LES 必须有足够的总长度、腹部长度和压力作为抗反流的屏障。B.LES 永久失效的图示。**这是由于腹部 LES 长度的永久性丢失。这会降低 LES 预防腹内压挑战引起的反流能力。**C.LES 动态失效的图示。LES** 的总体和腹部长度随着胃膨胀而缩短，并在打嗝解除膨胀时恢复原始长度。**LES** 由于膨胀或非加压胃扩张而缩短，使其长度与压力之比不足以保持 LES 关闭，从而允许胃食管反流的发生。当胃减压后或胃的扩张消退，**LES** 长度恢复正常并重建了功能

6mmHg，平均总长度 ≤ 2cm，或平均腹部长度 ≤ 1cm。与正常人相比，这些值均小于各参数的第 2.5 百分位数[28-30]。图 16-5 是 LES 组成的示意图，显示了各参数中位正常值与第 5 百分位数和第 95 百分位数及其失效点。后者是食管酸暴露变得异常的特定组分值，其与其他组分的值无关[31]。

对 LES 的重新关注还使人们认识到，在静息状态、卧位和禁食一夜后进行的动力研究中，通过 24h 食管 pH 监测证实的 GERD 患者中几乎 50% 的患者 LES 正常[28]。Jerry Dodds 博士于 1982 年提出了此类患者反流的病因[32]。他观察到与吞咽无关但由胃膨胀或非加压胃扩张刺激的正常 LES 一过性松弛[33]。他用于描述这些事件的术语为 "一过性 LES 松弛"（tLESR）。

对 tLSER 的发生提出了两种解释。首先，tLESR 是由加压胃膨胀或非加压胃扩张（膳食诱导的胃适应性舒张）启动的神经介导的反射所致[34]。据推测，这些情况刺激胃底的牵张感受器，反过来刺激迷走神经传入神经纤维，其将感受器的输入传递给髓质。然后，髓核通过迷走神经和膈神经协调反射的传出支，引发 tLESR、膈脚抑制和远端短食管[35]。这种解释表明 GERD 的基本病因是神经肌肉异常。

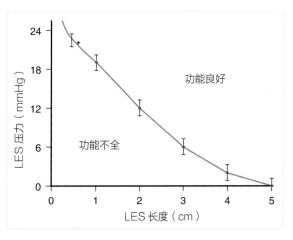

▲ 图 16-3　食管下括约肌压力和总长度与功能之间的关系。进食过多导致胃膨胀和扩张，从而可将 LES 的长度缩短到其现有压力对保持 LES 环壁近似无效的程度。当这种情况发生时，LES 壁分离，LES 的能力丧失，并发生反流

第二个解释是，tLESR 是由于在加压胃膨胀或非加压扩张（胃适应性舒张）发作期间 LES 被摄取到胃中导致 LES 长度一过性缩短[36]。正常情况下，在空腹状态和静息卧位时，LES 的中位总长度为 3.6cm[28]。随着胃膨胀或扩张，LES 的长度随着消失部分被扩大的胃底摄取而缩短。当胃膨胀或扩张过度时，LES 的长度缩短至其失效点 2cm 或以下。在该长度下，LES 的相应压力不能维持其闭合，LES 呈现开放状态，刺激发生胃食管反流[27, 30, 37]。这主要发生在餐后[31]，并

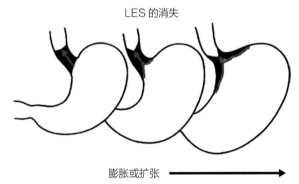

LES 的消失

膨胀或扩张 ⟶

▲ 图 16-4　食管下括约肌消失的过程伴随胃膨胀或非加压扩张。远端食管及其内 LES 的长度因被膨胀胃的胃底覆盖和摄取而缩短。因此，鳞状黏膜（红色）暴露于胃液并遭受炎性损伤

引自 Ayazi S, Tamhankar R, DeMeester TR, et al. The impact of gastric distension on the lower esophageal sphincter and its exposure to acid gastric juice. *Ann Surg*. 2010;252:52−62.

称之为"LES 的动态失效"，因为当胃膨胀或扩张解除时，LES 恢复到其正常的初始长度。

理解 LES 消失的概念对于理解 GERD 的病理生理学至关重要。并非所有消失事件均导致胃液通过开放 LES 反流至食管，在大多数消失事件中，只有 LES 远端及其被覆的鳞状上皮被胃底摄取并暴露于胃液中，而近端鳞状上皮仍受到保护[36]。暴露于胃液的鳞状上皮部分确实发生炎症和溃疡[36]。如果由于 LES 消失重复发作而导致炎症持续，则可能导致永久性损伤，LES 的腹部长度缩短至 1cm 或以下，限制其应对腹内压能力，并允许不受阻碍的反流物进入食管。同样，持续炎症可导致永久性 LES 总长度缩短至 2cm 或以下，限制了其抵抗胃内膨胀或非加压胃扩张的能力。在这两种情况下，由于继发于炎性损伤的大量 LES 腹部和（或）总长度永久性丢失，"LES 一过性失效"进展为"LES 永久性失效"。LES 最后一个需要考虑的组分是压力。压力损失是由于覆盖了炎症鳞状上皮的炎性副产物损伤了完整的下层肌肉。当在空腹患者中进行的静息动力研究中观察到以下一种或多种 LES 异常时，可确定为"LES 永久性失效"：腹部长度 ≤ 1cm，总长度 ≤ 2cm，静息压力 ≤ 6mmHg[28]。当所有 3 个组分均异常

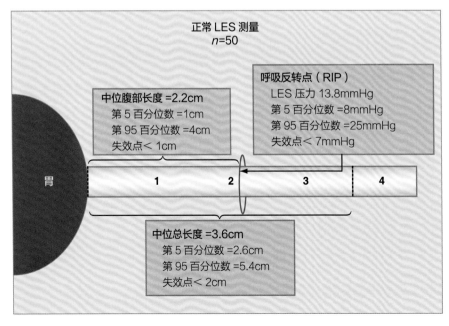

正常 LES 测量
n=50

中位腹部长度 =2.2cm
第 5 百分位数 =1cm
第 95 百分位数 =4cm
失效点 < 1cm

呼吸反转点（RIP）
LES 压力 13.8mmHg
第 5 百分位数 =8mmHg
第 95 百分位数 =25mmHg
失效点 < 7mmHg

胃　1　2　3　4

中位总长度 =3.6cm
第 5 百分位数 =2.6cm
第 95 百分位数 =5.4cm
失效点 < 2cm

◀ 图 16-5　食管下括约肌的组成示意：压力、总长度和腹部长度。列出了每个组分的中位数值及其第 5 百分位数和第 95 百分位数。失效点是各组分的特定值，此时食管酸暴露变得异常，与其他组分的值无关

时，LES 被完全破坏，将需要重建[37]。图 16-6 显示 LES 损伤与食管黏膜损伤的严重程度平行，证实了 LES 损伤与黏膜损伤之间的联系[38]。图 16-7 中的数据进一步支持了这一观点，数据显示食管酸暴露越高，根据每例患者 LES 组分异常数量评估的 LES 损伤便越广泛。综上所述，黏膜损伤越严重，LES 损伤严重，导致食管酸暴露越严重，因此需要更高剂量的抗酸治疗来控制症状、修复上皮和 LES 损伤。问题是，PPI 治疗是否可预防 LES 的进行性损伤，或即使接受 PPI 治疗，LES 是否仍发生进行性损伤？

我们回答这个问题的唯一参考是之前已讨论过的 Falkenback 等的研究[15]，包括 40 例接受 PPI 治疗并随访 20 年的 GERD 患者。在观察期间，研究人群显示 PPI 治疗的使用增多（$P=0.007$）、食管炎（$P=0.001$）和 Barrett 食管（$P=0.002$）的患病率也增加。在 PPI 治疗期间，与未进展者不同，进展者的 LES 腹部长度缩短 1cm（$P < 0.01$），仰卧位时食管 pH < 4 的时间增加 11%（$P < 0.004$）。这支持了一个概念，即

即使 PPI 剂量增加，但疾病进展与 PPI 治疗过程中发生的 LES 测压异常相关。由此可推断，预防胃膨胀导致的 LES 消失可能是预防 LES 损伤和 GERD 从早期进展为晚期疾病的有效手段。

GERD 的第二个基本决定因素是反流入食管的胃液的组成。食管对胃液的暴露增加可引起食管和（或）呼吸道上皮的损伤，同时伴随食管和肺功能丧失。内镜下损伤表现为线性或交错溃疡，并以狭窄和（或）鳞状上皮到贲门上皮化生的方式进行修复。

损伤的患病率和严重程度不仅与 LES 失效相关，还与反流胃液的组成相关。当反流液为胃酸和十二指肠胆汁的混合物时，黏膜损伤患病率最高（图 16-8）。

强调抗酸治疗导致人们误解 GERD 仅与食管暴露于胃酸有关，而其他反流胃液成分则被忽略。这导致了以下假设：抗酸疗法效力的提高将降低上皮损伤和疾病进展的发生率。事实上，强效抗酸治疗的临床经验显示酸相关并发症显著减少，如食管炎和狭窄。矛盾的是，Barrett

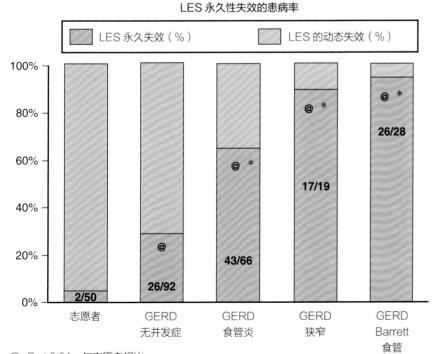

LES 永久性失效的患病率

◀ 图 16-6　不同程度的黏膜损伤与食管下括约肌永久性失效患病率的关系。大多数患者的黏膜损伤具有永久 LES 失效。无损伤 vs. 任何类型损伤，$P < 0.01$。GERD. 胃食管反流病

引自 Stein HJ, Barlow AP, DeMeester TR, Hinder RA. Complications of gastroesophageal reflux disease: role of lower esophageal sphincter, esophageal acid and acid/alkaline exposure, and duodenogastric reflux. *Ann Surg*. 1992; 216:35–43.

@. $P < 0.01$，与志愿者相比
*. $P < 0.01$，与志愿者和 GERD 但并无并发症的患者相比
GERD. 胃食管反流病

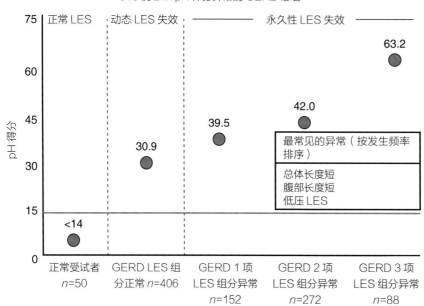

LES 损伤程度和酸暴露
918 例 24h pH 评分异常的 GERD 患者

◀ 图 16-7　食管下括约肌损伤程度与食管酸暴露之间的联系。根据每位患者 LES 组成异常数量评估的 LES 损伤越广泛，食管酸暴露越高

GERD. 胃食管反流病

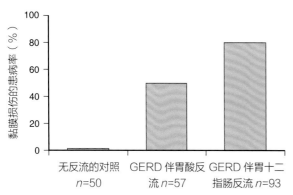

▲ 图 16-8　反流胃液组成与黏膜损伤患病率之间的联系。当反流液为胃酸和十二指肠胆汁的混合物时，黏膜损伤患病率最高

GERD. 胃食管反流病

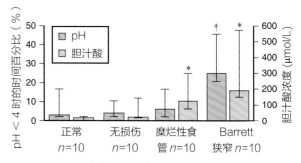

▲ 图 16-9　正常人和不同程度黏膜损伤患者食管胆汁酸浓度暴露（通过连续抽吸测量）和酸暴露（用 pH < 4 的时间百分比测量）。条形图的值表示中位数和细线表示四分位数范围

*. 与正常或无损伤相比，$P < 0.05$。

†. 与正常、无损伤或糜烂性食管炎相比，$P < 0.05$

食管和食管腺癌发生率增加。这表明远端食管中的异常酸暴露仅是 GERD 问题的一部分，反流胃液的其他成分也很重要。单独的生理浓度的酸并不具有很强的损伤性，但在高浓度下，上皮损伤的发生率很高。同样，单独反流的十二指肠液几乎不会造成损伤，但当与胃酸同时反流时，会变得十分有害（图 16-8）[39, 40]。

连续食管抽吸研究和非汇总样本分析证实，与正常受试者相比，GERD 患者食管中存在毒性浓度的胆汁酸（图 16-9）[41]。糜烂性食管炎患者与无损伤者相比，胆汁酸浓度增加 10 倍，而食管酸暴露两组相似。食管狭窄或 Barrett 食管患者的食管酸暴露高于其他组，但胆汁酸浓度显著高于糜烂性食管炎患者。这些结果强化了酸和胆汁协同导致黏膜损伤的概念。

Bilitec 探针的开发用于监测十二指肠液的标志物胆红素，大大简化了十二指肠胃食管反流的研究[42]。在一项 273 例 GERD 患者的大型人群研究中，30% 的反流仅增加了酸性胃液，56% 的反流增加了酸性胃液和十二指肠液，

14% 的患者有充足的十二指肠胃反流来中和所有胃酸，因此只有十二指肠液反流进入食管（图 16-10）[43]。酸和胆汁混合物暴露增加的患者具有最高的内镜（与所有组相比，$P < 0.0007$）和组织学的（数据未显示）上皮损伤率，以及

最高程度的 LES 压力、总长度和腹部长度功能丧失（$P < 0.002 \sim 0.0004$）（图 16-11）。功能丧失与黏膜损伤的共同联系，以及在没有黏膜损伤的情况下不可能出现功能丧失，表明功能丧失是由于炎性损伤的后果。

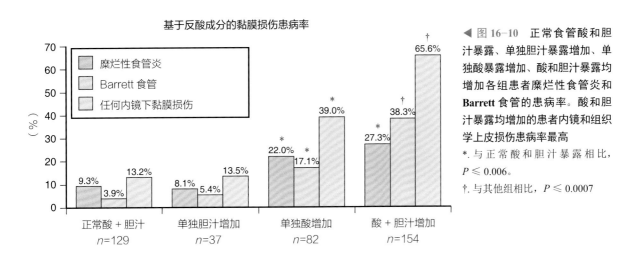

▲ 图 16-10　正常食管酸和胆汁暴露、单独胆汁暴露增加、单独酸暴露增加、酸和胆汁暴露均增加各组患者糜烂性食管炎和 **Barrett** 食管的患病率。酸和胆汁暴露均增加的患者内镜和组织学上皮损伤患病率最高

*. 与正常酸和胆汁暴露相比，$P \leq 0.006$。

†. 与其他组相比，$P \leq 0.0007$

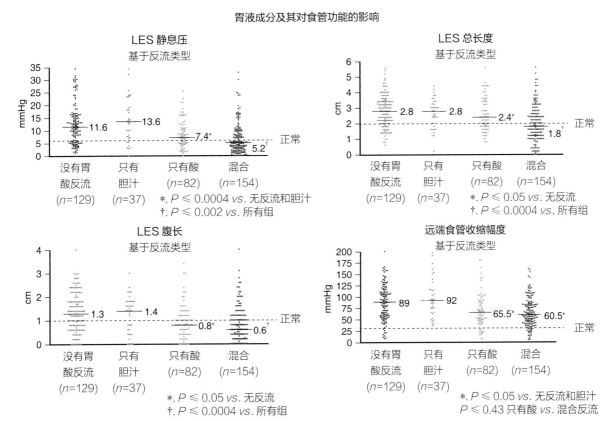

▲ 图 16-11　正常食管酸和胆汁暴露、单独胆汁暴露增加、单独酸暴露增加或酸和胆汁暴露均增加（通过 **24h pH** 和胆汁监测）的各患者食管下括约肌压力、总长度、腹部长度和食管远端收缩幅度。酸和胆汁暴露均增加与 **LES** 压力、总长度和腹部长度的最大降低相关。单独胆汁暴露增加没有影响

十二指肠胃反流的作用是升高胃液 pH。升高的高度取决于胃 pH 的基线水平，其随患者是否接受抗酸治疗而变化。升高胃液的 pH 值有四种已知的作用。第一，当 pH＞4 时，胃灼热和反酸症状减少[44]。第二，当 pH 为 3～5 时，刺激贲门黏膜向肠化表型分化，伴有黏膜腺细胞增殖[45]。第三，当 pH=4.5 时，口腔中正常存在的细菌开始在胃中生长，胆汁酸可以解离释放出更有害的游离胆汁酸[46, 47]。第四，当 pH 为 3～6 时，胆汁酸性状变为可溶性，一部分解离成其电离盐和游离 H^+，而其余部分作为亲脂性、非电离酸持续存在。当 pH 约为 7 时，超过 90% 的胆汁酸可溶并完全离子化。将胆汁酸化至 pH＜2 会导致不可逆的胆汁酸沉淀。因此，在正常生理条件下，胆汁酸在胃中沉淀，对酸性胃环境的影响极小。另外，在碱性更强的胃环境中，十二指肠胃反流或酸抑制治疗就会发生，胆汁酸保留在溶液中，仅部分解离。当未解离的非极性胆汁酸分子反流进入食管时，它们可进入黏膜细胞。一旦进入细胞，细胞内 pH=7，它们便完全解离成极性离子，并被困在细胞内，浓度高达管腔浓度的 7 倍[48]。在细胞中，胆汁酸盐低浓度时可损害线粒体功能[49]；在高浓度时，它们变得具有细胞毒性[50]，并作为共诱变剂[51]或可能的直接诱变剂发挥作用[52]。

如果想要可溶性胆汁酸在通过抗酸治疗的慢性反流患者中保持无害，则必须保持完全电离。这就要求在患者接受抗酸治疗时，每天 24h、每周 7 天维持胃 pH=6～7。如果没有非常高的药物剂量，这不仅是不切实际的，而且基本是不可能的。药物不足可导致 pH=4～5 波动，并在患者保持相对无症状时即引起细胞黏膜损伤[53, 54]（图 16-12）。

在 20 世纪 50 年代和 60 年代，Barrett 食管的并发症主要与酸相关（炎症、溃疡和狭窄形成）。食管腺癌的报道很少，大多数作者认为，当腺癌确实发生在胃食管结合部时，它就是一种已经侵入食管的胃癌。自 20 世纪 70 年代，

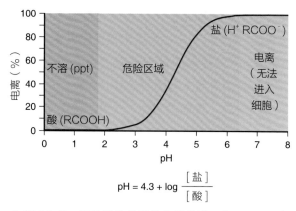

▲ 图 16-12　胆汁酸的代表性电离曲线。在 pH ≤ 2 时，胆汁酸以其相关形式存在［非电离（RCOOH）］。在这种形式和 pH 下，胆汁酸不溶并沉淀。在 pH ≥ 6 时，胆汁酸完全解离［电离（H^++RCOO⁻）］、可溶、并对细胞无毒。介于这些极端情况，胆汁酸可以以其相关形式存在，并且保持可溶性。这个形式下，它们可以进入细胞产生有害的影响；因此，pH 为 2～6.5 称为危险区域

当强效抗酸治疗使用以来，与 Barrett 食管相关的酸并发症变得不那么常见，恶性并发症变得更常见。20 世纪 90 年代，令人信服的证据显示 Barrett 食管和食管腺癌的发病率激增，但这尚未得到解释。人们启动了多项研究，旨在明确由于抗酸治疗的广泛使用，现溶于胃液的胆汁酸是否对此负有责任。如果继续出现证据表明可溶性胆盐有助于恶性肿瘤的发生，那么应该鼓励早期手术干预措施以恢复有功能的 LES，并通过停用 PPI 治疗使酸性胃环境恢复。

三、胃食管反流病的组织病理学

关于 GERD 相关的 GEJ 区域内的病理学变化一直是一个谜团。这是由于缺乏关于 LES 位置的可靠解剖、内镜或组织学标志，以及内镜检查、手术或手术标本大体检查过程中也无法识别 LES。生理和病理学研究引入了 GERD 开始于鳞柱交界处的概念，进一步加深了谜团。在没有鳞状上皮损伤的情况下，SCJ 和 GEJ 的位置一致。随着鳞状上皮损伤的发生，化生的贲门上皮形成，出现了一个新的 SCJ，其与 GEJ 分离，并进一步坐落于 LES 头侧[54a, 54b]。换句话说，SCJ 在 GERD 患者中向头侧迁移。迁移的程度与

疾病的严重程度相关。BE 代表了这次迁移的极点 [55]。由于这些不明确和移动的标志物，胃食管结合部的病理多年来一直是个谜。

早期文献将 Barrett 食管视为一种先天性疾病，直到 1959 年才积累了充分的临床证据表明 Barrett 食管是由 GERD 引起的获得性异常。1970 年，Bremner 等的里程碑报道实验性地证实了这一获得性病因 [56]。

Hayward 在 1961 年开始注意胃食管鳞柱交界区，指出食管下 1～2cm 通常内衬黏液分泌的柱状上皮，其能抵抗酸 - 胃蛋白酶的消化 [57]。他认为，这种上皮通过在它和酸胃蛋白酶之间产生胃底泌酸黏膜提供缓冲来阻止鳞状上皮被消化。虽然 Hayward 将这种柱状黏膜描述为位于食管下段，但随着时间的推移，它在没有任何逻辑或科学依据的情况下被视为胃的贲门区，并被称为贲门黏膜。Hayward 的想法一直持续到 1976 年，此时人们认识到 3 种不同类型的腺上皮可衬覆在 Barrett 食管患者的食管下段 [58]：含主细胞、壁细胞的泌酸贲门黏膜；含黏液细胞且无主细胞、壁细胞的贲门黏膜；表面呈绒毛状、含黏液腺、阿辛蓝染色杯状细胞、无壁细胞或主细胞的肠化贲门黏膜。如果存在的话，肠化的贲门黏膜总是位于最近端，泌酸贲门黏膜位于最远端，它们之间是贲门黏膜。

1997 年，Chandrasoma[59, 60] 在病历未提及 GERD 的大量尸检患者中审查了其 GEJ 的组织学。他发现，在绝大多数 20 岁以下的儿童和成年人中，鳞状上皮与胃底的泌酸上皮直接过渡。另外，20 岁以上患者的标本中出现贲门黏膜，但其长度几乎总是＜ 1cm。即使在这些老年患者中，也有相当数量的个体的鳞状上皮直接过渡到胃底的泌酸黏膜，而没有介于中间的贲门黏膜。

一些作者对该结果进行了进一步评价 [61, 62]。Oberg 等 [61] 在 334 例有前肠疾病症状且无胃或食管手术既往史或可见 Barrett 食管内镜证据的连续患者中，通过皱襞近端范围确定的 GEJ 上方、其间和下方获取内镜活检标本。334 例患者中 88 例（26%）多次活检未发现贲门黏膜。缺乏贲门黏膜与缺乏 GERD 标志密切相关（表 16-1）。Spechler 的研究小组[62] 进行了类似研究，通过对内镜下外观正常的 GEJ 患者进行 SCJ 的多次活检，也表明仅少数患者存在贲门黏膜。基于这些研究，传统的观点认为解剖学上存在的胃贲门内衬贲门黏膜可能是不正确的。相反，贲门黏膜可能是化生黏膜，是反流诱导的鳞状黏膜损伤的结果，并且是 GERD 的早期征象。

目前对这些结果的解释是，在正常状态下，食管和 LES 的鳞状上皮突然变为胃底泌酸黏膜，并无"胃贲门"黏膜。据推测，由于胃底泌酸黏膜不受胃液的影响，贲门黏膜必须来自暴露于胃液的食管鳞状黏膜。该过程可能代表鳞状上皮生发细胞向化生贲门上皮分化的方向变化 [63, 64]。鳞状上皮暴露于胃液最有可能发生于餐后，此时胃膨胀，内衬鳞状上皮的远端食管消失并被扩大的胃底摄取（图 16-4）。被遮蔽的鳞状上皮暴露于酸性胃液导致炎性损伤和鳞状上皮岛形成，由新形成的化生贲门上皮分隔。食管肌在此过程中受损，LES 腹部长度的一部分被破坏，

表 16-1　存在和不存在贲门黏膜（通过胃食管结合部活检）的患者中胃食管反流病的特征标志

	贲门多次活检结果		
	无贲门上皮（*n*=88）	贲门上皮（*n*=246）	*P* 值
pH ＜ 4 的时间百分比	1.1±4.6	6.0±7.4	＜ 0.01
食管裂孔疝百分比	25.0	55.1	＜ 0.01
LES 压力（mmHg）	13.2±12.8	8.0±8.0	＜ 0.01
LES 腹部长度（mm）	1.6±1.1	1.0±1.2	＜ 0.01
LES 总长度（mm）	3.0±1.2	2.2±1.6	＜ 0.01
LES 永久失效百分比	27.2	62.3	＜ 0.01
食管炎百分比	11.2	33.2	＜ 0.01
SCJ 活检显示微小 IM 的患者数	0%	29(11.7%)	

数值为中位数 ± 四分位距

IM. 肠上皮化生；LES. 食管下约肌；SCJ. 鳞状柱状交界处

引自 Oberg S, Peters JH, DeMeester TR, et al. Inflammation and specialized intestinal metaplasia of cardiac mucosa is a manifestation of gastroesophageal reflux disease. *Ann Surg*. 1997;226:522–532.

被胃内压力张开，呈现在胃的外表上（图 16-13）。当酸暴露有限且处于生理浓度时，新形成的化生贲门黏膜可发生泌酸转化，形成泌酸贲门黏膜。这是一种稳定的腺体黏膜，与胃泌酸黏膜相似，因为它含有壁细胞和黏液细胞，能更好抵抗反流性胃酸的损伤。

在几乎所有情况下，化生贲门黏膜（如存在）均显示炎性和反应性改变，犹如贲门炎 [61]。这种炎症化生的贲门黏膜是唯一进展为肠化生的黏膜类型 [59]。当这种情况发生时，化生的贲门黏液细胞产生酸而不是中性黏蛋白，用阿辛蓝染色呈阳性。随后，出现形态良好的杯状细胞。一旦出现肠化生，化生的贲门黏膜似乎可增加抵抗反流胃液损伤的能力，因为活检显示很少或没有炎症。

贲门黏膜内肠化生的形成被认为是有害的变化，因为该黏膜可进展为异型增生和腺癌 [64]。相反，暴露于胃液后发生泌酸黏膜转化（泌酸贲门上皮）的贲门黏膜不会发生肠化生。化生贲门黏膜的泌酸转化可防止肠化生的发生，是一种有益的变化 [59]。

在 20 世纪 80 年代，已发现 Barrett 食管的

恶变发生在肠化生的贲门黏膜 [65, 66]。认识到这种相关性后，术语 Barrett 食管仅适用于有肠化生贲门黏膜的食管。肠化贲门黏膜的长度可短至几毫米 [67]。换句话说，如果下段食管任何长度的贲门黏膜具有杯状细胞的组织学证据（肠化征象），则认为患者患有 Barrett 食管。测量的肠化黏膜的长度仅限于 GEJ，限于食管下段 3cm 内，或累及食管 < 3cm。

一些患者贲门黏膜没有肠化生，这表明肠化生需要特定的条件或刺激。换句话说，Barrett 食管典型的黏膜变化的发展是一个逐步的过程。第一步，鳞状上皮形成化生的贲门黏膜。这是由覆盖于 LES 消失部分的鳞状黏膜的酸暴露诱发的炎症反应所启动的 [61]。在适当的管腔条件和刺激下，化生的贲门黏膜肠化便随之而来 [68]。这一过程可能需要一段时间。事实上，在 5 岁以下获得化生贲门黏膜食管的儿童中，肠化生很罕见 [69]。杯状细胞稍后才开始出现。临床研究显示成年人从出现反流症状到出现肠化生贲门黏膜需要 5～7 年的时间 [70]。

Oberg 等 [71] 已经表明，肠化生贲门黏膜的患病率与 LES 的状态和食管酸暴露的严重程度

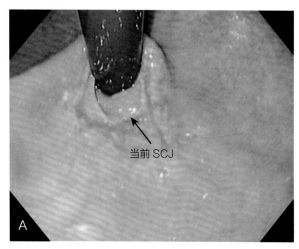
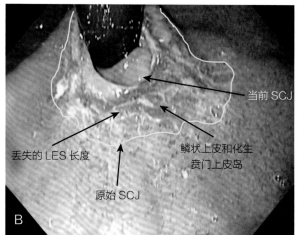

正常光成像 正常白光图像   窄带成像

▲ 图 16-13 鳞柱交界处和食管下括约肌损伤的屈曲内镜图像

A. 正常白光图像，显示略微不规则的圆形 SCJ，正常鳞状上皮向上延伸至食管。SCJ 下方的胃黏膜正常，伴一些红斑条纹。B. 窄带成像图像，显示不规则圆形 SCJ 和多个鳞状细胞上皮岛，与新形成的化生贲门上皮相分隔。黄线标记为 SCJ 的原始位置。当前的不规则 SCJ 保持其圆形，而展开的原始 SCJ 及被破坏的食管末梢部分则以胃的外观呈现。这是由于炎性损伤导致部分 LES 肌肉丧失所致。结果显示部分 LES 的腹部长度被破坏，其作为屏障的能力受到损害

有关。在 251 例内镜下 SCJ 和 GEJ 外观正常的患者中，SCJ 活检显微镜下存在贲门黏膜，其中 14% 显示肠化生。这些患者 LES 损伤和食管酸暴露较多。随着时间的推移和 LES 的进一步恶化，内镜下食管体部可见化生的贲门黏膜，距离超过 3cm，活检 97% 有肠化生。这些患者的 LES 损伤和食管酸暴露最严重。在每个步骤中，患者表现出更深刻的 GERD 特征标志，包括 LES 长度和压力降低、食管酸暴露增加和食管收缩幅度最终丧失（表 16-2）。LES 损伤是继发于食管酸暴露增加的固有肌层炎性变化所致[72]。相同的过程导致食管体部收缩力丧失，通常见于 Barrett 食管较长的患者。Barrett 食管的长度很少超过食管 GEJ 上 8～9cm。

Oberg 等[71] 已经表明，肠化生心脏黏膜的患病率与 LES 的状态和食管酸暴露的严重程度有关。在 251 例内镜下 SCJ 和 GEJ 外观正常的患者中，SCJ 活检显微镜下存在贲门黏膜，其中 14% 显示肠化生。这些患者 LES 损伤和食管酸暴露较多。随着时间的推移和 LES 的进一步恶化，内镜下食管体部可见化生的贲门黏膜，距离超过 3cm，活检 97% 有肠化生。这些患者的 LES 损伤和食管酸暴露最严重。在每个步骤中，患者表现出更深刻的 GERD 特征标志，包括 LES 长度和压力降低、食管酸暴露增加和食管收缩幅度最终丧失（表 16-2）。LES 损伤是继发于食管酸暴露增加的固有肌层炎性变化所致[72]。相同的过程导致食管体部收缩力丧失，通常见于 Barrett 食管较长的患者。Barrett 食管的长度很少超过食管 GEJ 上 8～9cm。

这是由于胃内正压环境与胸段食管内负压环境之间的正常梯度所致。当 LES 完全恶化时，胃液流至食管压力最低点，也就是在胸中段食管。在此条件下，肠化生的贲门黏膜可能出现在食管体的下半部分，随着时间的推移，长度没有任何明显的变化。在该过程中的任何时间，

表 16-2　不同长度贲门型黏膜伴肠上皮化生患者的胃食管反流病功能特征

	肠化生限于		
	显微镜——SCJ 活检 GEJ*	内镜下可见食管远端 3cm†	内镜下可见食管体
括约肌			
腹部长度（cm）	1.0	0.9	0.4‡
总长度（cm）	2.2	2.1	1.8§
静息压（mmHg）	7.2	6.4	3.8‡
永久性缺陷（%）	53	66	94‡
食管酸暴露			
pH ＜ 4 的时间百分比	5.8	8.4‡	16.5‡
暴露增加（%）	65	86§	93§
反流发作次数	53	81§	197‡
食管体部			
远端幅度（mmHg）	79	61§	51§
反流发作＞ 5min 的次数	2	5§	7‡
最长发作持续时间（min）	10	18§	28‡

*. 内镜检查未见贲门型黏膜伴肠上皮化生，但活检可发现，活检取自内镜下外观正常的胃食管结合部的鳞柱交界以下

†. 临近高压区内贲门型黏膜伴肠上皮化生

‡. 与所有其他组相比，$P < 0.05$

§. P 与局限于胃食管结合部的肠上皮化生相比，$P < 0.05$

GEJ. 胃食管结合部；SCJ. 鳞柱交界处

引自 Oberg S, DeMeester TR, Peters JH, et al. The extent of Barrett's esophagus depends on the status of the lower esophageal sphincter and thedegree of esophageal acid exposure. *J Thorac Cardiovasc Surg*. 1999;117:572-580.

特定的管腔条件或刺激，例如在特定的溶解胆汁酸存在的情况下暴露于特定的 pH 范围，可发生化生性贲门黏膜的肠化，并为恶性变奠定基础。研究表明，化生性贲门黏膜的肠化是通过暴露于 pH 为 3～5 的环境启动的，这是由反流的胃液、十二指肠液和唾液在鳞柱界面相互作用所致。暴露于该 pH 范围已被证明可促进化生贲门上皮细胞肠化的表型表达 [45, 61]。

早期 Barrett 食管病理学中最有争议的问题是 SCJ 下方发现的肠化贲门上皮是否是幽门螺杆菌作用的结果。大量研究表明，SCJ 处存在炎症的贲门黏膜与幽门螺杆菌感染呈负相关，并与食管酸暴露增加正相关。而且，肠上皮化生的存在与幽门螺杆菌之间无相关性。此外，食管腺癌患者幽门螺杆菌的发病率与良性食管疾病患者的幽门螺杆菌患病率之间无显著差异。基于这些研究，幽门螺杆菌在 GERD 或其并发症的发病机制中并不起作用 [73]。

四、预防疾病进展

35 年来，对 2000 万 GERD 患者使用 PPI 的经验总结后，临床医生产生了一些担忧。尽管在此期间引入和使用了新的强效抗酸药物，但 GERD 的发病率仍持续增长，每 10 年增加 30%，并且 30%～40% 的患者症状仅部分缓解。在接受 PPI 治疗的 2000 万例患者中，每年有 2%～3.5% 发生 Barrett 食管。在发生 Barrett 食管的患者中，0.5%～1% 将进展为食管腺癌 [74]。接受 PPI 治疗的部分缓解和（或）疾病进展患者中只有不到 1% 寻求手术治疗。这些担忧引起了人们的思考，改变 GERD 治疗策略的时机已经到来。目前的治疗只关注疾病的 2 个决定因素中的一个，即胃液的组成，而忽略了另一个决定因素 LES 的失效。

总之，关于组织病理学的研究引入了 GERD 开始于 SCJ 的概念。在无疾病的情况下，SCJ 和 GEJ 一致。随着 LES 损伤的发生和进展，SCJ 与 GEJ 分离并向食管上移。这导致近端胃泌酸胃黏膜与 LES 内剩余的食管鳞状黏膜之间存在鳞状泌酸带（图 16-14）[75]。此处充满化生贲门黏膜，使食管和胃之间的判断变得困难，因为此处外观像胃但实际上是食管。

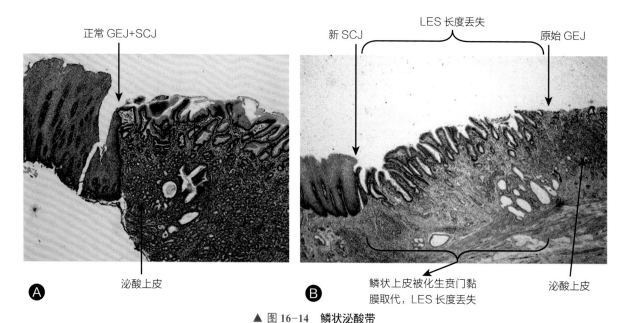

▲ 图 16-14　鳞状泌酸带

A. 正常鳞柱交界处的显微照片，鳞状上皮与泌酸胃上皮（正常胃上皮）直接贴壁。在正常人中，SCJ 的活检显示 2 种上皮细胞间存在 0～2mm 的空隙。B. 胃食管反流病患者的显微照片，显示近端胃泌酸胃黏膜与 LES 内剩余的食管鳞状黏膜之间存在鳞状泌酸带。此处充满化生贲门黏膜，可发生肠化，并在 2～5 年产生内镜可见的 Barrett 食管。黏膜下层和固有肌层显示出导致 LES 长度丢失的炎性损伤。GEJ. 胃食管结合部化生贲门黏膜肠化生的患病率与鳞状泌酸带的长度成正比。在一项 1655 例 GERD 患者的研究中，鳞状泌酸带短于 1cm 的患者、1～5cm 的患者和 > 5cm 的患者中肠化生的发生率分别为 24%、86%、100%。有人提出，鳞状泌酸带可作为诊断 GERD 的细胞标准。换句话说，如果在鳞状泌酸带边的 SCJ 缘活检发现镜下化生贲门黏膜，则可认为有 GERD，鳞状泌酸带的长度为 GERD 提供了严重性评估方法，并且鳞状泌酸带内的肠化化生贲门黏膜是疾病进展的早期标志和食管腺癌的风险因子。这允许在疾病括约肌内和经括约肌并累及食管体之前的极早期阶段诊断 GERD。

这些初始组织学变化是微妙的，早期 GERD 患者的内镜检查可能正常。因此，单独的临床症状和内镜检查不足以明确评价早期疾病。这需要对 LES 进行测压评估，测量食管酸暴露，并对 SCJ 及其正下方进行活检。此类患者管理中最重要的是防止发生可见的 Barrett 食管，因为这是食管腺癌的癌前病变，一旦足够大到内镜下可见则变得难以逆转。逆转这一过程的最佳机会是当贲门黏膜的肠化生仅显微镜下可见，而内镜下观察不到的时候。

识别有症状患者早期疾病的主要方法是对 SCJ 进行多次活检。如果一次或多次活检显示显微镜下肠化贲门黏膜，则患者患有早期 GERD，并有可见 Barrett 食管的风险。治疗包括通过修复 LES 停止胃液反流进入食管，并通过停止 PPI 治疗重建胃液酸度。对 PPI 治疗反应不完全、内镜检查正常、无可见 Barrett 食管、24h 食管 pH 监测显示食管酸暴露增加和 SCJ 活检显示镜下肠化生贲门黏膜的患者应尽早进行这些治疗。这些患者越早接受缺陷 LES 的手术矫正，控制症状和预防疾病进展的成功可能性就越大。

该建议的依据来源于 ProGERD 研究中 171 例此类患者的 GERD 疾病进展调查[76]。在任何治疗前，这些患者的 SCJ 活检拥有显微镜下不可见的肠化生。在初始 PPI 治疗 4～8 周后，128 例患者接受了随访内镜检查和 SCJ 活检。所有患者均有持续的镜下肠化生。这些患者继续接受 PPI 治疗，并在随访第 2 年和第 5 年接受内镜检查和活检。在 25.8%（33/128）的患者中观察到内镜下可见的 Barrett 食管。

该研究的结论是，内镜检查正常的患者 SCJ 活检提示显微镜下肠化生进展为高危 Barrett 食管的风险很高。

早期 GERD 的药物治疗问题是，现有药物并不能预防 Barrett 食管的发生，也不能诱导 SCJ 处发生，作为 Barrett 食管前兆的显微镜下肠化生的消退。相反，在内镜下可见的 Barrett 食管发生之前实施 Nissen 胃底折叠术已被证明可预防 Barrett 食管的发生[77, 78]。此外，Nissen 胃底折叠术可诱导 SCJ 处显微镜下肠化生完全消退，并避免随后发生可见的 Barrett 食管[79]。尽管已证实胃底折叠术的这些益处，但其不良反应（吞咽困难、餐后腹胀和无法打嗝或呕吐）限制了其在 GERD 病程中的早期使用。

在过去 10 年中，门诊微创 LES 增强术得到了发展。实例包括在 LES 下缘周围植入磁珠项圈以防止 LES 消失进入胃[80]，电刺激 LES 神经调节以增加 LES 静息压[81]，以及内镜引导下无切口部分胃底折叠术[82]。临床研究显示，在 PPI 治疗后不完全应答的 GERD 患者中，LES 增强可以有效消除反流症状和治愈食管炎[83, 84]。这些手术避免了与 Nissen 胃底折叠术相关的不良反应，如果有需要可以逆转，适用于疾病进展和有 Barrett 食管（食管腺癌的癌前病变）风险的患者的早期手术治疗。

图 16-15 提出了一种早期实施 LES 增强术预防 GERD 进展的治疗方案。该方案强调早期内镜检查联合 SCJ 活检、LES 测压和食管 pH 监测，以评估进展的可能性。由以下一项或多项主诉或观测结果初步识别患者：①对 PPI 治疗部分症状缓解；② PPI 有效性随时间恶化；③严重依赖于每日 PPI 治疗；④ PPI 治疗难以愈合的食管

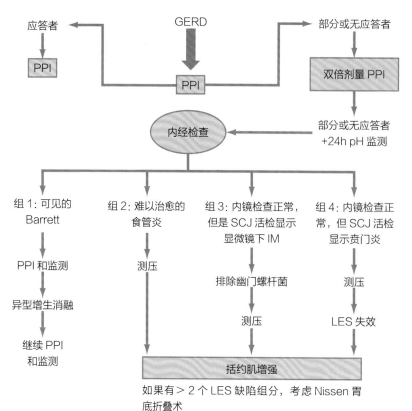

▲ 图 16-15 早期识别和治疗有疾病进展风险患者的拟定治疗方案，解释见正文

GERD. 胃食管反流病；IM. 肠化生；LES. 食管下括约肌；PPI. 质子泵抑制药；SCJ. 鳞柱交界处

炎；⑤食管酸暴露随时间增加；⑥食管动力研究显示 LES 总体和（或）腹部长度缺失；⑦内镜检查正常，但 SCJ 活检显示镜下肠化贲门黏膜。在确认无应答的患者中早期使用内镜检查可将患者分为 4 组：①患者有可见的 Barrett 食管；②患者有难以愈合的食管炎；③患者内镜检查正常但 SCJ 活检检出的化生贲门黏膜具有镜下肠化；④内镜检查正常，SCJ 活检有贲门炎的患者。

推荐对第 2 组和第 3 组的患者进行 LES 增强术，对第 4 组的患者也可考虑选择 LES 增强。在后一组中，如果测压发现 LES 受损，建议患者进行 LES 增强。对于 LES 广泛损伤的患者，在彻底讨论与手术相关的不良反应后，应考虑进行 Nissen 胃底折叠术[85]。

为了改善我们对 GERD 的管理并避免其并发症，要求在疾病早期识别有疾病进展症状的患者。这需要在对 PPI 治疗部分反应或反应逐渐减轻，或严重依赖 PPI 治疗的患者中，早期使用内镜检查。与现行治疗指南相比，如果内镜检查食管体部组分正常，我们建议对此类患者进行 SCJ 常规活检。如果显微镜下发现贲门黏膜发生了肠化生，应进行 LES 增强术，以防止进展为内镜下可见的 Barrett 食管，即食管腺癌的癌前病变。这种方法必须首先在临床环境中进行测试，以确认 LES 增强术可以获得与 Nissen 胃底折叠术相当的结果[79]。胃肠病学家和外科医生都有责任共同努力，阻止 Barrett 食管（食管腺癌的癌前病变）发病率的上升。到 2030 年，预计每 100 例欧洲男性中就有 1 例在 75 岁之前被诊断为食管腺癌[86]。解决这一疾病危机的原则是，没有 Barrett 食管，就没有癌症。

第 17 章
胃食管反流病的呼吸并发症

Respiratory Complications of Gastroesophageal Reflux Disease

Michael S. Mulvihill　　Shu S. Lin　　Matthew G. Hartwig　著

陈　昊　刘　乐　译

摘要

胃食管反流是指胃内容物反流到食管。胃食管反流病是指胃内容物反流入食管引起不适症状和（或）并发症的一种疾病。虽然传统上认为胃食管反流是胃和食管的疾病，但越来越多的证据表明 GERD 与呼吸道损伤有关，呼吸系统并发症正越来越受到关注，本章将回顾与 GERD 相关的呼吸系统并发症。

关键词：GERD；咳嗽；反流；哮喘；支气管扩张；肺纤维化；肺移植

胃食管反流（gastroesophageal reflux，GER）是指胃内容物反流入食管。GER 可以是生理性的，常发生在餐后[1]。当少量反流物在食管远端短暂停留时，这种胃内容物的逆行流动通常在医学上不需要被重视。本章将回顾胃内容物反流到呼吸道的影响。急性疾病时胃内容物吸入可导致危及生命的误吸事件，如 Mendelson 综合征[2]。在本章中，我们将重点关注食管近端小容量反流的长期并发症。

虽然胃具有黏液保护屏障，但食管黏膜缺乏保护屏障，因此食管黏膜可能因胃内容物反流而受到刺激或损伤。胃食管反流病是指胃、十二指肠内容物反流入食管，引起不适症状（或）并发症的一种疾病，存在生理性反流和病理性反流两种，可能与多种因素相关[1,3]。已知的病因包括不良生活方式（饮酒、吸烟和肥胖）、药物（钙离子拮抗药和茶碱）、食品（高脂、油炸、巧克力、咖啡因、酸性和辛辣）、饮食习惯（睡前暴食）和其他情况（食管裂孔疝、怀孕和快速增肥）。反流和胃灼热是胃食管反流病最典

型的症状。然而如慢性咳嗽、声音沙哑、咽喉炎、哮喘、支气管炎等表现在临床上也很常见，GERD 的食管外症状越来越受到重视。由于胃食管反流患者呼吸道疾病的发生率高，证明在诊断呼吸道疾病时考虑胃肠道原因的重要性。这一章中将回顾呼吸系统并发症。

存在呼吸症状的 GRED 患者通常无典型的反流症状，估计有 75% 胃食管反流性咳嗽无明显反酸和胃灼热症状[4]。因此临床医生需要对患者的呼吸系统不适症状进行鉴别，这可能是 GERD 的唯一表现。描述性研究评估 GERD 呼吸并发症主要为哮喘和咳嗽，这是 GERD 最常见的食管外症状。现有证据表明 30%～80% 先前被诊断患有哮喘的患者中发现了 GERD[5]。在一项纵向研究中，胃食管反流症状持续时间较长的患者哮喘的发生率较高。相反也有报道 GERD 患者哮喘患病率约为 4.6%[5]。对于胃食管反流相关咳嗽患病率的评估在很大程度上受到患者、诊断方式及将咳嗽归因于单一或多种病因的影响。因此文献中对 GRED 相关咳嗽的

患病率估计为 10%～40%[4]。

在下面的章节中我们将对 GER 和呼吸道疾病进行综述，介绍两者之间的关系。越来越多的证据发现 GER 可能不是呼吸道症状的唯一病因，但它是一个促成因素。因此应根据患者的症状和胃食管反流对呼吸道的影响程度，针对个体调整 GERD 的治疗方法。

一、胃食管反流病在慢性咳嗽中的作用

美国胸科医师学会（American College of Chest Physicians，ACCP）将不明原因的慢性咳嗽定义为不吸烟、免疫功能正常、未服用促咳药物（如血管紧张素转换酶抑制药）且 X 线片正常的患者咳嗽持续时间超过 8 周[6]。常见的病因有哮喘、鼻后滴漏综合征（postnasal drip syndrome，PNDS）、GER 等。GER 与慢性咳嗽之间的流行病学联系建立于 1981 年，随后在一系列的队列研究中得到验证[7]。尽管两者在文献中有明确的关系，但由于人群、方法和临床专家（肺医学、胃肠病学、耳鼻喉科、普外科）的不同，使对患病率的估计差异很大（0%～73%）。

在讨论 GER 与其他呼吸系统疾病的相互作用时，GER 将作为一个专题出现，它通过多种机制促进慢性咳嗽的发展。主要机制考虑有微吸入、食管 - 支气管神经反射及气道高反应性。

微吸入是指通过对肺泡灌洗液（BAL）进行检测到证明气道中存在胃内容物。在支气管镜检查中，吸入的证据包括声门下狭窄、出血性气管支气管炎和节段性支气管红斑。X 线和轴位影像学检查也可显示与急性或慢性吸入相一致的实质改变。吸入引起的下呼吸道刺激是 GER 和咳嗽之间最直接的联系。

慢性咳嗽也可以通过食管支气管反射神经的激活而间接触发，在没有支气管镜或影像学证据有误吸的情况下，GER 可能刺激咳嗽。由食管神经支配的酸敏感通道 TRPV-1 感觉传入神经与迷走传入神经汇合，使食管远端的反流刺激迷走反射。Ing 等的研究表明，与灌注生理盐水相比，向 GERD 和咳嗽患者的食管远端灌注酸可增加咳嗽的频率、持续时间和强度，从而为这一机制提供了有力证据[8]，随后通过利多卡因处理减弱了这种反应。在人体的进一步研究表明，反复接触酸会导致过敏反应和降低咳嗽阈值[9, 10]。咳嗽阈值的动态变化可能导致咳嗽变得难以预知，如非反流性刺激也可加剧与 GER 类似的症状。

治疗 GER 引起的慢性咳嗽可以由指南对现有证据的系统评价来指导。ACCP 建议给被认为患有反流性咳嗽的患者经验性抗酸治疗[6]。一项 Cochrane 系统评价确定了 13 项随机对照试验，这些试验研究用治疗 GERD 方法来治疗无原发性肺部疾病的成年人咳嗽[11]。在 Meta 分析中无法对 H_2 受体拮抗药、激动药和保守治疗进行分析，其余 9 项试验将质子泵抑制药与安慰剂进行了比较。尽管在咳嗽完全缓解率上没有差异，但接受 PPI 治疗的患者咳嗽评分更有可能得到改善。因此，即使主要的结果未达到，部分患者可能在使用抗酸药后获益。但这些研究均未涉及呼吸系统并发症的长期预后。

迄今为止，还没有对 GER 的患者进行胃底折叠术或其他手术的疗效进行对照研究。在单中心研究中，手术干预显示出关键指标的有效性。通过食管 pH 监测发现胃底折叠术可有效减少反流事件的发生并改善症状，一般情况下，存在 GER 食管外症状（如咳嗽）的患者受益于胃底折叠术的可能性低于典型 GER 症状患者，术后大概约 60% 的咳嗽患者咳嗽评分有所改善，并不再接受 PPI 治疗[12]。这很可能是由于我们无法更好地确认 GERD 对所有慢性咳嗽患者的直接影响。

二、咽喉反流

Cherry 于 1968年首次报道酸导致喉部损伤（喉部溃疡和肉芽肿）[13]。Pellegrini 于 1979 年

发现含酸的胃液反流可能是咽喉反流的病因[14]。尽管有学者指出通过反流手术可以对食管外症状治疗的可能，但直到 2006 年，蒙特利尔定义和分类系统才正式承认喉炎是 GER 的食管外表现。关于咽喉反流（laryngopharyngeal reflux，LPR）患病率的数据有限，部分原因是专业组织对咽喉反流的诊断标准存在争议。特别是在没有胃灼热症状的情况下，与 LPR 有关的症状与反流的关系存在争议。对于伴有声音沙哑、咳嗽、癔球症和清喉症状患者，应高度警惕 LPR。少数 LPR 患者（35%）报告了有胃灼热症状。反流症状指数（RSI）或赫尔气道反流问卷（HARQ）等评分系统可用于筛查这些患者的 LPR 和 GERD 相关食管外症状。在对患者询问病史和体格检查后可通过喉镜评估咽喉后水肿、声带水肿和假性声带沟。虽然这些可能对 LPR 的诊断很敏感，但缺乏非特异性，因为在一般人群中常见，并且与喉部暴露于胃内容物没有密切的关系。由于逆流物沿食管上升进入较碱性的咽环境中时会被中和，流入咽的需要不同于食管远端逆流的诊断策略。因此咽部 pH 监测在 LPR 诊断中的敏感性较低。目前 pH 阻抗监测为诊断提供了一种优越的策略，具有检测酸反流和非酸反流的好处。pH 阻抗监测也可以确定反流的程度。在健康患者中，反流到咽喉的情况非常罕见，任何胃食管结合部近端反流的证据都被认为是异常的，需要治疗。使用双（或分叉）探头阻抗 pH 导管可以检测食管上括约肌的阻抗和 pH 变化，从而可以检测咽反流。更多的新技术旨在检测胃酸反流气雾的 pH，揭示了慢性咳嗽患者可能同时存在液体和气体胃内容物的反流。有咳嗽相关症状的患者可能受益于与咳嗽相关的生理变化（如膈肌上下压力不同）来证明咳嗽和反流之间的有时间相关性的技术。与其他非胃黏膜结构暴露于酸中一样，喉对酸和活性酶的保护相对较少。在动物模型中，薄层的上皮细胞和缺乏能冲走酸的蠕动导致对短暂暴露损伤。除了接触酸和其他胃内容

物的直接后果外，喉损伤也可为食管暴露于反流的间接后果。在间接动物模型中，食管刺激可产生迷走神经介导的反射，如咳嗽和支气管收缩，从而导致慢性喉部损伤。

LPR 成功治疗后需要再次诊断。对于可改变危险因素的患者，建议进行行为改变，如尽量减少吸烟和饮酒。对有胃食管反流症状的 LPR 患者应给予抗酸治疗。抗酸药在疑似或确诊 LPR 但无食管内症状患者中的作用存在争议，治疗的成功与否可能取决于酸在 LPR 相关症状中的作用程度。美国胃肠病协会建议在没有合并胃食管反流综合征的情况下，不要用 PPI 和 H_2 受体阻断治疗疑似 LPR[15]。相比之下，美国耳鼻咽喉头颈外科学会建议 LPR 患者每天 2 次 PPI，持续时间不少于 6 个月[16]。关于在没有食管表现的情况下使用抗酸药的数据很少，试验可能也受到安慰剂效应的限制，如在小型研究中发现对 PPI 无明显 pH 反应的患者症状得到改善[17, 18]。另外由于缺乏标准化的诊断标准而受到限制，在药物难治性 LPR 患者中，手术的非对照试验显示出一些希望，但是在酸抑制失败的患者中进行抗反流手术的对照试验并没有改善喉部症状，尽管监测的 pH 显示已成功控制了反流。

三、胃食管反流病在哮喘和慢性阻塞性肺疾病中的作用

慢性阻塞性肺疾病（chronic obstructive pulmoriary disease，COPD）和哮喘是不同的临床疾病，具有不同的危险因素、病理生理和预后。然而，他们可能表现出相似的临床表现。GER 异常可能导致哮喘恶化，并与 COPD 恶化风险增加有关。虽然结果不一致，但治疗有症状的 GER 可改善哮喘和 COPD 患者的预后。本文综述了胃食管反流的发病和病理生理学。大约有 2400 万美国人患有哮喘，哮喘在美国很常见。在这些哮喘患者中，估计有 30%～90% 的患者患有 GER[5]。Havemann 的系统回顾显示，

59.2% 的哮喘患者存在胃食管反流，而对照组的患病率为 38.1%。同样，食管 pH 异常、食管炎和食管裂孔疝在哮喘患者中更常见[19]。GER 也是老年人哮喘相关住院的危险因素[20]。

对于 COPD 患者中 GER 的患病率了解得更少。卫生管理部门对退伍军人的回顾性研究发现，101 366 例患有糜烂性食管炎和食管狭窄的退伍军人患慢性支气管炎、哮喘和 COPD 的比例更高。一项较小的研究表明，62% 的严重 COPD 患者确诊为病理性 GER。值得注意的是，食管酸暴露事件与该患者群体中的氧饱和度降低有关。也有证据表明，GER 导致 COPD 患者的不良后果。2010 年的 ECLIPSE 研究结果（对 COPD 进行纵向评估以确定预测性替代终点）前瞻性地评估了 2138 例 Ⅱ～Ⅳ 期 COPD 患者，以确定与 COPD 频率增加相关的因素。在这个队列中，GER 与 COPD 症状加重的风险正相关[21]。

多种机制有了解食管病理和呼吸系统损伤之间的相互作用。呼吸和消化系统来自共同的胚胎起源有助于解释哮喘、COPD 和 GER 之间的相互作用。

共同的迷走神经支配和由此产生的内脏感觉神经输入在食管感受器受到酸刺激时导致肺部症状。食管肌间神经丛中的非肾上腺素能神经元与气管相通。在动物模型中，在食管中注入酸会导致呼吸道释放速激肽样物质，进而导致支气管收缩。这一发现可通过迷走神经切断术终止，表明迷走神经支配是这种相互作用所必需的。这可能有助于发现该类患者中常见的气道反应性增加。单一剂量的酸可导致在肺中快速分布，并产生广泛的组织病理学变化，包括中性粒细胞隔离、上皮损伤、肺水肿和肺出血。

慢性吸入导致炎症、免疫反应改变和哮喘症状恶化。在动物实验中，注入酸可增加肺总阻力，导致吸入性肺炎，其特征为细支气管周围中性粒细胞和淋巴细胞浸润、杯状细胞增生和平滑肌层增厚。Barbas 等证明长期吸入鼠胃液会产生一种以细支气管增生和中性粒细胞浸

润为特征的损伤模式，这与急性吸入的反应不同。这种慢性吸入模型随后导致向 Th2 型炎症反应转变[22]。

特别是与 COPD 相关的解剖改变，如横膈膜变平，可导致静息 LES 张力降低[23]。此外，虽然茶碱在当前 COPD 的治疗中较少使用，但可能会降低 LES 张力。

现有证据支持在哮喘患者中治疗有症状的胃食管反流。目前对慢性阻塞性肺病患者胃食管反流的治疗缺乏足够的研究。迄今为止，3 个大型随机对照试验的最佳证据是高剂量 PPI 治疗可改善哮喘症状。在首项试验中，207 例患有中重度哮喘和反流症状的患者与对照组相比，接受兰索拉唑治疗的患者生活质量问卷得分有所改善，哮喘恶化程度有所减轻，尽管主要结果（哮喘症状的改善）和次要结果（呼气峰值流量和 1s 用力呼气容积）均未达到要求[24]。第二个试验将 961 例有 GER 症状的中重度哮喘患者随机分为埃索美拉唑组和无治疗组，发现治疗组在 PEF、FEV$_1$ 和哮喘生活质量问卷得分方面有显著的改善[25]。第三项试验针对中至重度哮喘、夜间呼吸系统症状和 GER 患者，发现埃索美拉唑改善了 PEF[26]。

尽管有相当一部分哮喘患者（文献中报道为 24%～62%）可能有无症状的 GER，但证据不支持 PPI 治疗无症状 GER 和哮喘患者。现有的试验数据表明，对哮喘控制不佳和反流症状小或没有的患者增加 PPI 治疗，既不改善哮喘发作，也不能改善 PEF。

一篇系统评价综合了以上发现和 12 个随机对照试验，对哮喘患者进行 GER 药物干预（包括组胺拮抗药、PPI 和生活方式改变）。结论是 GER 的治疗确实对哮喘的治疗有帮助，但肺功能、气道反应性或哮喘症状并没有得到一致的改善[11]。

抗反流手术在哮喘和 GER 患者中的作用尚不明确，也没有高等级的证据。虽然手术治疗与哮喘症状的改善有关，但在哮喘人群中，肺

功能的改善尚未得到证实。一项对 24 项研究的 Meta 分析显示，抗反流手术可能改善哮喘症状，提示选择部分患者进行手术治疗可能有益 [12]。目前为止，文献还没有发现在这类患者群体中，与抗反流手术相关的肺功能得到改善。

具有哮喘和食管外反流症状（无吞咽困难或体重减轻等症状）的患者可以考虑进行 PPI 的经验性治疗。部分哮喘症状或肺功能改善的患者可能需要长期治疗。对于经验性治疗后症状没有改善的患者，进一步的诊断是必要的。抗反流手术的合适人选可能优先选择缓解症状和避免长期药物治疗的患者，对于 COPD 和有症状的 GER 患者的管理策略还无法普遍推广，应根据具体病例来考虑。

四、胃食管反流病在支气管扩张症中的作用

支气管扩张患者（囊性纤维化、CF）和非 CF 型支气管扩张患者 GER 发生率高于一般人群。有症状的 CF 人群中 GER 的发生率可能高于一般人群，据报道 30%～40% 的 CF 患者都有胃食管反流症状，高达 90% 的患者可能无症状，可以通过食管监测反映 GER 对重症患者的影响。支气管扩张患者的 GER 症状通常不典型，因此需要对支气管扩张和可能存在 GER 的患者重点鉴别。

越来越多的数据证明增加 GER（有 / 无吸入）可导致 CF 的肺功能损害。来自欧洲囊性纤维化流行病学登记的数据表明，有 GER 的 CF 患者的肺功能低于无 GER 的患者 [27]。在这些患者中，胃内容物的吸入也与气道炎症程度的增加呈剂量依赖性。

CF 或非 CF 型支气管扩张患者 GER 的机制与普通的患者群体相似，即 LES 松弛，但也可能另有机制。特别是由慢性咳嗽、喘息和肺过度膨胀引起的腹内压升高（这些情况在支气管扩张患者中很常见），可能促进 GER 的发展。此外，胃排空延迟和 LES 紧张度降低可能是导致这一结果的原因。大约 30% 的 GER 患者存在胃排空

延迟，在 CF 和 GER 患者中可能更高 [28]。大约 30% 的 CF 患者似乎有胃运输延迟，虽然胃潴留增加可能导致更高、更近端的反流，但相互的关系尚未确定。对 CF 患者的测压研究显示，大约 60% 的患者基础肌张力降低 [29]。

在支气管扩张患者中，GER 并发症的机制与一般人群相似，特别是微吸入、反射性支气管痉挛和气道炎症的增加都有可能引起肺损伤。如前所述 GER 可以导致该类患者的肺功能损害。

在这类患者群体中的最佳治疗策略尚未明确。目前为止还没有随机试验数据作为共识的基础。观察性研究表明，在开始 PPI 治疗症状性胃食管反流后，CF 患者的肺功能得到改善。然而，抗酸药已被证明会增加胃内容物中细菌的生长速度，当非酸性但含有细菌的胃内容物反流时，导致呼吸道菌群的改变。对于药物治疗难治性 GER 和合并并发症（如腐蚀性食管炎、狭窄或发育不良）的患者，应考虑进行抗反流治疗。观察性研究显示，在小儿 CF 患者中进行外科手术治疗反流可改善肺功能 [30, 31]。在手术干预后，GER 相关症状的结果不同。

五、胃食管反流病在间质性肺疾病中的作用

间质性肺疾病（Interstitial lungdisease，ILD）是一类具有异质性的进行性肺实质疾病，以弥漫性浸润和进行性纤维化为特征。ILD 的进行性可导致肺功能恶化和呼吸功能不全。

类似于支气管扩张，越来越多的人认识到 GER 和 ILD 之间的相互作用，如特发性肺纤维化（IPF）、硬皮病和其他结缔组织疾病（CTD）。虽然还没有明确的证据表明 GER 和随后的微吸入是 ILD 的病因，但有大量证据表明 GER 和微吸入在该疾病的每种状态中都有作用。

IPF 的发展与一系列暴露、病毒感染和遗传有关。它的特征在肺活检上为普通间质性肺炎（UIP）。典型的发现包括扭曲的实质结构区域和以时间异质性为特征的纤维化病变。从 20

世纪 70 年代开始关于患病率的研究估计，在有肺纤维化的患者中超过 50% 的患者有 GER 的证据[32, 33]。典型的 GER 症状是 IPF 患者 GER 的不良预测因素[34]。

尽管有高比例的 IPF 患者具有 GER 的证据，尽管先前描述的反流动物模型可导致肺组织的慢性炎症，但在人群中 GER 和 IPF 的发展并没有因果关系。一小部分证据表明，抗酸疗法在 IPF 患者群体中有一定的作用[35, 36]。对 3 个 IPF 患者 PPI 治疗后进行报道，如果要充分抑制胃酸，应行胃底折叠术，使生存率提高[37, 38]。

GER 同样常见于其他结缔组织疾病患者，如硬皮病。尤其是在 CTD 和肺纤维化的患者中，GER（及食管运动障碍和食管纤维化）非常普遍。尽管需要进一步的机制研究，但这些数据表明 CTD 患者可能对微吸入和反流表现出紊乱反应，最终使肺纤维化发生的风险更高。因此，患有 CTD 和食管运动障碍的患者最有可能遭受 CTD 的肺部不良后果。目前缺乏指导硬皮病或其他 CTD 和 GER 患者治疗的随机实验数据，应根据具体情况确定是通过生活方式改变、药物治疗还是手术干预。

六、胃食管反流病在拟行肺移植患者中的作用

对于在考虑接受或正在接受肺移植评估的 GER 患者，需要特别注意。事实上本章讨论的许多疾病（COPD、CF 和 IPF）可能发展为呼吸功能不全和终末期肺衰竭。GER 在移植前和移植后受体中都很常见，估计 50% 接受同种异体移植的患者在移植前有反流迹象，肺移植后有 75% 以上的患者有反流迹象[39, 40]。对于这些患者，治疗策略极其有限，肺移植是金标准。

肺是相对独特的器官移植，因为它不断暴露于外界环境。因此，免疫抑制策略和免疫调节的后续结果必须适应同种异体移植物对抗原暴露的反应。暴露于酸性和非酸性的胃内容物是肺移植环境暴露的重要来源。肺移植术后的存活率受到慢性同种异体肺移植功能障碍（CLAD）发展的限制，临床上表现为 FEV_1 从移植后峰值逐渐下降。GERD 已被公认为是移植术后并发症发生的一个重要危险因素。在移植前患有胃食管反流病的患者也被认为有发生早期移植功能障碍的风险。此外，在移植前患有胃食管反流病的患者在移植后有增加反流严重程度的风险。因此在回顾性临床资料中，GERD 患者在肺移植后负性结局的风险增加[39]。

在动物模型中，慢性胃液吸入导致原位肺移植后急性排斥反应和纤维化发生率增加[41-45]。此外在类似模型中滴注非酸性胃内容物可产生同等的吸入性损伤，部分原因是细菌过度生长，而低 pH 可能会抑制细菌过度生长[46]。

综合起来，有多条证据表明胃食管反流是移植后肺功能下降的一个重要因素[47]。由于在动物模型中观察到暴露于非酸性胃内容物可能导致肺移植失败，因此通过抗酸药治疗肺移植后反流的作用很小。移植后常规 PPI 的应用并没有消除食管酸接触时间异常与 FEV_1 降低之间的关系。因此毫不奇怪 PPI 本身并不能阻止胃内容物的吸入，对于有反流迹象的同种异体移植受者来说，PPI 不足以降低闭塞性细支气管炎的发生风险。单中心研究数据表明，通过胃底折叠术进行的手术治疗可保留 1 年同种异体移植功能的峰值[48, 49]。在接受肺移植评估的患者中，应该积极的检查和全程管理，可考虑移植后进行早期干预如胃底折叠术。

第 18 章
胃食管反流病的抗酸治疗与治疗差距

Acid-Suppression Therapy for Gastroesophageal Reflux Disease and the Therapeutic Gap

Leila Kia　Peter J. Kahrilas　**著**

李玉民　张晓霞　**译**

摘要

胃食管反流病的治疗原则，即充分的抗酸药可以改善胃酸反流症状。在胃食管反流无黏膜表现（如糜烂性食管炎、Barrett 上皮化生和腺癌）的情况下，由于酸碱值检测不完善及症状的相关性，治疗的成功并不总是与症状的改善相关。因此，"难治性胃食管反流"一词，传统上指的是尽管使用了质子泵抑制药治疗，但黏膜疾病持续存在，现在已经演变为对潜在胃食管反流的症状治疗失败。此外，随着近期多项流行病学研究对长期使用 PPI 可能引起的不良事件的关注，患者和临床医生都对继续使用 PPI 持谨慎态度，对 GERD 治疗的非药理学替代品的兴趣也显著增加。这篇综述强调了不同治疗方法填补这一治疗空白的必要性，同时对替代医学和行为治疗，以及新的内镜治疗和手术治疗胃食管反流病进行了全面的综述。

关键词：胃食管反流病；质子泵抑制药；胃底固定术

在过去的 40 年里，我们对胃食管反流病的病理生理学、临床表现和治疗策略的理解有了显著的进展。反流病最初与食管炎和食管裂孔疝同义，现在我们了解到反流病是一个更加复杂和微妙的诊断，其中无数潜在的非特异性症状和缺乏合适的生物标志物使诊断具有挑战[1]。由于缺乏明显的胃食管反流症状（如糜烂性食管炎、Barrett 化生、腺癌），并考虑到不完善的 pH 监测和症状相关性，我们发现潜在的胃食管反流病的诊断应包括胃肠道和食管上端的症状。因此，质子泵抑制药疗法不仅成为治疗反流性疾病引起的症状的一线药物，也成为治疗许多其他可能与反流性疾病相关的疾病的一线药物。这导致了大量过度使用 PPI。更复杂的是，多种流行病学研究和随后在非专业媒体上的文章已经对长期使用 PPI 可能引起的不良事件提出

了关注[2, 3]。因此，患者和临床医生都对继续使用 PPI 越来越谨慎，并热衷于研究 GERD 治疗的非药理学替代品。此外，难治性胃食管反流病的概念，传统上指的是尽管采用了 PPI 疗法，但仍存在黏膜疾病，现在已经演变为对潜在胃食管反流症状治疗失败的黏膜病变，这突出了替代治疗方法的必要性。因此，当我们发现自己滥用 PPI 时，我们也注意到对其长期安全性的最新关注，以及需要不同的治疗方法来弥补这一治疗缺口。本章的目的是回顾 GERD 的病理生理学和抑酸药疗法的适应证和局限性，并强调针对难治性症状和非药理学方法的其他治疗方式。

一、胃食管反流病的病理生理机制

讨论 GERD 的治疗方案需要了解反流性疾

病的潜在病理生理学，以便确定相关的治疗靶点。其定义是"胃内容物反流引起不适症状和（或）并发症的一种情况"，是多因素的[4]。抗反流防御的解剖损伤、反流物清除率低、黏膜防御机制受损、胃排空缓慢、潜在的运动障碍和神经敏感通路的改变都可能在不适症状的产生中起作用[5]。确切地说，反流是如何从一种生理现象演变为引起不适的症状和黏膜疾病是复杂和因人而异的。在其关键部位，正常胃食管结合部与协调的食管下括约肌和膈脚维持着一个机械屏障，这对保持正常的生理功能是必不可少的。因此，反流只发生在短暂的食管下括约肌松弛期间，主要局限于气体，反流液体局限于食管远端并迅速清除[6]。如果机械屏障的任何部件发生破坏，其正常功能可能会发生改变。机械性受损的 EGJ，无论是由于明显的裂孔疝，还是由于 LES-CD 复合体的破坏，都会导致非 TLESR 反流事件的增加，胃排气过程中气/液分辨能力变差，以及反流的体积和程度增加导致反流。再加上过敏，就会产生麻烦的症状。此外，其他外部因素，如肥胖、饮食、怀孕、年龄、食管神经肌肉功能障碍和创伤，可能诱发和（或）加重这些机制。

值得注意的是，尽管胃酸分泌是药物治疗的主要目标，但异常胃酸分泌并不是胃食管反流的发病机制，除非在一些神经内分泌肿瘤中出现了罕见的真正的胃酸分泌过多。事实上，GERD 患者的酸分泌水平与无症状对照组相似[7]。这突出了 PPI 治疗的一个主要局限性，很大程度上它没有解决胃食管反流或与不适症状密切相关的过敏途径的根本原因。

二、胃食管反流病的抗酸治疗

尽管酸抑制疗法存在局限性，但它们的出现已经彻底改变了胃食管反流病的治疗。对于症状轻微的患者，服用速效（和短效）抗酸药可以联用或不用 H_2 受体拮抗药，以达到充分的症状反应。然而，对于有中度到重度症状或黏膜损伤的患者，PPI 已经成为一线疗法，对于那些对每日剂量不能达到治疗效果的患者，可增加至每日 2 次剂量。PPI 治疗食管炎非常有效，早在 PPI 时代，GERD 的定义就提出了对 PPI 治疗的反应（或反应失败）[8]。此外，持续的 PPI 治疗可以使 GERD 的黏膜症状（除了 Barrett 上皮化生）得到缓解。难治性黏膜疾病的问题已经基本消失，取而代之的是难治性症状和综合征的概念，可能归因于胃食管反流。当患者因难治性胃食管反流到胃肠病学家就诊时，他们可能已经有一段时间每天服用 2 次 PPI，并尝试按需服用抗酸药或 H_2 受体拮抗药。确定这些患者是否是难治性患者，或是否存在其他诊断，如消化不良、功能性胃灼热、肠易激、嗜酸性食管炎或动力障碍等，已成为医师的任务，作为 PPI 治疗反应不足的原因。

PPI 治疗潜在 GRD 综合征的成功是可变的，成功的最好机会是治疗那些腐蚀性食管炎。治疗典型的胃食管反流症状（胃灼热、反流和胸痛）也有相对较好的反应，特别是对于食管炎患者或经 PPI 治疗后 pH 异常的患者[9]。非典型症状和 pH 监测正常的人对 PPI 治疗不太可能有反应，在被标记为 PPI 治疗无反应者之前，需要对其他原因进行评估[10]。真正的 PPI 治疗失败的例子非常罕见，其定义为在适当的 PPI 治疗下持续的异常酸暴露。在这些情况下，必须质疑依从性，可以尝试优化 PPI 治疗的剂量和频率。在极少数情况下，生物利用度降低、代谢迅速和 PPI 耐药可能被认为是治疗无效的原因，当怀疑出现这种情况时，改用不同的 PPI 是合理的。然而，对大多数患者来说，PPI 无反应最可能的原因是没有 GERD 作为其症状的病因或持续的反流和（或）过敏反应（不是酸抑制不足）。在部分有反应者中，似乎近端反流和过敏反应的增加是缺乏充分反应的原因[11]。由于这些原因，pH 监测，无论是腔内复合 pH 阻抗监测还是放射胶囊技术（Bravo），都是评估难治性患者的第一步，也是至关重要的一步，同时排除有症状的裂孔疝。关于最佳检测方法的争论仍在继续（如开始或结束治疗，使用阻抗和单独的 pH 监测），但一般来说，当患者进行抗酸治疗，建立反流症状和事件之间的相关性的机会是最大的[12]。阻抗测试可以提供有用的信息，特别是当反流是主要症状，而非酸反流（充分的酸抑制 PPI）被认为是主要症状的驱动力时[13]。因此，对 PPI 无应答者进行足够的表型分析对于确定 PPI 以外的治疗靶点至关重要。

三、替代药物和生活方式干预胃食管反流病

对于症状性反流和胃灼热的患者，建议改变饮食和生活方式，特别是对于那些在 PPI 治疗中有持续反流的患者或那些症状轻微的患者。这些改变可以减轻症状，但对改变导致症状产生的潜在机制几乎不起作用。一个更有用的建议是减肥，尤其是对向心性肥胖患者。从机制的角度来看，肥胖通过增加腹内压促进胃反流，从而促进食管裂孔疝的发展，代谢活跃的内脏脂肪也可能通过促炎机制促进 Barrett 上皮化生[14, 15]。多项研究表明，身高体重指数的降低和向心性肥胖减重可以改善 GERD 症状控制[16, 17]。因此，应向患者强调减肥的重要性以寻求最佳的 GERD 管理。

除了改变生活方式和抗酸疗法外，还有其他医疗干预措施，但它们的使用受到不良反应和（或）最低疗效的限制。作为 PPI 的辅助治疗，海藻酸盐通过在餐后胃酸袋部位形成 pH-中性筏体，它对减少胃酸反流的次数、胃灼热、反流的严重程度和频率及夜间症状有一定的疗效[18, 19]。然而，美国和世界各地的藻酸盐配方不同，目前还不清楚美国的制剂是否能获得类似的好处，因为美国制剂含有较低浓度的藻酸盐和较高浓度的抗酸药。促胃动力药物（如甲氧氯普胺、多潘立酮和西沙必利）可以促进胃排空、增加 LES 压和增强食管清除率，也被研究作为辅助治疗，特别是在主要反流患者中[20]。然而，它们的使用受到边际疗效和令人望而却步的安全性问题的限制，包括潜在的致命性心律失常和不可逆的神经系统不良反应（迟发性运动障碍）[21]。巴氯芬是一种 r-氨基丁酸 B 型（$GABA_B$）受体激动药，已被用于调节 TLESR，而 TLESR 部分由 $GAGA_B$ 调节。多项研究表明，与安慰剂相比，调节该通路可改善胃食管反流症状，减少反流事件、酸暴露和 TLESR 率[22-26]。尽管对反流事件和症状有改善，巴氯芬的使用受到神经紊乱的限制，包括头晕、疲劳和嗜睡。有趣的是，当在睡前使用时，不良反应并没有那么大，实际上可能有助于通过提高睡眠效率来减少夜间症状[27]。因此，对于 PPI 治疗中出现持续性夜间症状的患者，添加巴氯芬作为辅助治疗是合理的。其他新的 $GAGA_B$ 受体激动药，包括 Lesogaberan 和 Arbaclofen，在最初的临床试验中显示了有希望的结果，但是随后的 IIb 期随机对照研究与安慰剂相比，并没有显示出足够的优势来支持进一步的研究[28, 29]。

还有一种治疗难治性胃食管反流症症状的方法，特别是在超敏反应患者中，是使用神经调节剂来靶向针对疼痛产生通路并减少症状感知。研究瞬时受体电位阳离子通道亚家族香草酸成员 1（TRPV1）受体介导的食管酸敏感靶点，该受体可被酸、辣椒素和热激活，与食管症状感知有关，但迄今尚未成功[30]。然而，精神药物（特别是低剂量抗抑郁药）的使用，通过针对疼痛途径调节症状感知，取得了令人鼓舞的结果。有证据表明三环类抗抑郁药（TCA）和选择性 5- 羟色胺再摄取抑制药（SSRI）在调节这些途径和改善症状［和（或）生活质量］方面都有作用[31, 32]，对于过敏表型患者也应考虑这些因素[33-35]。然而，值得注意的是，最近的 TCA 随机对照试验并没有显示出与安慰剂相比的显著改善，而评价 SSRI 的研究已经产生了积极的结果，这表明后者可能是最佳的初始治疗方案[36-38]。

四、胃食管反流病的非药物治疗：弥补治疗差距

生活方式和药物干预，包括使用 PPI，已经有效地改善了大多数 GERD 患者的症状。然而，这些干预措施都不能解决与 GERD 发病机制相关的潜在解剖缺陷。手术治疗，即通过胃底折叠术是唯一的干预措施，以改善 EGJ 的能力为目标，消除食管裂孔疝，并创建一个屏障预防反流。因此，腹腔镜胃底折叠术已被证明能有效减少所有类型的反流，包括酸和非酸[39]。对于术前 PPI 治疗反应良好、抗酸药物依从性良好、有典型症状和有胃酸反流客观证据（食管炎或 pH 异常）的患者，该方法最为有效[40, 41]。有趣的是，LOTUS 试验（一项比较腹腔镜 Nissen 胃底折叠术和埃索美拉唑的随机对照试验）5 年的结果显示，2 种治疗在控制食管炎或胃灼热方面没有差异[42]。胃底折叠术可以更好地控制反流，但外科手术组不良事件如肠胃胀气、吞咽困难和不能打嗝更常见。因此，对于症状控制充分的 PPI 治疗患者，继续使用 PPI 与手术相比不良反应少，发病率低，疗效相似，值得推荐。以持续反流为主要症状的患者，至少对 PPI 治疗有部分反应（且被证实 pH 异常），是最有可能从抗反流手术中获益的一组。

除了胃底折叠术之外，人们对开发可替代的、微创的、非药物干预的 GRED 疗法很感兴趣。为了取得成功，这些干预措施必须是科学有效的，具有有效的生理学证据理论，患者的主观症状缓解，证明 pH 得到控制，具有良好的安全性，并且医疗费用可以报销。然而，这些干预措施的开发有很多难以解决的障碍，进一步证明这些新疗法的开发具有挑战性。多年来，人们开发了许多设备和程序，但大多数都是无效的或缺乏持久性。目前有 3 种主要的干预措施正在使用或处于积极发展阶段：①射频消融术（Stretta，Mederi Therapeutics，Greenwich，Connecticut）；②经口无切口胃底折叠术（TIF；Esophyx，Endogastric Solutions，San Mateo，California）和 Medigus 超声波手术内镜（MUSE）（Medigus，Israe）；③磁性括约肌增强器（Linx，Torax Medical，United King）。下面简要回顾一下这些干预措施。

（一）射频消融术：Stretta

Stretta 手术的目的是通过内镜放置的导管将射频能量输送到 EGJ，目的是利用热能机械地改变 EGJ 和（或）调节神经通路。这一过程被认为是促进组织坏死、局部炎症和胶原沉积，从而"收紧" LES。虽然这是一个有趣的概念，但这种反应是否会发生还有待进一步的验证。另外，射频神经松解可能改变敏感性和降低 TLESR，因为这是一种神经介导反射[43-45]。评价 Stretta 疗效的随机假对照试验与假手术相比未能显示酸暴露的减少，最近一项评价三项假对照试验和一项比较 Stretta 与 PPI 治疗的试验的 Meta 分析未能显示出任何降低 PPI 使用或提高生活质量的益处[46, 47]。然而，在研究报道了与胃底折叠术的可比性症状结局后，人们又重新对其产生了兴趣[48-51]。但是许多研究在设计和选择标准上受到限制，大多数不包括长期随访数据[52]。专家的意见和对当前数据的审查产生了相互矛盾的结果，一些学者提出了有利的结果，而另一些学者指出了方法上的缺陷，并认为技术是无效的[53]。目前，关于 Stretta 的结论还没有结果，需要高质量的研究来确定它作为一种治疗选择的可行性。

（二）经口无切口胃底折叠术：EsophyX 和 Medigus 超声手术内缝合器

TIF 被认为是一种微创替代物，可替代腹腔镜下胃底折叠术，以恢复 EGJ 的能力。EsophyX 设备通过使用全厚度紧固件制作的阀门，可在 EGJ 水平上建立 210°～300° 的基础褶皱。一项比较 EsophyX 和标准 Nissen 胃底折叠术的初始随机对照试验报道了 2 种治疗方法的

相似疗效，且 TIF 组的住院时间缩短 [54]。最近，RESPECT 试验（一项随机对照试验，评估了 129 名有问题的反流患者）显示，与 sham/PPI 组（67% vs. 45%）相比，TIF/ 安慰剂组在问题性反流方面有显著改善，且不良事件较少 [55]。TIF 技术的主要局限性在其持久性不足和不能解决食管裂孔疝的问题，这使得对于寻求避免胃底折叠术的患者来说，它是否是一种可行的选择尚不清楚。因此，理想的目标人群还有待阐明。

与 EsophyX 不同的是，MUSE 设备使用超声引导和一次性内镜吻合器，放置一套经壁手术缝合线，以确保缝合的牢固，这可能会解决持久性问题。MUSE 装置的临床数据还很少，但已显示出有希望的结果，在 5 年随访中，PPI 需求降低，生活质量改善 [56-58]。最近该公司暂停了该设备的临床使用。

（三）磁性括约肌增强装置：Linx

在微创抗反流治疗方面，Linx 已经成为一个领先的治疗手段。磁括约肌增强装置是为每个患者量身设计的，并在 LES 周围进行手术定位，目的是产生防止反流的屏障，同时保留食物输送通道和打嗝的能力 [59]。食管裂孔疝的修补也可以在手术时进行。一项初步的关键研究显示，100 名接受该手术的患者在酸暴露（19.9%～3.3%）、症状和 PPI 的使用方面有所改善，但由于缺乏对照组，结果受到限制。同一组发表了对 84 例患者的 5 年随访数据，发现他们对治疗有持续的反应。他们注意到，在 5 年内，只有 15.3% 的患者使用了 PPI（与之前的 100% 相比），1.2% 报道了中度到严重的反流（与之前的 57% 相比），并且所有的患者都保留了打嗝的能力。虽然文献中有 1 例器械侵蚀导致穿孔的报道，FDA 也有 1 例因食管侵蚀导致吞咽困难的报道，但本组未见器械侵蚀、移位或

故障的报道 [60, 61]。注意，吞咽困难在手术后的发生率为 6%，而在干预前为 5%[62]。总的来说，这些有关 Linx 的研究数据是有希望的，但是还需要进一步的研究。如果进一步的研究验证了这些发现，Linx 可能成为不满意药物治疗的反流性疾病患者的一种可行的替代治疗选择，特别是在以持续反流为主要症状的患者表型中。

五、结论

在过去的 20 年里，我们在对 GERD 的理解、表型和管理方面取得了相当大的进展。

我们已经了解到其发病机制是复杂的，并且针对一个疾病方面的治疗方式可能不能解决潜在表型的疾病谱。我们还了解到，有大量患者存在潜在的 GERD 症状，其潜在症状可能是由于一种替代诊断，在被归类为难治性 GERD 之前，需要进行准确的表型分析。此外，我们还观察到患者对药物治疗的安全性和长期可行性的看法发生了变化，特别是 PPI，这促进了替代治疗方式和外科 / 腔内治疗的研究。目前，正确的 GERD 管理的关键在于以下几个原则：①建立一个精确的诊断；②找到充分表型的患者，确定最佳的治疗目标；③教育患者减肥和认识长期使用 PPI 的优缺点；④研究其他治疗方案，如对药物治疗中症状控制不完全的患者及 PPI 不耐受或选择长期不服用这些药物的患者进行手术和内镜治疗。我们仍在努力缩小 GERD 治疗的"治疗差距"，如果新的治疗方法被证明是成功和安全的，那么它们就可能会改变 GERD 治疗的前景。

致谢

由公共卫生服务的 R01 DK56033（PJK）项目支持。Peter J. Kahrilas 是 Ironwood 制药公司的顾问。

第 19 章
胃食管反流病的胃底折叠术
Fundoplication for Gastroesophageal Reflux Disease

Joel M. Sternbach　Nathaniel J. Soper　著

袁文臻　译

摘要

胃食管反流病是食管与胃食管结合部最常见的疾病。生理情况下，胃内容物会发生短暂的反流，但当反流引起令人不适的症状和（或）并发症时，就达到了 GERD 的诊断标准。60% 的美国成年人存在间歇性胃灼热症状，故 GERD 是西方国家比较严重的健康问题。有 20% 的美国人每周都会出现反流症状，对他们而言，GERD 不仅增加了食管狭窄、Barrett 食管和食管癌的风险，还显著影响生活质量和工作效率[1-5]。胃食管反流病发展中最重要的因素是食管下括约肌功能不全。进行性扩张加上胃食管瓣瓣膜机制的恶化导致解剖学抗反流屏障的丧失、胃酸和胆汁反流。抗反流手术的目的是重建食管下括约肌的功能，同时保持患者的正常吞咽能力。目前 GERD 手术的金标准是腹腔镜 Nissen 胃底折叠术。过去 25 年的实践已经证明这种术式成熟、耐用并且安全。本章将讨论腹腔镜和开放性胃底折叠术治疗 GERD 的适应证和技术。

关键词: 胃食管反流病; Nissen; 胃底折叠术; 腹腔镜抗反流手术

随着新时代的来临，GERD 的诊治方法在更新，并且对其病理生理也有了更好的理解。GERD 最重要的原因是食管下括约肌功能不全[6]。进行性扩张加上胃食管瓣瓣膜机制的恶化导致解剖学抗反流屏障丧失，使得胃酸和胆汁反流。抗反流手术的目的是重建食管下括约肌功能，同时保持患者正常的吞咽能力[7]。

以组胺 H_2 受体拮抗药和质子泵抑制药为代表的抗酸疗法在减轻症状的同时还能有效地解决食管炎症。虽然抗酸可以改善 GERD 的一些长期后遗症，但患者不能停药，并且无法解决非酸性反流的问题。抗反流手术从解剖和生理的角度治疗，能够获得持久的症状缓解，避免食管持续暴露于腐蚀性反流液中的不良后果。

目前 GERD 手术治疗的金标准是腹腔镜 Nissen 胃底折叠术。1991 年 Dallemagne 和 Geagea 采用腹腔镜手术后，该术式的手术量每年增加

3 倍。这种成熟的术式在过去 25 年中已被证明既稳定又安全。由于药物治疗有效，并且担心胃底折叠术潜在的并发症，美国近年手术例数有所减少，但随着人们对慢性抗酸治疗后遗症的日益关注，形势正在逆转[8, 9]。自从 1937 年 Rudolf Nissen 为保护胃食管吻合口而实施胃底折叠术以来，Nissen 胃底折叠术经历了许多次修改。现代 Nissen 胃底折叠术的原理是重建胃食管瓣瓣膜的正常生理功能[10]，包括安全的膈脚闭合、在腹段食管 2～3cm 周围形成一个 360° 的短且松散的包绕。本章讨论腹腔镜和开放性胃底折叠术治疗 GERD 的适应证和技术。

一、临床特征

与所有的手术一样，选择适合的患者才会有良好的预后。应全面采集病史和查体、选取适当的实验室检查，以确定 GERD 的诊断，并

鉴别排除导致该症状的其他原因。患者应该具备典型的 GERD 症状，包括胃灼热、反流和吞咽困难。应记录反流的频率和持续时间、与饮食的关系、是否有仰卧或直立时症状加重、吞咽困难等。对药物的反应和持续缓解时间也应予以记录，因为这些信息对胃底折叠术的预后有重要意义。此外，患者可能有非典型症状，如慢性咳嗽、哮喘、肺部疾病、吞咽痛、声音嘶哑和胸痛。除了 GERD 的标准诊断评估外，这些患者还应接受心脏评估，包括 X 线片、心电图，必要时行肺功能检测。与典型 GERD 症状患者相比，具有非典型症状和对药物治疗无效的患者在 Nissen 胃底折叠术后症状的改善可能较少[11]。框 19-1 列出了 GERD 的典型和非典型症状。

框 19-1　胃食管反流的体征和症状

典型症状
- 胃灼热
- 反流
- 胃部灼热
- 胸痛
- 吞咽困难

不典型症状
- 咳嗽
- 龋齿
- 声音嘶哑
- 哮喘

二、术前评估

GERD 患者术前应完善评估，至少应有食管胃十二指肠镜检查。目前，术前应行食管动力检查（esophageal motility study，EMS），该项检查能够发现食管运动障碍，而后者可能导致术后吞咽困难。尽管有观点认为食管动力差（ineffective esophageal motility，IEM，即平均远端蠕动幅度 < 30mmHg 或蠕动损失 > 20%）的患者应进行部分胃底折叠以防止术后吞咽困难，但最近的研究表明，和食管动力正常者比较，在 Nissen 胃底折叠术后，IEM 患者吞咽困难

并未加重[12]。应常规术前 EMS，因为它还可以记录食管运动"基线"，以便在术后出现吞咽困难时进行比较。此外，多达 1/3 的贲门失弛缓症患者报告有胃灼热症状，EMS 有助于排除这种疾病[13]。

24h 动态 pH 监测对于评估无糜烂性反流病、食管外或非典型症状的患者及对 PPI 治疗无效的患者至关重要。有典型反流症状和糜烂性食管炎（或 Barrett 食管和消化道狭窄）的患者术前不需要常规 pH 监测来确定反流。在预测抗反流手术反应良好的多变量因素分析中，最佳结果（98% 结果为良好或优秀）出现在服用 PPI 后症状缓解、GERD 症状典型、24h pH 值检查阳性的患者中[14]。

对 GERD，新的诊断方法已经变得越来越重要，如 BRAVO pH 探头和多通道腔内阻抗（MII）。MII 用无线 BRAVO 探头监测食管远端 pH，并将数据传输到患者腰带上的小型外部记录仪，持续 48～96h。它的优点是比标准的 24h pH 探头更舒适。此外，8h BRAVO 监测可能比标准的 24h 监测更敏感[15]。MII 在检测酸性和非酸性 GERD 方面也获得了广泛的普及。MII 测量放置在胃食管结合部和食管上方的导管上的一系列电极之间的电阻抗。食管内空气会增加电阻抗，而在食管内反流的液体则会降低电阻抗。通过实时测定阻抗排序，可以确定食管内气体和液体的流向（流向远端：吞咽；流向近端：反流或打嗝）。通过将此技术与标准 pH 探针的数据相结合，我们可以将酸性和非酸性反流与患者症状联系起来。通过将此技术在正常患者和反流患者的参考范围标准化、改进数据分析的软件，MII 技术已经从研究应用到临床实践中[16]。然而，至于哪些患者最能从抗反流手术中获益，这个问题仍在研究中。在抗酸治疗情况下仍有明显症状并伴有反流（酸性反流或非酸性反流）的患者可能是外科治疗的理想人群[17]。

阻抗几何法已成为一种新的生理评估工具，

被应用于评估各种病理条件下的 EGJ 状态，包括 GERD 的诊断[18]，商业上可作为 EndoFLIP 设备（EndoFLIP model EF-325N，Crospon Ltd.，Galway，Ireland），功能性管腔成像探头（FLIP）是一种基于导管的系统，它通过测量 16 个相邻的横截面面积来提供管腔结构的几何评估，同时使用固态压力传感器记录气囊内压力。用最小横截面积除以球囊内压力可计算出 EGJ 的扩张指数（DI）。Kwiatek 及其同事比较了 GERD 患者和无症状对照组的 EGJ DI 的 FLIP 测量结果，发现 GERD 患者的 EGJ 扩张性是正常人的 2～3 倍[18]。

三、手术适应证

在过去的 5 年里，一些治疗 GERD 的新方法已经获得了普及，但是抗反流手术的适应证变化不大，而且与其他术式相比，胃底折叠术仍然是"金标准"。框 19-2 列出了抗反流手术的主要适应证。

框 19-2 抗反流手术的主要适应证
• 有食管和（或）食管外 GERD 症状，PPI 有效，但不能完全消除上述症状的患者 • PPI 能够消除胃灼热，但反流持续存在的患者 • 在胸痛、咳嗽或喘息等出现之前有明确的反流事件的患者 • 每天服用 2 次 PPI，期间有 GERD 并发症，如消化道狭窄、Barrett 食管或声带损伤的患者 • 明确记录长期服用 PPI 时症状控制良好（包括不良反应、生活方式、费用等方面），但仍希望停用 PPI 的 GERD 患者

GERD. 胃食管反流病；PPI. 质子泵抑制药

那些对药物治疗（单倍剂量或双倍剂量 PPI）感到满意且无并发症的 GERD 患者，很少有抗反流手术的需求，除非是因为担心 PPI 相关的不良反应。只要症状得到很好的控制，这类患者通常会选择药物治疗，并建议调整生活方式（最重要的是减肥）以减轻 EGJ 的负荷。相反，对于药物治疗无效的重度 GERD 患者、

不愿意终身抗酸治疗的患者及患有复杂 GERD（Barrett 食管、难治性食管炎、食管狭窄）的患者，应认真考虑抗反流手术。在后一组患者中，如果重复食管胃肠镜显示食管阻抗恢复或服用药物情况下 24h pH 探针证实没有反酸，则可能不需要手术。然而，有 GERD 并发症（预示疾病严重）的患者中，消除过度反流是很困难的，因此也应该考虑抗反流手术。在术前必须完成食管狭窄或消化性溃疡病的内镜或内科治疗。对于食管狭窄的患者，术前扩张至最少 16mm（48F），以减少习惯性术后吞咽困难（水肿和术后早期食管运动障碍）合并狭窄的可能性。如果术前能够扩张到 16mm（有时需要几个疗程），通常术中可扩张到 18mm 或 20mm，这是外科医生用于胃底折叠术的标准的扩张器尺寸。腹腔镜抗反流手术也越来越多地应用于肺移植术后 GERD 的治疗，因为此时单用抗酸药不足以预防吸入非酸性反流液所致的同种异体损伤[19]。

在某些严重胃食管反流病患者的亚组中，胃底折叠术可能不是最佳的选择。对那些复杂、病态肥胖（体重指数 > 35kg/m²）且 GERD 显著的患者而言，Nissen 胃底折叠术有较高的失败率，所以最好行 Roux-en-Y 胃旁路术[20]。Barrett 食管和高度不典型增生或腺癌患者应采用黏膜消融治疗或者食管手术。对扩张治疗无效的严重狭窄也应行食管手术。对于低级别瘤变的患者，应用大剂量 PPI 治疗 3 个月，然后再活检。如果复查病理没有进展为高级别瘤变或癌，则可考虑采用胃底折叠术。最后，有胃手术史的 GERD 患者应谨慎手术。对于那些曾经接受胃短路术、部分胃切除术、袖状胃切除术及胃垂直束带成形术的 GERD 患者，由于之前的手术已经破坏了胃底，故不能行胃底折叠术。

GERD 患者确定行抗反流手术之后就要选择胃底折叠术的术式。最近的数据显示 Nissen 胃底折叠术有效，并且不会导致长期吞咽困难（使是食管动力差的患者）[21]。另有研究认为，"部分胃底折叠术"远期失败率较高（无论食管

蠕动功能如何）[22]，故应用已显著减少。目前，食管运动失调的患者也应考虑胃底折叠术，如贲门失弛缓症或硬皮病、同时伴有 IEM（食管动力差）和显著吞咽困难的患者、因难治性吞咽困难而接受修正 360° 胃底折叠术的患者。尽管最近大多数患者趋向于完全性（Nissen）胃底折叠术，但对比数据表明，部分胃底折叠术也可能获得长期满意的结果[23]。因此，关于部分胃底折叠术在 GERD 治疗的作用的争论仍然存在，但大多数有经验的美国外科医生更倾向施行完全性胃底折叠术。

胃底折叠术开腹与腹腔镜的比较

腹腔镜 Nissen 胃底折叠术由 Dallemagne 等于 1991 年首次报道[24]。已有多个大型临床研究报道（包括长期随访的纵向研究，以及近 10 年的 RCT），这些研究[25-28] 均证明对于 Nissen 胃底折叠术，开腹和腹腔镜的效果相当[25, 29-31]。腹腔镜手术可缩短住院时间，减少术后疼痛，减少伤口并发症，患者可提早复工。尽管有这些优点，开放式与腹腔镜手术的选择应取决于外科医生的经验和患者的手术史。2 种手术步骤相似，但腹腔镜 Nissen 胃底折叠术需要外科医生具备高超的腹腔镜技术。

再次手术的 Nissen 胃底折叠术的手术方法应该个体化，应以长期的手术成功率为目标，即改善患者术后的生活质量，而不是拘泥于手术入路。大多数二次手术都可以用腹腔镜完成，数个大型系列研究都已经证明了二次腹腔镜手术和二次开腹手术效果相似[32]。开腹手术后腹腔内会有比较严重的粘连，所以腹腔镜二次手术虽然可行，但可能会费时费力。在考虑二次手术时，必须分析初次手术失败的原因并制订解决方案。短食管被确认是一个潜在的原因，Collis 胃成形术可能是一些患者再次手术的重要补充。如果食管和胃部有多次手术史，则应考虑其他替代的手术方式，如开胸或胸腔镜或胃食管手术。

四、Nissen 胃底折叠术原则

无论手术入路是腹腔镜或者开腹手术，基本的外科原则依然指导 Nissen 胃底折叠术的成功实施。框 19-3 列出了 Nissen 胃底折叠术的基本原则。

框 19-3　Nissen 胃底折叠术的基本原则

- 仔细定位，以保护患者和外科医生避免神经肌肉损伤
- 安全进入腹腔
- 在膈脚附近环形切开膈食管裂孔，局部操作，避免损伤食管
- 直视下食管周围组织环切术，保留迷走神经
- 充分下移食管（或 Collis 胃切开成形术）以达到腹内食管 2～3cm 并且无张力的状态
- 充分游离胃底，包括胃短血管和胃胰间隙的解剖
- 缝合膈脚闭合裂孔缺损
- 在食管远端周围做个短的（2cm）松散的无张力的胃底折叠术，固定在食管上

（一）腔镜 Nissen 胃底折叠术

1. 体位和戳卡放置　在小腿放置气动序贯加压装置，在全麻诱导前，使用 5000U 肝素皮下注射，如有必要可放置尿管。患者双腿分开，双臂收拢固定在手术台上。真空豆袋垫有助于支撑手臂和会阴，防止患者在手术台重新定位时移动。外科医生站在患者的两腿之间，主监护仪在患者头侧上方。一助站在患者的右边，二助在患者的左边。第一步是安全进入腹腔，在大多数病例中，通过在脐部插入气腹针建立气腹。对于有腹部手术史的患者，可以开放式切口入路或采用其他气腹针位置。

五孔法（1～2 个 10mm 孔和 3～4 个 5mm 孔）（图 19-1）。如有必要，可增加戳卡。调整 1 个 5mm 或 10mm 镜头孔位于脐的正上方左侧，即剑突下方约 12cm，中线左侧 2～3cm。腹腔镜取 35° 或者 45° 经此孔进入。腹腔镜可由助手、扶镜手或自动腔镜固定器操控。在开始手术操作之前，通常要用腹腔镜进行彻底的腹部探查。其他操作戳卡都应该在直视下置入。患者采取

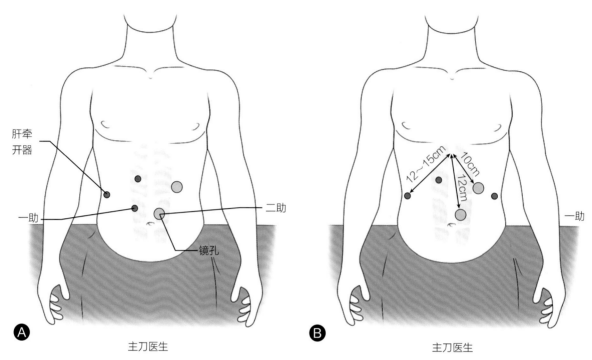

▲ 图 19-1　**A. 在标准 Nissen 胃底折叠术中，腹腔镜手术戳卡的放置；B. 在没有专职扶镜手的情况下另一种戳卡定位，第一助手在患者左侧。小圆代表 5mm 戳卡孔，大圆表示 11～12mm 戳卡孔**

陡峭的头高足低仰卧位，使大网膜和腹部器官脱离膈肌，然后在距剑突约 10cm 处沿左肋缘放置第二个戳卡（10mm），供医生右手操作。10mm 戳卡配 1 个套针鞘或 V-20 的针头，便于体内缝合。第 3 个是 5mm 的戳卡，用于提拉肝脏，位于距剑突 12～15cm 的右肋缘（取决于肝脏的大小）。在腹腔镜下，通过右外侧戳卡放置 1 个 5mm 的铰接式肝牵开器，将肝脏的左外叶向前向上提拉，露出食管裂孔（图 19-2）。如果肝脏牵拉充分，通过胃肝韧带或松弛部，右侧膈脚和尾状叶应清晰可见，或者将 Nathanson 牵开器放在剑突的右下方，肝牵开器由 1 个内镜支架固定在手术台上。作为辅助，第 4 个戳卡（5mm）常放置于肝脏牵开器和镜头戳卡的中间。最后，根据牵开器固定后肝脏下缘的位置，在中线右侧 10mm 戳卡的水平位置放置一个 5mm 的戳卡，由此，外科医生左手的器械可以在不伤及镰状韧带或肝左叶的情况下，对裂孔进行三角定位。

在没有专职扶镜手的情况下，助手可以站在患者的左侧，用左手扶镜。如果有必要，可以将第 4 个端口从右上象限移动到左肋缘，要求至少比外科医生右手 10mm 戳卡低 5cm。

2. 显露　助手使用无创抓钳来牵胃。向下牵拉 EGJ 下方沿着胃小弯的膈食管脂肪垫，以减少胃食管损伤的风险。术者左手使用无创伤抓钳，右手使用超声刀或高能量设备。

3. 解剖

（1）暴露食管裂孔：助手将胃向后牵至患者左侧，使胃肝韧带处于张力状态。外科医生的左手抓住松弛部的上方，用超声刀打开松弛部（图 19-3）。在多达 13% 的患者中，一条变异的左肝动脉可能出现在松弛部，在分离胃肝韧带到右膈脚底部的过程中常要离断此动脉。尽量保护明显的血管，以及迷走神经前支的肝支（图 19-2B），但必要的结扎后，临床上并没有显著肝缺血的报道。由小弯解剖向上延伸至胃食管结合部，显露尾状叶下方，显露膈肌裂孔和右膈脚。切开右膈脚的腹膜，小心地从边缘分离食管（图 19-4）。当后纵隔组织被打开时，

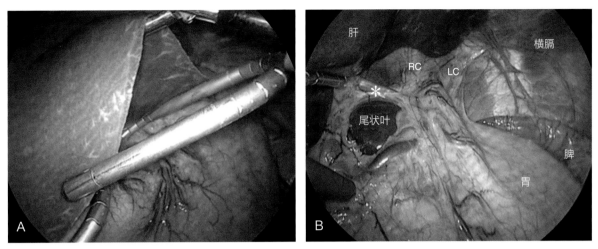

▲ 图 19-2　**A.** 通过患者右边最外侧的戳卡，用蛇形牵开器把肝脏向前翻起，暴露食管裂孔；**B.** 肝牵开器固定在适当的位置，暴露胃肝韧带、食管和裂孔。通过疏松部的薄组织可以看到肝脏的尾状叶
*. 为前迷走神经的肝支，沿变异的左肝动脉走行。LC. 左膈脚；RC. 右膈脚

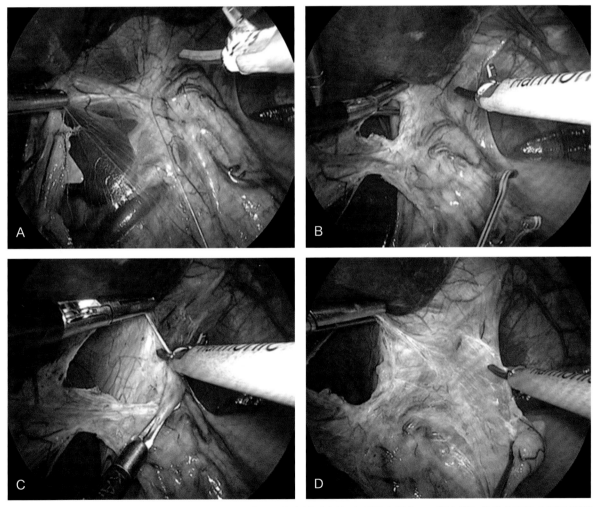

▲ 图 19-3　**A.** 用超声刀切开疏松部，分离肝胃韧带；**B.** 解剖小弯侧向上显露右膈脚；**C.** 膈食管韧带的分离沿着裂孔顶端继续进行；**D.** 助手通过抓住覆盖在胃食管结合处的脂肪垫，将上述组织从食管下方游离

识别并保护后迷走神经。利用无创伤抓钳张开
腭将右膈脚向前外侧牵拉，沿顺时针方向继续
剥离至膈食管膜。沿着膈食管膜薄的前叶将裂
孔的顶端分开（图 19-3），继续从膈脚弓顶部
剥离，直到露出左膈脚。迷走神经前段沿食管
走行，应予以鉴别和保护。然后沿着左膈脚的
边缘剥离，直到 His 角和胃底的角度限制了下
一步的剥离。通过在右膈脚和食管之间引入圆
鼻无创抓钳的闭合尖端，并垂直打开（12 点钟
和 6 点钟位置），直接环向剥离裂孔并延伸至纵
隔（图 19-4）。然后用抓握器张开的下颚从侧
面牵开右膈脚，用右手的器械轻轻地扫过食管
内侧。在纵隔剥离术中，限制热设备的使用以
尽量减少对迷走神经或食管的损伤。

(2) 彻底松解胃底：胃底解剖从大弯开始，
即大约是 His 角到胃窦距离的 1/3。该部位简便
的标志是脾脏的下极，比 His 角低 10～15cm。
钳夹胃底的外侧缘并向后牵拉到右侧，在腹侧和
左侧钳夹并牵拉胃结肠大网膜。用超声刀在距胃
大弯 5～10mm 处进入小网膜囊（图 19-5）。通
过术者的左手摆动来观察胃短血管的前后表面，
可以避免对胃大弯的损伤。对胃的任何可见的热
损伤都需要进行叠瓦式缝合。用超声刀将胃短血
管离断，直至脾上极。随着手术水平的提高，有
3 种策略可能有助于此部位的解剖。

① 用"三角回缩"法显露脾上极，在轴面内
的 3 个回缩角分别是脾尖，术者左手器械牵拉胃
底前壁向前内侧，第一助手牵拉后壁向后内侧。

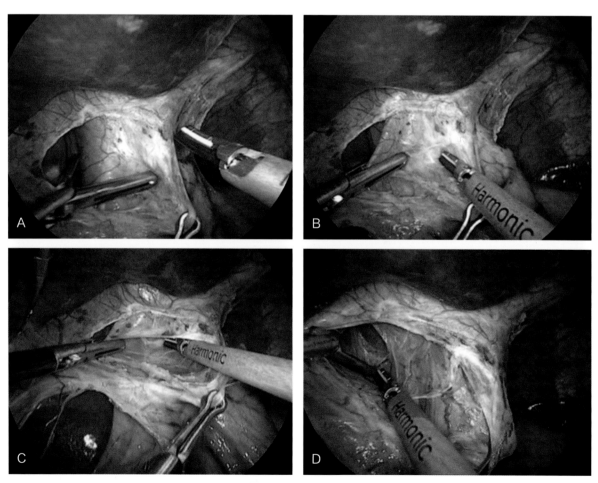

▲ 图 19-4　开始分离纵隔

A. 钳夹右膈脚；B. 向侧方牵拉，同时用右手器械解剖食管内侧组织；C. 解剖至纵隔较高的位置时，助手向下牵拉；D. 左手器械在
钳口打开的情况下，在裂孔内移动并反向牵拉

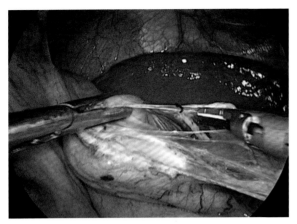

▲ 图 19-5 胃底的松解是通过沿着胃的大弯离断胃短血管开始的

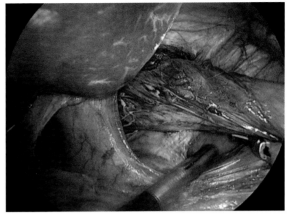

▲ 图 19-6 在完成食管裂孔环周分离后,使用非创伤性抓钳抓住胃底的顶端,并从左至右通过食管后间隙

②如果大网膜遮住了脾的上极,应将大网膜向下牵拉。可以增加头高足低位的倾斜度,在左侧增加 1 个戳卡和抓钳,或者在大网膜上进行基底较宽的 8 字缝合,并用左外侧戳卡牵拉缝线两端牵拉大网膜。

③分层解剖脾上极的血管,首先是内脏腹膜反折,其次是胃短血管,然后是腹膜后胃膈组织。分离胰胃皱襞和胃后动脉是充分游离胃底并到达左膈脚后方的必要条件。

(3) 纵隔和食管后:在完全游离胃底后,到左膈脚底部。如果之前已解剖到右膈脚底部,那么食管后平面解剖就完成了。从右向左穿过食管后间隙,抓住胃短血管附近的胃底顶端,使胃底通过食管后间隙被拉到食管的右侧(图 19-6)。或者,将 1 个约 10cm(4 英寸)长、0.635cm(1/4 英寸)宽的潘氏引流管通过食管周围,并用圈套器固定。第一个助手用 1 个带齿锁紧的抓钳固定潘氏引流管,向下拉,牵到患者的左侧。通过钝性分离,纵隔内食管周围完全游离。在后纵隔剥离术中,如果先将后迷走神经从食管分离出来,就会使神经受到损伤,这就是为什么解剖中要注意使后迷走神经与食管后壁保持紧贴。大部分纵隔可以直接进行剥离,偶尔会遇到主动脉食管动脉(通常位于左侧较高的位置),应使用超声刀处理。纵隔解剖的近端范围取决于腹腔内食管的长度。如果

有 Barrett 食管、严重感染、狭窄、巨大食管裂孔疝或先前有该部位手术史,食管可能会缩短,需要进一步的纵隔解剖,进行食管延长术(颈胃成形术),或两者兼而有之(见下文)。

为了更好地评估腹腔内食管的长度,释放胃底潘氏管,测量从胃食管结合部到膈脚联合的距离。必须有至少 2.5cm 无张力的腹段食管。如果充分的纵隔解剖之后腹内食管仍不足 2.5cm,则应进行 Collis 胃成形术。然后用无创抓钳由左到右从后面穿过胃底,以评估活动度是否足够。"擦皮鞋"包括在食管后面来回滑动胃底,以确认位置良好,并确认后方没有多余组织(图 19-7)。如果在大弯侧钳夹得太低可能会导致后一种失误。松开抓钳时,胃底折叠不应收缩;有"弹簧征"表明旋转张力过大,应当重新评估解剖的完整性。

4. 重建

(1) 关闭膈脚:从食管右侧闭合膈脚,用不可吸收的 0 号线缝合,针距 8~10mm,距离膈脚边缘 5~10mm。膈脚的腹膜覆盖层应与修复相结合,缝合线应在膈脚的前后平面上"交错",以避免沿修复长轴分裂膈肌组织。应校准已完成闭合的膈脚,以使膈脚刚好接触空的食管壁(图 19-8)。为了防止再疝,有多种技术来降低膈脚闭合处的张力,包括用 1~2cm 的聚四氟乙烯补片、毡条或可吸收或不可吸收的补片

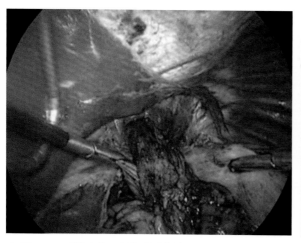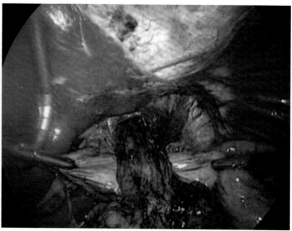

▲ 图 19-7 "擦皮鞋"是指通过食管后间隙对胃底进行相对运动，以确保胃底折叠处于良好的位置，没有张力，食管后面没有多余的组织

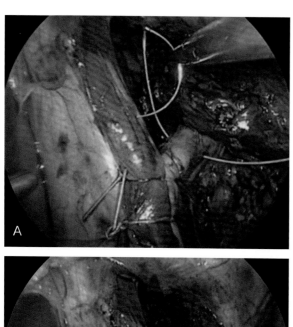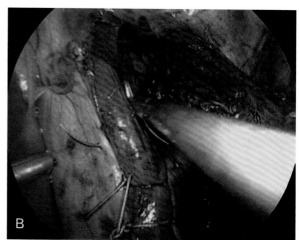

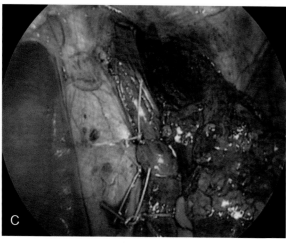

▲ 图 19-8 A. 用不可吸收缝线从后向前行膈脚闭合；B. 每一针缝合都应包括筋膜及左右膈脚的肌肉组织；C. 缝合食管裂孔，使其紧靠食管壁而不牵涉食管壁或引起前成角

支撑。最近，膈肌松解可以显著降低膈脚闭合处的张力，同时避免食管周围异物引起的糜烂风险[33, 34]。

（2）胃底折叠术：在外科医生腹腔镜直视下，

麻醉医生将 1 个 56F 或 60F 食管扩张器经口入胃。良好的沟通协作和扩张器的缓慢推进对降低 EGJ 穿孔的风险至关重要。扩张器应无阻力通过。如果遇到阻力，则退出扩张器并改用较小的扩张器。拔出时如果扩张器上出现血液，是食管损伤的迹象。如果没有阻力，就增加扩张器的尺寸，直到出现阻力为止。

放置扩张器后，在靠近 EGJ 的 1.5cm 处，将胃底折叠的中央部用 2-0 不可吸收缝线单纯间断缝合；在胃底折叠的每一侧进行浆膜肌缝合，而不涉及食管，因为包绕构建过程中的第一针会承受更大的张力。在第一针的上方和下方 1cm 处各缝合一针，包括缝合部分食管壁，以形成 2cm 长的胃底折叠，固定在 EGJ 水平上方的食管上（图 19-9）。胃底折叠的紧密性测试：在缝合完成后，通过在食管和包绕之间轻轻滑动 1 个钝头的抓钳来测试其紧密性。抓钳应该很容易沿着食管滑动，并且侧向牵拉包绕壁后应该能看到包绕和食管之间的隔膜。也可以在体外打结，但体内打结不仅可以减少组织损伤，还可以优化线结的张力和位置。一些作者主张将膈下胃底折叠固定到膈脚底以防止复发疝，但是在通过纵隔剥离或通过食管延长术获得足够的、无张力的腹内食管长度的情况下，没有证据表明将胃底折叠固定到膈脚底可以降低失败率。

（二）开放性 Nissen 胃底折叠术

开放性 Nissen 胃底折叠术的主要步骤与腹腔镜手术相似。如果外科医生没有足够的腹腔

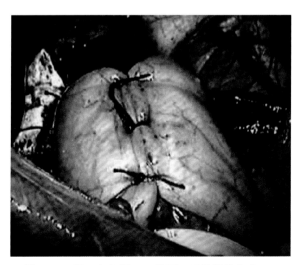

▲ 图 19-9　用三条相距 1cm 的不可吸收缝线完成 Nissen 胃底折叠术

镜经验或患者因为以前的上消化道手术、腹腔有致密的粘连或并发症等情况，则需要开腹手术。开放入路改善了触觉反馈，但与腹腔镜手术相比，清晰暴露裂孔可能不容易实现。由于开放式手术和腹腔镜胃底折叠术的技术相似，以下章节只讨论两者差异明显的部分。

探查和暴露　在上腹中线切口用自动拉钩充分暴露。靠近肝左外叶的最后面部位用肝脏牵开器，可以改善术野显露。从切口上端垂直延伸至裂孔后方横膈时，可获得最佳视野。对于肝左外叶较大的患者，可能需要离断左冠状韧带增加左外侧肝的活动度，以获得足够的暴露。

(1) 小弯：如前所述，切开菲薄的肝胃韧带，并延伸到食管前面。应该保护松弛部遇到的异常左肝动脉和迷走神经的肝支，前迷走神经同样应识别和保护。

(2) 膈脚：向后和向右牵拉胃小弯，暴露左膈脚。切开左右膈脚，形成食管后间隙。潘氏引流管在食管下部（避开迷走神经后支）帮助牵拉，以便更好地显示食管后间隙。

(3) 纵隔和食管后：用潘氏引流管帮助牵拉，解剖食管周围。用同样的方法，也便于进行纵隔分离。

(4) 胃底和大弯：游离胃底和左膈膜之间的疏松组织。如前所述，胃短血管依次用夹子夹闭或用超声刀离断（图 19-5）。

(5) 修补和胃底折叠：膈脚修补和胃底折叠如前所述。"松"的 Nissen 胃底折叠术要求胃底包绕层在扩张器就位的情况下外科医生能将手指伸入包绕和食管之间（图 19-10）。影响包绕紧密性的因素包括：基底的活动度、食管扩张器的大小、胃底折叠的缝合情况。

五、获得性短食管

短食管的存在增加了腹腔镜 Nissen 胃底折叠术的难度。Nissen 胃底折叠术失败的原因中有高达 20% 可能是由于没有认识到短食管。短食管在食管狭窄、Barrett 食管和Ⅲ型食管旁疝

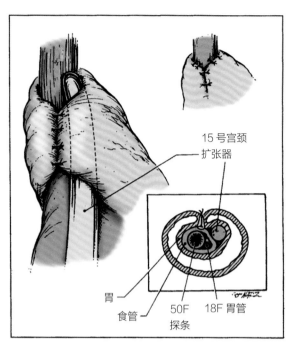

▲ 图 19-10 Donahue 和 Bombeck 等在 1977 年对"松" Nissen 胃底折叠术的最初描述

引自 Donahue PE，Larson GM，Stewardson RH，Bombeck CT. Floppy Nissen fundoplication. Rev Surg.1977；34：223

患者中较常见。食管缩短被认为是由酸消化性损伤和随后纵隔食管纤维变性而反复发生的全壁性炎所致。鉴于其发病机制，食管狭窄通常与短食管有关。随着胃食管结合部逐渐向头侧移位，大裂孔疝也可能导致食管短缩。术前吞钡和胃镜可能发现食管短缩的征象，但术前临床征象无法可靠地预测食管短缩的存在。其诊断在手术时可明确，即最大纵隔分离后腹腔内食管仍不能达到 2.5cm。

颈胃成形术通过使用贲门形成新食管来实现食管延长。在开腹手术中很容易实现，在食管中放置 56～60F 的扩张器，在食管左侧用线性缝合器切割闭合。使用微创方法会增加手术的复杂性，可以通过胸腔镜 - 腹腔镜联合或完全腹腔镜手术来完成 [35,36]。

放置食管扩张器后，胸腔镜穿过腋前线的第 3 肋间隙，进入胸腔，直到它碰到纵隔胸膜，在腹部放置腹腔镜可以看到 [37]。然后取出胸腔镜，通过同一个戳卡置入一个线性缝合器，直到它与腹腔镜所见的膈脚处的纵隔胸膜相遇。

从腹部解剖至吻合器能够进入腹腔，然后沿胃经食管抵达 His 角，用吻合器沿食管扩张器将胃上部从 His 角远端分开，从而形成一个与开放颈胃成形术非常相似的新食管。

目前大多数外科医生所采用的全腹腔镜短食管入路为左肋下孔插入线性吻合器，进行楔形胃底切除术。放置食管扩张器（40～50F）以便校准胃管的宽度。标记缝线位于扩张器旁 His 角下方 3cm 处。在食管扩张器就位后，线性缝合器从胃大弯向标记缝合线水平击发（图 19-11）。使用 45mm 组织厚度负荷的 2 次击发的腹腔镜线性缝合器，通常需要达到标记缝合线。胃成形术是通过从头侧到 His 角，平行于扩张器的钉线来完成，从而在近端胃小弯的基础上形成管状新食管（图 19-12）。这种技术通常只切除一小块三角形的胃，相邻的剩余胃底可以作为胃底折叠的前边。在胃底切除后，应行术中内镜检查和气泡试验，以检查闭合缘是否有泄漏。

胃底折叠术的要点包括将胃底折叠的初始缝合线定位在胃食管结合部正上方的食管上，以确保分泌酸的（胃）黏膜不会处于胃底折叠的上方。第二个确保安全和避免包绕变形的要点是将缝合线的胃部分靠着新食管，使胃钉线的尖端靠近食管右侧胃底折叠的中间缝合线（图 19-13）。在开始液体饮食之前，可以进行水溶性对比剂观察，以确保没有渗漏。

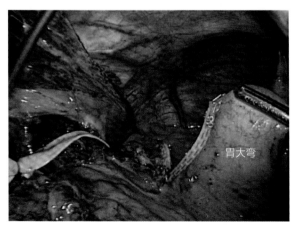

▲ 图 19-11 腹腔镜下将胃底从大弯向小弯切割吻合行楔形胃底切除

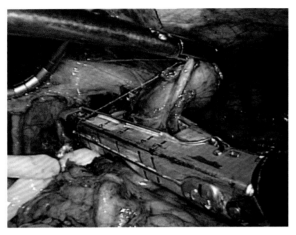

▲ 图 19-12　从颅侧平行于食管（带扩张器）进行腹腔镜下切割吻合延长食管

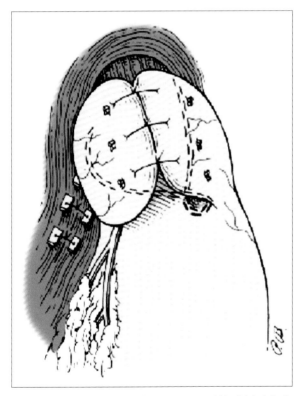

▲ 图 19-13　胃底折叠完成最后展示：胃的切割吻合部分靠在新食管上

六、术后护理

腹腔镜 Nissen 胃底折叠术后不需要鼻胃管。但术后应立即使用规律的、必要的止吐药物，以防止干呕，从而破坏包绕。术后在普通外科复苏室留观监护，手术当天晚上患者清醒后，即可进流食。第 2 天可改为软食，患者通常在

术后第 1 天出院回家。尽管门诊腹腔镜 Nissen 胃底折叠术已经实施，但患者满意度较低，如果没有肠外途径，疼痛和恶心的处理可能会很困难。建议患者在最初的 2～4 周内食用机械性软质饮食（如牙科饮食类型），特别是避免面包、肉和生蔬菜。术后 24h 后，术后疼痛可用口服液体镇痛。我们鼓励出院后 1 个月随访。在术后第 1 次就诊时不一定要影像或体格检查，但吞钡检测是评估术后吞咽困难或反流症状的一个很好的筛选试验。简言之，如果胃底折叠完整，12.5mm 钡片顺利通过，那么这些症状的出现应当与修复技术无关。

七、术中和术后特殊并发症

术中并发症包括食管穿孔、脾脏损伤、出血和漏诊内脏损伤。虽然这些并发症发生率＜2%[38]，但后果很严重[39]。食管和胃穿孔发生率约 1%，并发症发生后如果技术上可行，应首先修补并辅以胃底折叠术。食管修补后，通常需要延迟 5～7 天后才给予固体饮食。

在胸内解剖过程中，纵隔胸膜损伤会导致胸腔积液（5%～15%），患者通常耐受性良好，但可能会导致即刻或延迟的血流动力学或呼吸系统症状。当检测到胸膜撕裂时，第一步是使孔变大（以避免单向阀现象造成的张力性胸腔积液）。如果气道压升高或血压下降，则降低气腹压力，使用正压通气。没有必要放置胸腔引流管。手术结束时，释放气腹后，对纵隔进行抽吸，并对患者进行几次肺活量呼吸。如果患者没有特殊的心肺疾病，胸部 X 线片就没有必要。

脾损伤可表现为梗死或出血。结扎胃短动脉可发生脾上极梗死。偶尔，一些血管直接进入脾脏通向上极的末端动脉而不经过脾门。对于脾尖梗死，无须进一步干预。上述情况下，患者很少会有明显的疼痛或发热。但脾出血可能需要紧急中转开腹并行脾切除（占全部病例的 0.5%～1%）。由电弧或不完全绝缘而引起的

内脏电灼伤可导致延迟穿孔和腹膜炎。彻底检查腹腔镜器械，仔细解剖，轻柔牵拉，有助于预防损伤。缝合前的腹部检查有助于识别出血迹象。

晚期并发症常可归因于胃底折叠或疝修补过程中潜在的操作或技术问题。尽管 Nissen 胃底折叠术在消除反流症状的成功率超过 90%，但随着时间的推移，2%～17% 的患者会出现新的反流症状。吞咽困难、胀气和轻度残余食管炎在术后早期并不少见，这些症状通常在 3～6 个月后消失。严重或持续的症状可能提示手术失败。大型病例系列研究显示 2%～6% 的抗反流手术的患者需要再次手术。失败原因在不同的研究中有很大的差异，但是胃底折叠的滑脱错位和裂开各占失败病例的 15% 和 30%，经胸疝发生率为 10%～60%，胃底折叠过于紧密、蠕动功能失调、食管旁疝是导致抗反流手术失败的其他原因。

八、短期疗效

在适应证恰当的患者中，总体短期效果良好 [25, 39]，部分患者术后早期可能出现轻微的自限性症状。高达 20% 的患者会出现暂时性吞咽困难，这通常是由胃食管结合部术后水肿引起的。这些症状通常在 6 周内无须干预即可改善。如果症状持续存在，则需要胃肠镜检查或吞钡。扩张可以缓解持续性吞咽困难，但对扩张无反应的患者可能需要再次手术。在最初的 10 年中，Nissen 胃底折叠术的失败率约为 1%[30, 40]。腹胀在 GERD 患者中很常见，并且手术前后的严重程度一般没有显著差异，但可能会引起令人困扰的症状 [30]。Nissen 胃底折叠术后的其他常见症状是早饱、恶心和腹泻。随着时间的推移，这些症状可能会有所改善，经过非手术治疗通常能够缓解。双侧迷走神经损伤可导致胃轻瘫。

九、长期疗效

经过 10 年或更长时间的随访显示，患者对 Nissen 胃底折叠术术式满意、症状持久缓解、生活质量提高、抗酸药停药率高 [41, 42]。在一项 RCT 中比较开放和腹腔镜 Nissen 胃底折叠术，随访 10 年，患者对手术的满意度分别为 72.7% 和 78.5%。同样的研究报道了腹腔镜和开放 Nissen 胃底折叠术 10 年后胃食管反流症状的缓解率分别为 92.4% 和 90.7%。到 10 年时，20% 的患者仍使用抗酸治疗，但 65% 的患者没有出现反流的客观证据（通过 24h pH 阻抗研究）[41]。腹腔镜 Nissen 胃底折叠术的 11 年随访显示，92.5% 的患者对手术结果满意，90% 的患者症状得到持续改善，70% 的患者停止了抗酸治疗，手术改道率为 8.3%[42]。手术失败最常见的原因是：①折叠完全破裂；② Nissen 胃底折叠滑脱（部分胃位于胃底折叠上方，部分位于胃底折叠下方）；③完整的折叠疝入胸腔 [32, 43]。手术失败可能需要再次手术 [27, 39]。应注意患者 GERD 再次手术远不如初次手术的效果好，而且残留的非典型症状可能会持续存在。经验丰富的外科医生常具备腹腔镜下再次胃底折叠术的技术。

十、结论

对于有 GERD 症状但药物治疗效果不佳、希望避免终身药物治疗或反酸引起严重并发症的患者，抗反流手术是一个很好的选择。抗反流手术对 Barrett 食管进展的影响还不完全清楚，接受抗反流手术的 Barrett 食管患者仍然需要常规的内镜监测。采用腹腔镜胃底折叠术不应改变手术指征。最后，为了确保手术成功，必须了解疾病的病理生理学、术前诊断评估、适当的患者选择及完全熟悉各种类型的抗反流术式。

内镜治疗反流为 GERD 患者提供了新的选择。内镜治疗的有效性和持久性已经接近外科胃底折叠术的结果。不管这些进展如何，GERD 的外科治疗仍将在复杂患者中发挥重要作用，例如那些有巨大的食管裂孔疝或短食管的患者。

第 20 章
磁性括约肌增强对胃食管反流病的作用

Magnetic Sphincter Augmentation for Gastroesophageal Reflux Disease

Luigi Bonavina　Emanuele Asti　著

袁文臻　译

摘要　磁括约肌增强术已经发展成为早期胃食管反流病患者的一种破坏性较小且更标准化的腹腔镜手术方式。它解决了目前医学、内镜和外科治疗的局限性，不良反应较小，并且在减少药物依赖和食管酸暴露方面非常有效。

关键词：胃食管反流病；胃灼热；反流；食管炎；质子泵抑制药；食管下括约肌；括约肌增强；Nissen；胃底折叠术；Linx；Barrett 食管；食管腺癌

胃食管反流病的疗效仍然不理想，不断寻找理想的抗反流疗法是外科医生、胃肠病学家和患者共同的需求。30%～40% 的 GERD 患者对质子泵抑制药治疗的效果不满意[1, 2]，对他们而言，即便增加抗酸药剂量也不能解除机械性食管下括约肌功能失常的症状。此外，人们越来越担心慢性抗酸的长期隐患。许多患者有持续性非酸性反流和夜间酸亢进，并可能发展为严重的并发症，如肺吸入性反流和 Barrett 化生，这是食管腺癌的主要危险因素[3]。欧洲一项大型多中心开放队列研究显示，约 10% 接受常规治疗的患者在 5 年随访中进展为 Barrett 食管[4]。最近的文献还表明，PPI 慢性抗酸可降低维生素 B_{12} 和镁的吸收、降低氯吡格雷等药物的疗效、增加艰难梭菌感染的风险[5]。长期 PPI 治疗还可导致高胃酸血症，肠嗜铬样细胞增生，壁细胞肥大，反跳性高胃酸[6]。最后，有证据表明慢性抗酸可能与胃癌发病率增加有关[7]。

腹腔镜 Nissen 胃底折叠术是目前治疗 GERD 的金标准。这是一种安全、有效、持久的抗反流手术。一项欧洲的多中心研究比较了内科治疗与在特定医疗中心由优秀的外科医生施行的全部或部分胃底折叠术，结果显示 92% 的内科患者和 85% 的外科患者在 5 年的随访中仍处于缓解状态[8]。然而，尽管发病率和死亡率非常低，但由于担心手术失败及远期不良反应，该手术未得到充分利用，从而影响了诊疗模式[9]。由于不同外科医生专业知识和（或）技术差异导致不同的临床结果[10]，也限制了该术式的推广，尤其是在早期 GERD 患者中。Nissen 胃底折叠术可能的不良反应包括腹胀、无法打嗝和呕吐、持续性吞咽困难（偶尔需要再次手术）[11]。所以胃肠病专家倾向于把胃底折叠术的适应证限定在长期严重疾病和巨大的食管裂孔疝患者。过去 10 年，美国胃底折叠术的数量呈下降趋势[12-14]。数量下降的原因包括民众对胃底折叠术失败的担心、质子泵抑制药的非处方化、内镜治疗的显效，以及减肥手术的兴起。

无论是 PPI 治疗，还是胃底折叠术，两者都有局限性。这使许多患者和临床医生处于两难选择：前者是患者终生依赖 PPI 并且不能完全缓解症状；后者因手术改变胃解剖结构，可能有较大的不良反应，并可能随着时间的推移而恶化。Linx Reflux 管理系统（Torax Medical，St. Paul，Minnesota）获得 FDA 批准，旨在通过标准化腹腔镜手术增加 LES 屏障，为 GERD 提供持久解决方案。

一、磁括约肌增强术

Linx 是一种简单的机械装置，旨在通过磁力增强生理屏障，防止反流。该装置由一系列生物相容性钛珠组成，磁芯密封在其内部。珠子与独立的钛金属丝相互连接，形成一个可伸缩的弹性环。休息时，每个珠子都与相邻的珠子接触。珠子可以独立于相邻的珠子移动，形成一个动态植入物，不会压迫食管，也不会限制吞咽、打嗝和呕吐时的运动范围（图 20-1）。如果要反流，胃内压必须克服患者自身 LES 压力和该装置磁键打开的阻力。Linx 的制造尺寸不同，当所有珠子分开时，它的直径几乎可以增加 1 倍。使磁珠分离所需的磁力与其内磁珠的数量无关。Linx 装置在增强 LES 的同时，允许在吞咽推送、打嗝或呕吐胃压升高时该装置能够适当扩张。Linx 植入并愈合后，装置被包绕在纤维组织中，不进入食管壁[15]；所以能够在不损坏食管的情况下移除它。Linx 最近获得了磁共振成像的批准，可以在磁场强度 1.5 特斯拉以下的 MRI 中扫描。

二、手术方法

与目前的胃底折叠术相比，Linx 手术的解剖和操作更简便，在全麻下用标准的腹腔镜方法植入，应尽量减少解剖，保留膈食管韧带。步骤如图 20-2 所示。第一步，在膈食管韧带下叶插入处以下、迷走神经肝支与前支交界处以上的胃食管结合处前面切开腹膜。将左膈脚外侧表面从后基底分离，不用离断胃短血管。在肝支上下打开肝韧带，以便于游离食管后间隙。在膈脚正上方，从右侧轻轻解剖左膈脚，以识别迷走神经后

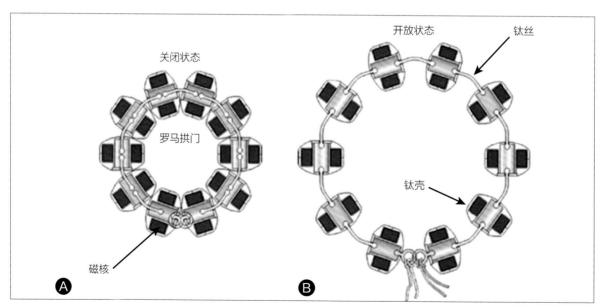

▲ 图 20-1　磁性括约肌增强装置示意

该装置由一个可膨胀的磁珠手链组成，放置在食管下括约肌远端的外周。每颗磁珠由一个钛壳组成，钛壳内有一个由小圆盘状磁铁组成的磁芯。珠子是由特定长度的钛金属丝连接的，这限制了任何 2 个珠子的间距。当装置关闭（A）时，磁力足以防止 LES 的松弛；同时，该装置能够随着食管蠕动而打开（B）。当装置关闭时，罗马拱门结构可防止食管受压 [引自 DeMeester, TR. New approaches to gastroesophageal reflux disease (LINX). In: Cameron JL, et al, eds. *Current Surgical Therapy*. 12th ed. Philadelphia:Elsevier; 2017:19-24.]

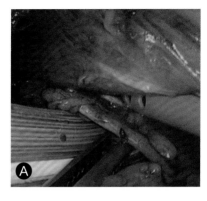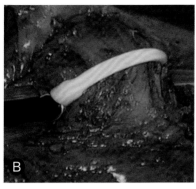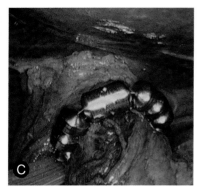

▲ 图 20-2　**Linx 手术步骤**

A. 保留膈食管韧带，建立器械放置区。在确认迷走神经后，在食管壁后做一个隧道；B. 用一种特殊的工具测量食管；C. 在 2 个卡环对齐并接合后，Linx 装置被锁定在食管前方

支。然后在迷走神经和食管后壁之间建立一条隧道，一个潘氏引流管从左到右穿过。测量食管的周长以确定 Linx 装置的尺寸。腹腔镜下测量尺寸的工具为圆头质软，由手持的同轴管驱动。手持设备包含一个数字指示器，与 Linx 装置的大小相对应。在食管壁和迷走神经后束之间的解剖间隙内，将测量工具放置在食管周围。在选定合适的 Linx 装置之后，通过后隧道将其置入。将2 个相对的末端引到食管的前面，通过连接部将2 个卡环连在一起。是否继续进行后壁的修复取决于术中发现的疝的大小。手术时间一般不超过1h。患者在手术当天或术后第 1 天出院，并建议患者逐渐恢复正常饮食，停用抗酸药物。

三、临床经验总结

自 2007 年第 1 例 Linx 装置植入人体以来，所有的长期临床结果都证实了较高的症状缓解率，包括 PPI 治疗中止、食管酸暴露的客观减少及生活质量的提高。2 个前瞻性多中心单臂临床对照研究已经进行了 Linx 系统评价。可行性研究包括 2007 年 2 月—2008 年 10 月在美国和欧洲的 4 个研究中心植入 Linx 的 44 例患者，这项研究的短期、中期、4 年和 5 年最终结果已经发表[16-19]。该研究用自身对照的方法评估了 Linx 对食管酸暴露、症状和 PPI 使用的影响。该研究的主要纳入标准包括年龄在 18—85 岁，典型的反流症状至少对 PPI 治疗有部分

反应，食管酸暴露异常，食管收缩幅度和波形正常。主要排除标准包括有吞咽困难史、上腹部手术史、既往有腔内抗反流术、滑动性裂孔疝大于 3cm、食管炎＞ A 级和（或）有病理依据的 Barrett 食管。测压异常的患者（远端食管收缩幅度＜ 35mmHg 或推进蠕动＜ 70%）也被排除在外。术前评估包括症状问卷和胃食管反流病 – 健康相关生活质量（GERD-HRQL）问卷、上消化道内镜检查、吞咽钡剂、标准食管测压和 24～48h 食管 pH 值监测。所有 Linx 装置均通过标准腹腔镜手术成功植入。中位手术时间为 40（19～104）min。术中无并发症发生。在用胸部 X 线片和放射学评估食管蠕动正常后，患者即可恢复正常饮食。除 1 例患者外，其余患者均在 48h 内出院。33 例（75%）随访5 年。PPI 的 GERD HRQL 总分平均从基线检查时的 25.7 分下降到第 5 年的 2.9 分（P ＜ 0.001），94%（31/33）患者的总分与基线检查时相比减少了 50% 以上；91% 的患者对其目前的状况表示满意。20 例患者在 5 年内完成了食管 pH 监测：85% 的患者达到了正常的食管酸暴露，或者至少比基线水平降低了 50%。70% 的患者食管 pH正常。分别有 88% 和 94% 的患者在 5 年后完全停止 PPI 或每日剂量减少 50% 以上。

43% 的患者在术后表现为轻度吞咽困难，所有患者在未经治疗的情况下，症状在 90 天内消失。3 例患者移除了该装置：一个是因为持续

的吞咽困难，一个是因为需要做核磁共振检查，最后一个是因为持续的胃食管反流症状而选择做 Nissen 胃底折叠术。所有的移除都是通过腹腔镜手术安全地完成的。

第二项研究在美国 14 个中心的 100 例患者中展开，用相似的严格的纳入标准和围术期主客观评估指标。结果显示 Linx 对 GERD 相关的生活质量、反流和食管酸暴露症状均有显著改善[20]。术后 3 年 PPI 的使用率下降到 13%，患者对控制反流的满意度提高到 94%。重要的是，这些阳性结果很稳定，在研究期间没有出现任何不良变化。在植入 Linx 后，有 14% 的患者出现了一些腹胀，但症状不重，患者保持了打嗝和呕吐的能力。但吞咽困难常见，68% 的患者存在一定程度的吞咽困难，3 年后这一比例下降到 4%。5% 的患者出现严重的吞咽困难，其中 3 例患者去除装置后吞咽困难完全消除。

2 个单中心的研究进一步验证了 Linx 手术的有效性。在 2007—2012 年，意大利米兰有连续 100 例患者接受了 Linx 植入术。平均植入时间为 3 年，从 378 天到 6 年不等。酸暴露时间显著缩短，GERD-HRQL 评分改善；85% 的患者摆脱了每天对 PPI 的依赖[21]。另一项美国的研究包括 66 例患者，平均随访 5.8 个月，也显示出类似的令人满意的结果[22]。

最近的三项随访时间长达 1 年的病例对照研究发现，胃底折叠术或 Linx 植入术后反流症状得到了显著的控制。然而，胃底折叠术组患者出现无法打嗝和呕吐的比率较高，同时伴有更严重的胀气症状[23-26]。

对这种手术的安全性，特别是对糜烂的担心，源于过去 Angelchik 装置和最近胃束带装置的并发症。对全世界 82 家医院首批 1000 例植入物进行安全性分析后发现，再住院率为 1.3%、术后需要内镜扩张的占 5.6%，需要再次手术的占 3.4%[27]。所有的再次手术都不是急诊。在 36 例再次手术患者中，最常见的症状是吞咽困难和反流症状复发。此外，参加美国多中心单臂

试验后取出 Linx 的患者，有 7% 是因为持续性吞咽困难，1 例因呕吐，1 例因胸痛，1 例因反流[28]。最近的一项研究报道了腹腔镜移除 Linx 并同时行胃底折叠术的长期结果[29]。164 例患者中，11 例（6.7%）接受了腹腔镜 Linx 植入术，平均随访 48 个月。需要取出器械的主要症状是胃灼热或反流复发 46%，吞咽困难 37%，胸痛 18%。2 例（1.2%）食管壁全层糜烂伴穿透部分管腔。虽然这一并发症似乎不太严重，易于治疗，但 Linx 装置的长期腐蚀率可能比目前报道的要高。中位植入时间为 20 个月，82% 的患者在植入后 12～24 个月取出。Linx 取出术最常合并的状况是部分胃底折叠。所有患者均无中转开腹，术后平稳。再次手术后的最新随访（12～58 个月）显示所有患者的 GERD-HRQL 评分均在正常范围内。

四、结论

Linx 手术是为早期有进展性 GERD 证据的患者开发的一种破坏性更小、更标准化的手术方式。Linx 突破了目前内科、内镜和外科治疗 GERD 的局限性，并提供了一个更符合生理特点、不良反应更轻的方案。临床试验结果表明，使用 Linx 系统能够增强胃食管连接屏障，在减少食管酸暴露、减少典型 GERD 症状、减少每日 PPI 依赖、改善患者生活质量方面是非常有效的。安全问题，如设备腐蚀或去除较少发生，与死亡率无关。如果必要，这个装置很容易移除，将来仍然可以选择胃底折叠术或其他治疗方法。

Linx 设备主要用于药物疗效不理想的患者，以及早期、无并发症的胃食管反流病患者，这些患者通常认为不是胃底折叠术的理想候选者[30, 31]。这种创新性手术的潜在局限性是：在合并巨大的食管裂孔疝和 Barrett 食管时，疗效未知；目前禁止在大于 1.5 特斯拉的 MRI 系统中扫描；永久性异物植入的潜在长期风险。未来的随机试验需要对 Linx 和胃底折叠术进行比较，以确定手术的有效性，并可能确定对于哪些疾病，下括约肌增强术的疗效优于重建术。

第 21 章
胃食管反流病的内镜治疗
Endoscopic Management of Gastroesophageal Reflux Disease

Aaron Richman　Praveen Sridhar　Hiran　C. Fernando　**著**

刘小康　张雅婷　**译**

摘要

　　胃食管反流病是最常见的上消化道疾病。一般的内科治疗包括改变生活方式和使用质子泵抑制药。患者初次使用质子泵抑制药后，能迅速控制症状；如症状持续可能促使患者寻求手术治疗。继发于食管下括约肌功能不全、食管炎或胃食管结合部解剖缺陷（如食管裂孔疝）的持久性非酸性反流也是手术治疗的适应证。

　　尽管腹腔镜胃底折叠术被认为是外科治疗的金标准，但在过去 10 年中，人们越来越多的关注内镜治疗和无切口抗反流技术。这一时期，相关的研究数量增加，长期随访显示内镜抗反流治疗对需要手术治疗的一部分患者可能是有益的。在本章中，我们将探讨多种内镜抗反流治疗的适应证、技术和临床数据。

关键词：反流性疾病；内镜治疗；内镜胃底折叠术

　　胃食管反流病的定义为胃液反流至食管引起明显症状和（或）并发症，如黏膜炎症和化生[1]。食管下括约肌功能障碍和食管 - 胃结合部解剖异常例如食管裂孔疝，使胃液反流到食管。GERD 治疗重点在减轻症状和减少反流相关的黏膜损伤。选择哪种治疗方法根据症状的严重程度、食管黏膜损伤的程度、食管裂孔疝的严重程度、食管运动功能障碍的程度。

　　主要的内科治疗是使用质子泵抑制药来抑制胃酸。PPIS 能快速改善不适症状并有效控制食管炎症，推荐为一线治疗。众所周知 PPI 安全可靠，允许长期使用。其他治疗方法如减肥、睡觉时抬高床头、消除食物的诱因等总体疗效较差。没有一种内科治疗能够解决食管下括约肌功能障碍，因此治疗效果有一定的局限性[2,3]。

　　外科手术是顽固性症状治疗的首选方法，尤其是食管炎、Barrett 食管、食管外不适症状

者。手术包括两个基本原则：①修复胃食管瓣（图 21-1），强化 LES 功能；②将胃食管结合部置于膈下。如果有必要，腹腔镜胃底折叠术治疗食管裂孔疝是金标准，疗效显著。尽管胃底折叠术较以往的手术方式进行了改良，但术后并发症例如吞咽困难、腹胀时有发生[4]。在过去 10~15 年，人们开发了多种内镜治疗 GERD 的方法，下文将详细介绍。

一、内镜治疗胃食管反流病的适应证

　　内镜抗反流（endoscopic antireflux，EAR）目的是增强机械性抗反流屏障，从而缓解不适症状，阻止食管炎的病理进展。EAR 治疗指征与手术相似，即复发或接受了正规的药物治疗后症状不缓解、PPI 不耐受、希望停止长期药物治疗、进行性食管炎。此外，一部分患者不接受胃底折叠术带来的相关并发症，如吞咽困

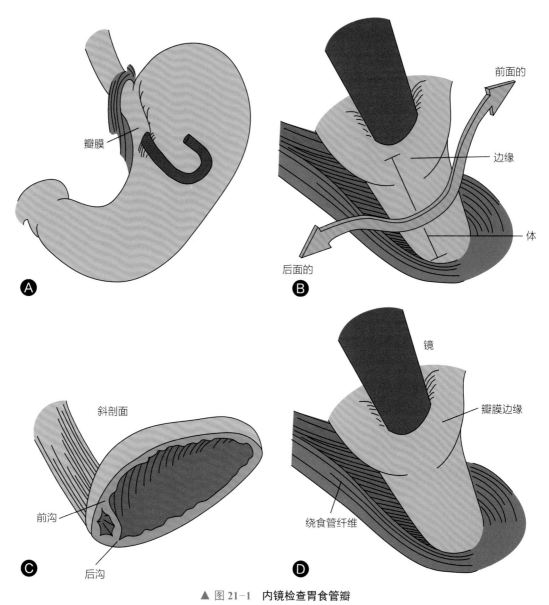

瓣膜

前面的

边缘

后面的

体

斜剖面

镜

瓣膜边缘

前沟

后沟

绕食管纤维

Ⓐ **Ⓑ** **Ⓒ** **Ⓓ**

▲ 图 21-1　内镜检查胃食管瓣

引自 Jobe BA, Kahrilas PJ, Vernon AH, et al.Endoscopic appraisal of the gastroesophageal valve after antireflux surgery. *Am J Gastroenterol*. 2004; 99:23.

难、腹胀或胀气，可接受 EAR 治疗。内镜治疗为以下患者提供了侵袭性较小的选择，包括：之前接受过开腹手术者、不适宜腹腔镜手术者、不适宜采用开放性手术处理并发症者。此外，那些接受胃底折叠术后的复发性反流患者也可以从中获益。

由于内镜操作的局限性，GERD 的患者合并食管裂孔疝＞ 2cm 不适宜内镜治疗，最好接受标准的腹腔镜手术。在大多数评估 EAR 治疗效果的研究中，将中度至重度食管黏膜炎症（洛杉矶分级法 C 和 D）和 Barrett 食管患者排除。尽管这些患者不属于 EAR 治疗的绝对禁忌，但对这类患者的疗效尚无有效的评价。

二、方法

内镜治疗 GERD 主要分为三大类：①内镜下缝合或折叠（全层或部分）；②通过射频对 LES 区的重塑和神经松解；③通过注入惰性材料来扩张或增强 LES 区。这些方法，连同内镜黏膜下切除术将在下文中叙述。

（一）内镜下折叠术

20 世纪 80 年代，Swain 团队首次提出内镜缝合技术，该团队开发了一种微型缝合器，可以连接到标准的上消化道内镜末端[5]。FDA 批准的第一个内镜缝合法治疗胃食管反流病由 Bard 公司（Murray Hill，New Jersey）推出，称作 EndoCinch。这种技术是 Swain 和 Mills 开发的微型缝合器的商业版本。该方法涉及 EGJ 处胃侧壁部分折叠[6]。由于 EndoCinch 的治疗效果欠佳[7]，EndoCinch 和其他一些内镜治疗已经退出临床。

目前有 2 个内镜下胃底折叠系统已获 FDA 批准用于胃食管反流病患者。Medigus 超声腔内钉合系统（MUSE；Medigus，Omer，Israel）和 EsophyX 系统（Endo-gastric Solutions，Redmond，Washington）。

1. Medigus 超声腔内钉合（MUSE）法　MUSE 系统包括腔内吻合器（4.8mmU 形钛钉）、超声

波测距仪、气泵、抽吸冲洗、内镜控制台（图 21-2）。与 EsophyX 设备相比，MUSE 系统通过仰卧位、单人操作完成胃底折叠术。经口直视下通过外套管将吻合器置入胃腔，吻合器距 EGJ 5cm 时翻转胃镜观察胃底和 EGJ。将一个固定钉置于食管的左侧和底部之间，随后绕 EGJ 周边从 60°～180° 进行吻合[8]。

MUSE 手术有效性评价目前尚缺乏长期随访数据。Zacherl 等用 GERD 健康相关生活质量（HRQL）问卷，调查了包含六个医学中心在内的 69 例接受了 MUSE 系统治疗的患者，客观结果包括 PPI 减量，pH 监测，最主要的排除标准是合并食管裂孔疝大于或等于 3cm。随访 6 个月，73% 的患者的 GERD-HRQL 评分降低了至少 50%。此外，65% 的患者不再使用 PPI，85% 的患者能够将剂量减半。食管 pH 监测术后反流发作次数明显减少，pH < 4 的总时间减

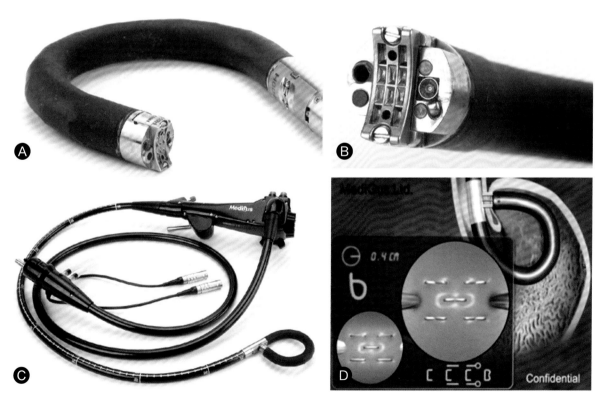

▲ 图 21-2　Medigus SRS 设备

A 至 C. 这个过程是通过使用有两个吻合器组件的改良内镜来完成的，砧座位于顶端，药筒位于轴上，它们精确的排列是由超声波引导的；D. 内镜经口插入，底部顶部被位于装置顶端的铁砧卡住，并靠近包含用标准 4.8mm 订书钉固定的订书机筒的轴。然后装置被部分取出，旋转 120°，然后重复这个过程（引自 http://www.medigus.com/AboutGerd/GERD.aspx.）

少 [9]。Kim 等对该队列研究患者继续随访 4 年。初始队列中 37 例患者进行了为期 4 年的随访。随访期间，69% 的患者停用 PPI，平均 HRQL 分数显著降低；没有需要二次手术或转为腹腔镜胃底折叠术 [10]。Roy-Shapira 等在一组患者中随访 5 年，得到相似的临床结果 [11]；最主要的并发症是 1 例患者出现脓胸和气胸，另 1 例患者内镜下不明原因的出血需输血治疗。

2. Esophy X 经口无切口胃底折叠术　Esophy X 系统是美国应用最广泛的内镜治疗方法，积累了丰富的临床经验。对 Esophy X 技术的随访报道长达 6 年 [12]。该系统由手柄，装有内镜通道的底盘、组织套入器、组织包埋器、螺钉和可以展开紧固件的管芯组成。患者取左侧卧位，完成手术需要两人进行操作，一人操作内镜，一人操作器械。插入内镜，胃内充气后将内镜头反折，组织包埋器在胃腔和食管腔的 EsophyX 设备之间建立一个固定点，聚丙烯紧固件以较大的弯曲展开围绕组织包埋器和 EGJ 之间旋转，建立一个周长 > 240° 的新瓣（图 21-3A）[8, 13, 14]。

MUSE 系统的长期安全性和有效性评估比较少，而关于 EsophyX 系统应用的临床数据很充分。一些前瞻性研究通过 6 年的随访评估使用 EsophyX 系统进行经口胃底折叠术后临床效果 [12]。Witteman 等进行了一项前瞻性随机对照试验，比较经口无切口胃底折叠术和最大剂量药物治疗效果之间的差异，使用 GERD-HRQL 评分系统及术后 pH 测定作为评判终点。尽管食管酸暴露变化不明显，但接受 TIF 治疗的患者生活质量评分（QoL）显著改善 [15]。通过 6、12 和 24 个月的随访，有 61%～93% 的患者能够中止药物治疗，证明了 TIF 治疗的有效性和安全性（内镜随访结果，图 21-3B）。此外，在一项随访 6 年的研究中，86% 的患者有症状反应 [12, 16-19]。值得关注的是，接受 TIF 治疗的患者出现不良反应的因素包括术前食管裂孔疝大 2cm、Hill 食管瓣的等级为 III 或 IV [12]。

我们的小组先前报道了 46 例患者进行

EsophyX 手术的早期经验 [20]。1 例患者因吸入性肺炎而再次入院，3 例患者出现轻微并发症。GERD-HRQL 平均分数显著提高（23 vs. 7），4 例（8.6%）患者的症状没有改善。最新的研究结果显示，41 例患者中 63% 停用或减少 PPI 的剂量（平均随访时间 24 个月、未发表的数据）（表 21-1）。

（二）射频消融术

Stretta 系统是最早的应用于临床的内镜治疗系统。传统观点认为射频消融使瘢痕增厚，从而增强 LES。基于动物实验数据证明，化学硬化剂引起组织纤维化改变，降低了胃食管结合部的顺应性和舒张性，从而减少反流 [32, 33]。

Stretta 系统是一种利用射频消融治疗胃食管反流病的内镜设备。自 2000 年推出以来，该设备及操作流程经过多次改进，以提高其功效和安全性 [34]。设备有一个柔性球囊组件，该组件包含 4 个电极针鞘，经口引入，通过电极针射频能量输送到 EGJ 部位的肌肉层。球囊和电极位于食管远端，电极针分布到环形肌层，进行射频能量传递（图 21-4）。热量的传递是通过电极底部和尖端进行控制，每个针的目标温度为 85℃。为保护消化道黏膜免受到热损伤，在射频治疗同时进行冲洗，维持温度 < 50℃ [35]，间隔 0.5cm 重复 1 次，在鳞状柱状上皮交界处上方和下方约 2cm 的区域进行治疗 [36]。如果症状没有实质性改善，可以重复治疗。治疗效果可能通过 2 个主要的机制产生。从解剖学上讲，加热会导致胶原蛋白收缩，使 EGJ 出现机械性改变，LES 收缩。每束平滑肌纤维更加粗大，平滑肌细胞增多。手术后可立即观察到这种效应，随着伤口愈合的进行，胶原沉积持续长达 12 个月。在生理上，异常的食管神经消融使 LES 压力和胃产生的压力增加，以及瞬时 LES 松弛减少 [37-39]。此外，消融术治疗 GERD 后出现胃瘫值得人们关注。目前尚不清楚这种效应的机制是什么，推测与迷走神经受到热损

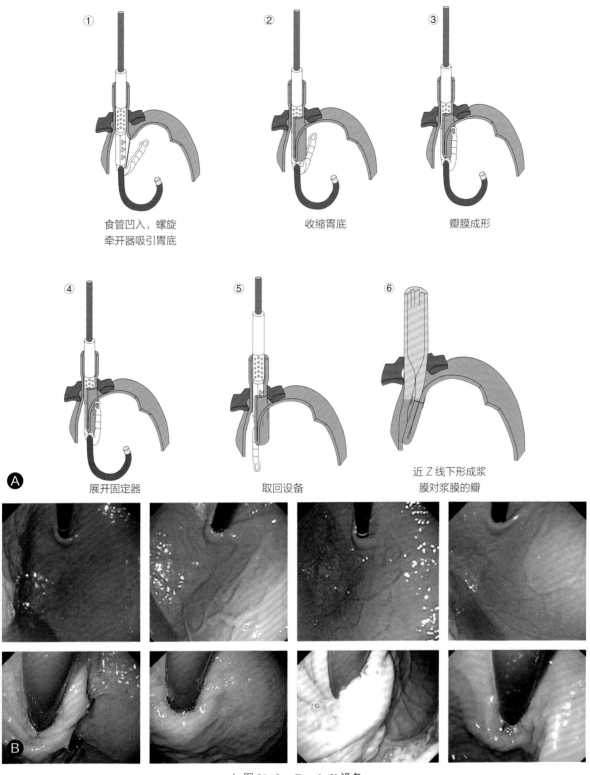

▲ 图 21-3　EsophyX 设备

A. 将 EsophyX 设备插入胃腔并放置在贲门。在胃食管瓣上展开牵开器。①软式内镜观察手术过程；②胃食管瓣缩回置于到设备臂上；③和④闭合装置，然后展开 H 形扣件；⑤设备缩回；⑥手术结束后胃食管瓣增大形成最终的抗反流。B. 内镜检查贲门，最上面的照片显示了 Esophy X 手术前，底部的照片显示了治疗 12 个月后（A. 引自 CadièreGB, Buset M, Muls V, et al. Antireflux transoral incisionless fundoplication using EsophyX:12-month results of a prospective multicenter study. *World J Surg*. 2008;32:1676;B. 引 自 Cadière GB, Rajan A, Germay O, et al.Endoluminal fundoplication by a transoral device for the treatment of GERD: a feasibility study. *Surg Endosc*. 2008;22:333.）

表 21-1　经口无切口胃底折叠术（TIF）疗效和持久性

作　者	年　份	研究类型	N	随访（月）	术前检查 GERD-HRQL	最后一次记录术后 GERD-HRQL	术后最后随访 PPI 使用率降低百分比	pH 术后 pH 正常化百分率
Cadière 等	2008	预期	84	12	24（中位数）	7（中位数）	68%	37%
Cadière 等	2009	预期	19	24	17（中位数）	7（中位数）	—	—
Testoni 等	2010	预期	20	6	45（平均）	16（平均）	78%	—
Velanovich 等	2010	回顾	24	7（平均）	25（中位数）	5（中位数）	79%	—
Repici 等	2010	预期	20	12	40（中位数）	7（中位数）	47%	—
Demyttanaere 等	2010	回顾	26	10（平均）	22（平均）	10（平均）	55%	—
Hoppo 等	2010	回顾	19	11（平均）	—	—	42%	—
Barnes 等	2011	回顾	124	7（中位数）	28（中位数）	2（中位数）	93%	—
Bell et al	2011	回顾	37	6（中位数）	16（中位数）	4（中位数）	82%	61%
Ihde 等	2011	回顾	48	6（中位数）	29（中位数）	3（中位数）	76%	—
Trad 等	2012	回顾	34	14（中位数）	26（中位数）	4（中位数）	82%	—
Testoni 等	2012	回顾	35	27（平均）	22（平均）	18（平均）	69.2%	—
Petersen 等	2012	回顾	23	7（中位数）	—	—	42%	26%
Bell 等	2012	预期	100	6	26（中位数）	4（中位数）	89%	54%
Muls 等	2013	预期	86	36	25（中位数）	6（中位数）	61%	82%*
Trad 等 †	2014	预期	63	6	19（中位数）	2（中位数）	95%	54%
Testoni 等	2015	预期	50	53	20（平均）	17（平均）‡	86%‡	

*. 在最初入组的 86 例患者中，11 例在 3 年的随访期间接受 pH 测定，其中 9 位已恢复正常

†. Trad 等公布了 TEMPO 试验中接受的 TIF 治疗患者随访 30 个月的结果，GERD 健康相关的生活质量评分改善至 5（中位数），70% 的患者完全脱离 PPI

‡. 在随访 36 个月完成 GERD-HRQL 评分；随访 6 年，14 例患者中有 12 例已停止或减半量使用质子泵抑制药 [12, 13, 16-19, 21-31]

伤有关 [40]。多项研究，包括多中心随机对照试验，提出 Stretta 手术治疗 GERD 是一种安全有效的方法。与射频消融相关的不良事件大多数较轻微而且持续时间短。最常见的包括出血、黏膜损伤、胸痛、发热、吞咽困难和渗出 [35]。6～12 个月后进行评估，显著改善胃灼热和 GERD-specific QoL 评分显著改善，PPI 用量减少 [34, 41-44]。一组患者经内镜活检评估后显示 Barrett 食管化生消失 [45]。尽管有一些较小的研究显示了很好的临床结果，有 > 70% 的患者减少了 PPI 制剂的用量，QoL 高评分 > 10 年，治疗效果能否长期维持仍存在争议 [44-47]。两个独立研究选择症状缓解、减少酸暴露和治疗 48 个月后的 QoL 评分进行 Meta 分析，得出相互矛盾的结论 [43, 48]。当 Stretta 治疗与手术进行头对头比较，胃底折叠术显示不适症状缓解、停用 PPI 及不良事件发

生率略高，总体满意度较好 [49-51]。总之，射频治疗操作具有简便、有效、并发症或不良事件发生率低的优势，对患者选择该术式有一定的吸引力。此外，并不能排除难治性食管反流需再次手术。

（三）内镜扩张技术

内镜扩张术的原理是在 EGJ 中形成机械屏障，并增强 LES 以防止胃食管反流。有三个产品已用于临床：①生物聚合物增补法（Enteryx）；②聚甲基丙烯酸甲酯（PMMA）植入；③可扩张水凝胶假体（Gatekeeper Reflux Repair System）（图 21-5）。Enteryx 是第一个获得 FDA 批准的产品（图 21-6）。虽然每一种方法最初都显示出令人鼓舞的结果，后来都由于耐久性差和严重的并发症而被迫退出市场 [52, 53]。

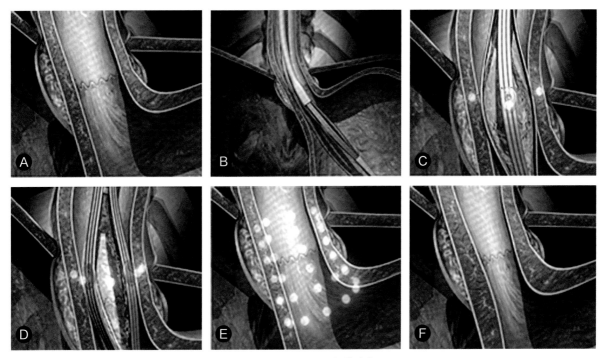

▲ 图 21-4　**Stretta 操作流程**

A. 检查并测量胃食管结合部；B. 射频导管通过导丝引导；C. 球囊在鳞状柱状交界处充气，并使用电极针在 85℃的理想温度下，射频治疗能量传递＞ 90s；D. 然后将针抽出后，球囊放气，将镜头旋转 45°，然后重复该过程；E. 间隔每 0.5cm 组织重复上一次操作，使鳞状小柱交界处上方 2cm 和下方 1.5cm 的区域得到治疗；F. 可以预期手术后的变化，如胃食管结合部的肌肉层增厚（引自 Hogan WJ. Endoscopic therapy for gastroesophageal reflux disease. *Curr Gastroenterol Rep*. 2003;5:206.）

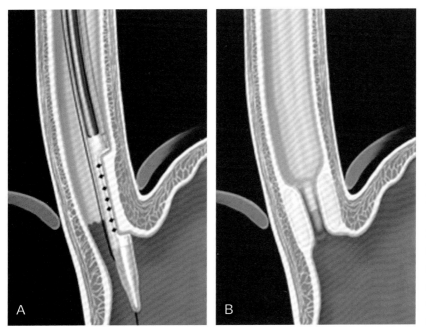

◀ 图 21-5　**Gatekeeper 手术**

A. 胃食管结合部插入定位系统位；B. 植入物放置并完全扩展后可以在胃食管结合部看到扩张效应（引自 Fockens P, Cohen L, Edmundowicz SA, et al. Prospective randomized controlled trial of an injectable esophageal prosthesis versus a sham procedure for endoscopic treatment of gastroesophageal reflux disease. *Surg Endosc*. 2010;24:1387.）

（四）内镜下抗反流黏膜切除术

内镜下抗反流黏膜切除术（Antireflux mucosectomy，ARMS）是日本正在研究的一种新的 EAR 方法。基于 EMR 和内镜黏膜下剥离（ESD）治疗 Barrett 食管炎的经验，Inoue 等进行了一项先导性研究来评估 ARMS 治疗 GERD 的效果。既往的研究已经证明反流症状有所改善与切除

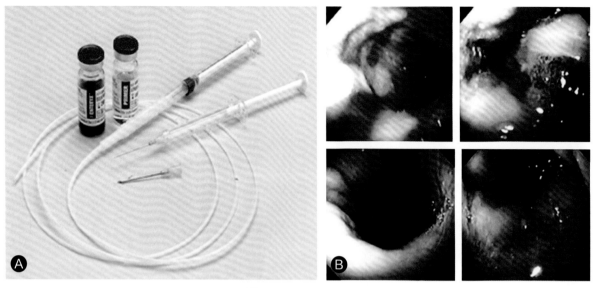

▲ 图 21-6　**Enteryx 手术**

A. 含有乙烯醇共聚物和二甲基亚砜注射溶液的药瓶和专用的内镜注射针；B. 胃食管结合部注射后膨大的肌肉（引自 Hogan WJ. Endoscopic therapy for gastroesophageal reflux disease. *Curr Gastroenterol Rep*. 2003;5:206.）

段狭窄形成有关。目前，ARMS 使用 EMR 和 ESD 技术切除至少 3cm 长的（食管侧 1cm 和胃侧 2cm 的）黏膜，从胃侧前屈时测量贲门处黏膜切除的长度。为了保存贲门的尖峰样黏膜瓣，沿胃小弯行半圆形切除[54, 55]。尽管研究规模小，但 ARMS 治疗效果令人鼓舞，GERD 症状明显改善。DeMeester 评分，胃灼热从 2.7 降至 0.3，反流的从 2.5 分降为 0.3，食管 pH 监测＜ 4 的时间分数从 29.1% 提高到 3.1%。随访 2 个月，内镜检查显示黏膜愈合良好，瓣膜外观改善。两例做了全周切除的病例，需要行球囊扩张。所有患者在临床试验结束时都停止使用 PPI[54-56]。

尽管这些来自经验丰富的内镜医生的早期、非受控数据显示了有希望的结果，仍然需要进行更大规模对照试验和长期随访来验证 ARMS 的有效性和安全性，特别是当其他医生选择 ARMS 治疗 GERD 时。

三、结论

在过去的 10 年中，EAR 疗法已经成为 GERD 的替代疗法。人们起初对这些治疗方法非常感兴趣，但随着几种已用于临床的因疗效不佳或不良后果较多而被放弃。另外一些方法，如 EsophyX，仍在多个中心使用，并且新技术（如 ARMS）的引入显示医生和患者对无切口治疗胃食管反流病仍充满兴趣。虽然只有少数几项大型研究，但这些研究的数据显示了 EAR 疗法广阔的应用前景。目前应用的技术显示出安全性高，不良反应可接受且易于实施。射频消融术和内镜下折叠术的改进提高了它们的疗效。积累更多的经验以后，EAR 相关设备和技术的改进在意料之中。EAR 治疗效果长期稳定仍然是一个挑战，需要进行严格的对照研究，将 EAR 作为常规治疗，由保险公司支付费用。虽然这些技术的应用局限于研究协议和专科中心，但大量的胃食管反流患者接受当前的治疗方法无法完全治愈，而愿意接受这些新技术或不适合手术治疗的 GERD 患者，将会推动这些技术的发展。

第22章
解决胃食管反流病患者胃排空延迟的方法
Options to Address Delayed Gastric Emptying in Gastroesophageal Reflux Disease

John C. Lipham　Kulmeet K. Sandhu　**著**

陈　昊　郑　鹏　**译**

摘要　胃轻瘫是胃排空延迟（DGE），但没有机械性出口梗阻的证据，症状可包括慢性恶心、呕吐、腹痛、早期饱腹感和腹胀。该疾病因多种多样，症状从轻微到虚弱不等虚弱者可能难以用止吐药和促动力药进行保守治疗。胃食管反流病是抗反流屏障的失败，是由于食管下括约肌有缺陷，压力降低，暂时性 LES 松弛，以及食管蠕动受损导致。DGE 可能影响胃食管反流的发生。本章回顾了胃排空率和胃食管反流之间的关系，以及对这种复杂组合的可能外科干预。

关键词：胃排空延迟；胃轻瘫；胃食管反流病；促动力药物；内镜下肉毒杆菌毒素注射；射频消融；胃电刺激；腹腔镜胃大部切除术；腹腔镜全胃切除术；幽门成形术；幽门肌切开术；Nissen 胃底折叠术；袖状胃切除术；Roux-en-Y 胃旁路术；磁性括约肌增强术

胃轻瘫被描述为胃排空延迟（DGE），没有机械性梗阻的证据。胃轻瘫的常见症状包括慢性恶心、呕吐、腹痛、早期饱腹感和腹胀。腹痛可能很严重，并与一些患者的麻醉依赖有关。这种潜在的衰弱性疾病的真实流行率尚不清楚，但据估计它影响了多达 4% 的人口。对于有轻微症状的患者，可以通过药物控制。对于有慢性衰弱问题的患者，用止吐和促动力药物保守治疗难以治愈。DGE 病的病因多种多样，包括糖尿病、胃手术、中枢神经系统疾病及代谢和全身疾病。约 1/3 的病例是特发性的。

一、胃排空延迟的诊断

胃轻瘫的诊断是基于典型体征和症状的存在，结合客观测试以验证 DGE 和无机械性梗阻[1,2,4]。消化道内镜检查可用于排除管腔阻塞，也可用于记录禁食状态下残留的食品。DGE 最常使用闪烁照相术进行评估，这种方法是用标记的放射性食物进行的。液体和固体都可以用示踪剂标记，然后用伽马相机跟踪排空速率。胃可以被分割，使近端胃和远端胃的排空可以被分别评估。一些人建议这项研究至少进行 4h，因为较短的测试时间不足以代表胃瘫患者。应该注意的是，胃排空闪烁照相术的结果可能具有显著的可变性，这部分取决于食物和示踪剂是如何准备的。因此，应遵循标准化方案，以减少结果的可变性。值得注意的是，DGE 程度通常以胃滞留百分比或半排空时间来衡量，与胃轻瘫症状的严重程度没有很好的相关性。另一种用来测量 DGE 的技术是稳定同位素呼吸测试。^{13}C 是一种稳定的同位素，用作底物，与食物结合，并被摄入。底物在小肠中被吸收，然后被氧化成 $^{13}CO_2$ 并被呼出。底物与其氧化对应物的比率用于确定胃排空。

其他几种技术也被用来研究胃排空。磁共振成像是非侵入性的，除了排空外，还可以评估运动性。超声检查是另一种非侵入性技术，也曾用于评估 DGE 病患者，但这取决于是否有熟练的技术人员在场。十二指肠测压可用于评估胃、幽门和十二指肠运动活动，并评估运动功能障碍。这包括运动功能减退、迁移性运动复合物活动和局灶性功能障碍。该程序使用灌注测压系统或固态导管来测量胃和十二指肠壁收缩的腔内压力。十二指肠测压结果在多种疾病中可能是异常的，其中包括 DGE 病和胃食管反流病 [2, 4]。

二、胃食管反流病胃排空延迟

胃排空是一个复杂的过程，涉及多种机制，包括运输、储存和消化。近端胃或胃底随着容受性舒张而逐渐扩张，并储存食物团块。在胃底，舒张之后是低幅度收缩，以将食物团输送到远端胃。胃窦协助磨碎食物并将其推向幽门。然后幽门舒张，允许食团进入十二指肠。胃起搏点位于胃大弯部位，每分钟产生约 3 个周期，负责从胃体和胃窦到十二指肠的运动 [4, 5]。这种排空速度受膳食组成的影响，液体比固体通过得更快。所有这些与胃排空有关的因素都是治疗胃轻瘫的潜在治疗干预部位。GERD 时抗反流屏障的失败，是由食管下括约肌缺陷、压力降低、暂时性 LES 松弛、食管蠕动受损及可能的 DGE 引起的 [6, 7]。当有客观反流的患者无法进行药物治疗、宁愿接受手术治疗也不愿终生接受药物治疗、患有 GERD 并发症或有食管外症状时，GERD 允许进行手术干预。对反流患者的术前评估可包括食管胃十二指肠镜检查、食管 pH 值监测、食管测压和食管造影或吞钡影像学检查。

DGE 影响胃食管反流的发生，并对反流的成分有影响。从理论上讲，DGE 可能导致储存在胃里的食物反流。这种胃胀也可能导致通过产生 TLESR 增加反流发作 [6, 8-10]。尽管已经有

多篇文章对胃排空和 GERD 发生率之间的关系进行了研究，但对其确切定义尚未达成共识。

Maddern 等对 72 例有症状的胃食管反流病患者进行治疗的同时评估了固体和液体胃排空的不同，其中固体排空延迟发生率 44%，液体排空延迟 37%，但是差异没有统计学意义。同时，LES 静息压、反流症状和上腹部饱腹感与胃排空无关。Cunningham 等也证明了 46% 的 GERD 患者存在固体排空障碍 [10]，同时该作者指出，这可能表明胃食管反流中排空延迟的作用与胃胀有关，胃胀导致 LES 区域胃壁张力的改变，从而增加反流事件 [9, 10]。

尽管上述研究指出 GERD 患者中有相当比例的 DGE，但是 Schwizer 等发现胃食管反流病患者的 DGE 发生率与对照组相似。在这项研究中，DGE 中食管炎发病率下降，提示残留食物对胃酸有缓冲作用。这项研究的结论是 DGE 不是一个主要的 GERD 的促成因素 [11]。

既往的研究表明，胃排空异常与食管反流发生率增加之间关系尚不明确。但据推测，胃扩张可通过激活 TLESR 引起反流。这一理论表明，尽管胃食管反流患者和对照组的胃总排空可能相似，但差异可能在于清空胃不同部位所需的时间。胃底和胃窦在胃排空方面有不同的功能，这两个部位的运动功能失调可能在反流发作中起作用。Herculano 等使用闪烁显像比较了这两组患者的胃排空和近端胃中的食物滞留。这项研究发现，胃食管反流患者和对照组的胃总排空相似，但随着胃食管反流患者近端流食保留减少，反流发作次数明显增加。这表明近端胃潴留与反流发作呈负相关 [12]。这些结果与 Stacher 等的结果相反，Stacher 等利用闪烁显像技术评估了 DGE 和 GERD 有症状患者半固体餐的全部和近端胃排空，他们的资料显示，近端胃排空延迟与反流发作增加有关 [13]。

此外，对胃远端评估及其在胃食管反流中的作用也引起了关注。Barbieri 等使用动态胃窦闪烁显像监测餐后胃窦收缩及其与胃食管反流

和 DGE 的关系，他们发现收缩的幅度与胃排空时间有关，但与反流发作负相关[14]。两组远端胃窦收缩模式相似的对比发现，存在 DGE 时，胃窦挛缩幅度增加[15]。

Carmagnola 等采取了不同的方法试图确定 DGE 是否在胃食管反流发作次数中起作用，他们在患者使用西沙必利（一种促动力药物）后，用超声检查和食管 pH 监测来评估胃排空，并将这些结果与安慰剂进行比较，40% 的胃食管反流患者罹患 DGE。西沙必利可增加胃排空，减少反流发作次数和食管酸暴露，但是胃排空的变化与药物治疗无相关性[16]。

由于这些先前的报道发现了不一致的结果，Gourcerol 等利用食管 pH 阻抗监测来评估胃食管反流的发生是否与胃排空率相关，食管阻抗监测用于帮助识别逆流的类型（低酸性或无酸性），采用 ^{13}C 呼气试验评估胃排空的研究发现，胃排空延迟增加每日液体和混合反流事件，而不影响食管酸暴露。这可能是由于胃食物潴留导致的酸缓冲，以及产生非酸性或弱酸性反流或较大体积反流，与正常胃排空相比，DGE 患者有症状性反流，近端延伸更高，食物清除时间更长[6]。尽管反流发作的次数相似，但是当 DGE 患者反流向口侧更高的延伸可能症状更严重[8]。

所有这些研究都表明胃功能可能影响胃食管反流的发病机制，但 DGE 与反流症状程度之间的明确联系尚未得到证实。事实上，很多著名的研究未能证明 GERD 和 DGE 之间的联系，这可能是因为研究的纳入标准不同，样本量小，所研究的摄入食物也不同。即使有研究表明 GERD 和 DGE 之间存在显著相关性，这是否对临床症状或食管酸暴露有影响仍有待考虑。如前所述，药物诱导的胃排空加速与减少食管酸暴露或其他反流变量无关[16]，到目前为止，关于胃动力和排空与胃食管反流有关的研究似乎存在着多种不同且相互矛盾的结果[17]。由于缓冲作用，DGE 可能在低酸性或无酸性反流发生

中发挥更大的作用，并且可能不是反流事件数量的主要决定因素[6, 8]。

三、治疗

当 GERD 存在时，针对 DGE 患者，目前尚未能被普遍接受的治疗方案，这两种疾病均可采用多种药物联合及外科手术治疗，治疗方案的多样性间接表明了这种疾病的复杂性，几乎所有治疗只是针对主要症状。

（一）药物治疗

胃动力药通过增强胃肠道收缩力，增加胃血供和排空。多巴胺受体拮抗药常用于治疗胃轻瘫，因为它们有止吐和促动力作用。甲氧氯普胺已被证明对胃轻瘫的短期治疗有效，但症状的长期维持还没有很好的描述，长期使用反而会导致迟发性运动障碍，有时即使停止用药，这些症状也不会改善。多潘立酮是一种外周多巴胺受体拮抗药，不能通过血脑屏障，因此降低了中枢神经系统不良反应的风险。大环内酯类抗生素和胃动素受体激动药红霉素也被用于治疗胃轻瘫，但它的不良反应主要是可能诱发心动过速[1, 2, 18]。

胃动力药已被证明能刺激胃排空并减轻胃轻瘫症状，但它们对胃食管反流也有帮助吗？Manzotti 等对一组随机对照试验进行了回顾，以评估促动力学药物治疗胃食管反流性食管炎的价值。促动力药物可通过增加胃排空和 LES 改善胃食管反流障碍患者的症状[19]。在这篇综述中包括了 18 个研究，观察到内镜可能改善症状，值得注意的是，许多随机对照试验使用西沙必利（5-HT$_4$ 受体激动药）作为胃动力药，但是由于与心律失常等相关的不良反应，西沙必利已从美国市场下架。甲氧氯普胺是一种多巴胺 D$_2$ 受体拮抗药，具有促动力和止吐作用，常用于治疗胃轻瘫[2]，甲氧氯普胺在治疗胃食管反流方面也被证明比安慰剂更有效，可以显著改善胃排空和 LES 静息压[20]。

（二）内镜下肉毒毒素注射

乙酰胆碱和一氧化氮神经递质的不平衡可能引起幽门痉挛，导致胃轻瘫时的恶心和呕吐 [5]，肉毒毒素可通过抑制胆碱能神经肌肉传递，改善 DGE 症状，如果症状有所改善，可以每隔几个月重复一次治疗。

Mirbagheri 等研究了内镜下幽门肉毒杆菌毒素注射对 GERD 合并 GED 患者的影响 [21]，他们的方法是将 200U 的 A 型肉毒毒素稀释到 4ml 生理盐水中，然后用一根 25 号针在幽门括约肌的 4 个象限各注射 50U，在研究的 11 例患者中，8 例反流或胃轻瘫的症状改善，但是症状缓解的时间很短，平均持续时间为 10 周左右。作者的结论是，尽管这种治疗方法不是永久的解决办法，它可以作为预测哪些患者对手术干预最有可能反应的标志物。

（三）射频消融术

自 2000 年以来，无创射频治疗一直用于胃食管反流，主要用于那些药物治疗症状无法控制，但又不愿意接受手术干预的患者。Stretta 治疗包括腔内低水平的射频波传送到胃食管连接处，这种治疗导致局部炎症，结缔组织增生和 LES 肌肉增厚。Noar 和 Noar 研究了 31 例在胃食管结合部和贲门行消融治疗的胃食管反流和 DGE 患者，在这 31 例患者中，73% 患者在术后 6 个月胃排空恢复正常，有反应者和无反应者的胃食管反流健康相关生活质量得分均有显著改善，但仅有反应组消化不良症状得到显著改善，这种治疗的作用机制尚不清楚，可能是射频治疗时诱导胃起搏功能，使得食管胃屏障作用更强，导致 TLESR 发生减少。

（四）胃的电刺激

正如本章前面提到的，胃内起搏点以每分 3 个周期的速度产生胃蠕动，胃电刺激使用外科植入的电极向胃平滑肌细胞提供高频、低能量的电刺激，通常用于治疗糖尿病或特发性胃轻瘫引起的难治性恶心呕吐，这种治疗改善症状的机制尚不清楚，有研究显示，GES 电极刺激后症状改善明显，但胃排空的变化微小。该设备可以通过腹腔镜或开腹手术放置（表 22-1）。该术式的风险包括引线进入胃腔的侵蚀，导致感染，引线脱位，腹内部分引线引起的肠梗阻，以及皮下刺激器局部的感染。刺激器的放置已被证明可以改善生活质量，减少住院次数，改善糖尿病患者的血糖控制，并减少对肠外和肠内营养补充的需求。如果主要症状是恶心和呕吐，刺激会更有效，如果患者的主要症状是腹痛、腹胀和早饱 [1] 就没有那么有效。

表 22-1　胃电刺激器植入

上腹正中行小切口
- 如果是腹腔镜手术，脐上置入 10mm 戳卡，双侧肋缘下置入操作孔

沿胃大弯侧以 1cm 为间隔，从近端向幽门置入 10cm 长电极
创建皮下港，以安置 GES 装置，并远离皮下筋膜
电极条连接至 GES 装置，关闭筋膜和皮下港

Lin 等进行了长期预后和症状评估 [23]，他们回顾了分析 55 例放置了胃电刺激器的患者，并随访超过 3 年，其中 6 例患者因感染、导丝周围小肠扭转或症状无改善而行全胃切除术以取出器械。术后 3 年，37 例患者的平均症状总分下降了 62.5% [1]，并且在明显改善糖尿病患者的糖化血红蛋白水平的同时，这些患者对额外营养支持的需求也减少。

Zehetner 等比较了采用胃电刺激器和腹腔镜次全或全胃切除术治疗胃轻瘫患者的结果（表 22-2）[24]，在本研究中，72 例患者接受了 GES 治疗，失败率为 26%（19 例）。比较 GES 治疗和胃切除术，术后 30 天的并发症和死亡率相似，GES 组中 63% 的患者症状改善，而胃切除组中 87% 的患者症状改善，13 位 GES 失败的患者最终接受了胃次全切除术，所有这

表 22-2　腹腔镜下胃次全切除术

- 将患者置于低截石位中，外科医生站于患者的双腿之间
- 脐左上方侧放置一个 12mm 观察孔，在两侧锁骨中线肋下缘放置 2 个 12mm 戳卡，将 Nathanson 肝脏拉钩于剑突下位置，在左腋前线放置 12mm 辅助戳卡
- 肝胃韧带分开，进入小囊，解剖的近端范围进入小弯侧即胃左血管进入胃的位置
- 解剖的远端范围是幽门，在这里分离并结扎胃右血管
- 识别并结扎胃网膜右血管，并游离胃后组织
- 使用腹腔镜线性切割闭合器在靠近幽门的十二指肠球部进行远端切除
- 使用腹腔镜线性切割闭合器在预前选择的部位从小弯侧到大弯侧进行近端切除
- 在距 Treitz 韧带约 20cm 处离断空肠近端后，将食糜输送襻带至胃囊，并使用吻合器行端侧吻合
- 观察孔头戳卡部位切口延续扩大，并放置切口保护器，取出胃切除标本
- 然后，用该切口行胆汁输送襻与远端空肠之间行侧侧空肠 - 空肠吻合术，测量食糜输送襻距吻合口 50~60cm，以防止胆汁反流

些患者的症状都得到了改善。本研究认为，对于药物治疗无效的胃轻瘫，GES 是一种有效的治疗方法，如果症状持续，可转行腹腔镜胃次全切除术。

既往研究表明，GES 是胃轻瘫的有效治疗策略，但是它是否对胃食管反流有好处还有待确定。在狗的模型中，GES 可增加 LES 静息压[25]，这种括约肌静息压增加可能减少 GERD 症状，并指出这是一种有潜力的治疗措施。有研究对 65 例反流致体重减轻的患者进行了胃刺激器植入，其中 27 例患者仍然有内镜下观察到胃食管反流，但几乎所有患者术后胃食管反流症状改善，他们还发现 40% 的 LES 张力和 95% 的 LES 收缩时长增加[26]。

在一个双侧肺移植患者术后存在严重 GERD 和 DGE 病例报道中，为了降低吸入性肺炎和可能的肺移植排斥反应的风险，对该患者行腹腔镜下胃刺激器放置与 Nissen 胃底折叠术，术后反流和 DGE 症状改善明显，且药物需求减少同时体重增加[27]，但这种 GERD 同时伴 DGE 的新治疗方法需要进一步的研究。

（五）幽门肌切开和幽门成形术

在儿童中，与反流相关的 DGE 通常通过胃排空手术进行治疗，如幽门肌切开术或幽门成形术。Okuyama 等比较 54 例儿童患者在幽门平滑肌切开术或幽门成形术加胃底折叠术治疗胃食管反流。值得注意的是，大约 80% 的患儿有相关的神经病变基础，两组术后胃排空均有明显改善[28]。另外，幽门肌切开术组与幽门成形术组术后排空量无显著差异，这两种幽门引流手术联合胃底折叠术治疗反流时均可改善胃排空。

对成年患者的研究也显示了幽门引流术联合胃底折叠术对 GERD 和 DGE 改善的好处。Masqusi 等对有腹胀症状和胃排空显像异常的胃食管反流患者进行了胃底折叠加幽门成形术，35 例患者接受了这种联合手术，术后 80% 的患者报告有显著的症状改善，胃排空改善超过 50%[29]。

虽然胃底折叠可改善胃排空，但是胃动力受损可导致术后症状恶化，Farrell 等回顾分析了 25 例 GERD 和 DGE 患者[30]，这些患者接受腹腔镜下 Nissen 胃底折叠术，12 例同时行幽门成形术，其中 1 例接受幽门成形术的患者，胃排空一半的时间为 100~150min，剩下 11 例的排空时间超过 150min。胃底折叠术后 1 年的症状评分显示，DGE 组和正常排空组的胃灼热和反流均有改善。同时，研究人员还注意到两组患者腹胀情况相同。在 DGE 患者中，8 例（32%）进行了术后胃排空研究，所有患者都表现为排空正常，仅应用胃底折叠术组排空增加了 38%，加幽门成形术组排空改善了 70%。由于幽门成形术可减少流出阻力，促进胃排空，对于中至重度 DGE 患者，应考虑作为胃底折叠术的补充。Hibbard 等探讨了使用腹腔镜和内镜行幽门成形术治疗胃轻瘫[31]，其中 28 例患者接受腹腔镜手术 Heineke-Mikulicz 幽门成形术或腹腔镜辅助下经口柔性环形吻合器幽门成形术（表

22-3）显著改善症状为恶心、呕吐、反流、腹胀和腹痛。本研究中有 71% 的患者胃排空正常，其余患者胃动力药物的使用也显著减少，但是有 3 名患者因症状无改善而最终接受了胃刺激器安置。本研究强化了微创胃引流术对胃轻瘫症状改善安全有效的观点。同时，当症状难以控制时，不排除使用其他治疗策略。

（六）胃底折叠术

在上文中，我们指出胃底折叠加胃引流可改善胃食管反流和 DGE 症状。单纯胃底折叠术已应用于 DGE 和 GERD（表 22-4）。通常餐后通过舒张近端胃来调节食物的摄入，在 DGE 患者中，在近端胃延长这一步可能增加反流发作[8]，Nissen 胃底折叠术通过增加胃食管反流压力和减少胃食管的反流，在控制胃食管反流症状方

表 22-3 腹腔镜下 Heineke-Mikulicz 幽门成形术

- 观察孔戳卡置于脐左上方，2 个 5mm 戳卡置于锁骨中线两侧肋下边缘，另一个 5mm 戳卡置于脐右上方，肝牵引器置于剑突下位置
- 从上、下两个附着点处牵引幽门以降低缝线张力
- 如有需要，可行 Kocher 切口以降低腹膜外侧切口的可视性和张力
- 从幽门上、下两侧进行缝合
- 行 5cm 长十二指肠横向切口
- 牵引器用于撑开缝合处，应用可吸收线连续或间断单层横向缝合切口

数据引自 Hibbard M.DunstC, Swanstnrm L.Laparoscopic and endoscopic pyloroplasty for gastroparesis results in sustaineel symptom improvement. *J Gastrointest Sung* 2011;15(9):1513.

表 22-4 腹腔镜下 Nissen 胃底折叠术

- 患者取"人"字位，术者站于患者两腿间
- 于肚脐左下方置入 12mm 戳卡，脐水平左右两侧锁骨中线分别置入 12mm 和 5mm 戳卡，经剑突下置入 Nathanson 肝脏拉钩，左侧肋缘下腋前线置入 5mm 助手操作孔
- 为识别迷走神经，行食管环周游离，纵行放置引流管，以便在食管后窗和膈脚之间产生合适空间
- 通过切除胃小弯侧重建胃底
- 在完成胃底到食管通道之前先行置入 50~60F 的食管探条
- 通过间断 3 针自生翻折建立大概 2cm 松弛的翻折环

面有较高的成功率。Vu 等使用胃压仪、胃排空研究和迷走神经完整性测量来研究 Nissen 胃底折叠术后患者[32]，他们的结果表明，餐后胃舒张与胃对固体排空相关，在 Nissen 胃底折叠术后餐后综合征患者中，胃舒张明显减少，同时固体排空明显增加。

Bais 等也发现 Nissen 胃底折叠术后餐后综合征患者胃固体排空增强[33]，36 例患者中 10 例术前就存在 DGE，排空延迟组中，术后 3 例胃排空恢复正常，5 例排空加速，2 例无明显变化。他们指出，术前胃排空研究中发现的 DGE 患者和非 DGE 患者，食物在胃内分布的差异被 Nissen 胃底折叠术消除。值得注意的是，本研究指出，根据症状评分，这种术后胃排空的改善可能不能纠正排空延迟的症状，相反，可能导致恶心和早饱等症状发生和加重，造成这种现象的原因可能是加快了胃内差异分布。

有研究表明，术前直立体位时发生反流与抗反流手术后较差的预后相关，因此，Wayman 等试图评估术前 DGE 和反流模式之间的相互作用及其对腹腔镜胃底折叠术疗效的影响[34]。31% 的被评估患有 DGE 的患者没有发现反流模式与 DGE 之间的联系，这项研究也没有显示术前 DGE 或反流模式对胃底折叠术后手术结果的影响。

尽管多项研究表明 Nissen 胃底折叠术后胃排空得到改善，但高达 12%~15% 的患者有持续反流症状，19%~25% 的患者术后出现嗳气相关症状[35, 36]。如前所述，目前尚不清楚这是否受反流模式的影响，这些症状可能与弱酸性反流或混合（酸性和弱酸性）反流有关。Rebecchi 等研究了 DGE 对合并有酸性反流或弱酸性反流的全腹腔镜胃底折叠术后患者的影响[35]，这是一项随访了 5 年的前瞻性研究，在 172 例 GERD 患者中，24.4% 术前就存在轻度至中度 DGE，DGE 组和正常组的酸性和液体反流发生率均显著降低，但是只有排空正常的患者在弱酸性反流和混合气和液体反流方面有显

著改善。在排空正常的患者，食管测压显示胃食管压在 1 年和 5 年的压力明显升高。在 DGE 患者中，胃食管压在 1 年显著增加，但到 5 年后恶化，66.7% 的患者回到基线水平。这些发现应用于临床后发现，正常排空组术后症状评分明显改善，5 年后需要质子泵抑制药治疗的患者不到 10%。与 DGE 患者不同的是，DGE 患者在症状上没有任何显著改善，超过 90% 的患者在 5 年时间内需要接受 PPI 和胃动力药物治疗，但症状仍然没有得到充分控制。这些结果表明，仅行腹腔镜下胃底折叠术的 DGE 患者的症状和反流并不能得到很好的控制。

（七）胃部分及全切除术

难治性胃轻瘫可行次全或全胃切除术，但其真正疗效尚不清楚[3]。腹腔镜胃次全切除术可以被认为是胃轻瘫的主要手术治疗，因为它可明显的改善症状，并且围术期并发症发生率和死亡率可接受[24]。胃切除术在胃底折叠后反流性疾病的治疗中也得到了评价。有研究包括 12 例患者接受了胃切除术（近全胃、近端或全胃），25 例因胃底切除术不成功而接受了胃全切除术，平均随访时间超过 3 年[37]，两组在症状严重程度评分上均有改善，但胃切除术对主要症状的缓解程度更高（89% vs. 50%）。胃全切除术患者有较高的围术期并发症发生率和死亡率，但部分切除组有 4 例患者需要额外的手术。这表明胃切除术是治疗复发性反流的一种选择，特别是那些在过去有过多次失败的患者。

Clark 等回顾了 9 例因胃底折叠术后胃功能障碍而接受胃切除术（全部、近全部、近端）的患者[38]，患者可能在胃底折叠术前就有未确诊的 DGE 症状，或术后有迷走神经功能障碍，3 例出现术后并发症，7 例患者在胃切除后仍有症状，3 例仍需经饲管进行肠内营养。这些结果表明，虽然胃切除术改善胃轻瘫和反流，但其对胃底折叠术后胃功能障碍的影响不理想。

（八）胃食管反流病和胃排空延迟的减肥手术

随着时间的推移，减肥手术变得越来越普遍。减肥手术对胃轻瘫和胃食管反流的影响现在也在进行。众所周知，肥胖与胃食管反流有关，超重患者的反流症状发生率高达 3 倍[39, 40]。肥胖人群胃食管反流的胃底舒张对该人群所患的其他共病没有任何影响，并且已经发现有不同的结果[39, 40]。Roux-en-Y 胃分流术已被证明可以改善反流症状，一项对 58 例术前胃食管反流和病态肥胖患者进行腹腔镜 Roux-en-Y 胃分流术的研究表明，大多数患者的症状得到改善或根治[41]。

Roux-en-Y 胃分流术可以改善胃轻瘫症状。有研究对 7 例患者平均体重指数为 $39.5 kg/m^2$，胃轻瘫行腹腔镜下 Roux-en-Y 胃分流术，315 天的随访显示，BMI 平均降低了 9.1 个单位。患者的症状评分也有显著改善，促动力和止吐药物使用也减少[42]。这些研究表明 Roux-en-Y 胃分流术对于 DGE 和 GERD 患者是一个可行的选择。

还有一种广泛应用并可能对胃排空有影响的减肥手术是袖状胃切除术。澳大利亚的一项研究评估了 4 例 DGE 和 GERD 患者同时行腹腔镜 SG 和胃底折叠术[43]，所有患者术后均能停止 PPI 的使用，胃排空提高 67%，所有患者的 GERD-HRQL 评分提高，提示该技术可能有更广泛的适用性，需要进一步研究。

四、结论

DGE 的病理生理可能包括运动性降低、胃张力下降、十二指肠协调受损和幽门过度收缩[1-3]，目前无法治愈，而症状控制是治疗的主要手段，而且一旦与 GERD 相关，这种疾病就变得更加难以控制。胃动力药已经显示出不同的结果，并且随着某些具有显著不良反应的药物从市场撤出，使选择变得更加有限。内

263

镜下幽门注射肉毒杆菌毒素 A 可短期缓解胃食管反流和胃食管反流的症状，但不是一个可行的永久解决方案。胃食管结合部和胃贲门的射频消融术治疗反流已被证明可以改善胃排空和症状。由于本研究的患者群体有限，因此有必要进行进一步研究 [22]。GES 已经被证明对胃轻瘫症状有显著的影响，并且有建议认为它也可能有助于改善反流症状。在一份病例报道中，GES 也被用于胃底折叠术，但需要进一步评价这项技术 [27]。仅胃底折叠术在疗效方面的结果是相互矛盾的。值得注意的是，一项长达 5 年的前瞻性研究显示，DGE 患者胃底折叠后症状控制较差 [35]，增加胃引流术，如幽门成形术，

已被证明可以改善胃食管反流和胃食管反流患者的症状。作为最后的治疗手段，胃切除，从 SG 到全胃切除常被采用，是胃食管反流条件下治疗 DGE 最具侵袭性的手术，但并不总是能改善症状，然而随着微创技术的发展，这些手术围术期并发症发生率和死亡率逐渐被大家接受 [24]。此外，外科医生现在有了更新的治疗方法，其中许多可以联合使用，以帮助解决这个问题。如腹腔镜磁性括约肌增强术与 Nissen 胃底折叠术有类似的抗反流症状作用，但有较低的嗳气发生率，已推荐用于轻度至中度胃食管反流患者 [44]。可以想象，这项技术可以与胃引流术结合使用，也可以改善 DGE 症状。

第 23 章
胃底成形术失败、终末期胃食管反流病和硬皮病的管理

Management of Failed Fundoplications, End-Stage Gastroesophageal Reflux Disease, and Scleroderma

Hugh G. Auchincloss   David W. Rattner   著

赵　磊　王建嵘　译

摘要

抗反流手术的再手术是一个复杂的临床问题。对于胃底手术治疗失败的患者，前肠外科医生必须精通再次手术的指征、常见的失败模式、手术技术和预期结果。硬皮病和终末期胃食管反流病比抗反流手术失败更少见，但也需要一个前肠外科医生具有经验丰富的专业知识。许多适用于抗反流手术再手术的原则和技术也与这些情况的处理有关。

关键词：胃底折叠术；反流；吞咽困难；腰椎间盘突出；硬皮病

对于前肠外科医生来说，抗反流手术后复发、症状持续存在或出现新症状是一个具有挑战性的问题。确定再手术和实施何种手术能够让哪些患者受益，要求手术医生必须术前大量钻研精心研究，并熟悉与抗反流手术相关的常见并发症的处理方法。当考虑再次手术时，手术预期结果必须要考虑到药物治疗恢复的有效性及二期、三期或四期手术后的发病率。想要达到相对满意的手术结局就必须术前仔细考虑患者的期望。然而，经验丰富的外科医生可以为其中许多患者提升消化道功能和改善生活质量。

目前，由于质子泵抑制药的使用几乎无处不在，在没有既往抗反流手术失败史的情况下，患者很少出现终末期胃食管反流病。但是，患者偶尔会出现复杂性慢性胃食管反流病相关的并发症，包括严重食管动力障碍或长节段 Barrett 食管伴狭窄，无法实施标准的抗反流手术。这些病例需要外科医生和（或）多学科团队进行认真计划，其中必须包括有进行过复杂的上消化道重建专业知识的医生。硬皮病又称为系统性硬化症，其食管受累是一类特别具有挑战性的患者亚组。考虑到手术可能使相关的风险增加和功能改善前景减弱，应谨慎对这些患者进行手术。然而，经过充分选择的硬皮病患者则可从手术中获益，以缓解反流、胃灼热和不定时的吞咽困难。

一、胃底折叠术的效果

腹腔镜下 Nissen 胃底折叠术自 1991 年[1]被引进以来，已成为胃食管反流病手术治疗的标准方法。360° 胃底折叠术的改良方式包括 Hill 修复手术即 180° 胃底折叠术和 Toupet 医生的 270° 胃底折叠术，以上手术都被大家广泛接受。经胸胃底折叠术（如 Belsey Mark Ⅳ 型胃底

折叠术）作为一种主要抗反流手术已变得越来越少见。几项大型研究显示腹腔镜抗反流手术后的长期结局，尽管支持者声称 90% 的手术患者症状得以缓解，生活质量得以改善[2, 3]，而支持非手术的一方的报道称 20%～50% 的患者在手术后继续持续接受抗反流药物治疗[4]。许多重新开始 PPI 治疗的患者其症状与反流性食管炎原因无相关性[5]；因此，更准确地说，75%～80% 接受首次抗反流手术的患者在其生命剩余的全部时间内，不会出现进一步的病理性反酸反应（如 pH 探针监测的记录）。许多发生轻度复发性胃灼热的患者可以通过药物治疗得以改善，但仍有 3%～6% 的患者最终需要再次手术[6,7]。有趣的是，手术失败并不总是发生在术后早期，而是随着时间的推移发生率增加；偶尔患者会出现早期改善，但最终会在 10 年或更长时间后出现胃底折叠术失败[2]。

在抗反流手术治疗失败后再次手术的患者中，最常见的主诉是复发性胃灼热或反流。60% 胃底折叠术失败的患者都存在这些症状，30% 的患者以吞咽困难为主要症状。其他主诉包括食管裂孔疝、嗳气和不典型症状，如胸痛或腹痛[8-10]。通常存在合并症状，难以区分失败的原因是解剖还是功能方面的。

二、为什么胃底折叠术会失败

对于胃肠外科医生来说，仔细了解胃底折叠术失败的手术方法和原因是非常重要的，因为了解原因不仅可以指导外科医生在自己的实践中避免类似的失败，而且更能够指导外科医生明白这些"失败"的患者具有哪些相同的体征和症状。一般而言有以下几个原因：①术前即存在失败的患者因素；②手术技术问题导致术中标准打折扣；③术后早期咳嗽或恶心、呕吐而导致胃底折叠术失败。

当失败归因于患者因素时，说明对患者的术前评估不充分，评估期间收集的数据被误判，或在制订手术策略时判断失当；另一种可能是

患者在手术前出现疾病进展但不显著，如食管蠕动恶化。抗反流手术的理想患者是非肥胖个体，且食管蠕动相对保留，pH 监测记录异常但症状良好，有胃食管反流的典型症状而 PPI 治疗对改善症状有一定效果[11]。那些伴随食管动力障碍（如贲门失弛缓症或弥漫性食管痉挛）的患者，即肥胖导致反流的患者，非酸性反流的患者或非典型症状的患者，包括喉痉挛、胸痛和复发性误吸，这类患者实施胃底折叠术后的效果明显较差。同样，那些被忽视的解剖或功能异常的情况，如食管狭窄、食管瘘或胃排空延迟的患者，是不可能仅通过胃底折叠术缓解其症状。高龄、女性和存在较大的食管裂孔疝也被视为失败的潜在风险因素[12]。

胃底折叠术的技术失败原因已被充分认识，由于技术原因手术无法严格执行标准，可能会影响手术的早期技术成功或修复的持久性。典型的胃底折叠术包括将胃食管结合部几厘米的食管恢复到腹内位置，在腹内食管的周围构建由胃底组成的无张力、"弹性"胃底折叠包裹，并用永久性缝线固定包裹和闭合膈脚。胃底折叠手术在分离胃短动脉后使用生物补片加强裂孔闭合的方式还存在一定差异。Awais[6]、Dallemagne[7]、Khajanchee[10]、Furnée[13] 等的研究发现，胃底折叠包裹移位是再次手术时最常见的解剖缺陷，约有 2/3 的患者发生（表 23-1）。有以下几种类型的包裹移位发生，包括完整包裹经裂孔疝入纵隔或近端胃形成的疝，通过包裹环疝入膈上或膈下位置（"滑脱"的 Nissen 疝）。再次手术时遇到的其他技术问题包括：①包裹完全闭合或者包裹过紧或过长；②包裹错位或扭曲；③包裹完全破坏。抗反流手术后功能障碍的一个重要原因是未能识别或解决短食管的问题。完全彻底的纵隔解剖并恢复腹内食管对于成功行抗反流手术极其重要。尽管进行了完全彻底的纵隔解剖，但仍无法重建足够的腹内食管，应通过 Collis 胃成形术解决。省略这些步骤会导致包裹位置不当，并受到拉力，

使其容易发生裂孔疝。最终致使迷走神经损伤，可能导致一些患者胃底折叠术后症状持续存在，特别是如果这些症状可归因于胃排空不良、腹泻或可能的胃胀气综合征。

表 23-1　胃底折叠术失败的原因		
失败类型	发病率	症　状
食管裂孔疝	40%～60%	反流、吞咽困难、无症状
包裹缝合处滑动	4%～16%	反流、吞咽困难、早饱、餐后痛
包裹缝合处松动或破坏	3%～23%	反流
缝合过紧或扭曲	1%～10%	吞咽困难
食管本身动力障碍	1%～2%	吞咽困难

数据引自参考文献 [6-8, 10, 14]

早期失败最危险的原因是胃底折叠术后即刻行疝修补术。这会造成医源性嵌顿性食管裂孔疝，可能影响局部血流。此类事件发生前可能出现剧烈咳嗽或干呕伴腹内压升高。如果不及时干预，患者有胃坏死的风险，导致并发症显著升高或死亡。如果胃的一部分发生梗死，重建手术的选择将受到患者生理状况和消化道可用性的限制。在这种情况下，有时需要分期修复。

三、胃底折叠术失败患者的治疗方法

许多抗反流手术后复发或新发症状的患者不愿意遵循外科医生的建议，认为手术对他们的病情可能有帮助，但是对于缓解痛苦几乎没有什么帮助。这类患者可能只有在经过多年的药物和微创治疗后才会出现。因此，胃底折叠术失败的症状和继发性后遗症的程度可能比较重。对所有患者的评估应该从了解既往手术的情况开始。如条件允许，应回顾研究患者既往的术前和手术报告，以寻找关于治疗失败根本原因的线索。同时，应注意患者既往胃食管反

流症状与其目前症状的异同。例如，首次手术前存在且仍然存在的吞咽困难与仅在胃底折叠术后发生的吞咽困难的病因的不同。

即使患者有明确的病史和症状及强烈提示胃底折叠术失败的具体原因，在决定再次手术之前也有必要获得客观数据的支持。研究者认识到，原发性和继发性 GERD 的症状和客观结果并不完全相关；然而，从此类研究中获得的信息（包括上消化道造影成像、高分辨率测压、pH 监测、多通道腔内阻抗检测和内镜检查）可指导手术决策，并能够提供评估再次手术的结局的基线。

（一）对比成像

对比成像实际是动态钡剂检查，主要针对胃底折叠术后有症状的患者，位置良好、完整的胃底折叠术表现为胃底充盈缺损，位于前方，轮廓光滑，穿过缺损时远端食管轻度狭窄[15]。钡剂检查主要表现为液体或固体对比剂反流或排出延迟，显示包裹太紧、太长、疝出或破坏（图 23-1），可能出现 GERD 的相关症状，包括狭窄和溃疡。最终动态吞咽视频可以为我们进一步研究食管或胃动力异常提供线索。

（二）测压法

进行首次或二次抗反流手术前食管测压的

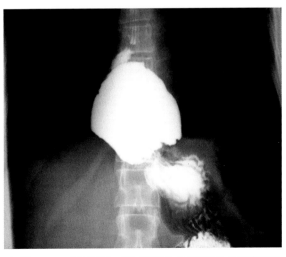

▲ 图 23-1　钡剂吞咽，显示出移动或"滑落"的胃底折叠

主要作用是排除贲门失弛缓症[16]，贲门失弛缓症也可导致食管动力障碍。需要行二次手术的所有患者术前应行食管测压，如果结果显示食管动力障碍，需相应改变手术计划。总之，不管既往是否行胃底折叠术，若伴有 GERD 症状，往往提示食管动力障碍。然而，严重的食管动力障碍却被认为是行二次胃底折叠术的相对禁忌证。另外很多研究表明，测压结果虽然不能预测术后是否发生吞咽困难，但若肠蠕动受损能导致此类症状，测压法仍具有一定意义。

（三）食管 pH 监测

与鼻导管相连接的 pH 监测仪或植入式探头进行食管 pH 监测。对于经内镜检查确诊为糜烂性食管炎且有 GERD 典型症状的患者，无须行食管 pH 监测[16]。然而，食管异常且呈酸性已被证明是胃底折叠术成功的重要因素[11]。胃底折叠术后必须严格观察患者是否存在反流症状，并行内镜检查是否伴有食管炎。若确定食管呈酸性，表明存在胃食管反流，虽然一部分原因可能是患者自身伴有的。考虑到两者的复杂性，以及如何评价和治疗胃底折叠术失败的患者，我们需要坚持一个原则，即再次手术前需获得所有相关数据。若患者术后不断抱怨，可以与术前客观数据进行比较。但是，部分胃底折叠术后患者仅表现为吞咽困难而且解剖原因明确（如吞钡时发现胃底折叠术滑脱），此类患者不需行术前测压。

（四）多通道腔内阻抗检测

多通道腔内阻抗检测是胃底折叠术后出现症状的一种有价值的辅助检查方法。MII 记录正常及反流食管中的食物团块转运，再加上测压检查，可确立食管是否存在无效蠕动。MII 适用于食管反流或食管动力障碍症状明显，但 pH 监测或测压结果不一致的患者。

（五）内镜检查

内镜可直接检查食管黏膜，检查食管炎和溃疡的程度，有无狭窄，排除 Barrett 食管或癌的诊断。通过诊断糜烂性食管炎而确诊的 GERD 复发患者无须行 pH 监测。但对于存在严重反流症状的患者，正常的内镜检查不能排除其他原因者，需要再次手术。

（六）其他研究

胃底折叠术失败可能不会导致胃排空延迟，但出现胃排空延迟会混淆诊断，甚至改变再次手术的策略。若患者出现反流、腹痛或腹胀应进行胃排空检查。在复杂的翻修手术中，如食管切除术和结肠间置术中，肠系膜血管造影术是术前评价的重要组成部分。文献中存在关于这种常规手术的争论，但是我们认为在考虑使用结肠作为食管替代品时，建立连续的边缘动脉和结肠中动脉终末分支有一定意义[17]。在小肠重建时，无须进行血管造影。计算机断层扫描在诊断原发性或复发性 GERD 中地位不高，轴位成像的主要作用是排除其他原因引起的腹痛。

四、手术选择

再次手术的适应证应严格限定，如一些患者曾行胃底折叠术，现在出现松动且主诉为胃灼热的患者可以使用 PPI 进行有效治疗，以此避免再次手术的风险。其中一些患者可能最终选择重做胃底折叠术，因为他们感觉相对药物治疗，术后功能恢复更好。如果他们不是肥胖患者并且食管运动功能得到很好的保留，则应该为他们提供手术。相反，胃底折叠术后滑脱的患者很少单独使用药物治疗即可达到症状缓解，因为胃底成为胃酸和液体的储存库，可自由反流。即使 PPI 抑制酸，碱性胃内容物也具有相当强的腐蚀性，并引起严重临床症状。对符合手术适应证并可接受手术的患者，应充分考虑再次手术治疗。选择哪种手术方式取决于患者的临床表现和客观检查结果及既往手术次数和解剖因素。大多数患者可通过胃底折叠术的翻修得到治愈。然而，既往接受过多次胃底成形术或医源性胃轻瘫的患者更有可能从高位胃大部切除术联合 Roux-en-Y 胃肠吻合术中获得受益。那些曾使用补片行食管裂孔疝修补的患者应被安排手术，术中检查可能需要切除胃底和远端食管（图 23-2），也可能需要进行胃切除术和食管空肠吻合术，以及使用胃或其他空腔脏器替代以进行食管置换术（表 23-2）。

（一）二次行胃底折叠术

二次行胃底折叠术是抗胃食管反流手术失败后最常进行的手术。随着研究的进展，越来越多的文献表明，在首次进行翻修手术的情况下，此类手术的并发症可接受，且有很好的疗效 [6-8, 10, 12-14, 18-20]。有经验的医生通常会选择使用

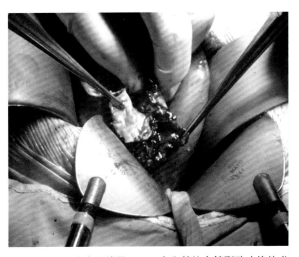

▲ 图 23-2　术中照片展示了一个先前的食管裂孔疝修补术侵蚀了胃底

腹腔镜进行手术。无论采用开放或腹腔镜方法，10%～20% 的患者都会出现并发症，包括胃或食管损伤、肝或脾出血及气胸。大量研究已证实，对于接受第 1 次胃底折叠翻修术的患者，患者满意度及客观指标（酸减少）与初次行抗反流手术相近。Wilshire[18] 发现 81% 的患者在胃底折叠翻修术后症状消退，91% 的患者行初次胃底折叠术后症状消退。Furnée[13] 发现 70% 的患者症状改善，尽管只有 20% 的患者症状完全消退，17% 的患者实际上似乎恶化。这些结果与几篇文献综述得出的结论一致 [8, 12, 14, 20]。根据报道，后续再次手术失败率约 10%[6, 13]。吞咽困难、食管动力障碍、食管裂孔疝、肥胖和短食管已被确定为首次胃底折叠手术失败的风险因素 [7, 10, 21]。

曾行二次或二次以上胃底折叠术，且术后失败，患者再次行胃底折叠术后的效果明显更差，手术风险显著增加，手术给胃和食管造成的损伤使医生无法再次尝试重建。二次手术失败后，大多数外科医生会告诫患者不要反复尝试胃底折叠术。

胃底折叠翻修术的理想患者是曾经尝试过一次抗胃食管反流手术的患者，现在出现复发性反流，可能与第一次手术技术有关。对于有吞咽困难、食管运动障碍、肥胖、视物模糊或症状不一致或既往多次手术史的患者，应考虑药物或其他抗反流手术治疗。如果尝试胃底折叠修复术应遵循与一期胃底折叠术相同的技术原则：恢复腹内食管、部分或完全胃底恢复，

手术术式	适应证
二次胃底折叠术	非肥胖患者的首次失败患者［食管运动障碍患者考虑胃底折叠术（Toupet）］
Collis 胃成形术或楔形胃底切除术	任何涉及短食管或食管裂孔疝的二次手术（食管运动障碍患者慎用）
Roux-en-Y 胃旁路或胃切除术 / 食管空肠吻合术	首次失败的肥胖患者 既往多次抗反流操作 胃动力受损（患者）
食管或胃食管结合部切除术	食管狭窄 Barrett 食管伴重度食管癌发育不良 既往多次手术导致胃底严重瘢痕（患者）

表 23-2　二次手术适应证

以及关闭膈肌裂孔。二次行胃底折叠术术中正确识别解剖结构具有挑战性，既往手术的瘢痕和解剖变异影响医生识别正确的解剖结构。因此，在重建新的胃底折叠术之前，完全解剖原始组织，并通过腹腔镜和内镜确认胃和胃食管结合部及正确的手术方向。

腹腔镜手术的发展很大程度上取代了开胸手术，开胸手术能够充分暴露食管中远段，为了充分显露食管长度，可能需要行 Collis 胃成形术。对有明显食管动力障碍的患者，部分胃底折叠术可能优于完全胃底折叠。最后，尽管使用生物补片闭合食管裂孔尚未被证实有效[22]，但考虑到复发性裂孔疝是一种常见二次手术并发症，针对食管周围肌肉组织较薄的患者，也是一种有效的辅助治疗方式。

（二）胃切除术后 Roux-en-Y 吻合术

由于胃底折叠的长期疗效不佳，导致一些医生推荐胃切除术加 Roux-en-Y 吻合术作为抗反流手术失败患者的首选手术方法[9, 23-28]。对于存在胃食管反流和过度肥胖患者而言，Roux-en-Y 吻合术是公认的首选抗反流手术。在这些手术中，食管下括约肌的抗反流机制并不像胃底折叠那样重建，因为 Roux 肠襻可防止胆胰分泌物反流到胃和食管中。胃空肠吻合术应在胃小弯处进行，以最大限度减少胃体部产酸细胞的数量，120cm 的 Roux 肠襻对于促进体重减轻很重要，这反过来会降低腹内压和反流。

有数据显示，在肥胖和既往胃切除术失败的患者中，Roux-en-Y 重建在抑制反流、避免吞咽困难和提高整体生活质量方面优于单纯胃切除术[23, 29]。尽管围术期并发症发生率较高，但仍有 80% 的患者对手术的结果感到满意[23]。正因如此，开始出现将该手术推广到先前抗反流手术失败的正常体重患者的相关报道。Stefanidis[27] 的报道称对于 25 例肥胖及非肥胖患者进行该手术治疗后为期 1 年随访观察，有 96% 的患者表示满意手术效果，同时出现吞

咽困难症状的患者满意度为 100%。Makris[25]、Mittal[26] 及 Kim[9] 报道结果相似，患者满意度分别为 89%、72% 和 93%。Awais[24] 报道称，对于正常体重患者，Roux-en-Y 吻合术为患者带来了满意的术后生活质量。有 5% 的患者 Roux-en-Y 吻合术失败，失败原因均为出现食管裂孔疝[24]。

一些再手术的病例中，由于之前的手术造成了胃底部严重的瘢痕或损伤而无法挽救，Roux 肠襻可以被带到食管远端或中端，并施行食管空肠吻合术。拥有丰富微创经验的外科医生可在腹腔镜下进行胃底折叠术失败后的 Roux-en-Y 重建手术。对于正常体重患者，应构建短 Roux 支（≤ 50cm）以防止吸收不良。对于手术患者可在残胃中放置胃造瘘管，以确保充分的肠内摄入。结肠后位胃 Roux 吻合有利于该置入。残胃切除术仅适用于存在严重胃动力不全或胃酸分泌过多的部分患者[28]。该手术的主要缺点是复杂性增加和增加了 2 个胃肠道吻合。对于肥胖患者或由于既往手术或 GERD 并发症而无法使用远端食管或胃底的患者，应考虑将 Roux-en-Y 重建术作为抗反流翻修术的首选方法。同时，将该治疗方案强烈推荐给既往接受过多次抗反流手术的患者。然而，由于缺乏长期随访数据，对于那些同样适合单纯胃底切除术的患者，Roux-en-Y 重建术的优势并不突出。Roux-en-Y 重建术使得患者储备功能部分丧失。对于胃排空延迟的患者而言，这可能是一个优势。但在其他患者中，该手术可能导致患者摄入不足和早饱。这在食管空肠吻合术后的患者中尤其明显。已知 Roux-en-Y 胃旁路术可使患者术后发生维生素缺乏和吸收不良的后果，而这些并发症在体重正常的患者中尤为严重。最后，Roux-en-Y 重建术可能造成包括腹内疝、肠套叠和边缘溃疡等问题的发生。如果出现这些问题，再次进行重建手术可能会受到限制。

（三）食管置换术

切除近端胃和远端食管后，患者多存在上

消化道功能障碍，包括一定程度的反流、吞咽困难或食管排空不良。因此，良性病变患者只有症状严重无法缓解且没有其他良好外科治疗选择的情况下可考虑进行食管置换术。既往胃底折叠术失败的患者进行食管置换术的适应证包括进行性食管溃疡或瘘、不可扩张的食管狭窄或重度吞咽困难伴食管体部弥漫性动力障碍。既往接受过多次抗反流手术且症状持续存在的患者也应考虑进行食管置换术。这类患者数量有限，研究发现 24% 的患者发生并发症，但88% 的患者最终对其手术效果感到满意[30]。

关于食管置换术用于治疗良性病变存在一些争议，包括：①长节段与短节段食管切除术；②最佳手术方法；③胃与结肠或空肠作为食管替代物。

对于有食管反流相关并发症的患者，通常可以进行远端食管短节段切除术，因为一般来说病变主要集中在胃食管结合部。这种方法具有操作简单，尽可能多地保留着正常食管功能的优势。这种方法在食管体部有一定动力障碍的患者中同样适用。这些患者在酸暴露减少后食管功能可能得到改善。短节段切除术的缺点是将食管吻合口置于胸部，吻合口瘘所带来的后果较颈部吻合更严重。

在进行食管切除术的众多手术方式中，经胸腹腔联合术、Ivor-Lewis 术、McKeown 术、微创手术在良性病变患者治疗效果方面无显著差异，大多数医生会选择更熟悉且患者耐受性好的方式进行手术。对抗反流术后食管切除术患者的大宗研究报道称，手术入路对预后影响无差异[31, 32]。Luketich[33] 报道了微创食管切除术后预后研究，发现 1011 例中有 111 例患者既往接受过胃或食管手术，术后结局无差异。最佳手术方式似乎应根据患者的疾病和外科医生的专业知识情况而进行个体化选择。例如，左胸腹联合入路可提供极好的胃和胃食管结合部暴露，对于接受多次食管裂孔修复的肥胖患者特别有用。最后应注意保留迷走神经的食管切除术，该技术可与胃或食管置换术结合，并已被证明可降低术后倾倒综合征和食管功能障碍的发生率[34]。遗憾的是，在既往接受过多次抗反流手术的患者中，由于广泛的裂孔瘢痕，该手术方式实现难度大。对于这类患者而言，迷走神经功能也不一定需要保留。

选择导管替代食管是有争议的，胃癌食管切除术后重建首选胃导管。对于许多可知预期寿命有限的食管恶性肿瘤患者而言，使用胃导管是相对容易和安全的，且能起到良好的作用。相反，对于良性疾病患者，需要假定正常寿命为观察周期，来判定导管功能情况作为结局指标。这使得一些医生认为[31, 32]，对于既往进行过多次手术的患者而言，相对于胃作为食管使用，短段或长段的结肠或空肠间置移植物可能会提供更高的生活质量。结肠或空肠间置术的理论优势是可使胃与新食管的交界处停留在腹部，保留了胃的正常功能。如胃缺如，可用 Roux 支完成结肠远端吻合。另外，结肠黏膜似乎可抵抗与酸暴露相关的变化。结肠和空肠的血供也很丰富，吻合口瘘的发生率（被认为是缺血的结果）可能低于胃导管。结肠或空肠间置术的缺点很明显。该手术在技术上更具挑战性，至少需要进行 3 次肠吻合方可完成。由于内在的病理学机制，结肠并不常规作为导管使用。在不增加微血管吻合的情况下，对于长节段食管置换，空肠通常不会到达颈部[35]。尽管存在这些技术挑战，但一些研究中心发现，良性病变患者在进行结肠间置术后满意度高于90%[36]，也有研究中心报道称，与胃导管术相比，结肠或空肠间置术的结局相似或更优[37, 38]。当进行结肠或空肠间置及胃吻合术时，为降低胃排空功能障碍的发生，应行幽门肌切开术。

五、晚期胃食管反流病患者的治疗

对于没有接受过抗反流手术的患者而言，很少会出现严重的反流疾病并发症。这些并发症包括难治性食管炎、动力障碍、溃疡、瘘或无法扩张的狭窄，这些并发症往往轻度或中度。部分患者在胃底折叠术后就可改善或解决这些并发症。除此之外，患者通常需要更广泛的切除和重建。如前所述，可选择 Roux-en-Y 胃旁路术、食管空肠吻合术或食管置换术。

六、硬皮病所致胃食管反流病患者的治疗

治疗 SSc 导致的胃食管疾病是一个特别具有挑战性的问题，由于 SSc 发病机制的影响，随着基础疾病进展导致患者累及消化道的发病率很高。SSc 作为罕见病，其年患病率为 10/100 万，男女患病比例 1：4，患病年龄以 30—40 岁多见。其胃肠道症状是继雷诺现象、皮肤损害后的第三大常见症状，发生率高达 90%。近 50% 的 SSc 患者会有食管受累的症状，主要表现为食管蠕动严重受损导致的吞咽困难或 GERD 症状 [39,40]。

SSc 的特征是在食管远端 2/3 处发现平滑肌萎缩并被纤维化所替代。这将食管从推进性肌肉管转变成僵直的结构。测压发现包括食管体部的蠕动消失或减弱及食管下括约肌压力减弱具有特异性。由于纤维化，食管经常变短，导致食管裂孔疝。患者经常发生使人衰弱的 GERD，伴或不伴吞咽困难。自主神经功能障碍、胃轻度瘫痪和其他胃肠道动力障碍及干燥综合征的频繁共存（以唾液产生缺失或无效为特征）使症状加剧。内镜检查经常发现念珠菌食管炎（不是典型 GERD 的特征），认为与免疫抑制药物使用和远端食管内淤滞有关。15%～30% 的患者预后存在狭窄。目前尚不清楚 Barrett 食管和食管癌在 SSc 患者中是否更常见，但推测存在这种情况 [39]。

SSc 患者食管功能障碍通常是药物治疗。PPI 和其他抗酸药物的使用，并通过生活方式的调整，以期达到减轻 GERD 的目的。吞咽困难更不容易处理。促动力药、泻药和抗生素用于减少细菌过度生长的疗效各不相同。SSc 的全

身性治疗可延缓疾病进展，但不能逆转终末器官功能障碍 [41, 42]。

大多数 SSc 患者应避免手术，因为功能改善前景较差，且存在伤口难愈合的风险。药物治疗难治的重度症状患者和有 GERD 并发症（包括不可扩张的狭窄、反流导致的复发性误吸或食管糜烂）的患者可能因详细周密的手术计划而获益。选择包括部分胃底折叠术、胃切除 Roux-en-Y 重建术和食管置换术。很少有系列研究考察 SSc 患者接受抗反流手术的结局，结果各不相同。

（一）胃底折叠术

腹腔镜胃底折叠术是 SSc 患者最常见的手术，因为它是大多数外科医生最熟悉的手术，可以避免胃肠道吻合并发症发生。然而，它存在明显的缺点，因此限制了其实用性。这些局限性中最主要的是在食管运动功能较差的情况下，难治性术后吞咽困难的发生率较高。这一问题在胃或弥漫性肠动力障碍患者中尤为明显。同样重要的是在重度纤维化的情况下难以获得足够长度的腹内食管，使得手术无法开展。而面对这类患者，需要医生能够开展食管延长手术，如 Collis 胃成形术。这反之又会引起新食管的胃蠕动段功能异常，导致术后发生吞咽困难。Orringer[43] 和 Poirier[44] 等研究发现，在开放的 Collis-Nissen 胃底折叠术术后的短期随访中，分别有 17/20 和 10/14 例患者的反流症状消退，其中术后吞咽困难发生率分别为 39% 和 69%。基于 pH 监测、食管测压和内镜检查评估食管炎的客观改善很小。尽管胃底折叠术对于某些 SSc 患者而言是一种潜在选择，但我们将其使用范围限制在食管长度和蠕动相对保留的患者。由于先前所述的原因，部分胃底折叠术优于完全胃底折叠术。

（二）胃切除术与 Roux-en-Y 重建

在 SSc 患者中，前肠 Roux-en-Y 重建比胃

底折叠术具有多个优势。通过添加足够长度的 Roux 肠襻而不是通过恢复食管下括约肌的功能来实现防反流屏障，从而降低术后吞咽困难的发生概率。对于胃轻瘫导致反流性疾病的患者，切除胃是有益的。最后，Roux 分支可到达食管远端甚至中段，因此在需要部分切除远端重度狭窄或糜烂的食管的情况下，Roux 肠襻可用作重建选择。缺点包括技术复杂性增加和增加了 2 个吻合口。然而，在有经验的医生操作下，腹腔镜手术并发症发病率较低。患有食管和小肠动力障碍的 SSc 患者，尤其是小肠细菌过度生长的患者，在 Roux-en-Y 重建后理论上存在吞咽困难和食管炎恶化的风险。

Kent 及其研究团队[45] 提倡将 Roux-en-Y 胃旁路术或食管空肠吻合术作为 SSc 患者的首选手术。经过一系列研究证明，与胃底折叠术相比，接受 Roux-en-Y 重建术的患者在 21 个月时的反流症状、吞咽困难和总体生活质量有所改善。腹胀和腹泻的发生率也出现不显著的降低。尽管样本量较小，但本研究 Roux-en-Y 重建相对于标准胃底折叠术在 SSc 患者中的假设受益确立了可靠的支持。

（三）食管置换术

食管置换术是 SSc 患者的一种姑息手术，应用于长段不可扩张的食管狭窄、难治性食管溃疡或食管癌患者。1988 年，Mansour 等[46] 建议将食管切除术联合结肠间置术作为 SSc 的主要手术方法；但是，该观点未考虑到药物治疗或腹腔镜手术技术的当前进展。Kent 早在 2007 年就发现[45]，在 5 例因 SSc 接受食管切除术的患者中，1 例死亡，其余 4 例患者中的 3 例出现严重合并症。针对这种需要食管切除术的罕见病例，哪种方法最佳尚未达成共识。然而，结肠间置术可提供更加接近健康人体状况的反流屏障，并缓解既存自主神经功能障碍患者中与胃导管功能障碍相关的一些问题。

七、结论

胃底折叠术失败、晚期 GERD 和 SSc 患者的手术治疗需要丰富的临床经验和扎实的外科技术。必须根据本章讨论的许多因素对患者进行个性化处理。对于非肥胖患者的二次手术，重做胃底折叠术通常是最佳选择。然而，既往接受过二次或二次以上胃底成形术的患者和肥胖症患者可能接受胃切除术或 Roux-en-Y 重建旁路更好。在广泛瘢痕形成、既往补片放置并发症或远端食管晚期损伤的患者中，可能需要切除胃底和远端食管。在这些情况下，外科医生必须具备丰富的临床经验及扎实的外科技术。

第 24 章
减重手术的食管并发症
Esophageal Complications of Bariatric Procedures

Joerg Zehetner　**著**

李　波　**译**

摘要　在过去 30 年里，减重手术从开放式手术发展为腹腔镜手术，现已具备微创手术的所有益处。但随着时间的推移，所有现有的限制性减重手术都可能会对食管造成影响，并可能出现轻微甚或严重的并发症。由于术式不同，食管可能遭受的影响也各异，程度或轻或重。减重手术的金标准仍然是经腹腔镜 Roux-en-Y 胃旁路术。尽管胃袖状切除术日渐兴起，但胃旁路术仍然是最受欢迎的减肥手术之一，并且由于其不良反应小、死亡率和发病率低，许多减重外科医生认为它是首选的治疗方法。虽然胃旁路术对食管几乎没有影响，甚至被描述为一种针对胃食管反流和酸暴露问题的保护性手术，但其他限制性手术很有可能导致食管并发症。

关键词：食管并发症；减重手术；Roux-en-Y 胃旁路术；胃袖状切除术

一、并发症

（一）食管扩张

在 20 世纪 90 年代末至 21 世纪 10 年代初，随着可调节胃束带手术的过度使用，以及胃束带不受控制的过度膨胀，临床发现患者会发生不同程度的食管扩张。因此，有必要研究胃束带的使用，且医生应每年为患者查看 1～2 次。为了快速减肥，胃束带经常会被过度拉伸。恶心、呕吐，以及食管出口梗阻可能会导致发生可逆（有时是不可逆）的食管扩张。如果在此过程的早期阶段减少胃束带膨胀，则可以逆转食管扩张。较大的食管扩张会导致患者将食物吃进食管中（作为新胃），从而导致胃束带失去了控制体重的作用，因此下一步的必要措施就是将其移除或行胃旁路术或胃袖状切除术。

（二）动力障碍

如果捆扎过高，可调节胃束带会导致食管变形，从而导致流出梗阻。虽然它起初会造成食管扩张和出现第三收缩波，但胃束带还会导致假性贲门失弛缓症的蠕动停止症。

在出现严重运动障碍的情况时，就必须将胃束带移除，以恢复食管运动。如果在患者频繁呕吐的情况下仍将膨胀的胃束带留在原位，出现的进行性食管扩张可能会导致持续性恶化和潜在的永久性损伤。

在完全移除胃束带 2 个月后，可以通过增加胃束带限制进行另一次尝试，即再次扩张胃束带。如果运动障碍复发且不可逆，则应移除胃束带，并建议转换为经腹腔镜胃旁路术或袖状胃切除术。

（三）假性贲门失弛缓症

根据狭窄胃束带引起的严重流出道梗阻的完整图像，可得出一种称为假性贲门失弛缓症的蠕动停止症的诊断。在早期，这可能是一个可逆的过程，如"运动障碍"部分所述，需要立即移除胃束带。这种并发症在袖状胃切除术或胃旁路手术后很少见，除非胃切口或吻合处存在严重狭窄。

（四）反流性食管炎

经腹腔镜胃旁路术是一种已知的抗反流手术，因为在有小胃囊的情况下，只有非常少量的胃酸会反流到食管中，而其他手术，包括胃束带术、袖状胃切除术和十二指肠转位术，会增加术后反流性食管炎的发生率。如果患者在行胃旁路手术后出现反流性食管炎，应高度怀疑有胃瘘发生。诊断可以通过食管的对比吞咽研究、口服对比剂的计算机断层扫描或内镜检查来进行。但即使内镜或对比造影结果为阴性也不能排除胃瘘的存在。CT 提示残胃中有空气或 pH 监测酸暴露的增加可能是存在胃瘘的间接征象。反流性食管炎的治疗应针对病因，包括切除瘘口、缩小胃囊进行胃囊修补；如果营养襻太短，将营养襻延长至 100cm。

一般来说，肥胖患者的反流性食管炎需用大剂量质子泵抑制药治疗 4 周，然后重复进行上消化道内镜检查。对于胃束带术后反流性食管炎的患者，最初的治疗是通过排空束带中大约一半的液体来放开胃束带，以恢复较好的食管排空。在大多数情况下，虽然捆扎过紧会造成流出梗阻，但可能仍会导致反流，在这种情况下，特别是对于胃束带位于胃较高的位置且靠近胃食管结合部的患者，却有可能潜在地降低食管的排空功能。

袖状胃切除术与术后反流和反流性食管炎的发生相关。虽然不同的文献报道了不同的结果，正如我们所了解到的，袖状胃切除术会加重反流，尤其是对于患有食管裂孔疝或已知存在食管远端括约肌无力，且没有同时进行食管裂孔疝修补术的患者。此外，既往有反流性食管炎和慢性胃食管反流病症状的患者术后 GERD 的相关发病率较高，因此不适合行袖状胃切除手术。研究表明，袖状胃切除术（尤其是在贲门切迹（His 角）过窄的情况下）会导致食管下括约肌功能障碍，这种情况表现为胃测量平面的扩张性增加。

建议在袖状胃切除术前对 GERD 症状进行评估。对于有 GERD 症状的患者，必须进行上消化道内镜检查以排除反流性食管炎。应进行对比吞咽研究来评估食管动力障碍。对于反流性食管炎和（或）食管动力差的患者，首选经腹腔镜胃旁路术。

在袖状胃切除术后反流性食管炎患者中，初始治疗为 4 周的大剂量 PPI，如果是复发性反流症状，则将 PPI 作为长期治疗。对于经药物治疗但仍有持续 GERD 症状或持续反流性食管炎的患者，或因长期 PPI 治疗产生不良反应的患者，如果袖状胃切除术未能实现足够的减重，则应实施胃旁路术。

对于体重明显减轻且袖状胃切除术后 1 年以上的患者，有几种手术可供选择。对于食管动力良好的患者，可以植入 Linx 反流管理系统（Torax Medical，Inc.，Shoreview，Minnesota）。对于存在食管裂孔疝的患者，应将这种腹腔镜手术与食管裂孔疝修补术联合进行。另一种选择是内镜 Stretta 手术（Mederi Therapeutics，Inc.，Norwalk，Connecticut），这是一种对食管远端括约肌进行的射频治疗。另一种方案是 Endostim 刺激器植入（EndoStim，Inc.，Dallas，Texas），术中将两个电极置于靠近食管下括约肌的位置，以改善括约肌张力。目前在随机研究层面没有循证数据，大多数建议都是基于专家意见。

（五）溃疡和狭窄

食管远端严重的酸暴露可导致溃疡和狭窄，尤其是对于食管动力差从而导致食管廓清不良的患者。对于存在严重反流性食管炎和溃疡的患者，应在行上消化道内镜检查时进行活检，以排除恶性肿瘤的存在。如果活检结果呈阴性，应重复活检，并对远端食管进行超声内镜检查，对胸部和腹部进行 CT 扫描，以排除潜在的恶性肿瘤和食管癌。对于存在狭窄的患者，首选内镜下食管球囊扩张术。对于复发性狭窄患者，可以采用大剂量 PPI、球囊或 Savary 扩张术和（或）类固醇注射的联合治疗方案。

袖状胃切除术或胃束带术后持续溃疡或狭窄的患者应转行腹腔镜 Roux-en-Y 胃旁路术。

（六）食管穿孔

减重手术后的食管穿孔事件非常罕见，仅见于胃束带术后发生严重呕吐的患者。治疗方法与原发性食管穿孔的治疗方案类似，如果在发病 24h 内诊断，立即行手术和一期缝合，如果在发病 24h 后诊断，则行引流和支架置入术。如果穿孔位于远端食管的迁移胃束带以下，则推荐的抢救程序为腹腔镜移除胃束带、穿孔区胃底折叠术和引流术。

二、总结

减肥手术后食管并发症的发生率取决于手术类型。

- 胃束带术：主要并发症是食管动力障碍、假性贲门失弛缓症、食管扩张和反流性食管炎。

- 袖状胃切除术：主要并发症是反流性食管炎、可能发生溃疡和狭窄。

- 胃旁路术：仍然是有症状性 GERD 的肥胖患者的治疗金标准。

推荐阅读

［1］Naef M, Mouton WG, Naef U, van der Weg B, Maddern GJ, Wagner HE. Esophageal dysmotility disorders after laparoscopic gastric banding—an underestimated complication. Ann Surg. 2011;253(2):285-290. doi:10.1097/SLA.0b013e318206843e.

［2］Reynolds JL, Zehetner J, Shiraga S, Lipham JC, Katkhouda N. Intraoperative assessment of the effects of laparoscopic sleeve gastrectomy on the distensibility of the lower esophageal sphincter using impedance planimetry. *Surg Endosc.* 2016; Apr 12 [Epub ahead of print].

［3］Zehetner J, Holzinger F, Triaca H, Klaiber CH. A 6-year experience with the Swedish adjustable gastric band Prospective long-term audit of laparoscopic gastric banding. *Surg Endosc.* 2005;19(1): 21-28.

第五篇　食管旁疝
Paraesophageal Hernia

第 25 章
食管旁疝：病因、临床表现和手术适应证

Paraesophageal Hernia: Etiology, Presentation, and Indications for Repair

Jorge A. Vega Jr.　Vic Velanovich　**著**

陈　昊　张　静　**译**

摘要

食管裂孔疝是膈裂孔缺损的结果。左右膈脚之间裂孔的扩大为腹部内容物向上移位进入纵隔提供了通道。食管旁疝是一种越来越常见的食管裂孔疝。它们可能与危及生命的并发症有关，如胃扭转导致胃坏死或穿孔。由于这些潜在的并发症，人们认为所有的食管旁疝都应该在确诊后修复。然而，最近的证据表明，对于无症状的患者，非手术方法是安全的。食管旁疝的症状可能很轻微，包括餐后胸痛或胸闷、吞咽困难、对固体的吞咽困难及呼吸困难、早饱，以及为了避免不舒服，患者仅仅会少量进食。此外，贫血是食管旁疝患者的常见症状，通常通过疝矫正获得解决。对于表现出与食管旁疝相关的症状或体征的患者，建议手术干预。本文综述了食管旁疝的一般病因、临床表现和修补适应证。

关键词：食管旁；裂孔；胃扭转；Cameron 病变；上腹痛

一、病因

当部分胃或其他腹部内容物通过食管裂孔缺损向上突出进入纵隔时，就会发生裂孔疝。食管裂孔疝与胃食管反流病有关，裂孔疝的发生率和大小已被证实为与反流的严重程度相关 [1]。目前在近 40% 的肥胖症患者中也发现了裂孔疝的存在 [2]。一些裂孔疝的原因是年龄、压力和膈肌退行性变的结果 [3]。尽管已有家族聚集性病例的报道，但大多数裂孔疝是后天性的而不是先天性的 [4]。

（一）分类

传统上有 4 种类型的食管裂孔疝。I 型食管裂孔疝是一种滑动性的胃食管结合部进入后纵隔，这通常是膈食管韧带退化的结果 [5]。吞咽过程中施加的力和胸腔内负压与腹内正压共同作用导致膈食管韧带的伸展。不同类型的胶原，特别是 I 型和 III 型胶原，被发现在胃食管反流病和食管裂孔疝患者的膈食管韧带中减少 [6]。I 型食管裂孔疝也称为"滑动型"食管裂孔疝（图 25-1）。滑动型裂孔疝可以很大，但重要的是，胃食管结合部仍然在突出的胃部上方。

II 型、III 型和 IV 型食管裂孔疝是食管旁疝，胃和食管并列。食管旁疝是一种有疝囊的真疝。定义食管旁疝的关键特征是胃底位于胃食管结合部上方，胃食管结合部既可以位于正常的腹内位置，又可以突出到胸部。胃底相对于胃食管结合部的位置决定了滑动疝和食管旁疝的区别。II 型或称"滚动式"裂孔疝，当胃底突出到食管前部，且腹内胃食管连接位置正常时，会发生 II 型裂孔疝。II 型也被称为"真正的"食管旁疝。食管裂孔先天缺陷可导致食管旁疝 [7]。

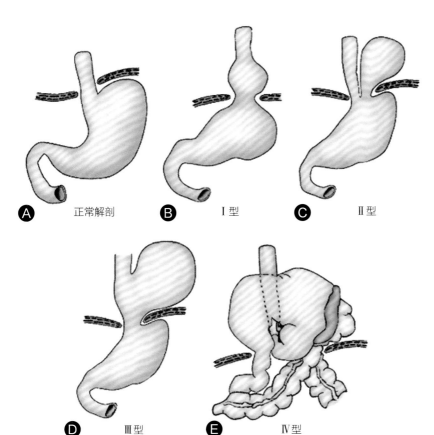

◀ 图 25-1　食管裂孔疝的类型

A. 正常解剖；B. Ⅰ 型或滑动型食管裂孔疝；C. Ⅱ 型或"真正的"食管旁疝；D. Ⅲ 型或"混合型"食管旁疝；E. Ⅳ 型食管旁疝，包括其他腹部脏器

修改自 Duranceau A, damieson GG. Hiatal hernia and gastroe sophageal reflux. In: Sabiston DC Jr,ed. *Textbook of Surgery and the Biologisal Basis of Modem Surgical Practice*. 15th ed Philadelphia: Saunders; 1997:77s.

正常解剖　　Ⅰ 型　　Ⅱ 型

Ⅲ 型　　Ⅳ 型

Ⅲ 型裂孔疝是 Ⅰ 型和 Ⅱ 型的结合，在这种情况下，胃食管结合部和胃的一部分（通常是胃底）都进入纵隔。Ⅳ 型裂孔疝包括胃和其他腹部器官，如纵隔内的小肠、结肠、胰腺或脾脏。术语巨大食管旁疝指的是巨大的裂孔疝，其中至少 50% 的胃在纵隔内，或者在内镜检查下，疝的长度至少为 6cm[8]。

（二）流行病学

食管旁疝的实际患病率尚不清楚。最常见的食管裂孔疝是 Ⅰ 型，占所有裂孔疝的 95%[9]。食管旁疝可能占所有食管裂孔疝的 14%，而大多数食管旁疝是第 Ⅲ 类 [10]。食管旁疝的发病率随着年龄的增长而增加。食管旁疝往往发生在食管裂孔的左侧前部。与男性相比，女性更容易发生食管旁疝，驼背是一个危险因素。

二、临床表现

食管旁疝患者的症状可能完全消失、轻微和被忽视（表 25-1），或者相当严重，干扰生活质量。有症状的患者通常有典型的胃食管反流病症状，包括反流和胃烧热感。然而，一些患者可能表现为梗阻相关症状，如吞咽困难、慢性胃出血继发贫血，以及呼吸相关症状，如呼吸困难、哮喘、慢性阻塞性肺病和吸入性肺

表 25-1　食管旁疝：术前症状和表现	
典型的胃灼热症状	47%
吞咽困难	35%
上腹痛	26%
呕吐	23%
贫血	21%
Barrett 上皮	13%
呼吸困难	7%

注意：许多食管旁疝是无症状的

引自 Pierre AF, Luketich JD, Fernando HC, et al. Results of laparoscopic repair of giant paraesophageal hernias:200 consecutive patients. *Ann Thorac Surg*. 2002;74:1909.

炎。与食管旁疝相关的其他症状包括下胸痛或不适、腹胀、肛门排气异常和早饱。其他患者在接受上消化道手术后出现这些症状。例如，食管切除术后症状性食管裂孔疝的发生率为 1.0%～4.5%[11]。许多患者有胃炎和 Cameron 溃疡的内镜证据。据推测，这些胃溃疡可能是胃扭转和胃排空不良所致。因为这些症状中许多都是模糊的，或者可以归因于其他原因，它们与食管旁疝的关系通常被忽视。因此，患者多年来一直遭受这些症状的困扰的情况并不少见。

（一）嵌顿与绞窄

总体而言，食管旁疝患者发生嵌顿与绞窄的风险很小。更罕见的是，食管旁疝的首发症状是嵌顿和绞窄。许多继发于食管旁疝的胃嵌顿患者表现为上腹痛或前胸痛[12]。胃嵌顿可导致梗阻、缺血和绞窄、贫血、穿孔，甚至死亡。当胃围绕其长轴（称为器质性轴）或短轴（称为肠系膜轴）转动时，就会发生胃扭转。胃扭转的典型症状包括胸痛、呕吐、无法通过鼻胃管，这些发现构成了 Borchardt 三联症[13]。然而，这些症状并不总是存在的。急性胃扭转是外科急症。然而，胃嵌顿或绞窄的表现往往最初容易被误诊。

（二）食管或胃受压

食管旁疝可能是由于胃移位产生的机械力引起的症状。当胃扭转发生时，胃和胃食管结合部受压，导致胸痛或上腹痛等症状，并无呕吐。当胃膨胀时，食管会被压缩，这会导致吞咽困难或胸痛。许多胃灼热患者在报告其反酸症状消失的同时，开始注意到机械阻塞或压迫引起的症状，如恶心或胸痛[3]。胃的压迫和突出会导致胃对其他器官和结构的压迫。继发于胃内异物的主动脉胃瘘被描述为胃疝进入纵隔所致[14]。

（三）贫血

食管旁疝的一个重要症状是慢性贫血。大约 1/3 的食管旁疝患者会因出血继发贫血。出血可能是由缺血或疝入胃的溃疡引起的。Cameron 溃疡是在膈裂孔处的单个或多个胃糜烂或溃疡，它们可能是裂孔疝患者出血的来源[15]。这些溃疡最常见的位置是在胃小弯处，即横膈裂孔水平。在那些有裂孔疝的患者中，Cameron 溃疡的显示率高达 4.7%[15]。Haurani 等报道，与无出血证据的食管旁疝患者相比，伴有食管旁疝和贫血的患者，胃黏膜出现直线性溃疡或糜烂的证据要多 7 倍以上[16]。他们还证明，在大多数接受食管旁疝手术修复的患者中，继发于这些病变的贫血得到了缓解。

（四）呼吸道症状

食管旁疝的患者也会出现呼吸困难和咳嗽。这些患者报告了他们的症状在一天中的进展情况。GE 反流是 II 型食管裂孔疝的罕见并发症，可能以呼吸症状的形式出现[17]。对有反流史、有不明原因呼吸困难或新发支气管痉挛的患者应评估食管旁疝。已有多份报道指出，手术修复后食管旁疝引起的肺部症状有所改善。裂孔疝的大小与总肺活量和肺活量呈负相关，有报道称手术修复后肺容量有所改善[18]。

三、诊断方法

食管旁疝的评估始于病史和体格检查。许多食管旁疝患者没有症状。查体在大多数情况下看起来是良性的，然而，有时胸部检查可以发现患侧呼吸音减弱，或者胸腔内存在肠音。许多患者接受胸痛的评估，最终导致上消化道评估和诊断食管旁疝。其他原因的 X 线或内镜检查可能显示无症状患者存在食管旁疝。

（一）放射线检查

X 线常常是胸痛检查的一部分，直立 X 线片显示心脏后方气液水平可诊断食管旁疝[19]。侧位 X 线片通常显示心脏后混浊或气液水平（图 25-2）。一张显示鼻胃管在胸腔内盘绕的 X 线片

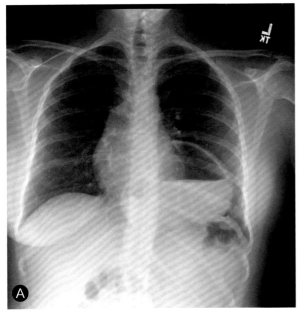 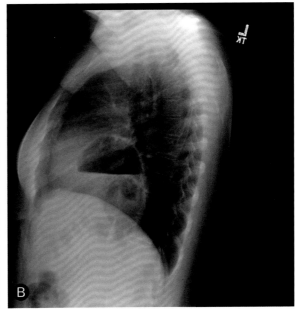

▲ 图 25-2　胸部 X 线:食管旁疝患者的正位(**A**)和侧位(**B**)后切面。请注意,由于胸腔内的胃,心脏轮廓后面有很大的空气 - 液体水平

可以用来帮助显示胸腔内胃的存在。CT 有助于显示食管裂孔疝患者的解剖细节,但通常不会作为食管裂孔疝检查的一部分。CT 有助于鉴别其他类型的膈疝,如 Morgagni 疝或创伤性膈疝。

(二)食管对比造影

钡剂造影在食管旁疝的诊断中是有用的,通常能提供有关疝解剖和位置的最准确信息。食管对比造影有助于区分 Ⅱ 型和 Ⅲ 型食管裂孔疝(图 25-3)。食管 X 线检查还可以帮助提供有关食管蠕动和反流的功能信息。应用右前斜位食管 X 线检查可提高对小儿减肥手术患者食管裂孔疝的诊断准确性[20]。

(三)上消化道内镜检查

食管胃十二指肠镜可用于评估食管或胃病理的存在,如溃疡和黏膜缺血。EGD 可以评估 GE 结合部和疝的大小。EGD 过程中的翻转位可以更好地显示这些区域。例如,在翻转时注意 GE 结合部的第二个开口可以帮助诊断 Ⅱ 型裂孔疝。上消化道内镜检查也有助于筛查 Barrett 食管和恶性肿瘤,这可以改变对裂孔疝的治疗。

(四)食管测压和 pH 监测

在评估食管旁裂孔疝患者时,不常规使用食管测压和 pH 监测。这些测试可能很难进行,因为食管下括约肌的插管可能由于大疝的解剖扭曲而很难实现。因此,测压技术很少用于计划将胃底折叠术作为这些患者的辅助手术,因为解剖结构扭曲,蠕动可能不能在本研究中得到准确描述。相反,许多外科医生依赖食管造影提供的功能信息。然而,对于没有机械性原因的吞咽困难患者,食管测压有助于确定食管蠕动较弱,并计划适当的胃底折叠术。对于症状性食管旁疝的患者,pH 监测是不必要的,因为与滑动型食管裂孔疝不同,修复的适应证是有症状的,这些患者的修复应该包括胃底折叠术。

四、修复的适应证

管理食管旁疝患者的方法可能具有挑战性,特别是考虑到许多患者年龄较大,并伴有相关的合并症。过去,一旦确诊,所有食管旁疝都要实施手术修补。由于担心嵌顿和绞窄会导致危

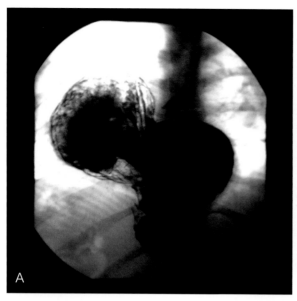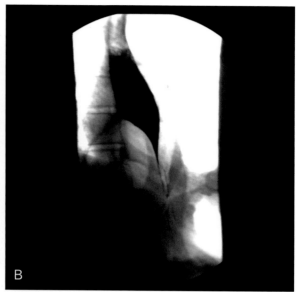

▲ 图 25-3　食管旁疝患者吞钡（与图 25-2 相同）
A. 大部分胃处于胸腔内位置；B. 食管狭窄是由于胃的胸腔受压所致

及生命的并发症，有症状和无症状的患者都接受了手术修复。在 20 世纪 60 年代，Skinner 和 Belsey 跟踪调查了 21 例未做手术的患者，其中 6 例患者（29%）死于与食管旁疝有关的原因[21]。这导致了医生更倾向于择期手术，与急诊手术相比，其死亡率较低，为 1%[21]。在 20 世纪 70 年代，Hill 报道高达 30% 的食管旁疝患者发生了嵌顿[22]。有报道建议，对于风险较高的外科患者，应该修复食管旁疝[23-25]。此外，也有报道称腹腔镜修补大型裂孔疝是有效和持久的[26]。

据报道，食管旁疝的真实发生率＜ 30%。通过对几项研究的分析，评估了出现需要紧急手术的症状的可能性[27-31]。每年出现症状的综合概率约为 0.69%～1.93%。随着患者年龄的增加，出现急性症状的终生风险呈指数下降[32]。对无症状或症状轻微的食管旁疝患者的结果分析得出结论：在＞ 80% 的患者中，谨慎等待比选择性食管旁疝修补术更有益处[32]。对症状的详细评估和关于风险与益处的彻底讨论应该会推动手术修复的决定。

对 1005 例食管旁疝患者进行分析，调查了 80 岁以上老年人非择期修补后的并发症和死亡率。与择期修复相比，非择期修复的死亡率增加了 6～7 倍[33]。同样的分析显示，非择期修复与择期修复相比，住院时间延长 50%，并且被发现是 80 岁以上患者住院死亡率的预测因子。重要的是要区分无症状患者和那些症状归因于食管旁疝的患者。有急性嵌顿或绞窄症状的患者应立即接受手术修复。因食管旁疝而出现梗阻症状、出血或呼吸道症状的患者也应接受手术修复。老年食管旁疝的外科治疗应个体化。一项对 354 例接受食管旁疝修补术的患者的研究显示，75 岁以上的患者死亡率最高[34]。这项研究还显示，ASA 分级 3 级或 4 级的患者及Ⅳ型食管裂孔疝患者的并发症较高。食管旁疝修补术的另一个讨论主题是抗反流手术的必要性。大多数患者在食管旁疝修补术后出现 GERD 症状，除非有禁忌证，否则这些患者除了食管裂孔疝修补术外，还可以进行胃底折叠术。在食管旁疝修补术中增加胃底折叠术可以帮助防止这些患者出现 GERD 症状，这可能是由于手术过程中需要进行广泛的解剖所致[35]。

食管旁疝的手术治疗应针对有症状的患者，但应个体化，特别是对手术风险较高的老年患者。

第 26 章
腹腔镜食管旁疝修补术的技术、效果和并发症的处理

Laparoscopic Paraesophageal Hernia Repair: Technique, Outcomes, and Management of Complications

Lara W. Schaheen   Ian Christie   James D. Luketich   **著**

陈　昊　丁天龙　**译**

摘要

腹腔镜修复食管裂孔旁疝已成为包括美国匹兹堡大学医学中心在内的许多中心的诊疗标准。在临床实践中，我们深受 Griffith Pearson 建立的开放式手术原则的影响。但是，几乎没有哪个中心能够接近他的出色成果。Pearson 博士的低复发率为 2%，随访时间长达 10 年甚至更长，至今没有研究者可以重复。在我们中心，我们对腹腔镜检查结果进行了长期随访，结果显示手术复发率为 3%～4%，另有 10% 的患者复发率很小。最近的一些研究令人震惊，报道称复发率高达 50%。尽管许多腹腔镜外科医生声称能够进行这些手术，但重要的是需要我们仔细评估术后的效果，并确定能改善结果。

关键词：食管裂孔疝；胃食管反流病；食管旁疝；GERD

一、病理生理学、发病率和临床表现

在正常的食管解剖中，胃食管结合部位于裂孔下方，它由膈食管韧带和 GEJ 与胃贲门之间的后部附着物共同固定。膈食管韧带由位于膈肌腹侧的腹横筋膜和位于膈肌胸侧的胸内筋膜形成，它们都汇入到食管的肌壁上[1]。在正常吞咽引发的蠕动过程中，膈食管韧带的弹性特性允许食管变短，导致 GEJ 头端轻微移动。生理性应激如胃食管反流、肥胖、慢性咳嗽，以及与衰老相关的正常组织结构改变，可能导致韧带的衰减和减弱，并导致裂孔开孔扩大和胃向胸部和食管旁间隙突出。

食管裂孔疝一般分为 4 种类型（图 26-1）。Ⅰ 型常被称为滑动型裂孔疝，GEJ 经常进出胸腔。食管旁疝（PEH）是指部分或全部胃从腹部通过食管裂孔移位进入后纵隔。当 GEJ 保持在正常的腹内位置时，PEH 是一种"真正的" PEH，因为胃底通过膈食管韧带的前外侧减弱而突出，并且位于纵隔内靠近食管的位置。这种类型的 PEH 被称为 Ⅱ 型 PEH，这是相当少见的。在更常见的 Ⅲ 型 PEH 中，GEJ 向头侧移位，这可能是由于这种类型疝的遗传易感性，而且通常在此之前有长期的胃食管反流。假设正在进行的反流会导致食管壁的纤维化改变，导致食管纵肌的缩短，进而导致食管本身的缩短。

在这个课题上，世界著名专家 Griffith Pearson 博士测量了一组 Ⅲ 型 PEH 患者的食管长度，从食管上括约肌到食管下括约肌，发现这比没有 PEH 的患者的相同部位平均短约 5cm[2]。随着时间的推移，这种瘢痕将 GEJ 与近端胃一起拉

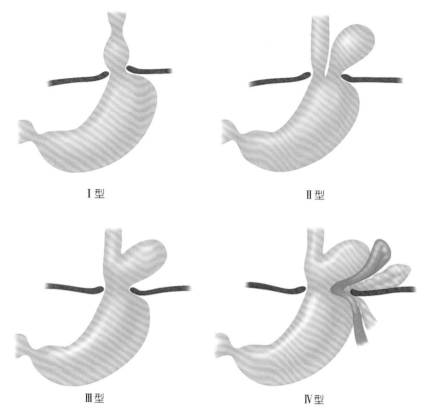

Ⅰ 型

Ⅱ 型

Ⅲ 型

Ⅳ 型

入后纵隔，伸展和延长膈食管韧带，扩大膈脚。最终，GEJ 固定在后纵隔内，并伴有不同程度的胃疝，被称为Ⅲ型 PEH。大型Ⅲ型 PEH 患者通常有症状，可能出现梗阻症状，包括胸痛、早饱、餐后腹胀或吞咽困难。贫血、咳嗽、吸入和呼吸急促也是 PEH 的常见症状，通常被归因于其他原因。当其他腹部器官跟随胃进入胸部时，如大网膜、结肠、脾脏和（或）部分胰腺，这种疝称为Ⅳ型 PEH。

PEH 占所有食管裂孔疝的 5%～10%，除了前面列出的常见症状外，在极端情况下，它们还可导致胃扭转，导致胃和（或）食管坏死、脓毒症和死亡。由于急性症状相关的频繁症状和潜在的显著发病率，关于手术干预的必要性和时机，以及手术的方法仍有很大的争议。不愿择期手术的部分原因是与既往开放手术相关的显著并发症，这些手术常包括开胸和（或）胸腹切口。目前，许多有经验的中心可以对 PEH 进行微创修复，但因其显著的复发率和可能发生的不良反应而受到人们的质疑[3]。然而，微创食管手术经验与对 PEH 的解剖学、病理生理学和完整病史资料的结合，有助于为外科医生提供必要的手段来处理这类疾病，并为患者提供良好的预后[4,5]。

二、适应证 / 禁忌证

在过去的 10 年中，腹腔镜下 PEH 修复已经成为许多中心的标准方法，使得 PEH 修复痛苦更少，恢复更快，发病率更低。然而，已经清楚的是，只有少数几个中心公布了成功的微创手术结果，其复发率与最好的开放手术相当[2]。当具有丰富的开放和微创食管手术经验的外科医生进行手术时，更有可能出现具有持久的最佳结果[6-8]。

在评估患有 PEH 的患者以进行可能的手术时，医生应熟悉全部的相关症状。因为只有不到 5% 的患者在经过全面询问后是真正无症状的[4]。通常建议对所有有症状患者进行修复。

真正无症状疝的治疗仍是一个争论的话题。无症状 PEH 的发生率并不常见，通常被标为无症状的 PEH 经常患有严重的症状，如呼吸急促，这可能不是疝引起的。这些症状通常是不知不觉出现的，患者已经适应了这些不适症状。在以前的开放手术中，一些研究估计，在相对短期的随访中，PEH 危及生命的并发症的风险＞25%[9]。最近，人们认识到危及生命的事件很少见，许多作者创建了风险收益算法来支持这样的观念，即威胁生命的事件比进行修复的风险要低[10, 11]。然而，在分析这些研究结果时，重要的是要注意所使用的轻微症状和无症状的定义；在 Stylopoulos 的论文中，轻微症状定义为"不影响患者生活质量的胃灼热"。根据我们的经验，绝大多数有大的 PEH 影像表现的患者都会出现梗阻症状，包括吞咽困难、餐后腹胀和胸痛，可能不会出现真正的胃灼热症状。有时我们诊所中的老年患者可能会否认吞咽困难，但是当进一步询问时，他们称在过去的 5～10 年中体重明显和不知不觉地下降，他们的饮食发生了很大的变化，通常是避免吃硬的，有时甚至是软的固体食物。

在我们的系列研究及其他外科医生的研究中，当这些疝发展到有些紧急、非择期修补时，与围术期并发症和死亡率相关的风险显著增加。在我们中心，当患者病情发展到需要紧急手术时，其围术期并发症发病率和死亡率就会显著增加。在我们的 662 例接受腹腔镜巨大 PEH 修补术的患者中，择期接受腹腔镜修补术的患者术后死亡率为 0.5%，而接受紧急修复的患者死亡率为 7.5%[12]。当患者出现胃坏死、大出血或严重吸入性肺炎时，死亡率可能会显著升高，尽管这些危及生命的情况的发生率较低。因此，在评估可能有轻微症状的患者时，牢记这些数据是很重要的。择期和非择期手术围术期死亡和（或）发病率的风险可以通过 PEH 的大小、患者的功能状态、是否存在并存病及患者的症状复杂程度进行一定程度的评估。年龄调整后

的 Charleston 共指数评分在 5 分或以下的患者中，择期腹腔镜修补术的围术期并发症发病率和死亡率较低，在紧急手术时显著增加。此外，与 PEH 较小（＜75% 的胃疝）的患者相比，PEH 非常大的患者更有可能出现梗阻症状并出现紧急症状[13]。紧急症状通常发生在更早知道 PEH 存在的患者中。因此，我们建议大多数症状轻微且 PEH 非常大的患者择期手术修复，因为急诊手术后死亡或并发症的风险较高。

腹腔镜 PEH 修补术的相对禁忌证包括可能增加所有腹腔镜手术风险的情况，如门静脉高压症、严重的血液凝血障碍，以及一般手术的禁忌证，如心血管功能不足或无法耐受全身麻醉。所有这些相对的禁忌证都必须与嵌顿、坏死的胃的并发症或急性问题紧急修复的发病率进行权衡。年龄本身不应该被认为是并发症，因为这些患者大多是老年人，甚至不太可能耐受紧急手术，但通常情况下，择期腹腔镜修复效果更好。

三、术前评估

PEH 可以通过各种放射学检查显示出来。我们认为钡剂造影是评估 PEH 的金标准，因为它价格便宜，风险低，可以准确地评估胃疝的程度及胃、GEJ 和膈裂孔之间的解剖关系，当结合视频成像时，钡食管造影可提供有关反流和食管运动的有用信息。对于缺乏经验的医生，由于食管、胃和膈肌解剖方位的改变，内镜评估可能很困难。对于巨大扭转的 PEH 病例，导航内镜通过 GEJ、胃和幽门可能是具有挑战性的。计算机断层扫描可以提供补充数据，通常对识别Ⅳ型疝和评估并存的病变很有用。然而，我们通常不需要在手术前进行 CT 检查。其他研究，如 24h pH 监测和测压，选择性地用于 PEH 较小（30%～50%）的患者。虽然这些功能测试在评估疝较小的患者时很重要，但对于 PEH 较大的患者，它们提供的可靠信息较少。此外，与滑动型食管裂孔疝不同，有症状的食

管裂孔疝修复前不需要有反流病的客观证据。

对大的 PEH 患者的食管下括约肌进行测压评估往往很困难，有时甚至不准确，原因是 GEJ 近端移位、曲折和无法将导管定位到远端胃中。然而，对食管体进行简单的测压分析对评估食管蠕动波和收缩非常有帮助，有助于确定作为 PEH 修复一部分的胃底折叠术的类型。术前或术中内镜检查总是由外科医生进行，以评估胃和食管的手术可行性，并确定相关的异常，如 Barrett 食管、狭窄、憩室、食管恶性肿瘤和 GEJ 的位置。对于外科医生来说，如果不是在手术前，那么至少在手术当天进行内镜检查是至关重要的，而不是依赖于其他人报道的内镜检查结果，因为如果不习惯对 PEH 进行内镜检查，重要的特征可能会被遗漏或低估。

四、手术技术

当在食管中心由经验丰富的食管外科医生进行手术时，腹腔镜修补术的短期效果优于开腹修补术 [8, 9]。然而，并不是每个外科医生都有足够的经验独立完成这些复杂的手术。即使是首次修补也可能是具有挑战性的，特别是在肥胖患者中，因为食管床内和周围有大量脂肪沉积的倾向。为了获得始终如一的良好效果，我们建议经验较少的外科医生在职业生涯早期由资深食管外科医生指导进行手术。

为了优化修补耐久性和确保长期症状的缓解，PEH 修补术需要严格注意以下几个关键因素：①完全复位疝囊和疝内容物；②仔细保留迷走神经的前后支；③松解胃食管脂肪垫，切除多余的疝囊，识别 GEJ；④识别和处理短食管；⑤广泛纵隔松解，必要时行 Collis 胃成形术；⑥保留膈脚的完整性；⑦无张力缝合食管裂孔缺损；⑧考虑一期缝合关闭后补片加强修补；⑨加全或部分胃底折叠术，或个别病例加胃固定术。

在手术室，全身气管麻醉诱导后由外科医生用软式内镜检查（如果术前没有做的话）。在内镜检查过程中要注意最大限度地减少空气注入；如果在这个阶段进行内镜检查应该特别注意，因为它很容易过度注气，这可能会导致腹腔镜可视化方面的重大技术挑战。在内镜检查结束时检查食管，尽可能降低胃压。然后摆放患者体位就可以做腹腔镜检查了。我们首选的患者体位是仰卧位，医生在患者的右侧，助手在患者的左边，尽管许多人更喜欢外科医生在患者双腿之间的分腿姿势。由于使用的是肝下肝牵引器，因此患者被放置在手术台的最右边，以便正确定位牵引器。在手术台上放置一个泡沫填充的脚止器，以便于保持反向 Trendelenburg 体位。患者的双臂向远离患者的方向旋转，固定在与床≤ 45° 角的臂板上，以努力将臂丛伸展损伤的风险降至最低。

正确的戳卡放置是成功执行操作的重要早期步骤之一。由于需要进行广泛的纵隔解剖以复位疝囊和充分游离食管，因此在腹壁上部放置戳卡是至关重要的。为了实现这一点，我们确定了从剑突到脐的中线，并使用皮肤标记将距离分成 3 段（图 26-2）。在大多数患者中，使用 5 个戳卡。采用开放切开技术，将一个 10mm 的 Hassan 戳卡放置在从剑突到脐的右侧旁正中线大约 1/3 处，小心解剖镰状韧带。对于腹部肥大的患者，分开剑突与脐的距离可能会产生误导；因此，最初的右侧旁正中口应选在距剑突 5.1～7.6cm（2～3 英寸）的位置。注气压力设定在 12～15mmHg，同时注意患者的血流动力学状态。对于心肺风险较低的患者，如果出现血压问题，可以使用 8～10mmHg 范围内的充气压力，并具有合理的可视性。然后，其余的戳卡在直视下置入。助手的戳卡口位于中线的左侧，其左手通过左侧旁正中线上 10mm 的戳卡口握住镜子，该位置略低于右侧旁正中线上初始 Hassan 戳卡口的位置。2 个 5mm 戳卡在完全充气后放置在两侧肋缘的正下方。一般来说，我们喜欢在 2 个工作戳卡口之间保持一只手的距离（9～10cm），以避免器械的"剪刀效应"。肝脏牵拉可以通过最右侧肋下

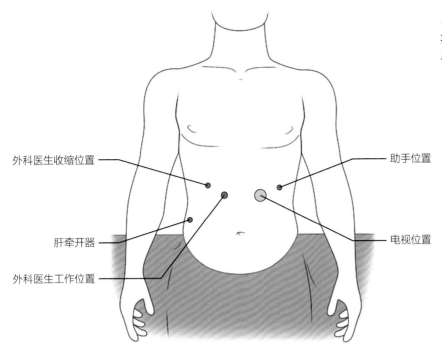

◀ 图 26-2　展示外科医生、戳孔、器械的位置，戳孔位于剑突与脐 1/3 的位置处

外科医生收缩位置

助手位置

肝牵开器

电视位置

外科医生工作位置

位置的 5mm 戳卡口完成。

五、还纳疝囊

在放置戳卡和牵回肝脏后，手术台被放置在陡峭的反向 Trendelenburg 位，以便于观察裂隙，并有助于还纳疝出的腹腔内容物。重要的是要记住，患者术前禁食状态导致的脱水，以及在陡峭的 Trendelenburg 体位时血管内容量向下肢转移可能会导致血压急剧下降。因此，逐步调整患者的位置和开始腹部充气将使麻醉医生有时间给患者静脉输液，并使患者对这些变化有更好的反应。

疝内容物复位，如大网膜和肠管，是在初步评估缺损的基础上进行的。应避免过度牵拉腹部，因为这会造成不必要的创伤。为了完成疝囊复位，外科医生和助手在 12 点钟位置或接近 12 点钟的位置抓住裂孔内的疝囊，并尝试无创伤性外翻。通过外翻这个囊，我们试图进入细长的膈食管韧带的各层。通过仔细解剖，外科医生可以使用超声刀（Ethicon，Cincinnati，Ohio）等止血能量设备打开并识别泡沫状的网状平面，这提示操作进入腹膜后或肾周脂肪中。这种泡沫层的外观很有特点，对技术上的成功

和操作的简易性至关重要。一旦确定了这个平面，当它向上延伸到纵隔时，尽量保持在这个平面内是很重要的。当你在这个平面内工作时，可以看到两侧的食管、迷走神经前支、主动脉和胸膜。重要的是要注意，未能识别这个网状平面会显著增加整个手术的难度。尽管这些网状附着物只有很少的血管，我们还是使用能量平台，最大限度地减少钝性剥离，以保持纵隔的细致干燥和止血。广泛的、周向的食管游离是高位进入纵隔、侧方进入胸膜、进入后纵隔和腹主动脉周围区域。如果需要，可以进行高达下肺静脉甚至更高的解剖。

下一步，我们离开纵隔，检查右膈肌脚，分割胃肝韧带。有时，可能会遇到较大的副肝动脉，这可以通过一些额外的技术工作来避免损伤。然而在大多数情况下，即使是很大的副肝动脉，也可以放置临时夹子，在 15~20min 内重新评估肝脏灌注；如果外科医生认为应该保留这条血管，那么它可以是有一些技术挑战的。在大多数情况下，它可以被切断而没有明显的后遗症。

在疝囊解剖时，应识别胸膜反射。在手术

的早期，我们尽量避免进入胸膜。过早进入胸膜可能会导致平面的"波动"，血压不稳定，并增加二氧化碳的吸收。在靠近对合膈脚之前，我们有意放置 5mm 戳卡进入左侧胸膜间隙，以减少气腹对膈肌的张力，便于膈脚部对合。进入胸膜间隙的另一个好处是，在疝内容物复位后，它可以引流任何可能发生在纵隔的血肿。

在纵隔中的疝囊复位，网状组织剥离完成后，胃通常已完全无张力地恢复到其正常的膈下位置。在手术过程中，任何时候都要注意避免损伤覆盖膈脚部的腹膜层，保持其完整性，以使一期缝合成功。我们发现，如果疝和疝囊完全游离后，如果膈脚张力仍然存在，诱导或增加现有的左侧气胸（如前所述）可能会产生更突出的"软膈征"，从而可以进行无张力的一期修复。当诱导或增加气胸时，与麻醉医生进行清晰的沟通是很重要的，以使其能够监测和纠正任何血流动力学不稳定。如果膈脚的完整性已受损或仍有张力阻碍一期修复，则应考虑增加右侧或左侧的膈肌松解切口和补片加强。根据我们的经验，这种情况发生的概率＜ 5%。

六、建立合适的腹内食管长度

PEH 修复的下一步是评估和重建足够的腹内食管长度。如果不能做到这一点，食管和胃继续对脚部闭合施加轴向力，更有可能导致复发。

为了准确评估真实 GEJ 的位置，将胃脂肪垫从胃和食管远端移开，以便清晰地显示食管和胃浆膜的纵向肌纤维的交界处及 His 角。然后在 GEJ 周围继续进行脂肪垫解剖，在食管和迷走神经后部之间创建一个后窗，通过这个窗口进行胃底折叠术。注意保护迷走神经的前后支对于避免损伤这些结构是很重要的。如果有明显的短食管，这在 Ⅲ 型 PEH 中很常见，则应尝试更高的纵隔食管游离度。如果不能保持 2cm 的腹内无张力食管以计划进行胃底折叠术，则应进行 Colis 胃成形术。多年来我们发现，有了更多的经验和更好的食管游离度，对 Colis 胃

成形术的需求已经减少，当需要时，Colis 胃成形术的长度可以保持在较短的距离。

七、膈肌缺损的修复

持久修复 PEH 的一个关键因素是裂孔缺损的无张力闭合。关于一期缝合与常规使用补片加强裂孔修复的争论一直存在。两个前瞻性随机试验比较了一期缝合和补片加强修复，短期结果是有利于补片强化组的复发疝的减少 [13,14]。然而，在生物补片修复的研究中，6 个月的早期失败率在两组中都是次优的，补片组为 9%，非补片组为 24%，这给双臂留下了显著的改善空间。在随后的中位随访 58 个月的分析中，59% 接受一期裂孔修补术的患者和 54% 接受补片加强修补术的患者注意到复发 [15]。虽然再次手术的需要低于这个数字，但没有人会对如此高的复发率感到高兴。较长期的结果很可能会看到在症状上需要再次手术的会进一步增加，很明显，这项试验的结果表明，对于常规使用补片加强进行膈脚修复没有任何好处。

在本中心，我们发现，在绝大多数患者中，只要遵循完整的食管疝囊游离和保留膈脚完整性的原则，就可以实现一期修复。用 2 根或 3 根不可吸收缝合线间断缝合关闭膈脚，食管在裂孔内处于中位、无张力的位置。如果存在任何张力，我们要确保通过一些常规步骤使膈脚松动。例如，从左膈脚边缘释放脾脏可以缓解这个部位的紧张。正常情况下，脾脏位于左上象限，不附着于左膈脚。然而，由于胃长期移行到胸部后，短缩的胃和残留的后疝囊会将脾脏"拖"向膈脚，实际上会导致左膈脚边缘形成瘢痕。如果小心，通常很容易分离而对脾脏的风险很小。下一步，如果张力仍然存在，我们考虑在左侧增加控制性张力性气胸（如前所述）。这创造了一个非常有利的"软性横膈膜"，并且在几乎所有的情况下，膈脚的后部和前部都是无张力的。为了保持这种松弛，每隔几分钟就必须将二氧化碳重新注入左半胸，因此我

们经常在左肋缘上方放置一个 5mm 的戳卡。或者，只要在纵隔内切开左侧胸膜就可以达到这个目的。注意避免食管因后脚过度闭合而通过裂隙时形成人工角度或"减速带"畸形。然而，由于这些患者中有许多是后凸的，而后脚闭合实际上增加了食管的腹内长度，一些外科医生会增加额外的后路缝合。在将缝线放在后面之后，对裂孔进行重新评估。如果裂孔间隙仍然较大（膈脚和食管之间的间隙 > 1cm，通过开口引入抓手），则在膈脚的上部额外间断水平缝合，或者在后面，或者在前面。在一些患者中，左膈脚外侧缝合在约"3 点钟位置"有一个有利的角度。缝合完成后，应该很容易地通过裂孔引入抓手，在食管周围有一个小的可见空间。这在很大程度上是一个经验和判断的决定：你希望空间最小，因为如果太大，包裹有可能发生疝和（或）其他腹部内容物的疝，而太紧可能会导致吞咽困难。

八、重建抗反流屏障

只有约 50% 的患者在 PEH 修复时存在胃食管反流，但一些专家发表的结果显示，大多数 PEH 患者都有 GERD 病史。此外，纵隔疝囊的还纳和食管的剥离进一步破坏了膈食管韧带，如果省略包裹，可能会破坏下食管抗反流屏障的完整性，从而导致术后 GERD 症状。近期一些临床研究比较了在疝修补术的其他步骤完成后使用和不使用抗反流胃底折叠术，数据显示，如果不进行胃底折叠术，接受外科 PEH 矫正的患者术后反流的比例更高[11, 15, 16]。外科医生的偏好和术前食管测压有助于确定要进行的胃底折叠术的类型：环状"宽松"胃底折叠术（54 或 56 探条上的 2 针 Nissen 缝合）[17]。过去我们经常进行环状"宽松"的 Nissen 胃底折叠术[18, 19]，但最近转向部分胃底折叠术或"接近" Nissen 折叠术，以最大限度地减少不良反应,如吞咽困难、胀气和腹胀，这些不良反应通常发生在老年 PEH 人群中。

我们已经注意到，某些患者，特别是胃倒置基本上 100% 位于胸腔内的老年、虚弱患者，主要有梗阻症状和轻微的胃灼热。在本组中，我们正在评估修复中不进行胃底折叠术，并将这些数据放在一起，试图更好地阐明哪些患者在不进行胃底折叠术的情况下做得更好。在这一非常特殊的人群中，胃固定术可以被认为是遵循 PEH 修复的原则，包括仔细和彻底的疝囊剥离，完全的胃游离，迷走神经的保留和小心的膈脚部闭合。一些外科医生将胃固定术描述为使用缝线或放置胃造瘘管的单点固定。胃固定从 His 角附近的左膈脚开始，然后沿着横膈到贲门和胃底。基本上在脾脏上方，实际上在非常接近胃短的位置间断水平褥式缝合几针（2-0 Ethiond）。胃固定缝线位于脾脏上方几毫米处的横膈皱褶上，相距约 2cm，缝合距离为 10～14cm。通过或多或少地复制过去的胃短线，我们正试图重建正常腹内胃的解剖，而不仅仅是"固定"。我们意识到，在我们分析并发表这一系列患者的结果之前，大多数患者都应该使用胃底折叠术。

手术完成后，麻醉医生或外科医生可以直接在腹腔镜下放置鼻胃管。外科医生和麻醉医生放置时谨慎处理是至关重要的，因为包裹和闭合造成的阻塞很容易导致鼻胃（NG）管通过时产生阻力，并有可能导致食管穿孔，或者至少是次优的放置方法。虽然我们相信这个管子可以在术后第 1 天早些时候拔掉，但我们认为带着 NG 管和空腹进入恢复室是必要的，以避免术后的恶心、呕吐或打嗝。

九、食管裂孔疝的补片使用

补片在食管裂孔的使用仍然存在争议。使用永久性合成补片的早期试验表明，疝复发率有所降低，但对于大多数食管外科医生来说，与合成补片相关的潜在并发症，包括侵蚀和困难的再手术，超过了潜在的好处。2 个使用生物可吸收补片的随机试验都没有显示出使用这种补片的益处。然而，重要的是要认识到，这两项试验都没有对张力进行积极的评估或治疗。疝手术的基本原理表明，张力是任何疝修补术的敌人，这一原则在疝修补术的间歇期也是正确的，这是合乎逻辑的。因此，未来的研究需要集中于适当地解决张力问题，如以切口松解形式减轻膈脚张力或增加人工气胸，以创造一个"松弛的横膈"来缓解膈肌修复过程中的张力。此外，还应在对照试验中进一步评估 Collis 胃成形术对食管轴向张力的作用，并进一步评估可吸收和不可吸收补片加强脚部闭合的作用。

十、并发症和效果

在我们中心，常规的术后护理包括术后第 1 天的钡剂食管造影，以建立新的解剖基线，并在开始口服之前排除穿孔或瘘。此外，考虑到一些高复发率报道的结果，外科团队有责任在手术后立即记录手术结果，然后跟踪这组患者，确定复发率。患者服用液体麻醉性止痛药出院 1～3 天，早期转为口服液体泰诺。建议患者长期避免负重，并将负重限制在 6.8～9.1kg（15～20磅）。此外，我们教育患者避免便秘，并根据需要使用饮食控制和西美康来观察和治疗腹胀的早期症状。患者在门诊随访 2 周，做胸部 X 线片检查，然后每年做一次钡食管造影，以监测复发。如果在任何时间点出现任何异常或相关症状，第一步是与患者面谈，仔细复查钡剂食管造影，并与术后第 1 天所做的直接对照。这种对细节的密切关注有助于及早识别相关症状，包括吞咽困难，并进行适当的干预，以帮助患者获得舒适和满意生活质量。外科医生继续参与这一过程是很重要的，因为患者的初级保健医生甚至他们的胃肠病医生可能无法认识到与 PEH 修复相关的可纠正的问题。日常的饮食改变应该包括避免产气食物和放慢进食过程，以避免过量的气体吞咽，遵循我们所说的"25 咀嚼"规则（每一口食物咀嚼 25 次）。我们还建议每天吃 4～5 顿小餐，避免大餐。

在术后早期，主要的术后并发症包括肺炎、充血性心力衰竭和一小部分患者可能发生肺栓塞。择期修补术的术后死亡率应该＜ 1%，但在 80 岁以上的患者和需要紧急修复的患者中，死亡率更高 [11, 13]。在对 650 多名接受腹腔镜巨大食管旁食管裂孔疝修补术的患者的结果进行回顾后，Luketich 及其同事报道了主要的不良结果，包括肺炎（4%）、肺栓塞（3.4%）、充血性心力衰竭（2.6%）、需要重新插管（2.6%）[12]。与大多数开腹修复病例相比，经验丰富的腹腔镜食管外科医生进行腹腔镜修复可以显著降低术后发病率（约 25% 的患者出现腹腔镜修复后的并发症，而开腹修复后的并发症发生率约为 60%），尽管还没有进行随机对照研究 [7]。匹兹堡大学的研究结果显示，择期行 PEH 修补术的患者术后住院时间短（2～3 天），30 天死亡率低。重要的是，90% 的患者对其症状评估的结果得分为良至优，只有 3.4% 的患者在长期（7 年）随访时因症状复发而需要重新修复 [10, 12]。我们承认，另外 10% 左右的患者有少量的裂孔疝复发，其中大部分不需要手术就可以处理。然而，我们并不认为这些"小复发"是理想的，我们正在继续评估我们的手术结果，并希望在长期随访中达到再手术率＜ 2% 的"Pearson 式结果" [2]。

十一、总结

腹腔镜修补术有几个关键因素：①完全回复疝囊和内容物；②仔细保留迷走神经的前后神经；③胃食管脂肪垫的游离和 GEJ 的识别；④短短食管的识别和处理（广泛的纵隔游离和必要时行 Collis 胃整形术）；⑤保留膈脚的完整性，在无张力的情况下关闭裂孔缺损，修补时大胆使用诱导性气胸，利于膈肌关闭，只有在其他措施失败的情况下才进行补片加固；⑥实施抗反流措施，或者在选定的患者中实施胃固定术。如果由在微创和开腹食管手术方面有丰富经验的外科医生进行，腹腔镜修复 PEH 可以提供极好的患者满意度和症状缓解。在这种情况下，我们已经证明，使用微创手术的短期和长期结果及再手术率都可以与最好的开放手术相媲美 [2, 12]。

第 27 章
开放式食管旁疝修补术
Open Paraesophageal Hernia Repair

Daniel L. Miller　著

陈　昊　马　臻　译

摘要

在美国，裂孔疝的发病率持续增加。随着老年人口和肥胖人群的增加，需要手术治疗的食管旁疝患者将显著增加，因此手术矫正的时机、手术方式和修复对降低手术发病率和死亡率、改善短期和长期预后至关重要。有症状或有并发症的 PEH 患者需要手术修复，手术时机取决于症状表现及剧烈程度。患者评估应包括详细的病史（回顾既往手术报告）和体格检查，对 PEH 患者进行内镜和影像学评估，以最大限度地提高最佳的手术治疗、入路和手术类型。PEH 患者可经腹或经胸修复。尽管腹腔镜手术已经成为择期和紧急 PEH 修复的标准方法，外科医生也应该具有经腹或经胸开放入路的手术设备，以便为那些多次经腹PEHR 手术失败、既往使用补片或有明显肥胖的复杂Ⅳ型 PEH 患者提供。开放性与腹腔镜下 PEHR 手术的发病率和死亡率相近。转为开放性经腹或经胸手术对于普外科或胸外科医生来说，对改善复杂或复发性PEH 患者的预后至关重要。

关键词：食管旁疝；胃食管反流病；疝囊；食管裂孔；胃底折叠；腹腔镜检查；剖腹手术；胸廓切开术

裂孔疝（hiatal hernia，HH）于 400 多年前被首次认识。1610 年，AmbrosePar é 介绍了 1 例胃从食管裂孔疝出的患者[1]。Bowditch 于 1853 年率先报道修复 HH，Akerlund 于 1926 年率先报道了食管旁疝[2, 3]。1945 年，Harrington 描述了第一批接受 HH 修复的患者[4]。1951 年，Allison 首次将胃食管反流病和酸摄入的症状归因于 HH，并描述了解剖修复[5]。1968 年，Hill 和 Tobias 首先明确了食管旁疝的解剖（胃食管结合部和胃）和临床意义[6]。

瑞典放射科医生 Ake Akerlund 首先将 HH 分为 3 类[2]。目前根据 GEJ 及胃底的关系，定义了 4 种类型的裂口疝或 PEH。Ⅰ 型（滑动型）仅有 GEJ 移入胸腔；Ⅱ 型（真型）是 GEJ 保持在正常的解剖位置，部分胃底进入胸腔；Ⅲ 型（混合型）即 Ⅰ 型和 Ⅱ 型的结合，伴有 GEJ 和胃底突出至胸腔；而Ⅳ 型（复杂型）是其他腹部内脏［结肠（图 27-1）、小肠、脾脏、胰腺或大网膜］随 GEJ 和（或）胃部移入胸腔。Ⅰ型，即滑动型疝，是最常见的类型，约占所有 HH 的 95%，其余 3 种类型占 HH 的 5%；90% 的 PEH 为Ⅲ型混合型 PEH（图 27-2），最罕见（＜ 5%）的为 Ⅱ 型真型 PEH。

HH 的特点是横膈膜脚之间的开口扩大，使胃和其他腹部脏器抬高进入胸部。裂孔扩大的原因与腹内压力增加有关，在 GEJ 处形成了胸腹腔间的经膈压力梯度。这种压力梯度导致食管隔膜变弱，食管裂孔变宽。导致腹内压升高的原因包括肥胖、怀孕、慢性便秘、慢性阻塞性肺疾病伴慢性咳嗽，以及过度负重体力工作。年龄也是 PEH 发生的一个重要危险因素。PEH 主要发生在老年人身上，平均发病年龄为 65—75 岁[7]。美国 65 岁以上的人口从 2000 年的 13% 增长到 2015 年的 17%，预计到 2060 年将增长到 24%[8]。随着美国老年人口和肥胖人口的增加，需要手术治疗的 PEH 患者将会增加，因此，手术矫正的时机、方法和修复对于降低手术发病率和死亡率及改善短期和长期的预后至关重要。

一、手术修复的适应证

有症状或有 PEH 并发症的患者需要手术修复，其时机取决于表现和症状的严重性。急性胃扭转（图 27-3）、无法控制的胃肠道出血、梗阻、绞窄、穿孔或继发于 PEH 的不可逆呼吸并发症的患者需要急诊手术修复。正如预期的那样，出现急诊并需要手术矫正的 PEH 患

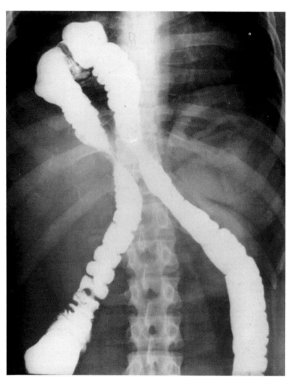

▲ 图 27-1　Ⅳ型复杂型食管旁疝（结肠）

1 例Ⅳ型 PEH 患者的钡灌肠显示横结肠通过扩张的裂孔进入左胸疝囊

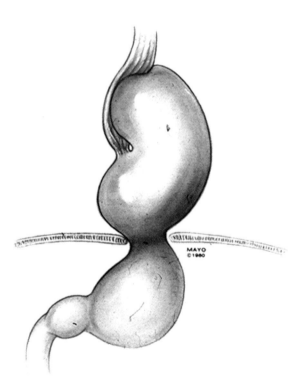

▲ 图 27-2　大型Ⅲ型食管旁疝

Ⅲ型 PEH 示意图显示胃食管结合部和胃底位于正常膈裂孔位置之上（经 Mayo Foundation for Medical Education and Research 许可转载，所有权利保留）

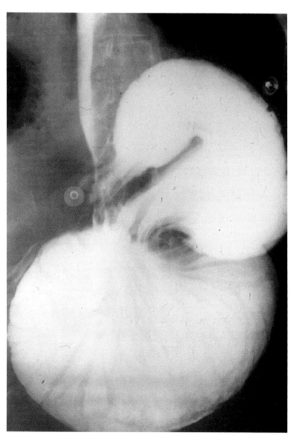

▲ 图 27-3　大食管旁疝伴胃扭转，大型 PEH 伴胃器官轴位扭转的上消化道 X 线片

者与较高的死亡率相关[9]。对于出现频繁和严重程度不断增加的慢性症状的 PEH 患者，建议进行择期修复，如药物治疗难以治愈的胃食管反流、吞咽困难、早期饱腹、餐后胸痛或腹痛、餐后呼吸短促、误吸、慢性贫血（Cameron 糜烂）或呕吐。选择性地对这些患者进行手术修复可以改善症状和提高生活质量（QoL）[10]。无症状患者的预防性 PEH 修复有争议。目前尚无共识，但传统上大多数外科医生都认为年龄较大或虚弱的患者不应接受手术，而预期寿命为 5～10 年的年轻且健康的患者应考虑手术以预防急性胃扭转的风险，尤其是如果胃的 50% 已突入胸腔并可能出现症状恶化时。在最近的一项研究中，择期修复的死亡率估计为 1.4%，而发生急性症状需要紧急手术的概率为 1.1%。Allen 及其同事随访了 23 例拒绝手术而选择药物治疗的较大 PEH 患者，中位时间为 78 个月（范围为 12～268 个月）[11]。4 例患者出现病情恶化，1 例患者死于误吸。他们的结论是，胸内胃倒置患者在最初表现出梗阻症状时应接受修复，择期手术是安全有效的。然而，胃绞窄是极其罕见的。随着年龄超过 65 岁，出现急性症状需要紧急手术的罹患风险呈指数下降。

二、术前评估

详细的病史、体格检查、内镜和影像学评估对于有症状和无症状的 PEH 患者都是必要的，以使手术治疗、方法和手术类型最优化，同时记录出现的症状、既往的药物治疗、合并症和手术报告。所有患者均接受消化道胃镜检查、上消化道造影系列检查、胸部和上腹部计算机断层扫描检查，并复查病理活检。胃镜检查是在择期情况下手术前或紧急手术时进行的，以评估疝，包括翻转操作，并排除可能存在的食管或胃的病理情况。此外，可以确定胃扭转，以及与绞窄有关的黏膜缺血或穿孔。口服造影检查提供了重要的胃解剖信息，但最重要的是食管的长度。不需要测量食管压力和

分析 pH 值，因为它们不可靠且难以执行。如果要重做手术，回顾以往手术报告对手术成功至关重要。注意的重点应放在修复的类型，是否使用补片及如何固定，胃底折叠的类型，是否去除疝囊，是否进行胃成形术或食管延长手术，是否已修复了腹部切口疝及是否将补片用于修复。

三、手术方法

PEH 可经腹或经胸修复。可以通过开放式或腹腔镜进行经腹修复。目前在美国的大多数实践中，无论是择期还是急症，大多数患者首选腹腔镜 PEHR。腹腔镜 HH 修复的首份报道由 Cuschieri 及其同事于 1992 年发表[12]。甚至在最早的病例中，与开放式修复相比，腹腔镜 PEHR 的复发率更低。2000 年，Hashemi 及其同事证明了腹腔镜手术的复发率是 42%，而开放式手术的复发率是 15%，腹腔镜界的热情因此而减弱[13]。开放经腹入路适用于过去上腹部手术次数有限的患者，保留经胸入路适用于既往经腹手术失败、腹壁补片史、腹壁脓肿、感染、污染史、体重指数显著升高（＞ 40）的患者。这 3 种手术方法尚未在随机试验中相互比较，PEHR 的最佳手术方法仍存在争议，主要取决于外科医生的培训和经验[14]。

从全国住院患者样本数据库对 1999—2008 年约 40 000 例患者进行分析，分别经腹、经胸和腹腔镜进行了 74%、17% 和 9% 的手术[15]。目前，腹腔镜 PEHR 已经超过了开腹修补术，成为 PEH 最常用的手术方式。在 NIS 研究中，经胸入路与长的住院时间（7.8 天），大的机械通气需求（5.6%）和大的肺栓塞风险相关[15]。腹腔镜手术与短的住院时间（4.5 天）和低的机械通气风险（2.3%）相关。在 2017 年发表的第二项使用 NIS 数据库的研究中，分析了 2000—2013 年 63 800 例患者，以评估微创 PEH 手术（MIS PEH）对患者预后的影响[16]。94.2% 的患者采用腹腔入路（腹腔镜为 67.1%，开放为

32.9%），胸腔入路为 5.8%（胸腔镜为 24.5%，开放为 75.5%）。进行 MIS PEH 的患者住院时间更短，总费用更低。这些 NIS 研究的长期结果数据尚不清楚。其他非对照研究表明，与其他方法相比，腹腔镜 PEHR 的发病率和死亡率似乎更低。尽管腹腔镜手术的影像学复发风险更高，但再次手术的概率相似。

（一）经腹修补

开放式或腹腔镜 PEHR 涉及的步骤顺序和修复原理相同。通常通过从剑突到脐部正上方的上腹部切口进行开放式经腹切口。有时为了促进食管裂孔暴露，切口的上部向剑突的左侧延伸。优选上侧牵开器，该上牵开器两侧连接至床，并且代替周向切开牵开器使用，以允许食管抬高以最大限度地暴露裂孔组织。现在将详细描述开放手术步骤的顺序。

1. 裂孔解剖 为了防止 PEHR 后疝复发，必须从纵隔中彻底剥离和切除疝囊。这种剥离应谨慎进行，以避免损伤纵隔胸膜、心包、主动脉和迷走神经。如果气胸发生，在开放式手术中它不是一个血流动力学问题，在修复完成关闭之前，在横膈膜上方放置一根胸管。使用 Penrose 引流管，并放置在食管周围的 GEJ 处，抬高食管和胃，以利于后裂孔的剥离。胃短血管用能量装置（双极）分开，使胃完全游离为正常的形态，并有助于逆行的胃底折叠术。

2. 食管游离 将远端食管和 GEJ 游离至腹部，足够长的腹内食管（4～5cm）是无张力 PEHR 和减少复发的必要条件。能量辅助的胸内剥离术可以防止相关解剖结构的损伤，更重要的是减少迷走神经的损伤。这种剥离通常进行到主动脉弓水平，以形成无张力的食管。如果达不到足够的腹内食管长度，就需要进行延长手术；真正的短短食管是罕见的，通常 < 5%。慢性 PEH 可能导致更高的短食管发生率。食管的延长是通过 Collis 胃成形术来完成的[17]。Collis 手术是通过从胃 His 角垂直切割缝合近端胃而形成管状胃，吻合方向与沿胃小弯放置的一根探条支撑物平行（48～51F）沿胃小弯定位（图 27-4）。新食管是一细长的管状胃，从而形成食管的延伸，使新的食管 - 胃结合部

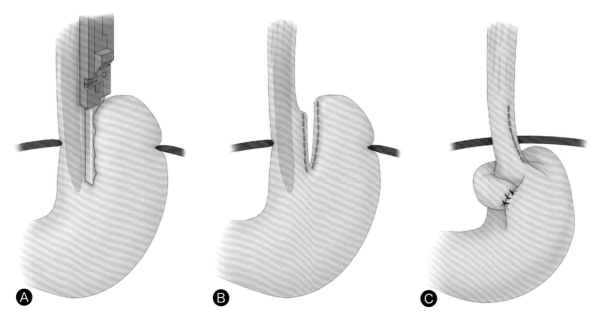

▲ 图 27-4　用于短食管的 Collis-Nissen 胃成形术的手术操作程序
A. 在胃的小弯处放置 60mm 的平行于食管导管的线状吻合器（51F）；B. 成功发射线性吻合器制作新食管，胃底在后面包裹新食管；C. 一期闭合食管裂孔，完成膈肌下方的 Nissen 胃底折叠

在腹部＞ 4cm。Collis 手术最初是通过左胸廓切开术进行的，但最近已经通过开放方法或腹腔镜经腹进行[18]。这种开放式或腹腔镜技术被称为楔状 Collis 胃成形术，切除楔形胃底以允许内镜吻合器平行于小弯垂直放置，从而形成一个细长的腹内食管（图 27-5）。

3. 关闭裂孔　完全游离食管后，在食管后面闭合膈脚。裂孔缺损的闭合是 PEH 修复中最关键的步骤之一。必须达到无张力修复。可以仅使用补片进行一期修复，也可以将一期修复和补片加强组合进行。一期闭合通常采用不可吸收性缝合线（通常为 3～5 针）进行，取决于缺损的大小，以间断缝合方式进行。由于没有筋膜层，一些外科医生更喜欢用水平褥式缝合。如果在解剖过程中破坏了关键纤维，或一期修复时有张力，则可以用生物补片（如猪真皮基质或牛心包）加强闭合膈脚。此外，目前正在评估新的生物可吸收材料，并可能证明在裂孔

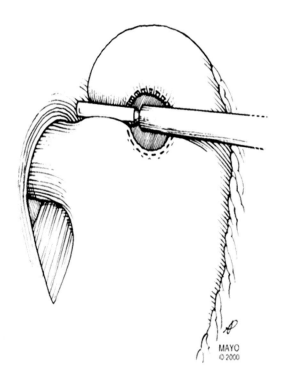

▲ 图 27-5　腹腔镜胃成形术，腹腔镜胃成形术在开腹手术中治疗短食管的图示。端到端吻合器在胃底造一个开口，放置线性吻合器完成楔形胃成形术

经 Mayo Foundation for Medical Education and Research 许可转载，所有权利保留

处有用，以帮助减少疝复发。聚四氟乙烯（PTFE）或聚丙烯（Prolene）补片等合成永久材料由于严重甚至危及生命的并发症（包括食管糜烂和溃疡、穿孔及脓肿形成）而禁忌用于加强或一期修复食管裂孔缺损。

已证明在进行 PEHR 时加强食管裂孔可减少复发和再次手术[19]。2016 年，一项对 4 个随机试验（包括 406 例患者）的 Meta 分析显示，与缝合线缝合相比，裂孔闭合的补片加强使再手术率降低（2% vs. 9%），复发率降低（16% vs. 27%），但两者的并发症率均为 10%[20]。只有再手术率有统计学意义。在我们的实践中，PEHR 术中择期使用补片加强，通常在年龄较大的患者（尤其是 80 岁以上的女性）、类固醇依赖型患者、再手术和重要的 COPD 患者中使用牛心包。与补片加强有关的并发症率与补片的类型和所使用的结构有关。与侵蚀、穿孔、狭窄、纤维化及由于不可吸收合成补片而需要进行复杂的再手术相比，生物和生物可吸收补片并发症通常只是吞咽困难（图 27-6）[21]。

4. 胃底折叠　我们对所有接受 PEHR 的患者进行胃底折叠。通常采用开放经腹 PEHR 进行全 360°（Nissen）胃底折叠，对于术前有严重吞咽困难的患者，我们采用部分胃底前折叠（Dor），以减少术后可能恶化的吞咽困难。通过增加胃底折叠，可以恢复食管下括约肌的功能，减少术后胃食管反流症状的发生。我们将部分或全部的胃底折叠常规地固定到裂孔的前方部分以完成缺损的闭合，希望能减少复发的可能性。为防止术后胀气综合征，胃底完全折叠宽度通常为 2.0～2.5cm，切除食管脂肪垫后固定在胃食管结合部，以防止胃底折叠滑脱。

在一项随机研究中，40 例患者在进行 PEHR 时进行了贲门固定术（将贲门缝合到膈肌）或完全胃底折叠。在术后 3 个月和 12 个月，接受胃底折叠术的患者术后胃食管反流症状显著减少，术后食管炎发生率显著降低，分别为 17% 和 53%[22]。其他术后并发症如吞咽困难和

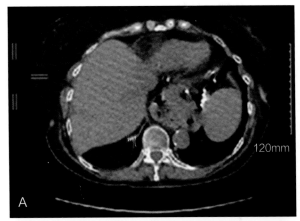

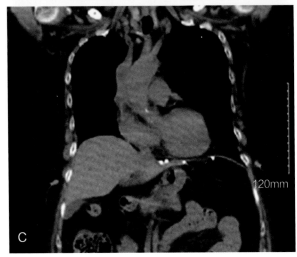

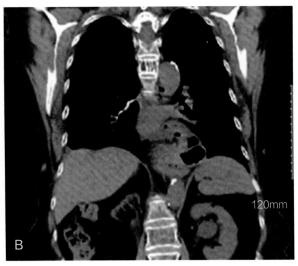

▲ 图 27-6　复发Ⅲ型食管旁疝 – 补片加强后状态，补片加强后复发Ⅲ型 PEH
A. 轴向计算机断层扫描显示患者在腹腔镜下经合成补片加强的 PEH 修复后复发；B. 冠状位 CT 显示患者在腹腔镜下经合成补片加强的 PEHR 术后出现复发性 PEH；C. 患者的冠状位 CT 显示用金属外科螺钉固定间隙内的补片

胀气在两组之间没有差异。

　　5. 术后管理　患者 PEHR 后收住外科。术中放置的口胃管在 PEHR 完成时在手术室移除。术后 24h 患者服用止吐药以减少术后恶心和呕吐的风险，这些风险会撕裂 PEHR 并导致早期复发 [23]。我们让患者在手术当晚走动，同时开始每天嚼 3 次口香糖，每次间隔 20min。手术后的第 2 天早上不常规做吞钡检查。我们允许患者在手术后 24h 开始饮用清液体。患者的胸部和腹部疝复发和胃运动是通过每日胸部 X 线片（CXR）评估的。经腹开放式 PEHR 术后疼痛管理通过术中使用 20ml 丁哌卡因脂质体（Exparel；Pacira Pharmaceuticals，Inc.，Parsippany，New Jersey）与注射用生理盐水稀释到 300ml 阻断术野。一旦肠功能恢复，患者可以耐受低渣饮食，通常手术后 3～5 天患者就可以出院。

（二）经胸修补

　　经胸 PEHR 是所有 PEH 的主要方法。支持者现在主张，对于肥胖、有真正的短短食管、有相关的食管运动障碍、有复杂Ⅳ型 PEH、至少 2 次经腹修复失败、做过腹部正中切口疝补片修补术的患者，应该实施经胸 PEH 而不是经腹修复。胸外科医生认为，开放式经胸 PEHR 比经腹部修复更持久，因为它允许更准确地术中评估食管长度，更容易实施食管延长手术（真正的 Collis），更容易在无张力的情况下关闭食管裂孔，以及更好地暴露肥胖患者 [24]。我们通常对极度肥胖（BMI > 40kg/m^2）、多次经腹修补（开放和腹腔镜）失败、复杂Ⅳ型 PEH 伴或不伴胃扭转、位置反转的患者进行经胸修复（图 27-7）。如果我们正在评估一个有大 PEH 的肥胖患者，我们建议患者进行减肥手术，以确定

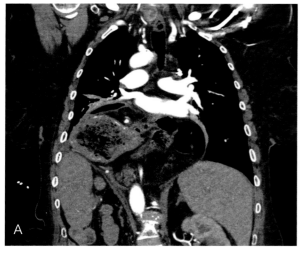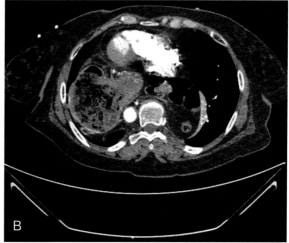

▲ 图 27-7　Ⅳ型食管旁疝患者的器官位置倒置，巨大Ⅳ型 PEH 患者含有胃、结肠和小肠的位置倒置

A. 位置倒置患者的冠状计算机断层扫描断层图显示巨大Ⅳ型 PEH，包括胃、结肠和小肠；B. 位置倒置患者的轴位 CT 显示巨大Ⅳ型 PEH，包括胃、结肠和小肠

结合 PEHR 和特定的减肥手术（取决于患者的 BMI）来纠正这两种情况是否是最好的，从而使患者获得最好的结果。

1. 经胸入路　放置胃管后，患者置于右侧卧位。双腔气管插管进行单肺麻醉，左前外侧开胸通常通过未切除的第 8 肋骨床进行。

2. 食管游离　分离 PEH 与肺、胸壁和隔膜之间的粘连。打开下肺静脉和食管处的纵隔胸膜，用 Penrose 引流管牵引保护两条迷走神经。将食管向裂孔的远端游离。膈食管膜在胸部的顶端打开以暴露胃。将整个疝囊从裂孔和胃中分离并移除，确保不损伤迷走神经。如果是紧急手术，检查胃是否有局部缺血，如果有就切除。确认胃的正确解剖形态，还纳胃，确认有没有短食管，如果有则进行传统的 Collis 胃成形术，通常用钉长 45mm 的吻合器和 51F 的支撑胃管。延长手术减少了原食管的张力，防止了 PEH 的复发。

3. 胃底折叠　当使用开放式经胸腔入路时，PEHR 所运用的胃底折叠术是近乎完全的（240°）胃底折叠术，即 Belsey MarkⅣ 修复[25]。这种修复是 6 线缝合的胃底折叠术，每两排 3 线均匀地放置在胃前 240° 上，覆盖腹部内食管 4cm（图 27-8）。最后一排不可吸收缝合线固定在膈肌下

方，并连接到裂孔的前部。Belsey 修复术是一种极好的长期功能性胃底折叠术，可预防胃食管反流症状、复发和吞咽困难[26]。

4. 裂孔修复　裂孔闭合是在后面用不可吸收缝线以间断 8 字缝合进行的，通常是 4～5 针。首先放置裂孔缝线，但在胃底折叠经膈膜的缝线减少并打结之前不要打结。如果缝合线太紧，可能导致吞咽困难，可以拆除缝合线。如果在术前食管蠕动障碍的经胸切开手术时进行肌切开术，那么每一行的中心缝合线将被拆除，并持续有效地预防 GERD 症状。在经胸的开放式修补中不需要加固材料，从而显著降低术中成本。如果在解剖疝囊期间进入了胸膜，则可以通过一根 28F 的胸管进行胸腔引流，该导管可以越过中线并引流右胸。

5. 术后管理　PEHR后，患者再次被送往外科病房。术中留置胃管在手术室完成 PEHR 时被移除。患者在术后 24h 内服用止吐药，以减少术后恶心呕吐的风险。患者在手术当晚可以走动，并开始每天嚼 3 次口香糖，每隔 20 分钟嚼一次。我们允许患者在手术后 24h 开始饮用清液体。关于疝复发和胃动力通过每日 CXR 评估患者的胸腹部进行。我们不对开放的经胸 PEHR 患者使用硬膜外导管，因为老年人中药

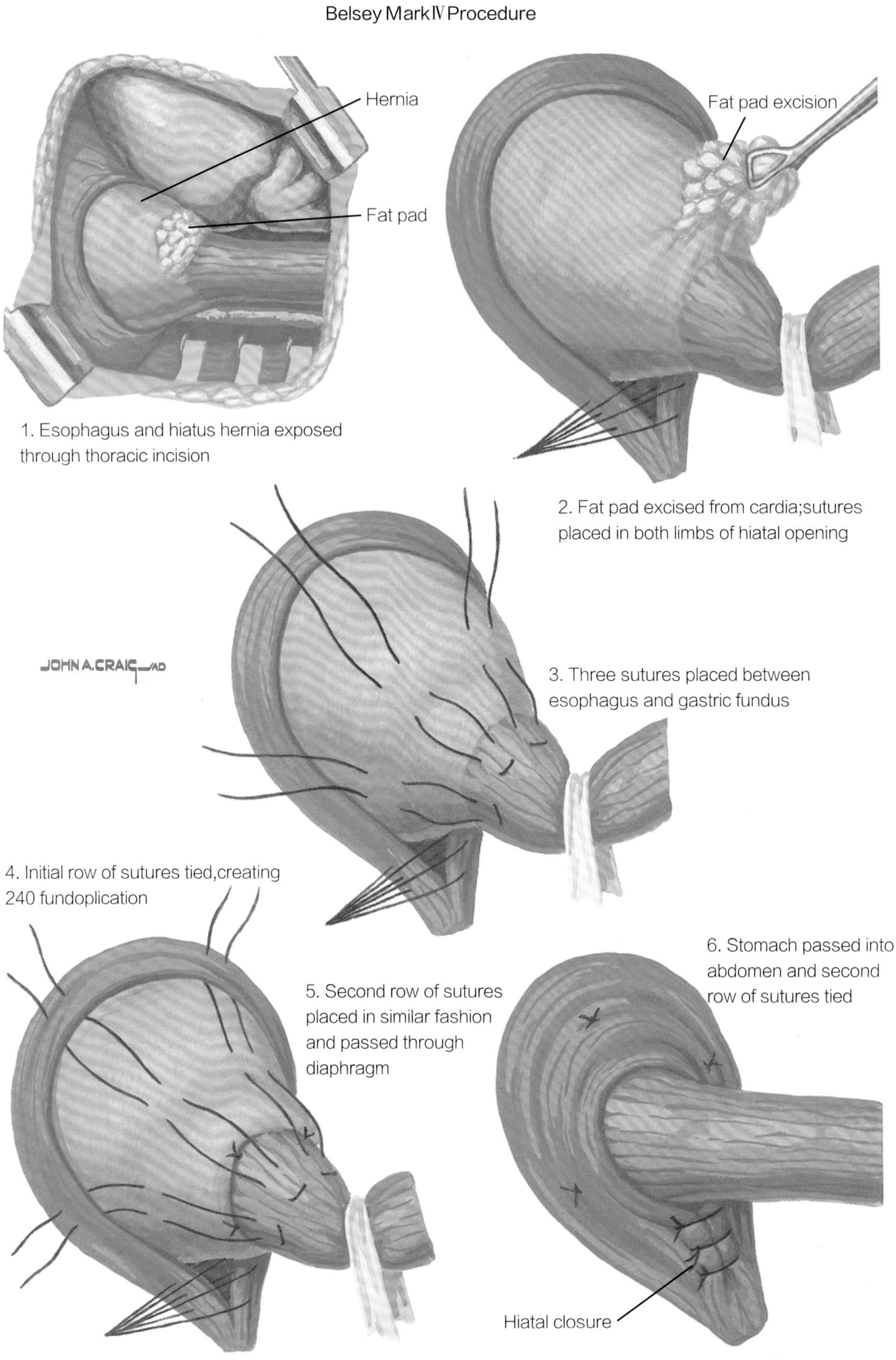
Belsey Mark Ⅳ Procedure
Hernia
Fat pad
Fat pad excision
1. Esophagus and hiatus hernia exposed through thoracic incision
2. Fat pad excised from cardia;sutures placed in both limbs of hiatal opening
JOHN A.CRAIG MD
3. Three sutures placed between esophagus and gastric fundus
4. Initial row of sutures tied,creating 240 fundoplication
5. Second row of sutures placed in similar fashion and passed through diaphragm
6. Stomach passed into abdomen and second row of sutures tied
Hiatal closure

▲ 图 27-8 **Belsey Mark Ⅳ repair. (Netter illustration used with permission of Elsevier, Inc. All rights reserved.)**

物引起的低血压问题及老年人中与 Foley 导管相关的问题。开放经胸 PEHR 手术后的术后疼痛由术中副交感神经注射（$T_{2\sim11}$）及 300mm 稀释 Exparel（丁哌卡因脂质体注射用混悬液）的全层背阔肌和前锯肌阻滞控制。只要患者肠功能恢复并能耐受低渣饮食，通常术后 4~6 天便可出院。在这些患者中进行积极的肺部康复护理，包括激励性肺活量测定、波动阀和早期活动。在使用 Exparel 切换至局部麻醉阻滞后，呼吸系统并发症明显减少。

（三）患者预后

1. 并发症发病率和死亡率　腹腔镜 PEHR 与较低的并发症总发病率（< 3%）和死亡率（< 2.0%）相关[7, 27]。≥ 70 岁接受急诊手术的患者，以及伴有多种并发症的患者，其死亡率和发病率较高。正如预期的那样，经腹和经胸开放 PEHR 与更高的发病率和死亡率相关，但没有预期的高。在一项回顾性研究中，1005 名年龄 > 80 岁的患者接受了开经腹 PEHR 手术，手术死亡率为 8.2%[28]。与择期修复患者相比，急诊修复的比例为 43%，死亡率较高，分别为 15.7% 和 2.4%，并且是多因素分析中死亡率的唯一预测指标。在 2 个最大的开放式经胸 PEHR 系列研究中，分别有 94 例和 240 例患者，其术后发病率和死亡率分别为 1.7% 和 2.1%[29, 30]。

老年患者发生 PEH 的机会增加，并且由于并发症和死亡率增加而无法接受手术评估。El Lakis 及其同事研究了年龄和合并症对 PEHR 早期并发症和其他短期结果的影响。该研究回顾了 524 例因胃受累 > 50% 而接受 PEHR 的 PEH 患者，并按年龄分层（< 70 岁，70—79 岁，≥ 80 岁）以确定结果。年龄 > 80 岁的患者 ASA 分级更高，并发症更高，PEH 更大，Ⅳ型 PEH 的发生率更高，急性表现也更多。≥ 80 岁患者术后并发症较多，但主要并发症较少，住院时间延长 1 天。根据接受 PEHR 患者的年龄，他们的 PEH 复发率没有差异。调整并发症及其他因素后，≥ 80 岁对

预测严重并发症、30 天内再入院或早期复发均无显著影响。患有巨大 PEH 的老年患者应该由经验丰富的外科医生对 PEHR 进行评估。高龄不再是 PEHR 的禁忌证。

2. 疗效　无论采用何种方法，PEHR 已被证明可显著缓解与 PEH 相关的术前症状。一项对 111 例患者的前瞻性研究发现腹腔镜 PEHR 与术后 1 年和 3 年症状改善和生活质量改善相关[32]。3 年的总体生活质量评分比基线评分高 50%。在一项对 72 例患者进行开放经腹 PEHR 的研究中，症状与基线相比有所改善[14]。术后 SF-36 评分在八个类别中的六个类别均高于一般人群，并且在八个类别中的八个类别均高于年龄匹配的人群。在 2 个大型的经胸开放 PEHR 系列研究中，随访时间为 42~92 个月，其中 80%~86% 的患者无症状，手术结果令人满意[29, 30]。

3. 复发　对报道复发率的研究的解释受到所使用的不同结果测量方法的限制。影像学复发率高于临床复发率。大多数放射学检查确定复发的患者是无症状的，而临床复发的患者通常可以通过药物控制症状。只有一小部分患者因并发症或顽固性症状而需要再次进行 PEHR。腹腔镜 PEHR 的影像复发率高于两种开放手术，但大多数此类复发在临床上是无表现的，不需要再次手术。对 13 项腹腔镜 PEHR 回顾性研究的 Meta 分析报道，临床复发率为 10.2%（范围为 3%~33%），影像学复发率为 25%[33]。经腹腔开放 PEHR 后报道的临床复发率为 0%~44%[14, 33, 34]。多数复发为滑动性疝气，大小 < 2cm。在两个最大的经胸开放修复系列研究中，分别有 94 例和 240 例患者接受了经胸 PEHR，分别只有 1.7% 和 2.1% 的临床复发患者需要再次手术[29, 30]。

4. 再次手术　有症状的 PEH 的再手术是一项技术挑战，特别是如果在最初的 PEH 手术时使用了合成补片。如果重做 PEHR 的初始方法是腹腔镜手术则在再次手术时应降低门槛，转

换为开放手术，尤其是在存在穿孔、局部缺血、大量失血或无法解剖的粘连的情况下。复杂的再手术病例，如多次失败的经腹修复，经胸廓入路可提供一个有利于外科手术的新平面，以获得成功的 PEHR。然而，沿着肝脏左外侧段进行剥离并游离胃底是很烦琐的，需要同时进行膈肌切口，以便充分暴露。对 2000—2013 年接受 PEHR 的成年人进行 NIS 回顾性人群分析，以确定围术期的结果是否受到手术量的影响[16]。医院手术量分为小（＜ 6 例 / 年）、中等（6～20 例 / 年）和高（＞ 20 例 / 年）。共纳入 63812 例患者。在这段时间内，大容量中心的手术率从 65.8% 上升到 94.4%。两组间开放 PEHR 率差异有统计学意义（小容量 61.6%，中等容量 58.2%，高容量 32.6%）。在大容量中心接受 PEHR 的患者术后并发症更少，住院时间更短。这进一步巩固了最初的 PEHR 和再手术 PEHR 应该由大容量中心经验丰富的外科医生进行的事实。

四、结论

在过去的 20 年中，PEHR 的适应证发生了变化。PEHR 的传统适应证是医学上难以治愈的胃食管反流、吞咽困难、反流、梗阻性症状，以及慢性贫血和反复吸入性肺炎等并发症，但目前的适应证是呼吸短促和用力时呼吸困难，以及心功能下降。高龄并不是 PEHR 的禁忌证。腹腔镜手术已成为择期和急诊 PEHR 的标准方法，外科医生也应在外科手术技术中采用开放式经腹或经胸腔手术，以便为那些曾多次使用腹腔镜 PEHR 失败的复杂Ⅳ型 PEH、使用补片、显著肥胖的患者提供服务。开放手术的相关发病率和死亡率与腹腔镜 PEHR 相似。转为开放性经腹或经胸手术对于普外科或胸外科医生来说，对改善复杂或复发性 PEH 患者的预后至关重要。择期 PEHR 是首选。

第 28 章
膈脚张力的膈肌松解在食管裂孔疝修补术中的应用

Diaphragmatic Relaxing Incisions for Crural Tension During Hiatal Hernia Repair

Marc A. Ward　Steven R. DeMeester　著

陈　昊　蒲唯高　译

摘要

研究表明，在无张力下完成的任何疝修补术，其复发风险均显著降低。为了减小修补部位的张力，股疝和腹股沟疝分别采用了组织分离与松解切口的方法，这同时减少了术后疝的复发概率。从逻辑上讲，这个概念也可以应用于大的食管裂孔疝，在这种情况下，如果没有其他的干预，膈脚很难达到完全无张力状态。毗邻膈脚的横膈松解允许原发性裂孔缺损在没有张力的情况下愈合。可以选择在横膈膜的左侧或右侧进行，这取决于患者的解剖结构。一旦获得足够的松紧度使裂孔闭合，膈肌缺损就可以重建。考虑到人工补片对食管的侵蚀，不建议在食管裂孔处使用人工补片。然而，膈肌松解后的缺损远离食管，因此建议使用人工补片来闭合这些缺损，因为即使是很小的膈肌缺损也会导致腹内容物疝入胸部。左、右侧松解技术可以减轻裂孔处的张力，这是修复食管旁疝或大型滑动裂孔疝的外科医生应该掌握的技能。

关键词：食管旁疝；膈膜松解切口；聚四氟乙烯补片；无张力修补术；食管裂孔疝

通过腹腔镜修补合并裂孔扩大的巨大食管裂孔疝具有挑战性，且有较高的复发率。在最近的一项随机试验中，腹腔镜下食管旁疝术后 5 年复发率超过 50%[1]。任何疝修补术中的张力都会增加复发的风险。这首先在腹股沟疝中被观察到，并将松解切口与无张力修补术相融合。随后，在腹壁疝修补术中采用组织分离来释放张力[2-4]。从逻辑上讲，这一概念可以扩展到较大膈脚缺损的患者，在没有明显张力的情况下很难或不可能达到膈脚的解剖状态。与无张力腹股沟疝修补术类似，用补片修补膈脚缺损也已运用于临床。然而，人工补片桥接与补片侵蚀食管有关，这并非明智的选择（图 28-1）[5]。用生物补片桥接只是一个临时的解决办法，因

为桥接的生物或可吸收材料会逐渐消失，所以需要为疝的复发做好准备。Park 等提出使用可移动的镰状韧带来桥接裂孔缺损，但该方法的长期疗效尚不清楚[6]。在我们看来，更好的选择是在右膈或左膈（偶尔在双侧膈肌）做松解切口。

松解切口的概念是在切口相近的区域（肌肉或筋膜）附近人为制造一个轻微的缺损，使主要组织靠拢在一起。在食管裂孔疝的情况下，两侧都有膈肌，所以做松解切口是理想的选择。此外，在横膈膜上做一个松解切口几乎没有任何并发症。因为胸腔（负压）和腹部（正压）之间有压差，所有松解的切口都必须闭合。即使是很小的膈肌缺损也会导致腹内容物疝入胸

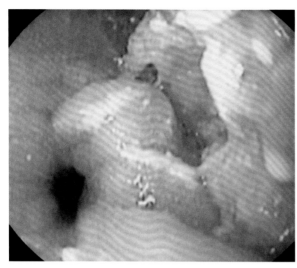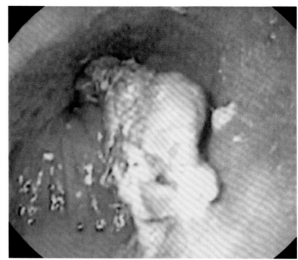

▲ 图 28-1　如图所示，在膈肌裂孔附近使用合成补片会导致补片侵蚀食管

部 [7]。因为我们用聚四氟乙烯（PTFE）补片重建胸壁和膈肌有丰富的经验，故通常用聚四氟乙烯封闭这些缺损。与其他类型的合成补片不同，肺通常不会融合到聚四氟乙烯补片上，所以未来的胸外科手术，不会将补片做得更加复杂。虽然在一个清洁的病例中使用聚四氟乙烯补片会令人担忧是否感染，但在我们以前发表的一系列文章中，有 6 例患者同时进行了楔状胃切除术，并且在重建中使用的聚四氟乙烯补片没有患者出现感染 [8]。与用补片修补腹壁疝不同的是，使用简单的间断缝合线将聚四氟乙烯补片缝合到缺损的边缘，而不重叠在膈肌上效果很好。的确如此，因为当补片收缩时，横膈膜有足够的空间来容纳而不会撕裂缝线。事实上，随着时间的推移，松解后 PTFE 网发生的大幅收缩可能有利于恢复更自然的横膈膜轮廓。应避免可吸收的或生物补片，因为它不能永久修复缺损。

只要识别出重要的标志，选择左、右切口都是相对简单的腹腔镜手术。在我们的研究中，患者没有出现与松解切口相关的并发症或膈肌麻痹 [8]。除此以外，更重要的是要认识到，在 15mmHg 二氧化碳腹膜压腹腔镜手术中，腹部和胸部之间的畅通是可能的。小的胸膜穿孔可导致球阀效应和张力性气胸，但大的胸膜穿孔与此无

关。事实上，当我们修复大裂孔缺损时，胸膜的大开口是标准的，即使没有松解切口。一旦疝被修复，纵隔腔就可以进入右、左或两侧的胸膜腔进行引流。在打开胸膜或做一个松解切口后，我通常不会在纵隔或胸腔放置引流管，除非在剥离过程中造成或怀疑肺损伤并漏气。

一、重要的初始操作

允许膈脚移动和靠近的第一步是确保左侧膈脚的后囊已被很好地剥离。当囊仍然附着在左侧膈脚上时，它可以限制膈脚的移动和接近。第二步是利用左气胸，可以平衡隔膜两侧的腹膜，使左隔膜变得宽松，并促进其向右膈脚移动。仅这一操作就足以在接近膈脚的过程中减少测量到的张力 35.8%，Bradley 及其同事在一项精细的研究中得出结论，术中使用张力计来评估张力减少技术的效果 [9]。如果在尝试拉拢膈脚时仍然有过度的张力，下一步建议行松解。

二、右侧松解技巧

松解右侧切口相对简单，整个手术只需要 15～30min。这是首选的松解方法，但右膈脚必须至少有 1cm 宽，以有足够的组织重建空间。有些时候，右膈脚可能太薄或者存在瘢痕，膈脚边缘和下腔静脉之间没有足够的空间来做松

解切口。在这些患者中，或极少数患者中，右侧松解不足以使其无张力闭合，所以在左侧松解是十分必要的。重要的是，松解应在裂孔顶端前，而不是在底部后方。一些重要的解剖结构，如主动脉和胸导管，靠近基底部，横膈膜上的任何切口都应在这一区域。在绝大多数情况下，裂口的底部用 1 针或 2 针缝合。右侧松解是通过打开与下腔静脉平行的右膈脚，沿下腔静脉保留 3mm 的组织，以便将人工补片缝合到位。右侧松解包括一个全层切口穿过右膈脚进入右胸膜腔。它始于右膈脚中段，止于前膈脚静脉下方（图 28-2）。这个区域的横膈膜肌腱十分发达，所以超声波能量或烧灼术可以很好地在右侧切开。通常情况下，切口只需向前到达膈肌静脉，如果长度不够，可以结扎膈脚静脉，并将切口向前和内侧进一步进行补充松解。令人惊讶的是，这种松解术能使右膈脚向中间移动，并在此过程中在右膈处留下一个裂孔状的缺损（图 28-3A）。右侧松解避免损伤的唯一重要结构是胸腔内腔静脉，但如前所述，胸腔内腔静脉应位于切口的前方和外侧。如果不经常使用，建议在右侧松解后使用缝合线，以减少缝合线穿过残留右膈脚的风险。一旦裂口被重建，松解所造成的缺损就用不可吸收补片修复。我的首选是用 3-0 单丝间断缝线缝合 1mm PTFE（图 28-3B）。然后我倾向于使用可吸收生物补片或生物合成补片来加强一期膈肌闭合（图 28-3C）。使用可吸收钉枪将可吸收补片固定在隔膜上。

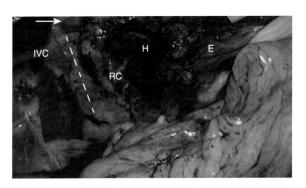

▲ 图 28-2　虚线表示右侧松解位置。箭表示前膈脚静脉
E. 食管；H. 空隙；IVC. 下腔静脉；RC. 右膈脚

三、左侧松解技巧

左侧松解并不困难，但由于手术需要左比右侧更大的切口，同样也需要更多的时间来修复缺损。与右侧膈脚平行的切口不同，左侧切口应在第 7 肋骨的外侧。右侧膈神经受到腔静脉的保护，但左侧的切口会使膈神经处于危险

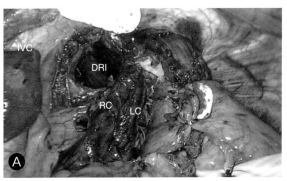

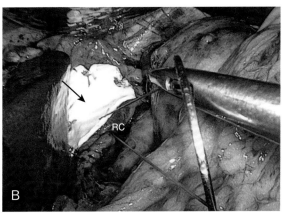

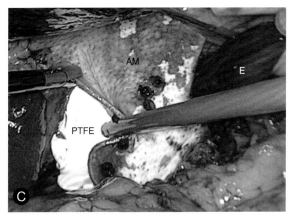

▲ 图 28-3　A. 在正确的松解后，裂孔以最小的张力闭合；B. 空隙用 1mm PTFE 补片覆盖（箭），RC 表示右侧膈脚相对于补片的位置；C. 膈肌闭合用可吸收的生物补片加强，该补片也覆盖了 PTFE 补片
AM. 可吸收补片；DRI. 膈肌松解；E. 食管；IVC. 下腔静脉；LC. 左膈脚；PTFE. 不可吸收聚四氟乙烯补片；RC. 右膈脚

之中，这可能会导致左侧膈肌瘫痪。左侧松解可能影响的另一个重要脏器是心脏，它应该位于切口的前部和内侧（图 28-4）。在开始左侧松解之前，如果还没有打开左侧胸膜，通过打开左侧胸膜来形成左侧二氧化碳气胸是很重要的。这就解除了左隔膜的紧张，使它更容易开始松解。如前所述，这在某些情况下可以避免松解。此外，这允许隔膜远离心脏，从而将受伤的风险降至最低。

切口从心脏外侧开始，在第 7 肋骨下方 1~2cm 处。与肋骨相连的 1~2cm 的隔膜是必要的，以便随后闭合缺损。切口全厚，延伸至左侧胸膜腔。通常情况下，这个切口需要向脾脏的侧面进行，以便充分松解。切开时我更倾向于使用超声刀来减少膈肌的抽搐和出血，因为左侧膈肌的肌肉比肌腱多。一旦获得足够的松解以实现无张力闭合，膈肌缺损就可以重建。有时左膈会向中间滑动但不会造成广泛的缺损，松解的切口主要用间断的 8 字形不可吸收线缝合。通常，修补是必要的，在这里，我们更倾向用间断的 0-Ethibond 或类似的缝线缝合 2mm PTFE（图 28-4 和图 28-5）。与右侧膈肌闭合一样，通常采用可吸收生物补片或生物合成补片加强无张力裂孔修复以完成裂孔重建（图 28-3C）。

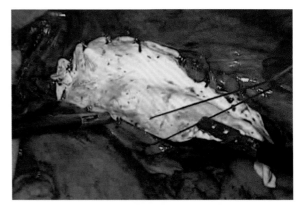
▲ 图 28-5　用 2mm 聚四氟乙烯补片缝合左侧松解切口

四、纵隔脚松解的效果

在必要时松解纵隔脚切口，避免了桥式修复。我们 2013 年发表的第一批 15 例患者中，所有原发性纵隔脚闭合患者都在腹腔镜下完成了裂孔重建。在胸腔或纵隔内没有引流物残留，也没有患者在出院前出现胸腔积液。在随后的胸部 X 线检查中，有 3 例患者出现胸腔积液，2 例患者需要进行引流。1 例患者出现无症状的左侧膈轻度抬高。在短期随访中，没有患者需要再次手术，也没有患者通过修复松解的切口出现膈疝或 PTFE 补片感染的证据。目的随访 15 例患者中的 11 例，除 1 例无症状（< 2cm）复发性疝 4.5 个月外，所有患者的修补都完好无损。

五、结论

对于裂孔较宽的患者，膈脚松解可使张力降低，实现膈脚修复。张力是任何疝修补术的巨大挑战，在必要时使用松解也许可以降低疝复发率，改善食管裂孔疝修补术后患者的预后。左、右侧切口的松解术，其中包括修复食管旁疝或较大的滑动性食管裂孔疝，对外科医生具有一定的临床指导意义。

公开性原则

DeMeester 博士是 Gore and Davol/Bard 的顾问，并获得了 Davol/Bard 的研究资助。

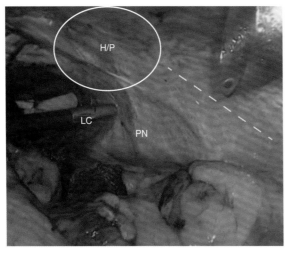
▲ 图 28-4　图 28-4 虚线表示左侧膈肌松解位置。切口需要径向进行，以避免损伤心脏 / 心包和膈神经等结构
LC. 左膈脚；H/P. 心脏 / 心包；PN. 膈神经

第 29 章
Collis 胃成形术治疗短食管
Collis Gastroplasty for a Foreshortened Esophagus

Stephanie G. Worrell　　Joshua A. Boys　　Steven R. DeMeester　**著**

陈　昊　李海元　**译**

摘要

　　50 多年前 John Leigh Collis 医生介绍了延长食管的手术过程，之后关于短食管的存在和普遍性仍存在争议。此外，腹腔镜下短食管的处理具有挑战性，因此许多外科医生倾向于忽略食管长度而进行标准修复。重要的是，张力是任何疝修补术的障碍，与其他所有腹部疝一样，食管裂孔疝修补术的长期成功需要解决张力问题。本章将探讨 Collis 胃成形术对短食管的作用、操作技术和结果。

关键词：Collis 胃成形术；食管旁疝；短食管

　　通常，食管远端和胃食管结合部位于腹部食管裂孔下方几厘米处。当 GEJ、胃底或两者都迁移至裂孔上方胸腔时，会出现裂孔疝。裂孔疝修复的本质目的是将 GEJ、胃和食管远端送回腹部。但是，众所周知，自 1950 年以来在某些患者中完成这些是具有挑战性的，特别是患有严重胃食管反流病或巨大食管裂孔疝的患者。这些患者中，短食管会导致腹腔内食管长度减少，并给裂孔疝的修复带来张力。John Leigh Collis 博士在 1957 年介绍了一种解决后天性短食管的技术[1]。他的技术（现在称为 Collis 胃成形术）是从胃底延伸至食管，且胃整形术是经胸腔进行的。随后，腹腔镜完成几种相似的胃成形术相继报道。此外，腹腔镜处理短食管是具有挑战性的，许多外科医生倾向忽略食管长度并进行标准修复。重要的是，张力是任何疝修补术的障碍，与其他所有腹部疝一样，食管裂孔疝修补术的长期预后需要解决张力问题。

一、短食管的识别

　　获得性短食管患者的风险包括晚期 GERD 的食管炎、食管狭窄、长段 Barrett 食管、结节病、腐蚀性摄食或硬皮病史，以及滑动或较大食管旁疝的患者[2,3]。在文献报道中，PEH 的患者短食管的频率最高[4]。严重 GERD 的患者存在短食管是可以理解的，因为反流的胃液会引起黏膜损伤，并可能导致透壁炎症、纤维化和胶原蛋白收缩。食管狭窄与短食管及胃成形的需要密切相关。大的食管裂孔疝（＞5cm）和食管狭窄同时存在进一步增加了短食管的风险[2]。此外，先前的抗反流手术失败，伴有反复的食管裂孔疝的病史，应高度怀疑食管的长度较短。PEH 患者短食管的病因尚不清楚，但可能与食管纵肌弹性降低及 GEJ 腹内定位的慢性丢失有关。尽管这些病史中的任何一个都会增加患者伴有短食管的风险，但没有一个是确定因素的。对 GERD 或 PEH 患者的研究目的是确定食管裂孔疝的大小、类型和可复性，狭窄或糜烂性食管炎的存在，食管功能，以及食管是否暴露于反流性胃液及严重性。在食管钡剂造影时食管裂孔疝完全消失，可以有效排除短食管，但在任何非减少性裂孔性疝气中，均可能出现短食管。尽管客观研究可以排除短食管，但仍不能够准确地识别短食管的存在。取而代之的是，只有在术中通过纵隔食管游离移动和后膈脚闭合后，仍无法将 GEJ 降低裂孔下方 2~3cm，才能确认短食管。

二、短食管的处理

食管裂孔疝修补术中未能获得足够长度的腹内食管被认为修补失败，也是需要再次修补的主要原因。纵隔食管游离和后膈脚闭合，特别是对于脊柱后凸患者，通常会增加食管长度。为了在无张力的情况下完成胃底折叠术，应保证食管裂孔下方应有 2~3cm 的食管。腹腔镜手术期间腹腔内食管的长度具有迷惑性，因为气腹会人工抬高膈肌，使食管长度看起来比实际的长。随着气腹消失，膈肌下移，看似腹腔食管会消失。如果食管游离的标准方法不足以提供 2~3cm 的腹部食管，则建议延长食管。

有几种方法可以在腹腔镜手术中完成，如 Collis 胃成形术，包括经胸腔戳卡先置线性吻合器，使用圆形吻合器在胃中打孔，然后用线性吻合器完成胃成形术 [5, 6]。Terry 及其同事介绍了我们的首选方法，即楔形胃底切除术 Collis 胃 成 形 术（Wedge Fundectomy Collis Gastroplasty，WFCG）技术 [7]。WFCG 是使用 52F 支撑胃管和 45mm Endo GIA 蓝钉在适当位置放置，目的是切除尽可能小的楔形胃底。考虑到吻合器变相的局限性，我们发现要切除仅一小部分的胃底，就需要通过在每次连续的吻合钉载荷下连续切入下方的吻合钉线来建立近端胃底的海星状片段，直到 His 角下方 3cm 的标志。闭合段不用缝合加强，但需要通过胃底折叠包埋。在所有患者中，WFCG 增加了部分 Toupet 或完全的 Nissen 胃底折叠术。重要的是，

胃成形术的胃底折叠术要保持尽可能高的位置，最好是在 GEJ 附近的顶部。这样做的重要性在于，胃成形术是从胃进行的，胃底折叠术之上的胃成形术会产生胃酸导致某些患者发生糜烂性食管炎，特别是胃底成形术上方几厘米的胃成形术；同样重要的是要认识到胃成形后的管是无蠕动的。因此，通过胃成形术部位的食团运输依赖于上方的远端食管的运动性。因此，对于因短食管而使用了 WFCG 的患者，行胃底折叠术更为容易。

三、Collis 胃成形术的结果

在引入腹腔镜手术之前，大多数抗反流手术是在严重胃食管反流患者中进行的，通常伴有食管体功能受损。Collis 胃成形术在这些患者中经常导致长期的术后吞咽困难。我们中心在 1998 年的一系列报道中报道了经胸 Collis 胃成形术术前存在吞咽困难与术后不良预后显著相关。许多患者有狭窄和严重的反流疾病。有效抗酸药物的使用减少了包括狭窄在内的反流性疾病的酸相关并发症。此外，在腹腔镜手术时代，选择修复 PEH 的患者数量正在增加。在这些患者中，Collis 胃成形术似乎耐受性更好。然而，这与我们既往的系列研究结果相反，最近对我们的腹腔镜 Collis 胃成形术结果的评估表明严重的反流性疾病较少见 [9]。在对行 PEH 或因胃底折叠术失败而需再次手术的患者，72% 的可以完成 Collis 胃成形术。吞咽困难是术前的常见症状，但是术后大多数患者（71%）治愈。重要的是，新发吞咽困难仅在 2 例患者中发生（5.5%），并且 2 例患者进行一次内镜扩张后均得以缓解。术前存在并持续的吞咽困难通常是轻度的，不会明显影响患者的饮食或生活方式。大多数患者吞咽困难的缓解可能与巨大食管裂孔疝的修复及食管炎的治愈有关。但是，在有食管动力无效的测压证据患者中，我们将新发吞咽困难的发生率较低归因于我们的"量身定制方法"进行的胃底折叠术，使用 Toupet 而非 Nissen。

Collis 胃成形术的第二个潜在问题是胃底折叠上方的新食管产生酸。在我们最近的研究中，发现腹腔镜 Collis 胃成形术后食管炎的患病率（11%）远低于其他人的报道。目前尚不清楚为什么患病率远低于 Jobe 等报道的患病率 36%，但这可能部分与我们尽可能在新食管上方行胃底折叠术并尽量在修补中不引起过度张力有关。患者的食管缩短程度也可能低于 Jobe 等的病例，因为在食管非常短的患者中，Collis 胃成形术可以延伸到裂孔上方。在这种情况下，不可能将胃底折叠术置于胃成形术的顶部。重要的是，这些患者的食管炎通常是无症状的。因此，我们建议在 Collis 胃成形术后至少进行一次内镜检查以评估食管炎。如果在完全胃底折叠术中发现食管炎，建议使用质子泵抑制药治疗，以防止狭窄形成或其他与持续黏膜损伤有关的并发症。经胸 Collis 胃成形术通常与并发症有关（包括吻合口瘘、脓肿和瘘管），而标准抗反流手术并不常见[10]。我们对确保 Collis 部分充分的灌注是非常小心的，如果由于左胃动脉的中断而导致小弯侧血液供应受到任何损害，要避免进行 Collis 胃成形术。在我们的腹腔镜 WFCG 系列报道中，没有这些并发症。我们通常用胃底折叠覆盖吻合口，以最大限度地减少漏或瘘管的风险。此外，楔形胃底切除术可使胃底更宽及更游离，从而减轻 Collis 胃成形术后有时因胃底折叠术而出现的张力。

当然，Collis 胃成形术的关键问题是会否降低疝复发率。我们最近回顾了 83 例腹腔镜原发性 PEH 修复患者的经验（已提交发表）。在 46 例（55%）的患者中，我们发现了短食管，并实施了 WFCG，其余患者仅进行胃底折叠术。在中位随访 9 个月时，客观证据表明，仅行胃底折叠术的组中有 2 个（5.4%）的复发性疝为 2cm 或更大，而 WFCG 组中则为一个（2.2%）（P=0.583）。3 个复发疝中有 2 个很小（2～3cm）。

仅行胃底折叠术患者出现单个较大的复发性疝，出现复发症状需要再次手术。根据这些数据，可以得出结论，Collis 胃成形术不会降低疝复发的频率。然而，另一个结论是，如果没有 Collis 胃成形术，短食管患者的复发率会更高。如果上述结果是真的，即在食管短缩并实施 WFCG 患者与无短食管的患者中发现相似的复发疝率，表明解决食管短缩是有必要的，并可以改善预后。

腹腔镜 PEH 修复后的预期客观疝复发率已知。Oelschlager 及其同事进行的随机试验报道疝复发率 > 50%，并且在 5 年随访中发现生物补片的使用并没有降低其复发率[11]。认识到 2000 年我们也曾报道过这种高的失败率，我们修改了方法[12]。高复发率可能与结缔组织的固有弱点和修复中未解决的张力有关。任何疝气修复的张力都预示着失败。因此，我们现在用隔膜松解解决膈脚闭合处的侧向张力，并用 WFCG 解决短食管中轴向张力。此外，我们通常会用生物或可吸收的补片来加强主要的膈脚闭合。使用这种方法，手术患者具有很低的客观疝复发率和较好的短期预后[13]。

四、结论

腹腔镜食管裂孔疝修补术中发现患者食管短缩，可能增加修补失败和食管裂孔疝复发的风险。第一步是通过纵隔食管游离和膈脚闭合来获得足够长度的食管。如果上述步骤获取的食管长度仍不足，则应添加 Collis 胃成形术。腹腔镜下楔形胃底切除术可以使食管延长，且并发症发生率低。虽然证据表明腹腔镜 Collis 胃成形术可降低疝气复发率是不充分的。但是在任何疝气修复中张力都会增加失败率。因此，从长远效果来看，在短食管的情况下进行 Collis 胃成形术可能是有益的，并且应该成为现代腹腔镜食管外科医生"武器库"的一部分。

第30章
食管裂孔疝的补片修补术
Mesh at the Hiatus

Sumeet K. Mittal　Ross M. Bremner　著

贺东强　李玉民　译

摘要

众所周知，食管裂孔疝修补术失败后的复发是抗反流手术的致命弱点，2/3 接受抗反流手术的患者都发生这种情况。合成补片在腹壁疝和腹股沟疝的成功应用，导致其在食管裂孔疝修复手术中因得到短期结果改善的支持而被应用。提倡生物假体以减少与合成补片相关的并发症。补片相关的并发症通常是灾难性的，经常需要食管胃切除术。此外，长期结果不支持使用补片时的最初改进结果，并且在常规使用中蒙上了一层阴影。在本章中，我们将讨论补片用于裂孔疝修补中的各个方面。

关键词：抗反流手术；并发症；胃底折叠术；食管裂孔疝；补片；食管旁疝

食管裂孔疝（HH）的修复和复位是抗反流手术成功的关键。早期腹腔镜时代（20 世纪 90 年代）的病例系列报道了令人无法接受的 HH 高复发率。此外，一些患者被发现是自然倾向于形成疝，并且，复发性疝被认为部分是由于愈合的内在缺陷。同时，在腹股沟和腹壁疝修补术中常规使用合成补片已被广泛接受，并且被认为是安全有效的。

这些发现为一些从业者提倡在裂孔处使用补片奠定了基础。此后不久，几个案例系列介绍了在食管裂孔疝使用各种类型的合成补片材料的经验，并且通过显著降低病例的复发率加强了这些研究的证据。然而，这些早期报道之后是孤立的病例报道，描述了与补片使用相关的并发症，包括需要食管胃切除的灾难性病例[1]。这些灾难性的并发症被认为是由于所使用的补片的合成性质所致，因此，生物修复材料被认为是合成补片的有吸引力的替代品。一项随机前瞻性试验描述了使用和不使用生物体补片

的患者的结局，发现使用补片加强术后 6 个月的随访复发率显著下降[2]。一项已发表的由 28 例患者接受人工合成或生物补片的大样本研究表明，两种类型的补片均与严重的补片相关并发症有关[3]。从那时起，还有一些报道说，与不使用补片的患者相比，使用补片后患者的再手术具挑战性，并且补片手术的患者进行食管胃切除术的风险更大[4, 5]。

Maziak 等[6] 所做的大的大范围开放式经胸手术（无论是否有补片）系列研究也许可以作为 HH 修复的标准，他们对队列中 94 例中的 90 例患者进行了平均 94 个月的随访，这些患者在 36 年的时间里接受了大食管旁疝的手术修复。他们报道的 90 例患者中的 72 例（80%）的出色结果，只有 2 例患者解剖学复发，他们都接受了再次手术。表 30-1 总结了客观随访情况下开放式 PEH 修复研究的结果。

自这些早期的腹腔镜检查报道发表以来，微创外科手术的进展（如改进的可视化、更好

表 30-1　开放性裂孔疝修补术		
作者，时间	研究设计	结论发现
Maziak 等，1998 年 [6]	94 例巨大 PEH 嵌顿患者	平均随访 94 个月 93% 的患者预后良好或优异，只有 2% 的患者出现复发症状
Low 和 Unger，2005 年 [7]	72 例大 PEH 患者	平均随访 29.8 个月 18% 的患者出现复发，没有患者需要再次手术

PEH. 食管旁疝

的仪器和更丰富的经验）已帮助外科医生实现了更广泛的纵隔解剖，更好的结扎闭合和使用 Collis 胃成形术。所有这些都与裂孔修复改善的结果有关，即使对于较大的 HH 也是如此。本章的目的是简要回顾在裂孔处使用补片的优缺点。

一、食管裂孔疝：复发和结局

（一）早期腹腔镜手术患者的复发率

2004 年的一篇综述描述了到当时为止出版的 8 个 HH 病例系列的高复发率[8]。评估的研究纳入了腹腔镜 PEH 修复的系统放射学随访，对 460 例患者中的 277 例进行了客观随访。报道的平均总体复发率为 27%（范围为 7%~43%）。在 2000 年，Hashemi 等报道了他们在南加州大学食管中心进行的 54 例接受大型 PEH 修复手术的患者的经验。在接受腹腔镜大 PEH 修补术的患者（n=27）中，有 21 例患者（78%）可以进行客观随访。作者发现这 21 例患者中有 9 例（43%）出现 HH 复发，还有 8 例（38%）也出现复发症状[9]。该报道导致腹腔镜 PEH 修复的安全性和有效性普遍存在不确定性。然而，作者的复发症状发生率很高，这是不寻常的，因为大多数接受腹腔镜 PEH 修复的患者均表现出良好的症状控制，这可能与影像学复发无关[2, 9]。

（二）现代腹腔镜时代的复发率

Andujar 等[10] 报道了他们对 166 例行大

PEH 腹腔镜修复的患者的系统放射学随访。平均随访 15 个月，他们表示复发率为 25%（PEH 为 5%，滑动性 HH 为 20%）。9 年后，Gibson 等[11] 描述了他们在 100 例连续患者中进行 HH 修复的单中心经验的结果。他们报道了非常低的复发率，每 100 例患者中有 9 例，其中 7 例复发性 HH 很小（< 2cm）。同一小组后来报道了中期随访，描述了平均随访 24 个月的总复发率为 25%（5%PEH 和 20% 小 HH）[12]。他们还报道了与胃食管反流病相关的持续良好的生活质量评分。

Nason 等[13] 报道了他们 1997—2003 年对 187 例接受了巨大 PEH 的腹腔镜修复患者的长期随访结果。在中位随访 77 个月后，影像学复发率为 15%。Mittal 等[14] 随后报道了 73 例接受胸腔内胃外科手术患者的 5 年随访结果。他们报道术后 1 年、3 年和 5 年分别有 5%、11% 和 17% 的放射线检查失败率。表 30-2 总结了腹腔镜 PEH 修复后的结局。

（三）补片加强膈肌闭合的复发率

一个回顾性的文献综述总结了早前的 22 项相关研究[8]，共有 432 例患者接受了补片加强 HH 修复。结果显示复发率为 0%~24%，其中大多数研究报道复发率为零。

不同的研究使用了不同的补片构造和材料。最近的一项为期 1 年的对比研究描述了腹腔镜下 PEH 修复后的随访情况，并报道了在 > 2cm 的 HH 生物补片加固后的复发率达 27%[21]。Lee

表 30-2 腹腔镜食管裂孔疝修补术

作者，年份	研究设计	结论发现
Hashemi 等，2000 年 [9]	54 例 HH 修补术：13 例开腹，14 例开胸，27 例腹腔镜	有症状的结果：优良 / 良好的腹腔镜为 76%，开腹为 88%；复发 12 例，有症状者 5/12（腹腔镜为 42%，开腹为 15%）
Mattar 等，2002 年 [15]	136 例腹腔镜 PEH 修补术	平均随访 40 个月，所有症状均有明显改善，3 例有复发症状
Targarona 等，2004 年 [8]	综述了 8 个病例系列研究，460 例中的 277 例接受了随访	平均总复发率为 27%（范围为 7%～43%）
Ferri 等，2005 年 [16]	60 例 HH 修补术：25 例开腹，35 例腹腔镜	复发率：开放为 44%，腹腔镜为 23%
Rathore 等，2007 年 [17]	Meta 分析了 13 项回顾性研究，共有 965 例患者	腹腔镜 PEH 修复的总体复发率为 10.2%。钡剂食管透视证实的复发率为 25.5%。没有相关的学习曲线。裂孔成形术和食管延长术具有明显的保护作用
White 等，2008 年 [18]	随访 10 年，52 例患者行腹腔镜 PEH 修补	与术前症状相比，10 年中症状显著改善。10 例复发（2 例在术后 1 年内复发）
Luketich 等，2010 年 [19]	662 例腹腔镜巨大 PEH 修补术	补片和 Collis 成形的使用率随着时间的推移而保持稳定减少。QoL 分数 ≥ 90%，放射学复发率为 16%，无有症状复发病例，再手术率 3%
Mittal 等，2011 年 [14]	73 例 ITS，7 例经胸，64 例腹腔镜，1 例开腹，1 例腹腔镜中转开腹。补片使用占 14%	在 1 年、3 年和 5 年时的失败率分别为 5%、11% 和 17%。在整个随访过程中，主观满意度仍然很高
Le Page 等，2015 年 [20]	455 例腹腔镜巨大 HH 修复术	平均随访 42 个月，腹腔镜占 95%（补片占 6%），总复发率为 35.6%；超过 10 年的随访占 50%，复发率为 14.8%，再次手术占 4.8%

HH. 食管裂孔疝；ITS. 胸腔内胃；PEH. 食管旁疝；QoL. 生活质量

等 [22] 报道在 5 年的随访中，接受常规的异源真皮（LifeCell Corporation，Branchburg，New Jersey）进行所有的成形术（不仅仅是 PEH）中有 40% 的更高复发率。表 30-3 总结了报道补片加强闭合研究的复发率和其他后续数据。

二、补片结构和材料

早期，人工合成补片（如聚丙烯和聚四氟乙烯）被用于加强裂孔，作为腹壁疝和腹股沟疝的直接扩展应用。各种不同的补片尺寸和形状的配置太多了，无法单独列出。通常将补片作为桥接或覆盖物放置在裂孔处（前部或后部），以覆盖缺损的间隙。一些医生主张环向放置补片，并在其上开有一个锁眼形开口以容纳食管 [28]。其也有人建议在横膈膜上进行松解，以允许原发裂孔闭合，并建议使用补片来弥合所产生的缺损 [29]。图 30-1 显示了先前描述的各种补片放置方式。

由于前面提到的安全问题，生物补片是用于加固的首选材料。已经报道并推荐了许多类型的可用生物补片，包括猪黏膜下层（Surgisis，Cook Medical，Bloomington，Indiana）、牛心包（Varitas，Baxter International，Deerfield，Illinois）、人脱细胞真皮（AlloDerm，LifeCell Corporation，Branchburg，New Jersey）和猪的皮肤胶原蛋白（Permacol，Medtronic，Dublin，Ireland）。最近，合成的可吸收生物补片已经被接受。其中最广泛使用的是 Bio-A（Gore

表 30–3　补片加强的食管裂孔疝修补术		
作者，年份	研究设计	结论发现
Carlson 等，1998 年 [1]	44 例大型 PEH 和 ITS。后膈脚成形术	平均随访 52 个月，无临床复发
Lee 等，2008 年 [22]	52 例，真皮基质膈脚成形术	早期复发率为 4%。5 年随访率为 47%
Frantzides 等，2010 年 [23]	5486 例 HH 修复：腹腔镜为 77%，开腹为 23%	最常见的补片类型：生物材料（28%）、聚四氟乙烯（25%）和聚丙烯（21%）。缝线固定率为 56%。失败率为 3%，狭窄率为 0.2%，腐蚀率为 0.3%。生物材料往往与失败有关；不可吸收补片往往与狭窄和侵蚀有关
Alicuben 等，2014 年 [24]	114 例（72% 腹腔镜）膈脚关闭加真皮基质加强，膈肌松解为 4%，Collis 为 39%	复发率为 0.9%
Lidor 等，2015 年 [21]	111 例Ⅲ型 PEH，一期膈肌关闭后生物补片加强	平均随访 43.5 个月。症状明显缓解，生活质量改善。复发率为 27%。4 例需要再次手术（其中 1 例症状性复发）
Ward 等，2015 年 [25]	54 例均为所有腹腔镜：37 例 Flex HD 和 17 例真皮基质补片	中位随访时间 33 个月。复发率为 15%（真皮基质为 18%，Flex HD 为 14%）
Chang 和 Thackeray，2016 年 [26]	172 例：腹腔镜 HH 修复与生物补片	平均随访 14.5 个月。GERD 健康相关的 QoL 显著下降。复发 8 例。1 例需再手术，1 例围术期死亡
Priego 等，2017 年 [27]	93 例：CruraSoft 补片	随访中位数 76 个月。复发 8 例（9%）。3 例再次手术（3%）

HH. 食管裂孔疝；ITS. 胸腔内胃；PEH. 食管旁疝；QoL. 生活质量

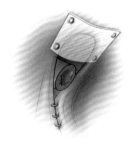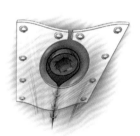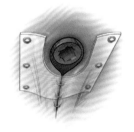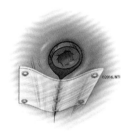

▲ 图 30-1　食管裂孔疝修补时各种补片放置位置
经 Norton Thoracic Institute，Phoenix，Arizona 许可转载

Medical，Flagstaff，Arizona），它是一种预成型的矩形补片，可以为后裂孔加强量身定制，用于后裂孔的加强。如今，不可吸收补片的使用几乎被废弃，环向放置补片也一样。

三、补片相关的并发症

补片相关并发症最初是从文献中报道的，但是仍然引起了安全方面的担忧。来自不同机构的 28 例患者中，包括 17 例补片侵蚀患者和 1 例经食管补片摘除 [3]。这些患者中有相当多的患者需要进行食管胃切除术。Parker 等 [5] 随后报道了来自同一机构的 78 例患者，这些患者需要再次行抗反流手术。他们将 10 例有食管裂孔补片修补的患者与 68 例没有补片的患者进行了比较，并得出结论，两组之间 HH 复发的发生率没有差异，这表明补片不能完全防止复发。但是，他们还报道说，在裂孔处已有补片的患者中，需行食管胃切除术的显著增加（30%）。作者告诫不要过度使用补片，建议外科医生在没有补片的情况下权衡较高的复发率，以防万一需要再次手术时需进行与补片相关的食管胃切除术。

Nandipati 等[4] 报道了既往曾在手术室使用过补片的患者进行手术的最大单中心再手术经验。他们的 26 例患者包括 3 例补片侵蚀，他们发现 70% 的患者患有复发性 HH，这表明补片无法消除 HH 复发的风险。他们还报道说，在 26 例患者中有 8 例（31%）需要进行食管胃切除术作为纠正措施，尽管没有术后死亡的报道，但围术期的并发症很高。

Priego 等[27] 最近报道了对 93 例初次手术时在裂孔处放置补片的患者进行的长期随访。30 天的死亡率为 4.3%，其中包括 1% 的补片死亡率。此外，在平均随访 76 个月中，有 5 例患者（5.4%）需要再次手术，其中 3 例患者（3.2%）需要摘除补片。在相同的随访中，该系列患者中复发性 HH 的总发生率为 9%。

四、用补片还是不用补片

（一）比较研究

已经进行了 10 项前瞻性和回顾性比较研究，比较了初次手术使用缝线结扎缝合与合成补片加强两者之间的优缺点。Tam 等[30] 将这些作为系统评价的一部分进行了总结，但由于手术技术、补片类型、随访时间、诊断检查方法的差异及复发的定义等方面的差异而受到阻碍。初次手术使用缝线缝合的 312 例中的 63 例复发，总复发率为 20%；如果使用补片加强，则在 293 例中有 32 例复发，复发率为 11%（在 10 个研究中，有 9 个有全面的数据）。同一队列中，使用缝线缝合的再手术率为的 200 例患者中的 16 例（8%），而对于使用补片加强的再手术率为 214 例中的 14 例（6.5%）（10 项研究中，有 6 项有全面的数据）。在整个队列中所有报道的并发症中，有 6 个与补片相关。其中 2 个需要进行食管切除术[30]。表 30-4 总结了比较性非随机研究的结果。

（二）随机对照试验

迄今为止，已有四项随机对照试验比较了初次缝合闭合和补片闭合的情况。第 1 次试验是由 Frantzides 等在 2002 年进行的[28]。他报道了 36 个月的平均客观随访。结果显示，使用补片后，HH 的复发率明显下降，从一期缝合复发的 22% 降至补片加强（聚四氟乙烯圆形补片）的 0%。Granderath 等[33] 在 2005 年报道了更大的 RCT 研究，有 100 例患者接受了 Prolene 补片（Ethicon，Somerville，New Jersey）进行的后路加强。在 12 个月的随访中，Granderath 等[33] 发现补片患者的胸腔内包裹移位明显少于一期缝合的患者（分别为 8% 对 26%）。Oelschlager 等[34] 在 2011 年报道了接受 U 型生物假体的患者和未接受 U 型生物假体的患者的多中心 RCT 的 5 年随访。他们在对比研究中将疝复发定义为 2cm 或更长的疝，发现复发率非常高，在缝线缝合修复组中复发率为 59%，在假体组中为 54%。因此，他们得出结论，生物补片不能保护患者免受复发性 HH 的侵害，但可以减少再次手术。最近，Watson 等[35] 报道了三臂 RCT 的 12 个月随访情况，评估了使用缝线缝合加强、使用不可吸收补片加强和使用可吸收补片加强的情况。他们发现两组之间的复发无显著差异（一期缝合为 23%，可吸收补片为 31%，不可吸收补片为 13%）。一旦有可能，他们将报道长期随访的情况。表 30-4 总结了这些 RCT 的结果。

2016 年，Memon 等[37] 对前面提到的 4 个 RCT 进行了 Meta 分析。他们得出的结论是，使用补片修补食管裂孔疝和使用缝合线膈脚成形术可产生可比的结果，并且不能认可常规使用补片。表 30-5 总结了主要的 Meta 分析和系统评价，将使用缝线缝合修复与使用补片加强 HH 修复做了比较。

五、结论

大多数研究报道说，在没有补片修复的情况下，HH 的短期复发率更高。只有一项研究提

	表 30-4　有补片与无补片	
作者，年份	研究设计	结论发现
比较研究 Schmidt 等，2014 年 [31]	回顾性分析 38 例生物补片与 32 例仅缝合线成形的患者	在 1 年的客观随访中：补片组复发率为 0%，而缝线成形组为 16%
Asti 等，2016 年 [32]	84 例腹腔镜 HH 修复的患者，41 例用补片，43 例不用补片	随访中位数 24 个月。总复发 12 例（补片组 4 例，非补片组 8 例）。3 例患者有症状复发，无翻修手术。非补片组较早复发
随机对照试验 Frantzides 等，2002 年 [28]	72 例：36 例用 PTFE 补片修补，36 例一期关闭	一期修补组复发率为 22%，补片修补组无复发
Granderath 等，2005 年 [33]	100 例腹腔镜 Nissen 胃底折叠术患者：50 例仅行一期缝合关闭，50 例 Prolene 补片 Onlay 修补	比较 3 个月和 1 年功能结果，补片组术后吞咽困难较高，一期关闭手术中有 26% 的患者胸腔内包裹迁移，而补片组为 8%（P < 0.001）
Oelschlager 等，2011 年 [34]	腹腔镜 HH 修复 108 例：仅一期修复 57 例。51 例接受了一期修复，并附有 SIS 假体（n=51）。长期随访 72 例	随访中位数：58 个月。放射学复发（≥ 20mm）在 6 个月时为 14%，在 58 个月时为 57%。两组的所有症状均有明显改善。SIS 组中有 14 例（54%）复发性疝 > 2cm；一期修复组中有 20 例（59%）复发性 HH。相关症状或生活质量无明显差异。没有狭窄、侵蚀，吞咽困难或其他与补片有关的并发症
Watson 等，2015[35] Koetje 等，2015[36]	126 例腹腔镜 HH 修复患者：43 例一期缝合，41 例可吸收补片，42 例不可吸收补片	生活质量或结果无差异。复发：一期缝合修补 23.1%，可吸收补片 30.8%，不可吸收补片 12.8%。临床结果相似。缝合修补的总体结果与补片修补相似

HH. 裂孔疝；PTFE. 聚四氟乙烯；SIS. 小肠黏膜下层

	表 30-5　Meta 分析和系统评价	
作者，年份	研究设计	结论发现
Antoniou 等，2015 年 [38]	回顾分析 5 个病例系列：腹腔镜 HH 修补，缝合与生物补片修补比较	缝合与生物补片：短期复发 16.6%VS.3.5%，长期复发 51.3%VS.42.4%；生物补片短期获益，但长期获益不确定
Huddy 等，2016 年 [39]	回顾 9 个病例系列，合成与生物补片以及与缝合修补	并发症无明显差异。与缝合修补相比，补片的总体复发率显著降低（合成补片＜生物补片＜缝合修补）。20% 的补片侵蚀
Memon 等，2016 年 [37]	回顾了 4 个 RCT 中的 406 例患者。186 例一期缝合修复，220 例假体补片修补	大 HH 中膈脚缝合和食管裂孔疝成形术的患者在复发、包裹移位和并发症发生率、再手术率方面低于补片修补的患者
Tam 等，2016 年 [30]	对 13 项研究进行系统评价和 Meta 分析 10 个数据完善	一期缝合组复发率 20%，补片加强组 11%。一期缝合组再手术率 8%，补片加强组 6.5%

HH. 裂孔疝；RCT. 随机对照试验

供了有关生物可吸收补片使用的长期数据，该研究报道了无论是否使用生物假体，复发性 HH 的发生率惊人的高。所有前瞻性系列、比较研究和 RCT 均报道，无论是否使用补片加强，生活质量参数均得到显著改善，这一发现不一定与内镜或 X 线片检查复发有关。其他初步的比较研究和随机研究也没有长期随访的报道，也缺乏来自大型中心的长期数据，这些中心在合成补片方面取得了初步成功，这令人感到困扰。有关复发率和补片并发症的长期结果将大大有助于解决这一争议。

在进一步研究之前，目前可以得出的结论是，尽管补片加强修复裂孔似乎减少了短期放射学复发，但没有证据表明长期随访情况仍然如此。此外，如果之前使用了补片（不管补片的成分如何），再手术会令人感到烦恼，而在最坏的情况下是危险的，通常需要进行食管胃切除术。目前不能合理地常规使用补片，并且应由手术医生根据术中发现情况，酌情将补片的使用范围限制在极少数情况下。

第六篇　Barrett 食管
Barrett Esophagus

第 31 章
关于 Barrett 食管定义的争议
Controversies in the Definition of Barrett Esophagus

Thomas J. Watson　**著**
王芙蓉　王代军　**译**

摘要

食管腺癌（esophageal adenocarcinoma，EAC）是一种致死性很高的疾病，预后不良，与晚期恶性肿瘤患者出现的临床表现相关。早期诊断对于提高总体存活率至关重要，这一事实强调在疾病进展之前对高危人群进行适当筛查和随访的重要性。Barrett 食管（Barrett esophagus，BE）是唯一已知的 EAC 的癌前病变，是一个强烈的危险因素。EAC 的发病机制与胃食管反流病之间有重要联系，胃食管反流病是影响小肠的最常见疾病，而 EAC 是西方社会发病率上升最快的癌症。尽管 BE 很常见，并在 EAC 的发展中发挥着关键作用，但自从 50 年前首次被报道以来，BE 一直笼罩在争议之中。即使在今天，关于柱状化生的位置和类型的正确定义的争论仍在继续，这是建立诊断所需的。BE 的定义最好由其恶性潜能来确定，因为具备该诊断的患者想知道他们是否有患食管癌的风险。

关键词： Barrett 食管；食管癌；食管腺癌；食管柱状上皮；肠化生；贲门肠化生；杯状细胞；非杯状食管化生

食管腺癌（esophageal adenocarcinoma，EAC）是一种高致命性疾病，5 年存活率 < 20%[1]。美国癌症协会预计 2017 年美国新增 16 940 例食管癌病例，其中大多数是食管腺癌，死亡 15 690 例[2]。40 多年来食管腺癌的发病率一直在以高于任何其他恶性肿瘤的速度上升，在 1975—2006 年，美国食管腺癌的发病率增加了 7 倍以上[3]。预后不良与晚期恶性肿瘤患者的临床表现有关，也与缺乏有效的系统治疗有关。地区性疾病的早期诊断和治疗对于提高总体存活率至关重要，强调在症状发展之前对高危人群进行适当筛查和随访的重要性。

Barrett 食管（Barrett esophagus，BE）是唯一已知的 EAC 癌前病变，是一种强烈的危险因素，其患癌风险是普通人群的 30～125 倍[4]。充分的证据支持 BE 监测对早期检测 EAC 的价值，

与出现临床表现后相比，早期检测可以发现早期病例，需要较少的侵袭性治疗，预后更好[5,6]。BE 的发生是由于易感者的胃内容物（包括胃酸、胆汁和胰酶）反流引起的食管上皮从鳞状上皮到柱状上皮的化生。根据 BE 的定义和检测程度，在接受内镜活检的症状性胃食管反流病患者中，有 10%～15% 的人发现了 BE[7]。EAC 的发病机制是 GERD 和 EAC 之间的重要联系，GERD 是影响胃肠道最常见的疾病，EAC 是西方社会发病率上升最快的癌症[8]。

尽管 BE 很常见，并在 EAC 的发展中发挥着关键作用，但自从 50 年前首次被报道以来，BE 一直笼罩在争议之中[9]。即使在今天，关于柱状化生的位置和类型的正确定义的争论仍在继续，这是建立诊断所需的。这场争论并不深奥，因为它集中在食管或胃食管结合部出现的

哪些亚型化生上皮存在肿瘤进展的风险这一问题。BE 的定义最好由其恶性潜能来确定，因为具有该诊断的患者最终想知道的是他们是否有患食管癌的风险。

一、Barrett 食管的现有定义

根据目前美国胃肠病协会对 BE 治疗的医学立场观点，BE 的定义是"任何程度易患癌症的化生柱状上皮，取代排列在食管远端的复层鳞状上皮的状态"[10]。声明接着写道："肠化生是诊断 Barrett 食管所必需的，因为肠化生是唯一一种明显易发生恶变的食管柱状上皮[10]。"因为内镜下柱状化生必须累及管状食管，并且活检标本上必须含有杯状细胞，以确定肠化生的存在，因此，BE 的诊断需要内镜和组织学检查的结合。

关于杯状细胞诊断 BE 的标准，世界范围内并不存在一致意见[11]。英国胃肠病学会只要求管状食管活检提供柱状黏膜的组织学证据，杯状细胞不需要记录[12]。在日本，内镜下检测到远端食管柱状上皮可证明 BE 的诊断，活检不是强制性的[13]。这些不同定义背后的主要争议是在有无杯状细胞的柱状上皮食管（Columnar-lined esophagus，CLE）环境中发生 EAC，以及在管状食管远端发生肠上皮化生 intestinal metaplasia，IM，即所谓的贲门肠上皮化生（Cardia intestinal metaplasia，CIM）的可能性[14]。

二、历史回顾

BE 定义的基础是对食管的定义。1950 年，Norman Barrett（图 31-1）将食管的远端边界确定为鳞柱交界处，他认为一个器官应该由其黏膜来定义[15]。由于这种解释，位于食管旁的食管下段柱状上皮化结构不被认为是 CLE，而被认为是由先天性短食管引起的胸腔内管状胃（图 31-2A）。具有讽刺意味的是，Barrett 最初误诊了这种疾病，后来却以他的名字命名。

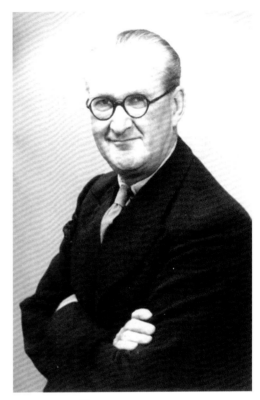

▲ 图 31-1 **Norman Barrett**
图片由 Julia Gough 提供

1953 年，Allison 和 Johnstone 认 识 到 Barrett 描述的胸腔内食管柱状上皮化结构缺乏腹膜内皮（胃的特征），并含有食管黏膜下腺，基于此，他们得出结论：管状结构来自食管，而不是胃[16]。Barrett 后来同意 Allison 和 Johnstone 的观点，并在 1957 年引入了食管柱状上皮这一术语（图 31-2B）[17]。在接下来的 60 年里，人们更好地理解了 BE 作为 CLE 起源的定义，以及它与 EAC 的关系[18]。20 世纪 80 年代初，Haggitt 和 Dean 首次认识到 CLE 与 IM 之间的联系，以及发展为 EAS 的风险。从那时起，为了在美国和世界大部分地区确定 BE 的诊断，IM 存在的说明一直是必要的。

随着软式光纤上消化道内镜的引入和普及，需要一种可靠的方法从食管腔内识别胃食管结合部。内镜检查时无法辨别外部标志，如腹膜反折的位置和食管腺的存在。1961 年，Hayward 首次提出了 GEJ 的内镜定义，并确定胃的起点是食管进入胃囊的地方[19]。在本书中，

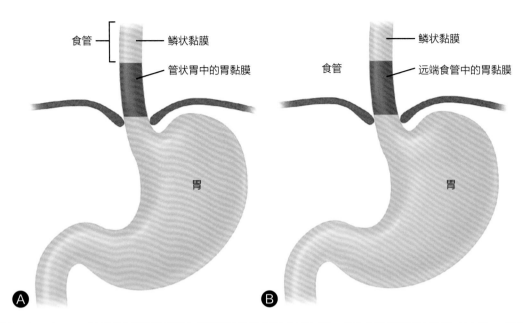

▲ 图 31-2　**A.Barrett** 最初对食管胸段柱状上皮管状结构的构想（**1950 年**），他认为这是胸腔内的胃；**B.Allison** 和 **Johnstone** 对胸部柱状上皮管状结构病因的解释（**1953 年**），后来 **Barrett**（**1957 年**）将其称为食管柱状上皮

Hayward 还描述了他认为跨越 GEJ 的正常组织学。具体地说，他认为食管下部 1～2cm 处可以有柱状上皮，这种"贲门（或交界处）黏膜"延伸到胃上 3cm（图 31-3）。

尽管缺乏有力的证据支持他的结论，Hayward 的观察结果表明，一段 5cm 长的贲门上皮通常排列在食管远端 2cm 和胃近端 3cm 处，

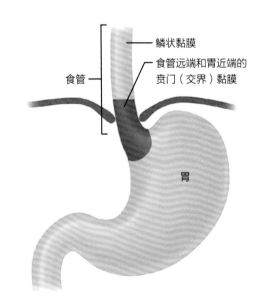

▲ 图 31-3　**Hayward（1961 年）对跨越胃食管结合部的贲门黏膜的描述**

这个说法在接下来的 30 年里被认为是事实。他假设这种"连接"上皮起到了缓冲食管鳞状上皮免受胃酸有害影响的作用。该理论至少部分基于这样的前提，即胃氧合黏膜直接与鳞状食管黏膜并列是不合理的，因为有可能诱发糜烂性反流性食管炎，缓冲区是有必要的，食管远端 2cm 处可能覆盖贲门上皮的理论导致至少要有 3cm 的 CLE 才能确定 BE 的诊断[20]。时至今日，3cm 的分界点一直被用来区分长段 BE（LSBE）和短段 BE（SSBE），LSBE 被定义为长度在 3cm 或更长的 CLE，而短段 BE 被定义为 < 3cm 的 CLE。

1987 年，McClave 及其同事首次提出 GEJ 是胃皱襞的近端边缘[21]。没有循证数据来支持这一说法。尽管缺乏证据，但这个 GEJ 的内镜标志仍然存在，并且目前仍被普遍使用。在 2004 年 AGA 芝加哥 BE 管理和诊断研讨会上，制订了多项声明，其中包括："胃褶近端边缘是胃食管结合部的可靠内镜标记[22]。"这一声明背后的证据被确定为Ⅳ-C 级，或者描述为来自"权威机构基于临床经验、描述性研究或专家委员会报告的意见"，以及"缺乏证据支持这一声

明"。此外，声明指出，"研究人员普遍倾向于使用胃的近端边缘来识别 GEJ，但也认识到几乎没有数据可以证实这一点"。

由于缺乏一个普遍接受的内镜标准来定位 GEJ，AGA 的最新定义（2011 年）为："在过去 20 年中，大多数已发表的关于 Barrett 食管的研究都使用胃褶的近端范围作为胃食管的标志 [10]。"因此，在美国，GEJ 的定义仍然是出于传统和方便，而不是出于对近端皱襞黏膜作为合适标志的有效性的科学证明。相反，在日本，GEJ 的定义是食管下段血管的远端界限 [13]。

与使用皱襞作为 GEJ 的准确决定因素的有效性相反的是，有一种理论认为，由于胃内容物的反流破坏了食管上皮，鳞状上皮化生为柱状细胞，结果是 SCJ 向近端迁移。此外，随着 GERD 的发展，远端食管扩张，失去其管状结构，成为胃囊的一部分，并形成黏膜皱襞 [23]。因此，曾经排列着鳞状上皮的管状食管在外观上变成了带有皱襞的胃。在这个模型中，用皱襞的近端极限作为确定 GEJ 的标准会不适当地将其移位。

三、胃食管结合部的组织学测定

考虑到 GEJ 的位置在对确定是否存在 BE 的重要性，人们一直在寻找对连接点的替代定义。由于内镜检查时不能依赖外部标志，以及缺乏数据证实胃皱襞近端范围作为一个合适的标志的有效性，组织学评估被认为是一种表示这种连接的明确的方式。

了解位于食管和胃内的上皮细胞在生理和病理中的情况是评估 GEJ 区域组织学异常的关键。正常食管内有复层鳞状上皮，胃中从未发现这种上皮。另外，胃上皮始终存在并局限于胃。在食管和胃的交界处，可以发现三种不同类型的上皮，即完全贲门上皮、氧合贲门上皮和肠化生贲门上皮。这三种柱状上皮亚型可通过黏液细胞、壁细胞和杯状细胞的存在来区分 [24]。

在 1976 年一项评估 CLE 组织学的研究中，用测压法定义了 GEJ，Paull 等检测到这三种不同的上皮类型 [25]。完全贲门（"交界型"）上皮（图 31-4），完全由分泌黏液的细胞组成；氧合贲门（"胃底型"）上皮（图 31-5），所有患者均可见黏液分泌细胞及部分壁细胞和主细胞；肠化生贲门（"特别类型"）上皮（图 31-6），有的含有黏液分泌细胞和突起的杯状细胞。值得注意的是，根据胃皱襞的近端范围，这三种细胞类型在 GEJ 的远侧区域没有可见的 CLE [26]。

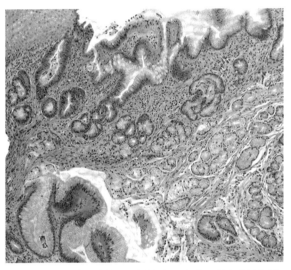

▲ 图 31-4　完全贲门（"交界型"）上皮，带有黏液细胞
图片由 Wei Xu，MD 提供

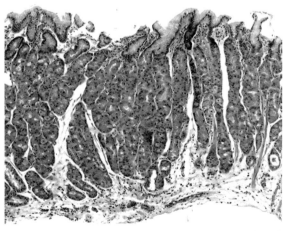

▲ 图 31-5　氧合贲门（"胃底型"）上皮，包含黏液、壁细胞和主细胞
图片由 Wei Xu，MD 提供

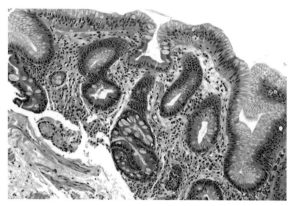

▲ 图 31-6 肠化生（"特别类型"）上皮，有黏液细胞和杯状细胞

图片由 Wei Xu，MD 提供

当存在这些上皮时，它们总是存在于食管鳞状上皮和胃氧合黏膜之间，形成 Chandrasoma 及其同事所说的鳞状 - 氧合间隙（图 31-7）[26]。值得注意的是，当只有一种上皮存在时，如仅在通常 > 5mm 的短间隙中发现，它就是氧合贲门上皮[27]。在较长的间隙中，贲门和氧合 - 贲门黏膜可能同时存在，贲门黏膜位于更近的位置。当这三种上皮类型都存在时，肠化生贲门上皮位于近端，贲门上皮位于中间，氧合贲门上皮位于远端，尽管可能会发生混合。因此，CLE 中柱状上皮类型的分布不是随机的，IM 位于 CLE 的最近端并向下延伸，而非肠化生柱状

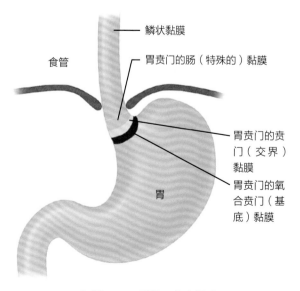

食管

鳞状黏膜

胃贲门的肠（特殊的）黏膜

胃贲门的贲门（交界）黏膜

胃贲门的氧合贲门（基底）黏膜

胃

▲ 图 31-7 鳞状 - 氧合间隙

上皮则位于更远的位置[25-27]。在 CLE 患者中，鳞 - 氧合间隙横贯由皱襞定义的 GEJ，而在胃镜检查显示 GEJ 正常的患者中，该间隙完全位于管状食管的下方。

南加州大学发表了大量文献，反驳了 5cm 的贲门黏膜通常位于食管远端和近端胃内的说法。Chandrasoma 和该研究所的合著者提出的相互竞争的理论是：黏膜不存在于正常的 GEJ，而是代表着由于病理性暴露于反流的胃液而导致的食管化生上皮[27]。

他们有几种形式证明这个理论。使用内镜翻转对外观正常的 GEJ 远端活检，评估后发现，贲门上皮的长度通常 < 5cm，偶尔会缺失[14]。与没有这些上皮类型的患者相比，有贲门和氧合贲门上皮的患者更有可能存在异常的 24h 动态食管 pH 测定和测压显示机械缺陷的食管下括约肌，这两者都表明 GERD 的存在。

2000 年报道的一项尸检研究评估了成年受试者的 GEJ 组织学，这些受试者一生中未患 GERD[28]。半数以上的标本贲门上皮缺失，贲门和氧合贲门上皮的长度在 0.4~8.05mm，多数鳞状 - 氧合间隙 < 5mm。有一半的受试者被发现至少在 SCJ 周围的部分区域有从鳞状上皮到胃氧合黏膜的直接过渡。这些发现在后来的一项独立研究中得到了证实[29]。另一项针对儿童的尸检研究发现，所有受试者的贲门上皮细胞长度都在 1~4mm，中位数为 1.8mm，远低于之前认为的 50mm 的正常长度[30]。

根据这些发现，证实了在一些个体中确实存在从食管鳞状上皮到胃含氧性黏膜的直接过渡，而没有贲门上皮的缓冲区。当正常人的贲门上皮存在时，其长度很短，一般限制在几毫米或更短。更多的研究表明，胃镜下 GEJ 远端贲门上皮的存在，如皱襞所定义的那样，节段的长度是 GERD 严重程度的敏感指标，与 GERD 相关[31, 32]。最后，位于 SCJ 远端的贲门黏膜通常表现为固有层的慢性炎症，与 GERD 一致，可能与胃幽门螺杆菌感染无关，而幽门

螺杆菌感染是另一个潜在的原因[33, 34]。黏膜炎症是 IM 发展的主要刺激因素，无论是在食管还是在胃。

如果 GEJ 处的贲门上皮是病理性的，与GERD 诱导的食管黏膜化生有关，而不是近端胃的正常内壁，那么准确的组织学测定 GEJ 就成为可能。在这个模型中，GEJ 是由活检评估的胃含氧酸黏膜的近端边界定义的。在正常人中，GEJ 位于食管鳞状上皮向胃氧合黏膜过渡的地方。在 GERD 患者中，GEJ 位于鳞状柱状间隙内的化生柱状上皮向胃氧合黏膜过渡的位置。由于后一种转变在内镜检查时无法辨别，因此在这种情况下，真正的 GEJ 只能通过广泛、细致和准确记录的活检来确定。

四、胃食管结合部定位的意义

（一）胃贲门的定义

GEJ 的位置与食管远端或近端胃的化生或肿瘤的诊断、分类和处理有关。贲门一词曾被用来指代胃远端的区域，尽管它的边界界定不清，其定义也存在争议。与通常的术语和概念相反，化生的贲门上皮与化生的食管上皮有着相似的起源，这一理论意味着贲门起源于食管，而不是胃。根据这一理论，贲门癌最好被归类为食管癌而不是胃癌[35]，这与美国癌症联合委员会（American Joint Committee On Cancer）最近的第 7 版分期一致[36]。这一理论中值得注意的是，它完全颠覆了 Norman Barrett 最初的论点，即他观察到的管状 CLE 是胃，化生柱状上皮排列的所谓近端胃（"贲门"）实际上是食管。

有几种证据支持贲门腺癌起源于食管。贲门癌与症状性 GERD 有关，尽管程度比 EAC轻[8]。贲门腺癌上升的发病率与 EAC 在过去40 年来的发病率是相似的，尽管它偏离了远端胃肿瘤发病率的趋势[37]。此外，绝大多数 EAC和贲门腺癌的病例都与 IM 有关[38, 39]。在没有IM 共存的情况下，在贲门（交界处）或胃底黏膜中出现发育不良的上皮是很少见的[22]。

（二）Barrett 食管活检的筛查和监测的方案

鉴于发生在胃褶近端以下的柱状上皮的 IM（CIM）与发生于管状食管的 IM（BE）具有相同的发病机制，因此这两个位置的 IM 有望具有相同的肿瘤潜能。由于 IM 是一种与 GERD 相关的现象，它代表了一系列疾病，从反流最严重的食管最远端开始，并向近端进展；CIM 和BE 不是有明显区别的临床存在。CIM 和 SSBE的鉴别可能是困难和武断的，因为传统的边界是胃皱襞的顶部，这是一个可以不连续的标志。如果这两个临床存在的发病机制和恶性进展的风险是相同的，那么就没有必要区分它们。

尽管研究表明 IM 节段较长会增加 EAC 的风险，但还没有确定可用于风险评分的长度阈值[40-44]。在一项前瞻性研究中，Sikkema 等发现 BE 长度每增加 1cm，发生高度异型增生（high-grade dysplasia，HGD）或 EAC 的风险在 4 年内增加 11%[45]。大多数证据和常识表明，EAC 的发展速度随着化生上皮的高危面积的增加而增加；CIM、SSBE 和 LSBE 之间的风险界限似乎不合理。

一些研究者认为，CIM 和 SSBE 实际上是不同的临床存在，具有不同的病因和肿瘤进展的风险[46]。这一理念的支持者在一项研究中引用了 CIM 和 BE 之间细胞角蛋白 7 和20 免疫反应性差异作为证据，这一发现在随后的报道中没有得到证实[47-49]。多数文献提示，目前尚无其他黏蛋白或肠化特异性免疫组织化学标志物（如 CDX2、DAS-1、HepPAR 1、Villin 或 MUC2）可区分发生在管状食管化生和贲门上皮化生[49-51]。此外，发生在近端胃的 IM 具有与发生在远端胃的 IM 相似的免疫组织化学特征[52]。

在食管中出现的连续化生，而不是 CIM、SSBE 和 LSBE，意味着在内镜检查 BE 时需要对食管皱襞顶部上方和下方进行活检。大多数关于 BE 筛查、监测和进展的研究都评估了仅取自管状食管的活检，而不是贲门的活检。因此，CIM 患者的癌症风险并不明确 [53-56]。

在 2004 年美国医学会芝加哥研讨会关于 BE 诊断和处理的建议中，陈述九是："外观正常、位置正常的鳞柱交界处不应进行活检 [22]。"随后 2011 年起 AGA 关于 BE 管理的医学声明对此事未做变更。此外，2004 年 AGA 的建议是对 SSBE 和 LSBE 进行系统活检，一致认为它们不是不同的临床存在。考虑到 IM 长度的连续性，遗漏从近端柱状黏膜到胃皱襞上限远端的活检是不合理的，尽管缺乏描述该位置 IM 肿瘤风险的数据。虽然仅基于面积考虑，进展的风险可能低于较长的 IM 节段，但与 SSBE 不同的离散建议似乎不合适。

五、食管柱状化生的亚型有肿瘤进展的风险

（一）杯状细胞判断肠上皮化生的局限性

大多数食管腺癌或 GEJ 发生在杯状细胞存在的肠化生背景下，而杯状细胞通常位于肠道内 [6, 38, 54-56]。因此，在 BE 的筛查或监视活检中检测杯状细胞对于确定后续肿瘤进展的风险和是否需要随访至关重要。"no goblets—no Barrett's"的格言已经出现，以强调它们的根本重要性 [57]。也就是说，高度分化的杯状细胞不太可能是 EAC 的前驱细胞，因为癌症通常来自分化较低的细胞系。杯状细胞仅仅是周围化生上皮恶性潜能的标志。

影响杯状细胞检测的因素有很多，具体如下。
- 杯状细胞与假杯状细胞的区别。
- 取样误差，取决于活检的彻底程度、CLE 的长度和杯状细胞密度。
- 杯状细胞动力学。

假杯状细胞是含有黏蛋白的柱状细胞，很难与真正的杯状细胞区分开来。与杯状细胞不同，杯状细胞通常以随机分布的单个细胞形式出现，而假杯状细胞倾向于在表层上皮内成排出现。假高脚杯细胞也缺乏真正杯状细胞所特有的三角形细胞核 [58]。

CIM 或 SSBE 患者杯状细胞数量可能较少。Chandrasoma 等在长度为 1cm 的 CLE 患者中发现，56% 的患者存在 IM，当 CLE 长度 > 5cm 时这个比例升高至 100%[59]。检测到杯状细胞的可能性已经被证明与内镜活检的数量及 CLE 的长度直接相关 [26, 60]。Harrison 及其合著者发现，随着活检次数的增加，IM 的检测逐渐增加，当活检次数 > 16 次时，比例达到 100%[61]。此外，一些研究表明，杯状细胞密度随 CLE 长度的不同而不同，在 SCJ 附近最高，在较远的部分较低 [24, 62]。然而，其他报道表明杯状细胞密度与此不相关 [59, 63]。

目前的指南建议沿 CLE 每隔 1~2cm 进行四次象限活检，特别注意黏膜结节或不规则区域 [10, 64, 65]。如果没有沿着 CLE 的整个长度进行足够数量的活检，如果活检没有适当地分散，没有特别注意 SCJ 区域，可能会漏掉杯状细胞的存在。最后，杯状细胞可能会随着时间、治疗和疾病的进展而变化 [60, 66]。为确定 IM 的诊断，重复内镜检查和活检可能是必要的 [60, 66]。这些因素中的每一个都导致了使用杯状细胞鉴定 IM 存在的病因学标准的不可靠性。

（二）肠化生发生发展的步骤

胃内容物（包括胃酸和胆汁）的反流引起的慢性食管炎和溃疡会导致食管上皮的化生。食管鳞状上皮向 IM 的转化被认为是一个循序渐进的过程。发炎的食管鳞状上皮首先被多层的过渡性上皮取代，然后是单层的非肠型化生柱状上皮，最后是专门的肠型化生上皮 [67]。根据这个模型，先前描述的柱状化生的表型，包括完全贲门型、氧合贲门型和肠化生型，代表连续的点，而不是不同的存在。肠化生的第一步似乎是通过上调音猬因子（SHH）–骨形态

发生蛋白 4（BMP-4）信号通路，导致 SMAD 蛋白磷酸化（PSMAD），并受许多拮抗药和下游因素的调节。SHH-BMP-4/pSMAD 信号传导负责非肠型化生相关基因的诱导。下一步是诱导负责肠化生的基因，由 pSMAD 与 CDX2 的相互作用介导，CDX2 是一种对肠上皮功能至关重要的肠特异性同源异型盒基因。在肠道分化的最后阶段，Wnt 和 Notch 信号也是关键[67]。

柱状上皮化生可以在杯状细胞发育之前体现肠道分化的生化或分子证据。研究表明，没有杯状细胞的化生柱状黏膜可能在分化过程的早期表达肠化特异性蛋白质或转录因子，如 CDX2、DAS-1 和 Villin 或肠特异性黏多糖，如 MUC2 可能在一出现杯状细胞的时候就会进一步表达[48, 49, 68-70]。组织学上不含杯状细胞的化生食管柱状上皮可能仍是"生物肠化生"，研究发现，与含有杯状细胞的上皮相比具有相似的 DNA 含量和染色体异常[71, 72]。因此，杯状细胞的形成可能代表了一系列遗传和信号通路的结局，最终导致组织学上的肠上皮化生。

（三）含有或缺失杯状细胞的食管下段柱状上皮化肿瘤的进展风险

鉴于在非杯状食管化生中可识别的遗传和分子异常，一些问题需要考虑到，如关于此类上皮是否有进展为食管腺癌的风险，以及该风险是否与存在杯状细胞时的 IM 进展相似。

一项对 141 例接受小（直径＜ 2cm）EAC 内镜切除术的患者研究发现，71% 的患者癌旁组织中有贲门或胃底上皮，而非 IM[73]。此外，在 57% 的 ER 标本中，任何区域均未观察到 IM。值得注意的是，本研究中未对 ER 标本之外的 CLE 区域进行活检，因此其患者人群中 IM 的真实发生率尚不清楚。

来自英国的两项大型回顾性研究发现，与没有 IM 的 CLE 患者相比，IM 患者的发育不良或 EAC 发生率相似[74, 75]。Gatenby 等分析了 1751 例有和没有发生 IM 的患者的 3568 次非

发育异常 CLE 活检，发现发生率没有差异[74]。两个队列中 CLE 的平均长度分别为 5.75cm 和 4.93cm。由于每名患者的平均活检次数仅为 2.04 次，而且活检是随机分布的，没有针对 SCJ，因此可以提出一个强有力的论点，即由于采样错误，许多患者遗漏了 IM。作者的发现支持了这一论点，即 IM 检测率随着活检次数的增加而增加（每增加一次活检增加 24%）。事实上，90.8% 的患者最初没有发现 IM，但在随后的 10 年的活检中发展为 IM。抽样错误可能是否定他们的结论的主要因素，即癌症风险不是受 IM 存在与否的影响。

Kelty 等分析 712 例伴或不伴 IM 的 CLE 患者，平均随访 12 年，发现进展为 EAC 的速度没有差异（分别为 4.5% 和 3.6%）。然而，他们的发现与杯状细胞存在的抽样误差有关，也可能引发同样的问题[75]。

其他研究反驳了食管和 EGJ 腺癌可由非杯状柱状化生引起的说法。Bhat 等对 8522 例伴或不伴 IM 的 CLE 患者进行了大规模人群分析[76]，在平均 7 年的随访中，未患 IM 的患者癌症进展的风险为每年 0.07%，而在初始活检有 IM 的患者的癌症进展风险为每年 0.38%（$P ＜ 0.001$）。Chandrasoma 等对 214 例患者的研究中，严格使用 CLE 和 GEJ 活检方案，仅在经证实的 IM 患者中出现发育异常或 EAC；对于没有杯状细胞的患者，恶性进展的风险被认为不存在或极低[61]。同样，Westerhoff 等发现 EAC 或发育异常仅出现在有记录的杯状细胞的患者中[77]，消除对杯状细胞鉴定的要求会使他们的研究人群中 BE 的诊断增加 147%，而不会发现任何随后发展为异常增生或瘤形成的其他患者。最后，在一项对 45 例 BE 患者的研究中，IM 活检显示癌症相关突变的频率高于非杯状化生黏膜的突变频率[78]。

目前，食管非杯状细胞化生是否为癌前病变尚存在争议。众所周知，如果将 BE 的定义扩大到包括所有没有记录 IM 的 CLE 患者，需

要监测的患者数量将大大增加，在没有证据证明增加癌症检测和挽救生命的情况下会增加大量成本。显然，在提出改变当前措施的指南之前，需要更多关于非杯状食管化生的数据，包括长期和短期的癌症风险、恶性进展的其他风险因素、通过监测挽救潜在生命及各种管理策略的成本效益。

六、结论

自首次认识到 CLE 以来，由于对 BE 发病机制的理解逐渐加深，BE 的定义已经发展了 60 年。BE 定义的核心是化生食管柱状上皮的恶性潜能，无论其是否含有杯状细胞，是否位于管状食管。毕竟，患食管癌的风险与诊断为 BE 的患者、他们的家人和他们的护理人员有关，这决定了监测的必要性。

鉴于含有杯状细胞的化生柱状上皮的恶性潜能，在美国和世界大部分地区，必须记录发生 IM 才能确诊 BE。尽管在英国和日本，IM 的存在不是诊断 BE 的必要条件，但描述与非杯状柱状上皮相关的恶性风险的数据很少。鉴于存在显著采样误差的可能性，因此必须谨慎解释支持 CLE 癌前病变的现有文献，而不是证明 IM，从而导致对这些研究中评估的患者中杯状细胞存在的认识不足。

尽管在贲门内发现的化生不像管状食管中出现的 IM 那样受到关注，但对 GEJ 组织学的广泛研究支持食管化生黏膜的起源，刚好超出胃襞的近端。由于 CIM 与 BE 具有共同的发病机制，因此这两种现象都应作为超过 GEJ 并向近端延伸到食管的一系列化生性改变来处理。只有对接受积极活检方案的患者队列进行研究，包括对 SCJ 外的黏膜进行充分取样，才能阐明 IM 在"胃化生"食管中的重要性。

在通过对足够数量的接受彻底活检方案的患者的额外队列研究 CLE 引起的非杯状 IM 的恶性潜能之前，BE 的诊断最好保留在记录的 IM 病例中。将 BE 的定义扩大到包括所有类型的柱状上皮化生，将大大增加需要长期监测的患者数量，同时会增加相关的成本并且没有证实有益处。BE 诊断对个体的影响，无论是癌前诊断的心理成本还是连续内镜评估的成本，都不是微不足道的。此外，健康、不吸烟的男性诊断为 BE 会导致人寿保险价格上涨 118%[79]。

关于 BE，还有很多有待了解，包括改进诊断、风险分层和预测治疗反应的方法。特别是在非杯状 CLE 中，已经进行了分子谱分析，尽管需要对其是否影响癌症风险进行验证。AGA 目前的立场是分子生物标志物不应用于风险分层。与之类似的是，人们已经研究了血清生物标志物，尽管目前可用的数据不支持其效用[80]。

目前，组织学鉴定出杯状细胞存在的 IM 仍然是确诊 BE 的关键。在其他数据出现之前，我们这些为 BE 患者提供护理的人不应该准备放弃已有的方案。

第 32 章
Barrett 食管的流行病学和疾病进展的危险因素

Epidemiology of Barrett Esophagus and Risk Factors for Progression

Oliver M. Fisher　Reginald V.N. Lord　**著**

李　斌　孟于琪　**译**

摘要

Barrett 食管在西方人群中发生率的标准估计值为 1%~2%，在亚洲人群中的发病率难以估计，因为社区中大多数病例未能明确诊断。BE 的发病率呈上升趋势，但低于食管癌。BE 的危险因素包括高龄、男性、食管裂孔疝、中心性肥胖、吸烟、胃食管反流病及 BE 或 EAC 家族史，患者身高、胃幽门螺杆菌感染和非甾体抗炎药物的使用与 BE 风险的降低有关。总体而言，人群研究没有发现抗酸药物治疗或抗反流手术能预防 BE 进展。BE 患者每年发生 EAC 的风险约为 0.5%。对于没有异型增生的 BE 患者，这种风险可能更低，但异型增生仍然是疾病进展的主要危险因素。长节段 BE 和大多数 BE 发展的危险因素也是 BE 进展为 EAC 的危险因素。BE 发展为 EAC 过程中涉及复杂的分子突变，据报道 p53 蛋白免疫染色有助于预测 BE 进展的风险。

关键词：Barrett 食管；流行病学；风险因素；食管腺癌；食管肿瘤；发病率；患病率；抗反流手术

一、Barrett 食管的患病率和发病率

Barrett 食管（Barrett esophagus，BE）是一种因慢性严重胃食管反流病而导致的以食管远端正常的鳞状上皮细胞被柱状上皮细胞取代（肠上皮化生）为表现的一种疾病。由于 Barrett 食管为前期病变，同时是食管腺癌（esophageal adenocarcinoma，EAC）的主要危险因素，因此 Barrett 食管具有重要的临床意义。由于 EAC 的高死亡率和逐年增加的发病率，近年来学者对其流行病学进行了充分的研究。由于大多数 Barrett 食管患者未行上消化道内镜检查无法明确诊断，其流行病学数据不能完整统计，同时各个研究间异质性较大，导致 Barrett 食管

在人群的研究很难开展。内镜检查的数据受到人口统计学和如公共卫生保健数据的可及性等其他因素的影响。因此，Barrett 食管的流行病学研究可能存在群体选择偏倚。例如，确诊的 Barrett 食管可能与未确诊或含有其他混杂因素的病例特征存在差异。

考虑到这些因素，已报道的关于 Barrett 食管的流行病学数据存在很大差异的情况便可以得到合理解释了（表 32-1）。为了降低偏倚风险，一项尸体解剖研究和一项在结肠镜检查的患者（无论有无胃灼热症状）中筛查 Barrett 食管的研究中发现没有反流症状的 Barrett 食管患者的发病率为 0.4%~6%[1, 2]。目前关于

Barrett 食管发病率的数据来自于一项内镜筛查研究，该研究对瑞典北部 2 个社区的 1000 例未经筛选的人群进行了上消化道内镜检查[3]。其中约 10.3% 的人群在内镜检查中被认为可能发生 Barrett 食管，其中 1.6% 的病例通过组织病理学证实为 Barrett 食管（发生肠上皮化生）。因此，西方人群中 Barrett 食管发病率的标准估计值为 1%～2%。

研究表明 Barrett 食管对非西班牙裔西方白人的影响大于亚洲人群或西班牙裔人群[4,5]，最近一项 Meta 分析纳入了 51 个研究，包含450 000 例亚洲患者，研究发现经组织学证实的 Barrett 食管的发病率约为 1.3%（95%CI 0.7%～2.2%），这个结果与西方的研究大致相同[6]。考虑到 Meta 分析的局限性，如不同的研究时间段、BE 定义和研究人群（Meta 分析仅包括一项有 1029 例参与者的基于人群的研究），这表明 BE 在亚洲（尤其是东方）国家并不少见。令人费解的是，虽然 Barrett 食管的发病率远低于食管腺癌的发病率，但在一些国家的研究报道中却发现 Barrett 食管的发病率在逐步增加[7-11]。这种发病率增加的情况可能有一部分得益于内镜检查的增加[7, 8]。

二、Barrett 食管的风险因素

（一）Barrett 食管风险增加的相关因素

1. 性别和年龄　多数流行病学数据显示，确诊的 Barrett 食管病例中男女比约为 2∶1[5, 12]。Barrett 食管患者在诊断时通常也比非 BE 胃食管反流病患者年龄稍大，平均年龄在 50—65 岁[5, 13, 14]。Barrett 食管在儿童中相对少见，研究表明 20 岁以下的患者因其他原因接受上消化道内镜检查时，组织学确诊存在 IM 的患者约为 0.12%[15]。截至目前没有发现 5 岁以下的儿童 IM 发生 Barrett 食管的相关报道，在儿童 / 青少年队列研究中发现 12 岁后发生 Barrett 食管的风险将会增加，这也符合 Barrett 食管发展的

时间特征[15, 16]。

2. 胃食管反流病　慢性胃食管反流病是 Barrett 食管的主要危险因素[17]，Barrett 食管发生的风险与病程长短和反流的大小和持续时间相关[18-20]。胃食管反流病引起 Barrett 食管的确切机制尚不明确，有些学者认为反流会侵蚀食管，在此期间正常的鳞状上皮脱落，随后会被柱状上皮重新填充。然而这些柱状上皮细胞的来源仍然有待进一步研究[21, 22]。临床研究证实，Barrett 食管患者存在严重的胃食管反流病，与糜烂性或非糜烂性食管炎患者相比，这些患者发生食管动力障碍的比例更高，且远端食管括约肌压力更低[18, 23, 24]。同时其他研究表明，Barrett 食管患者长期暴露于低 pH 的胃内容物（pH < 3）并且发生食管裂孔疝的概率更高（Barrett 食管 76% vs. 胃食管反流病 36%）[23-27]。除胃酸外，反流液中的十二指肠液被认为是 Barrett 食管形成和发展的重要因素[28]。食管细胞暴露于胆汁酸和低 pH 环境中会导致 DNA 损伤，加重氧化应激反应，进而促进 Barrett 食管的形成和发展。同样，用胆汁和酸对食管细胞进行体外处理会导致肠道和（或）柱状细胞表面标志物的明显表达[30-32]。

虽然胃食管反流病在西方人群的发生率约 20%，但只有 5%～10% 的胃食管反流病患者会发展为 Barrett 食管[34-33]。在人群控制性研究中发现较高频率（≥ 7 天）的胃食管反流症状与 Barrett 食管发生的风险增加（10 倍）相关[40, 41]。在对具有典型胃食管反流症状的患者进行的内镜检查的研究中发现，症状的严重程度与 Barrett 食管形成之间的相关性较小[13, 40, 42]。因此与非 Barrett 食管的胃食管反流病患者相比，Barrett 食管患者是否具有明显更频繁的反流症状仍不清楚[3, 38]。反流症状发生的频率和病程长短是 Barrett 食管更好的预测指标，Barrett 食管患者可能自诉胃食管反流症状有所改善，研究推测这可能与 Barrett 食管的进展和食管细胞敏感性降低有关[43, 44]。

表 32-1　评估不同人群 Barrett 食管患病率的研究总结

作 者	年 份	样本量 (n)	研究类型	研究人群	种 族	BE 患病率	有 GERD BE 患病率	无 GERD BE 患病率	可能偏倚来源	注 释
Winters 等	1987	97	前瞻性观察研究	GERD 症状≥ 1 次 / 周的患者	—	12.40%	12.40%	—	选择偏倚	在 50% 确定患有 BE 的患者中，组织学上证实了 BE 特异性上皮。如果证实柱状上皮和连接上皮于胃柱状食管中和（或）胃食管连接处近端≥ 5cm，则柱状上皮和连接上皮也被视为 "BE"
Mann 等	1989	180	前瞻性队列研究	有或无反流性食管炎的 GERD 患者	绝大多数白种人	11.00%	11.00%	—	选择偏倚	—
Cameron 等	1990	959	前瞻性观察研究，包括尸检数据	基于人群的研究 +Mayo 诊所尸检资料的前瞻性研究	—	0.34%	—	—	—	虽然在性质上是回顾性研究，这篇文章被认为是首次表明大多数 Barrett 食管患者未被充分认识
Clark 等 [228]	1997	248	前瞻性观察研究	接受上消化道内镜检查的 GERD 患者	—	29.00%	29.00%	—	选择偏倚	偏倚人群为有 GERD 症状的患者，68% 的研究人群为男性
Voutilainen 等 [229]	2000	1128	前瞻性观察研究	初级保健机构转诊接受上消化道内镜检查的 GERD/ 消化不良和其他上消化道症状的患者，需要进行内镜检查	—	1.00%	4.40%	—	选择偏倚	BE 患病率估计仅适用于出现上消化道症状的患者
Gerson 等 [230]	2002	110	前瞻性观察研究	进行乙状结肠镜检查的 "无症状" 个体	73% 白种人，14% 非洲裔美国人，10% 西班牙裔，4% 太平洋岛民 / 亚洲人	25.00%	—	—	选择偏倚	只有 53% 的参与者没有 GERD 症状。人群偏倚是纳入人群 92% 为男性，平均年龄 > 60 岁
Rex 等	2003	961	前瞻性观察研究	接受结肠镜检查的患者	78% 白人，20.3% 黑种人，1.6% 拉丁美洲人 / 亚洲人	6.80%	8.30%	5.60%	选择偏倚	结肠镜检查对象存在人群偏倚，78% 为白种人，男性居多（约 60%）

（续　表）

作　者	年　份	样本量(n)	研究类型	研究人群	种　族	BE患病率	有GERD BE患病率	无GERD BE患病率	可能偏倚来源	注　释
Malfertheiner 等	2005	6215	前瞻性观察研究	因GERD症状接受上消化道内镜筛查的患者	—	8.39%	8.39%	—	选择偏倚	在有糜烂性反流病的患者中，Barrett的患病率高达14%，而NERD-BE的患病率为2.3‰。该研究人群也偏向于GERD患者
Ronkainen 等	2005	1000	前瞻性多中心队列研究	随机人群样本纳入行上消化道内镜筛查	—	1.60%	2.30%	1.2%	—	被认为是对BE在普通人群中的真实患病率的有力评估。由于只研究了瑞典北部的2个社区，因此普遍性方面存在问题
Westhoff 等	2005	378	前瞻性队列研究	首次接受上消化道内镜检查的GERD患者	86%白种人	13.2%	13.20%	—	选择偏倚	86%是白种人，95%是男性，平均年龄为56岁，均有GERD症状
Veldhuyzen van zanten 等[231]	2006	1040	前瞻性队列研究	从初级保健机构招募的消化不良患者	95%白种人，2%黑种人，1%亚洲人，1%土著/梅蒂斯人	2.40%	2.40%	—	选择偏倚	分析从初级保健机构及时转诊接受上消化道内镜检查的患者。真实BE人群患病率估计存在选择偏倚，因为这些是"有症状"的患者
Corley 等	2008	4205	观察性研究	对所有具有提供综合卫生服务资格的组织成员的患者进行诊断（Kaiser Permanente, Northern Californian约330万）	研究人群包括白种人、非裔美国人、亚洲人和西班牙裔人。没有提供具体的百分比，但注意到不同人群的内镜检查体积/比率没有变化	0.13%	—	—	潜在的诊断偏倚。因为新诊断BE的发生率随时间增加	这项研究证明，在一个相对无偏倚的人群中，BE的诊断频率很低；疾病的患病率呈基线性增长；61-70岁的非西班牙裔白种人男性患BE的风险最高。注：患病率定义为新诊断BE的成员的人年数
Abrams 等	2008	2100	回顾性横断面研究	接受上消化道内镜检查的患者	37.7%白种人，11.8%非裔美国人，22.2%西班牙人，28.3%未知	4.4%	—	—	选择偏倚	内镜检查的主要指征为GERD症状（23.5%）、非反流性消化不良（34.7%）和显性/隐性消化道出血[和（或）贫血:16.5%]。因此，这是一个高度预选的患者队列。该研究的主要重点是研究BE发病率的种族差异，但超过1/4的研究人群种族"未知"

（续　表）

作　者	年　份	样本量（*n*）	研究类型	研究人群	种　族	BE 患病率	有 GERD BE 患病率	无 GERD BE 患病率	可能偏倚来源	注　释
Zagari 等	2008	1033	前瞻性队列研究	参与反流问卷调查和上内镜筛查的人群	—	1.30%	1.50%	1.00%	—	这项研究与 Scandinavian 的研究相似，提供了意大利人群中相当可靠的 BE 真实患病率的估计。也表明频繁的反流症状是 BE 的一个危险因素，但近一半（46.2%）BE 患者报告没有任何反流症状
Fan 等	2009	4457	回顾性研究	—	GERD 群体的种族分布是 68% 白种人，19% 非洲裔美国人，11% 西班牙裔，2% 其他。在非 GERD 群体中，65% 是白种人，21% 是非洲裔美国人，11% 是西班牙人，3% 是其他人	1.72%	4.39%	1.56%	选择性偏倚	选择偏倚，因为所有患者都必须接受内镜检查；因此不适用于一般人群
Hayeck 等[232]	2010	—	计算机仿真	具有 SEER 数据验证的计算机模拟模型	—	5.57%	—	—	计算机建模与可用（已发布）数据集一致	这是一项计算机模拟研究，目的是根据公布的数据调整建模型输入，并将结果与 SEER 数据中的 EAC 发病率一致，以估计 BE 的人口患病率
Shiota 等	2015	453 147	观察研究的 Meta 分析	多样（和亚组分析）是样本是否基于人群、健康检查、筛查，或者有症状的患者	根据国际癌症研究机构的分类：东亚、东南亚、中南亚和西亚	1.30%	1.40%	0.70%	纳入的研究自身存在选择偏倚，Meta 分析固有的方法学局限性	本 Meta 分析主要纳入东亚国家的研究（38/51），因此患病率估计不能推广到亚洲其他地区，表明 BE 在亚洲国家可能比最初估计的更常见

BE.Barrett 食管；EAC. 食管腺癌；GERD. 胃食管反流病；SEER. 监测、流行病学和最终结果报告数据库

3. 肥胖　肥胖与食管腺癌的高发生率密切相关，研究发现体重指数 ≥ 30kg/m² 的患者发生食管腺癌的风险是正常人的 2～3 倍[45-49]，但是其与 Barrett 食管发生的风险并无联系。一项 Meta 分析比较了 Barrett 食管和胃食管反流病患者与 MBI 的关系，研究发现 BMI 和 Barrett 食管的发生并没有显著联系[50]。然而当联合 3 组人群进行比较时发现相比于正常人，Barrett 食管患者的 BMI 和其发生的风险之间存在显著相关［OR=1.02/（kg·m²），95%CI 1.01～1.04，I²=0%］。基于人群的其他研究数据表明，当 BMI ≥ 30kg/m² 时，发生 Barrett 食管的风险增加不超过 50%[40, 42, 45, 51-53]。

相较于 BMI，向心性肥胖可能是 Barrett 食管形成的一个更重要的危险因素[51, 52, 54]。一项病例对照研究发现与对照组相比 Barrett 食管患者的内脏组织脂肪含量高 1.5 倍，并且一项基于人群的研究已证实 Barrett 食管的发生与腰围或腰臀比的增加之间存在显著关联[51, 52]。当控制腰臀比后，BMI 和 Barrett 食管之间的关联明显减弱，这表明肥胖增加 Barrett 食管发生的风险是由于内脏脂肪的增加而引起的[5]。

向心性肥胖增加 Barrett 食管发生的风险可能是腹部内脏脂肪的增加会引起腹内压和胃内压力的升高[55, 56]。其他原因包括抗反流屏障的压力梯度增加而导致裂孔疝和胃食管反流病的发生，而向心性肥胖患者（男性患者的可能性更高）的内脏脂肪组织代谢和内分泌活动也可能参与其中[9, 57-59]。向心性肥胖会改变如瘦素、脂联素、TNF-α、IL-6）和胰岛素样生长因子等肥胖相关因子和促炎细胞因子的表达水平[60-63]。

由于瘦素（Lep tin）可以在肥胖患者中上调并增加体外 EAC 细胞的增殖，所以已有关于瘦素水平和 Barrett 食管之间的相关研究[9, 59, 64, 65]。两项研究发现如果体内瘦素水平升高，Barrett 食管发生的风险也会增加，但其中一项研究中发现这种关联在男性患者中更为明显，而另一项研究发现女性患者的相关性更强[9, 59]。另

一项关于结肠癌筛查的研究发现，Barrett 食管的发生与瘦素水平并无关联，而与体内脂联素的水平成负相关（校准后 OR=0.42，95%CI 0.22～0.80）[65]。因此，虽然最近关于向心性肥胖和 EAC 相互作用的研究阐明了脂肪细胞因子促进 EAC 形成和发展的分子途径，但需要多中心大数据的相关研究进一步阐明瘦素和其他肥胖相关细胞因子在 Barrett 食管发生发展中的作用。

4. 吸烟和饮酒　大多数基于人群的研究表明，既往吸烟的患者发生 Barrett 食管的风险是不吸烟患者的 2 倍[40-42, 66, 67]。与一些早期研究结果相反，最近的数据表明吸烟的数量（包 / 年）可能与发生 Barrett 食管的风险增加有关，这种影响可能会在约 20 包 / 年时趋于稳定[67-69]。此外，最近一项基于人群的研究表明吸烟和胃食管反流病可能会共同促进 Barrett 食管的发生和发展[49]。截至目前没有关于饮酒会增加 Barrett 食管发生风险的相关研究。相反据研究报道饮用葡萄酒与 Barrett 食管发生的风险成负相关，虽然没有明显的剂量反应关系，一项关于 Barrett 食管和对照组的汇总研究发现饮用葡萄酒可适度降低 Barrett 食管发生的风险（OR=0.71，95%CI 0.60～1.00）[70-72]。

5. 家族史和遗传倾向　在某些情况下 Barrett 食管和食管腺癌的发生可能具有遗传性或家族性[73, 74]。以下几个研究支持 Barrett 食管的发生具有遗传性或家族性：单卵和双卵双胞胎病例的一致性[75-77]；有阳性家族史患者的发病风险会增加[78-81]；通过全基因组关联研究（genome-wide association studies，GWAS）发现易患 Barrett 食管和食管腺癌的患者基因中存在核苷酸多态性（single-nucleotide polymorphism，SNP)[82-84]。SNP 中至少有七个基因（MHC 位点、FOXF1、CRCT1、BARX1、FOXP1、TBX5 和 GDF7）被认为与食管腺癌和 Barrett 食管的发生发展有关，其中一些基因参与食管发育和炎症反应[82-84]。

家族性 Barrett 食管发病率各不相同，其中

一个研究报道证实约有 6% 的受试者有家族性 Barrett 食管，而另一项研究发现家族性 Barrett 食管的发病率则高达 24%[79, 80]。单卵和双卵双胞胎病例的一致性研究表明疾病遗传率高达 30%～40%[75-77]。一项研究发现约有 35%（标准误 SE=6%）的 Barrett 食管变异可由常见的生殖系遗传变异解释，而最近的一项调查研究相对保守，这一数值约为 9.99%[84, 85]。同样，另一项研究估计约 7%（95%CI 3%～11%）的胃食管反流病患者的遗传表型变异可以用遗传性单核苷酸多态性解释[36]。更重要的是这项研究还发现胃食管反流病和 Barrett 食管之间有大约 77%（SE=24%）的遗传相关性，胃食管反流病和食管腺癌之间有大约 88%（SE=25%）的遗传相关性，这为疾病发生的多基因层面提供了一个证据。这一研究也支持胃食管反流病与 Barrett 食管和食管腺癌之间存在多基因重叠现象[86]。总之这些数据表明食管腺癌的大部分遗传基础可能会导致 Barrett 食管的发生，但不会影响 Barrett 食管发展为食管腺癌。因此，评估 Barrett 食管和食管腺癌患者完整的家族史显得尤为重要。

（二）与 Barrett 食管风险降低相关的因素

1. 患者身高　一项包括 999 例食管腺癌、2061 例 Barrett 食管患者和 2168 例正常人群的对照研究发现身高与 Barrett 食管和食管腺癌发生的风险之间呈负相关（身高每增加 10cm，OR=0.69，95%CI 0.62～0.77；OR=0.70，95%CI 0.62～0.79）。这种关联与性别无关，并且在所有年龄节段、患者教育水平、BMI、体重、患者是否合并胃食管反流症状或是否吸烟的情况下都可以得出上述结果[87]。

2. 幽门螺杆菌感染　在发达国家中，幽门螺杆菌感染率的下降与胃食管反流病并发症（Barrett 食管和食管腺癌）发生率的增加是一致的。这可能是由于幽门螺杆菌感染会产生氨或通过引起严重的胃体炎症，从而导致胃壁细胞破坏使胃内酸度降低，通过减少胃酸的产生并防止胃食管反流病并发症的发生[88]。虽然感染幽门螺杆菌（尤其是 CagA+ 菌株）一直被证明可以降低食管腺癌发生的风险，但是在 Barrett 食管的相关研究中没有得到类似的结果[89, 90]。2009 年发表的一篇纳入 12 项病例对照研究的 Meta 分析表明 Barrett 食管组和对照组患者之间的幽门螺杆菌感染率总体上没有显著差异（42.9% vs. 43.9%，OR=0.74，95%CI 0.40～1.37）。虽然在对比 Barrett 食管患者与接受内镜检查正常的对照组患者中发现 Barrett 食管患者并发幽门螺杆菌感染的比例显著降低（23.1% vs. 42.7%，OR=0.50，95%CI 0.27～0.93），但是这一研究可能存在选择性偏倚和信息偏倚。一篇包含 4 项高质量研究的 Meta 分析发现与正常对照组相比较幽门螺旋感染会降低 Barrett 食管发生的风险（OR=0.46，95%CI 0.35～0.60）[2, 3, 91-93]，其中两项研究还发现即使在已经控制了反流症状的情况下这种风险也会降低，因此幽门螺杆菌的保护作用不能简单地用胃酸产生的减少来解释，截至目前，幽门螺杆菌感染可降低 Barrett 食管发生率的确切机制仍不确定[92, 93]。

3. 非甾体抗炎药和他汀类药物　许多研究已经证实包括阿司匹林在内的非甾体抗炎药可以预防多种癌症，尤其是食管癌、胃癌、结肠癌和直肠癌[94, 95]。数据表明服用阿司匹林的食管癌患者死亡率降低了 44%～58%[95]。包括阿司匹林在内的非甾体抗炎药会抑制 COX-1 和 COX-2 的表达。

Barrett 食管和食管腺癌患者体内的 COX-2 水平会因为炎症细胞、生长因子、有丝分裂原和其他细胞因子诱导而升高。降低体内 COX-2 的水平可以恢复细胞凋亡并抑制细胞生长增殖和新生血管的形成[96-103]。许多病例和队列研究认为通过服用阿司匹林或其他非甾体抗炎药物可以降低 Barrett 食管发生的风险，但是通过这种方式延缓疾病进展对于患者所受到的风险和获益比仍需要进一步研究证实[104, 105]。英国一项针对阿司匹林和质子泵抑制药的大型随机对照实验可能会为非甾体抗炎药是否能够成为 Barrett 食管患者的常规治疗提供一定的临床证据（The Aspirin Esomeprazole Chemoprevention Trial，AspECT；UKCRN ID 1339，anticipated trial end date October 2018）[106, 107]。

服用他汀类药物治疗高胆固醇血症或预防冠心病的患者发生 Barrett 食管和食管腺癌的风险会降低[108-110]。一项 Meta 分析发现与对照组相比服用他汀类药物的患者发生 Barrett 食管的风险显著降低（OR=0.63，95%CI 0.51～0.77；1090 例 Barrett 食管患者 vs. 2085 例对照组患者）[109]。最近一项针对 1000 多名美国退伍军人的队列内病例对照研究发现与从未发生癌症的 Barrett 食管患者相比，服用他汀类药物的 Barrett 食管患者并发食管腺癌的比例显著降低（40.2% vs. 54.0%，$P < 0.01$）[111]。如果有进一步研究的大数据支持，未来可能会推荐常规使用非甾体抗炎药物或他汀类药物对 Barrett 食管进行药物预防[112]。

4. 抗酸药物治疗和抗反流手术　目前胃食管反流病的主要治疗选择是药物抗酸疗法和胃底折叠抗反流手术。药物或外科手术治疗对于胃食管反流病患者是否会降低 Barrett 食管的发生或其进展为食管腺癌风险仍不明确[113]。一项 Cochrane 综述汇总了两个随机对照试验的数据，结果显示质子泵抑制药不会降低 Barrett 食管发现的风险，所以质子泵抑制药治疗虽然可以缓解患者临床症状，但不能作为 Barrett 食管的药物预防药物[112, 114]。

瑞典的一项前瞻性试验和其他手术相关研究表明胃底折叠术可以降低 Barrett 食管发生的风险并且会降低异型增生可能[115-118]。两项比较手术与药物治疗 Barrett 食管的随机对照试验认为，虽然两者都可以较好的控制反流症状，但是在手术组中观察得到的疗效优于药物组[119, 120]。四项 Meta 分析研究了药物治疗或手术治疗是否

可以预防 Barrett 食管的发生或延缓其进展为食管腺癌的时间[113, 121-123]。其中两项研究发现与药物治疗相比，抗反流手术并不能降低食管腺癌发生的风险[121, 122]。第三项研究发现抗反流手术会提高术后肿瘤的进展率，所以手术也不会延缓 Barrett 食管患者进展为食管腺癌的时间[123]。这三篇 Meta 分析无论原始研究是否具有比较性，把每种类型的治疗方式都归于一组，所以在研究方法上都具有一定的局限性。2016 年 MaretOuda[113] 发表的一项 Meta 分析仅纳入含有两个治疗组的研究来制订更严格的纳入标准。本研究包括 10 项胃食管反流病患者行抗反流手术与未行手术治疗后发生食管腺癌的风险对比，7 项包括 Barrett 食管的患者和其他 2 项研究比较术后 3 组患者发生食管腺癌的风险。研究发现无论是否并发 Barrett 食管，与接受药物治疗的胃食管反流病患者相比，行手术治疗的患者发生食管腺癌的风险并未降低。当只纳入 2000 年之后的研究时发现与药物治疗的患者相比，手术治疗的患者 Barrett 食管的发病率比值比显著降低（IRR=0.26，95%CI 0.09～0.79）。研究还发现对于接受手术治疗的患者，其发生食管腺癌的风险并不会降低（IRR=10.78，95%CI 8.48～13.71），这表明接受抗反流手术的患者需要规律持续地进行内镜检查。虽然有单中心手术研究发现胃底折叠术后发生 Barrett 食管的可能性降低，但是多中心研究的数据并不支持这一观点。

5. 营养　大量摄入水果、蔬菜、纤维甚至肉类可能与 Barrett 食管发生的风险呈负相关，而大量摄入反式脂肪酸可能会增加 Barrett 食管发生的风险[124]。同一队列中的另一项研究发现抗氧化剂膳食、维生素 C、β- 胡萝卜素和维生素 E 也可以降低 Barrett 食管发生的风险，但直接食用抗氧化剂补剂并无上述效果[125]。爱尔兰最近一项基于人群的研究表明大量摄入镁可以显著降低反流性食管炎和 Barrett 食管发生的风险（OR=0.31，95%CI 0.11～0.87；OR=0.29，

95%CI 0.12～0.71），并且这种效应在低钙镁摄入比例的情况下最为显著[126]。

三、Barrett 食管肿瘤进展的危险因素

（一）Barrett 食管肿瘤进展的总体风险

据统计 Barrett 食管患者进展为肿瘤的比例为每年 0%～3%[127, 128]。导致这种高比例的原因包括发表偏倚、未考虑基线异型增生程度等相关因素[127-129]。针对 Barrett 食管进展风险的 Meta 分析所纳入的很多观察性研究来自于 20 世纪 80 年代，在此之前学者们普遍认为相比短节段 Barrett 食管（short-segment BE，SSBE，累积长度＜3cm），只有长节段 Barrett 食管（long-segment BE，LSBE）才会增加食管腺癌发生的风险[129-131]。

大多数学者认为 Barrett 食管患者进展为食管腺癌的年发病率约为 0.5%，这表明每年每 200 例患者中就有 1 例患者会进展为食管腺癌。虽然这个数据已经被临床医生广泛熟知，但是在临床工作中可能会因为低发病率而发生漏诊现象[128, 132, 133]。Wani[134] 和 Sikkema[135] 等的系统评价中证实 Barrett 食管患者进展为食管腺癌的发生率约为 0.6%，但是他们的研究中包括一些基线诊断为低度异型增生（low-grade dysplasia，LGD）的患者。Yousef 等 [136] 的研究在排除早期食管腺癌和基线诊断为高度不典型增生的患者后发现食管腺癌的年发病率为 0.41%。随后 Desai 等进行了另一项 Meta 分析旨在确定基线诊断为无异性增生 Barrett 食管（nondysplastic BE，NDBE）患者的进展风险。该研究将 57 项研究的数据与 11 434 例经组织学证实的 NDBE 病例共 58 547 例患者的随访数据汇总分析，随访期间发生 EAC 共 186 例，发生率为 0.33%（95%CI 0.28%～0.38%）。将质量最高的研究纳入后进行敏感性分析结果显示估计值保持不变（0.33%，95%CI 0.26%～0.40%）。在一项纳入

非异型增生 SSBE 患者（967 例患者，4456 人年随访）的 16 项研究的亚组分析中，EAC 的风险进一步下降，估计每年 EAC 发病率为 0.19%（95%CI 0.08%～0.34%）。重要的是，这项研究还发现，NDBE 患者因其他原因死亡的风险是发生 EAC 的 10 倍以上。

四项基于人群的大规模研究纳入超过 3 万例研究对象，基本上证实了 BE 患者发生癌症的年风险率为 0.12%～0.43%[137-140]，如图 32-1 所示。近几十年来，BE 患者 EAC 发病率呈持续下降趋势，目前认为，非异型增生 BE 发生 EAC 的风险很低，每年每 300～500 例 BE 患者中有 1 例发生 EAC，BE 患者的死亡风险可能由其他原因而引起。

随着这些数据的更新，在组织学证实为非或从未发生异型增生的 BE 患者中，常规内镜监测的有效性正日益受到质疑[141-144]，特别是其他数据显示当前监测方案存在不足，因为高达 60% 的 EAC 病例是在 BE 诊断后 1 年内确诊的，这表明很可能存在内镜漏诊的情况[138]。目前的临床实践（西雅图方案）[145] 建议内镜下每 1～2cm 进行四象限活检，但即使如此严格的活检方法，通常取样的 Barrett 上皮也＜5%，因

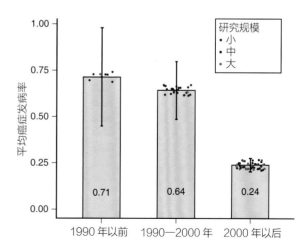

▲ 图 32-1　Barrett 食管患者食管腺癌发生的年风险评估随时间的变化

研究规模根据患者随访年限分为小（蓝色）、中（红色）或大（绿色）。小型研究少于 500 人年，中型研究 500～1000 人年，大型研究超过 1000 人年的随访。该图显示，随着研究队列规模和随访的增加，每年的癌症发病率是以怎样的方式呈现下降趋势的

此取样误差不可避免[146]。此外，多达 90% 的内镜医生并不遵照这种耗时费力的监测办法。这些因素表明了通过确定疾病进展的临床和分子危险因素，从而筛选高危 BE 患者显得尤为重要，这部分内容将在下文中讨论。

（二）Barrett 食管进展的临床危险因素

1. 年龄和性别　与女性相比，男性患 EAC 的风险更高[148]。最近一项包括 10 万 EAC 病例的国际注册研究显示，只有 22.3% 的病例发生在女性中，据报告男女比例高达 6：1[149]，然而，关于男性与 BE 进展为癌症的风险之间的关系，目前尚缺乏数据支持。一项最新的基于人群的研究表明，与女性相比，男性 BE 患 EAC 的可能性要比女性高 2～4 倍[137, 150]。

EAC 的风险随着年龄的增长而增加，尤其是在 60—70 岁[149]。BE 诊断的持续时间也是恶性进展的一个危险因素[46, 137]，确诊 BE10 年以上的患者发生 HGD/EAC 的风险比不到 10 年的患者高 2 倍以上[151]。因此，尽管筛查策略目前尚未被正式采用，但人们普遍认为，50 岁以上的 BE（白种人）男性患 EAC 的风险增加[112, 145, 152, 153]。

2. 肥胖和吸烟　无论以 BMI 增加还是向心性肥胖作为度量指标[155, 156]，EAC 都是一种与肥胖密切相关的癌症[154, 155]。BMI 增加是否也与 BE 患者恶性进展的风险增加有关尚不清楚，但一些数据表明，腰臀比和腰围增加可能使 BE 进展的风险更高，尤其是男性[157]。

吸烟是 EAC 的一个危险因素[49]。当前吸烟（OR=2.3，95%CI 1.5～3.5）和既往吸烟者（OR=1.5，95%CI 1.1～2.1）的风险都会增加，并且 EAC 的风险随着累积吸烟量而增加。还发现吸烟会增加 BE 患者进展为 HGD 和 EAC 的风险（HR=2.03，95%CI 1.2～3.17）[158]。重要的是，这种进展风险在不同吸烟程度的患者中持续存在，且当前吸烟的 BE 患者恶性进展风险最高[158]。但是研究发现饮酒与 EAC 和（或）BE 进展的风险增加并没有直接联系[47, 49, 71]。

3. 复发性胃食管反流病　基于大规模人群的研究表明，约 40% 的 EAC 发生在频繁复发的胃食管反流症状的患者中，症状表现为胃灼热和（或）每周至少一次胃酸 / 胃液反流[159-161]。EAC 风险也随着症状持续时间的延长而增加：反流症状持续 20 年或更长时间的患者与持续时间少于 10 年的患者相比，发生 EAC 的风险几乎高出 3 倍[162]。此外，有反流症状的患者发生 EAC 的风险约为无症状者的 6 倍，由于许多 EAC 患者缺乏典型 GERD 症状，同时社区中 GERD 症状的普遍性（约 20% 的人群至少每周报告一次 GERD 症状），使得上述结果的临床实践，特别是对于 EAC 的筛查受到限制[163]，而且 EAC 的年发病率较低，在一般人群中为 2.7/100 000，在白种人男性中为 6.0/100 000[164]。然而肯定的是严重、长期和频繁的胃食管反流与 EAC 的风险增加有关，因此，尽管抗酸疗效不确切，但目前的管理指南建议，有严重且未控制的反流症状的 BE 患者需要接受抗酸治疗，有助于防止病情恶化[112, 152, 153]。

4. Barrett 区段长度　肿瘤进展的风险随着 Barrett 上皮的长度而增加[129, 131, 151]。这在德国 Pohl 等的研究中得到了很好的证明，他们的研究发现长节段（≥ 3cm）、短节段（1～3cm）和超短节段（≤ 1cm）BE 患者的年癌症进展率分别为 0.22%、0.03% 和 0.01%。

这些数据意味着要发现 1 例 EAC 患者，需要对 450 例 LSBE 患者每年进行内镜检查，对于 SSBE 和超短节段 BE 患者，相应的随访患者数量分别增加至 3440 例和 12 364 例。由于癌症发病率存在以上差异，最近的指南建议 Barrett 节段长度 > 3cm 且无异型增生的患者应每 2～3 年接受 1 次内镜检查和四象限活检，而对于 SSBE 患者，筛查间隔时间可延长至每 3～5 年 1 次[153]。然而，如果存在结节、溃疡或狭窄的患者，无论 Barrett 节段长短与否，恶性风险都很高，因此需要立即重新评估[165]。

5. 异型增生　Barrett 食管黏膜因为遗传和

表观遗传改变的积累产生组织学上的表型改变，通常被视为异型增生。这些变化发生在细胞水平，如细胞核的形状和大小，以及组织结构上的改变，如细胞极化和腺体拥挤等表现。根据这些变化的严重程度，异型增生分为轻度不典型增生、重度不典型增生和不确定不典型增生（indefinite for dysplasia，IND）。因为异型增生BE 的进展风险高于 NDBE，异型增生的存在和分级被认为是 BE 进展为 EAC 的主要预测指标。然而，由于组织学判断的主观性导致观察者间甚至观察者内存在很大的差异，因此作为预测疾病进展的风险因素也存在差异。例如，一项由 BE 病理专家小组进行的研究发现，42 例LGD 中只有 27 例能达到多数诊断一致，52 例HGD 中只有 27 例能达到多数诊断一致[166]。其他研究报道与此结果相似，Kappa 值为 0.18～0.35[166-169]，这表明最多只能取得适度的一致性。当三级诊疗中心的病理学家专家小组使用严格标准化的异型增生标准对最初诊断为 LGD 患者的组织学标本进行重新评估时，发现只有大约25% 的病例能被二次确诊[170]。由于这种诊断的不可靠性，LGD 的癌症进展风险每年估计在0.5%～13.4%[134, 137, 138, 171, 172]。

一些研究通过多位病理学家的共识诊断来试图克服这个问题。在这些研究中，通过共识诊断发现既往诊断为 LGD 二次确诊为 HGD 或 EAC的数量明显高于三级诊疗中心的专家小组最初诊断为 LGD 二次确诊为 NDBE 的数量[170, 173]。在LGD 病例中，HGD 或 EAC 发展的风险高达每患者年约 13%，而在疾病降期至 NDBE 的患者中，这一风险约为 0.5%[170, 173, 174]。因此，这些数据支持通过消融方法根治"真正"LGD BE的观点[174]。但是这些发现仍然存在争议，因为HGD/EAC 的发生率比一般观察到的要高得多，导致人们担心一些 LGD 病例可能是 HGD。在目前的实践中，完全参考专家共识小组的建议是有限的。

关于准确诊断 HGD 和 HGD 发展为 EAC

的风险尚可达成共识。少数关于病理学家中观察者之间差异显著的报道可能表现在对早期侵袭性 EAC 和 HGD 鉴别方面[175]。据报道，HGD 恶变的风险每年为 6%～7%[134, 176]，尽管也有研究发现恶变风险更高[177]，正因为高的恶性进展风险，所以更加强调对于 HGD 应该采用根治的治疗措施[165]。

总之，尽管存在一些争议，但异型增生仍然是采取临床决策的前提。如前所述，与 NDBE患者相比，LGD 患者发生 EAC 的风险更高，而HGD 患者的风险最高[112, 134, 145, 152, 153]。通过两位胃肠道病理学家诊断是否存在异型增生是目前评估 BE 进展风险最有效的预测因素[112, 153]，但受限于病理解释差异、取样误差、内镜检查不足、内镜和病理费用等因素，这种评估方法和预测的有效性有待进一步改善。

（三）Barrett 食管进展的分子危险因素

生物标志物的鉴定，或者通过生物标志物识别 BE 的进展阶段（包括 EAC）和风险二十多年来一直是研究的重点。这些研究增加了我们对参与疾病发生和进展的分子途径的理解[178]，而迄今为止，许多被认为具有潜在预测 BE 进展的生物标志物都未能在临床中常规应用。这反映了大多数研究的方法存在局限性，如使用来自异质性患者队列的横断面便利样本、缺乏说服力、随访时间不足[21, 169]、缺乏可重复性或外部验证，以及缺乏 RCT 数据[179]。许多研究都纳入了相同节段 BE 进行研究，存在标量场效应的风险[180-182]。

Barrett 进展的分子机制涉及一系列复杂的过程，导致单个或多个 Barrett 克隆细胞的遗传和表观遗传不稳定性增加[178]。这些变化是通过线性进展模型还是分支进化发生仍然是一个有争议的问题[183]，但最近的数据表明，许多EAC 从 BE 进化是肿瘤抑制基因 TP53（通常被简单地称为 p53）突变的直接途径所致，同大多数 EAC 中发现的结果一样，这些细胞经历了基因组加倍事件，随后导致致癌基因扩增。同样，最近的基因组测序数据表明，急剧增加的整体遗传突变率可加速肿瘤形成，甚至可以通过染色体分裂更快地形成肿瘤，这些事件可能发生在单个或几个细胞分裂期间[186, 187]，有证据表明，后一种情况在 EAC 经常发生[188]。EAC 是所有人类实体癌中泛基因组突变负荷最高的肿瘤之一[189, 190]，甚至 NDBE 的突变频率与许多侵袭性恶性肿瘤相当，有时甚至高于许多侵袭性恶性肿瘤，表明这些基因组变化可能与 BE 的发生和进展风险相关[185]。

流式细胞术、比较基因组杂交技术和其他研究表明，在异型增生 BE 和 EAC 中，非整倍体细胞（细胞内染色体数量的异常增加或减少）更为常见[191-194]。同样，大量染色体臂缺失导致基因复制的缺失（杂合性丢失，loss-of-heterozygosity，LOH）和严重的细胞周期变化在疾病晚期更为常见[198-201]。Barrett 节段克隆进化动力学的变化也被认为是 EAC 形成的前兆[183]。克隆扩增，CDKN2A 突变和甲基化、9p 和 17p LOH 及 TP53 基因突变驱动等有望作为 BE 进展的分子预测标志[202]。此外，具有 17p LOH 或严重 DNA 含量异常（如四倍体或非整倍体）的 Barrett 克隆也增加了 EAC 形成的风险，这可能是通过遗传不稳定克隆扩增所致[3, 4, 20]。研究表明，即使考虑到 DNA 含量异常和 17p LOH，克隆多样性的增加（通过特定的克隆数量、Shannon 多样性指数和克隆遗传分化来衡量）也会增加 EAC 的风险，这进一步证实上述研究结果[5, 20]。最近一项关于 Barrett 克隆多样性的研究表明，随着时间的推移，NDBE 表现为很强的克隆选择，这意味着在很大程度上这些病变的潜在恶性可能是预先确定的[206]。

在 EAC 的发展过程中，多种复杂的分子调控机制被破坏[178]，这可以通过转录组学[207-213]、甲基化组学[214-218] 和蛋白质组学[219-222] 得到证明。这些研究有助于阐明与 BE 进展有关调节通路的改变，包括细胞周期和增殖过程的紊乱[223]。全转录组 RNA 测序表明，除了在复杂基因调控网络中相互作用的蛋白质编码基因外，与非进展期 BE 相比，大量非编码基因组元件（如长非编码 RNA 和重复元件）在 EAC 中也有差异表达[213]。

虽然生物标志物专家小组的新数据令人鼓舞[207, 217, 224, 225]，但这些生物标志物尚处于美国国立卫生研究院（NIH）/ 国家癌症研究所（NCI）早期检测研究网络（EDRN, https: //edrn.nci.nih）的第二或第三临床生物标志物开发阶段[226]，表明它们大多处于临床前研究阶段，缺乏外部和前瞻性数据验证[169, 179]。目前利用 p53 免疫组化结果在评估蛋白质表达方面具有潜在的临床应用价值[112]。许多研究表明，p53 免疫组化可提高异型增生诊断的准确性，有助于患者的风险分层，因为 p53 蛋白过表达或表达缺失可能是准确预测 BE 进展风险的有效因素[112, 227]。英国胃肠病学会也是第一个推荐临床使用 p53 免疫组化来帮助指导 BE 患者临床管理的专业协会[112]。

通过生物标志物进行更客观的疾病评估仍然是克服当前疾病管理局限和偏倚的最可行的方法。那些根据分子和临床疾病特征被评估为低进展风险的患者将免于耗时费力且不必要的长时监测，而那些癌症发展风险最高的患者可以被正确引导接受更积极的根治治疗，有助于减轻 EAC 患者的个人和社会负担。

第 33 章
胃食管反流病和 Barrett 食管的内科和外科治疗

Medical and Surgical Therapy for Gastroesophageal Reflux Disease and Barrett Esophagus

Mark R. Wendling Brant K. Oelschlager **著**

李　斌　冯海明　**译**

摘要

关键词: Barrett 食管；Barrett 食管的治疗；GERD ；胃食管反流病；药物预防；抗酸；抗反流手术；内镜黏膜切除术；Barrett 食管消融术；轻度不典型增生；重度不典型增生；食管切除术；食管癌

英国外科医生 Norman Barrett 早年描述了食管下端被覆柱状上皮的病例，后来将其命名为 Barrett 食管，但他并不是第一个发现这种现象的科学家。他在 1950 年发表的文章中详细介绍了前人可能代表这种病理学改变的研究 [1]。Barrett 的职业生涯令人印象深刻，他提出了许多后来被证明是正确的理论，但他最初将食管下端被覆柱状上皮的情况概括为先天性短食管的胃组织 [2]。直到 3 年后，Allison 和 Johnstone 报道了他们自己的发现，才纠正了这一观点 [3]。他们不仅证明了柱状排列的组织确实来源于食管，而且他们还提出与这种现象相关的溃疡应该被称为 "Barrett 溃疡"。

如果说最初的描述很难得到证实，那么它可能是未来研究的良好基础。关于 Barrett 食管的定义和疾病的流行病学描述存在很大争议，因此将在本书的特定章节中予以描述。相比之下，Barrett 食管是反流对食管黏膜造成的慢性损伤的反应这一假设从一开始就被公认为正确的理论。用于治疗 Barrett 食管的方法众多，包括预防和治疗性用药、抗反流手术、消融治疗、手术切除等选择。每种治疗手段的适应证都会随着时间的推移不断发展。治疗的重点仍然是防止食管黏膜从上皮化生到瘤变的过程，Barrett 食管的病理进程是否可以改变仍然是一个有争议的话题。目前的治疗目标是缓解相关的反流症状和食管炎症的愈合，以防止 Barrett 食管的非异型增生并发症，并手术切除或消灭病变阻止其向癌症进展。

一、Barrett 食管的临床特征

食管黏膜由单层鳞状上皮组成。Barrett 食管是肠柱状上皮替代鳞状上皮的结果，容易演变成腺癌。Barrett 食管在所有人群中都可发生，但西方国家表现最为突出，发病率最高的是白种人中年男性。通过内镜识别柱状黏膜作出诊断，并从上消化道内镜活检中获得的组织进行组织学证实。平均发病年龄为 60 岁 [4]，男

性与女性的比例约为 2 : 1[5]。肥胖是胃食管反流病的危险因素，因为它会影响身体的正常抗反流机制，体重指数是最常见的肥胖量化指标；但也有人认为腹围或腰臀比的增加可能具有更重要的意义，因为这些指标可以更好地定义腹型肥胖[6, 7]，其他已提出的独立风险因素包括吸烟[8] 和合并食管裂孔疝[9] 等。相反，幽门螺杆菌感染已证实与 Barrett 食管的风险呈负相关，具体原因尚不清楚[10]。众多数据表明，非裔美国人的 Barrett 食管患病率非比西班牙裔白种人低数倍[11-13]。尽管尚不完全了解这种差异是否由风险因素特征或遗传易感性的差异引起，但遗传倾向似乎更有可能。特定基因位点的变异与 Barrett 食管的遗传易感性增加有关[14]。此外，绝大多数患者在第 1 次内镜检查即被诊断为 Barrett 食管[15]。这表明反流在正常的遗传环境中是 Barrett 食管发展的触发因素。

Barrett 食管按病变长度可分为长（＞ 3cm）和短（＜ 3cm）2 种节段类型。第 3 种更具争议性的描述是胃食管交界的肠异常化生。这可能是很短的 Barrett 节段或胃贲门的肠上皮化生，其恶性潜力尚不清楚。短节段 Barrett 发生在大多数病例中，而无论是酸暴露还是其近端范围[16]，长节段可能代表更严重的胃食管反流。由于细胞水平的病变负荷，长节段疾病可能与异型增生和较高的腺癌发病率有关，有一些回顾性数据支持这一观点[17, 18]。然而，现有证据还不足以证明在当前监测指南中纳入长度作为度量指标。相反，不典型增生的存在和程度可作为风险因素纳入临床管理决策。组织学上 Barrett 食管分为非异型增生、异型增生不确定、轻度不典型增生和重度不典型增生。异型增生不确定通常是活动性炎症的结果，不能进行准确的组织学分类，同时这只是一个过渡性诊断，需要密切的随访以确定组织学特征，同时需要最大限度地进行酸抑制治疗，并在疾病得到缓解后短时间内重复活检。但组织学分型仍存在主观因素，尤其是对 LGD

的分型，观察者之间相对较低的一致性便可以证明。因此，建议胃肠病理学专家的二次诊断来确诊 LGD 或 HGD。

二、监测

食管腺癌是 Barrett 食管最严重的并发症，其死亡率与诊断当时的分期呈正比。早期发现 Barrett 食管是进行检测的合理性的依据。这种监测的效果最近受到质疑，但不良效果可能与内镜检查的间隔时间过长和活检数量不足以充分评估有关[19, 20]。对非异型增生 Barrett 食管的监测应包括使用高分辨率内镜，每 2cm 进行系统的四个象限活检，并在 1～2 年对异常黏膜进行内镜黏膜切除术（endoscopic mucosal resection，EMR）。如果有 LGD 病史，应每 1cm 进行一次活检，间隔为 6～12 个月，但越来越多的异常增生的患者选择消融治疗而非持续监测。有证据表明，持续监测可以及早发现食管腺癌。例如，Grant 等[21] 在对 224 例患者的回顾性研究中发现，接受监测的患者在诊断为肿瘤时分期明显降低。人们会期望这将降低死亡率而为患者带来生存获益，但这可能仅仅代表领先效应，而不是真正的生存获益。有争议的是，来自多个中心的数据显示，早期腺癌患者通过内镜切除可以得到治愈，并且生存率与一般人群相似。Corley 等[22] 在一项病例对照研究中对 70 例确诊为 Barrett 食管且随访 6 个月以上后演变成食管腺癌的患者进行了研究，结果并没有证明监测与降低死亡风险之间存在关联，尽管该研究结果因总体死亡率高，早期疾病没有采用内镜治疗，没有区分充分监测和任何一个监测而受到指责[23]。不久之后，Verbeek 等[24] 证实，坚持监测计划的患者 2 年和 5 年的食管癌死亡率降低（HR=0.79）（图 33-1）。从逻辑上讲，如果大多数患者的早期癌症可以治愈，那么以适当的时间间隔进行监测以检测 HGD 或早期腺癌的进展对患者的生存预后是有益的。

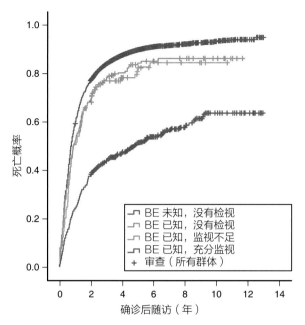

▲ 图 33-1　与既往 Barrett 食管诊断并参与监测相关的患者死亡率

食管腺癌患者死亡率的 Kaplan-Meier 生存分析（＋对数秩检验），包括有或没有既往 BE 诊断，有或没有参与（充分）监测计划。BE 未知 vs.BE 已知，无检视：$P=0.006$；BE 未知 vs. 监测不足：$P=0.007$；BE 未知 vs. 充分监测：$P < 0.001$；充分监视 vs. 监视不足：$P < 0.001$；充分监测 vs.BE 已知且无监测：$P < 0.001$（引自 Verbeek RE, Leenders M, Ten Kate FJ, et al. Surveillance of Barrett′s esophagus and mortality from esophageal adenocarcinoma:a population-based cohort study. Am J Gastroentero/. 2014;109:1215-1222.）

三、非异性增生 Barrett 食管的治疗

（一）药物治疗

药物治疗见框 33-1。

1. 药物预防　近年来，针对食管腺癌发展的药物预防方法备受关注。他汀类药物最初被证明在体外细胞系中具有一定的功效。这被认为是继发于诱导细胞凋亡和抑制 COX-2 的原因[25, 26]。此后发表了几项观察性研究旨在调查这些发现的转化意义，但这些研究的结果相互矛盾，研究间存在异质性，并且没有足够的效能得出肯定的结论。一项研究他汀类药物对 Barrett 食管影响的大型病例对照研究（311 例病例，856 例对照）发现接受他汀类药物治疗的患者发生食管腺癌的概率降低约 35%[27]。两项 Meta 分析试图解释他汀类药物的作用，结果

框 33-1　Barrett 食管或早期癌的治疗

非异型增生 Barrett 食管

- 在 1～2 年重复进行 EGD 活检监测

异性增生不确定

- 最大限度酸抑制疗法（大剂量质子泵抑制药加夜间 H_2 阻滞药）
  - 在愈合期（几周到几个月）后，重复 EGD 监测活检

轻度不典型增生

- 积极控制反流，建议对适合候选人群进行抗反流手术，并参考胃肠病理专家的二次诊断意见
  - 在 6 个月内重复进行 EGD 监测活检
  - 2 次连续活检出现消退→逐步降期至非异型增生 Barrett 食管
  - 持续性或高风险特征→消融治疗以降低进展风险。

重度不典型增生或黏膜内腺癌

- 胃肠病理专家的二次诊断意见
- Barrett 黏膜可见病变的内镜切除
- Barrett 黏膜消融术
  - 考虑对超长（8cm 或更长 Barrett）、多灶性病变或难以控制或严重 GERD 的患者进行食管切除术，尤其是在食管运动性障碍和大的裂孔疝的情况下

EGD. 食管胃十二指肠镜检查；GERD. 胃食管反流病

显示他汀类药物的使用与腺癌之间表现出一定程度的负相关性[28, 29]。

包括阿司匹林在内的非甾体抗炎药在 Barrett 食管的药物预防方面备受关注。同他汀类药物作用机制相似都是由于环氧合酶在 Barrett 食管向食管腺癌的转化中发挥的作用[30]，在体外 Barrett 细胞系和动物模型中都得到了证实。然而，在一项多中心随机安慰剂对照研究中，在对 LGD 或 HGD 患者进行为期 48 周的塞来昔布治疗，每天 2 次服用 200mg，研究发现并不能阻止 Barrett 异型增生进展为腺癌[31]。阿司匹林联合质子泵抑制药被发现可降低非异型增生 Barrett 或 LGD 患者的前列腺素 E_2 水平。阿司匹林联合埃索美拉唑药物预防试验（AspECT）目前正在进行中，预计研究将于 2017 年完成，可能有助于解释这一理论。NSAID 和他汀类药物都具有一定的应用前景和进一步研究价值，但目前没有足够的证据支持使用任何药物单独

进行药物预防。

2. 抗酸治疗 目前还没有随机对照试验证明 PPI 的使用可以防止化生向癌的进展。事实上，PPI 的开始和广泛使用与食管癌发病率的持续增加相一致 [32-34]。PPI 是目前最有效的胃酸分泌抑制药，是 Barrett 食管患者的一线治疗方案。在 48 例 Barrett 食管患者中，采用 PPI 治疗剂量，50% 病理性食管酸暴露症状可得到控制 [35]。最近的一项研究，在 29 例患者中，有 26 例患者接受雷贝拉唑 20mg，每天 2 次治疗，可达到正常酸暴露程度。这种情况在每天 2 次增加剂量 40mg 后可得到进一步改善 [36]。这些数据表明，虽然我们的目标通常是控制症状，但这并不等同于抗酸（更不用说其他潜在的病原体，如胆汁和胃蛋白酶）。两者之间的不一致可能是由于 Barrett 食管对酸的敏感性降低，但这还有待进一步证实。Spechler 等 [37] 试图解释为什么客观控制仍然存在困难，他们比较了 31 例 Barrett 食管患者在接受不同剂量的埃索美拉唑后的胃和食管酸度。根据 PPI 剂量的不同，16%～23% 的受试者 pH < 4.0 持续时间 > 5%，这是在胃液 pH > 80% 的情况下所得。表明持续酸暴露的原因不是胃对酸抑制的抵抗，而是解剖抗反流机制的降低。

（二）外科治疗

与没有 Barrett 食管的胃食管反流患者一样，手术治疗的主要目标是缓解药物治疗不能充分控制的胃食管反流相关症状。Barrett 食管本身并不是手术的指征，然而，Barrett 食管确实表现出严重的胃食管反流（表 33-1）。如前所述，在这些患者中获得酸控制比较困难，此外，Barrett 患者通常有食管下括约肌薄弱和食管裂孔疝，即使用抗酸药物控制了胃灼热等症状，也经常出现胃酸反流。Barrett 食管患者有早期症状 [38] 和更频繁的反流性食管炎、食管狭窄等并发症，尽管 Barrett 食管患者无症状并不罕见，但与年龄和性别相匹配的对照组相比，他们的症状更为严重 [39]。还有一个关于胆汁酸在 Barrett 食管发生和发展中的作用的问题 [40]。在动物模型中，胆汁酸已被证明在 Barrett 食管的发展中起重要作用 [41]，并且一些研究表明胃和十二指肠反流在黏膜损伤中具有协同作用 [42, 43]。与没有 Barrett 食管的 GERD 患者相比，Barrett 食管患者更容易出现胃和十二指肠内容物的混合反流 [44, 45]，目前尚不清楚这是病因还是反流屏

表 33-1　**Barrett 食管、胃食管反流病和食管胃十二指肠镜检查对照患者的临床特征**

	Barrett 食管（*n*=79）	GERD 对照组（*n*=94）	EGD 对照组（*n*=84）
症状持续时间（年）*	16.4	11.8	13
平均发病年龄*	35.3	43.7	42.7
食管炎†	51（65%）	33（35%）	24（29%）
食管溃疡†	17（22%）	7（7%）	6（7%）
食管狭窄†	21（27%）	7（7%）	5（6%）
食管裂孔疝†	60（76%）	41（44%）	31（37%）
重度 GERD‡	67（85%）	55（59%）	53（63%）

EGD. 食管胃十二指肠镜检查；GERD. 胃食管反流病

*. Barrett 食管组与任一对照组相比，*P* < 0.05（Kruskal-Wallis 检验）

†. Barrett 食管组的食管炎、食管溃疡、食管狭窄和＞ 3cm 的食管裂孔疝的比值比与任一对照组相比

‡. "严重 GERD" 被定义为胃灼热，表现为因疼痛而醒来或无法入睡

改编自 Eisen GM, Sandler RS, Murray S, Gottfried M. The relationship between gastroesophageal reflux disease and its complications with Barrett's esophagus. *Am J Gastroenterol*. 1997;92:27.

障严重受损的另一个标志。十二指肠内容物的作用研究经过了很长时间，至今没有一个令人满意的答案。然而，使用一种有效的机械抗反流屏障来防止所有类型的反流，将比药物治疗更有优势，因为它可以同时处理酸和非酸成分。然而，严重的 GERD 和 Barrett 食管相关的解剖学异常，如食管裂孔疝、运动障碍、食管狭窄和短食管等使手术更具挑战性，必须在手术前明确这些因素。此外，有证据表明，Barrett 食管和胃底折叠术失败的患者疾病进展的风险增加。因此，必须谨慎选择 Barrett 食管患者进行抗反流手术并确保手术成功，以尽量减少手术失败的可能性。

1. 主观和客观结果　总体来说，Barrett 食管患者在抗反流手术后症状和功能具有良好改善（表 33-2 和图 33-2），尽管有研究表明效果不及无并发症的 GERD 患者。LOTUS 试验是第一个多中心随机试验，其比较了腹腔镜抗反流手术和 PPI 治疗 Barrett 食管的疗效，结果于 2011 年发表[45]，但只有 PPI 治疗症状控制良好的患者可以纳入研究。结果表明 2 种治疗方法均在 5 年后有效。Attwood[46] 在 LOTUS 试验的基础上对 Barrett 食管患者进行了亚组分析进一步加深了对该问题的研究。60 例患者随机接受标准腹腔镜抗反流手术或剂量调整的埃索美拉唑治疗，2 种疗法均在 5 年内有效，两组中只有 4 例患者治疗失败（1 例手术治疗，3 例 PPI 治

疗，无显著性差异），在为期 3 年的随访中，症状控制水平没有差异。此外，在对比有 Barrett 食管和没有 Barrett 食管的患者的症状改善情况或吞咽困难发生率时也没有发现明显差异。治疗后 6 个月进行 pH 监测，结果表明，与 PPI 相比，随机接受手术治疗的患者的酸暴露时间百分比显著降低（分别为 13.2%～0.4% 和 7.4%～4.9%，$P=0.002$）。

Hofstetter 等[47] 在一项 97 名接受抗反流手术的 Barrett 食管患者中的研究也显示出良好的结果。在中位随访时间为 5 年，79% 的患者反流症状完全缓解，患者满意度为 97%。这与一项比较药物治疗与腹腔镜普及之前胃底折叠术的随机前瞻性试验结果相一致，58 例 Barrett 食管患者被随机分配到手术组，中位随访时间为 5 年，91% 的患者获得了令人满意的症状改善。pH < 4 的时间百分比从术前的 19.0% 减少到术后的 0.6%，且在 15% 的患者中发现阳性研究结果。Bilitec 监测也用于检测十二指肠胃反流，其中接受手术治疗的 92% 的患者达到正常，而在接受药物治疗的患者中只有 25%[48]。

根据我们自己的经验，我们研究了接受腹腔镜抗反流手术的 Barrett 食管患者的预后情况。在 8 年的随访中，我们发现 86% 的患者胃灼热和反流症状得到改善，以及 10/10 的中位患者满意度。此外，我们还发现接受手术的患者 DeMeester 平均评分从 54 下降到 9[49]。约 3/4

表 33-2　接受腹腔镜抗反流手术的 106 例 Barrett 食管患者术前和术后症状的比较

症　状	术前发生率 n（%）	分辨率 n（%）	改善率 n（%）	无改善率 n（%）
胃灼热	98（92%）	69（70%）	25（26%）	4（4%）
反流	69（65%）	52（75%）	6（9%）	11（16%）
吞咽困难	33（31%）	21（64%）	6（18%）	6（18%）
咳嗽	31（29%）	22（71%）	2（6%）	7（23%）
胸痛	30（28%）	20（67%）	6（20%）	4（13%）
声音嘶哑	25（24%）	21（84%）	1（4%）	3（12%）

引自 Oelschlager BK, Barreca M, Chang L, Oleynikov D, Pellegrini CA. Clinical and pathologic response of Barrett's esophagus to laparoscopic antireflux surgery. *Ann Surg.* 2003;238:458-464.

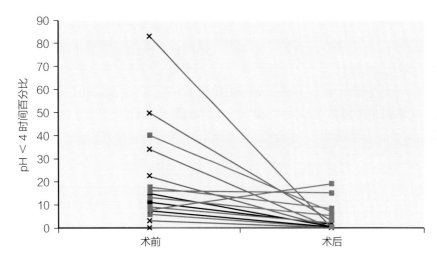

◀ 图 33-2 **21 例 Barrett 食 管
患者 Nissen 胃底折叠术前、术后
24h 食管远端 pH 值的变化**
引自 Hofstetter WA, Peters JH, DeM-
eester TR, et al. Long term outcome
of antireflux surgery in patients with
Barrett's esophagus. Ann Surg. 2001;
234:532.

的患者在抗反流手术后虽然 pH 数值达到正常水平[50]，但这可能不足以说明治疗成功有效，因为与具有胃食管反流复发的患者相比，说服无症状患者接受客观检查相对比较困难。很明显化生上皮本身不会影响手术控制反流的效果，最有可能的是，Barrett 食管和手术之间的关系在某种程度上代表了一种两难的情况，即导致严重的胃食管反流的解剖因素、Barrett 食管和需要手术干预，也致使产生更多具有临床挑战性的患者，同时为手术技术增加了难度，使得追求较高的治疗效果变得更加困难。

2. 抗反流手术对化生 - 异性增生 - 肿瘤演变的影响 由于胃食管反流是研究 Barrett 食管的重要组成部分，因此有理由认为胃食管反流的有效治疗将对该病的自然史产生积极的影响。尽管存在很大争论，一些人也认为一旦 Barrett 食管发生上皮化生，它的自然病史将不能发生改变。从理论上讲，在上皮化生到瘤变的连续过程中，必然存在一个不可逆转的临界点，在这个临界点上食管腺癌的发展是不可避免的。这种生物性界限的不确定性加上疾病相对较低的发病率，使得决定手术治疗预防食管癌变得极其困难，因而至今难以实现。

1980 年 Brand 等[51] 首次描述了 10 例 Barrett 食管患者中有 4 例患者出现病理性消退。从那时起，有大量来自观察性研究的外科文献证明了抗反流手术后的病理性消退率不尽相同。在对 91 例有症状的 Barrett 食管患者进行的队列研究中，Gurski 等[52] 发现抗反流手术后病理性消退率为 36.4%。相比之下，14 例接受药物治疗的患者的消退率为 7.1%。在手术组中，17 例轻度不典型增生患者转为非异性增生 Barrett 食管，11 例 Barrett 食管患者转为非化生上皮，8 例患者发生进展（5 例轻度不典型增生和 3 例重度不典型增生）。Zaninotto 等[53] 比较了 45 例术后患者和 44 例接受药物治疗的患者的治疗效果。与药物治疗组相比，接受抗反流手术组的消退率增加，具有统计学差异（40%vs.16%，*P*=0.04）。这两项研究均显示短节段 Barrett 食管患者的消退率明显高于长节段 Barrett 食管患者。

成功的贲门重建手术似乎是另一个增加病理性消退率的因素，这也许并不令人意外。一项纳入 75 例患者的队列研究，中位随访时间为 8.9 年，结果显示贲门重建手术的 Barrett 食管消退率为 31%，但疾病进展率为 8%。通过内镜评估，进展的患者比未进展的患者胃底折叠术失败的比例更大（67% vs. 16%；*P*=0.0129）。在我们自己的经验中，我们纳入 90 例患者，在中位 40 个月的随访中出现 55% 的病理性消退。在接受功能测试的患者中，89% 的患者进行了标准化的 pH 研究。

消退率并不是普遍可重复的。Parrilla 等[48] 的随机前瞻性数据表明，在 101 例接受药物或手术治疗的患者尽管功能研究中酸正常化率很高，但没有发现完全病理性消退，手术组中新生异型增生明显减少（2% vs. 20%）。对于不同研究之间发现的巨大差异有几种可能的解释。有人提出，对于胃底折叠合并上皮化生的短节段 Barrett 食管患者，其内镜识别和活检更加困难，可能导致频繁的取样错误，但大多数内镜医生不认为胃底折叠后活检难度增加。疾病消退被证明与病变长度和酸正常化有关。但是消退的临床相关性并不清楚，因为容易消退的 Barrett 食管可能根本没发生进展，并且任何长度的 Barrett 食管仍然有患癌的风险。目前亟待解决的问题是关于疾病进展和抗反流手术在预防食管癌中的作用。

瑞典的一项研究利用大数据比较了接受抗反流手术的患者与背景人群患食管腺癌的风险。这项大规模研究包括 14 102 例患者，潜在风险 120 514 人年。在抗反流手术队列中发现患癌的风险增加了 12 倍。作者得出结论，抗反流手术不能被认为是预防食管腺癌的方法[55]，但结论并不能代表真实情况。数据支持抗反流手术不能使腺癌风险恢复到基线人群水平，但这对于大多数医学干预来说是不现实的。该研究没有说明接受抗反流手术的患者与接受抗酸药物治疗的对照组患者相比风险降低的情况。Lofdahl 等[56] 在本研究人群的随访分析中发现，55 例患者在抗反流手术 5 年后发展为食管腺癌。他们与进行年龄、性别和年份匹配的 240 例接受抗反流手术对照者进行了比较。发现那些发展为食管腺癌的患者在手术后出现复发性病理反流的可能性是对照组的 3 倍。作者从而得出结论：复发性 GERD 是因为缺乏抗反流手术的保护作用。一项随机前瞻性研究数据的支持这一结论，研究发现在为期 5 年的随访中，药物治疗和手术治疗的患者在进展为腺癌方面并没有差异（5% vs. 3%）[48]。从逻辑上讲，如果复发性 GERD 和胃底折叠术失败是疾病进展的危险因素，那么功能性胃底折叠术必将降低或稳定疾病进展风险。

四、异型增生和早期肿瘤的治疗

（一）Barrett 食管异型增生的内镜治疗

由于 Barrett 食管与癌症发展相关，因此 Barrett 食管的药物和手术治疗仍然广受争议。几种内镜消融方法被证明有利于改变 Barrett 食管的自然病程。理论上，如果化生细胞能够以安全可靠的方式被彻底根除，则可以完全阻断疾病进展的风险，但这将否定连续监视的需要，并使许多当前的问题变得无关紧要。目前根除 Barrett 食管的方法包括射频消融（radiofrequency ablation，RFA）、光动力疗法（photodynamic therapy，PDT）、冷冻消融、氩等离子体凝固（argon plasma coagulation，APC）和 EMR（图 33-3），每种方法都有自己的优势和支持者。消融疗法之间的区别超出了本章的范围，然而，存在 1 级证据表明，PDT 在 HGD 中的应用和 RFA 在 LGD 和 HGD 中的应用均可降低腺癌风险[57-59]。目前不推荐对非异型增生 Barrett 食管患者进行内镜消融，因为大型研究中没有令人信服的长期随访数据证明消除非异型增生 Barrett 食管可以降低恶性肿瘤的风险。有两个可能的原因，首先，没有任何方法可以证明完全消融后不存在疾病复发。在一项针对非异型增生 Barrett 食管患者接受高功率 APC 联合埃索美拉唑治疗的多中心研究中，仅 77% 的患者获得完全缓解，而主要并发症发生率为 9.8%，包括出血、狭窄或穿孔[60]；其次，持续的酸暴露可能会破坏消融的有效性。Ferraris 等[61] 发现，即使 Barrett 食管完全缓解，复发也很常见。94 例患者接受了 APC 内镜消融术，并通过药物或手术治疗控制反流症状。在中位随访 36 个月中，18% 的患者发现肠上皮化生复发，接受手术胃底折叠术的患者的复发风险显著降低（OR=0.30）。除了不完全消融、持续酸暴露和肠化生复发的问题外，鳞状上皮下埋藏的 Barrett 腺体也成为研究的主要问题。这些腺体的风险并不清楚，但它们也是癌症持续发展的危险因素[62]。

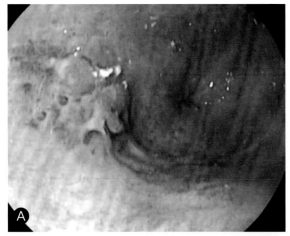

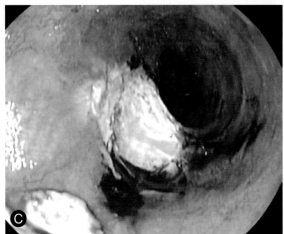

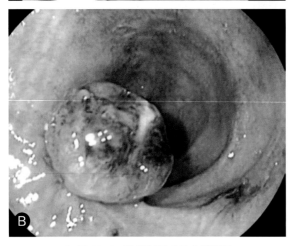

▲ 图 33-3 黏膜切除术的内镜照片

A. 活检显示 9 点钟位置有 1cm 的病变，为高度异型增生和黏膜内腺癌；B. 内镜帽 / 带应用后的形成的假性息肉；C. 病灶被完全切除后

1. 轻度不典型增生 轻度不典型增生 Barrett 食管的理想治疗方法在很大程度上是未知的。观察者在作出诊断的可靠性方面存在较大的差异，使得文献报道的治疗方案和效果也存在差

异。当然，持续反流引起的炎症可导致类似异型增生的组织学改变，这些改变可以随着反流的控制而消除，特别是通过抗反流手术，然而真正的异型增生很可能并不会消退。

过去认为每年约 1% 的 Barrett 食管进展为腺癌，但目前认为比率并未达到 1%。最近对一组轻度不典型增生患者进行了超过 950 人年的随访，发现进展为重度不典型增生的比率为每年 1.6%，发展为食管癌的比率为每年 0.44%[63]。仅在诊断方面，荷兰一项对 293 例诊断为轻度不典型增生 Barrett 食管患者的研究发现，经专家小组复查后，只有 27% 的初始诊断最终得到确诊，其余的病例被确诊为非异型增生 Barrett 食管或异型增生不确定。有趣的是，二次确诊后患者疾病进展率为每年 9.1%，而二次确诊为非异型增生 Barrett 食管的进展率仅为每年 0.6%[64]。重要的是，0.6% 的比率仍然高于许多真正的非异型增生 Barrett 食管的疾病进展率，这表明即使没有得到二次病理学家的证实，发现轻度不典型增生的患者也需要密切关注。

由于消融治疗存在风险，并且 LGD 患者人群疾病进展风险各不相同，因此高危人群筛选也是研究的重点。有些共识认为，在没有高危因素（如黏膜不规则、多灶性或长段病变）的情况下，单次活检中发现 Barrett 食管和 LGD 的患者应接受持续监测。根据多个协会的指南，建议第 2 次内镜检查的时间间隔为 8 周至 12 个月，第 2 次内镜检查中出现的 LGD 被归类为持续性异型增生[58]。最近的一项多中心随机试验发现，LGD 内镜检查的次数在多变量分析中是疾病进展的独立预测因素，如果在随后的检查中未发现 LGD，则将其定性为疾病消退，这可能代表了组织学检查中真实的病理消退、采样误差或观察者间的变异性。这将对治疗决策产生显著影响，需要由至关重要的两位病理学专家进行评估。荷兰注册的全国大型回顾性队列发现，与未确诊 LGD 的患者相比，经病理学专家确诊为 LGD 的患者进展为 HGD 或食管腺癌的风险更高[64]。与这些数据相矛盾的是来自挪威的一项大型研究证据，该研究表明，即使未经第二位病理学家证实，与非异型增生 Barrett 食管相比，LGD 的进展速度也显著增加。在持续性、多灶性或长节段疾病的情况下，关于消融的风险（出血、狭窄、穿孔、持续需要监测、消融后进展）应该与潜在降低进展为癌的风险进行权衡。Phoa 等[58] 将 136 例患者以 1∶1 的比例随机分为接受消融治疗组或持续监测组（为期 3 年）。消融治疗后进展为 HGD 或腺癌的风险降低了 25.0%，进展为腺癌的风险降低了 7.4%。消融组患者中 92.6% 的异型增生和 88.2% 的肠化生完全根除。此外，接受消融治疗的患者中有 19.1% 出现了与其治疗相关的不良事件，其中 8 例患者出现了食管狭窄。由于消融在降低腺癌风险方面的优势，该研究提前终止。现有证据表明，在诊断为 LGD 时，患者应积极治疗疾病的反流症状，鉴于多项研究显示胃底折叠术后 LGD 消退，所以建议进行抗反流手术，在 3~6 个月重复进行内镜检查并活检，如果异型增生持续存在，建议使用低风险方法（如 RFA）进行消融，以降低候选人群进展为 HGD 或腺癌的风险。

2. 重度不典型增生和黏膜内腺癌 食管切除术曾是 HGD 或早期癌患者的标准治疗方法，但目前 EMR 因为其安全有效且侵入性更小的特点备受青睐[65]。EMR 可以对样本进行更明确的组织学检查，同时可以更准确地进行诊断或分期，几乎所有病变局限于黏膜的患者都可以被治愈。Barrett 食管和 HGD 或浅表食管黏膜腺癌患者在内镜治疗前应进行深入的评估，需要再次强调的是应该由两位专业领域的病理学家进行组织病理学评估，以降低假阳性率和过度治疗的风险。内镜评估最好在医疗水平较高的中心进行，使用高分辨率内镜，细致系统地对相关区域进行活检和 EMR。高分辨率模式如窄带成像（narrow band imaging，NBI）可以分辨黏膜异常，具有一定的应用前景，但目前 NBI

对血管和黏膜的成像模式尚无标准或验证，因此 NBI 的普及和应用受到限制。如果不能转诊到大型医疗中心，我们建议使用西雅图协议[66]，从近端胃皱襞开始，至肠上皮化生的近端区域，以 1cm 的增量进行四个象限活检，必须对所有异常黏膜进行单独的活检，因为它们具有很高的潜在病理风险。这种检测方法相比标准的检测技术可以提高 50% 的准确性。

对于非结节性 Barrett 食管和 HGD 的患者，鉴于疾病进展风险，消融治疗优于严密监测和手术治疗[65]。Pradad 等[67] 对 129 例 HGD 接受 EMR 和 PDT 治疗的患者与接受食管切除术的 70 例患者进行了回顾性研究，平均随访时间为 5 年，除了 1 例患者因术后并发症死亡外，两组均无食管癌死亡情况。Shaheen 等[57] 的一项多中心模拟对照试验纳入 127 例患者，发现 81% 的 HGD 患者被完全根治。HGD 进展为食管腺癌的比率从 19% 降至 2.4%（P=0.04），无穿孔或死亡等与治疗相关并发症。

结节、溃疡或轮廓不规则等黏膜病变可以通过 EMR 进行诊断和治疗。EMR 后的病理结果可以指导后续治疗，如果 EMR 发现非异型增生 Barrett 食管黏膜不规则，并且在完全切除后未发现异型增生，需要继续监测。通过 EMR 后发现 LGD 或 HGD 的黏膜不规则，需要对肠化生的其他区域进行消融治疗。由于黏膜内（T_{1a}）病变很少发生淋巴结转移，因此可以选择内镜消融治疗。组织分化低、淋巴血管侵犯或黏膜下层（T_{1b}）的病变应组织多科学讨论后制订进一步治疗方案，同时应该考虑患者的一般状态、特定的风险承受能力和治疗的心理预期。通常黏膜下（T_{1b}）浸润意味着存在淋巴结转移的风险，因此 T_{1b} 病变应选择食管切除术和淋巴结清扫术。

内镜技术在早期食管腺癌治疗方面安全有效。Pech 等[65] 评估了 114 例接受经胸食管切除术或 EMR 联合 APC 治疗的 T_1 期病变的患者，研究发现手术组和内镜组的主要并发症发生率分别为 32% 和 0%；中位随访 4 年后，发现手术组 1 人死于非肿瘤性病变，而内镜组无治疗相关死亡。内镜治疗组疾病复发率为 6.6%，复发的患者均再次接受内镜治疗。EMR 并不是充分的治疗方法，即使病变完全切除后，约 1/3 的患者在残留的 Barrett 黏膜中发现异型增生，需要消融或手术切除以降低这种风险。

EMR 或内镜黏膜下剥离术可以完全切除 T_{1b} 病变。限制其治疗效果的主要原因为随着肿瘤侵入黏膜下层，淋巴结转移的风险显著增加[68]。Sepesi 等[69] 纳入 29 例黏膜下层受侵的患者，根据黏膜下层受侵的深度不同，发现 21%～50% 的患者出现淋巴结转移。目前没有证据显示淋巴转移率的增加与黏膜下层受侵程度相关，而且正电子发射断层扫描和超声内镜检查的敏感性低，并不推荐常规使用。病变分期的首要任务是进行内镜下切除，并对淋巴结转移、局部浸润程度和危险因素进行病理性评估，其中包括淋巴结直径 > 2cm、分化程度差、淋巴血管浸润等。一些证据表明，低风险的黏膜下病变可以通过内镜治疗，特别是食管切除风险增加的患者。

（二）异型增生 Barrett 食管的手术治疗

正如前面提到的，食管切除术仍是目前治疗 HGD Barrett 食管的标准方案。最终的组织病理发现食管腺癌发生率约为 40%[70]，其他治疗方案可增加手术候选人群的风险。两个重大的变化使得手术切除成为 HGD Barrett 食管的二线治疗方案。首先，如前所述，内镜治疗具有良好的安全性和疗效特征。其次，食管腺癌的发病率似乎低于之前的估计值（因为活检方案和 EMR 使分期不足的可能性降低），最近的研究表明，食管腺癌的发病率 6%～13%[71-73]。然而，这并不意味着手术切除在治疗异型增生

Barrett 食管或黏膜内腺癌中不再起作用。尽管隐匿性浸润性食管癌的发病率远低于 40%，但也绝非不会发生，而且多灶性或结节性改变等因素与患癌风险增加有关[73, 74]。最近发现，与 EMR-RFA 相比，食管切除治疗增加了效用和成本效益[75]。具有高危肿瘤特征但没有伴随疾病的患者手术风险估计相对较低，所以应该给患者谨慎建议治疗的方案和潜在的结果。

最后，对于内镜治疗失败的患者应选择食管切除手术。一项多中心假性手术对照的试验发现，在经历 12 个月的随访后，19% 的患者仍然存在 HGD[57]。如果接受继续治疗，2 年后 HGD 的患者下降至 7%[76]。但是这项研究排除了结节性 Barrett 或病变节段 > 8cm 的患者，这可能对研究结果造成偏倚。Pech 等[77] 连续纳入 1000 例 T_{1a} 期病变和 HGD[65] 患者，发现内镜治疗的失败率为 3.7%。尽管过去通常把不能达到疾病根治效果定义为内镜治疗失败，但这在一定程度上仍然存主观性。Hunt 等[78] 研究了 15 例内镜治疗后接受食管切除术的患者，他们发现，内镜病理诊断为浸润性食管癌的患者更多的选择手术治疗（6.5 vs. 3），且在大型医疗中心行食管切除术后的 5 年生存率接近 90%[79]。

五、结论

从 Norman Barrett 对该疾病的早期描述并以自己的名字命名至今的 66 年里，我们从中收获颇丰。人们思考和治疗疾病的方式发生了多次转变，这一趋势势必继续下去。随着干预措施更加有效和侵入性创伤减少，我们目前的理论和实践终将成为历史。就目前而言，Barrett 食管的治疗仍然存在争议，充满复杂性和挑战性，因此强调多学科和多模式的方法对患者治疗显得尤为重要。

第34章
Barrett 食管或异型增生患者的消融治疗
Ablation for Patients With Barrett or Dysplasia

B. Mark Smithers　Iain Thomson　**著**

杜志兴　魏育才　**译**

摘要

现有的证据支持内镜治疗作为 Barrett 食管重度不典型增生患者的金标准。内镜下可见异常的黏膜切除和残余肠化生并与射频消融术相结合，具有低发病率和最有效、持久的短期和长期效果。其他消融技术包括光动力疗法、氩等离子凝固和冷冻疗法，但与 RFA 相比，这些可能有更高的发病率和肠上皮化生的复发率，以及更高的隐匿性 Barrett 食管发生率。在严格的病理和临床指南下，可以考虑使用黏膜消融治疗低级别异型增生，但不应用于非异型肠上皮化生患者。所有经内镜治疗的 Barrett 食管合并异型增生的患者都需要长期的抗酸治疗和仔细的内镜随访。

关键词：Barrett 食管；轻度不典型增生；重度不典型增生；Barrett 消融；内镜下黏膜切除术；渐进性根治性内镜切除术；射频消融；光动力疗法；氩等离子凝固；冷冻疗法；亚鳞状 Barrett

与普通人群相比，Barrett 食管患者患食管腺癌的风险更高，而在 BE 合并异型增生（不论是轻度不典型增生还是重度不典型增生）的患者中，这种风险有增无减 [1]。在过去，对于重度不典型增生或者证实为黏膜内腺癌（IMC）的患者，一般会考虑进行食管切除术，这种手段虽然清除了病变部位及整个 Barrett 食管部分，但是发病率和死亡率未见明显下降。虽然目前有证据支持可以使用内镜切除早期黏膜腺癌或重度不典型增生部分，但是有报道指出近 1/3 做了上述内镜治疗的患者，其未经治疗的 BE 部分有发展成为肿瘤的风险 [2, 3]。这使得人们开始关注旨在根除这种高危黏膜的治疗方法，使鳞状上皮得以重新生长。在西方国家，随着 BE 腺癌的发病率增加，以及 Barrett 食管黏膜消融术效果的改善和经验的增加，有一种趋势是将消融术扩展应用到没有 HGD 或 IMC，但可能有轻度不典型增生的

患者，甚至考虑对非异型增生性 BE 患者进行消融。因此，对于每一位患者来说，必须从预防癌症的角度来权衡这些治疗对以下这些方面的作用和价值，如对个人的影响，对长期生活质量的影响，以及对社会的成本影响。

最理想的消融疗法将彻底消除黏膜至黏膜下层，一次治疗，不良反应极小，并为患者提供治疗段完全鳞状再上皮化后终身不复发的保证 [4]。我们还没有做到这一点。目前已经应用的消融技术包括内镜下病灶或完整 BE 段切除术和黏膜消融技术，如射频消融、光动力疗法、氩气等离子体凝固术、激光疗法和冷冻疗法等。目前最常用的技术是内镜下切除病灶异常的 BE，并对残留的异型增生或非异型增生的 BE（nondysplastic BE，NDBE）进行射频消融。本章将介绍 Barrett 食管消融术的适应证，以及技术及其效果。

一、哪些 BE 患者需要进行消融治疗

临床医生要考虑对患者进行重要的干预，就必须确保诊断为 BE，而且当报道有异型增生的变化时，这才真正反映了潜在瘤变过程。第 31 章已经讨论了有关 Barrett 肠上皮化生定义的问题，一旦出现就进行内镜检查。如果内镜检查时诊断为异型增生，那么对患者和临床医生的管理意义就会发生变化。然而，病理组织学诊断可能是一个问题，因为在随后的活检中可能不会出现异型增生的变化，特别是 LGD。经第二位具有胃肠道专业知识的病理学家诊断的 HGD 有明显的腺癌进展风险，因此，应该考虑对所有此类患者的肿瘤病变进行根治，以及消融整个 BE 段。另一种方法是食管切除术 [5-7]。在一段 HGD 中出现肉眼可见的病变（结节或溃疡）会带来明显的影响。如果存在结节，则进展为食管腺癌的风险增加 2.6 倍 [8]，如果出现溃疡，据报道，在 HGD 段出现食管腺癌的风险为 80%，而如果没有溃疡则为 52% [9]。如果能在内镜下切除这些异常组织，则可以更好地进行病理分期和完整切除，当然这应该在尝试 BE 消融之前进行。对黏膜内腺癌患者需要内镜下切除的同时还须消融残余的 BE 段。

BE 合并 LGD 的患者需要更多的常规内镜监测，有证据支持对这类患者考虑进行完全的 BE 消融。但是，必须明确 LGD 诊断。曾有一项关于 LGD 的内镜治疗结果的 Meta 分析，评估了 37 项研究，包含 521 例患者。所使用的多种消融技术使 88.9% 的患者完全根除了异型增生，67.8% 的患者完全根除了肠上皮化生，每年进展为癌症的发生率为 3.9/1000（95%CI 1.27~9.1）。作者总结认为组织学上可能存在对 LGD 的过度诊断。对这类患者，RFA 是最安全有效的选择。但消融术并不能消除发展为 HGD 或食管腺癌的风险 [10]。

一些研究强调了 LGD "过度诊断"的可能性及其后果。一组被社区病理学家诊断为 LGD 的患者，随后由消化道病理专家进行了复查，其中 85% 的患者的诊断被降级为 NDBE 或非确定异型增生 [11]。在"降级组"中，每例患者每年进展为 HGD 或 EAC 的风险 0.49%，而确认为 LGD 的组，风险为 13.4%。在荷兰的一项研究中，诊断从 LGD 降级为不确定或 NDBE 的比例为 73%，病理学家重新审核了 293 例转诊患者的组织学改变。在 39 个月的中位随访中，75 例确诊的 LGD 患者中，有 21 例（27%）进展到 HGD/EAC，年进展率为 9.1%，而病理审查的 NDBE 组年进展率为 0.6% [12]。

欧洲多中心 SURF 试验随机抽取 136 例 LGD 患者，分为 RFA 组和对照组（监测），两组均接受质子泵抑制药治疗。RFA 组和对照组分别有 93% 和 28% 完全根除（CE）了异型增生，RFA 组有 88% 完全根除了肠上皮化生，而对照组中这一比例为 0%。随访 3 年，RFA 后进展为 HGD 的比例为 1.5%，而对照组为 26.5%，进展为 EAC 的比例为 1.5%，而对照组为 8.8%。他们报道肿瘤进展率为每年 8% [13]。在一项 170 例患者的队列研究中进一步评估了经病理学家确诊的 LGD 的进展率，其中 45 例患者接受了射频消融治疗，125 例患者接受了监测，中位随访时间超过 2 年。RFA 组进展为 HGD 或 EAC 的概率为 0.77%，而监测组为 6.6%。RFA 后，经测得进展率为 0.08（95%CI 0.01~0.61）。在监测组中，经过多变量分析，与进展风险相关的独立因素是 BE 中的结节性增生和多灶性异型增生 [14]。

要确诊 LGD，指南建议由第二位具有消化道专业知识的病理学家审核活检结果，并在 6 个月后进行第 2 次内镜检查和活检，以重新评估 BE 并确认 LGD 的持续存在 [15-18]。在这组确诊为 LGD 的患者中，进展为 HGD 和 IMC 的风险较高的数据是明确的 [13]。利用此 LGD 的定义，美国的指南建议，对于确诊为 LGD 的患者，可以行内镜下消融。在回顾性证据支持 RFA 消融 LGD 的作用后 [18]，英国 2016 年更新了其在 2014 年 [15] 公布的指南 [19]。LGD 进展为 HGD/

EAC 的高风险因素包括男性、NDBE、存在 10 年以上 BE 的长度（> 3cm）、持续性食管炎、多灶性异型增生、BE 黏膜存在结节 [5, 20]。在 BOBCAT 小组的共识声明中，一致认为有"中等质量的证据"支持消融高危 LGD 组。考虑消融这组患者的标准是两位精通病理学的病理学家对诊断达成共识，LGD 长期存在，多灶性异型增生，BE 段较长 [17]。

二、与 NDBE 和消融有关的问题

随着消融治疗效果的改善，人们开始考虑消融治疗对 NDBE 患者的作用。原因包括对潜在的恶性进展的焦虑，这可能无法通过监测经内镜下获得的随机样本鉴别出来。一项评估患者对 NDBE 治疗的偏好的研究强调了患者的观点，该研究假设：使用阿司匹林进行药物预防和 3～5 年的内镜检查或内镜消融。患者首选消融治疗 [21]。

要使消融术成为无症状的 NDBE 患者的现实选择，治疗必须安全、有效、具有持久的长期效果，并且成本效益高。最安全、最有效的治疗方法是 RFA。在一项针对 NDBE 患者的队列研究中，对残余或复发的 IM 进行 RFA 和定期随访治疗，1 年后完全消退率为 70%[22]，5 年后完全消退率为 92%[23]。这组患者需要进行多次内镜检查，并且需要比给未治疗的 NDBE 患者推荐的监测力度更大。这种方法对患者寿命和生活质量及成本效益的影响还有待界定。

关于 BE 消融的成本效益，2004 年的一项研究比较了内镜监测、内镜消融（使用 PDT）和食管切除术对高级别异型增生 HGD 的治疗。内镜消融联合 PDT 被证明是最有效的策略 [24]。最近的一篇文献综述得出结论，内镜下使用 PDT 或 RFA 治疗异型增生比食管切除术更经济有效 [25]。一个单机构队列研究报道指出，PDT 的费用是 RFA 的 5 倍 [26]。使用 Markov 模型评估 HGD 患者，行 RFA 并持续监测比当进展为癌症时再行内镜监测和食管切除术更具成本效益 [27]。

在评估质量调整生命年（QALY）时，对于经两位病理学家证实，并且经反复内镜检查诊断的 LGD 患者，实施 RFA 比在 HGD 发生时持续定期监测和实施 RFA 更具成本效益 [27]。虽然美国胃肠病学协会推荐消融是 NDBE 的一种"选择"[16]，但有证据表明，由于这组患者的腺癌进展率低，消融并不划算 [25, 27]。

目前，对于 NDBE，没有证据支持常规使用消融疗法。在未来，要考虑消融，将需要更好地定义许多因素。它们可能包括选择预期寿命比平均寿命长的患者，很有可能通过一组生物标志物来确定进展风险高于未合并异型增生的患者，确定哪些患者会在 RFA 中表现良好，哪些组失败的风险更高，最后产生了一种情况，即仅需最低限度的监测及减少对消融部分进行"修饰"的需要 [28]。

三、消融技术：方法、疗效和并发症

消融的目的是消除所有的肠上皮化生 / 异型增生，并提供一个统一的治疗深度，使之鳞状上皮化，并使残留的 IM 最小。对这些手术结果的评估涉及根治异型增生和 NDBE 的疗效 [26]，长时间根治高危黏膜的持久性，以及手术的不良反应率。

（一）内镜切除

ER 技术包括通常与其他消融技术相结合的内镜下黏膜切除术，旨在以渐进的方法切除整个病变段的完全性 EMR 或渐进性根治性内镜切除术，或者是为了切除病变组织或 Barrett 段而切除黏膜和黏膜下至固有肌层的内镜黏膜下剥脱术。

（二）内镜下黏膜切除术

通过彻底切除肿瘤病灶，EMR 不仅具有潜在的治疗作用，还能提供足够大的标本可为病理学家提供更好的评估，并有可能改变近 50% 患者的组织学诊断。EMR 通常对 < 1.5cm 的病灶进行切除；否则，病灶可能需要分段切除。当多个病理学家对小样本活检进行评估时，提供给病理学家的较大标本可以减少诊断差异。

较大的标本提供更好的早期腺癌 T 分期[29, 30]。如前所述，如果发现明显异常，应针对性实施 EMR。一旦排除了侵袭性肿瘤，或内镜下完全切除了黏膜内腺癌，或证实为 HGD，患者需要切除残留的 BE 段。

内镜下黏膜切除技术 根据异常黏膜部位，可能需要单次或多次。采用斜顶（直径为 12.8mm/14.8mm/18mm）的 ER 帽（"吸和切"）技术，在黏膜下注射含有多种药物组合（NaCl、肾上腺素 1∶20 000、亚甲基蓝和羟甲纤维素）的混合物后，允许分段切除。病变被吸进帽中，然后用一个预先加载的圈套器切开。多带式黏膜切除术（MBM，"带和圈套器"）采用改良的带有 7F 六边形圈套器通过的透明帽和通道的静脉曲张带结扎器（六条带）。这种技术可以使吸引的黏膜形成假息肉，假息肉的底部用条带结扎。用圈套器切除息肉，最多可切除 6 次。可以在黏膜下注射或不注射的情况下进行。我们将 ER 帽与 MBM 技术进行了比较，发现前者速度更快，成本更低，但是 ER 帽提供的标本更小，尽管在深度和并发症方面没有差异。这是一种简单的带和圈套器技术，有或没有黏膜下注射，也可以执行。

（三）渐进性根治性内镜切除术

在该操作中，在对异常肿瘤灶进行靶向切除后，再进行多次切除，以渐进的方法切除其余 BE 段。目的是在第 1 次手术时尝试切除须切除范围的 50%～70%。该技术通常需要每个患者进行 2～3 次 ER 治疗[31, 32]。

据报道，在 HGD 或 IMC 患者中，渐进性根治性内镜切除术 SRER 可完全根除 81%～100% 的肿瘤组织及 71%～100% 的 IM[33-36]。在一项 SRER 与局灶性 EMR 和 RFA 比较的随机对照试验中，实施 SRER 后对 BE 的完全根除率为 100%，而实施了 EMR 和 RFA 的则为 96%[37]。一项评估 SRER 的系统性回顾报道表明，其根除合并异型增生 BE 的疗效为 95%（95%CI

87%～99%），根除 IM 的疗效则为 89%（95%CI 79%～95%）。在 23 个月的中位随访时间里，合并异型增生 BE 的根除率为 85%～100%，IM 的根除率为 75%～100%。本研究中，BE 长度的上限是 5cm[38]。

虽然发生率较低，但实施了 SRER 的患者出血和穿孔率（2%～3%）高于其他消融技术，其中大多数采用内镜处理。在 RCT 中，SRER 组的狭窄率为 88%，而 EMR/RFA 组的狭窄率为 14%。结果总结见表 34-1。

表 34-1 BE 的渐进性根治性内镜切除后的结果

结 果	占患者的百分比
疗效	
完全根除异型增生	95%（95%CI 87%～99%）
完全根除 IM	89%（95%CI 79%～95%）
持续性	
两年完全根除异型增生	85%～100%
完全根除 IM	75%～100%
3～5 年完全根除 IM	68%～95%
并发症	
狭窄	26%～88%
穿孔	2%～3%
出血	2%～3%
隐匿性 BE	3%～11%

IM. 肠上皮化生

（四）内镜黏膜下剥离术

ESD 在亚洲被广泛应用，尤其是胃、食管和结直肠的早期瘤变。优点是能够在黏膜下层和固有肌层之间的平面上整块切除较大的病灶。采用电灼使病变组织显出其有正常边缘的轮廓，采用黏膜下液体注射使病变部位抬高。使用 Endoknife 切割并凝固黏膜和黏膜下层，局部出血时使用 Endograspers。一项关于 ESD 与 EMR 在胃、结直肠和食管肿瘤病灶切除方面的比较的 Meta 分析（三项食管研究）证实，ESD 提供了更好的肿块切除率和治愈性，且局部复发率低，但该手术更耗时，出血和穿孔率更高[39]。

从 300 多例考虑进行内镜切除的患者中选择了 75 例患者进行 ESD 手术。选择标准为可见病变、多发病变、> 15mm 或黏膜下注射抬高不明显的病变[40]。相关病灶整体切除率为 90%。62% 的残留 IM 需要采用 EMR、ESD、APC 或 RFA 进一步治疗。平均 20 个月时间内，肿瘤组织的 CE 为 92%，IM 则为 73%。2 例患者有延迟性出血，3 例患者出现穿孔，均接受了内镜治疗。狭窄率为 60%，需要定期扩张；对于一些患者来说，这是长期的。一项对 30 例患者的研究报道，IMC 和 HGD 完全切除率为 97%，其中 90% 的患者异常病灶完全切除。由于侧缘受累出现异型增生，R_0 率为 39%[41]。

ESD 更费时，有更严重的并发症，并且需要额外的专业知识。与先行 SRER 或局灶性 EMR，然后采用 RFA 进行 BE 消融的治疗相比，并没有明显的证据表明异型增生或 IM 的 CE 在改善或者进展为 EAC 的可能性降低。除非未来有 RCT 显示出优于 EMR 的优点，否则在专科病房中选择性使用 ESD 仍将是标准。结果汇总见表 34-2。

（五）黏膜消融

最常用的黏膜消融技术是 RFA，因为这一过程产生了更可预测的黏膜根除程度，并且不良反应较低。

（六）射频消融

消融是通过利用射频能量对食管黏膜进行热传导而发生的。能量通过 RFA 传输装置（BARRX Medical，Sunnydale，California）$10\sim12J/cm^2$，$40W/cm^2$ 传输。用于传递能量的设备是一个 HALO360、10cm 球囊，用于环向传递能量，或用于处理 Barrett 岛的 HALO90 和 60 设备。所传递的能量会导致水分蒸发、蛋白质凝固和组织坏死。HALO360 包含一个大小可调球囊，它能产生压力容积数据，并确定食管直径，以选择适合大小的消融球囊导管[42]。先将消融导管定位，然后对所使用的能量进行二

表 34-2　BE 内镜黏膜下剥离术结果	
结　果	占患者的百分比
疗效	
根治异型增生	97%～100%
完全根治 IM	60%
持久性	
2 年完全根治异型增生	92%
2 年完全根治 IM	75%
并发症	
狭窄	60%
穿孔	4%
出血	3%
隐匿性 BE	NS

IM. 肠上皮化生；NS. 未说明

次应用（图 34-1）。RFA 在黏膜下层提供最可靠的黏膜破坏。如果出现较大裂孔疝、较长 BE 段、食管炎和食管狭窄，则在首次应用时该技术的疗效会降低[42]。

AIM 试验是一项重要的 RCT，比较了 RFA 与对照组内镜检查，两组均接受大剂量 PPI 治疗，招募比例分别为 2∶1。127 例患者根据异型增生的等级和 IM 的长度进行分组，并在术后进行加强监测。在对 HGD 患者进行为期 12 个月的一项意向治疗分析中，平均每位患者接受 3.5 次治疗后，RFA 组中有 81% 的患者其异型增生出现

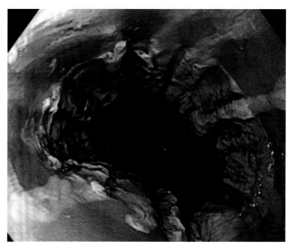

▲ 图 34-1　射频消融后外观

CE，而对照组中这一数据为 19%。RFA 组 74% 的患者其肠上皮化生被完全根除，而对照组则为 0%。在高危人群中，RFA 组有 1 例（2%）进展为 EAC，而对照组有 4 例（19%）。这项试验也招募了 LGD 患者。在 12 个月中，RFA 组异型增生完全根除率为 91%，而对照组只有 23%。为防止持续性异型增生发生需要治疗的病例数（NNT）为 1.5 例。在 3 年内，RFA 组有 94% 的患者达到异型增生 CE，91% 的患者 IM[43]。

患者可能需要多次治疗来实现 BE 的完全消融。美国的一项研究报道称，接受一次治疗后达到 CE 的比例为 29%，2 次为 35%，其余的则需要接受 10 次治疗。年轻的患者和 BE 段短的患者可以更快达到 CE。本组报道 1 年和 2 年 IM 的复发率分别为 20% 和 33%。其他研究也报道 55% 的患者在 12 个月后需要重复消融，以达到 90% 以上的消融水平[43]。

更大规模的队列研究已经证实了 RFA 的疗效。这些研究大多包括内镜下切除肿瘤病灶并随后进行 RFA 消融的患者。美国一项包含 244 例患者（94% 异型增生 /IMC）的研究报道，异型增生患者中有 87% 的患者达到 CE，IM 患者这一比例为 80%[44]。来自英国的 RFA 注册报道了 335 例患者（HGD 72%，IMC 24%，LGD 4%）的结果，这些患者在内镜下切除可见病灶，然后进行 RFA。在 12 个月中，HGD 的完全根除 CE 率为 86%，异型增生的 CE 为 81%，IM 的 CE 为 62%。3% 的患者发生浸润性癌变。随访 19 个月时，有 5% 的患者出现肿瘤进展[45]，欧洲一项多中心包含 132 例患者（IMC 59%，HGD 23%，LGD 5%）研究报道，异型增生的 CE 为 91%，IM 的完全根除率为 88%[46]。

RFA 反应不佳的预测因素包括：活动性反流性食管炎、伴有新 BE 黏膜的 EMR 瘢痕再生、RFA 前食管腔狭窄及肿瘤预处理的年限[47]。据报道，RFA 术后复发（图 34-2）有 3 种不同的表现形式，包括因为位于新生的鳞状上皮下导致内镜下不可见的 IM，管状食管的可见复发，

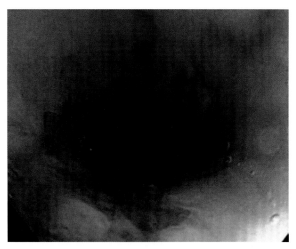

▲ 图 34-2　射频消融后复发的肠上皮化生

以及胃食管结合部典型的肠上皮化生[48]。通常复发的组织学分级并不比预处理分级差[49]。

RFA 治疗 IM 的持久性在纵向研究（AIM Ⅱ）中得到证实，该研究跟踪了因为实施 RFA 而变为 NDBE（2～6cm）的患者。在第 1 年，如果存在 IM，实施 RFA 需要重复 4 个月。治疗 1 年的 CE 为 70%，进一步治疗后 2.5 年的 CE 率为 98%，经评估，对残留的 IM 进行消融后 5 年的 CE 率为 92%。没有患者出现异型增生或隐匿性 Barrett。经计算，4 年 IM 的达到 CE 的概率为 91%（95% CI 0.77～0.97）。那些达不到 CE 的患者用其他方式治疗[22, 23]。

BE 的长度可能影响到清除异型增生和 IM 的能力。当 BE4～8cm 段的消融率与 > 8cm 段的消融率进行比较，在随访 45 个月和 34 个月后，报道的等效的异型增生根除率为 88% 和 90%，IM 根除率为 82% 和 77%。4～8cm 组的 IM 复发率为 16%，而长段组为 23%[50]。随访 3 年后，4～8cm 组、长段组 IM 的 CE 分别为 82% 和 65%。据估计，BE 每增加 1cm，成功根除 IM 的可能性就降低 13%[51]。根据英国登记处的数据评估 BE 长度和 RFA 疗效的影响时，报道了 15% 的类似数值[45]。

RFA 后异型增生和 IM 复发的可能性是明确的。在 5 年的随访中，异型增生和 IM 的 CE 率已被报道为 90%[46]。英国登记处报道 4% 复

发性异型增生患者需要进一步 RFA，其中 2 例患者 CE 后 4 年复发。来自美国的一项随访超过 8 年的研究报道称，研究中发现 33% 患者存在 IM。这一组中 22% 的患者被诊断为异型增生[51]。利用美国 RFA 注册数据来评估 IM 复发的风险，对 1634 例经治疗后达到 CE 的 IM（非异型增生或不确定，48%）、LGD（20%）、HGD 或癌（7%）患者评估后发现有上述比例的 IM。在平均 2.4 年的随访中，20% 复发出现 NDBE（86%），6% 发生组织学升级。恶性肿瘤的发生率为 1.2%。年复发率为 9%。使用多变量分析，如果患者年龄较大，有较长的 BE 长度，或者是非白种人，复发的可能性更大[52]。

其他全国性研究也报道了低长期复发率。英国登记处报道了 9% 的复发率，荷兰的一项研究报道了 6% 的复发率。美国的一项在胃食管结合部和贲门处进行活检的研究报道，28% 的在 EGJ 处 IM 患者 3 年后发展为异型增生（该组中 75% 发展为 HGD）。然而，荷兰的研究显示在 EGJ 处 IM 的患者有 35%，但在 61 个月的随访中没有患者发展为异型增生。许多报道有复发或长期存在 IM 的研究没有说明部位。如果活组织检查是来自贲门，则意义不清楚。在正常人群中，25% 的人在贲门处发现肠上皮化生[53]。在荷兰的研究中，他们的患者没有发生贲门肿瘤；然而，美国的研究报道了异型增生的进展。这些发现的相关性将在长期研究中得到明确，这些研究中监测活检一般包括贲门。很明显，在对患者行射频消融后，继续认真监测是必要的，监测活检应包括贲门。

一项 2008—2012 年的系统回顾和 Meta 分析的研究，评估 BE 消融 RFA 功效（18 个研究中，3802 例患者）和持久性（6 个研究中，540 例患者），异型增生 CE 91%（95%CI 87%～95%），IM 为 78%（95%CI 70%～86%），IM 复发率为 13%（95%CI 9%～18%）。使用这些数据来估计与组织学消融相关的 EAC 进展率，作者报道 NDBE 的风险为 0.09%，LGD 0.2%，

HGD 0.4%，IMC 0.9%。这些比率低于报道的未经治疗的 NDBE 的年度风险（0.12%～0.6%）[1,5] 和 LGD/HGD（1.7/6.6%）[54]。

人们主张，金标准就是将患者集中在既能进行 RFA 操作又具有多学科专业知识环境的大中心进行治疗，那里包括训练有素的内镜医生，他们有手术和其他内镜治疗的经验，并参与随访，识别残余或复发病变，有专业的消化道病理学和手术背景[4, 55]。

一项比较 SRER 和 RFA（通常是局灶性 EMR）的系统综述评估了 22 项研究（SRER10、RFA8、RCT2）。在 23 个月随访时间，SRER 后异型增生根除率为 85%～100%，而在 21 个月随访时间，RFA 的根除率为 79%～100%。对于 IM，比率为 75%～100%，RFA 为 54%～100%。对于持续性或复发性疾病，EMR（50%）比 RFA（11%）更需要进一步治疗[38]。在无穿孔的 EMR 和 RFA 组中，短期并发症较少，且有 1 例患者出血。SRER 狭窄率为 38%，RFA 狭窄率为 4%。在 3% 的 SRER 组中发现隐匿性 Barrett，而在 RFA 组中没有发现。

狭窄形成是射频消融术后最常见的并发症，发生率为 7%～12%[6, 13, 38]。狭窄率较高的预测因素是使用非甾体抗炎药、既往抗反流手术和食管炎史[6]。较少见的并发症包括上消化道出血、吞咽困难和胸骨后短暂性胸痛[13]。RFA 和采用 RFA 的 EMR 的结果总结在表 34-3 中。

（七）光动力疗法

PDT 的光化学消融使用一种光敏剂，这种光敏剂在 Barrett 黏膜中积累，并在内镜检查时能被光激活。由于光敏剂组织浸润良好，因此坏死深度良好。光动力疗法强度大，价格昂贵，需要专门的设备，而且有很大的不良反应，因此该治疗手段被限制在专门的单位[26, 56]。使用的光敏药物被特定波长的光激活，导致光动力反应，导致直接的细胞毒性、炎症和坏死。使用的药物包括多孔聚合物钠（PS）、氨基乙酰丙

表 34-3　射频消融联合和不联合局灶内镜黏膜切除治疗的效果		
结　果	EMR+RFA	RFA
疗效		
根治异型增生	91%（95%CI 87%～95%）	74%
完全根治 IM	78%（95%CI 70%～86%）	80%～90%
持续性		
4 年完全根治 IM	91%（95%CI 77%～97%）	
5 年完全根治 IM		92%
并发症		
狭窄	4%～12%	4%
隐匿性 BE	0%	0.9%

EMR. 内镜下黏膜切除术；IM. 肠上皮化生；RFA. 射频消融

酸（ALA）或间四羟基苯基氯（mTHPC）。由于 ALA 半衰期较短，其光敏性较差，对光的吸收较有限，其狭窄率较低。患者在内镜治疗前接受光敏剂治疗，PS（2mg/kg）可在手术前 72h 静脉注射，而 ALA（30～60mg/kg）可在手术当天口服。激光器通过包含在特别设计的球囊或圆柱体中的光纤中，以特定波长发出光。大多数 PDT 采用 630～635nm 的红光，有的使用 514nm 的绿光。技术上的考虑包括使用扩散纤维 / 有机玻璃扩张器和球囊设备进行，甚至光剂量测定，以及确保食管皱襞平坦[57]。

PDT 是一种专门治疗 Barrett 细胞节段的靶向治疗方法，50%～80% 的患者可以被新鳞状上皮替代[58, 59]。大部分关于 PDT 消融 BE 作用的报道数据与 HGD 的根除有关，而不是整个 BE 片段。有长期研究的证据表明，与接受 PPI 治疗的患者相比，RCT 显示接受 PDT 治疗的患者的 HGD 和 EAC 进展显著降低。PDT 后，维持完全消融的 HGD 的概率为 48%，而监测组为 4%[60]。这一点已在系统评价中得到证实[61, 62]。HGD 复发的风险高达 8%。如果 BE 段比 8cm 长，并且需要多次治疗来消除 IM，则风险更高[60]。对于对其他内镜治疗耐受的 HGD 患者，PDT 可能是值得考虑的一种有效的补救方法[61]，尽

管其他技术难度较小，可能比 PDT 更受青睐。就彻底根除 BE 节段而言，在 12 个月后，一组患者肉眼可见的新鳞状上皮的发生率为 50%，而其他患者的 IM 区域有不同程度的减少[63]。一项比较 PS 和 ALA 作为 PDT 致敏剂的 RCT 显示，HGD 的 CE 分别为 40% 和 47%，狭窄率为 33% 和 9%，光敏性分别为 43% 和 6%[56]。

当研究者在其患者队列中从 PDT 转移到 RFA 时，在 2 个时间段内将 PDT 与 RFA 的结果进行了比较。在 PDT 组中，33 名 HGD 患者接受了 3 种治疗，1 年后的 CE 率为 54.5%。RFA 组 53 例患者（LGD47 例，HGD6 例）的 CE 率为 89%（P=0.001）。PDT 组的狭窄率为 28%，每个患者的治疗费用是 RFA 的 5 倍[26]。

PDT 的并发症包括狭窄、光敏、胸腔积液、低血压和一过性肝功能检查异常。据报道，狭窄率高达 36%[64]。采用 PDT 和使用更新、更长的球囊可以减少治疗区域的重叠，使狭窄发生得更少[57]。隐匿性 Barrett 腺体比例不同，但可高达 48%[42, 56]。结果汇总见表 34-4。

（八）氩离子凝固

氩离子凝固是一种无接触技术，用传递电离氩气引起组织凝固。由于对凝固组织的抵抗力增强，浅表黏膜坏死发生在不同的深度。较

表 34-4　BE 光动力治疗效果	
结　果	占患者百分比
疗效	
根治异型增生	50%～80%
完全根治 IM	13%～52%
持续性	
5 年完全根治异型增生	48%
并发症	
狭窄	9%～36%
光敏剂过敏	6%～43%
隐匿性 BE	14%～20%

IM. 肠上皮化生

新的设备有多种功率设置，可以影响消融的深度。报道的能量设置在 40～90W，气体流量在 1.8～2L/min[65]。据报道，完全根除 BE 的发生率为 38%～99%，复发率为 3%～16%[64-68]。

评估 APC 的长期结果，在 32 例患者（NDBE28 例，LGD5 例）中，一组在经过多次治疗（1～5 次）后达到 CE。完全根除 CE 后 1 个月，内镜检查时 IM 状态为完全根治 25 例（78%），部分根治 4 例（13%），无变化 3 例（9%）。在 16 年中，16 例患者（50%）持续根除，11 例患者（35%）部分根除，6% 的患者失访。癌发生 3 例（9%），2 例来自隐匿性 Barrett 腺体，1 例来自残留 IM 段[69]。没有患者死于癌。本研究使用的是过时的 APC 技术，使用了 1 年抗酸治疗，随后仅用于症状控制。

在两项调查 APC 消融以根除主要非异型增生 Barrett 的 RCT 中，APC 组与观察组进行了比较，试验的差异在于长期酸控制的类型。一项研究使用连续 PPI，另一项使用胃底折叠术。招募标准相同。129 例患者的综合结果分别为短期（12 个月）、中期（42～75 个月）和长期（＞84 个月）。97% 病例经过多次治疗后，＞95% 根除 IM。12 个月的 CE 率为 84%，中期为 67%，长期为 66%。异型增生、LGD 和 HGD 分别出现在单个患者身上。在观察组中，平均长度从 4.2cm 退行到 2.7cm（主要在胃底折叠术组），HGD 和 LGD 分别出现 3 例（9%）和 6 例（19%）[70]。

一项 RCT 中，在 EMR 后，APC 在 IMC 或 HGD 中的作用与局灶 EMR 和无消融的 PPI 进行比较[3]。"完全消融"被认为是＞90% 的残余 BE 段被根除。平均需要 4 个疗程（2～7 个疗程）。在随访 23 个月的 33 例消融患者中，消融组有 1 例（3%）肿瘤复发。在 30 例接受监测的患者中，在 25 个月的随访时间中，有 11 例（37%）患者复发（P=0.005）。所有复发的肿瘤均行内镜切除。这项研究于 2010 年初停止，当 RFA 试验的结果变得明显时，标准就变成了所有肿瘤段切除的患者的消融[3]。

许多研究将 APC 消融与 PDT 进行了比较。一个小的 RCT 评估了 NDBE 患者的消融。在 12 个月时，经过中位数 3 次治疗后，APC 与 PDT 相比，在中位数 5 次治疗后，IM 的 CE 达到 97%，PDT 的 CE 为 50%[63]。对于合并异型增生的 BE，每组 13 例患者的 RCT 比较了 PDT 和 APC 消融。12 个月时，APC 的 CE 率为 67%，PDT 为 77%。在 APC 组，13 例中有 4 例（30%）被排除在 12 个月的随访之外[66]。最后，一项对 40 例 BE 患者（LGD20%，NDBE80%）进行单独和分割的 PDT 和 APC 比较的研究发现，PDT 组 IM 的 CE 为 86%，而 APC 组为 67%。然而，两组中任何残留 BE 的均允许 APC 治疗，有 1 人在经过 PDT 检查 72h 后死于疑似心律失常[71]。

据报道，9%～11% 的患者会发生狭窄[3, 70]。在一项研究中，经保守治疗后 1 例患者有出血，1 例有局部穿孔。据报道，隐匿性 Barrett 食管的发生率高达 24%[62]。在一项 RCT 中，两组的隐匿性 Barrett 食管发生率相似：PDT24%，APC21%[63]。各项结果摘要见表 34-5。

（九）冷冻消融疗法

冷冻疗法通过快速冷冻和缓慢融化的循环破坏组织。这是一种使用液氮（N_2）或二氧化碳（CO_2）的无接触疗法。其作用机制通过细胞内和细胞外的结冰导致细胞代谢的失败。细胞损伤导致血管淤滞和缺血性坏死。控制系统包括用于调节流量和压力的容器和设备（每平方英寸 22 磅，151.7psi）[65]。喷雾导管用于可同时治疗的多个区域（3～5 个）。将液化气体喷雾直到白霜出现，然后在至少 45s 后解冻。给药周期从三个 20s 循环到四个 10s 循环，近期为两个 20s 循环[65]。该系统包括插入的被动和主动胃口减压管，该管在治疗前放置在胃内，以使蒸发的冷冻剂减压。在室温下，使用液氮 20s 可以产生 6～7L 的气体[65]。在晶体上结霜和在减压管周围治疗可能有技术上的困难[65]。

在 60 例因 HGD 而实施冷冻疗法的患者中，

表 34-5　BE 氩离子凝固治疗效果	
结　果	占患者百分比
疗效	
根治异型增生	67%
完全根治 IM	38%～99%
持续性	
1 年完全根治 IM	84%
8 年完全根治 IM	66%
16 年完全根治 IM	50%
并发症	
狭窄	9%～11%
隐匿性 BE	21%～24%

IM. 肠上皮化生

表 34-6　BE 氩离子凝固治疗效果	
结　果	占患者百分比
疗效	
根治发育不良	87%～100%
完全根治 IM	53%～84%
持续性	
2 年完全根治 HGD	100%
2 年完全根治 IM	84%
并发症	
狭窄	3%～9%
穿孔	< 1%
胸痛	2%
隐匿性 BE	3%

IM. 肠上皮化生；HGD. 高级别发育不良

在平均 10 个月的随访中，HGD 的 CE 为 97%，IM 为 57%[72]。一项对 32 例接受液氮达到 CE 的患者的研究报道，在 2 年的监测期间，多次"修补"，HGD 的 CE 率为 100%，而 IM 为 84%。在此期间，HGD 的复发率为 18%，IM 为 41%，而在鳞状上皮细胞 – 柱状细胞交界处的复发率为 34%[73]。目前还没有 RCT 评估冷冻疗法与其他消融技术的疗效。一般情况下，当 BE 节段复发 > 3cm 时，需要进行多种治疗来实现对 BE 节段的消融。由于非接触式消融技术，这种手术可能对有不规则或瘢痕区域的患者有益[74]。

一项研究中报道由于气体膨胀，穿孔率一直受到关注[74]。在单一设计的研究中[75]，狭窄率分别为 3%[72] 和 9%[74]。结果总结见表 34-6。

四、亚鳞状 Barrett 腺体（隐匿性 BE）

考虑到有报道称在新鳞状上皮内发生恶性肿瘤，在消融治疗后的新鳞状上皮下发生 BE 是一个值得关注的问题。很明显，在典型的 Barrett 节段中，BE 可能在鳞柱交界处是亚鳞状的。作为对局灶性瘤变 EMR 的一部分，98% 的患者切除了 Barrett/ 鳞状交界处，发现鳞状上皮的平均长度为 3.3mm（0.2～9.6mm），呈"指

状"突出[76]。这与隐匿性 Barrett 的风险的相关性尚不清楚。

在这些残余的隐匿性腺体中，恶性肿瘤的发生率尚不清楚。一组接受 APC 消融治疗并长期随访的患者报道了 35 例患者中的 2 例。在作者对文献的评估中，他们积累了 35 例发生在 PDT、APC 和 RFA 之后的病例[69]。已经有研究提出肿瘤可能对消融治疗更有抵抗力，更有可能作为残余节段或隐匿性细胞保留下来[77, 78]。然而，也有迹象表明，在这些残留片段的 DNA 中存在生物变化，这可能与较低的肿瘤潜力有关[77, 79]。一些患者在消融术后隐匿性腺体可能会退化。一项对有 APC 消融的患者的研究报道了在以后的活组织检查中发病率降低[80]。

据报道，RFA 术后隐匿性 Barrett 的发生率最低，一项包括 1004 例患者的 18 项研究的回顾和 8 周至 5 年的随访报道，其发生率为 0.9%。在 22 个 PDT 消融的报道中 953 例患者，其发生率为 14%[81]，虽然已经有高达 20% 的报道[26, 63, 69, 71]。未接受任何消融治疗的患者也可发现隐性化生，理论认为这是广泛的活检取样和随后的治疗的结果[81, 82]，有 20%～25% 的患者有这种症状[56]。

实际存在的发生率可能比从监视活检中看到的要高。内镜中进行的三维光学相干断层扫

描将对黏膜进行深度 1~2mm 的成像，从而可以评估鳞状上皮下的组织形态。与活检相比，这项技术将评估 30~60 倍的区域。在一项小型研究中，有 63%（16 例患者中的 10 例）的患者在短的 BE 段 RFA 后进行了完全消融。这些沉积物大部分位于新鳞状 – 柱状结合处 5mm 以内。没有关于这些发现的自然历史数据[83]，因为在射频消融后的研究中，活体组织检查中隐匿性 Barrett 的发生率非常低。

消融疗法总结

在评估疗效、长期根除的发生率、应用的方便性、疗效的一致性和安全性时，RFA 是根除 BE 段的最佳方法。对于可见病变，病灶 EMR 和 RFA 的结合是金标准。SRER 切除整个节段，但仅限于较短的 BE 段，与 RFA 相比，IM 复发或持续的发生率近似，尽管相对安全，但狭窄率较高。对于 BE，ESD 的作用并不明确。这可能与患者的高度选择性和在专科中心操作有关。PDT 在长期 CE 率方面的结果令人失望，需要特殊的专业技术，并且具有较高的并发症，包括较高的狭窄发生率和光敏性。APC 操作相对容易，但 CE 率的持久性令人失望，而且长期研究中出现 IM 复发。APC 的治疗结果取决于操作人员，也取决于能量设置、APC 模式、导管离黏膜的距离和能量传递时间等因素。对于长段 Barrett 可能非常耗时。并发症的发生率不高，但确实会发生狭窄。冷冻疗法 CRYO 研究的数据并没有表明与 RFA 相比具有同等的疗效或持久性，而且这些数据与小队列研究有关。对于既往射频消融治疗后复发者，CRYO 或 APC 可能是合理的替代疗法。

五、消融治疗前后抗酸的作用

在黏膜损伤后，大多数研究推荐消融后 PPI 加倍剂量的最低限度药物治疗。一旦伤口愈合，就用正常剂量的 PPI 维持。荷兰的一项研究报道了 RFA 后 IM 复发率较低的一组（6%），

患者接受大剂量 PPI（每天 2 次埃索美拉唑 40mg）、雷尼替丁（晚上 300mg）和三氯醋酸[5ml（200mg/ml），每天 4 次，持续 2 周]，然后接受正常剂量的维持 PPI[46]。维持疗法的作用尚不清楚。在一般人群中，很少有数据支持常规对 BE 患者进行抗酸治疗[84]。PPI 疗法是控制胃食管反流病症状的典型处方。一项对队列研究的系统回顾报道，与不使用酸抑制药相比，在 NDBE 患者中使用 PPI 可降低肿瘤进展的风险，有证据表明，未完全控制的 GERD 可能与消融成功后 IM 复发率的增加有关[85, 86]，虽然没有证据表明控制程度和与复发率的关系。射频消融前胃酸反流不受控制使患者在 RFA 后出现较高的不完全反应率[87]。因此，在这个时候，尽管证据水平不高，患者应该在消融治疗前用 PPI 控制 GERD，建议患者在消融治疗后定期 PPI 治疗。

通过分析美国 RFA 注册中心的数据，我们评估了胃底折叠术在长期控制食管反流方面的作用。与没有行抗反流手术的患者相比，胃底折叠术后异型增生、肠上皮化生的 CE 率没有差异。另一组评估 APC 和抗酸药的作用，并与监测组和抗酸组进行比较。他们进行了两次 RCT 试验，每次试验的不同之处是长期抗酸的形式，一组采用常规 PPI，另一组进行抗反流手术[88]。接受抗反流手术（胃底折叠术）组 IM 消除率至少为 95%，1 年内为 87%，7 年内为 74%，而药物治疗的患者 1 年内 IM 消除率为 79%，7 年内为 54%。试验中数量较少，两种酸控制方法之间差异不显著。每组异型增生的发生率也没有差异[70]。目前抗反流手术在 BE 患者中并不被认为是一种抗肿瘤的措施，因此消融过的患者的手术指征与没有消融过的 GERD 患者的手术指征是相同的[18]。

六、监测

无论采用哪种消融技术，通常需要多次治疗才能达到或接近 BE 段的 CE 和接近 CE。对于异型增生和 IM，不同的消融技术有不同的复

发率，而 RFA 消融达到更持久的结果。一项研究报道表明，经 RFA 完全根除后，IM 的复发率为每年 9%。通常在第 1 年之后需要进一步的治疗 [43]。据报道，NDBE 患者的 IM 平均复发时间约为 2 年 [52]。一项对 166 例肿瘤患者的研究，评估了多种治疗方式对瘤变 BE 的长期控制，包括内镜切除，PDT 和 RFA，或这些治疗的组合，指出瘤变 BE 的 CE 为 95%，IM 为 83%。随访 33 个月（18～58 个月），IM 复发率为 35%，异型增生复发率为 9%。再次治疗后 90% 的患者达到缓解 [89]。很明显，对于 Barrett 瘤变的患者，长期细致的监测是必要的 [26]。

目前，BE 消融后用于监测的数据是基于认真长期随访的队列研究，在最近的指南中也有报道 [18, 45, 46]。对于行消融治疗的 HGD 和（或）LGD 的患者，建议第 1 年进行 3 个月的复查，第 2 年进行 6 个月的复查，然后每年进行一次。对于曾行消融治疗的 LGD 患者，建议第 1 年进行 6 个月的复查，然后每年进行一次。在管状食管和胃食管结合部应进行目视评估，并在原 IM 段和贲门上 1cm 水平进行四个象限活检。复发性化生 / 异常增生应根据病变的组织学特点进行治疗 [18]。

监测期能否延长仍将是评估长期数据的研究来源。AIM II 试验评估了 70 例患者中的 50 例在治疗 5 年后，RFA 疗效在长度为 2～6cm 的 NDBE 患者中的持续年限。CE 率为 92%，那些有局灶性 IM 的患者成功地通过局灶性 RFA 根除 IM。在这组患者中没有异型增生或隐匿性 Barrett 的患者 [23]。一旦异型增生被清除，监测和内镜检查之间的时间可能会延长。

七、生物标志物的作用

有必要开发和验证生物标志物，以便为 BE 患者的管理提供信息。所获得的信息可以确定具有较高肿瘤转化风险的黏膜，确认 LGD 的诊断，或预测 LGD 发展为 HGD/IMC 的风险。在对 BE 患者分子标记的综述中，有报道

称，p53 免疫组化检测可以作为一种有用的辅助手段，用于风险分级和鉴别异型增生，尤其是 LGD。越来越清楚的是，评估基因组不稳定性和其他特殊异常的生物标记很可能被用来对患有 NDBE 的患者进行风险分级 [90]。使用一组 NDBE 患者基因组不稳定性的生物标志物，可以提高对 10 年后癌症发展的预测，如果异常不存在，预测为 10%，如果有 3 个异常存在，预测为 79% [91]。事实上，当评估 RFA 消融治疗 NDBE 的作用时，在选择治疗的基础上，使用通过 BE 活检获得的一组生物标志物进行风险分层，在这个亚组中消融才变得具有成本效益 [92]。

在一项成本效益分析中，对于 NDBE 患者 Markov 模型中使用的 4 种治疗模式是根据存在的高基因组不稳定率、无治疗、典型的内镜监测指南和所有病例的 RFA 进行分级选择的。只有在基因组不稳定率高的组中选择消融，对 QALY 才最有价值。目前，治疗 BE 患者的指南不推荐使用生物标志物来对 BE 患者进行管理 [18]。这项技术很可能会得到改进，随着临床研究的验证，这些评估可能会在临床实践中成为现实。

八、结论

内镜治疗对易发生浸润性癌的患者已成为一种治疗标准。有人指出，消融比监测更可取，应该降低主要最终事件的风险，如癌症或更糟的癌症死亡；风险的降低应该是持久的，不需要重复治疗，治疗应该是相对容易管理，没有过高的费用或治疗风险。内镜下可视或已知病理检查结合 RFA 消融残留 BE 符合标准，可以被认为是治疗 IMC 和高级别肿瘤的标准，因为它确实降低了侵袭性腺癌的风险。对于中度或低恶性转化风险的患者，由于缺乏食管切除术或癌症死亡的主要最终事件的比较研究，决定是继续监测还是监测消融这一问题变得复杂。异型增生的持续存在是一种可替代标记 [93]。有证据支持选择高风险的低级别瘤变患者行射频消融，而不是 NDBE 患者。

第七篇　食管癌
Esophageal Cancer

第 35 章
食管癌的流行病学、危险因素和临床表现
Epidemiology, Risk Factors, and Clinical Manifestations of Esophageal Cancer

Talar Tatarian　Francesco Palazzo　**著**

李　斌　余琦瑶　**译**

摘要

全世界每年有超过 45 万人被诊断为食管癌。仅在美国，每年食管癌占新发癌症的 1%，占癌症相关死亡的 2.6%[1]。食管癌最常见病理亚型为腺癌和鳞状细胞癌，两者在发病情况、流行病学和危险因素上有很大的不同。在过去的几十年中，全世界食管癌的发病率发生了重大变化，其趋势因组织学亚型而异。这些差异可能是由于已知风险因素（如胃食管反流和肥胖）的发病率变化造成的。本章回顾了食管癌及其组织学亚型的流行病学模式、危险因素和临床表现。

关键词：食管癌；食管腺癌；食管鳞状细胞癌；流行病学

SCC 来源于食管黏膜的鳞状上皮。由于环境因素引起的慢性炎症发展为不典型增生，并最终恶变[2]。EAC 通常发生在食管下段区域，其中鳞状上皮被柱状化生上皮（Barrett 食管）代替，通常是由胃食管反流所致[3]。

一、食管癌的流行病学

（一）发病率

2016 年，仅在美国，有 16 910 人诊断为食管癌[4]。在全球范围内，每年新发病例超过 45 万人。在过去的几十年中，全世界食管癌的发病率发生了重大变化，其趋势因组织学亚型而不同[5, 6]。

在美国，过去的 10 年中食管癌的总体发病率每年平均下降 1.4%（图 35-1）。最新的流行病学监测数据显示每年每 100 000 人有 4.3 个新病例。在所有种族中，EAC 是美国和欧洲最常见的组织学亚型。自 20 世纪 70 年代以来，EAC 的发病率以超过美国任何其他恶性肿瘤的速度增加[7]。EAC 的绝对发病率从 1975 年的每 100 000 人有 0.4 人增加到 2009 年的每 100 000 人有 2.58 人[8]。鳞状细胞癌的发病率稳步下降[7, 9, 10]。

在全球范围内，食管癌的发病率相差超过 21 倍，其中以 SCC 为主要亚型[6]。高风险地区被称为食管癌发病带，从中东国家延伸到中国东北地区。中国食管癌的发病率最高，每年每 10 万人中有 100 多例发生 SCC[5, 6, 11, 12]。在南部和东部非洲，食管 SCC 发病率也很高，而在西非则较低[6]。

（二）食管癌患者的死亡率和预后

在美国，食管癌居癌症相关死亡原因的第 11 位[1]。据统计，2016 年食管癌的死亡人数为 15 690 人[4]。在过去的 10 年中，食管癌的死亡率平均每年下降 0.8%（图 35-1）。在所有种族中，男性的死亡率约是女性的 5 倍。总体 5

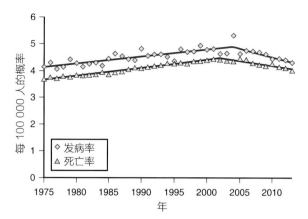

▲ 图 35-1　食管癌的发病率和死亡率趋势（1975—2013 年，所有年龄、所有种族、两性）

引自 Howlader N, Noone AA, Krapcho M, et al. SEER Cancer Statistics Review, 1975–2013. http://seer.cancer.gov/csr/1975_ 2013/.

年生存率已从 20 世纪 70 年代的 4% 增加到目前的 18.7%[1]。

局部浸润癌患者的预后较好。手术完全切除后，pTis 肿瘤的总体 5 年生存率约为 90%，pT$_1$ 肿瘤为 75%，pT$_2$ 为 45%，pT$_3$ 为 30%，pT$_4$ 疾病为 10%～15%[13]。不幸的是，在就诊时有 30% 的患者已发生了转移，总体 5 年生存率为 4.5%（表 35-1）[1, 4]。

表 35-1　诊断时的阶段分布和相应的总体 5 年生存率

诊断阶段	阶段分布（%）	5 年生存率（%）
局限期（局限于原发部位）	20	41.3
区域性（扩散至区域淋巴结）	31	22.8
远处（癌症已转移）	38	4.5
未知（未分级）	11	12.4

数据基于 SEER18，2006—2012 年，两性，所有种族。数据引自 HowlarN, Noone AA, Krapcho M, et al. SEER Cancer Statistics Reuew, 1975−2013. http://seer.concer.gov/csr1975_2013/.

（三）年龄、性别和种族分布

随着年龄的增长，食管癌发病率上升。多数新发病例出现在 65—74 岁的人群中，平均发病年龄为 67.1 岁，总体上，男性多见（男女比 7：1），在 50—54 岁的人群中男女比例最高达

11：1，在 75—79 岁年龄段这个比例为 4：1。男性优势与种族和民族无关[14]。

在不同种族之间，食管癌的发病率和组织学亚型的分布存在明显差异。年龄标化后的食管癌发病率在白种人和黑种人中最高（分别为 7.9 和 7.2/100 000 人），而在亚洲 / 太平洋岛屿居民的男性中最低（3.4/100 000）。在过去的 30 年中，食管癌发病率在黑种人和女性中稳步下降，而在白种人中则有所上升（图 35-2）。白种人女性的总体发病率相对稳定。从组织学上看，黑种人男性的 SCC 是白种人的 4 倍，而白种人男性的 EAC 则是黑种人的 5 倍[15]。2009—2013 年的 SEER 数据显示，黑种人占食管癌的 78.7%，亚洲人 / 太平洋岛屿居民则占食管癌的 68.5%，而白种人仅为 25.4%。EAC 则相反，EAC 是白种人的主要组织学亚型，占 69.1%，美洲印第安人 / 阿拉斯加土著人占 61.3%，西班牙裔占 57.4%，但黑种人仅占 16.6%[1]。

二、食管癌的解剖分布

颈部食管癌很少见。SCC 主要发生在中、下胸段食管，而 75% 的 EAC 位于远端食管[16]。

胃食管结合部的肿瘤很难归类。EGJ 肿瘤定义为位于食管远端 5cm 和胃贲门近端 5cm 之间的肿瘤。Siewert 和 Stein 根据与 Z 线相关的

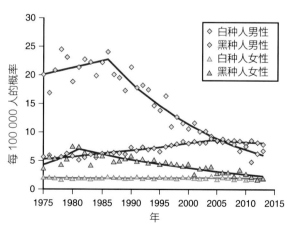

▲ 图 35-2　按种族和性别分年龄的食管癌发病率趋势（1975—2013 年）

引自 Howlader N, Noone AA, Krapcho M, et al. SEER Cancer Statistics Review, 1975–2013. http://seer.cancer.gov/csr/1975_2013/.

位置将这些肿瘤分为三类：Ⅰ型（食管癌）、Ⅱ型（贲门癌）和Ⅲ型（贲门下癌）[17]。美国癌症联合委员会第 7 版癌症分期将 EGJ 肿瘤归入食管癌分组，以进行分期和治疗[18]。

三、食管癌的危险因素

EAC 和 SCC 的发展与多种风险因素有关。危险因素及其影响见表 35-2。

（一）烟草/酒精

吸烟和饮酒已被确定为独立危险因素，在食管癌特别是 SCC 的发展中也起着主要作用[19]。在美国，有吸烟和饮酒史者占 SCC 病例的 90%[6]。其发病与吸烟年限有关，持续吸烟者患 SCC 的风险增加 3~7 倍，EAC 风险增加 2 倍[20, 21]。研究表明，每天摄入超过 3 种酒精饮料，罹患 SCC 的风险增加[22-24]。尚未发现饮酒和 EAC 的相关性[24]。

（二）贲门失弛缓症

贲门失弛缓症与食管鳞状细胞癌的风险增加有关，可能由食物残渣中细菌产生的亚硝胺对食管黏膜的慢性刺激所致[25]。文献报道的这类患者食管癌发病率增高的差异很大，为 10~50 倍[26-28]。Leeuwenburgh 等报道贲门失弛缓症患者平均每年食管癌的发病率为 0.34%，发展为恶性肿瘤平均需要 24 年[29]。贲门失弛缓症与 EAC 的关联也有报道，但相关性较差[26, 30]。

（三）饮食与营养

水果和蔬菜的高摄入量已被证明可以预防食管癌[31-33]。数据大多来自病例对照研究或队列研究，这些研究评估了高危人群中食管癌的患病风险。在高风险地区，例如食管癌发病带内的国家，营养状况不佳、水果和蔬菜的摄入量低及喝热饮被认为是造成这种情况的部分原因[34-37]。

维生素 A、维生素 E、硒和锌的缺乏也被认为与 SCC 的发病有关[38]。西雅图 Barrett 食管研究计划表明，日常服用多种维生素，维生素 C 和维生素 E 与降低食管癌患病风险之间存在相关性。流行病学研究表明，碳水化合物摄入量与食管癌之间可能存在联系，因为在美国，碳水化合物摄入量增加与 EAC[39] 的发病率上升和 SCC 的发病率下降相关[40]。

（四）非甾体抗炎药

Barrett 食管和食管癌的发生与 COX-2 的过表达有关[41]。COX-2 通过多种机制促进肿瘤发生，包括抑制细胞凋亡和增加血管生成、细胞黏附和侵袭[42]。流行病学研究发现，长期使用非甾体抗炎药和阿司匹林与食管癌患病风险降低相关[43, 44]。Liao 等[43] 对 Barrett 食管和食管腺癌联盟（BEACON）中的六项基于人群的研

表 35-2　食管腺癌和鳞状细胞癌的危险因素（按字母顺序排列）

	食管腺癌	食管鳞状细胞癌
贲门失弛缓症	↑	↑
年龄	↑	↑
酒精	0	↑
水果和蔬菜的摄入量	↓	↓
GERD/Barrett 食管	↑	0
幽门螺杆菌感染	↓	?
社会经济地位低下	↓	↑
下括约肌松弛药物	↑	0
男性	↑	↑
NSAID	↓	↓
肥胖	↑	↓
质子泵抑制药	↑	0
烟草	↑	↑
白种人	↑	↓

↓. 负相关；↑. 正相关；0. 无关；？. 关联未知；GERD. 胃食管反流病；NSAID. 非甾体抗炎药

究进行了汇总分析。他们发现，与未使用者相比，使用 NSAID 或 ASA 与 EAC 之间存在保护性关联，OR 分别为 0.68（95%CI 0.56～0.83）和 0.77（95%CI 0.69～0.97）。特别是使用 NSAID 时，使用频率更高（至少每天 1 次）或长期使用（≥ 10 年）可以明显降低食管癌患病风险。据推测，这些药物通过抑制 COX-2，在炎症－化生－癌症过程的早期起干预作用，以预防癌前病变或发展为食管癌[45]。

四、食管腺癌特有的危险因素

（一）肥胖

EAC 的发病率上升与美国的肥胖症流行同时发生。几项研究已经发现肥胖与食管癌发病风险之间存在相关性[46-49]。最近，Turati 等的 Meta 分析表明体重指数 > 30kg/m² 的男性和女性患病风险增加 3 倍（RR=2.73），每增加 5kg/m² 患病风险比为 1.11[50]。Corley 等发现腹部周径与 EAC 风险增加相关（BMI 调整后的 OR=4.78，95%CI 1.14～20.11），但与 SCC 无关（OR=0.78，95%CI 0.32～1.92）[47]。Steffen 等研究认为与普通肥胖（由 BMI 反映）相比，腹型肥胖（以腰围测量）可增大 EAC 的患病风险[48]。

肥胖导致食管癌风险的机制尚不完全清楚。有人提出，胃食管反流病的发病率增加和与脂肪组织相关的轻度全身炎症反应都有助于炎症－化生－癌症的过程进展[51]。

（二）胃食管反流病

GERD 是世界范围内高度流行的疾病，与东亚（2%～8%）相比，西方人群（18%～28%）的发病率要高得多[52]。一些研究报道了 GERD 在 EAC 发展中的作用。Lagergren 等在一项病例对照研究中率先评估了这种关联，该研究比较了 189 例 EAC 患者和 820 例对照受试者[53]。他们发现，与无症状者相比，反流症状反复发作的患者发展为 EAC 的 OR 为 7.7（95%CI

4.3～11.5），而症状严重且长期存在的患者 OR 为 43.5（95%CI 11.3～103.5）。接受 EAC 食管切除术的患者中，2/3 患者术前有 GERD 症状[54]。尽管 GERD 发病率很高，但在特定的反流患者群中食管癌的绝对发病风险却很低[55]。因此，美国胃肠病协会不建议没有严重症状，如吞咽困难的 GERD 患者常规进行内镜检查[56]。

（三）Barrett 食管

相比于 GERD，Barrett 食管是 EAC 最重要的危险因素。没有不典型增生的患者，食管癌的年风险为 0.25%，而高度不典型增生者则为 6%[57]。肿瘤进展的风险因素包括慢性 GERD、食管裂孔疝、高龄、男性、白种人、吸烟和肥胖。随着 Barrett 病变黏膜片段长度的增加，患癌的风险也增加，长段 Barrett 病变（≥ 3cm）的年癌变率为 0.22%，而超短段 Barrett 病变（< 1cm）的年癌变率为 0.01%[58]。

（四）质子泵抑制药

自 20 世纪 80 年代质子泵抑制药临床应用以来，EAC 发病率的增加与 PPI 的使用相关。研究表明，多达 50% 的 EAC 患者服用过 PPI[54]。虽然 PPI 降低了食管反流物的酸度，但不能消除反流。事实上，研究表明胆汁的反流也促进了 Barrett 食管的发展[59,60]。

（五）食管下括约肌松弛药物

降低食管下括约肌静息压力的药物被认为通过促进胃食管反流增加而增加了食管癌的发病风险。Lagergren 等的病例对照研究发现，使用过括约肌松弛药物（硝酸甘油、抗胆碱能药、β 肾上腺素能激动药、氨茶碱和苯二氮䓬类药物）与 EAC 患病风险呈正相关[61]。他们还发现，使用 LES 松弛药的患者反流症状的发生频率更高。而反流症状控制后，正相关性几乎消失，这表明促使胃食管反流是使用括约肌松弛药和 EAC 间的关联。Ranka 等发现支气管扩张药、茶碱和钙通道阻滞药的使用与食管癌的发病风险具有相似的正相关性[62]。

（六）幽门螺杆菌

幽门螺杆菌感染与包括胃癌、肠癌在内的数种胃肠道恶性肿瘤有关[63]。相反，研究表明幽门螺杆菌，特别是与细胞毒素相关的基因 A（CagA）阳性菌株在胃中定植，可以预防 EAC 的发展[64]。最近的一项 Meta 分析还发现，在东亚人群幽门螺杆菌感染与 SCC 呈负相关，而西方人群则无影响[65]。据推测，幽门螺杆菌可引起胃黏膜萎缩且减少胃酸产生，从而减少酸反流[66]。还有一个可能的机制是胃泌素减少，食欲降低，导致肥胖率降低，而肥胖是 EAC 的已知危险因素[67]。

五、流行病学为什么会改变

目前已经提出了几种理论来解释全世界食管癌流行病学的变化。EAC 的增长是最具戏剧性的变化。一些学者提出这样一个问题：EAC 发病率的上升是否实际上是癌症重新分类的结果，还是由于更先进的内镜检查而导致的诊断率的提高。Pohl 和 Welch 使用 SEER 数据库评估了这些假设[7]。他们注意到，食管癌的解剖学分布发生了变化，仅在通常发现 EAC 的食管远端 1/3 处发病率增加。这可以认为，SCC 的重新分类不能说明 EAC 发病率的增加。同样，这不能用胃贲门肿瘤的重新分类来解释，因为在过去的 30 年中，胃食管连接部以下的肿瘤发病率也有所增加。最后，他们指出，在过去的 30 年中，EAC 的死亡率增加了 7 倍多，诊断出局限性疾病的患者比例只有很小的变化，但排除了因诊断水平的提高而引起的发病率上升。基于这些数据，他们得出结论，EAC 发病率的增加代表疾病负担的真正增加。

食管癌的增加可以通过其已知危险因素的患病率变化来解释。最显著的变化是肥胖的患病率上升，尤其是在美国。如本章前面所述，几项研究已将肥胖和中心性肥胖症确定为 EAC 的危险因素，这可能是由于激素作用或肥胖个体中 GERD 患病率增加所致。在过去的 30 年中，荷兰、美国和西班牙的 EAC 发病率上升幅度最大。但是，Kroep 等认为肥胖的发病率没有遵循相同的趋势，这表明 EAC 发病率的上升必定还有其他驱动因素[68]。特别是在西方世界，GERD 的发病率不断上升，PPI 的使用和幽门螺杆菌根除也引起了人们的关注。

六、临床表现

食管癌的症状因分期而异。早期通常是无症状的，这就是为什么超过 50% 的患者发现时即为晚期或已发生转移[4]。最常见的症状包括吞咽困难（74%）、体重减轻（57%）和吞咽疼痛（17%）[69, 70]。其他症状，如咳嗽、呼吸困难、声音嘶哑和疼痛（腹部、背部、胸骨后）可能表明疾病已经进展[71]。在 EAC 患者中，多达 2/3 的患者有反流病史[54]。

对于早期疾病，体格检查通常无阳性体征发现。癌症转移的患者可能有肝大、胸腔积液或淋巴结肿大，特别是在左锁骨上淋巴结（Virchow 淋巴结）[71]。

一般不建议对普通人群进行常规内镜检查，因为食管癌的发病率较低。美国胃肠病学学会 2016 年指南建议仅对有 GERD 且 2 个或多个 EAC 危险因素（年龄＞50 岁、白种人、中心型肥胖、当前或过去烟草嗜好、Barrett 食管家族史或一级亲属食管癌家族史）的患者进行内镜筛查[72]。对于女性，他们建议根据上述多种危险因素的存在情况进行个体化筛查。对于 Barrett 食管患者，建议在没有不典型增生的情况下每 3～5 年进行 1 次内镜随诊，在有不典型增生者需要更频繁的随诊和治疗。

第 36 章
食管癌的诊断和分期
Esophageal Cancer Diagnosis and Staging

Mustapha El Lakis   Donald E. Low   著

李 斌　余琦瑶　译

摘要

累及食管和食管胃交界的最常见的两种恶性肿瘤是腺癌和鳞状细胞癌，腺癌在西方国家更常见，而鳞癌在亚洲国家更为常见。肿瘤细胞类型的诊断和鉴别是通过内镜下活检完成的。食管癌的准确分期很重要，因为它会影响预后并可以通过不同分期制订相应的治疗方案。肿瘤的分期是根据 TMN 分期确定的，当前最新的分期版本由 AJCC（UICC）制订的第 7 版。分期是根据肿瘤侵犯食管壁或胃壁的深度（T 期）、淋巴结受累数目（N 期）和肿瘤是否有远期转移（M 期）确定的。食管癌的解剖学位置，R 状态（切除切缘）和 G 状态（肿瘤分化）同样也在确定肿瘤的分期和制订治疗方案中发挥重要作用。基于无创检查结果的分期通常被称为"临床分期"，内镜下或手术切除后的分期被称为"病理分期"。

可为精准临床分期提供直接信息的重要的检查包括上消化道内镜检查、计算机断层扫描、正电子发射断层扫描和超声内镜检查。在特定的患者中内镜下黏膜切除术、超声支气管镜检查、MRI 扫描及胸腔镜和腹腔镜手术也可以发挥重要作用。肿瘤分期的结果最好在多学科肿瘤委员会中进行审查，以便评估所有信息，并可以以多学科的方式选择对肿瘤最适宜的肿瘤方案。

关键词：食管癌；分期；诊断

一、流行病学

食管癌的发病率在最近几十年中有所增加，2013 年美国估计有 17 990 例新增病例[1]。在美国食管腺癌是增长最快的组织学亚型，超过了食管鳞状细胞癌的发病率，这与 SCC 仍占据组织学主导地位的全球发病率形成鲜明对比[2, 3]。就种族、性别、地理区域和经济状况而言，食管癌的组织学发生率存在显著差异。黑人的 SCC 频率是白种人的 3 倍[4]。在美国，年龄调整后的白种人发病率高达 5/10 万，法国为12.5/10 万[5]，而在中国某些地区的这一数据高达 100/10 万[6]。在大多数国家发病的男女比例为 6：1[7]。除了已经明确的遗传易感性之外，

其他危险因素如吸烟和饮酒，都与 SCC 的发病密切相关，而胃食管反流病、Barrett 食管则与腺癌的发病相关。

食管癌仍然是致死率最高的癌症之一，其5 年总生存率估计不到 18%[8]。食管切除术历来是治疗局部浸润性肿瘤的金标准，然而微创疗法如内镜下黏膜切除术已被公认为治疗黏膜下肿瘤的一种替代疗法[9]。此外，在局部晚期病例中与仅行手术治疗相比，多模式治疗（新辅助化疗或放化疗联合食管切除术）已显示出更高的生存获益[10]。因此，精准的分期对于肿瘤不同阶段的治疗方法、预后、临床试验中的质量控制及医护人员和患者之间的适当沟通至关重要。

对于肿瘤的分期手段包括有创和无创操作。尽管新技术提高了肿瘤分期的准确性，但是最佳方案仍存在一定争议。本章描述了目前食管癌的分期分类和方法，并重点介绍了其中存在的一些困难和有争议的问题。

二、解剖学

食管全长为 20～30cm，位于后纵隔。食管起自下咽部，经过气管和心脏的后方穿过食管裂孔到达胃部。其在下降的过程中存在 3 个狭窄的关键解剖学点，即环咽肌、主动脉弓气管分权处和胃食管结合部，这也是医源性和机械性穿孔最常见的部位。食管是一个肌性管状结构，由以下三层组织构成，即黏膜层（复层鳞状上皮）、黏膜下层和固有肌层。食管外紧密附着的组织称为外膜。

食管被分为 3 个解剖区域，包括颈部、上胸和中胸、下胸和胃食管结合部（图 36-1）。也可以按照三等分的方式划分食管，其中 50% 的腺癌发生在下 1/3 段[11]。肿瘤所处的位置是重要的预后因素，并且其已被纳入 SCC 第 7 版肿瘤原发灶，淋巴结受累情况和远处转移分期系统。与下 1/3 食管相比，上段和中段食管的

肿瘤被认为有更高的分期。

- 颈部食管从食管入口（环状软骨下缘）延伸至胸骨切迹（胸廓入口）。内镜下测量的颈部食管长度一般距离门齿 15～20cm。
- 胸上段食管从胸骨切迹延伸至奇静脉弓。一般情况下距门齿距离 20～25cm。胸中段食管起自于奇静脉下缘，下界位于下肺静脉水平。经内镜测量距门齿 25～30cm。
- 胸下段食管从下肺静脉下方延伸至胃食管连接处。距离门齿 30～40cm。

淋巴结受累情况和淋巴结转移数目是食管癌重要的预后因素。食管黏膜下层深处密集且丰富的淋巴管与肌层的淋巴管纵向和横向自由连通，从而构成其复杂的淋巴管互联网络。因此，食管癌淋巴结转移的模式非常复杂。黏膜下层的淋巴通道促使肿瘤细胞沿着食管壁纵向扩散。它们可以引流至颈部、气管支气管，纵隔淋巴结及胃和腹腔淋巴结。

许多肿瘤晚期患者会出现局部肿瘤无法切除或远处转移的现象。其最常见的转移部位是腹膜后或腹腔淋巴结、肝脏、肺和肾上腺[12]。肿瘤的远处转移还可能表现为骨转移受影响部位骨痛、恶性胸腔积液和腹水，或继发于副肿

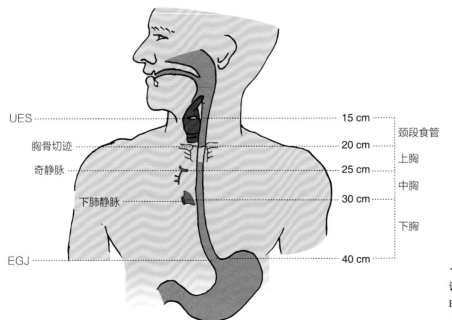

◀ **图 36-1 食管的解剖标志说明**

EGJ. 胃食管结合部; UES. 食管上括约肌

瘤综合征的高钙血症。腺癌最常转移到腹腔内脏器，而 SCC 的转移更常扩散到胸腔或颈部。

三、命名

在癌症患者的治疗护理过程中常使用不同的术语来定义特定阶段的疾病状态，包括治疗前阶段或临床阶段，以及术后或病理分期阶段。另外，根据新辅助疗法或肿瘤复发时间则有不同的分类分期。

临床阶段或治疗前阶段的分期一般基于诊断研究，如体格检查、影像学检查、内镜检查、原发性肿瘤活检和不切除病灶的手术探查。通常用 cT、cN 和 cM 来命名临床分期。

病理学分期由临床分期的相同诊断研究并纳入手术和手术切除组织的组织学检查结果共同定义。病理学分期通常为用 pT、pN 和 pM 表示。

治疗后阶段的命名是新辅助治疗后、全身治疗或放射治疗是唯一的治疗方法。根据治疗后信息的来源，治疗后阶段可以记录为临床或病理状态。通过添加前缀"yc"或"yp"来记录术语，如 ycT、ycN、ycM、ypT、ypN 和 ypM。

再分期常用于评估新辅助治疗后肿瘤的严重程度及治疗后癌症是否复发。这样做是为了确定是否需要进行必要或适当的额外治疗。

除 TNM 分期外肿瘤残余和手术切缘是影响接受手术治疗的肿瘤患者预后的 2 个重要因素。残留的肿瘤用符号"R"表示，它反映了手术治疗的效果和手术切除的完整性，并且其是预后的有力预测指标。尽管未正式纳入 TNM 分期，但"R"状态是癌症登记中病理记录的重要组成部分。

原发肿瘤部位的"R"分类如下。
- R_0 无残留肿瘤。
- R_1 显微镜下可见残留肿瘤。
- R_2 肉眼可见残留肿瘤。
- Rx 残留肿瘤无法评估。

应当注意的是"R_1"的名称在不同国家之间有所不同。在美国通常使用美国病理学会定义的 R_1，即"手术切缘的肿瘤"。英国则使用英国皇家病理学院的定义，该定义将 R_1 指定为"距手术切缘 1mm 以内的肿瘤"。

四、组织学分型

食管癌在组织学上被分类为 SCC 和腺癌[13]。腺癌是一种具有腺体分化的恶性上皮性肿瘤，主要来自食管下 1/3 的 Barrett 食管黏膜。食管腺癌可以起源于食管上段的异位胃黏膜，也可以发自黏膜和黏膜下腺体。SCC 是具有鳞状细胞分化的恶性上皮肿瘤，在显微镜下以具有细胞间桥和（或）角化作用的角质形成细胞样细胞为特征。由于 SCC 和腺癌具有不同的生物学行为，所以这会影响治疗的选择。相比较腺癌，SCC 对化、放化疗和放疗更加敏感，但两者长期的治疗效果却大体相似。腺癌切除术后的长期预后可能比 SCC 更好[14]。另一种组织学亚型是原发性混合性腺鳞癌。腺鳞癌是一种具有腺体和鳞状细胞混合分化的罕见恶性肿瘤，并且在临床上其更具有侵袭性[15]。

五、组织学分级

肿瘤组织学分级反映了癌症的组织学侵袭性。它可以作为评估肿瘤生长和扩散的速度的指标。与"未分化"或"低分化"肿瘤相比，"高分化"肿瘤以较慢的速度生长和扩散。肿瘤的组织学分级根据异常量用数字或字母（1、2、3、4 和 x）来表示[16]。
- G_x：等级无法评估（不确定的等级）。
- G_1：高分化（低等级）。
- G_2：中分化（中等级）。
- G_3：低分化（高等级）。
- G_4：未分化（高等级）。

六、第 7 版肿瘤大小、淋巴结受累情况、远处转移分期和更新

Pierre Denoix 在 1943—1952 年设计了针对所有实体瘤的 TNM 分期系统。目前，它由美

国癌症联合委员会和国际癌症控制联盟制订和
更新。随着研究人员不断对肿瘤预后理解的加
深，TNM 分期系统每 6～8 年更新 1 次。TNM
系统主要根据局部肿瘤浸入食管壁的深度和晚
期是否侵犯邻近结构（T）、局部引流淋巴结的
状态（N）及是否存在远处转移（M）对癌症进
行分类和分组。根据以下命名法，通过评估侵
入食管壁和外膜的 4 个不同层次的浸润深度来
评估 T 分期。

- Tx：无法评估原发肿瘤。
- T_0：无原发肿瘤的证据。
- Tis：高度不典型增生。
- T_1：肿瘤侵犯黏膜固有层，黏膜肌层或
黏膜下层。
  - T_{1a}：肿瘤侵犯黏膜固有层或黏膜肌层。
  - T_{1b}：肿瘤侵犯黏膜下层。
- T_2：肿瘤侵犯固有肌层。
- T_3：肿瘤侵犯食管外膜。
- T_4：肿瘤侵犯邻近结构。
  - T_{4a}：可切除的肿瘤侵犯胸膜、心包或
膈肌。
  - T_{4b}：不可切除的肿瘤侵犯其他邻近结
构，如主动脉、椎体或气管。

T 分期是评估预后的重要组成部分，对于
确定肿瘤是否适合手术治疗和制订治疗计划至
关重要。

淋巴结分期（N）是 TNM 分期中最具争议
的问题之一。N 分期的不同定义具体如下。

- N_0：无淋巴结转移。
- N_1：1～2 个淋巴结转移。
- N_2：3～6 个淋巴结转移。
- N_3：7 个或更多淋巴结转移。

对于为了达到最优分期目的而必须切除的
理想淋巴结数量尚无共识。数据表明食管切除
术后的淋巴结数目（而不是其位置）是生存率
的独立预测指标。在监测，流行病学和结果数
据库中发现与未行淋巴结活检时相比，术中至
少切除 12 个淋巴结时患者的死亡率显著降低。

此外，术中切除淋巴结数目 ≥ 30 个淋巴结的患
者死亡率较其他分组显著降低[17]。这可能是由
N 分期的更新或淋巴结清扫术的治疗所致。此
外，累及的淋巴结数目可用于预测全身性疾病
的可能性[18]。普遍认为在浸润性肿瘤的手术中
应至少行 2 个区域的淋巴结清扫。对于淋巴结
的定位和命名可以在非小细胞肺癌分期的淋巴
结命名法和编号系统的基础上扩展（图 36-2）。

远处转移简单描述如下。

- M_0：无远处转移。
- M_1：远处转移。

（一）第 7 版的更新

第 7 版 TNM 分期是 2010 年发布的最新
版本。本次更新加入了对 4627 例未经诱导或
辅助治疗的食管切除术患者的数据分析[19]。与
AJCC 第 6 版相比，两个版本之间的变化列举在
表 36-1 中。

对 T 分期主要进行了 2 个修订：Tis 或高度
不典型增生以前称为原位癌，现在包括所有非
侵袭性上皮细胞肿瘤。T_1～T_3 分期与第 6 版相
同。T_4 分期已被分类为 T_{4a}（可切除的肿瘤，侵
犯胸膜、心包或膈肌）和 T_{4b}（不可切除的肿瘤
侵犯邻近结构，如主动脉、椎体或气管支气管
和颈动脉）。

第 7 版 TNM 分期中对 N 分期进行了重大
修改。第 6 版将区域淋巴结（N_1）定义为食管、
纵隔和胃周淋巴结，颈部和腹腔淋巴结被定义
为 "远处" 转移，并指定为 M_{1a} 和 M_{1b}。M_{1b} 期
包括内脏器官转移。

在第 7 版分期中对区域性淋巴结重新定义
为从胸廓入口延伸至腹腔的任何食管旁淋巴结。
M_{1a} 和 M_{1b} 的亚分类与 Mx 一样被删除。此外，
第 7 版分期通过淋巴结受累的数目定义淋巴结
分期：N_1，1～2 个淋巴结；N_2，3～6 个淋巴结；
N_3，7 个或更多淋巴结。

第 7 版还有了以下变化：腺癌和 SCC 的具
有不同的分期系统（表 36-2）；根据位置对 3 种

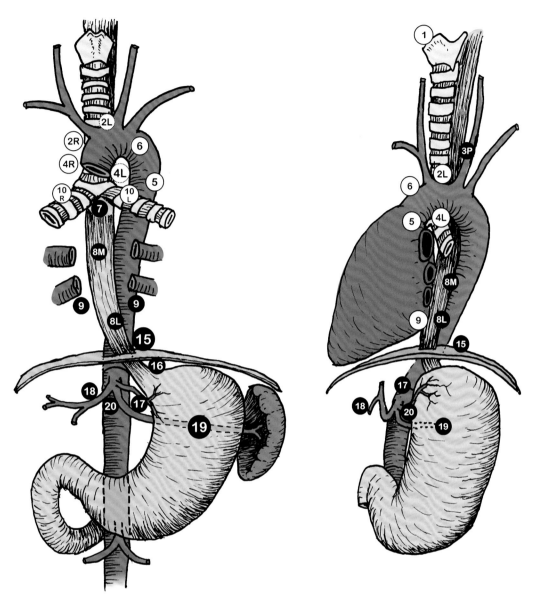

▲ 图 36-2 美国癌症联合委员会手册建议的淋巴结

1.锁骨上淋巴结；2R.右上气管旁淋巴结；2L.左上气管旁淋巴结；3P.后纵隔淋巴结；4R.右下气管旁淋巴结；4L.左下气管旁淋巴结；5.主肺动脉窗淋巴结；6.前纵隔淋巴结；7.隆突下淋巴结；8M.中段食管旁淋巴结节；8L.下段食管旁淋巴结；9.下肺韧带旁淋巴结；10R.右气管支气管旁淋巴结；10L.左气管支气管旁淋巴结；15.膈上淋巴结；16.心包旁淋巴结；17.胃左淋巴结；18.肝旁淋巴结；19.脾周淋巴结；20.腹腔干淋巴结

类型的 GEJ 肿瘤进行精确定义，包括全部 3 种在食管分期系统中的位置；最后，将肿瘤的组织学分级纳入系统。

（二）分期

SCC 和腺癌的分期不同（表 36-2）。对于较早分期的鳞状细胞癌（0～ⅡB 期），肿瘤组织学分级和位置对其有重要影响。G1 期胸下段鳞状细胞癌（ⅠB 期）的预后最好，G2～G4 期上段 1/3 的肿瘤（ⅡB 期）生存率最差，G2～G4 胸下段和 G1 上段 1/3SCC 肿瘤（ⅡA 期）的生存期在前两者之间。对于腺癌肿瘤的分化程度是影响其从 0 期到 ⅡA 期的关键。0 期、Ⅲ期和Ⅳ期鳞状细胞癌和腺癌则具有相同的分期。

表 36-1 TNM 分类更改

AJCC 第 6 版	AJCC 第 7 版
T 分期 *	**T 分期**
Tx：原发肿瘤无法评估	Tx：原发肿瘤无法评估
Tis：原位癌	Tis：高度不典型增生 †
T_1：肿瘤侵犯固有层或黏膜下层	T_1：肿瘤侵犯固有层或黏膜下层
T_2：肿瘤侵犯固有肌层	T_{1a}：肿瘤侵犯固有层或黏膜下层
T_3：肿瘤侵犯外膜	T_{1b}：肿瘤侵犯黏膜下层
T_4：肿瘤侵犯邻近结构	T_2：肿瘤侵犯固有肌层
	T_3：肿瘤侵犯外膜
N 分期	T_4：肿瘤侵犯邻近结构
N_0：无区域淋巴结转移	T_{4a} 可切除的肿瘤侵犯胸膜、心包或膈肌
N_1：区域淋巴结转移	T_{4b} 不可切除的肿瘤侵犯其他相邻结构，如主动脉、椎体、气管等
M 分类	**N 分期** †‡
Mx：无法评估远处转移	从颈部淋巴结到腹腔淋巴结的任何食管淋巴结
M_0：无远处转移	Nx：无法评估局部淋巴结
M_1：远处转移	N_0：无区域淋巴结转移
下胸段食管肿瘤：	N_1：1~2 个淋巴结受累
M_{1a}：腹腔淋巴结转移	N_2：3~6 个淋巴结受累
M_{1b}：其他远处转移	N_3：7 个或更多淋巴结受累
中胸段食管肿瘤：	**M 分类** ‡
M_{1a}：不适用	
M_{1b}：非区域淋巴结和（或）其他远处转移	Mx：无法评估远处转移
上胸段食管肿瘤：	M_0：无远处转移
M_{1a}：颈部淋巴结转移	M_1：远处转移
M_{1b}：其他远处转移	

*. 应记录肿瘤的最大尺寸
†. 重新定义
‡. 已分类
AJCC. 美国癌症联合委员会

（三）解剖位置和胃食管结合部肿瘤

胃食管结合部腺癌的分类最初是由 Siewert 等提出的。他们根据肿瘤中心的解剖位置或肿瘤的位置将其分为 3 种类型。当 EGJ 癌中心或 2/3 以上位于齿状先解剖上方 1cm 以上时，实为食管胸下段腺癌，为 I 型；当肿瘤中心或肿瘤位于在解剖学 EGJ 的近端 1cm 和远端 2cm 内，则被分类为 II 型。当肿瘤中心或肿瘤的 2/3 位于 EGJ 下方 2cm 以上时，肿瘤被分类为 III 型。2000 年这种分类法得到了更新。对于 Siewert I 型或食管远端腺癌，可将肿瘤的癌中心点确定在解剖 EGJ 上方 1~5cm；对于 Siewert II 型或真正的贲门癌，肿瘤中心位于 EGJ 上方 1cm 和下方 2cm 之内；对于 Siewert III 型或贲门癌而言，肿瘤中心位于 EGJ 下方 2~5cm，并且肿瘤侵犯胃食管结合部或食管下段（图 36-3）。

在修订后的 AJCC 第 7 版分期系统中，肿瘤中点位于胸下部食管 EGJ 或延伸至 EGJ 或食管的胃近端 5cm 以内的肿瘤（Siewert I 型和 II 型）被分类为食管腺癌并使用食管肿瘤分期。所有其他胃癌中点位于 EGJ 远端 5cm 以上或距 EGJ 5cm 以内但未延伸到 EGJ 或食管的癌症（Siewert III 型）均使用胃癌分期系统进行分期。

表 36-2　美国癌症联合委员会第 7 版阶段分组

分　期	T	N	M	分　级	T	N	M	分　级	位　置*
	腺　癌				鳞状细胞癌				
0	is	0	0	1	is	0	0	1	任何
IA	1	0	0	1~2	1	0	0	1	任何
IB	1	0	0	3	1	0	0	2~3	任何
	2	0	0	1~2	2~3	0	0	1	下
IIA	2	0	0	3	2~3	0	0	1	上、中
					2~3	0	0	2~3	下
IIB	3	0	0	任何	2~3	0	0	2~3	上、下
	1~2	1	0	任何	1~2	1	0	任何	任何
IIIA	1~2	2	0	任何	1~2	2	0	任何	任何
	3	1	0	任何	3	1	0	任何	任何
	4a	0	0	任何	4a	0	0	任何	任何
IIIB	3	2	0	任何	3	2	0	任何	任何
IIIC	4a	1~2	0	任何	4a	1~2	0	任何	任何
	4b	任何	0	任何	4b	任何	0	任何	任何
	任何	3	0	任何	任何	3	0	任何	任何
IV	任何	任何	1	任何	任何	任何	1	任何	任何

*. 原发癌部位的位置由食管中肿瘤的上边缘（近端）的位置定义

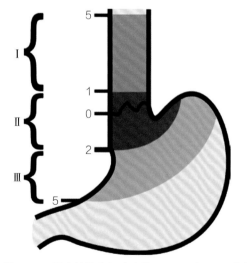

▲ 图 36-3　**胃食管结合部腺癌的 Siewert 和 Stein 分类**
Ⅰ 型，食管远端腺癌；Ⅱ 型，贲门癌；Ⅲ 型，贲门下癌

七、诊断工具

（一）肿瘤检测

　　食管癌通常是在检查上消化道症状（如吞咽困难和体重减轻）时发现的，或者是在对 Barrett 食管的随访中通过柔性内镜和活组织检查时发现[20]。

（二）上消化道对比研究

　　既往，上消化道钡剂检查在患者出现吞咽困难症状而未行内镜检查时可作为首选辅助检查。吞咽钡剂可以清楚地识别出息肉样肿瘤、食管黏膜不规则的狭窄（图 36-4）。钡剂还可以检测出其他的诊断信息如肿瘤的位置、在肿瘤水平处的食管轴及是否存在其他病理现象（如裂孔、疝气和憩室）。尽管阳性预测值仅为 42%，但是在没有内镜检查或暂时无法行内镜检查的情况下气钡双重造影是一种可选的诊断方式[21]。随着定期胃镜检查的普及，UGI 由于其准确性较低且无法对病变组织进行活检等缺点，其并不是对可疑食管癌患者初筛的常规检查。当患者存在吞咽困难和体重减轻的症状且不易进行内镜检查时，应首先考虑进行 UGI 检查。当

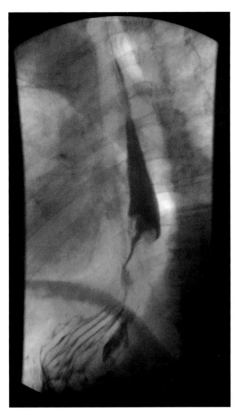

▲ 图 36-4　钡对比研究显示了远端胸部苹果核样病变

食管狭窄且无法进行完整内镜评估的情况下，钡剂检查可能有助于划定肿瘤的远端范围。

（三）上消化道内镜检查和活检

当肿瘤需要进行鉴别诊断时柔性上消化道内镜是检查吞咽困难和体重减轻患者食管的标准初始诊断方式。内镜检查可提供食管腔内任何组织形态变化的细节并可以识别其他异常病变。内镜检查报告应包括任何严重病变的大体特征描述如肿瘤形态、距门齿的距离、病变长度、占据管腔圆周的比例及相对于 GEJ 的位置（如果有必要则应描述延伸至贲门的长度），以及对任何跳跃性病变的描述；此外，还应注意Barrett 食管的存在、位置和长度。

在内镜下可观察到食管的柱状细胞改变的组织癌变的风险相对较高。因此除肉眼观察之外，还应同时获取组织用于组织学评估。应多进行几次活检以提高诊断的准确性。当使用标准内镜活检方案获得 6 个或更多的样本时诊断

效率接近 100%[22, 23]。在坏死或纤维化区域取得的标本将降低诊断的准确性。在难以进行常规活检的恶性狭窄病例中，也可以使用刷检细胞学检查的方式[24]。在这种情况下为了最大限度地提高标本量，应在活检之前进行刷洗[25]。如果标准活检或刷检未得到阳性结果，在高度怀疑肿瘤情况下则应考虑进行超声内镜检查[26]。另外，还应对除指定病变以外的任何可疑病变进行活检，因为肿瘤细胞在食管内黏膜下扩散或跳跃性病变是比较常见的[27]。

一旦确定了肿瘤的组织学分型就可以对可行手术治疗的患者行后续检查以确定肿瘤的准确分期，这将指导治疗计划[28]。侵犯食管壁全层的肿瘤更有可能发生淋巴结受累或全身转移的情况。因此与适合单独手术或根治性内镜治疗的早期病变相比，这类患者相对会在多学科模式的治疗中受益更多。

肿瘤的分期从计算机断层扫描或正电子发射断层扫描的结果获得，以评估是否存在转移性疾病。如果排除远处转移，则应获得对肿瘤局部分期（T 期和 N 期）更详细的评估。

（四）FDG-PET/CT 检查

[18]F 标记的 2- 氟 -2- 脱氧 -D- 葡萄糖正电子发射断层扫描（FDG-PET/CT）现在通常用于食管癌的分期诊断。通过使用葡萄糖类似物（FDG）可以突出显示代谢活跃的组织，该物质在癌细胞中代谢较慢，PET 扫描可以检测原发性肿瘤，并具有评估发现代谢活跃的淋巴结或转移部位的功能（图 36-5）。PET 可以通过标准化摄取值确定异常代谢的程度，并且区分这种异常代谢是炎症还是受累的恶性淋巴结。PET-CT 可以与普通 CT 检查结果相结合，从而可以将代谢信息与解剖位置直接进行比较。PET-CT 相比单独进行 PET 扫描具有诸多优势，并且显著提高了诊断准确率[29]。

在组织学上分型对比中发现 SCC 相对腺癌在原发肿瘤部位的 FDG 积累较多。研究发现

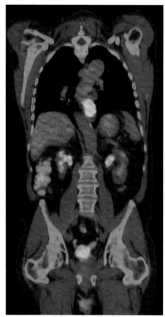
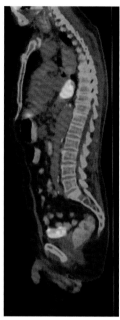

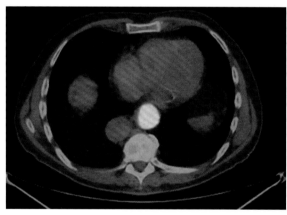

▲ 图 36-5 在冠状、横断面和矢状位正电子发射断层扫描 - 计算机断层扫描图像上，食管远端的 **PET-avid** 病变

腺癌患者在行 PET-CT 检查时其 FDG 亲和力与肿瘤的生长类型、分化程度和黏液含量有关。FDG 亲和性较差的肿瘤通常表现为分化程度较差、弥漫性和非肠道生长类型，并且黏液含量较高[30]。

PET-CT 在评估原发肿瘤的 TNM 分期的敏感性和特异性可能受不同因素的影响。在检测原发肿瘤时其明暗度在 78%～95%，且大多数假阴性测试发生在早期肿瘤患者（T_1 和 T_2）中[31]。PET 无法提供肿瘤侵犯食管壁深度的数据，因此其对 T 分期的诊断没有价值。此外由于 PET 具有的空间分辨率较差，这使其不足以判断原发肿瘤和继发于原发肿瘤的癌旁淋巴结

的区别。PET 的敏感性在鉴别淋巴结受累方面很差，为 38%～82%，对于大部分位于中纵隔和下纵隔的原发性肿瘤而言尤为如此。在一项研究中发现 PET 对诊断颈部、上胸和腹腔淋巴结的敏感性分别为 78%、82% 和 60%，但对于中纵隔和下纵隔这一数据仅为 38% 和 0%[31]。PET 对诊断 N 分期的特异性远高于敏感性，总体特异性为 76%～95%，而 CT 检查的特异性则为 77%～89%[32, 33]。

与单独 CT 相比，PET 扫描的主要用途在于其对肿瘤远处转移的识别。最近的一项研究发现 47% 的患者其 CT 显示无远处转移但 PET 扫描则为阳性，这导致对患者的治疗方案从根治转变为姑息性治疗[34]。Luketich 等报道 PET 检测转移灶的敏感性为 69%，特异性为 93.4%，准确度为 84%，而普通 CT 的敏感性为 46.1%，特异性为 73.8%，准确度为 63%[35]。一篇纳入 12 篇关于在食管癌患者中使用 PET 的 Meta 分析中发现，PET 在检测局部转移的敏感性和特异性分别为 0.51 和 0.84。PPV 和阴性预测值分别为 0.60 和 0.46；对于远处转移，其总体敏感性和特异性分别为 0.67 和 0.97；总体 PPV 和 NPV 分别为 0.92 和 0.83。排除了两项远处转移敏感性非常低的研究（因为两篇研究包含很多早期肿瘤）后，其敏感性提高到 0.72，特异性提高到 0.95[36]。这项研究表明 PET 在检测局部淋巴结受累中的准确性仅为中等，EUS 细针穿刺术在这方面更加准确。但是，PET 显然可以更准确地识别远处淋巴结受累和脏器转移。

PET 在诊断早期疾病（Tis、T_1）中的效用可能较低，因为淋巴结转移的发病率随着 T 分期的增加而增加。由于 PET 的成本较高，所以在早期肿瘤患者中常规使用 PET 不太现实。对于标准分期方法（CT 和 EUS）显示无远处转移的区域浸润性肿瘤患者中应常规进行 PET，因为它已被证明是非转移性食管癌患者总体生存率的独立预测指标。PET/CT 因为可以检测出转移性疾病，因此通常可以导致治疗策略

的改变[37]。在最近的一项 Meta 分析中发现，3%～20% 的患者因 PET 检查的结果而改变了总体治疗策略[36]。

（五）CT 扫描和磁共振成像

CT 通常作为经内镜检查确诊的食管癌分期评估中的首选放射学检查。通常认为 CT 图像中食管壁厚度 > 5mm 是异常表现，并需要进行进一步研究。CT 可以显示病变和周围结构、局部器官浸润和淋巴结转移情况（图 36-6）。CT 对于排除 T_4 期疾病的患者尤为重要，其敏感性和特异性分别为 25% 和 94%[38]。在考虑行手术治疗之前使用静脉和口服对比剂的 CT 提供了至关重要的解剖学细节。食管与主动脉、气管和支气管及心包之间的脂肪平面消失提示有侵犯的可能，但是患者这些间隙的脂肪较少常常导致诊断并不明确。正常扁平的气管膜部和左主支气管增厚或凹陷也提示有肿瘤侵犯的可能，但最终应行支气管镜检查予以确认。据研究报道当食管和主动脉之间的接触区域超过 90° 时肿瘤侵犯的可能性高达 80%。但是 CT 无法精准分辨 T 分期。通常 T_1 和 T_2 期病变的食管壁厚度通常在 5～15mm，T_3 期食管癌病变的厚度 > 15mm，但是这一数据并非完全准确。

由于仅将大小作为诊断标准，因此 CT 检查到纵隔和腹部淋巴结受累的敏感性较低。通常认为 > 1cm 的胸腔和腹部淋巴结被认为是有侵犯可能的，而短轴 > 0.5cm 的锁骨上淋巴结和 > 0.6cm 的膈肌周围淋巴结被认为是可能是病理性的[39]。但是正常大小的淋巴结也可能含有转移性沉积物，淋巴结肿大可能是由于反应性增生和炎症。CT 检查淋巴结受累的敏感性和特异性分别为 50% 和 83%[32]。

CT 的主要价值在于它能够检测远距离的全身性转移，如肝、肾上腺和肺部转移。与食管鳞状细胞癌相比，GEJ 和胃贲门腺癌腹膜转移的发生率较高。在检测是否发生腹膜转移时 CT 不如腹腔镜检查。食管癌患者很少发生孤立性肺转移，在 CT 中更可能发现原发性肺癌或其他肺部良性结节，因此需要进行包括 PET 在内的其他检查。

磁共振成像具有直接多平面成像功能的优势，其在评估气管支气管、主动脉和心包是否受侵时具有很大优势。传统 MRI 对食管癌患者 T 分期的诊断准确性约为 60%，而使用高分辨率 T_2 加权 MRI 可以使这一数据高达 81%[40, 41]。一项使用高分辨率 T_2 加权、更快的序列和心肺运动门控结合扩散加权成像核磁的影像学检查研究显示，其对 T_1～T_4 期肿瘤的检出率分别为为 33%、58%、96% 和 100%[42]。MRI 显示出与 CT 相似的局限性，特别是对纵隔淋巴结的低检出率[43]。

（六）超声内镜和超声内镜／细针抽吸

已经使用了几种方式来评估肿瘤侵犯食管壁的深度。频率为 7.5～12MHz 的专用 EUS 可以将食管壁分为五层结构（图 36-7），其灵敏度为 81%～92%，准确性相对较高，并可提供有关异常或肿大淋巴结的信息。但是由于低频，内镜无法观察到黏膜肌层的病变。因此，学者认为肿瘤侵犯越深，超声内镜的敏感性越高[44-46]。关于准确区分黏膜和黏膜下层（T_{1a} 与 T_{1b} 期）浸润能力的数据存在一定矛盾。一项前瞻性双盲比较试验发现标准探头和新式高分辨

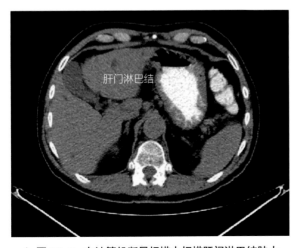

▲ 图 36-6 在计算机断层扫描中扫描肝门淋巴结肿大

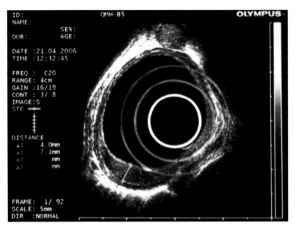

▲ 图 36-7　通过超声内镜识别的食管壁层

率 20MHz 探头均无法准确地区分黏膜内和黏膜下是否存在肿瘤浸润[47]。Thosani 等的研究证明 EUS 对诊断 T_{1a} 肿瘤的敏感性和特异性分别为 85% 和 87%，对诊断 T_{1b} 肿瘤的敏感性和特异性均为 86%[48]。EUS 诊断 T_4 期肿瘤的准确性为 86%[49]。

由于癌旁水肿性病变可能被误认为是肿瘤，因此可能发生过度分期的现象。另外，如果肿瘤的渗透性低于超声检查的分辨率则可能导致分期不足[50]。其他技术障碍可能会阻止 EUS 检查的完整性，如肿瘤所致食管狭窄导致内镜无法通过。为了通过狭窄食管，可以考虑选择行食管扩张术，或者可以使用不同的仪器例如小口径超声探头或不带光纤线的超声内镜。截至目前，尚无确定其诊断性能的对比性研究。鉴于这些矛盾的结果，当前唯一能够确定微小病变浸润深度的方法就是 EMR[51]。

EUS 可通过识别具有可疑特征的淋巴结并对其实施细针穿刺活检而得到细胞学结果，从而提高 N 分期的准确性。基于 EUS 识别恶性淋巴结和选择需要行 EUS/FNA 患者的最佳标准不断发展。修改后的 EUS 标准（4 个标准加上 EUS 识别的腹腔淋巴结，> 5 个淋巴结或 EUS 诊断 $T_{3/4}$ 期肿瘤）在识别恶性淋巴结时比原标准（低回声、平滑边界、圆形或宽度 > 5mm）更加精确[52]。与食管切除术后标本及行淋巴结清扫术的最佳金标准病理学评估相比，EUS/

FNA 对局部淋巴结受累的敏感性、特异性和准确性均超过 85%[53, 54]。特别是对颈部、上胸部、下颌、左主支气管旁和喉返淋巴结诊断的敏感性最高。一项前瞻性研究比较了 125 例食管癌患者术前 CT、EUS 和 EUS/FNA 在食管癌淋巴结分期中的性能特征，结果表明 EUS/FNA 比 CT 敏感（83% vs. 29%），并且其准确性也较 CT（87% vs. 51%）或 EUS 高（87% vs. 74%）[55]。

EUS 的准确性取决于操作者，观察者的可靠性受经验和肿瘤分期的影响[56]。有经验的超声内镜医师在 T 和 N 分期的一致性良好，但是其对诊断 T_2 期肿瘤的一致性较差。由于肿瘤周围存在炎症反应，专业的超声内镜医师也会将 8%～14% 的 T_2 期肿瘤过度分期[57]。

在所有腹腔，肝门部、颈部和上纵隔胸腺旁的可疑淋巴结病例中都应考虑行 FNA 淋巴结穿刺术。应当注意的是当淋巴结可触及并且原发病灶不在穿刺通路时才可进行操作。

（七）内镜下切除术

不能认为任何恶性、可见的病变都局限于黏膜层。事实上很小的肿瘤也可能会侵犯黏膜下层。EMR 是一种将部分或全部黏膜下层切除至固有肌层以进行明确的组织学诊断的技术。该技术由日本的 Inoue 博士于 1992 年首次提出[58]。EMR 有不同的技术，但适用范围最广的方法是使用安装在标准内镜末端的透明帽。其目的是将样本完整切除。虽然逐块切除在临床中也可以接受，但是这样会增加了不完全切除的可能性，并使切缘附近组织的病理学评估更加复杂。这项技术已经发展并彻底改变了浅表食管腺癌的分期和治疗方法，尤其是在病变仅限于黏膜或黏膜下层的早期 T_1 食管腺癌占比高达 20% 的美国[59]。它可以准确评估肿瘤浸润深度、淋巴管浸润情况和分化程度，从而评估局部淋巴结转移风险。然而，对于存在食管反流症状的患者标本的组织病理学结果存在一定争论。病理学家对 ER 标本中肿瘤浸润深度的评估之间存在很高的不一致性（高达 48%），尤其是对于 T_{1b} 的肿瘤病变而言[60]。

在 EMR 可提供准确分期的情况下，以多学科合作选择最佳的治疗方式是对于肿瘤患者最佳的治疗方案。几项研究表明与手术治疗高度不典型增生和黏膜内腺癌（$T_{1a}N_0$），EMR 可以安全有效地对肿瘤进行完全切除，具有较高疾病长期控制率和低并发症等优势，但复发率较高是其一个缺点。在这些早期病变中淋巴结受累或血行播散的风险 < 2%[61]，这证实对于这些病变行 EMR 是合理的[62, 63]。而对于侵犯黏膜下层的病变，提倡如食管切除术和淋巴结清扫术等更彻底的治疗方法。

（八）支气管镜和支气管内超声检查

进行支气管镜检查是为了评估肿瘤是否侵犯气管支气管和纵隔淋巴结受累情况。尤其是肿瘤导致食管狭窄而无法进行 EUS 等超声内镜检查和当肿瘤位于食管中上部时。

隆突增宽、外部压迫改变、肿瘤直接浸润和气管食管瘘形成等迹象表明可能存在气管受累。最后两个表现是手术治疗的禁忌证[64]。肉眼观察的支气管镜下改变可能并不精确。实际上气管后壁的隆起或微小的黏膜改变（红斑、水肿）并不能确定是否有肿瘤浸润，因此建议对可疑病变进行活检和刷检等细胞学检测。在一项针对鼻咽癌患者的研究中分别有 5.9%、28.6% 和 4.1% 的支气管镜检查可见腔内肿瘤肿块、气管后壁隆起和黏膜浸润迹象。但是在 220 例行支气管镜检查的患者中只有 8.6% 的病变通过活检或细胞学检查得以证实肿瘤侵犯。支气管镜检查排除了由于气道侵犯而可能进行手术治疗的 18.1% 的患者，总体准确率为 93.3%[65]。

研究表明，超声支气管镜已经可以作为一种明确肿瘤分期的诊断工具。气管支气管受侵的诊断是基于气管支气管最外层高回声层的中断（与其外膜相对应）。在一项对 26 例经超声支气管镜检查无气管受侵的患者的研究中发现

最终只有 2 例患者气管受累。与此相比，22 例患者中有 7 例发现了存在 CT 未提示的肿瘤侵犯气管现象。

在另一项评估可疑气管支气管受累的食管癌或甲状腺癌患者的研究中，超声支气管镜检测到气管受侵的敏感性和特异性分别为 92% 和 83%，而 CT 和 MRI 分别为 59% 和 56%，以及 75% 和 73%[66]。最近的研究表明超声支气管镜与传统的支气管镜、CT 和 EUS 相比，在诊断因食管肿瘤而侵犯气管支气管方面具有更高的准确性[67]。

Liberman 等的研究发现了结合 EBUS 与 EUS 在取样癌旁淋巴结中的实用性，单独 EUS/FNA 在穿刺淋巴结时可能会因为穿刺到原发肿瘤而继发样品污染，存在假阳性细胞病理学的风险较高。由于 EUS 无法评估气管周围和隆突下局部淋巴结的浸润情况，研究者在 EUS 的基础上行 EBUS 检查，这为上段和中段食管癌患者的分期提供了有价值的信息。在这项研究中共有 12% 的患者因同时行 EUS 和 EBUS 检查而进一步明确了肿瘤分期，这对患者的预后和治疗计划具有重要影响。然而该技术尚未得到广泛应用[68]。

（九）腹腔镜和胸腔镜

为了明确术前分期，可以有选择地进行诊断性腹腔镜或胸腔镜检查。微小的腹腔内转移很难通过 CT 或 PET 扫描等无创检查发现。腹腔镜或胸腔镜检查可以识别隐匿的腹腔内或胸腔内远处转移，以及在某些情况下（如 GEJ 或远端食管癌患者中）进行局部淋巴结采样[69, 70]。这种方法可能会限制对局部晚期或转移性疾病患者的积极治疗。

腹腔镜检查包括对腹腔和肝脏表面的肉眼检查，对肝脏进行腹腔镜超声检查，收集腹腔积液以进行细胞学检查，以及对可疑病变进行活检。

在一项对 53 位接受术前评估（包括微创分期）的患者的研究中发现有 32.1% 的食管腺癌患者最初通过 CT 和 EUS 检查而制订的分期

发生了变化[71]。一项纳入了 113 例癌症和白血病患者的多机构研究（CALGB 9380）中发现对于 73% 的患者使用胸腔镜联合腹腔镜检查用于肿瘤分期是可行的。胸腔镜和腹腔镜检查发现约有 50% 的患者存在 CT 漏诊的淋巴结或转移性疾病，MR 和 EUS 的漏诊率分别为 40% 和 30%。尽管未发生死亡或重大并发症，但胸腔镜和腹腔镜见检查需进行全身麻醉、单肺通气，其中位手术时间为 210min，住院时间为 3 天[72]。

当前除在其他分期检查中提示可能存在转移性肿瘤的高选择性患者外不推荐使用诊断性胸腔镜检查。许多学者认为可以对胃部广泛受累的食管腺癌患者或 CT 和 PET 可疑的患者进行诊断性腹腔镜检查。

虽然 EUS/FNA 是一种有效的纵隔结节采样方法，然而腹腔镜检查特别是针对下段食管腺癌和 GEJ 肿瘤患者有其独特的优势，因为此类患者在腹腔镜检查中发现存在腹部转移的概率远远高于食管鳞状细胞癌。腹腔镜检查可用于如腹膜转移和可疑肝硬化的确诊，这是手术治疗食管癌的相对禁忌证[73]。腹腔镜检查对于上段食管癌的诊断价值较低。在患者行 CT 和 EUS 检查之后，腹腔镜检查可能会使 0%~21% 的患者的淋巴结分期提高，而将降低 4%~19% 的患者淋巴结分期。结合其他检查，有多达 20% 的患者会发生治疗策略上的改变[74]。即使胸腔镜和腹腔镜检查可以发现一些晚期疾病患者，但对行上述有创操作检查的患者临床医生应谨慎选择[75]。

PET/CT 准确性的提高可能会减少其他有创操作的应用，尤其是在诊断是否合并远处转移的情况。对于综合选择效果更好的 PET、CT 和 EUS 等无创操作相比，需要腹腔镜辅助检查的指针较少。腹腔镜检查适用于怀疑存在肝脏转移或腹膜转移并需要确认的患者。

鉴于治疗方法的广泛变化，对食管癌患者进行正确分期至关重要。图 36-8 显示了食管癌患者的所有检查步骤。在完成分期和生理评估

后，患者应尽可能在多学科讨论的背景下行肿瘤的综合治疗。

八、疗效监测

与单纯手术相比，新辅助放化疗联合手术治疗已显示出良好的长期结局[76]。但是，在一定比例的患者中发现尽管进行了新辅助治疗，仍然未达到客观预期的效果，有时还会发生疾病进展的情况。因为放化疗的不良反应可能导致围术期并发症的发生率增加，所以上述发现可能会改变患者的治疗方案。此外，长期且无效的术前治疗不可避免地会延迟手术治疗时间。此外，针对术前新辅助放化疗不敏感的患者进行早期筛别可以制订更为适合的治疗方案。

用于监测非手术治疗的常规成像技术（如 CT 和 EUS）均基于形态学成像。这些检查手段的限制性包括难以区分存活的肿瘤组织和坏死或纤维化组织，以及细胞死亡和肿瘤缩小之间的延迟[77]。然而，CT 由于其应用广泛仍作为检测肿瘤预后的首选检查。在一项使用 CT 的研究中发现，CT 在评估放化疗后的 T 分期时准确性仅为 42%；对 36% 的患者的 T 分期评估较晚，而对 20% 的患者 T 分期评估较早。在评估病理性肿瘤反应时 CT 的敏感性为 65%，特异性为 33%，PPV 为 58%，NPV 为 41%[78]。

因为 EUS 的准确性有限且可重复性较差，通常不建议将其用于监测肿瘤预后。此外 EUS 是一种有创性操作，在某些情况下如患者存在放射后食管炎或严重狭窄的情况下是不可行的[79]。一项评估内镜活检和 EUS 在预后价值的研究表明当与手术标本中残留的活细胞百分比和存活率相关时，其准确性约为 50%[80]。

FDG-PET 是一种可以在新辅助治疗的过程中能够早期预测肿瘤反应的较为准确的诊断方式，研究发现其对食管癌具有中等敏感性。几项小型研究和一项大型的 Ⅱ 期临床试验中描述了 FDG-PET 在早期监测非手术治疗反应中的评估，其结果较为令人满意[80-84]。

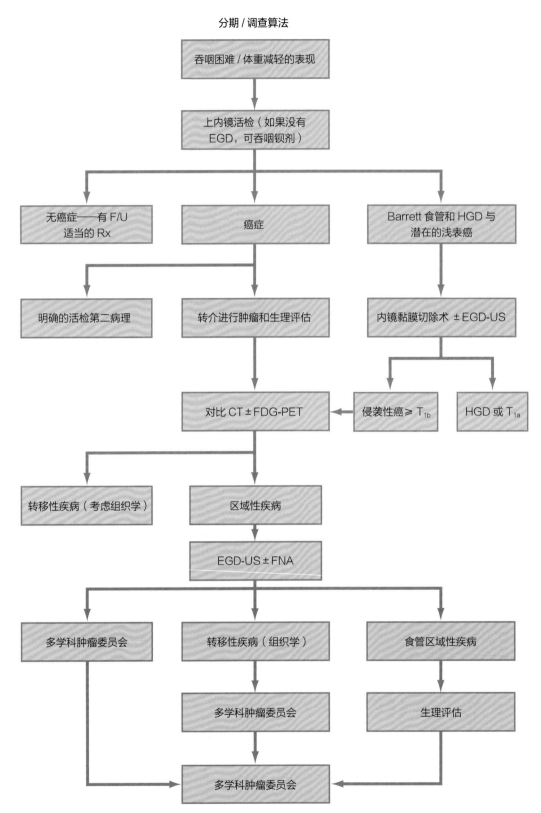

▲ 图 36-8　诊断食管癌的分布方案

CT. 计算机断层扫描；EGD. 食管胃十二指肠镜检查；FDG.2-^{18}F- 氟 -2- 脱氧葡萄糖；FNA. 细针抽吸；F/U. 后续行动；HGD. 高度不典型增生；PET. 正电子发射断层扫描；Rx. 治疗；US. 超声

MUNICON 研究纳入了 110 例接受新辅助化疗的患者，其中 54 例在诱导治疗 2 周后有代谢反应。无反应者立即接受手术治疗，而对化疗敏感的患者则在整个疗程后接受手术治疗。无反应者的生存时间（中位 26 个月）较对化疗敏感的患者短，尽管未完成整个周期的化疗，但对化疗不敏感患者似乎未比接受化学疗法和手术的既往队列远期生存率更低[85]。本研究表明，PET 作为监测新辅助放化疗患者预后的潜在可行性。

在一项对放化疗前后进行评估的患者的研究中，Brücher 等证明 PET/CT 在检测中的灵敏度为 100%，相应的特异性为 55%。PPV 和 NPV 分别为 72% 和 100%[81]。Flamen 等还证明了 PET 在评估治疗过程中肿瘤反应的价值，PET 对肿瘤主要反应的预测准确性为 78%，敏感性为 71%，特异性为 82%[82]。

假阴性（对反应的高估）是由于残留的微转移癌灶低于 PET 的检测阈值。假阳性（对反应的低估）通常发生在原发肿瘤部位，在该部位炎症反应可能会增加 FDG 的摄取而导致假阳性。尽管关于 FDG-PET 的研究还在不断进行中，但是并不能完全证明其对新辅助放化疗的病理反应。

九、监控策略

通常会对食管癌患者在行手术或药物治疗后进行长期随访，保证在局部肿瘤复发的情况下实施挽救性治疗。但是，复发后可挽救的病例数量有限。Sudo 等的研究发现在接受三联疗法的 518 例食管腺癌患者在随访过程中发生肿瘤复发的中位时间为 29.3 个月，其中只有 2% 的患者能够继续实施治疗，这就提出了监视 / 挽救性治疗的策略是否可以使患者受益的问题[86]。

在进行非手术治疗后，因为要区分组织纤维化、炎症反应和真正的组织学反应较为困难，所以很难对病变进行评估。国家综合癌症网络基于共识和指南建议的治疗后监测策略包括以下步骤。

- 在治疗后初始 1~3 年每 3~6 个月进行 1 次病史和体格检查，然后在 4~5 年每 6 个月检查 1 次，随后保持每年 1 次。
- 作为临床指示的全血细胞计数和生化指标。
- 作为临床指示影像学检查和上消化道内镜检查。
- 吻合口狭窄扩张术。
- 营养咨询。

致谢

我们要感谢 Law 博士在已出版的第 7 版中使用了本章的部分内容。

第 37 章
高度异型增生和浅表食管癌的内镜处理

Endoscopic Management of High-Grade Dysplasia and
Superficial Esophageal Carcinoma

Wayne L. Hofstetter   Raquel E. Davila   Marta L. Davila   **著**
李　斌　毛文杰　**译**

摘要　　食管切除术不再被认为是高度异型增生和局限于黏膜层的早期食管癌的标准治疗方法。在大多数情况下，包括内镜切除结合各种形式的消融等保留器官的手术已被证明是治疗早期食管肿瘤的首选方法。本章将讨论导致这一治疗模式转变的相关研究，内镜治疗的具体理想人群、当前治疗模式、临床和安全结果，以及具体的管理建议。

关键词：异型增生早期食管癌射频消融术冷冻疗法；内镜下切除术食管切除术黏膜内癌；内镜治疗黏膜切除术食管腺癌食管鳞状细胞癌

高度异型增生和早期食管癌具有相似的检查手段和治疗方式，因此可以将这 2 种病变归为一类疾病。在某种情况下，2 种疾病会同时存在。由于现有的研究往往将两者的描述结合起来，因此在本章中我们将这 2 种疾病都归类为浅表肿瘤。

长期以来食管切除术被认为是食管癌患者的唯一治疗选择，但是随着对食管疾病研究的深入，食管切除术已不再是高度异型增生和病变局限于黏膜层的早期食管癌的标准治疗方法。随着人们对疾病生物学的认识和技术差距的弥合食管癌的治疗方式也在不断变化，这既颠覆了以往的治疗方法，同时也代表了治疗手段的不断进步。在绝大多数情况下，包括内镜下切除术在内的器官保留手术和各种形式的消融已被证明是治疗早期食管肿瘤的最佳方案[1-4]。

随着食管腺癌的发病率在美国逐年上升，食管鳞癌的发病率却不断下降[5]。事实上除了

EAC 的发病率在不断增加之外，其他大多数肿瘤的发病率都在趋于稳定或持续下降。导致上述情况发生的原因尚不完全清楚，但众所周知 EAC 由于其早期症状不典型大多起病隐匿使得大多数 EAC 病例在晚期才被诊断，这一点对大多数患者来说是致命的。因此，对于 EAC 患者而言，早期诊断是对其远期生存率最大的影响因素。尽管胃肠病学会的指南中未明确描述，但是强调公众对 EAC 危险因素的认识已经成为对食管疾病监测中的一个趋势。长期以来，接受食管癌筛查人群大部分是存在长期反流症状而未规律服药患者和经胃肠科医生指定的接受胃肠镜检查的胃食管反流病患者。而这种非正式的筛查方法已经逐渐成为常规监测和发现早期食管疾病的唯一机制。

一、筛查和监测

对于具有如存在吸烟和酗酒史、Plummer-

Vinson 综合征、掌跖角化病、头颈癌病史、食管腐蚀性损伤史和贲门失弛缓症等已知危险因素的人群应行食管鳞状细胞癌常规筛查。肠上皮化生被认为是食管腺癌的癌前病变，而体重指数增加、食管裂孔疝和胃食管反流病都是其形成的病因 [3-6]。此外还有一部分首次确诊的 EAC 患者并没有 BE 病史也从未出现过反流症状。这可能是因为这类患者中存在"无症状"的反流情况，或者有其他机制未明的因素推动了肿瘤的进展。当食管腺癌患者既往有 BE 病史时，我们可以对疾病的发生发展有更好的了解。通过对基因改变积累的现有研究，学者发现食管疾病可以从早期的非增生性肠上皮化生逐步发展到低度异型增生、HGD 和浸润性 EAC[7]。然而并不是每个 Barrett 相关肿瘤患者都会出现化生 – 异型增生 – 肿瘤形成这样的有序过程。如果情况确实如此，对食管疾病患者的长期监测过程中可能会遗漏这些细节。另一种解释可能是一旦达到关键的基因突变或突变负荷，疾病可能就会拥有跳过发展过程中中间阶段的能力。尽管如此，内镜筛查仍是发现早期可治愈食管疾病的最重要因素之一，而通常这些早期病变不需要完全切除食管即可治愈。不幸的是，只有少数存在临床症状的早期患者会行内镜检查。更常见的情况是患者出现明显的临床症状，是肿瘤局部进展或晚期的表现之一。因此，设计一种成本较低而效率较高的筛查策略来监测早期疾病是具有挑战性的。鉴于内镜下诊断肿瘤的低收益率，专家共识小组目前仍认为缺乏对 Barrett 相关疾病的常规筛查手段。美国胃肠病协会认为 Barrett 食管公认的危险因素包括高龄、男性、白种人、GERD、食管裂孔疝、体重指数升高及腹型肥胖。尽管已发表大量关于 Barrett 食管危险因素的相关数据，但在制订筛查这种疾病的指导方针时很少有人尝试系统地应用这些信息 [1]。令人烦恼的问题是，学者无法将筛查工作集中在高风险的人群中，而这无疑将会增加筛查工作的资金负担。

尽管缺乏具体的指南建议，专家认为长期存在反流症状、有食管肿瘤家族史、治疗后仍有 GERD 症状的患者或患有不明原因贫血的患者都应该行内镜检查明确有无食管肿瘤病变。同样，长期研究表明最初表现为糜烂性食管炎（洛杉矶 GERD 分级 C/D 级）和定期使用质子泵抑制药与 BE 的发生独立相关，因此有必要在这些人群中进行常规筛查 [8]。在内镜检查发现 BE 后，为了明确有无食管疾病进展为 EAC 的可能性，内镜检查的重点将从筛查转变为监测。虽然持续监测的收益并没有相关数据，但从几项研究中发现与未接受监测的患者相比，在监测期发展为 EAC 的患者通常处于肿瘤早期且总体生存率较高 [9, 10]。事实上监测指南是在假设这种做法将减少死亡的基础上制订的。

监测指南根据在食管活检中检测到的不典型增生程度而有所不同（表 37-1）。对于内镜检查过程中发现的黏膜异常需要特别注意，应当尽可能多的取到病变组织以提高准确性。病理学专家应确认检测到异型增生或肿瘤的存在 [11]。

表 37-1 Barrett 食管伴和不伴异型增生患者指南

诊 断	推 荐
非增生性 BE	每 3～5 年行 1 次 EGD 检查 每 2 厘米做 1 次四象限活检 异常区域的重点活检
低度异型增生	与病理学专家确认结果 6 个月内随访并行 EGD 下活检 考虑内镜切除和（或）消融 治疗后的监测是必要的
高度异型增生	与病理学专家确认结果 参考内镜切除和（或）消融 难治性病例可考虑食管切除术 内镜治疗后的监测是必要的

BE. Barrett 食管；EGD. 食管胃十二指肠镜

虽然较早的文献主张对确诊为 HGD 的患者进行监测，但现在认为此类患者应及时接受治疗 [11-14]。正如前言中所讨论的那样，不同级别医院技术差距的缩短已实现对 HGD 有效和安全的治疗可能，这已经改变了对于 HGD 的治疗方案。如果不进行干预，从表浅的 HGD 进展到 EAC 的风险很高，每年为 6%～19%。具有肉眼可见病变如结节状食管的 HGD 患者发展为 EAC 的风险较高（40%～70%）[13]。有些患者可能在被明确诊断为 HGD 时并发腺癌。对于上述情况已有相关研究证实，在一项研究中发现行食管切除术的 HGD 的患者中大约有 50% 的患者术后标本中存在浸润性腺癌的成分[13]。在一些使用相对较好的内镜技术和先进设备的最新研究表明在没有明显肉眼病变的患者中术后标本诊断出腺癌成分的比例低至 11%[15]。

对于那些不能或不愿接受治疗的 HGD 患者，监测随诊也可以作为一种治疗方案。在这种情况下应每 3 个月进行一次内镜检查，每隔 1cm 随机进行四象限活检且对任何不规则黏膜进行重点活检。

二、内镜诊断和分期

使用带或不带放大功能的高清白光内镜对 Barrett 食管病变进行详细检查对于检测黏膜异常、结节和肿瘤是至关重要的。研究表明对 Barrett 食管病变检测的时间越长，发现可疑病变的可能性就越高。在一项对 112 例接受监测的患者的研究中发现每 1 厘米 Barrett 食管检查时间平均超过 1min 的内镜医生比那些花费更少时间的内镜医生发现的可疑病变更多[16]。

可疑病变的局部解剖检测可能还可以借助各种黏膜放大技术。许多视觉辅助手段，如染色内镜、窄带成像（NBI；Olympus，Center Valley，Pennsylvania）、自发荧光成像、共聚焦激光内镜和体积激光内镜，已经可以用于黏膜和细胞结构的详细可视化。虽然文献没有明确定义这些先进的成像技术所带来的益处，但我们主张将电子或活体染色的黏膜放大技术作为常规操作，以提高 HGD 和早期肿瘤的检出率。这些方法在针对性活检方面非常有帮助[17]。

上消化道超声内镜在食管癌的诊断和分期中起着重要作用。在中期到局部晚期的 EAC 病例中，超声内镜是评估肿瘤浸润深度和区域淋巴结状态的主要方法。相比之下 EUS 对评估 HGD 和早期 EAC 患者的作用有限。EUS 分期在上述疾病分类中的准确性中等[18]。在一项针对普通内镜与 EUS 对食管癌分期准确性的研究中发现 EUS 对局限于黏膜层的肿瘤分期的敏感性为 90%，而对于侵犯黏膜下的肿瘤敏感性为 46%，这与由经验丰富的医生操作高分辨率内镜的敏感性没有显著差异[19]。一篇系统评价将 EUS 与经内镜黏膜切除术或早期（$T_{1\sim2}$）肿瘤的术后病理进行了比较，结果显示 EUS 预测靶病变深度的准确率为 67%（12 项研究，n=132）。由于一些患者有多处病变，基于单个患者的分析将准确率降低到只有 56%[20]。考虑到现有的数据，大多数专家不建议对活检发现的浅表 Barrett 食管和 HGD 的患者进行 EUS。慢性炎症导致的管壁增厚、交界处周围常见的重叠黏膜肌层、胃食管结合部 / 贲门水平的解剖学变化、内镜医师的经验等相关因素可能导致 EUS 在诊断早期 EAC 的准确性不佳[20]。尽管存在这些缺点，仍有学者主张在有可能发现局部淋巴结受累的特定患者中使用 EUS。细针穿刺活检术对于明确是否有局部淋巴结受累至关重要。在一项对 25 例接受 EUS 检查的患者（13 例为黏膜下腺癌）的研究中发现，7 例患者存在可疑淋巴结受累。在这 7 例患者中，有 5 例患者经 FNA 证实为淋巴结继发恶性肿瘤。这代表 EUS 确诊了 5 例（20%）不适合接受内镜治疗的患者[21]。类似这样的研究强调了对早期食管癌患者采取谨慎、个体化治疗方法的重要性。

EMR 是短节 Barrett 食管或早期腺癌患者的首选诊断和治疗工具。EMR 能够治疗小到中等大小的黏膜和浅表黏膜下病变。由于浸润深度是由显微镜下的组织学检查确定的，因此在评估浸润深度方面 EMR 优于超声内镜。一项将 EMR 与食管胃十二指肠镜 –EUS 进行比较的研究报道称，有 30%～48% 的病例在经 EMR 治疗后改变了初始病理分期[22, 23]。一项针对 75 例经活检证实的 HGD 或早期癌症患者的前瞻性研究报道称，EMR 检查的病理结果改变了约 48% 的患者的肿瘤分级或分期（28% 的患者降级，20% 的患者升级）[22]。另一项对 293 例局部病变进行的 EMR 手术的研究表明，与仅行临床评估的患者相比，30% 的患者因 ER 而改变了治疗方案[23]。以上研究改变了此类患者的治疗方案，即从包括食管切除术后放化疗的综合多模式治疗转向保留器官的根治性 EMR。

综上所述，术前精准的评估是治疗增生性和早期黏膜病变及部分黏膜下病变的基础。ER 对早期肿瘤患者而言，是一种重要的诊断和潜在的治疗工具。

三、高度异型增生 / 黏膜内癌的内镜治疗

（一）消融

- 消融内镜治疗目前包括消融（破坏）或切除组织的方法。
- 消融疗法的优点包括能够应用于大面积的表面。
- 通常根除长节段化生 / 非典型增生时需要并使重复应用成为可能。
- 消融疗法不能提供病理标本，对于治疗隆起或溃疡性病变不是很有效。
- 消融治疗包括光动力治疗、热激光、氩等离子体凝固、多极电凝、射频消融和冷冻消融。本章将重点描述射频消融和冷冻消融，给出了有效性、易用性和低不良反应风险的证据。

（二）射频消融术

RFA 通过应用于食管黏膜的热能系统破坏肿瘤组织。在内镜引导下进行局部黏膜消融，然后立即消融区进行清创（图 37-1）。在同一区域进行重复消融治疗，保证可以在一次内镜检查中对 Barrett 食管段进行全面治疗。消融深度通常在 500～1000μm，这取决于病变食管的固有特性和用于射频消融的能量设置。这通常会通过上皮消融，进入食管黏膜的固有层。为了彻底根除异型增生（CE-D）和（或）肠上皮化生，可能需要多次内镜治疗直至完全消除化生。为了达到治疗目的，通常每 2～3 个月进行 1 次消融，并且在之后要对患者进行持续监测。

多项研究已经证明了 RFA 治疗异型性 Barrett 食管的有效性、安全性和持久性[14, 24-26]。在一项随机多中心的 AIM 试验中，将 127 名异型性 BE 患者随机分配为 RFA 治疗组和对照组[14]。84 例患者被随机分配到 RFA 治疗组（42 例 HGD 和 42 例 LGD 患者）。在每例患者平均接受 3.5 次治疗后，消融组中 81% 的 HGD 患者发生 CE-D，而对照组仅 19%（$P < 0.001$）。总体而言，RFA 组 77.4% 的患者的肠上皮化生（CE-IM）完全治愈，而对照组这一数据仅为 2.3%（$P < 0.001$）。对照组 21 例患者中有 4 例从 HGD 进展为癌症，RFA 治疗组 42 例患者中有 1 例发生进展（$P=0.045$）。长达 2 年的随访显示在初始受试者中约 93% 的患者出现 CE-D，89% 的患者出现 CE-IM。随访 3 年后约 98% 的患者出现 CE-D，91% 的患者出现 CE-IM。接受 RFA 治疗的患者每年进展为 EAC 的比率为每名患者每年 0.55%[24]。

还对射频消融的安全性进行了描述。报道的最常见的并发症包括：持续不到 1 周的胸痛、需要行扩张的狭窄（6%～8%）和消化道出血（1%）[14, 27]。尽管手术经验已被证明是影响 RFA 成功和实现 CE-IM 所需次数的影响因素，但其似乎对狭窄形成、消化道出血、穿孔或延长住院时等并发症的出现并无影响。

已有几个相关因素已被确定为射频消融术后效果不佳的预测因子。在一项对 278 例患者进行的大型多中心研究将环状球囊 RFA 后 3 个月后 BE 消退 < 50% 定义为初始治疗反应不佳。研究中 36 例患者（13%）出现初始治疗效果不佳现象。反应不佳的预测因素包括存在活动性

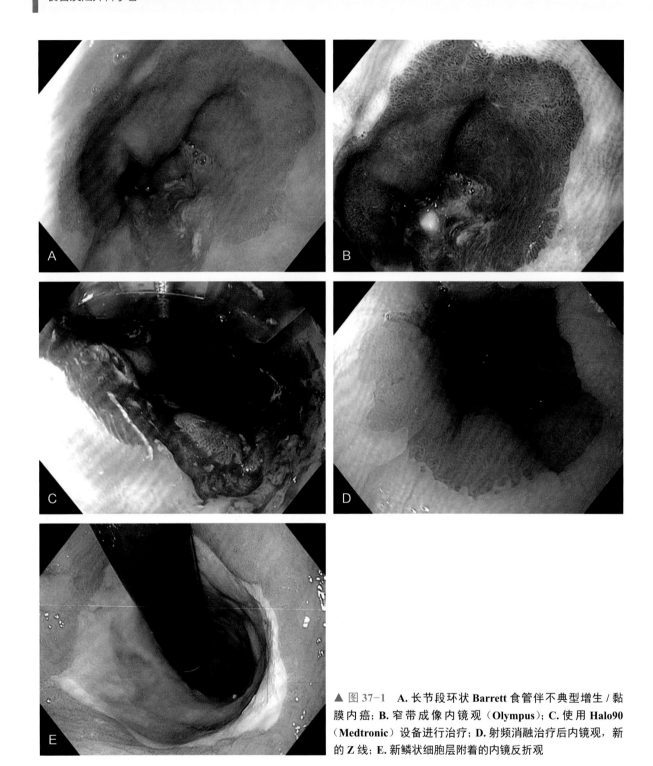

▲ 图 37-1 **A.** 长节段环状 **Barrett** 食管伴不典型增生 / 黏膜内癌；**B.** 窄带成像内镜观（**Olympus**）；**C.** 使用 Halo90（**Medtronic**）设备进行治疗；**D.** 射频消融治疗后内镜观，新的 Z 线；**E.** 新鳞状细胞层附着的内镜反折观

反流性食管炎症状、ER 术后瘢痕处 Barrett 食管的复发，行 RFA 前食管相对狭窄及行 RFA 前不典型增生持续的时间[28]。

内镜监测是 RFA 术后监测患者复发情况的常用方式，其治疗后 1 年复发率为 5%～25%[29, 30]。目前对于消融后患者的随访间隔

并无相关共识指南。一些专家建议第 1 年每 3 个月行内镜检查，第 2 年每 6 个月检查 1 次，随后每年检查 1 次[30, 31]。

（三）冷冻疗法

冷冻疗法是一种通过应用液氮或二氧化碳

气体破坏肿瘤组织的消融技术（图 37-2）。冷冻消融技术可治疗的病变范围较小（2～3cm），每次可覆盖食管腔周长的 1/3～1/2。可以在一次内镜检查中治疗多个区域，平均需要 3～4 次内镜检查才能完全消融一段较长的病变，每 6～8 周进行 1 次手术 [31, 32]。

尚无评估冷冻消融技术治疗异型性 BE 疗效的随机对照研究。在一项多中心回顾性的液氮治疗 BE-HGD 患者的研究中，有 97% 的患者获得 HGD 的 CE，87% 的患者获得所有异型增生的 CE [33]。报道的最常见的不良反应包括 2% 门诊可控制的胸痛和 3% 需行内镜下扩张的术后狭窄。关于对早期肿瘤的冷冻消融研究是在 2010 年发表的一篇关于食管癌液氮治疗的多中心回顾性研究。24 例 cT$_{1a}$ 期的肿瘤患者中有 18 例患者达到 CE（75%）。对于 cT$_{1b}$ 期的（黏膜下）肿瘤患者，在平均随访的 11.8 个月中 6 例患者中有 4 例（60%）观察到 CE [33]。必须指出的是，这些肿瘤是由于因某种原因未行 EUS 治疗而选择临床分期，并且由于选择了消融而不是 ER，因此没有任何组织标本可供病理学分析。总体而言，冷冻消融在非浅表黏膜病变的应用中可能效果更好。一项对 121 例患有异型增生或黏膜内癌的 Barrett 食管患者进行的单中心回顾性队列研究发现，其中 16 例 RFA [14] 失败或复发的异型增生患者接受了冷冻消融作为姑息性治疗，结果显示经冷冻消融后 75% 的患者获得 CE-D，31% 的患者获得 CE-IM [34]。

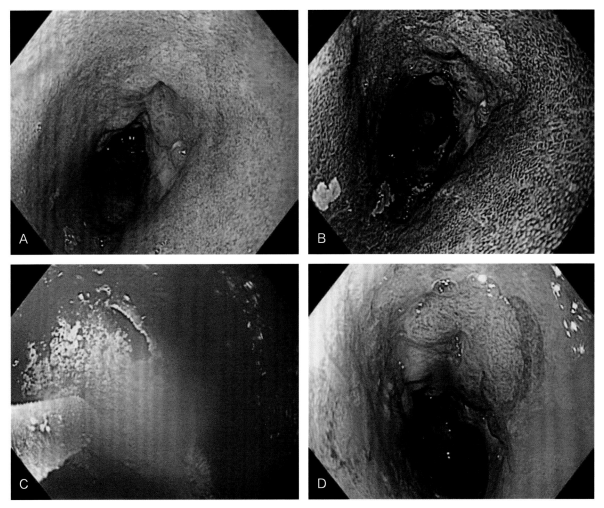

▲ 图 37-2　**A 和 B.** 结节状增生的 **Barrett** 食管合并黏膜内癌的内镜观；**C.** 冷冻治疗应用；**D.** 冷冻治疗后的即刻观

（四）内镜下切除术

当前，ER 是结节性 BE 和早期食管肿瘤的主要治疗方法[35-43]。这项技术最初获批用于结肠息肉和早期癌症的治疗。后来，ER 首次在亚洲医疗中心作为食管鳞状细胞癌的治疗方式。截至目前，包括德国、荷兰和北美等全世界的研究中心都认同这种方法相比较手术治疗对 HGD 和早期 EAC 患者更优[37-40]。ER 对于 HGD 患者的主要目标是切除食管内可见的病变。孤立性结节、结节性区域和浅表溃疡都是可疑肿瘤或可能进展为浸润性肿瘤的高危区域。浅表性 HGD 病变通常仅需内镜消融治疗即可痊愈，但 ER 治疗方案对于患者可能更明确、便宜和有效。ER 在治疗短节段的浅表 HGD 时并发症很少[44]。当病变未完全累及食管全周时更为如此（环周切除会导致严重的食管管腔狭窄）[45]。

EMR 治疗浸润性肿瘤的前提是病变处于 T_1 期且病灶较小，只有这样才可以保证在内镜下完全切除病变。研究表明，全身疾病风险较低和只存在局部病变的患者行 EMR 时其食管病灶最大直径应＜ 2cm。研究发现高分化黏膜腺癌的淋巴结转移率很低（＜ 3%），可以通过内镜治疗，而侵犯黏膜下层的肿瘤淋巴结转移风险较高（＞ 20%），应推荐行食管切除术[46]。

循序渐进之 ER（图 37-3）。

(1) 术前准备：建议患者在术前一夜禁食，在术前一天保持流质饮食。在胃内有食物残留的情况下行 ER 治疗有较高的风险。手术应在具有全身麻醉能力的监护手术室中进行。除个别患者需全身麻醉，大多数患者应在镇静监测的情况下进行手术。避免咳嗽、呃逆和患者过度活动有助于在关键时刻将组织放入到套圈或带子中。

(2) 病变的识别：首先对于 ER 手术而言高清设备是必备的。内镜设备对治疗效果起着至关重要的作用。因为 GEJ/ 贲门周围的早期病变很容易被忽视，所以建议采用改善地形图可视化的技术。内镜医生必须具备发现早期食管 /

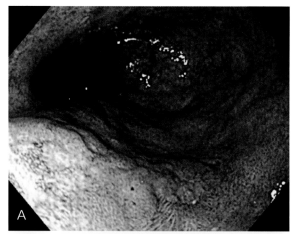

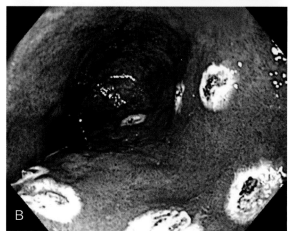

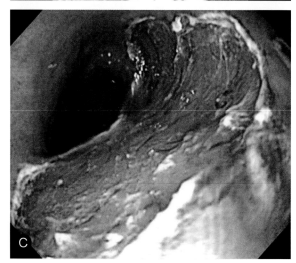

▲ 图 37-3　**A.** 早期腺癌的内镜观；**B.** 灼烧标记切缘；**C.** 术后即刻观

胃食管病变的经验。

(3) 切除区域的抉择：在带套圈内镜进入之前应标记要切除的区域。一旦带套圈的内镜部分遮挡了术者在食管中的视野，就很难看到明显的病变。某种染色内镜检查可以帮助标记足够切缘的病变。内镜医生还可以选择在要切除的组织上进行标记（灼烧、墨水或夹子），以便为临床医生和病理学家确定组织切缘的方向。这种方式只适用于切除单一病变，因为在大多数情况下分段切除会使病变切缘更加明确。

(4) 切除方法的选择：目前有多种 EMR 或内镜黏膜剥离术在临床广泛应用。采用套圈技术或黏膜捆绑加套圈烧灼的 EMR 技术可切除至食管黏膜下层，这种技术学习曲线相对较短且操作简便。较小的病灶或直径≤ 2cm 的已标记病灶可以用吸套技术完全切除。使用 EMR 套圈技术切除较大的病变通常需要一种"分段切除"的方法，即在同一病变区域通过多次套圈和黏膜捆绑技术直至完全切除病变。在病变较大难以整块提起的情况下，通常会使用较大的斜套圈，因为它们能够处理较大的组织区域。另一种选择是 ESD。这种更具侵袭性的方法有可能实现更大或更深病灶的整体切除；然而，ESD 技能相对学习曲线较长，且如穿孔或出血等并发症的发生率更高。因此，EDS 只能在经过专门培训且有丰富护理经验的大中心实施。

取出所有组织样本并对样本进行大体检查以确认病灶完全切除且有足够的切缘。如有必要可再行 ER 切除足够的边缘组织以保证病灶完整切除。将组织固定在软木上将有助于病理学家确定浸润深度；否则组织将皱缩形成一个小蘑菇样团块，这可能会导致对肿瘤组织浸润深度的误判。

(5) 术后管理：除非出现手术相关合并症或并发症，大部分患者可以在术后当日出院。术后第 1 天通常嘱患者流质饮食，然后在症状允许的情况下放宽饮食限定，在术后几天内逐步过渡至软质饮食。患者及其护理人员需要接受有关预期效果和潜在并发症征象的教育。预期的短期不适症状包括切除后几天内轻度到中度的胸部不适和吞咽疼痛。针对此类患者，我们可能会提供一种有助于医源性溃疡愈合的离子黏合剂和一种缓解

症状的局部麻醉剂的处方药。麻醉药物通常不是必需的；根据我们的经验，相比较上段和中段食管病变患者而言，GEJ 患者对 ER 术的耐受更好。术后患者关于不适症状最常见的主诉是轻度到中度吞咽困难，这种不适通常在 6～8 周后消退。大多数患者在术前常规服用抗酸药物，所以建议此类患者在 ER 后至少 2 周继续使用高剂量的 PPI，随后逐渐减量至术前服用的剂量。如果患者在术前未常规服用 PPI，通常会让患者在下一次内镜评估之前服用抗酸药物。无论有没有 Barrett 食管，早期 EAC 患者通常都会无限期地维持 PPI 治疗，但是并没有直接证据显示在 IM 根治术后是否应继续服药。

EMR 常见的并发症是消化道穿孔，然而在大多数使用套圈技术的病例中穿孔的发生率＜ 0.1%。这与侵袭性较高的 ESD 手术＞ 40% 的穿孔报道形成了鲜明对比。幸运的是，几乎所有与 ER 相关的穿孔都可以通过非手术的方式处理。EMR 出血的风险约为 2%[47]。此外还可能会发生狭窄，这取决于患者既往的病理分型和圆周切除的范围。研究发现切除超过 50% 周径时会显著增加术后狭窄的风险 [48]。进行完全环切是可行的，但通常针对需要环切的病变术者更倾向于分阶段手术治疗。单次环状切除会增加重度狭窄的风险，因此在行单次环状切除时应考虑同期行支架置入术 [45, 48]。

(6) 以病理报告为基础的个体化治疗：EMR 可成功治疗的病变通常局限于黏膜层。肿瘤浸润黏膜下层会增加淋巴结受侵和（或）肿瘤相关复发事件和死亡事件发生的风险。淋巴血管侵犯（LVI）是决定早期肿瘤切除后最重要预后因素 [38]。据相关文献统计，无 LVI 的 T_{1a} 期肿瘤淋巴结受累的风险从 2% 增加到 3%，存在 LVI 的 T_{1b} 期病变淋巴结受累的风险高达 60% 以上 [38, 40]。已有研究报道肿瘤的大小和分化是独立的预后因素，＜ 2cm 和中分化的肿瘤淋巴结转移的风险较低 [38, 40]。

一些研究发现，早期局限于黏膜层病变的

患者淋巴结转移的风险较低，可以单独使用 ER 治疗[49]。鉴于最顶尖的病理学专家对黏膜下浸润和 LVI 存在的患者应采取何种治疗仍然未达成共识，因此对此类患者选择内镜治疗时应在经验丰富的大中心多学科讨论下进行。

(7) 随访：通常在术后每 2～3 个月行 1 次内镜检查，并且在内镜检查时对残留的肠上皮化生组织和不典型增生进行消融治疗，随后再根据个体情况调整内镜检查间距。考虑 T_{1a} 期肿瘤发生局部或远处转移的风险较小，这类疾病是否需要横断面成像还存在争议。如肿瘤浸润较深或病变较大等发生区域、远处转移风险较高或无法行食管切除术而选择内镜治疗的 LVI 患者，应每 4～6 个月接受 1 次内镜下横断面成像，并考虑行 EUS 对病变区域行活检检查。

四、选择内镜切除术，或者黏膜消融术，还是两者兼而有之

针对病变区域的初始内镜治疗后，任何剩余的化生 / 异型增生病变都应该进行彻底消融以达到根治的目标。过去的研究表明未经治疗的病变区域发生异时性病变的风险会大大提高，最高可达 30%[43, 44]。EMR 联合消融术根治残留肠上皮化生是安全和有效的。Pouw 等报道了 23 例因镜下肉眼可见病变而接受 EMR 治疗的经验，其中 16 例患者诊断早期肿瘤，7 例患者诊断为 BE-HGD。在这项研究中通常在 EMR 后至少 6 周行 RFA 治疗。100% 的患者实现了 CE- 肿瘤（中位随访 22 个月），88% 的患者实现了 CE-IM[42]。

另一项回顾性研究纳入了 65 例接受 EMR 和 RFA 治疗的节段型 Barrett 食管患者和 104 例单独接受 RFA 治疗的表浅型 Barrett 食管患者。两组患者的异形增生和黏膜内癌根治率无明显统计学差异（$P > 0.05$）。相比较 EMR-RFA 组患者术后食管狭窄的发生率约为 4.6%，RFA 组中约 7.7% 的患者出现术后狭窄，这表明两组患者术后并发症的发生率也大致相等[43]。这项研究表明 ER 治疗肉眼可见的异型增生相关病变收益较高，而对于浅表性病变仅需 RFA 治疗即可。

使用 ER 技术切除食管的整个病变区域是可行的。这种治疗方式对于非环周和较为局限的病变是可获益的。相比较分次行根治性 ER 术，EMR 联合消融术可能是更适合治疗早期肿瘤相关 Barrett 食管的首选方法。在荷兰的一项多中心研究中将 HGD/ 早期肿瘤和 BE 节段小于或等于 5cm 的患者随机分配到分步根治性内镜切除术组和 ER 后行 RFA 组。研究发现尽管两组 CE- 肿瘤和 CE-IM 均达到了极高（> 90%）的比例，但 SRER 组中患者发生需行内镜下扩张的术后狭窄发生率更高（SRER 组为 88%，而 EMR-RFA 组为 14%，$P < 0.001$）[42]。

内镜治疗同样也优于食管切除术。一项对 40 例（22 例 HGD，18 例黏膜内癌）行内镜治疗的患者和 61 例（HGD13 例，IMC48 例）行食管切除术患者进行的回顾性比较研究发现，两组患者的 3 年总体生存率无明显差异（94%）。然而，与食管切除术相比，内镜治疗的患者并发症发病率显著降低（39% vs. 0%，$P < 0.0001$）[46]。值得注意的是，在这项研究中的 40 例患者共计行 102 次 ER 和 79 次消融治疗。尽管如此，在大多数情况下相比较食管切除术，内镜治疗为患者带来的经济负担似乎更轻[50]。

综上所述，EMR 加消融是治疗 BE 所致早期肿瘤的一种有效治疗方法。然而，这些技术最好由经验丰富的内镜医师在可转诊的大中心医院进行。

五、结论

内镜治疗已被证明在保留食管的同时治疗 BE-HGD 和早期食管癌患者是有效和安全的。由于存在复发的风险，专家建议在内镜治疗时应完整切除术所有异型增生 / 化生的组织，随后应对患者进行密切随访。考虑到评估和管理这些患者的复杂性，此类患者最好由拥有食管疾病专业知识的专科转诊中心多学科团队来管理。

第38章
局部晚期食管癌的多学科治疗
Multimodality Therapy in the Management of Locally Advanced Esophageal Cancer

Jonathan Cools-Lartigue　Lorenzo Ferri　**著**

李　斌　孟于琪　**译**

摘要

局部晚期食管癌的治疗仍然很复杂，需要多学科综合治疗才能获得良好的生存结果。根据目前为止的证据，可以得出几个关于局部和系统治疗有效方案的概括性结论。与 R_0 切除相关的生存改善证明了完美的手术治疗在局部治疗方面仍然非常重要。食管 en bloc 切除术已被证明可以获得很好的结果，其对生存的影响目前正在 NeXT、TOP GEAR 和 Neo AEGIS 等大样本临床随机试验中验证。在相当大比例的无法实现 R_0 切除患者中，需要联合其他的局部治疗手段。对于鳞状细胞癌患者，新辅助放化疗获得了很好的结果，并且被认为是标准治疗方案。对于食管腺癌患者，新辅助 CRT 的益处不那么明显，但仍是一个可接受的治疗方案。当前的 Meta 分析结果显示以多西他赛为基础的三药联合化疗获得了很好的结果。因此，单用新辅助化疗在这一患者群体中仍然是一个可以接受的方案。在本章中，广泛回顾了迄今为止的文献，并概述最新的标准化治疗策略。

关键词：食管腺癌；鳞癌；放化疗；化疗；食管 en bloc 切除术

食管癌因其低治愈率仍是一种致命性的恶性肿瘤。早期食管癌（Ⅰ～Ⅱ期）患者的远期生存率为 60%～90%，因此这部分患者仍然有很大的希望[1-4]。不幸的是，大多数患者在诊断时处于局部晚期或晚期[1-5]。这与仅用手术治疗效果不佳及具有较高的全身复发率有关。因此，虽然手术在食管癌的潜在的治愈病例中发挥着核心作用，但有相当数量的患者疾病的负担较重，无法直接进行手术[1]。因此，目前对大多数局部晚期食管癌患者的治疗是实施多学科联合治疗策略[1]。

辅助治疗方法包括化疗和放射治疗，它们在改善局部和远处控制方面显示了有效性[1]。然而，迄今为止，在文献中提到的多学科联合治疗方案的应用有相当大的差异[1]。这包括新辅助或单纯化疗或与放射治疗一起应用，以及确切的化疗方案和所采用的放射剂量[1]。此外，文献中的食管切除术的手术方式存在很大的差异。这些研究结果一致的是，关于最佳方案的争议依然存在。非常清楚的是，为了给这一脆弱的患者群体提供最好的结果，需要在分期、手术技术及局部和系统辅助治疗方面采取更细致的方案[1]。在此，我们回顾了关于现代多学科治疗方法的相关文献，并列出了每种方法的优缺点。

一、围术期化疗与单纯手术的比较

在食管癌的治疗中加入化疗有可能带来几个重要的好处。首先，大多数食管癌患者最终将死于转移性病灶，因而实施系统治疗是必要

的 [1-4]。即使在看似局部性手术治疗成功的患者中，转移引起的死亡也是很常见的 [1-4]。这种全身扩散的倾向是显而易见的 [5]。从实际的角度来看，关于化疗的时机（术前、术后或围术期）及最佳方案存在明显的争论。关于前者，支持这两种方法的大量理论优势已经被提出。

考虑到大多数患者为局部晚期疾病，术前化疗可以降低不可切除病灶的局部分期，使它们能够获得完全肿瘤学切除。此外，在手术前肿瘤内部完整的血液供应可以让化疗药物顺利进入肿瘤内部，从而保证肿瘤内部具有较高的药物浓度。最后，术前化疗可以观察所实施的化疗方案的临床疗效。肿瘤化疗疗效的评价对预后具有重要的意义，通过甄别化疗疗效差的患者，后续可以选择替代治疗策略，而不是持续最初无效的方案 [6]。术后化疗的支持者强调了基于不准确分期的过度治疗的可能性。手术标本的病理分析提供了最终的分期，因此可以指导对有复发危险因素的患者进行治疗，他们将获益最大 [7, 8]。最后，关于最佳化疗方案确实存在争议。到目前为止，大多数随机对照试验都采用了以铂为基础的两药联合方案，但三药联合方案也已被采用，并可能在肿瘤退缩和生存率方面显示出更好的疗效。

在这些假设的基础上，可以提出一些重要的问题。首先，围术期化疗是否提高了食管癌患者的生存率？如果是，这是否与肿瘤组织学类型相关？其次，如果化疗提高了食管癌患者的生存率，化疗是在术前还是在术后更有效？最后，三药联合方案比两药联合方案更有优势吗？

（一）围术期化疗是否提高了食管癌患者的生存率？如果是，是否与肿瘤组织学类型有关

表 38-1 列出的高质量随机研究比较了接受围术期化疗与仅接受根治性手术的患者的生存结果 [7-19]。一些早期研究未能证明接受术前化疗与仅接受根治性手术的患者相比具有明显的生存优势。然而，尽管这些重要的研究结论

为阴性，但是关于化疗在食管癌治疗中的重要性是值得肯定的。例如，在 Roth 等、Schlag、Law 等、Ancona 等和 Kelsen 等进行的阴性研究中，亚组分析表明，对术前化疗敏感的患者的生存结果有所改善 [10, 11, 13, 14, 19]。

Roth 等证实了对以长春碱、顺铂和博来霉素为基础的化疗达到部分缓解（47%）或者完全缓解（5%）的鳞状细胞癌（SCC）患者的存活率得到了提升（中位存活期，20 个月 vs. 6 个月，$P=0.008$）。对术前治疗有反应的患者也比单独接受手术的患者情况更好 [13]。Schlag 同样证明，对顺铂和氟尿嘧啶为基础的 3 个周期化疗有反应的 SCC 患者的存活率显著增加（轻微缓解率 12%，大部分缓解率 32%，完全缓解率 6%）[14]。Schlag 等将鳞癌患者随机分为两组，在术前接受顺铂和 5-FU 为主的化疗，或仅接受根治性手术。作者证明，与单纯手术相比，接受化疗的患者复发率降低，这主要是由于提高了局部区域控制率。这一发现可能与接受化疗的患者较高的 R_0 切除率有关（67% vs. 35%，$P=0.003$）。这并没有转化为总体生存优势（化疗与单纯手术相比，中位生存期和 2 年生存率分别为 16.8 个月和 13 个月，以及 44% 和 31%，$P=0.17$）[14]。然而，正如之前的研究，在对化疗有反应的患者中，中位生存期和 2 年生存期均有改善（化疗比手术分别为 42.2 个月和 13.8 个月，$P=0.008$，分别为 59% vs. 33%）。Ancona 等同样使鳞癌患者随机接受 2 个周期的术前顺铂和 5-FU 联合化疗或仅接受根治性手术 [19]。新辅助化疗组肿瘤切除的完全缓解率和大部分缓解率为 40%，完全缓解率为 12.8%。接受根治性治疗的患者中位生存期没有差别（单纯手术与新辅助化疗相比，分别为 24 个月和 25 个月）[19]。与接受手术的患者（28 个月、46%、26%，$P=0.01$）和化疗无反应者（19 个月、38%、19%，$P < 0.05$）相比，对化疗有大部分反应的 40% 患者的中位生存期（53 个月）、3 年（74%）和 5 年（60%）存活率有显著改善。与这一结果一致的是，在

表 38-1　新辅助化疗与单纯手术的随机试验比较

研　究	年　份	例数（N）	病　理	方　案	R_0	生存期 / 率	P
Schlag 等	1992	69	SCC	术前 3 周期顺铂 +5-FU；在第一个周期后重新评估，如果有反应，再加 2 周期；如果没有反应，行手术治疗	44%vs.42%	中位生存期 8 个月 vs. 9 个月	NS
Law 等	1997	147	SCC	术前 2 周期顺铂 +5-FU	67% vs. 24%	2 年生存率 44% vs. 21% 中位生存期 16.8 个月 vs. 13 个月	NS
Ando 等	1997	205	SCC	术后 2 周期顺铂 + 长春酰胺	NA	5 年生存率 45% vs. 48%	NS
Roth 等	1998	36	SCC	术前术后分别行 3 周期顺铂 + 长春碱 + 博来霉素	NA	3 年生存率 25 vs. 5% 中位生存期 10 个月 vs. 10 个月	NS
Ancona 等	2001	96	SCC	术前 2 周期顺铂 +5-FU，如果有反应，外加 1 周期	79% vs. 74%	5 年生存率 44% vs. 22% 中位生存期 25 个月 vs. 24 个月	NS
MRC/OE2	2002	802	SCC/EAC	术前 2 周期顺铂 +5-FU	60% vs. 54%	2 年生存率 43% vs. 34% 中位生存期 16.8 个月 vs. 13.3 个月	0.004
Ando 等	2003	242	SCC	术后 2 周期顺铂 +5-FU	100%（注册标准）	5 年生存率 45% vs. 55%	0.037
Cunningham 等（MAGIC）	2006	503	EAC	术前术后行 3 周期表柔比星 + 顺铂 +5-FU	79.3% vs. 70.3%	5 年生存率 36% vs. 29%	0.009
Kelsen 等	2007	440	SCC/EAC	术前 3 周期顺铂 +5-FU	63% vs. 59%	5 年生存率 19.4% vs. 21%	NS
Boonstra 等	2011	169	SCC	术前最多 4 周期依托泊苷 + 顺铂	71% vs. 57%	1 年生存率 64% vs. 52% 5 年生存率 26% vs. 17%	0.003
Ychou 等	2011	224	GEJ AC	术前术后分别行 3 周期顺铂 +5-FU	87% vs. 73%	5 年生存率 38% vs. 24%	0.02
Ando 等	2012	330	SCC	术前或术后 2 周期顺铂 +5-FU	96% vs. 91%	5 年生存率 55% vs. 43%	0.04

GEJ AC. 胃食管结合部腺癌；EAC. 食管腺癌；5-FU. 氟尿嘧啶；NA. 未报道；NS. 不显著；SCC. 鳞癌

12.8% 的完全缓解的患者中，生存益处最为明显，这使得作者得出结论：除了 R_0 切除之外，病理反应是长期生存的一个重要决定因素[19]。

Kelsen 等以大致相等的比例随机将同时患有 SCC 和食管腺癌的患者分为术前接受 3 个周期的顺铂和 5-FU 化疗或仅接受根治性手术两组[10]。在接受化疗的患者中，完全缓解率为 2.5%，在 19% 患者中观察到了大部分客观缓解率[10]。与以前的研究一致，只有表现出大部分反应的患者的存活率才得到改善（有反应与无反应，HR=2.83，95%CI 1.84~4.35，$P < 0.001$）[10]。

总体而言，这些数据表明，对于 SCC 和 EAC 患者，与单纯手术相比，除了 R_0 切除外，根据客观缓解反应衡量的有效化疗是保护性的，并具有显著的生存优势。此外，有效的化疗可能会提高 R_0 切除率，从而通过改善局部控制来提高生存率。

最近的研究，包括 MRC/OE2、Boonstra、Ychou 和 Cunningham（MAGIC）试验，在根治性治疗的基础上，支持在局部晚期食管癌患者中使用新辅助化疗而不是单纯手术[9, 12, 15, 17, 18]。在这些研究中，组织学通常是混合的。治疗方案包括基于顺铂和 5-FU 的联合方案，Cunningham（MAGIC）试验除外，该试验在顺铂和 5-FU 的基础上进行包括蒽环类药物的三药联合方案。除 MRC 研究外，所有研究均在术前和术后进行化疗，但 MRC 研究仅在术前进行化疗。

在 MRC 研究和后续的随访（OE2）中，与未经治疗患者的样本相比，术前接受顺铂和 5-FU 联合化疗与原发肿瘤大小和区域淋巴结阳性显著减少相关[12, 18]。这与接受新辅助化疗的患者的 R_0 切除率提高（60% vs. 54%，$P < 0.001$）有关。同样，接受新辅助治疗的患者的 OS（中位生存期和 2 年存活率，术前新辅助化疗与单纯手术相比，分别为 16.8 个月和 13.3 个月，43% 和 34%，HR=0.79，95%CI 0.67～0.93，$P=0.004$）也得到了改善[12, 18]。在长期随访（OE2）中，接受化疗的患者与单纯接受手术的患者相比，在病理结果中，其 T 期和 N 期明显降低。新辅助组的 5 年总生存率为 23%，而单纯手术组的 5 年生存率为 17.1%（$P < 0.001$）[12, 18]。

Boonstra 等用顺铂和依托泊苷联合化疗方案对 SCC 患者进行围术期化疗的临床试验，观察到化疗后部分缓解率为 40%，完全缓解率为 7%[17]。2 个治疗组的 R_0 切除率（71% vs. 57%）和淋巴结阳性率没有差异；然而，单独手术组中更多的患者出现不能切除的肿瘤或接受 R_2 切除[17]。因此，接受化疗的患者有显著的生存优势（中位生存期、2 年和 5 年生存率，CS 与单纯手术相比，分别为 16 个月 vs. 12 个月，42% vs. 30%，26% vs. 17%，$P=0.03$）[17]。

Ychou 和 Cunningham 等进行了包含食管腺癌和胃腺癌患者的试验[9, 15]。Ychou 等随机分组的患者中，有 75% 患有食管下段或胃食管交界性肿瘤的患者接受围术期顺铂和 5-FU 的化疗或者单纯手术[15]。随机接受术前化疗的患者在 R_0 切除率（87% vs. 74%，$P=0.04$）和 OS（5 年生存率，化疗与单纯手术，分别为 38% vs. 24%，$P < 0.05$）方面的结果有所改善[15]。在 Cunningham 等的研究中，胃和食管下段 /GE 交界处肿瘤的患者（25%）被随机分成接受 5-FU、顺铂和表柔比星的围术期化疗组。在接受围术期治疗的患者中，观察到 R_0 切除率（CS 与单纯手术相比，79.3% vs. 70.3%，$P=0.03$）的提高，以及肿瘤缩小趋势和更少的淋巴结病变[9]。与这些发现一致，化疗组与单纯手术相比，OS 得到了改善（HR=0.75，95%CI 0.6～0.93，$P=0.009$，5 年生存率，36.3% vs. 23%）[9]。

总而言之，这些数据表明，如果在围术期进行化疗，化疗可以有效减轻肿瘤负担，促进根治性切除，并显著提高局部晚期 SCC 或 EAC 患者的生存期。至于疗效是否因肿瘤组织学不同而不同，总体而言，数据表明化疗对 SCC 和 EAC 都有好处。MRC/OE2 研究根据组织学具体评估了治疗效果，未发现两者有差异的证据，总体上 T 期和 N 期都显著降低[12, 18]。此外，化疗对生存率的好处在组织学上没有差异，化疗与单纯手术的 5 年绝对生存率分别为 22.6% 与 17.6%，SCC 患者为 25.5% 与 17%[12, 18]。因此，除手术外，食管癌患者也可考虑有效的化疗。

（二）三药联合方案比两药联合方案更有优势吗

到目前为止，提到的研究主要采用由两药联合组成的化疗方案[7, 8, 10-12, 14-19]。这些方案通常由铂类药物和 5-FU 组成。该方案的基本原理是观察到显著的反应率和较少的不良反应。MAGIC 试验表明，通过在顺铂和 5-FU 两药联合方案的基础上加入蒽环类药物进行化疗的三药联合方案也是非常有效的[9]。三药联合的支持者强调了在可接受毒性的情况下提高缓解率[5, 20-26]。最近的一项 Meta 分析包含了 21 项随机研究，对远端食管癌、胃食管和胃腺癌患者进行了两药方案和三药方案的比较。共对 3475 名患者的治疗结果进行了评估。作者证实了给予紫杉醇的三药联合方案的 OS（HR=0.9，95%CI 0.83～0.97）和无进展生存率（HR=0.8，95%CI 0.69～0.93）有所改善。与单纯两药方案相比，基于氟尿嘧啶的三联疗法与更好的客观有效率相关（RR=1.25，95%CI 1.09～1.44）。然而，这一获益导致 3～4 级血小板减少，感染和黏膜炎的发生率增加了大约 2 倍 [20]。

就 SCC 而言，如先前提到的研究所证实一样由顺铂和 5-FU 组成的两药方案已证明是有效的 [7, 8, 10-12, 14-19]。同样，包含紫杉醇的三药联合方案也已证明是有效的 [20-26]。然而，迄今为止，尚无广泛的随机对照研究专门比较鳞状细胞癌患者的两药联合方案和三药联合方案。

最近，基于紫杉醇的三药联合方案在新辅助治疗环境中引起了极大的兴趣，在两个主要的组织学亚型中使用多西他赛的 II 期研究获得了出色的肿瘤学结果 [20-26]。我们以前在使用多西他赛、顺铂和 5-FU（DCF）方案的局部晚期 [cT$_3$ 和（或）N$_1$] 食管腺癌、GE 交界处和胃的 II 期试验中显示出极好的耐受性和反应性（病理完全应答为 10%）[21]。尽管有很高的疾病残留负担（中位阳性病理淋巴结 =5），但是长期结果显示，此方案获得了 5 年存活率超 55% 的令人印象深刻结果 [5]。这些结果在德国一系列研究中都得到了复制，包括最近基于多西他赛的方案的一项研究，其使用奥沙利铂替代顺铂 [FLOT：氟尿嘧啶、亚叶酸钙、奥沙利铂和多西他赛（Taxotere）] 治疗食管胃腺癌，具有令人印象深刻的病理缓解率：20% 的 pCR 和另外 20% 的近 pCR（＜ 10% 残存肿瘤）[23]。另一项使用类似方案的德国研究显示，pCR 率为 15%，中位 OS 为 4 年多 [24]。这些强有力的数据为德国一项大型多中心第三阶段试验奠定了基础，该试验研究了 FLOT 与 MAGIC 试验（Clinical-Trials.gov identifier，NCT01216644）、ECF（表

柔比星、顺铂和氟尿嘧啶方案）建立的方案在局部晚期食管腺病患者中的作用。这项研究已经得到了收益。几项日本研究已经支持在食管癌中使用紫杉醇为基础的三药联合方案，最著名的是多西他赛在食管鳞癌中的应用 [22, 25, 26]。

事实上，这些研究取得了令人印象深刻的结果，导致 DCF 作为正在进行的日本大型多机构 NeXT（JCOG1109）试验的三者之一，研究新辅助化疗（顺铂 /5-FU 或多西紫杉醇 / 顺铂 /5-FU）与顺铂 /5-FU 和同步放疗的差异 [27]。这项研究正在顺利进行，初步结果将于 2017 年公布。

（三）化疗是在术前还是在术后更有效

目前关于食管癌术后单纯辅助化疗的获益是有争议的 [7, 8]。Ando 等 1997 年的研究将局部晚期食管鳞癌患者随机分为两组，分别接受单纯的根治性手术或顺铂联合长春新碱的 2 个周期术后辅助化疗 [8]。然而，在本研究中，根治性 R$_0$ 切除率没有明确报道。虽然方案的有效性和切除范围的不确定性降低了研究的代表性，但没有观察到术后化疗对生存获益 [8]。

2003 年，Ando 及其同事发表了一项日本临床肿瘤学小组多中心 III 期临床实验，该实验比较了鳞癌患者单纯手术和术后顺铂联合氟尿嘧啶辅助化疗的疗效。在最终发现存在淋巴结阳性疾病的患者中，辅助化疗与单纯手术相比，5 年无病生存率显著提高（52% vs. 38%，P=0.041）。相反，与单纯手术相比，接受辅助化疗的淋巴结阴性患者的 DFS 结局没有明显的趋势（70% vs. 76%，P=0.433）[7]。

这些看似矛盾的结果导致了一项后续研究，对手术前后给予相同的化疗方案进行了比较。在这项研究中，作者直接比较了 330 例局部晚期食管鳞癌患者术前和术后的化疗。患者在手术前后接受了 2 个周期顺铂联合 5-FU 化疗 [16]。与术后治疗相比，术前接受治疗的患者的 OS 显著改善，5 年存活率分别为 55% 和 43%（P=0.04）[16]。化疗的总体有效率为 38%，这意味着术前接受治

疗的患者中发现患有 T_4 或 N+ 肿瘤的患者较少。此外，接受根治性切除的患者中，接受新辅助化疗的患者明显更多（96% vs. 91%，$P=0.04$）。与新辅助组患者相比，辅助组患者的毒性增加，治疗完成率降低（75% vs. 85%，$P=0.04$）。总体而言，迄今为止的研究结果在依从性、肿瘤反应评估和生存期方面支持使用术前化疗[16]。

二、新辅助化疗与单纯手术的比较

在观察围术期化疗的研究表明，对治疗有明显肿瘤反应的患者获得了更好的生存结果[10, 16, 17, 19]。在原发肿瘤和区域淋巴结内都观察到肿瘤反应时获益明显[10, 16, 17, 19]。为了提高局部反应和 R_0 切除率，已经尝试并广泛研究了在术前新辅助化疗中加入放疗。评估放化疗对提高单纯接受外科手术患者获益的一个有用的思路是观察其在局部 / 区域控制和全身转移的任何额外控制方面的效果。此外，还需要评估各种治疗方案的不良反应。换句话说，在食管鳞癌和食管腺癌患者中，与单纯手术相比，新辅助放化疗是否改善了局部 / 区域控制？以及它是否提供了更好的系统控制？是否可以用可接受的毒性获得任何益处？按照这些思路，到目前为止的大量证据已经帮助建立了新辅助放化疗作为食管癌治疗的标准。表 38-2 概述了放化疗和单纯手术的随机对照试验[28-40]。

在 2008 年由 CROSS 试验发表之前，除了 Walsh 和 Tepper 的实验外，大部分研究没有证明新辅助 CRT 比单纯手术有显著的生存获益。然而，虽然总体上是阴性的，但列出的分层研究结果提供了关于各种新辅助 CRT 方案在局部和远程控制方面有效性的重要信息。

（一）新辅助化放疗是否比单纯手术治疗食管鳞状细胞癌和食管鳞状细胞癌改善局部 / 区域控制？与单纯手术相比，它是否提供了更好的系统控制

关于局部控制，迄今为止的证据表明新辅

助化疗是有益的。特别是与腺癌相比，对鳞癌的益处更大[28, 31-33, 35-37, 39, 40]。例如，Nygaard 研究专门针对鳞状细胞癌患者进行，显示了新辅助疗法提高 R_0 切除率的趋势[28]。这意味着与没有接受任何放射治疗的患者相比，其生存率有所提高[28]。在 Le Prise 的研究中也只有鳞状细胞癌患者，根据在非 CRT 组中发现更多的 T_3 和 T_4 肿瘤，可以推断出明显的下分期效果[29]。然而，R_0 切除率没有差异，而且观察到非常低的 pCR 率，这可能促成了整个研究的负结果。同样，使用了相对较低剂量的化疗和放疗（20Gy）[29]。Walsh 研究对腺癌患者进行了阳性研究，显示了 25% 的聚合酶链反应率和显著的降阶效应，42% 的患者在手术时发现有阳性淋巴结，而单手术组的患者为 82%（$P < 0.001$）[30]。Bosset 研究再次对鳞状细胞癌患者进行了检测，结果显示接受 CRT 的患者与单独接受手术的患者相比，在手术时间有 26% 的聚合酶链反应，淋巴结转移明显减少（25% vs. 57%）[31]。作者还显示，R_0 切除率显著增加（81% vs. 69%）[31]。

Urba 等的研究也得出了类似的结果，是新辅助化疗患者改善局部 / 区域控制的有力指标[32]。此外，研究还表明，对于包含鳞癌和腺癌的患者，疗效存在差异，前者获得的益处更大[32]。患者的混合组织学被纳入。鳞状细胞癌和腺癌患者的 PCR 率不同，后者的有效率为 25%，与先前的研究一致。鳞状细胞癌患者有 38% 的即时反应。R_0 切除率在治疗组有所提高（96% vs. 90%），但双侧手术质量良好。总的来说，作为 CRT 的结果，没有观察到生存益处。然而，在显示有 PCR 的患者中，生存益处可以得到评价（中位数、1 年、3 年生存 PCR 与非 PCR 分别为 49.7 个月、86%、64% 和 12 个月、52%、19%，$P=0.01$）。重要的是，这种好处似乎是由改进的局部控制驱动的，两组之间在全身复发方面没有差异[32]。Burmeister 等的试验还显示，与单纯手术相比，随机接受新辅助化疗的患者 R_0 切除率有所提高（80% vs. 59%），尽管总体

表 38-2　放化疗与单纯手术的随机对照试验

研　究	年　份	患　者	病　理	方　案	反应率	R_0	生存期/率	P
Nygaard 等	1992	186（88XRT）	SCC	1. 单纯手术 2. 术前 2 周期顺铂 + 博来霉素 3. 术前 35Gy 放疗 4. 化疗 +XRT	NA	1.37% 2.44% 3.40% 4.55%	3 年生存率 1.19%，2.3%， 3.21%，4.17% 1+2.6%， 3+4.19%	任何 XRT vs. 无 XRT $P=0.009$
Le Prise 等	1994	104	SCC	序贯 5-FU，顺铂 + 20Gy 放疗	pCR10.3%	NA	两组中位生存期均为 10 个月	NS
Walsh 等	1996	113	EAC	同步 5-FU，顺铂 + 40Gy 放疗	pCR25% 42%N+ vs. 82% 单纯手术	NA	中位生存期（ITT）16 个月 vs. 11 个月	$P=0.01$ $P=0.06$
Bosset 等	1997	282	SCC	序贯顺铂 +18.5Gy 放疗	pCR26% 26%N+ vs. 57% 单纯手术	81% vs. 69%	总体中位生存率 18.6%	NS
Urba 等	2001	100	SCC/EAC	同步顺铂，5-FU，长春碱 +45Gy 放疗	pCR28% pCR SCC 38% pCR EAC 24%	96% vs. 90%	中位生存期 19.9 个月 vs.17.6 个月 3 年生存期 30% vs. 16%	NS
Burmeister 等	2002	257	SCC/EAC	同步顺铂，5-FU+ 35Gy 放疗	pCR 16% pCR SCC 27% pCR EAC 9%	80% vs. 59%	中位生存期 22.2 个月 vs. 19.3 个月	NS
Tepper 等	2008	56	SCC/EAC	顺铂，5-FU+50.4Gy 放疗	pCR 40%	NA	中位生存期 4.48 年 vs. 1.79 年	$P = 0.002$
Van Hgen/Shapiro 等（CROSS）	2008/15	368	SCC/EAC	同步紫杉醇，卡铂 + 41.4Gy 放疗	pCR 29% pCR SCC 49% pCR EAC 23%	92% vs. 69%	中位生存期 49.4 个月 vs. 24 个月 5 年生存率 47% vs. 34%	$P = 0.003$
Cao 等	2009	473	SCC	1. 顺铂，5-FU，丝裂霉素 + 手术 2. 40Gy 放疗 + 手术 3. 1+40Gy 放疗 4. 单纯手术	1.1.7% 2.15.2% 3.22.3% 4.73.3%	1.86.6% 2.95.7% 3.98.3% 4.73.3%	3 年生存率 1.57.1% 2.69.5% 3.73.3% 4.53.4%	任何 XRT vs. 无 XRT $P < 0.05$
Lv 等	2010	238	SCC	术前顺铂，紫杉醇 + 40Gy 放疗 vs. 术后顺铂，紫杉醇 + 40Gy 放疗 vs. 单纯手术	NA	1.97.4% 2.78% 3.80%	中位生存期术前 53 个月 vs. 术后 48 个月 vs. 手术 36 个月 5 年生存率术前 43.5% vs. 术后 42.3% vs. 手术 34%	$P=0.004$ vs. 单纯手术
Bass 等	2014	211	SCC/EAC	5-FU，顺铂 +40Gy 放疗	pCR SCC 31% pCR AC 25% 29% N+ vs. 64% 单纯手术	NA	中位生存期 63.8 个月 vs. 23.41 个月	$P < 0.001$
Mariette 等	2014	195	SCC/EAC	5-FU，顺铂 +45Gy 放疗	pCR 33.3%	CRT 93.8% vs. 手术 92.1%	5 年生存率 CRT41.1% vs. 手术 33.8%	NS

CRT. 放化疗；EAC. 食管腺癌；5-FU. 氟尿嘧啶；ITT. 意向治疗；N+. 淋巴结阳性；NA. 未报道；NS. 无意义；pCR. 病理完全缓解；SCC. 鳞癌；XRT. 放射治疗

R₀ 切除率较低，特别是单纯手术的患者[33]。和以前的研究一样，鳞状细胞癌的 PCR 扩增率较高，为 27%，而 EAC 患者为 9%，低于当代研究中观察到的反应率。两组之间的存活率没有明显差异[33]。

这项交叉试验是迄今为止最大的阳性试验，比较了新辅助化疗和单纯手术，并且已经为西方大部分地区的食管鳞癌和腺癌建立了标准治疗方法[35, 36]。作者采用了一种略有不同的化疗方法，即每周一次相对低剂量紫杉烷和卡铂联合放疗，剂量为 41.4Gy。就局部控制而言，在腺癌组织中，PCR 扩增率为 25%，而鳞状细胞癌组织为 49%[35, 36]。与之前的研究一致，与单纯手术相比，接受新辅助化疗的患者中，R₀ 切除率更高（92% vs. 69%）[35, 36]。此外，与接受新辅助化疗的患者相比，单独接受手术的患者中有转移性淋巴结的患者显著增多（75% vs. 31%），尽管术前临床分期相似[35, 36]。最后，在长期随访中，发现无论是腺癌还是鳞状细胞癌患者在新辅助化疗后的局部复发明显低于单纯手术（22% vs. 38%，HR=0.45，95%CI 0.3～0.66，$P < 0.001$），从而支持新辅助化疗的局部效益[35, 36]。

Bass 及其同事证实了类似的发现，211 例食管癌（SCC 和 EAC）患者在 PCR 和改进的局部区域控制跟随新佐剂 CRT[38]。对于 EAC pCR 率低于鳞状细胞癌的患者，同样是 25% vs. 31%[38]。根据单纯手术治疗患者 64% 的淋巴结阳性率和新辅助化疗患者 29% 的淋巴结阳性率，推断纵隔疾病的下分期。同样，这种效应在 SCC 患者中更为明显，CRT 患者中 85% 为阴性，而在腺癌患者中为 58%[38]。

最后两项研究由 Lv 等和 Cao 等完成，包括鳞状细胞癌排除的患者，在肿瘤切除方面也显示了类似的结果，新辅助化疗后患者的 R₀ 切除率提高了，同时进行了升高的 pCR（22.3%），尽管低于交叉试验中观察到的结果[39, 40]。术前方案是以 5-FU 和顺铂为基础的，这可能解释了这种差异。

综上所述，迄今为止的大量证据表明，与单纯手术相比，新辅助化疗后的局部控制有所改善。重要的临床和病理反应率、纵隔淋巴结疾病负担的显著增加及随之而来的切除率的提高都证明了这一点。然而，这种好处是比 EAC 更明显的鳞状细胞癌患者。另一个有趣的发现是，对于 EAC 的化放疗，不管化疗方案和放射治疗的数量，聚合酶链反应率一直徘徊于 20%～25%。然而，对于那些进行有效辅助治疗的患者，这种改善局部控制改善了生存率。

（二）与单纯手术相比，新辅助放化疗是否提供了更好的系统控制

由于与食管癌相关的大部分死亡与系统性疾病有关，任何根治性治疗都应该理想地将系统性复发的发生率降至最低。在表明接受新辅助放化疗的患者具有 OS 优势的研究中，有几项特别提到了控制系统复发。Bosset 等的试验虽然是阴性试验，但评估了局部和系统对照，并确定使用 CRT 方案的益处仅对局部对照有效，两个治疗组之间的系统复发率没有差异[31]。事实上，Urba 等得出同样的结论，作为首次复发的部位，两个治疗组的总体系统复发率约为 60%[32]。类似的是，在 Cao 等的研究中，尽管新辅助 CRT 提高了 R₀ 切除率并降低了纵隔淋巴结阳性的发生率，但与单纯手术相比，这些患者的 5 年生存率并没有改善[39]。因此，在这项特殊的研究中，1 年和 3 年存活率的改善证明了局部控制的改善，但并没有转化为生存率的提高[39]。虽然与单纯手术相比，随机接受多模式治疗的患者在 3 年内确实显示出生存优势，但其中一些发现是有问题的[30]。例如，作者证明接受 CRT 治疗的患者 3 年生存率为 32%～36%。在仅接受手术的患者中，3 年存活率仅为 6%～7%[30]。此外，两个治疗组均未提供有关 R₀ 切除率的数据。总体而言，这些研究结果让人对研究中取得的手术质量产生了怀疑，

单纯手术治疗患者的 3 年生存率异常低就是证明 [1, 28, 32]。当代研究显示，在类似的时间段内，存活率为 15%～30%[1, 28, 32]。考虑到单独手术组的患者进展如此之差，必须谨慎解读多模式治疗在该特定研究中转化为生存率提高的结论。

CROSS 试验是少数几项明确证明接受新辅助 CRT 治疗的患者系统控制得到改善的研究之一 [35, 36]。然而，这种益处取决于组织学，仅在鳞癌患者中显著 [多因素分析显示 5 年死亡率为 0.75（0.56～1.01）] [35, 36]。EAC 患者有改善生存率的趋势，但这并不明显，在多因素分析中未达到统计学意义 [0.75（0.57～1.01）] [35, 36]。然而，在整个队列中，远处复发率为 0.63（0.46 vs. 0.87）。类似的是，Bass 等的结果显示，接受新辅助 CRT 治疗的 EAC 和 SCC 患者的生存率都得到了持续改善，随访时间超过 200 个月 [38]。这表明放化疗可以控制一些减少远处转移的因素。

与新辅助 CRT 对食管鳞癌患者更有效的观察一致，Lv 等的研究结果证实与只接受根治性切除的患者相比，新辅助 CRT 的患者生存率有所提高 [40]。长达 10 年的生存随访结果表明接受新辅助 CRT 的患者生存率更高（24.5% 的新辅助 CRT 与 12.5% 的单纯手术，P=0.04）[40]。此外，与接受新辅助 CRT 的患者相比，单纯手术组死于远处复发的患者明显更多（38% vs. 25%，P=0.011）[40]。Burmeister 等也注意到了类似的发现，与单纯手术相比，在鳞状组织学患者中，CRT 后 5 年的 PFS 率显著提高，但在腺癌患者中并非如此 [33]。总体而言，这些数据表明，特别是鳞癌患者，新辅助 CRT 由于控制了远处转移从而带来生存获益。尽管反应明显减弱，但这种效应可以在一些腺癌患者身上观察到。

（三）新辅助放化疗的毒性在可控范围内可以实现生存获益吗

联合放疗的多学科治疗模式的主要缺点是与治疗相关的发病率和死亡率的增加。到目前为止，关于这一影响对 OS 的程度的数据是相互矛盾的。Bosset 等的研究显示与仅接受手术治疗的患者相比，接受新辅助 CRT 治疗的患者的癌症相关死亡率确实有所降低 [31]。然而，与改善疾病控制相关的生存获益被与治疗相关的死亡率显著增加所抵消。在接受综合治疗的患者中，与治疗相关的死亡率为 12%，而单独接受手术的患者的死亡率为 4%。作者将此部分归因于每部分给予的高剂量辐射，这说明了他们方案的总体毒性 [31]。类似的是，在 Lv 等的研究中，接受新辅助 CRT 的患者与治疗相关的死亡人数高于那些单独接受手术的患者（3.8% vs. 0%）[40]。表 38-2 中列出的其余研究未能证明 CRT 和不良事件之间有任何联系。

CRT 对早期（Ⅰ期和Ⅱ期）疾病患者的益处尚不清楚。Mariette 等进行的 RCT 研究，比较Ⅰ期和Ⅱ期食管癌手术后新辅助化疗与单纯手术的总生存率和 DFS[41]。共有 195 名同时患有 SCC 和 EAC 的患者被随机分配到术前接受 5-FU 和顺铂联合放射治疗，同时接受 45Gy 放疗组或单纯手术组。所有接受手术的患者均接受经胸二野淋巴结清扫术。两组 R_0 切除率相近，分别为 92.9%（CRT）和 92.1%（Sx），差异无统计学意义（P > 0.05）。CRT 组的 pCR 率为 33%，与单纯手术相比，接受 CRT 治疗的患者在最终病理检查时发现原发肿瘤分期和相关淋巴结阳性显著降低。这与局部控制率的提高有关，CRT 患者的局部复发率为 28.6%，而仅接受单纯手术治疗的患者局部复发率为 44.3%（P=0.02）[41]。然而，在远处复发（22.5% vs. 28.9%，P=0.31）或 OS（中位 OS 为 31.8 个月）方面没有发现明显差异 [41]。此外，随机接受 CRT 治疗患者的院内死亡率明显更高（11.1% vs. 3.4%，P=0.049）[41]。综合来看，这些数据显示，在局部晚期 EC［T_3 和（或）N+Ⅲ期及以上］患者中，新辅助 CRT 对肿瘤学有好处，但在早期疾病患者中这一结果没有得到认可，因为与治疗相关的并发症增加。

三、术前化疗与放化疗的比较

在局部晚期食管癌患者中，忽略围术期治疗以目前的证据来看是不合适的[1]。然而，化疗和放化疗在新辅助治疗中都有效，而且两种治疗策略的优越性还没有得到明确的结论[1]。这两种方法的优点都已被提出，即采用放射治疗方案的 R_0 切除率和局部区域控制率都有所提高，而单独使用化疗方案的重点是系统控制。比较研究时经常使用几个肿瘤评价指标，最常用的是 pCR 率和完全切除率。然而，必须强调的是，不管这两种病理结果如何，食管癌患者治疗的最终目标是改善以 OS 和 DFS 衡量的长期结果。考虑到这一点，我们可以从两个方面来审视食管癌的可用治疗方式——全身治疗（化疗和靶向药物）与局部治疗（放疗和手术）。从理论上讲，这两种方法的目标是不同的，全身治疗应以 OS 和远处转移率来衡量其有效性，而局部治疗应以原发肿瘤和区域淋巴结转移为标准，其有效性以完全切除和局部区域复发为衡量标准。

（一）新辅助放化疗的案例

在观察围术期化疗或放射治疗的早期研究中，对治疗表现出病理缓解，特别是完全病理缓解的患者往往能得到最大的生存获益。到目前为止，CRT 方案的 pCR 率最高[31, 35, 37, 40]。从局部控制的角度来看，CRT 与 R_0 切除率的提高和彻底的纵隔淋巴结清除有关，这增加了手术提供的局部控制率。此外，CRT 还观察到了远处控制的获益[13, 30, 31, 34, 35, 37, 40]。这归因于化疗对任何微转移疾病的全身治疗，以及淋巴结清除率的提高[13, 30, 31, 34, 35, 37, 40]。

（二）新辅助化疗的案例

术前化疗有很多好处。首先，可以在手术前观察肿瘤对化疗方案的反应，提供一个该方案疗效的标志和在某一方案失败的情况下修改

治疗方案的机会。其次，考虑到 EC 患者的大部分死亡来自远处转移，而不是局部的疾病状态，因此旨在控制系统性疾病的有效方案似乎是合乎逻辑的。再次，在手术前不加做放疗可能会将与治疗相关的发病率降至最低，并在肿瘤复发时还可以采用放疗[41]。最后，西方最主要的组织学类型——EAC 的放射治疗结果有些令人失望，无论采用何种 CRT 方案，放射治疗的有效率一直徘徊在 25% 左右[30, 31, 35-37]。

除了化疗的潜在益处外，到目前为止，还没有研究明确要求手术患者进行食管 en bloc 切除术和三野淋巴结清扫术。这可能有助于改善接受 CRT 治疗的患者的局部控制率。这种情况已经在胃癌患者中观察到，如 Macdonald 研究所证明的那样，其中 D_2 清扫率很低，需要以放射的形式进行额外的局部治疗以充分控制疾病[42]。来自常规行食管 en bloc 切除术的几个单中心的研究结果显示，局部区域复发率为 5%～10%[21, 43, 44]，明显低于标准食管切除所见的稳定在 25%～30% 的复发率[11, 35, 36, 45-47]。此外，在一项经食管裂孔切除术与经胸食管切除术（整体改良）的随机试验中，经胸组的局部复发和 DFS 得到显著改善[47]。

因此，至少有一部分局部晚期疾病患者可以通过高质量的手术（如食管 en bloc 切除术）获得足够的局部控制，从而潜在地消除了对局部放疗以增加局部控制的需要。因此，考虑到这些患者的局部区域复发率较低，在实施食管 en bloc 切除术的患者中，唯一需要的额外治疗是系统性化疗。

直接比较新辅助 CRT 和化疗的文献有限。尽管如此，已经进行了几项关于这个主题的随机试验，如表 38-3 所示。到目前为止，已发表的研究受累于低收益和食管 en bloc 切除术不是治疗计划的一部分这一事实。无论如何，到目前为止还没有一项试验显示出明显更好的治疗方式，而且这 2 种方法都代表了目前可以接受的标准[48-50]。

Stahl 等将食管下 1/3 段和胃食管结合部腺癌患者随机分为两组：术前接受顺铂和 5-FU 联合化疗，或术前接受相同化疗方案加 30Gy 放疗的 CRT[48]。共入选 126 例患者，其中 64 例随机接受化疗和手术，其余 62 例随机接受 CRT 治疗，由于获益率不佳，该试验提前被终止。接受 CRT 治疗的患者 pCR 率明显高于化疗组（15.6% vs. 3%，$P=0.03$），且术后病理淋巴结阴性率明显降低（36.7% vs. 64.4%，$P=0.01$）。两组 R_0 切除率相当（化疗组为 69.5%，CRT 组为 72%）。接受新辅助 CRT 的患者院内死亡率比 CT 组高，分别为 10.2% 和 3.8%，但这一差异没有达到统计学意义，可能是因为放疗剂量较低（$P=0.26$）。CRT 组的中位生存期和 3 年生存率有所提高（表 38-3），但没有显著差异。亚组分析显示，无论他们被随机分到哪组，接受 R_0 切除术后淋巴结阴性的患者的 OS 有所改善[48]。然而，由于 CRT 组病理淋巴结阴性率较高，作者认为 CRT 除了 R_0 切除外，还可以提供显著的生存优势，这一点从生存率提高的趋势中得到了证明。

Burmeister 的研究与此相似，即食管腺癌或 EGJ 腺癌患者被随机分为单独接受新辅助化疗或同时接受放化疗[49]。患者单独或联合 35Gy 的放疗接受 5-FU/ 顺铂为基础的方案。总体而言，

表 38-3　新辅助化疗与新辅助放化疗的随机对照试验

研　究	年　份	患　者	病　理	方　案	反应率	R_0	生存期 / 率	P
Stahl 等	2009	119	GEJ/EAC	化疗：2 周期顺铂，5-FU CRT：2 周期顺铂，5-FU+顺铂，5-FU，依托泊苷 +30Gy 放疗（同步）	化疗：pCR 2% CRT：pCR 15.6%* 化疗：ypN$_0$ 36.7% CRT：ypN$_0$ 64.4%*	69.5% vs. 72%	中位生存期 21.1 个月 vs. 33.2 个月 3 年生存率 27.7% vs. 47.4%	NS 由于效益提前结束
Burmeister 等	2011	75	EAC	化疗：2 周期顺铂，5-FU CRT：2 周期顺铂，5-FU+35Gy 放疗	化疗：pCR 0% CRT：pCR 13%*	80.5% vs. 84.6%*	中位生存期 26 个月 vs. 32 个月 5 年生存率 47.7% vs. 49%	NS
Klevebro 等	2016	181	SCC/EAC	化疗：3 周期，顺铂 5-FU CRT：3 周期顺铂，5-FU+40Gy 放疗	化疗：pCR 9% CRT：pCR 28%*	74% vs. 87%*	3 年生存期 47% vs. 49%	NS
Nakamura 等（JCOG1109）	2013	501（目标）	NA	A 组：术前 2 周期顺铂，5-FU B 组：术前 3 周期多西他赛，顺铂，5-FU C 组：术前 2 周期顺铂，5-FU+30Gy 放疗	NA	NA	NA	NA
Keegan 等（NeoAEGIS）	2014	366（目标）	NA	MAGIC vs. CROSS	NA	NA	NA	NA
Leong 等（TOPGEAR）	2015	752（目标）	NA	化疗：术前术后 3 周期表柔比星 + 顺铂 +5-FU CRT：术前 2 周期 ECF+45Gy 放疗 + 术后 3 周期 ECF	NA	NA	NA	NA

*. CRT 与 CT 比较有统计学意义

CRT. 放化疗；EAC. 食管腺癌；ECF. 表柔比星、顺铂和氟尿嘧啶方案；5-FU. 氟尿嘧啶；GEJ. 胃食管结合部；NA. 未报道；NS. 无意义；pCR. 病理完全缓解；SCC. 鳞癌

75 例患者是随机的，其中 36 例患者在手术前接受了化疗，39 例患者接受了 CRT。与 Stahl 的研究一样，由于获益率不高，这项研究提前终止。接受化疗和 CRT 的患者 R_0 切除率相似，分别为 80.5% 和 84.6%。接受 CRT 治疗的患者的 pCR 率为 13%，而仅接受化疗的患者的 pCR 率为 0%。这种差异与局部区域控制、远处复发或生存获益无关[49]。

Klevebro 等在瑞典进行的最新研究将 181 名患者随机分为接受顺铂联合 5-FU 的新辅助化疗（nCT）和接受 3 个周期相同方案化疗加 40GY 放疗的新辅助放化疗（nCRT）在所有手术患者中进行了二野淋巴结清扫术[50]。共 91 例患者和 90 例患者分别被分配到每一组。这项研究主要包括 EAC 患者；然而，近 1/3 的患者病理学类型为鳞状细胞癌。与前两项研究一样，接受 nCRT 治疗的患者与接受 nCT 治疗的患者相比，pCR 升高（28% vs. 9%，$P=0.002$）。同样，在 90% 的患者中，pCR 与最终病理阴性的区域淋巴结相关。相应的是，尽管两组患者在初始分期上的淋巴结阳性率均为 63%，但接受 nCT 治疗的患者中有 35% 的患者被发现淋巴结阴性，而 nCRT 患者的这一比例为 65%。然而，这并没有转化为根治性治疗或按方案分析的生存获益。亚组分析显示，与 nCT 相比，SCC 患者接受 nCRT 后的结果有所改善，但没有达到统计学意义。腺癌患者无明显变化趋势。此外，术后严重并发症有增加的趋势[50]。

对于这些试验中的每一项，都可以提出几点批评意见。首先，所有人的疗效都相对较差，以至于无法检测出明显的治疗差异。其次，2 个治疗组（nCT 或 nCRT）所采用的方案都没有反映到目前为止针对每种方案的具有里程碑意义的研究中使用的方案[9, 35]。化疗支持者单独强调了 MAGIC 试验后 GEJ 腺癌患者的阳性结果，该试验在术前和术后的设置中使用了表柔比星、顺铂和 5-FU 的三药联合方案，以及联合多西他赛（DCF 或 FLOT）的方案获得了

有希望的结果[9, 35]。到目前为止，还没有随机试验直接比较这些方案。最后，这些研究中没有一项在治疗方案中要求食管 en bloc 切除并清扫区域淋巴结，尽管两种治疗方式的 R_0 切除率相同，但这可能解释了 Stahl 研究中指出的结果，即淋巴结阴性与生存率提高相关。然而，有关于这个主题的回顾性数据，试图解决食管 en bloc 切除术对新辅助治疗选择的影响。Spicer 及其同事结合了来自三个中心的局部晚期（cT_3N+）EAC 患者的数据，这三个中心都进行了常规食管 en bloc 切除术，其中两个中心更喜欢新辅助化疗（顺铂和 5-FU 或 DCF），另一个则更喜欢 CRT[51]。正如预期的那样，尽管 CRT 与 pCR 率升高有关，但 CRT 与肿瘤疗效（R_0 或淋巴结清扫）的任何病理替代指标都没有差异。在每个研究组都有超过 100 名患者的情况下，接受化疗或 CRT 的患者在 DFS 或 OS 方面都没有差异[51]。

几个正在进行的试验将有助于解决这个正在进行的问题。日本的 JCOG1109（NExT 试验）是一项为期 3 年的 III 期试验，对接受全食管切除术的局部晚期食管癌患者进行新辅助化疗和放疗的比较——这是唯一这样做的试验[27]。这些化疗方案包括术前多西他赛 / 顺铂 /5-FU 和顺铂 /5-FU 对比术前基于顺铂 /5-FU 化疗药的 CRT。同样，正在进行的爱尔兰 ICORG10～14 试验（Neo-AEGIS）将以根据 CROSS 方案修改的 MAGIC 方案相比 CRT 方案来直接比较局部晚期食管腺癌患者的治疗结果。澳大利亚的一项试验（TOP-GEAR）随机对食管腺癌和胃腺癌患者进行化疗（ECF），然后是手术或 ECF，然后是术后 CRT，并进行一系列的 ECF 辅助周期。研究这一问题的最新试验是德国的一项倡议（ESOPEC），在新辅助治疗环境下，EAC 患者随机接受基于多西他赛的 FLOT 或 CROSS（紫杉醇 / 卡铂联合放疗）方案。这些试验的结果预计将在未来 5 年内公布，希望能为这一问题提供一些明确的信息。

四、根治性放化疗

对联合 CRT 治疗食管癌后的数据审查显示，相当数量的患者经历了 pCR 及纵隔分期降低和淋巴结清扫。这一发现回避了一个问题，即表现出完全缓解的患者是否需要手术。相应的是，手术治疗是否应该保留给那些缓解不充分的患者？一些研究已经专门解决了这个问题，并在表 38-4 中概述 [52-57]。总体来说，主要缺点是局部复发率过高，即使在似乎完全缓解的患者中也是如此，为 40%～60% 的复发率 [52-57]。因此，许多中心目前的标准是为外科治疗效果较差的患者进行放化疗，鉴于腺癌对放射治疗的反应率较低，这一策略最适合鳞癌。

Herskovic 等进行了一项初步研究，证明了基于 CF 的联合 CRT 对 EC 患者的生存期有好处 [52, 53]。作者随机选择了以鳞状组织学为主的患者接受 50Gy 的 CRT，与单纯接受 64Gy 的放疗进行比较。作者提示，在局部和远处复发方面，与单纯放疗相比，CRT 的结果有所改善，而且有显著的生存优势（5 年 26%vs. 单纯放疗 0%）。尽管局部复发率接近 50%，但观察到的 5 年生存率与当时基于手术的标准治疗是一致的，因此提示了最终的放化疗的作用 [52, 53]。为了试图改善这些结果，Minsky 等进行了一项类似研究设计的试验，这一次随机选择患者接受基于 CF 的 CRT，同时接受 50.4Gy 或 64.8Gy 的放疗 [54]。95% 患者的组织学类型为鳞状细胞癌，与先前的研究一样，无论放疗剂量高低，局部复发率均很高，为 50%～60%。然而，生存率是相似的 [54]。

表 38-4　明确放化疗的随机试验

研　究	年份	患者	病　理	方　案	局部控制失败（CRT 与 XRT）	pCR	R0	生存期 / 率（CRT 与 XRT）
Herskovic/ Cooper 等（RTOG 85-01）	1992	129	SCC/EAC	5-FU，顺铂 +50Gy 放疗 vs. 64Gy 放疗	PD 27%，LR 16% vs. PD 40%，LR 24%	NA	NA	中位生存期 12.5 个月 vs. 8.9 个月 5 年生存率 26% vs. 0%*
Minsky 等（RTOG 94-05/INT 0123）	2002	236	SCC/EAC	5-FU+ 顺铂 +50.4Gy 放疗 vs. 5-FU+ 顺铂 +64.8Gy 放疗	50% vs. 55%	NA	NA	中位生存期 13 个月 vs. 18.1 个月 2 年生存率 31% vs. 40%
Stahl 等	2005	172	SCC	诱导 5-FU，顺铂，依托泊苷 + 同步顺铂，依托泊苷 +65Gy 放疗 vs. 5-FU，顺铂，依托泊苷 + 同步顺铂，依托泊苷 +40Gy 放疗 + 手术	2 年 59% vs. 36%	35%	82%	中位生存期 14.9 个月 vs. 16.4 个月 3 年生存率 24.4% vs. 31.3%
Bedenne 等	2007	259	SCC/EAC	诱导 5-FU，顺铂 +45Gy 同步 5-FU，顺铂 +15～20Gy 放疗 vs. 诱导 + 手术	43% vs. 33.6%*	23%	75%	中位生存期 19.3 个月 vs. 17.7 个月 2 年生存率 39.8% vs. 33.6%
Conroy 等（PRODIGE5/ ACCORD17）	2014	267	SCC/EAC	FOLFOX+50Gy 放疗 vs. 5-FU，顺铂 +50Gy 放疗	PD 45% vs. 46%	NA	NA	中位生存期 20.2 个月 vs. 17.5 个月 3 年生存率 19.9% vs. 26.9%

*. 表示统计意义

CRT. 放化疗；EAC. 食管腺癌；FOLFOX. 亚叶酸；5-FU. 氟尿嘧啶；LR. 局部复发；pCR. 病理完全缓解；PD. 持续性疾病；SCC. 鳞癌；XRT. 放射治疗

考虑到这些研究中提到的相对有利的生存结果，以及观察到接受根治性放化疗的患者中有近一半获得了足够的局部控制，而没有出现与食管癌相关的并发症，Stahl 等进行了放化疗后行或不行手术治疗的前瞻性临床研究[55]。在单纯 CRT 组，先用顺铂、依托泊苷和 5-FU 诱导化疗 3 个周期，然后同时用依托泊苷、顺铂和 65Gy 的放疗进行治疗。在手术组，该方案先给予 40Gy 的放疗，然后进行经胸食管切除术。手术后，进行了淋巴结清扫的患者 pCR 率和淋巴结阴性率达到 35%，其他的患者 pCR 率和淋巴结阴性率为 33%。生存分析显示，接受手术的患者癌症相关死亡率显著降低。然而，这与治疗相关死亡的发生率更高有关。接受手术的患者院内死亡率为 12.8%，而未接受手术的患者院内死亡率为 3.5%（P=0.03）。两组 2、3 年生存率相当（39.9%，95%CI 29.4～50.4，CRT+SX；35.4%，95%CI 25.2～45.6，31.3% vs. 24.4%）。与到目前为止公布的数据一致，接受手术的患者的局部控制得到了改善。单纯 CRT 组的无进展生存率为 40.7%，而 CRT+SX 组为 64.3%（$P \geqslant 0.003$）。多因素分析显示，最重要的预后因素是肿瘤对治疗的反应。注意到那些有反应的患者的 5 年存活率接近 50%，而不考虑使用何种治疗手段。然而，在无反应者中，R_0 切除提高了存活率，使 3 年存活率从 17.9% 增加到 32%[55]。

更多高质量的证据支持这些发现[56]。Bedenne 等采用 CF 为基础的方案诱导治疗后，随机选择接受手术或根治性放化疗的患者。有反应的患者随后随机接受手术或额外的放化疗，总剂量为 45～66Gy。没有反应的患者继续进行手术。在主要患有鳞状细胞癌（90%）的患者中，75% 的患者获得了 R_0 切除，23% 的手术标本检测到了 pCR。治疗相关的死亡率在非手术和手术组分别为 1% 和 9%（P=0.002）。治疗组之间的生存率没有差异，CRT 组和手术组的中位生存期和 2 年生存率分别为 19.3 个月和 17.7 个月，

39.8% 和 33.6%。虽然两组之间的转移率没有差异，但在随机接受单纯 CRT 治疗的患者中，局部复发更常见（非手术与手术相比，HR=1.63，95%CI 1.04～2.55，P=0.03）。总而言之，这些数据表明，在适当选择的患者中，放化疗提供了与多模式治疗相当的生存结果。虽然手术与改善局部控制有关，但它是以增加与治疗相关的死亡率为代价的[56]。

综上所述，这些结果表明，在局部晚期鳞癌患者中，根治性 CRT 和 CRT+ 手术提供了同等的生存结果，与增加额外的手术组相比，根治性 CRT 组降低了与治疗相关的发病率和死亡率。虽然接受手术的患者的局部控制力得到了改善，但亚组分析表明，手术挽救了那些对 CRT 没有足够反应的患者，从而提供了由于 CRT 失败而产生的局部控制力。观察到对治疗有反应的患者与对治疗无反应的患者的生存率就证明了这一点。

考虑到目前的综合结果，大多数中心对不适合手术的患者采用了根治性 CRT，许多研究正在寻找最佳方案。

五、结论

局部晚期食管癌的治疗仍然很复杂，需要综合治疗才能获得良好的生存结果。图 38-1 表示当前章节中概述的数据的汇总，我们机构基于证据的治疗方法如图 38-2 所示。

根据当前的证据，可以得出几个关于局部晚期食管癌患者最佳治疗的概括性结论。就局部控制而言，优秀的手术仍然是最重要的，与 R_0 切除相关的结果改善证明了这一点。食管 en bloc 切除术已被证明提供了极好的结果，在大型随机试验中，其对存活率的影响目前正在 NeXT、TOP GEAR 和 Neo AEGIS 试验中阐明。在相当大比例的患者中，无法实现 R_0 切除时需要额外的局部治疗。对于鳞癌患者，新辅助 CRT 提供了极好的效果，代表了标准治疗。也就是说，单用新辅助化疗取得了很好的效果，

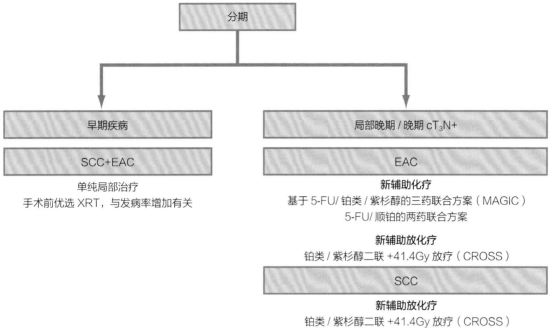

▲ 图 38-1　概述局部晚期食管癌新辅助治疗的概念框架

EAC. 食管腺癌；SCC. 鳞癌；XRT. 放射治疗

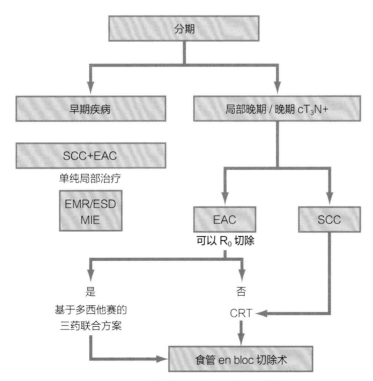

▲ 图 38-2　局部晚期食管癌患者的本地机构管理方法

CRT. 放化疗；EAC. 食管腺癌；EMR. 内镜下黏膜切除术；ESD. 内镜下黏膜清扫术；MIE. 微创食管切除术；SCC. 鳞癌

在可能 R_0 切除的适当情况下，这仍然是一个可以接受的标准。

对于 EAC 患者，新辅助 CRT 的益处不那么明显，但仍是一个可接受的标准方案。目前已经报道了以多西他赛为基础的三药联合取得了很好的结果，这似乎在最近的 Meta 分析中得到了证实。因此，单用新辅助化疗在这一患者群体中仍然是一个可以接受的标准。

由于大多数患者死于复发，有效的系统治疗仍然至关重要，未来，患者预后的改善可能取决于他们的化疗 / 靶向治疗方案的疗效。这强调了单独使用新辅助化疗的理论基础，从而为临床疗效评估提供了机会，此外还促进了肿瘤的完全切除，同时避免了额外放疗的潜在毒性。

考虑到这些观点，治疗鳞状细胞癌患者的一个合理方法是实施新辅助 CRT 方案，相应地对于满足条件的 EAC 患者，合理选择使用单纯新辅助 CT。在两组中，手术的目的都是实现 R_0 切除，而食管 en bloc 切除术可以有效地实现这一点。因此，食管癌的最佳治疗需要针对个体患者量身定做的多学科治疗方案，主要考虑到他们的肿瘤位置、组织学类型和身体状况。

通过这种方式，选择一种最有可能提高他们的生存率并降低与治疗相关并发症的方案变得越来越有可能。未来可用疗法的范围可能会增加，一些随机研究正在进行中，这些研究可能会回答这种致命性疾病治疗中的正在困扰我们的一些问题。

第 39A 章
切除食管的手术方法：开放手术

Surgical Approaches to Remove the Esophagus: Open

B.J. Noordman　S.M. Lagarde　B.P.L. Wijnhoven　J.J.B. van Lanschot　**著**

李　斌　孟于琪　**译**

摘要

对于没有全身转移的可切除食管癌患者，手术切除仍是治疗的基石。在当前的实践中，外科手术多与新辅助疗法相结合，可以为局部区域性疾病的患者提供最好的治愈机会。为了获得最佳结果，应制订个体化治疗方案，并且应综合考虑多种因素，包括患者的生理状况、肿瘤类型和部位及疾病的分期。在本章中，我们描述了在食管癌患者中用于切除食管的开放手术方法。尽管大家越来越多地采用微创技术，但是全微创食管切除术的益处尚未得到证明，并且开放或混合式食管切除术仍然是全世界许多主要的高容量中心切除食管的标准术式[1]。目前，唯一有力的证据来自法国随机试验 MIRO 的初步结果，该试验比较了开放式经胸食管切除术（transthoracic esophagectomy，TTE）和混合 TTE（TTE、腹腔镜胃游离术和开胸手术）。这些结果表明，与开放式 TTE 相比，混合 TTE 显著降低了术后并发症（术后发病概率比为 0.31，95%CI 0.18～0.55，P=0.0001；肺部并发症的百分比：17.7% vs. 30.1%，P=0.037）[2]。混合 TTE 的开胸部分类似于开放式 TTE，而腹腔镜（腹部）部分将在另一章中详细介绍。

关键词：食管切除术；经食管；经胸；挽救性手术；淋巴结清扫；术后并发症；新辅助治疗

一、患者评估及手术治疗

食管癌的好发年龄在 60—70 岁。尽管 70 岁以上的患者死亡风险更高，但这种风险的增加是由于老年人群心脏、肝脏和肾脏疾病等内科合并症的发生率较高，而不是年龄本身[3]。因此，高龄不被认为是食管切除术的禁忌证值得注意的是，如果排除手术死亡率，老年人群切除食管后的长期存活率与年轻患者相似[4, 5]。因此，80 岁以上和不到 80 岁的老年人均可被认为是潜在接受根治性食管切除术的患者，但需要特别注意术前对患者的一般情况进行评估。

食管癌（鳞状细胞癌）与吸烟和饮酒之间有很强的病因学联系，因此无论年龄大小，都必须仔细筛查患者是否存在心血管、肺和肝功能异常。据估计，如果严格筛查，20%～30% 的食管癌患者都有心血管疾病的证据[6]。该项评估应包括心电图检查。术前评估还应包括肺功能测试。1s 用力呼气容积明显受损（FEV_1 < 1L）的患者和慢性阻塞性肺疾病患者术后呼吸并发症的风险增加[7, 8]。肝硬化在食管癌患者中并不少见，尤其是鳞癌患者。完全代偿性肝硬化（Child A 级）并不是食管癌手术的禁忌证，但在肝硬化晚期，尤其是有腹水的情况下，考虑手术时应小心。此外，计划接受新辅助化疗（放疗）的患者应进行肾功能评估。

（一）局部食管癌切除范围

几十年来，对于局部食管癌患者潜在治愈的最佳手术策略一直存在争议。历史上，Ivor-

Lewis 术式被广泛应用，包括局部淋巴结清扫和胸腔内吻合的开放手术[9]。此后，出现了两种主要的手术方式。首先，开展了扩大 TTE。进行广泛的双野淋巴结清扫（上腹部和后纵隔），这项技术试图通过增加切除的根治性来达到局部肿瘤的控制[10-14]。已证实，广泛的淋巴结清扫的好处在于分期更准确，但其对生存的有益影响尚不清楚[15-18]。其次，引入了经裂孔食管癌切除术，其优点是通过避免开放手术来最大限度地降低术后发病率和死亡率。

食管癌淋巴扩散发生较早，而且难以预测[19]。一旦肿瘤穿透黏膜下层，多达 50% 的患者将发生淋巴结转移[20]。至少超过 80% 的固有肌层浸润患者会发生淋巴结转移[21]。在存在跨壁侵犯的情况下，超过 85% 的患者将出现淋巴结受累。此外，TTE 中受累淋巴结的中位数和受累淋巴结超过 4 个的患者所占比例都有所增加（表 39A-1）[22]。TTE 时进行的扩大淋巴清扫增加了所有肿瘤阳性淋巴结的清扫机会，理论上可以改善区域肿瘤的控制，甚至改善长期生存。然而，目前尚无高质量的临床证据证明淋巴结清扫的最佳范围，尤其是在目前的新辅助治疗时代。因此，目前个人意见和机构偏好主导着手术方式的选择和淋巴结清扫的范围。

（二）经胸入路食管癌切除术

TTE 手术是通过右开胸和腹正中切口进行的，近端吻合术是通过左侧颈部或胸部的切口进行的。进行颈部吻合术时，手术首先是开胸，然后是开腹，而如果是胸腔内吻合，则在胸部阶段之前进行开腹手术。

胸部手术包括切除奇静脉及其相关淋巴结、胸导管、气管旁、隆凸下、食管旁和咽旁淋巴结，并与切除的食管保持连续。分别清扫主动脉和肺动脉窗中的淋巴结。两侧以纵隔胸膜为界，心包和气管膜部为前界，主动脉和椎体为后界，切除该范围内组织。

在胸部阶段，患者左侧卧位，通过第 5 或第 6 肋间隙后外侧切口进胸。下肺韧带游离至下肺静脉水平。考虑到气管膜部，分离右主支气管上方纵隔胸膜，切开奇静脉弓两侧的胸膜，并用吻合装置将弓结扎或闭合，然后断开。切开胸顶至奇静脉弓的胸膜，保留形成带蒂的"皮瓣"，以覆盖随后的胸内吻合口。在气管、上腔静脉和奇静脉弓之间清扫右气管旁淋巴结。游离右侧迷走神经和支气管动脉。为防止右侧返神经损伤，不应使用电刀分离迷走神经。覆盖在椎体侧面的胸膜从奇静脉弓的水平游离到横膈膜，在注入奇静脉的地方结扎肋间静脉。然

表 39A-1 食管腺癌肿瘤深度（T 期）与淋巴结状态（N 期）的关系

肿瘤深度	淋巴结转移发生率（%）*	侵犯的淋巴结数（中位数 [IQR]）†	侵犯 1~4 个淋巴结数量（%）‡	侵犯 4 个以上淋巴结数量（%）§
黏膜内（T_{1a}）	1/16（6）	2（n/a）	1/16（6）	0/16（0）
黏膜下层（T_{1b}）	5/16（31）	1（n/a）	4/16（25）	1/16（6）
肌内（T_2）	10/13（77）	2（1~4）	9/13（69）	1/13（8）
透壁（T_3）	47/55（85）	5（3~13.5）	22/55（40）	25/55（45）

*. χ^2=42.0，$P < 0.0001$（趋势卡方检验）

†. χ^2=11.02，P=0.0116（克鲁斯卡尔 - 沃利斯，包括有受累淋巴结的患者）

‡. χ^2=13.64，P=0.0035（趋势卡方检验）

§. χ^2=21.38，$P < 0.0001$（趋势卡方检验）

改编自 Hagen JA, DeMeester SR, Peters JH, Chandrasoma P, DeMeester TR. Curative resection for esophageal adenocarcinoma: analysis of 100 en bloc esophagectomies. *Ann Surg*. 2001;234:520-530.

后沿着每个完整的肋间动脉创建一个解剖平面，以到达主动脉的外膜平面。继续绕过主动脉的前表面进行解剖，直到到达左纵隔胸膜。胸主动脉直达食管的分支在分割前应仔细结扎。当交通静脉从主动脉后方通过时，需要结扎 1～2 条通往半奇的交通静脉。位于奇静脉和横膈正上方的主动脉之间的纵隔组织包括胸导管，在此处应该识别并横切胸导管。远端胸导管结扎，以防止乳糜胸的发展。解剖可在左右膈脚水平结束。

继续沿先前切割的下肺韧带开始解剖，通过钝性和锐性结合方式解剖心包后的部分。只有当肿瘤粘连时，才能切除心包。一旦到达左纵隔胸膜，该平面可以与主动脉上方的先前解剖平面连接。有时会切开左侧胸膜。用潘氏引流管环绕胸段食管进行牵拉。沿着心包继续进行清扫，直到遇到隆突下淋巴结。沿着右主支气管到隆突仔细解剖，然后沿着左主支气管的远端，可以连续切除整个隆凸下淋巴结，并与切除的食管保持一致。此时，通过分离左侧迷走神经与左侧主支气管的交叉处，前面的解剖也连续到食管壁上。随后分开食管与气管的膜部，在胸腔内吻合的情况下，食管在奇静脉弓水平之上被横断。在颈部吻合的情况下，继续向颈部根部进行解剖。在辨认左侧迷走神经后，可解剖主肺窗内的淋巴结。迷走神经在左主支气管水平分出喉返神经。使用相同的丝线将近端小心地向上牵拉，从而在解剖主肺动脉窗结节时防止左喉返神经受损。在第 4 椎体水平胸导管从右向绕过椎体的部位结扎近端胸导管。

腹部手术于腹正中线切开腹壁并检查腹膜腔和肝脏。通常，用电刀切开左三角韧带来游离肝脏的第二和第三段。识别小网膜的松弛部分，并朝右膈脚的方向切开。识别出胃右动脉，并进一步游离小网膜。然后切开胃结肠网膜，小心地保留胃网膜弓部。该解剖应从幽门水平开始，向近端继续进行，游离至胃短血管处。胃短血管应尽量靠近脾脏，以保留尽可能多的

胃底侧支血管。以这种方式，还可以用大网膜包绕将来的吻合口。

清扫所有肝动脉和门静脉近端边缘的淋巴结转移组织。从腹腔中线开始，沿着肝动脉向近端继续解剖。切开覆盖在右膈脚和胰腺上方之间腹膜，以保持与食管切除术标本的附着。然后转向胃大弯，这里是胃网膜被分开的地方。胃底向右旋转以继续腹膜后的清扫，移除脾动脉上方和覆盖在左膈脚上的所有淋巴结。然后切开膈裂孔的肌肉组织（如果是巨大肿瘤），使其与胸廓分离过程中横膈上的切口相汇合，通常需要结扎膈静脉。将胃向前收缩，充分暴露腹腔轴线，以便结扎冠状动脉静脉（胃左静脉）。随后，就可以完成腹腔干周围的上腹部淋巴结清扫。从胃左动脉在起始处切断。如果需要，可以进行 Kocher 手法，以增加胃的活动度。

重建最好通过切除贲门的管状胃来进行。管状胃是使用切割缝合器制成的。吻合口上缘应距肿瘤远端至少 5cm，在颈部吻合的情况下，应沿着胃右动脉第四支或第五支对应的小弯处继续延伸，在该点，越靠近胃大弯（因此管腔更窄）管胃越长。当进行胸腔内吻合时，可以保留更多的胃右血管，因此可以形成更宽的管胃。最后，加固缝合切割闭合钉。

经裂孔食管切除术　手术开始于腹腔淋巴结清扫和胃的游离。然后结扎膈静脉，向前或沿圆周方向将食管裂孔的肌腱部分切开，这可以确保切除任何潜在的裂孔旁淋巴结，但也扩大了裂孔开口，便于下纵隔的解剖。通过扩大的食管裂孔放置适当的牵引器，可以在视野控制下完全解剖胸下段食管周围的所有脂肪组织和淋巴结。在正常情况下，这可以达到下肺静脉的水平。为了不损伤胸导管，应注意避免在胸主动脉右侧进行解剖。随后，制作管状胃，显露颈部食管。胸上段食管被牵拉至颈部切口，并在颈部分离。通过颈部食管插入大口径静脉剥离器，并将其用粗丝线带到残胃。用粗丝线系在横断的食管远端后，从颈部向腹部钝性剥

离，同时通过扩大的裂孔手动剥离食管和周围结构之间的粘连。在下纵隔，用剪刀可以将迷走神经主干在隆凸下从食管分离出来。右侧粘连的剥离也通过类似的手法，将右手放在食管前面，用拇指和示指钝性解剖右侧粘连。丝线沿着倒置的食管从颈部一直到腹部。再次外翻食管，切除标本送病理检查。然后，将丝线缝合到管状胃的顶部。管状胃可以包裹在肠袋或腹腔镜摄像袋内，以便于无创通过，通过牵拉丝线并将管状胃提入纵隔而被带到颈部。应注意避免管状胃旋转。随后可以进行颈部吻合术。

（三）重建

在绝大多数接受食管癌切除的患者中，重建是使用胃管进行的，仅需进行一次吻合。

使用胃的主要缺点包括几乎完全缺乏蠕动，以及胃酸持续反流到与胃直接相连的剩余颈段食管。对于长期存活的患者，这种持续的反流可能导致颈部食管残端间质化生（Barrett）[23]。为了保持管胃长度也可能导致切缘更有限，尤其是对于很大或非常远端的肿瘤，可能导致局部复发。因此，当胃和食管广泛受累时，最好使用逆蠕动或顺蠕动的左半结肠替换。此外，在技术上不可能创建（充分氧合的）管状胃的情况下（如胃手术史或胃的异常血液供应），使用结肠替换进行重建。

在 TTE 时，外科医生可以选择颈部或胸部吻合术。相比之下，THE 总是需要在颈部进行吻合。尽管喉返神经损伤、瘘和吻合口狭窄的发生率增加，但一些外科医生在 TTE 时更喜欢颈部吻合，因为在吻合口瘘的情况下，近端的无肿瘤边缘更长，并且理论上并发症降低了[24, 25]。后者基于这样的假设，即颈部吻合的瘘可能局限于颈部，而不是漏入胸膜腔和纵隔。然而，关于该问题的 Meta 分析未显示出肺部并发症的差异（OR=0.86，95%CI 0.13～5.59，P=0.87）和肿瘤复发（OR=2.01，95%CI 0.68～5.91，P=0.21），这表明与胸腔内吻合术相比，TTE 术

后颈部吻合不会降低胸腔并发症的风险[26]。有趣的是，两项大型回顾性研究表明，颈部吻合口瘘导致胸腔内并发症的风险显著。这可能是由纵隔清扫术和胸膜切除术的不同所致。双侧完整的壁胸膜术后可限制感染，从而防止感染向胸腔和纵隔延伸[27, 28]。值得注意的是，这些研究是在引入新辅助治疗之前进行的。在接受新辅助治疗的患者中，颈部吻合和胸腔内吻合比较的研究还很缺乏。比较新辅助放化疗加手术和单纯手术（大部分吻合口在颈部水平）的交叉试验显示，其吻合口瘘的发生率没有显著差异[29]。然而，术前放疗可能会影响吻合口愈合，特别是如果胃底（未来的管状胃尖端）位于放射野内。理论上，在胸腔内吻合的情况下，管状胃可以更短，潜在地改善了末端的氧合，从而促进了吻合口的愈合。相反，胸腔内食管残端的放射损伤可能阻碍胸腔内吻合口的愈合。目前，荷兰正在进行的一项比较新辅助放化疗后颈内吻合与胸内吻合的随机试验（ICAN 试验，荷兰试验注册号 NTR4333）对该课题进行了研究。

（四）颈部吻合术

TTE 后行颈段吻合术时，应尽量将胸段食管近端分离至颈根部，以利于以后的解剖。颈段食管暴露的切口选择左侧胸锁乳突肌前缘斜形切口。该切口应该从胸骨切迹延伸到耳垂的中点。横向分离肩胛舌骨肌、胸骨舌骨肌和胸骨甲状腺肌，将颈静脉和颈动脉鞘推向外侧，结扎甲状腺中静脉和甲状腺下动脉。解剖继续向后至食管，向下至椎前筋膜平面，进入胸廓入口，在此达到开胸手术中游离的平面。然后解剖食管和气管之间的平面。食管被潘氏引流管环绕，上胸段食管进入颈部。食管在胸腔入口处被分开，用丝线结扎食管远端，通过腹腔取出标本。颈部残端不宜过长，以防吻合口最终回缩至上胸腔，一旦发生瘘，可能会增加胸腔内感染的风险。

通过系在管状胃顶部的线，将胃上拉。可以将先前制作的管状胃包裹在橡皮套中，以利于无创到达颈部。在此操作时，应注意避免胃或其胃网膜弓部过度紧张，并避免胃扭曲。在剩余的颈部食管和管状胃之间进行吻合。我们倾向于采用单纯连续缝合进行端端吻合。用不可吸收的缝线缝合以使食管裂孔大小正常化，以防止腹腔脏器疝进入胸腔。然后小心地置入鼻胃减压管和鼻空肠喂养管，或者可以选择经皮空肠喂养管。

（五）胸内吻合术

胸腔内吻合时，在奇静脉弓的上方离断食管。小心防止旋转，贲门和管状胃一起通过食管裂孔进入胸腔，取出手术标本（食管和贲门）。在食管周围放置 4～8 条缝合线（PDS3.0）后，放置一条荷包线 Prolene1.0 缝合线，30ml 的导管气囊充气后，估算环形吻合器的直径并放置砧座。随后，在管状胃顶端切开胃，放入环形吻合器，并使用 25mm 或 29mm 环形吻合器进行端侧吻合。切开的胃用切割缝合器闭合，并缝合钉线。鼻胃管进入远端胃。吻合口完成后，将大网膜组织包裹在吻合口周围（大网膜成形术）。

（六）结肠间置术

当进行结肠间置手术时，将十二指肠从幽门远端离断，整个胃与食管切除标本一起切除。结肠间置有几种可选择的方法。左半结肠经常用于顺蠕动位置。因此，需完全游离升结肠和降结肠。间置的左半结肠的动脉供应来自左结肠动脉的升支，通常供应从横结肠中段延伸到近端降结肠的那一段。该节段通过从肠系膜上动脉发出，通过逆向游离结肠中动脉至其起点，在大多数患者中，该动脉作为单个主干出现。在临时阻断结肠中动脉和静脉以确保有足够的侧支流经边缘动脉后，结扎和分离这些血管。

首先，用缝合线标记血管蒂标记出的弧形尖端，并用胶带测量从该点到颈部的距离。该胶带用于从第一个标记针脚向近端测量，以确定近端结肠的横切点。然后将分开的结肠包裹在无菌袋中穿过食管床，并和颈部食管近端进行单纯连续吻合。从腹部轻轻牵拉结肠以消除多余部分，并用不可吸收线将结肠固定在左膈脚上。

其次，在结肠进入腹腔的位置下方 5～10cm 处，用切割缝合器将结肠分开。应注意不要留下太长的结肠腹内段，因为这会导致食物滞留。紧邻结肠壁分离肠系膜，以避免损伤血管蒂。然后将间置结肠的远端和空肠之间进行 Roux-en-Y 吻合，并吻合结肠恢复结肠的连续性。

接着，左半结肠可以用在逆蠕动的位置，这是基于中结肠动静脉的血管蒂。这样，通过不仅利用降结肠，还利用乙状结肠（的一部分），间置的肠段可以更长。

最后，可以使用右半结肠，包括处于顺蠕动位置的回盲瓣，并且保留中间结肠的血管作为供应血管。这种技术的优点是回盲瓣将在近端吻合处作为抗反流机制。

我们常规进行营养管空肠造口术，以提供术后早期肠内喂养，并避免发生术后并发症（如吻合口瘘）时需要肠外营养。当患者能够通过口服喂养维持体重时，通常在术后 3～4 周拔除空肠造口营养管。

二、并发症

尽管近年来围术期管理有所改善，但食管癌切除术后的发病率和死亡率仍然很高。这些手术范围大，技术要求高，通常是在心肺功能未受损的患者身上进行的。由于癌症本身和食管梗阻的综合作用，营养不良也很常见。

最近的统计表明，西方国家的医院死亡率为 3.5%～9%[30, 31]。在开放式和微创食管切除术中，并发症发生率为 17%～74%[32, 33]。这些差异可以通过并发症定义的差异及缺乏定义术后死亡时间的标准来解释[34, 35]。为了提高护理质量而在各中心之间进行准确的结果比较，需要在定义和数据收集方面保持一致。因此，已经建立了定义和记录与食管切除术相关的术后并发症的国际系统[36]。

表 39A-2 总结对比了 TTE 和 THE 治疗食管腺癌的随机试验中发生的并发症。肺部并发症，包括肺炎（定义为痰培养中分离病原体并出现胸部 X 线片浸润）和肺不张（胸部 X 线片定义为肺叶塌陷），是最常见的并发症，在接受 TTE 或 TTE 的患者中分别占 57% 和 27%。这些并发症可以通过早期下地活动和适当的疼痛控制来最小化。通过使患者始终处于半卧位状态，并注意保持鼻胃管的功能，可以预防误吸。必要时，可通过微型气管切开术清除残留的分泌物。

约 26% 和 16% 的 TTE 和 THE 患者会发生心脏并发症，其中心房颤动是这些并发症的主要原因。体液的失调和引起全身性炎症反应的广泛纵隔解剖可能在发病机制中起作用。尽管这些并发症通常是自限性的，但它们确实需要心脏监测和治疗，这可以延长重症监护病房的住院时间。心房颤动也可能是由于继发于吻合口瘘的纵隔炎或胸管的机械刺激引起的。对于这些根本原因，需要采取具体措施。

根据重建的定义和类型，10%～30% 的患者会发生吻合口并发症[38]。如果重建的血管供应充足，大多数吻合口瘘可以通过局部引流和抗生素治疗来控制。我们建议对任何已知或怀疑有实质性吻合口瘘的患者进行早期内镜检查，以排除可能危及生命的管胃缺血，这种缺血可能出现在多达 14% 的吻合口瘘患者中[39]。

三、结果

食管切除术后的生存期取决于几个因素，包括年龄、性别、体重减轻、组织学类型、肿瘤浸润深度、切除的根治性和受累淋巴结的数量[29, 40, 41]。手术方式对生存期的影响仍是争论的话题。

在 9 个大型临床中心对 2303 例接受 R_0 切除的患者（60% 的腺癌，40% 的鳞状细胞癌）的回顾性分析中，显示较高的淋巴结切除总数是初次手术后对生存有利的独立预后因素。生存获益的最佳阈值是切除 23 个淋巴结，发现最有可能达到该数目的手术是经胸食管切除

表 39A-2　比较经胸食管切除术和经裂孔食管切除术的随机试验中 220 例食管腺癌初次切除术后并发症

并发症	经胸食管切除术（%）	经裂孔食管切除术（%）	P 值
肺部并发症 *	65（57）	29（27）	＜ 0.001
心脏并发症	30（26）	17（16）	0.10
吻合口瘘 †	18（16）	15（14）	0.85
亚临床症状	8（7）	9（8）	
有临床症状	10（9）	6（6）	
声带麻痹 ‡	24（21）	14（13）	0.15
乳糜瘘	11（10）	2（2）	0.02
切口感染	11（10）	8（8）	0.53

*. 肺部并发症包括肺炎（从痰培养中分离出病原体，胸部 X 线片显示有浸润）和肺不张（胸部 X 线片显示肺叶塌陷）

†. 亚临床吻合口瘘定义为仅在造影上可见的吻合口瘘，临床吻合口瘘定义为导致颈部涎瘘的吻合口瘘（所有患者均有颈部吻合口）

‡. 在大多数病例中，声带麻痹是暂时的

引自 Hulscher JB, van Sandick JW, de Boer AG, et al. Extended transthoracic resection compared with limited transhiatal resection for adenocarcinoma of the esophagus. *N Engl J Med*. 2002;347:1662–1669.

术[42]。这些发现是 TTE 优于 THE 的观点。相比之下，2 个英国大临床中心的非随机研究显示，SCC（12%）或 AC（88%）患者在 THE 和 TTE 后的长期生存率相似，而 THE 之后的住院时间明显缩短[43]。最近一项对 52 项研究的 Meta 分析证实了这一优势，即 TTE 后的短期恢复而不会危及肿瘤学结果，其中包括 3389 例 TTE 患者和 2516 例 THE 患者（48% 的 SCC，52% 的 AC）。除了住院时间显著缩短（95%CI 1～7，$P < 0.01$）外，手术时间缩短（85min，95%CI 40～129，$P < 0.001$），肺部并发症较少（17.3% vs. 21.4%，OR=1.37，95%CI 1.05～1.79，$P=0.02$），术后死亡率较低（7.2% vs. 10.6%，OR=1.48，95%CI 1.20～1.83，$P < 0.001$）。另外，THE 术后比 TTE 术后更常发生吻合口瘘和神经麻痹。此外，TTE 术后淋巴结转移率更高（8 个淋巴结的平均差值，95%CI 1～14，$P=0.02$）。这项 Meta 分析的结果应该谨慎解读，因为随机和非随机研究都包括在内。这可能导致选择偏向于 THE 患者，因为晚期肿瘤的患者可能已经先通过胸腔接受治疗[44]。此外，由于不需要开胸手术，可能为更多虚弱的患者提供了 THE 治疗。最后，在一项大型（> 17 000 例患者）的多中心观察性研究中，并未证实 THE 术后短期恢复的增强，该研究将 TTE 与 THE 进行了比较，发病率和死亡率无差异。但是，对于状态较差的患者的偏好可能会导致选择偏向于接受 TTE 的患者[45]。

经裂孔入路的支持者解释了分期存活率的差异，这些差异一直被报道是由于阶段迁移造成的。这种情况发生在淋巴结清扫范围内的阳性淋巴结增加的时候，与同期有限清扫后相同数量的阳性淋巴结的患者相比，预后更好的患者处于 pN 期。这种情况发生在行彻底淋巴结清扫的阳性淋巴结增加 pN 期的患者中，与 THE 时有限清扫后同样阳性淋巴结数量的患者相比，预后较好。为了解决这个问题，Altorki 等报道了 T₃N 阳性（Ⅲ 期）患者进行 TTE 和

经裂孔食管切除术后的结果[46]。在这组患者中，分期迁移的效果被认为是有限的，因为所有患者都有局部晚期肿瘤和淋巴结受累。他们报道，整体切除术后 4 年生存率为 35%，明显优于术后观察到的 11%。最终，这一争论只能通过完成一项大型随机对照试验来解决。迄今为止，Hulscher 等只报道了一项这样的大型试验（HIVEX）[37]。该试验将 220 例中至远端食管或贲门病变累及食管的 THE 患者与 TTE 之间的患者随机分组。通过避免开胸手术，人工通气时间（THE 术后 1 天 vs. TTE 术后 2 天，$P < 0.001$）和住院时间（THE 术后 15 天 vs. TTE 术后 19 天，$P < 0.001$）较 TTE 术后短，肺部并发症较 TTE 术后低（THE 术后 27% vs. TTE 术后 57%，$P < 0.001$）。然而，两组的住院死亡率不具有可比性（THE 术后为 2%，TTE 术后为 4%，$P=0.45$）。有趣的是，更广泛的 TTE 与更高的无瘤切除率无关（THE 术后为 72%，TTE 术后为 71%），而 TTE 后切除淋巴结的中位数是 THE 后的 2 倍（中位数 31 vs. 16，$P < 0.001$）。如此高的淋巴结清扫量并不能显著提高其 5 年总生存率（THE 后为 34%，TTE 后为 36%，$P=0.71$）[47]。然而，在随后的亚组分析中，真正的食管癌患者（Siewert Ⅰ 型），更确切地说，在有限数量（1～8）阳性淋巴结的患者中，TTE 后发现长期生存率有所改善（THE 后为 23%，而 TTE 为 64%，$P=0.02$）。鉴于该分析的事后设计，不能排除分期迁移对 TTE 患者存活率提高的影响，因为 TTE 后切除了更多的淋巴结。此外，对于 SCC 患者，这些结果的相关性还不清楚（仅包括 AC 患者）。Hivex 试验的结论是，对于晚期、真正的食管癌患者（Siewert Ⅰ 型），TTE 是首选的手术方式（特别是在阳性结节数量有限的情况下），而对于位于胃食管结合部（Siewert Ⅱ 型）的肿瘤患者和一般状况不佳的患者（特别是存在肺部合并症），在临床上没有怀疑的隆突或以上淋巴结转移的患者中，TTE 就足够了。

四、新辅助治疗的作用

如今，食管癌的治疗越来越多地集中在多学科联合治疗上，在许多中心，几乎所有患有局部晚期疾病的患者都接受了新辅助化疗或放化疗。食管癌新辅助治疗的概念源于对初治选择手术切除结果的普遍失望，初治选择手术切除导致 5 年生存率为 35% 或更低[37]。

已经进行了许多研究来测试术前新辅助治疗对手术切除的附加价值。一项 Meta 分析表明，新辅助化疗和新辅助放化疗都能提高长期生存率[48]。此外，通过比较几项试验的治疗方案，该 Meta 分析显示 nCRT 比 nCT 具有（非显著）优势（nCRT 与 nCT 总死亡率 HR=0.88，95%CI 0.76～1.01，P=0.07）。遗憾的是，直接比较的临床研究有限，尤其是对于患有 AC 的患者。

自从这项 Meta 分析发表以来，这项多中心随机交叉试验已经完成，比较了 nCRT 加手术与单纯手术治疗食管癌或交界癌（SCC 和 AC）的疗效[29, 49]。与早期主要使用顺铂和氟尿嘧啶的试验相比，应用的治疗方案（卡铂和紫杉醇同时放疗 41.4Gy）毒性低。中位存活率从单纯手术组的 24% 增加到 nCRT 组的 49%（HR=0.68，95%CI 0.53～0.88，P=0.003），5 年生存率优势为 14%（33% vs. 47%）。与早期的随机试验相比，交叉试验中单纯手术组的存活率更高，这表明生存益处可以归因于多模式组存活率的提高，而不是由于单独手术组的存活率较低[50, 51]。基于这些结果，根据交叉方案加手术的 nCRT 现在被认为是许多国家的标准治疗方案。

在最近完成的一项法国随机试验中，交叉试验的有利结果没有得到证实。该试验将 nCRT 加手术与单纯手术治疗 I 期和 II 期食管癌患者进行了比较（FFCD9901 试验），比较了 nCRT 加手术和单纯手术治疗 I 期和 II 期食管癌患者的疗效。新辅助方案包括顺铂和氟尿嘧啶，同期放疗 45Gy。2 个治疗组的 3 年总生存率和根治性切除率没有差异[52]。

基于 FFCD9901 试验，nCRT 治疗早期肿瘤的标准用法可能存在争议。在这一亚组患者中，可能仅手术就足够了。这一点得到了法国试验中单纯手术的高根治性切除率（92%）的支持。然而，FFCD9901 试验的普适性值得怀疑，因为大多数参与中心的病例数量较少，与交叉试验相比，nCRT 方案的毒性较高，放射技术不那么复杂，术后死亡率非常高（11.1%）。因此，我们谨慎地得出结论，早期食管癌患者不应该接受 nCRT。我们认为，在缺乏关于 nCRT 对早期肿瘤的具体作用的高质量证据的情况下，交叉试验（也包括 II 期癌症）的结果应该是可取的[53]。

交叉试验和 FFCD 9901 试验包括 AC 和 SCC。虽然 nCRT 也显著提高了 AC 患者的存活率，但 nCRT 的最大益处是在鳞癌中观察到的，这是已知比 AC[29, 49] 更敏感的 3 项小规模随机试验，分别包括 119 例、75 例和 131 例食管 AC 患者，结果显示，nCRT 加手术和 NCT 加手术之间的生存率没有显著差异。然而，在 nCRT 组中发现了较高的 pCR、R_0 和 ypN_0 率，并且这 3 个试验中有 2 个试验显示有利于 nCRT 的（无显著）获益[54-57]。食管腺癌的最佳新辅助治疗仍未确定，在随机的 Neo-AEGIS（围术期食管和食管胃腺癌的术前 MAGIC 化疗与术前 CROSS 放化疗）中进行的研究，可能在 2021 年进行报道[58]。

nCRT 对原发肿瘤和区域淋巴结均有明显的降级作用。在 CROSS 试验的 nCRT 中，相当多的患者（总体 29%，SCC49%，AC23%）在切除标本中没有留下任何重要的肿瘤。该观察结果导致必须重新考虑所有接受 nCRT 的患者标准食管切除术的必要性。因此，目前正在探索在 nCRT 后具有临床完全缓解（cCR）的患者中进行主动定期随访的可行性。在这种所谓的 SANO（食管癌患者所需的外科手术）方法中，仅对高度怀疑或证实 nCRT 后残留疾病的患者进行手术切除。在前瞻性临床试验中对 SANO 进行测试之前，我们的目标是确定当前 SANO 预试验中 nCRT 后残留疾病的临床检测准确性[59]。此外，法国 II/III 期 ESOSTRATE 随机试验将标准手术与按需手术进行了比较，当前启动 nCRT 后发生 cCR 的患者是否复发（ClinicalTrials.gov 标识符：NCT02551458）[60]。

如前所述，比较 THE 与 TTE 对隆突下 AC 的 Hivex 随机试验只包括初治选择手术的患者。在该试验中，TTE 并没有提高 R_0 切除的比率（TTE 后为 72%，TTE 后为 71%），但切除的淋巴结数大约增加了 1 倍（TTE 后的中位数 ± 标准差 =16±9，TTE 后的 31±14，$P < 0.001$）。如前所述，一项回顾性国际研究表明，初治选择手术的患者切除的淋巴结数量与良好的长期生存相关[42]。然而，据报道，放化疗减少了放射野内的淋巴结数量[61-63]。重要的是，在交叉试验中，初治选择手术的患者中切除的淋巴结总数与切除的阳性淋巴结数量呈正相关。然而，在接受 nCRT 的患者中，这种正相关完全消失了。此外，单纯手术后，切除淋巴结的总数与总存活率呈正相关（每 10 个额外切除的淋巴结，HR=0.76，P=0.007），这与早期的回顾性国际研究相一致[42, 64]。有趣的是，nCRT 后切除的淋巴结数与生存率之间没有这种正相关（HR=1.00，P=0.98）。交叉试验的随机化设计使得 2 个治疗组之间的差异不太可能解释这一特殊分析中的关联（消失）。这些结果质疑了 nCRT 后最大化手术淋巴结清扫的必要性，无论是用于预测还是治疗目的。

在一项大型回顾性比较中发现了同样的结果，其中 307 例患者根据交叉加手术接受了 nCRT，301 例患者根据 MAGIC 标准接受了 nCT，然后进行了手术。在 nCRT 组，淋巴结切除个数与生存率之间没有相关性。然而，在 nCT 组，淋巴结清扫的范围似乎与无进展生存期呈正相关。这些数据再次质疑是否有必要在 nCRT 后最大限度地术中清扫淋巴结。然而，在接受 nCT 手术（或单纯手术）的患者中，扩大淋巴结清扫似乎很重要[65]。

这些间接论证需要在一项随机对照试验中得到证实，该试验比较了接受 nCRT 的 Siewert I 型食管癌患者的 TTE 与扩大淋巴结清扫和有限淋巴结清扫。我们认为，这样的试验应侧重于真正的食管癌，而不是胃食管连接处肿瘤，因为已经证明，对于胃食管连接处肿瘤患者初治接受手术就足够了，更不用说在术前接受过 nCRT 治疗的胃食管连接处肿瘤患者中了。

五、挽救性手术

明确的 CRT（dCRT）通常用于食管近端鳞状上皮癌的患者及不适合手术的患者。尽管在 dCRT 的非手术策略中保留器官是相当大的优势，但这种方法与局部区域疾病的复发或持续率高（高达 51%）相关[66]。在这些患者中，治愈性 dCRT 失败后可以选择挽救性食管切除术。这种选择性手术比最初食管切除术要求更高。归功于围术期护理、患者选择、手术技术和围术期管理的改善，如今围术期的发病率和死亡率已大大降低[67]。此外，nCRT 的增加应用使外科医生熟悉了放射外科领域的手术切除。

在一项非随机的 II 期试验中分析了 dCRT 失败后挽救性手术的结果[68]。43 例患者接受诱导 CT（氟尿嘧啶、顺铂和紫杉醇）和 CRT（5-FU 和顺铂并用 50.4Gy）治疗。完成 CRT 后进行胸部和腹部 CT 检查、正电子发射断层扫描（可选但鼓励）、食管胃镜检查和活检及超声内镜检查。20 例因食管癌残留或复发，无远处转移征象，行挽救性食管切除术。1 年总生存率为 71%（95%CI 54%～82%）。然而，由于没有达到预定的 77.5% 的最低 1 年生存率，随后的 III 期试验没有启动。这一预定义的 1 年生存率从 RTOG 数据库中扣除，该数据库主要由 SCC 患者组成。本试验中 AC 的发生率为 73%。此外，报道了 3 例与 CRT 相关的死亡。理论上，从方案中消除或减轻诱导 CT 可能会降低治疗相关的毒性，并增加达到 77.5% 的目标 1 年生存率的机会[68]。

此外，最近的一项回顾性倾向性评分匹配分析比较了接受保留性食管切除术的患者（$n=308$）和接受新辅助放化疗后计划的食管切除术的患者（$n=540$）。两组住院死亡率相当（但较高）（8.4% vs. 9.3%）。术后并发症中吻合口瘘（17.2% vs. 10.7%，$P=0.007$）和伤口感染（18.5% vs. 12.3%，$P=0.026$）有统计学差异，这两种并发症在接受挽救性手术的患者中都更常见。在 3 年的随访中，两组患者的总体生存率（43.3% vs. 40.1%，$P=0.542$）和无病生存率（39.2% vs. 32.8%，$P=0.232$）具有可比性，这表明挽救手术可以在选定的一组患者中提供可接受的短期和长期结果 [69]。

六、总结

食管和食管胃连接处癌症的诊断，评估及术前和术后治疗的变化已导致这种罕见但致命疾病的患者预后得到改善。现在，对这些患者制订个体化治疗方案可以使 5 年总生存期达到 50%，与（最近）报道的令人沮丧的结果相比，这是一个巨大的进步。然而，最佳手术方法仍不清楚。多模式治疗（尤其是 nCRT）的广泛应用使手术淋巴结清扫最大化的必要性产生疑问，而 MIE 的引入可能会进一步降低术后发病率，尤其是减少肺部并发症。但是，由于缺乏有关这些问题的高质量证据，导致各个医疗机构之间的治疗方案仍存在实质性差异。这些差异凸显了对食管癌手术领域中针对特定问题精心设计的临床试验的持续需求。

致谢

本章是本著作第 7 版第 35 章的修订版，该部分由 J. A. Hagen 和 K. Grant 撰写，感谢他们的重要贡献。

第 39B 章
切除食管的手术方法：微创手术

Surgical Approaches to Remove the Esophagus: Minimally Invasive

Arianna Barbetta　Daniela Molena　著

李　斌　李　杰　译

摘要

虽然技术要求很高、学习曲线长，但微创食管切除术的可行性和安全性已经得到证明。此外，据报道，微创手术比开放手术有几个好处，如术后疼痛减轻，恢复更快，心肺并发症、失血和住院时间减少。微创食管切除术后的短期和长期肿瘤学结果与开放手术相似。对于食管良性疾病和癌症，微创食管切除术是开放食管切除术的有效替代方法。

关键词：微创食管切除术；食管癌；食管切除术；MI-Ivor Lewis 食管切除术；淋巴结清扫；胸内吻合；手术结果；肺部并发症

Cuschieri 等[1] 在 1992 年发表了第一篇关于微创食管切除术（MIE）的报道，他在胸腔镜下游离了食管，DePaula 等[2] 在 1995 年报道了腹腔镜经裂孔的微创食管切除术。近 10 年后，匹兹堡大学医学中心的 Luketich 推广了微创技术[3]，他采用 McKeown 术式，在胸腔镜下进行食管游离，然后在腹腔镜下游离胃，制作管状胃并将其牵拉至颈部，最后进行颈部吻合。此后，陆续报道了许多不同的手术方式，如完全 MIE、杂交 MIE、手辅助术式和小切口等。

本章回顾了目前食管癌微创手术的适应证、技术、局限性和结果。

一、微创食管切除术的适应证和禁忌证

MIE 手术适应证的选择与经典的开胸术式相同。术前准确分期是必要的，对局部晚期癌症推荐综合治疗。诱导放化疗后的手术切除时机的选择对于保证患者康复、避免疾病进展和潜在的技术困难及与治疗相关的晚期并发症很重要。因此，在诱导治疗完成后 6～8 周进行手术，同于开胸食管切除术[4]。微创手术没有绝对禁忌证；然而，广泛的腹部或胸部粘连可能增加手术难度，由于缺乏触觉反馈，肿瘤在其他结构或器官的扩散可能较难评估。因此，为最大限度地暴露，术中首选单肺通气（尽管并非总是必要的）。

实施微创手术最重要的先决条件是医疗机构拥有先进的微创设备，以及外科医生对微创手术的熟练程度。事实上，这项手术在技术上要求很高，需要学习过程以减少并发症。手术和肿瘤学结果的改善通常是在完成 35～40 例之后实现的[5-8]。最近英国的一项研究报道显示，完成微创手术的学习曲线需要 20～50 个病例[9]。

二、Ivor Lewis 微创食管切除术

在西方，最常用的是 Ivor Lewis 入路，因

为食管下段腺癌是美国和欧洲国家最常见的病理亚型。这种方法特别适合食管下段的肿瘤，通常不需要完全切除食管，也是治疗这种疾病的首选方法[10, 11]。

1999 年，Watson 等首次报道了对全腔镜微创 Ivor Lewis 食管切除术，行胸腔镜胸内手工吻合完成消化道重建[12]。

技术总结将在随后的正文中总结。

三、腹部阶段

患者仰卧于手术床，头高足低位。在胸腔镜检查时，双腔气管插管以便胸腔镜手术时单肺通气。胃镜检查明确肿瘤的上极、下极及是否合并 Barrett 食管，并评估将用于重建的胃。如前所述，通常使用 5 个操作孔和 Nathanson 肝牵引器暴露裂孔[11]。

仔细探查腹腔和肝脏，以排除转移性疾病。从胃小弯侧开始解剖，首先打开肝胃韧带，显露腹腔干的分支。完整清扫肝动脉、胃左动脉和脾动脉周围淋巴结，并分别送病理检查（图 39B-1）。然后用血管吻合器离断胃左静脉和动脉，即可显露腹主动脉和膈脚及周围淋巴结。

胃大弯的游离包括完全分离胃结肠韧带，正好位于胃网膜弓部的远侧。通过分离胃短血管和膈食管韧带，游离胃底，通过完全分离胃结肠韧带，游离到十二指肠起始部。胃大弯侧完全游离后，抬起胃，解剖腹膜后间隙，并将右侧胃网膜蒂移至其底部。在没有吻合口张力的情况下，这一手法对于避免胸腔内管胃的扭转非常重要。不常规进行 Kocher 手法以避免管胃冗余，而导致胃窦和十二指肠疝入纵隔。在胃完全游离后，经裂孔进行食管的解剖，暴露并小心清扫心包旁和下端食管旁淋巴结，这些淋巴结难以从胸部暴露。纵隔留置引流管以便胸段食管的剥离。

幽门引流可以通过幽门肌切开术或幽门成形术来实现。我们倾向于使用肉毒杆菌毒素（肉毒毒素）注射到幽门。这项技术效果良好，易于操作[13]。

从胃角下方开始，使用切割缝合器制作 5cm 宽管状胃，以确保足够的长度（图 39B-2）。间断缝合可以加强管胃切割线，也可以用来测量管胃在胸腔内移位后的长度。为便于从胸部牵出并避免扭转，管胃在胃底部不分离。几项研究报道显示，管胃直径过窄（3～4cm）会增加缺血和瘘的风险[14]；然而，保留整个胃可

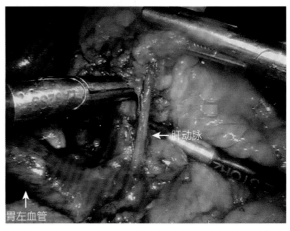

▲ 图 38B-1　暴露肝总动脉、脾动脉和胃左动脉，进行完整的腹腔干淋巴结清扫，然后用内镜吻合器在底部分离图中确定的胃左血管

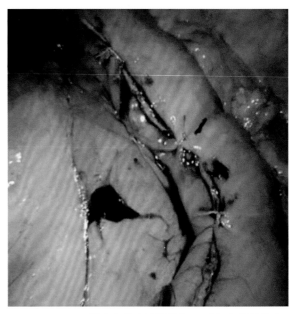

▲ 图 38B-2　胃被完全游离并管状化，以确保足够的长度。间断缝合用于在不缩短管胃的情况下加强缝钉切缘，并有助于在胸部阶段测量管胃的长度。管胃在胃底部不分开，以便于从胸部取出

能会导致严重的反流，并限制移植胃的长度[3]。采用 Seldinger 技术经皮插入 12F 空肠造瘘管，并缝合固定于腹壁上。

四、胸部阶段

患者取左侧卧位，术中右肺塌陷。采用右侧视频辅助胸腔镜手术（VATS）入路，放置 4 个戳卡，CO_2 气胸。在 8mmHg 注气压力下耐受良好，横膈下移，更容易暴露食管裂孔和稳定纵隔。胸部阶段的另一种体位选择是俯卧位。有作者支持这种入路，认为提供了一个良好的手术视野，并且不会导致右肺萎陷，较左侧卧位手术麻醉时间更短，术后呼吸功能影响更小[15]。我们发现，俯卧位入路需要经过训练才能从不常见的角度识别解剖结构及其毗邻，而且由于肋骨之间的间隙变得更靠近脊柱，也使吻合术变得更加困难。

将下肺韧带游离到下肺静脉水平，使肺向前下沉，后纵隔胸膜从裂孔切开至奇静脉水平。奇静脉用分离钳分开，以显露食管。取出留置在食管周围的引流管，牵拉食管便于解剖。食管和食管周围软组织从心包、主动脉、气管和对侧胸膜被整体游离。食管游离完成后，用吻合器在胸廓入口离断食管（图 39B-3），并将近切缘送快速冰冻病理检查，以排除癌症或 Barrett 病变。然后进行完整的隆凸下淋巴结清扫。对于鳞状细胞癌或位于食管中部或更高部位的肿瘤，淋巴结清扫范围扩大到气管旁淋巴结。在这些情况下也考虑颈部吻合。

然后将管胃拉入胸腔，并用切割缝合器将其与食管完全分开。重要的是调整管胃方向以避免扭转。延长内侧戳卡切口至约 3cm，放置切口保护器，以便取回标本并置入圆形吻合器。标本通过切口保护器被装入袋中，并将胃切缘送病理检查。完成胸内胃食管吻合（图 39B-4）。

MIE 有几种不同的胸内吻合方法，包括手工缝合和机械吻合。经胸圆形吻合器吻合术、经口圆形吻合器吻合术和侧侧线性吻合术是最

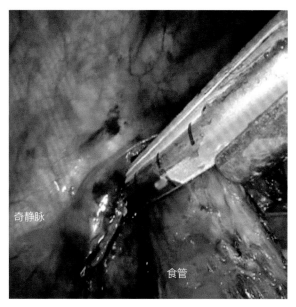

▲ 图 38B-3　食管完全游离至胸腔入口，并用内镜吻合器分开。食管残端完全脱离气管和其他纵隔结构

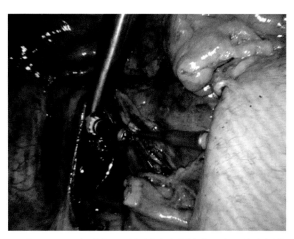

▲ 图 38B-4　钉头与环形机械吻合器接合，在胃大弯侧完成吻合

常见的机械吻合术。

● 经口圆形吻合器吻合术：这是首选的方法。钉头通过患者口腔插入食管残端。与砧座连接的经口胃管穿过食管残端切割线旁边的小切口引出。将管胃移至后纵隔后，使用吲哚菁绿荧光成像评估管胃血供情况，以选定吻合口。选定适宜的管胃长度，以避免吻合口张力过大，或者管胃冗长而影响胃排空[16]。

EEA（Covidien；Minneapolis，Minnesota）吻合器从管胃的近端开口引入管胃，其钉头在

选定的吻合区域靠近胃大弯穿出。砧座和吻合器接合后，激发吻合器完成吻合。通常使用最大的吻合器（25mm），由于食管厚度的原因，我们更喜欢使用绿色的切割缝合器（4.8mm）。使用切割缝合器，切除多余的管胃残端，在切割线和吻合口之间留至少 1cm 的组织。为了保护吻合口后方，避免吻合口瘘而漏入气道，在管胃和气管之间搁置大块脂肪垫。最后，为避免腹腔器官疝入胸腔，应将管胃间断缝合到右膈脚上。

● 圆形吻合器经胸端侧吻合术：通过这种技术，可以将 25mm 或 28mm 的砧座从手术区放入食管残端，用荷包缝合紧包砧座。然后以与前面叙述的相同方式完成胃食管吻合。

● 直线切割缝合器胸腔内侧侧吻合术：食管残端近段和管胃重叠平行。食管残端可以完全打开，也可以用切割缝合器闭合。切割缝合器通过胃大弯侧的造口引入，距离管胃顶部 5~6cm。如果用切割缝合器闭合食管，则在食管残端中间造口引入切割缝合器。然后用 Endo GIA 切割缝合器闭合完成侧侧吻合。吻合口的其余部分可用线性闭合器、间断缝合或连续缝合来完成。

机械吻合通常是 Ivor Lewis 入路的首选，而且已被证明可降低吻合口狭窄发生率（尤其是直线切割缝合器）[17]。圆形吻合器通常操作更快，并且不需要更长的食管残端 [18]。虽然对于远端食管癌，切除近缘通常不是问题，但我们还是倾向于将吻合口放在奇静脉上方，这样腹腔内不会存留多余的胃，避免发生严重的胃食管反流。

对于位于气管附近的上胸段肿瘤或广泛 Barrett 食管的患者，或者担心切缘可能阳性，改良的 McKeown 食管切除术或颈部吻合的三切口食管切除术可能是更好的选择。

五、McKeown 微创食管切除术

从开放手术过渡到微创技手术时，这种方法通常是首选，因为胸内吻合是 Ivor Lewis 方法中最具挑战的部分。它也是颈段和胸上段食管癌、长段 Barrett 食管患者和多灶疾病患者的最佳选择。

微创三切口食管切除术包括胸腔镜食管游离，然后在腹腔镜下制作管胃和颈部吻合。纵隔和腹部淋巴结清扫也采用这种技术。在分析 T_1 期和 T_2 食管鳞癌患者时，Ye 等报道了与开放手术类似的淋巴结清扫结果。这种方法的优点是保证了食管切缘，缺点是喉返神经损伤和吻合口瘘的发生率较高 [19]。

六、经裂孔微创食管切除术

经裂孔食管切除术的优势在于避免了开胸手术的相关并发症 [20]；然而，这种手术方式应用得越来越少，因为其只能进行腹部和有限的食管周围淋巴结清扫。此外，对于较大的食管中段的肿瘤、毗邻气道或纵隔血管的肿瘤及疑似纵隔纤维化的患者，应首选经胸手术入路 [4, 21]。手术包括腹腔镜入路制作管胃、腹腔淋巴结清扫和食管解剖。通常会扩大横膈以暴露纵隔，外科医生直视下在后纵隔内进行食管游离达隆突水平。从左侧颈部切口找到颈段食管并横断，将横断的食管倒置将其拉入腹腔。从腹部取出标本后，将管胃从后纵隔牵拉至颈部，并与颈部食管吻合，可手工吻合或用吻合器进行吻合。

与开放手术相比，微创手术能更好地显露纵隔。腔镜摄像头放大的可视效果能减少"盲目"的解剖，这可能是失血和输血率降低的原因 [22, 23]。也有报道称，微创手术可使呼吸并发症发生率降低，住院和重症监护病房住院时间缩短，肠功能恢复更快，医疗成本降低 [23, 24]。

七、腹腔镜辅助食管切除术

全微创手术的替代是手辅助腹腔镜手术（HALS），在 7cm 的腹正中切口放置手辅助装置，外科医生可以使用腹腔镜器械或者手进行辅助。

外科医生手的触觉有助于温和的操作和钝性解剖，从而加快手术速度。这种方法也与较低的并发症发生率和较短的恢复时间有关，并且是训练外科医生进行微创手术的辅助工具[25]。

八、机器人食管切除术

尽管在腹腔镜和胸腔镜方面取得了进展，但 MIE 仍有几个局限性，包括二维视野和活动自由度低，这会造成一些困难，特别是在胸腔镜阶段，因为胸壁比较坚硬。机器人系统已经被用来克服这些限制，提供三维视图、腕式运动范围和创新工具。数据显示，与腹腔镜 / 胸腔镜相比，机器人食管切除术安全可行，对一些外科医生来说更容易使用；虽然关于肿瘤疗效的结果有限，但围术期的结果与其他 MIE 和开放手术相似[26]。

九、结果

据报道，与开放式手术相比，MIE 对预后具有潜在的益处。

（一）手术结果

与其他微创手术一样，避免开胸手术和（或）开腹手术，MIE 可以最大限度地减少术后疼痛，术后恢复更快，降低伤口感染、心肺并发症，减少失血和住院时间。多项前瞻性和回顾性研究表明，微创方法对围术期结局有积极影响[27-32]。

已有报道，MIE 可降低肺部并发症发生率，尤其是肺炎和急性呼吸窘迫综合征[30-34]。其原因可能有以下几种：较小的切口和避免肋骨牵开可显著减轻术后疼痛，由于不需要右肺塌陷，可以最大限度避免肺挫伤，并且可以通过俯卧位来避免单肺通气[35]。这种选择对于肺功能严重受损的患者特别有价值，因为避免全肺塌陷减少了动静脉分流，保持了更好的氧合，降低了肺部感染的风险[30]。免疫系统似乎也起着重要作用，即白细胞计数、IL-8 水平和应激反应在接受 MIE 的患者中得到改善[36]。

最近，在一项包括 15 790 例食管切除术的 Meta 分析中，MIE 与手术时间显著延长、住院时间显著缩短、死亡率和总体并发症发生率显著相关。食管癌术后并发症主要是肺部和心血管并发症，MIE 的术后并发症发生率明显较低，而两组的胃肠道并发症、吻合口瘘发生率和喉返神经损伤相似[37]。

相比之下，胸外科医师协会国家数据库最近的一项分析显示，开放手术患者和 MIE 患者的死亡率和总并发症发生率相当，但 MIE 组的脓胸和再次手术率更高[38]。

到目前为止，只有一项随机对照研究公布了研究结果，MIE 患者术后的呼吸系统并发症显著减少，住院时间缩短，短期生活质量改善[30]。随访 1 年的结果显示，两组患者的晚期并发症发生率相似，MIE 患者术后的 1 年生活质量改善[28]。

（二）肿瘤和生存结果

几项回顾性研究显示 MIE 与开放手术的肿瘤学结果相当[39, 40]。在某些病例中，MIE 报道了较高的淋巴结清扫率[40, 41]，这可能是因为在淋巴结清扫过程中腹腔镜和胸腔镜的放大作用[42]。

切缘的充分性仍是一个有争议的话题，在文献中没有确定的结果。大多数研究表明，开放的食管切除术和 MIE 在实现肿瘤完全切除的能力上没有差异[41, 43-45]。

几项正在进行的临床试验研究了其生存结局[46, 47]。最近，TIMEtrial[48]进行的 3 年随访显示，接受 MIE 或开放食管切除术治疗食管癌的患者具有相似的生存结局，开放组的 3 年无病生存率为 36%，而 MIE 组为 40%[48]。

综上所述，MIE 是安全可行的。该手术在技术上具有挑战性，但可以降低并发症率，术后恢复快，改善术后短期生活质量，但肿瘤学结果与开放手术相似。

第 39C 章
切除食管的手术方法：保留迷走神经手术

Surgical Approaches to Remove the Esophagus: Vagal-Sparing

Steven R. DeMeester　著

李　斌　译

摘要　迄今为止，还没有任何一种方法被证明是优于食管切除术在治疗早期食管癌方面。手术的主要目标是对肿瘤进行完全切除，以最大限度地治愈肿瘤，并最大限度地减少局部复发。然而，由于早期病变长期生存的可能性很大，人们越来越重视食管切除术后的生活质量，尤其是因为这些早期病变有内镜治疗可以替代。这促使我们缩小切除范围并保留迷走神经，以提供完全切除的益处，同时尽量减少食管切除术后的并发症。

关键词：食管癌；Barrett 食管；食管切除术；迷走神经

一、为什么要做保留迷走神经的食管切除术

食管切除术会引起围术期及长期的生理改变。手术改变了纵隔和腹部原有的解剖结构。这些变化会引起血流动力学改变，并且导致一些患者心肺功能受损。后期的胃肠道功能改变通常包括：倾倒综合征、腹泻、早饱腹感和胃食管反流。腔镜下保留迷路神经的食管切除术是将食管从纵隔中剥离出来，可最大限度地减少解剖干扰。此外，与食管切除术相关的许多胃肠道功能改变是迷走神经被切断而继发的，与其他类型的食管切除和消化道重建术相比，保留迷走神经可很大程度减少倾倒综合征、腹泻、早饱腹感和反流等症状[1, 2]。最后，采用保留迷走神经的食管切除术可以保留迷走神经左胃动脉主干和幽门分支，这样可以改善胸腔胃近端的灌注，并可减少吻合口瘘和狭窄的发生。

二、保留迷走神经食管切除术的适应证

对于良性病变（如贲门失弛缓症或胃食管反流病）、鳞状上皮重度不典型增生或 Barrett 食管、仅限于黏膜层的食管癌患者，均应考虑保留迷走神经。重要的是，保留迷走神经的手术仅适用于黏膜内肿瘤且无淋巴结转移的患者，因为保留迷走神经妨碍了沿着胃左动脉和食管周围纵隔组织进行充分的淋巴结清扫。因此，活检显示结节或溃疡区域有癌，需要在内镜下进行初步切除，以确认肿瘤仅限于黏膜[3]。黏膜下肿瘤有淋巴结转移的显著风险，肿瘤侵入这一层是保留迷走神经术式的禁忌证。保留迷走神经食管切除术的相对禁忌证包括食管狭窄、食管腐蚀性损伤史或既往的抗反流手术或食管手术（修补穿孔或先天性气管食管瘘）史，因为在这种情况下纵隔瘢痕可能会阻止安全剥离食管或可能导致迷走神经离断，即使食管的剥

离是完成的。此外，糖尿病或胃排空障碍的证据应被视为相对禁忌证。最后，既往的胃部手术，如幽门成形术，可能会消减保留迷走神经的优势，即使这样，避免腹泻也是尽可能保留迷走神经的充分理由。

三、手术方法

保留迷走神经的胃代食管切除术与经食管裂孔手术有一些相似之处，只是食管从纵隔剥离，不做纵隔或经食管裂孔解剖，保留胃左动脉主干及迷走神经幽门支。手术从腹部开始，适度打开食管裂孔，用血管吊带悬吊迷走神经前、后干。迷走神经向患者右侧轻轻牵引，从食管和胃的左侧解剖胃食管脂肪垫，使迷走神经前段完全游离到食管右侧。如果不这样做，很可能会在随后的步骤中意外损伤迷走神经前支。迷走神经前支安全地游离到食管右侧后，从靠近胃窦上方鸦爪开始，进行高选择性迷走神经切断术。在胃代食管手术中，这是必要的，并且如果是结肠间置，这有利于降低胃酸暴露和间置结肠溃疡发生的可能性。高选择性迷走神经切断术精确地沿着胃小弯侧直达食管远端，迷走神经干与食管完全分离。用 Babcock 钳沿着胃小弯依次抓住胃，能量器械有助于胃的游离。在解剖过程中避免血肿或出血是防止迷走神经远端分支意外损伤的关键。

首先，胃食管连接部应完全暴露，迷走神经鸦爪上方的胃小弯应骨骼化。如果是胃代食管，则与标准胃上提相同的方式游离胃小弯；如果使用结肠代食管，则不需要完全游离胃小弯，而需分离大网膜与横结肠，并于胃后小网膜开窗，为结肠襻创造至食管床的通道。尽可能根据左侧结肠动脉的升支为标准游离结肠[4]。通过测量从左耳尖到剑突前方的距离来判断结肠襻的长度，然后将结肠襻充分游离至系膜根部，切忌损伤结肠血管弓。然后将结肠襻置入盆腔以备用。

下一步开始左颈部操作。暴露食管，放置

Penrose 引流管牵引后，用手指钝性游离食管的上纵隔部分，插入鼻胃管，并用稀释的聚维酮碘溶液冲洗食管以减少后续游离过程中的纵隔污染。然后取出鼻胃管。接下来，在胃食管结合部切开胃，或者用吻合器离断贲门，打开缝合线的一小部分以进入食管腔。然后将静脉剥脱器逆行送入食管，并从颈段食管的前壁穿出。粗线结扎颈部食管和静脉剥离器使两者固定为一体，在静脉剥脱器出口处离断颈部食管。然后将食管远端结扎并牢固缝合。多次套扎可以使食管与静脉剥脱器更加牢靠固定。这是关键步骤，因为如果结扎滑脱，静脉剥脱器拉出后，部分剥离的食管将留在纵隔某处。将静脉剥脱器换成大头后，从腹部拉动静脉剥脱器将食管自身翻转。在颈段食管远端预留一条长带是很有用的，这样在食管切除后长带可以被牵入后纵隔。食管内翻，黏膜位于肌层外，类似于从内向外脱掉袜子。通常出血很少，而且几乎不需用力即可将食管拉出。有阻力应引起重视，阻力过大应中转开胸手术。

重要的是，对于重度不典型增生或黏膜内癌的患者，应将全层食管都剥离掉，以免遗留任何不典型增生黏膜或肿瘤。但是，在贲门失弛缓症患者中，只有黏膜需要剥离。这也是以类似的方式完成的，只是做了颈段食管肌层环周切开，显露食管黏膜环，使剩余的食管肌层保持完整。仔细地将黏膜环结扎固定在静脉剥脱器上后，从腹侧剥离黏膜，使食管肌层保持原位。可以通过胃底前壁切口完成。黏膜缝合于齿状线的远端，关闭胃底前壁切口。

下一步是扩张纵隔床以防止移植物卡压。使用 90ml 的 Foley 球囊导管，逐渐向导管中注入生理盐水并向上拉通过纵隔依次扩张。通常要扩张 2～3 次，以确保足够的空间。这对于剥离时食管直径正常的患者尤为重要。然后移植物可以通过后纵隔带上到颈部。

当用胃代食管时，常规方法做管状胃，保留鸦爪支。然后经后纵隔将管状胃向上拉至颈部，以常规方式行食管胃吻合术。管状胃的血供通常很好，因为胃左动脉被保留下来，只有胃小弯侧分支被离断，而保留了胃窦分支，加之保留的胃右动脉和胃网膜动脉，这使得患者的管状胃灌注良好。完成颈部吻合后，经腹轻轻将管状胃向下牵拉使其顺直，并缝合至膈脚固定，以防止腹部器官疝入纵隔。至此，除放置鼻胃管和空肠造口营养管外，操作已完成。由于保留了胃窦部神经支配，因此不需行幽门成形术。

当选择胃代食管时，迷走神经保留术也适于腹腔镜下完成。游离胃及高选择性迷走神经切断术是常规的腹腔镜手术。通过上腹正中 4cm 切口的手辅助孔有助于食管游离和纵隔扩张。将管状胃固定在胸管上拉至颈部，常规方法完成食管胃吻合术。与开放手术相似，管状胃应缝合到膈脚固定，以防止管状胃扭转或腹部器官疝入后纵隔。

当选择结肠代食管，胃的神经支配保留时，有以下几个重要的技术要点。首先，仅切除胃食管结合部正下方的贲门，将剩余的胃留在原处。沿胃小弯行高选择性迷走神经切断术，以减少胃酸分泌，预防结肠胃吻合口溃疡的发生。无须对胃大弯侧进行广泛的游离，而仅将最靠近贲门的 1～2 支短胃血管及胰十二指肠后血管离断，以便在左侧膈脚附近形成一个约 10cm 的窗口。结肠襻通过该窗口向上到达胃后部，进入食管裂孔，然后向上穿过后纵隔。在贲门失弛缓症患者中，只有食管黏膜通过胃前壁的切口被剥离，整个食管肌层保持完整，必须沿着食管裂孔的左侧向上切开一个足够大的孔，以便将结肠襻拉入食管肌层管内。如果是高度不典型增生或黏膜内癌的患者，食管的全层都被

剥离了，那么这个问题就不存在了，因为没有了食管肌层，食管裂孔处即为后纵隔下口。食管 - 结肠行端端吻合，用吻合器或手工缝合方式完成。如果食管的肌层被保留下来，它可以像刀鞘一样向上拉以覆盖近端的吻合口。然后经腹轻轻将结肠向下牵拉使其顺直，并缝合至左侧膈脚固定，以防止结肠襻扭曲或腹部内容物疝入纵隔。特别是应该在结肠襻靠近膈脚交叉处的裂孔后部缝合，否则，结肠襻下面可能会发生疝。

结肠在距食管裂孔远端 10～15cm 处分开，注意不要损伤血管弓。然后用 75mm GIA 吻合器行近端胃底吻合术。将鼻胃管导入胃内。随后常规完成结肠造口术，注意避免牵引左半结肠血管或供血结肠襻的终末动脉。通常情况下，这需要将右半结肠置于左上腹。最后，关闭肠系膜缺损并行空肠造瘘术。

四、结论和总结

保留迷走神经的食管切除术是治疗重度不典型增生或黏膜内癌及晚期良性食管疾病的理想手术。与其他术式相比，它几乎是一种"一劳永逸"的治疗方法，消除了病变黏膜和进一步干预的必要性，并且减少了并发症，保证了更好的功能性结果。由于没有进行系统性淋巴结清扫术，保留迷走神经的手术只是淋巴结转移风险较低的患者的一种选择。因此，Barrett 食管或鳞状细胞癌患者的任何结节或病变必须首先接受内镜下切除，并通过病理学检查确认是否为恶性及浸润深度。无论是保留幽门神经支配的管状胃，还是保留胃的神经支配的结肠代食管手术，都可以获得良好的远期效果。

第 39D 章
切除食管的手术方法：机器人手术

Surgical Approaches to Remove the Esophagus: Robotic

Benjamin Wei   Robert J. Cerfolio   **著**

李 斌　冯海明　**译**

摘要

机器人食管切除术作为微创食管切除术，在治疗食管癌方面与常规胸腔镜和（或）腹腔镜手术一样都可使患者获益。我们认为所有符合食管切除术指征的患者都可以进行机器人食管切除术。机器人辅助技术可以应用于 Ivor Lewis 手术、改良 McKeown 手术或经自然腔道的食管切除术，机器人可辅助完成食管切除的腹段和胸段过程，而颈部过程同传统手术。使用机器人辅助技术进行食管切除术的优势包括：外科医生能够控制镜头，并不依靠助手调整镜头的伸缩；更好的人体工程学设计可以使外科医生长时间进行复杂的手术；使用机器人可视化平台进行吲哚菁绿染料实时灌注显像更加简便；更易于在胸部进行吻合；手术时间、围术期发病率和死亡率与非机器人 MIE 相当。

关键词：食管切除术；食管癌；机器人手术；微创手术

在过去的几年中，微创食管切除术的应用日益发展。"微创"是指在腹腔镜或机器人辅助下进行胸部或腹部及同时胸腹部联合手术。经自然腔道的食管切除术是减少胸部手术切口的一种 MIE 手术方式。最近的研究表明，与开放式食管切除术相比，MIE 具有出血量少、胸管留置时间短、住院时间缩短和呼吸系统并发症减少等优势 [1-4]，并可降低手术成本 [5]。Melvin 等在 2002 年首次报道了机器人食管切除术 [6]，此后，无论进行腹部手术还是胸部手术，采用经自然腔道式、Ivor Lewis 术式还是改良的 McKeown 术式，机器人辅助技术的应用变得越来越普遍。

一、背景

符合食管切除术的大多数患者选择 MIE 手术方式，因此也符合机器人食管切除术的指征。机器人辅助技术的使用几乎没有严格的禁忌证，某些经选择需要在食管切除术的同时进行整块主动脉或胸内气管或隆突切除术的患者，通常被认为是机器人食管切除术的禁忌 [7, 8]。既往接受过胸部或腹部手术的患者，再次接受机器人手术可能存在一定的挑战，但是机器人技术松解胸腔或腹腔粘连依然具有优势。通常具有合并基础疾病或一般状态差的患者不适合进行食管切除术，但机器人辅助技术依然可对某些高龄且病情较重的患者提供手术机会，并且降低围术期并发症的发生率，尤其是呼吸系统并发症 [9]，当然还是应谨慎筛选适合人群，因为无论机器人食管切除术还是开放式食管切除术，如吻合口瘘和乳糜胸等并发症引起的生理效应仍然不容忽视。早期（T_{1a} 和 T_{1b} 早期）食管癌可通过内镜黏膜切除术进行治疗。通常，如果病变不适合 EMR 或在最终

病理为 T_{1b} 或更深的局部浸润程度，可以考虑进行食管切除术。如果 Barrett 食管存在早期食管癌的征象，进行 EMR 后还应考虑进行射频消融促进 Barrett 的转归。RFA 后持续表现为高度不典型增生的患者也应进行食管切除术。食管切除术的其他适应证包括治疗晚期贲门失弛缓症或巨食管症、难治性狭窄、难以手术治疗的顽固性反流及多次手术无效的裂孔疝等良性疾病。

二、设备

达·芬奇（Da Vinci）手术系统是目前唯一获得 FDA 批准的机器人手术系统。外科医生坐在一个与患者有一定距离的控制台前，患者安置在手术台上，靠近带有 4 个机械臂的机器人装置。机械臂结合了远程控制技术，在空间中设计了一个定点，在此基础上，手术臂可以移动，以最大限度地减小操作过程中对胸壁或腹壁的压力，安装在机器臂上的小型专有 Endowrist 仪器能够进行各种高精度的运动。这些操作由外科医生通过控制台上的"Master"器械进行手动控制。"Master"器械可以感知外科医生的手部运动，并将通过电子信号转换为按比例缩小的微小动作，以操纵小型外科手术器械，通过 6Hz 的运动滤波器可以消除手部的震颤。外科医生通过控制台双筒望远镜观察手术视野。图像来自安装在机械臂之一上的可操纵高清立体摄像机（内镜）。控制台还具有脚踏板，通过脚踏板外科医生可以接合和脱开不同的器械臂，在不移动器械的情况下重新定位控制台的"Master"控件，激活电凝。第二个可选的控制台允许进行协同手术和进行手术训练。达·芬奇目前同时提供 Xi 和 Si 系统，Xi 系统是较新的系统，其特征是高架梁，该梁允许器械臂旋转，从而在机器人接近患者的方向上具有更大的灵活性。与 Si 相比，Xi 还具有更细的器械臂，更长的器械，并且镜头可以切换到任何机械臂或端口。

三、术前评估

进行手术之前应进行全面的病史采集和全身检查，重点关注如 Barrett 食管、胃食管反射病、贲门失弛缓症等运动障碍性疾病，既往手术史，一般状态及是否合并影响心肺功能的慢性病。应鼓励患者戒烟，应注意饮酒史以筛查肝硬化，同时警惕围术期可能出现的戒断症状。接受食管肿瘤切除术的患者如果通过胸部 / 腹部计算机断层扫描不能明确排除全身转移，还应该接受全身正电子发射断层扫描检查，评估是否存在转移性病灶。如果有确凿的放射学检查结果和临床证据支持转移灶的存在（如体重减轻、广泛的淋巴结肿大或肝 / 肺结节），则没有必要再进行活检确诊转移与否。但是 M1 寡转移性病灶应该与组织学诊断相一致。术前内镜检查应关注肿瘤的位置，同期存在的其他病变和 Barrett 食管的存在和程度。侵及近端胃的肿瘤可能需要行部分胃切除术并选择不同的重建方法。通常应选择 McKeown 手术治疗中段食管肿瘤，而非选择 Ivor Lewis 术式。对于食管近端 1/3 的肿瘤患者由于不能获得足够的切缘，虽然有些研究中心选择喉食管切除术，但这些患者更适合选择最佳的放化疗方案。一些研究者建议，由于 90% 的食管癌患者病变处于 $T_3 \sim T_4$ 期，因此对于术前吞咽困难的患者可能并不需要超声内镜检查，这一结果也在其他相关研究中被证实[10, 11]。虽然吞咽困难是 $T_3 \sim T_4$ 期一个非常明确的指标，但是患者没有吞咽困难的症状不代表病变没有达到 $T_3 \sim T_4$ 期。由于 $T_3 \sim T_4$ 期和（或）存在淋巴结转移（$N_1 \sim N_3$）与术前新辅助放化疗相关，因此我们也认为术前 EUS 检查也是术前评估重要部分。T_2N_0 病变的诱导化学放疗存在分歧，尽管有观点认为大于 75 岁的患者可行诱导性放化疗，但这一观点存在争议，我们还是倾向于术前治疗，因为 T_2N_0 患者有部分会出现淋巴结肿大。如果患者有与颅内转移有关的神经系统症状或头痛，需要进行脑部放射学检查。近段或中段食管癌患者还需进行气管镜检查以排除气管受侵的可能。经过上述评估后需要进行食管切除术的患者同时应接受肺功能测试和术前情绪压力测试。对于机器人食管切除术本身并没有具体的诊断程序。

诱导放化疗后，应重新进行 PET-CT 检查。为治疗后疾病局部进展或转移的患者提供姑息治疗策略。疾病处于稳定状态或者对诱导治疗表现为部分或完全缓解（PET-CT 扫描显示氟脱氧葡萄糖在病灶的聚集减少或消失）的患者，一旦诱导治疗不良反应恢复后，则计划在 8～12 周内进行食管切除术。关于放化疗后多长时间进行手术尚没有统一定论。Kim 等研究发现放化疗结束 8 周后行食管切除术与放化疗结束 8 周内行手术治疗相比，围术期风险、病理反应或总体生存率并无差异[12]。Lee 等证明延长食管腺癌诱导放化疗与手术的时间间隔可增加病理性完全缓解率[13]；Chiu 等发现，延迟手术（定义为放化疗结束后 8 周以上）降低了食管鳞状细胞癌患者的 5 年生存率，而这些患者证实已

达到了完全的临床缓解率[14]。

四、手术方式的选择

食管切除术的腹部和（或）胸腔过程可在机器人协助下进行。食管切除术手术方式（Ivor Lewis、McKeown 或经自然腔道切除术）的选择取决于外科医生，部分外科医生为了减少吻合口瘘导致的纵隔感染更倾向于选择在颈部吻合，也有部分外科医生为了避免喉返神经损伤而选择在胸部进行吻合。肿瘤位置也是影响手术方式的重要因素。例如，胸中段食管最适合切除整个胸内食管并在颈部完成吻合。

五、技术细节

（一）腹部阶段

Ivor Lewis 或经自然腔道的食管切除术应先进行腹部手术。手术端口位置如图 39D-1 所示。摄像机端口位于剑突下方 18cm 处，通常首先放置，使用 30° 向下镜头或 0° 镜头进行观

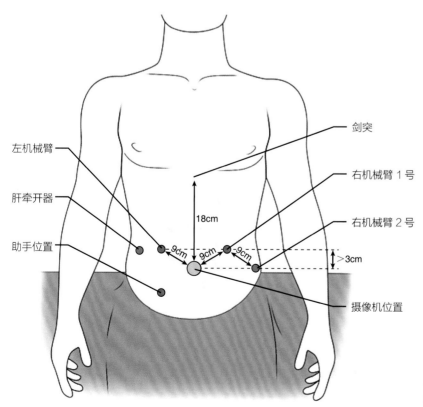

▶ 图 39D-1 机器人食管切除术腹部阶段的端口放置

察。在放置其他端口之前，应先行腹部探查以明确是否存在肝脏和腹膜转移。使用一个左机械臂和 2 个右机械臂。这些端口应放置在摄像机接口上方不超过 3cm 处，以避免在将大网膜与胃大弯侧向幽门方向分开时器械角度出现问题。如果使用 Si 系统，机械臂之间的距离应为 9cm 左右（如果使用 Xi 系统，则为 8cm）。如果左侧腹部没有足够的空间将 2 个接口直接交叉放置，靠近摄像机的机械臂可以在另一个机械臂的前面稍微交错放置。如果使用 Si 系统，第二个右机械臂可以是 5mm，另一个机械臂可以是 8mm，吻合器通过辅助端口进行。如果使用 Xi 系统，则需要机器人吻合器，左机械臂应为 12mm 端口；其余的机械臂端口是 8mm 端口。5mm 的肝牵开器端口应尽可能靠近肋缘外侧（刚好在右半结肠上方）。12mm 的辅助端口被放置在患者的右下腹，并在左机械臂端口和摄像机端口的后面形成三角定位。手术期间，气腹应该通过这个端口建立。

将患者呈反向 Trendelenburg 体位（身体仰卧，或背部平置于 15°~30° 的斜面上，头高足低位），将肝牵开器置于肝左外侧叶下方以暴露食管裂孔，可以使用 Snowden Pencer 铰接式牵开器（Becton Dickinson；Franklin Lakes，New Jersey）实现。如果使用 Si 系统，调整床头以便机器人可以从床头上方接近。如果使用 Xi 系统，不需转动床体，小心地驱动机器人，确保其机械臂不会与患者的头部和上半身发生碰撞。机械臂置于腹部端口附近，由此便可进行机器人手术。

在手术期间，我们通常使用以下工具：左机械臂 – 无损伤钳；右机械臂 –Vessel Sealer；第二个右机械臂 – 胸内抓钳（Si 系统），上翻式有孔抓钳（Xi 系统）。从胃大弯侧开始，进入胃和横结肠左侧之间的网膜囊分离大网膜，注意鉴别胃网膜血管并尽量避免损伤。按照从左到右的顺序分离大网膜，直至幽门。然后，外科医生切换方向，从入口点游离并进入小网膜

囊，然后向脾脏和胃底的方向继续游离，同时特别注意胃短血管。在此过程中，第二个机械臂用于将大网膜 / 结肠保持在同一个方向，助手可抓住胃并向相反方向牵拉。在此过程中应保留部分网膜，用以包裹在吻合口周围保护气管免受损伤。胃短血管离断后，可向食管裂孔左侧继续分离，从食管裂孔顶部向下延伸至食管下方，使食管下方区域尽可能清晰可见，以便后续环形分离食管 – 胃交界处，胃与腹膜后的附着也应该在这里游离完成。

然后，通过小网膜进入小网膜囊。起源于胃左动脉的副肝动脉或肝左动脉可位于此区域，高达 12% 的患者可能有此变异[15]。我们在离断血管之前将任何重要的血管用测试夹钳夹后观察肝脏灌注情况。到目前为止我们还没碰到过这种情况，但如果使用测试夹钳夹后发现肝脏出现局部缺血，应该立刻终止当前操作，或者外科医生可以尝试在替代的肝左动脉上方离断胃左动脉。然后，我们在裂孔处的食管周围进行环周解剖分离至纵隔上几厘米，但要避免过多的创伤和扩大食管裂孔或剥离进入左侧胸膜腔，从而减少管胃旁疝发生风险。如果计划进行经自然腔道的食管切除术，则应尽可能将食管游离至上纵隔。右手使用有孔双极钳有助于无创性解剖食管下段。在此期间，第二个右机械臂用于将食管向上牵拉至患者的左侧（屏幕右侧）。在食管周围放置约 2.54cm（1 英寸）的 Penrose 引流管，末端系于食管或缝合在一起。确定胃左血管蒂后，游离动静脉周围脂肪组织。根据不同的患者，可以从小弯侧寻找血管，或在大弯侧提起胃后在其底部接近，在用吻合器将胃左动静脉离断前，对胃左血管蒂部进行测试钳夹判断肝供血情况，确定后动静脉可以单独或一起切割闭合。

然后在幽门处注射 100U 肉毒杆菌毒素和 4ml 生理盐水，或者手术医生可以决定是否进行胃排空手术，如幽门肌切开术或幽门成形术。研究发现胃排空手术延长了手术时间，术后胃

排空效果并未得到明显改善[16]。幽门部应该以很小的张力到达食管裂孔水平，如果存在张力或无法到达，应从大网膜侧进一步进行 Kocher 手术游离幽门部。在此过程中应注意避免损伤门静脉三联结构（门静脉、肝动脉和胆总管），与此同时，确保鼻胃管已退至 20cm 刻度左右。

在胃小弯侧选择一起点，用血管钳将胃缘至小网膜的胃周脂肪组织分开。置于底部的 2 号右机械臂与助手（抓住或牵拉胃窦）配合将胃拉出，用吻合器（缝合器高度 4mm，长度 45～60mm）制作管状胃。小弯侧部分与管状胃没有完全分开，可以一起被拉入胸部或颈部。缝线放置在靠近幽门的闭合器钉线远端，这样从胸部就能很容易地看到钉线的末端。如果要进行颈部吻合术，可以在此处切除部分小弯侧组织，便于通过胸廓入口，Penrose 引流管和标本被同时提至纵隔。

最后，放置空肠造瘘管。如果解剖结构清楚可见（如近端空肠暴露于摄像头前面而不是下面或后面），则可以通过机器人辅助完成，但是改用腹腔镜辅助操作可能更简单快捷。将 3 个 2-0 可吸收缝合线以三角方式缝至近端空肠，末端外露，用 Seldinger 技术（经皮穿刺技术）用导丝引导扩张后缝合固定造口管。

（二）胸部阶段

在缝合腹部皮肤切口期间，可将单腔气管导管换成双腔气管导管，以加快向胸腔阶段的过渡。患者俯卧位，定位过程中右臂 / 肩膀应保持在较低位置，以免妨碍右机械臂，图 39D-2 中展示了患者的体位和端口位置。将选择好的机械臂端口（8mm；如果需要完全机械直线缝合技术，则为 12mm）放置在腋窝。可以使用长的穿刺器来避免与患者发生碰撞。镜头端口放置在距右机械臂端口（Xi 系统为 8mm，Si 系统为 12mm）约 9cm（Si 系统为 10cm）的位置，该端口与髂前上棘保持水平。左机械臂端口（如果需要完全机器人直线吻合器吻合，使

用 Xi 系统端口为 12mm，如果不需要或使用 Si 系统则端口为 8mm）应处于沿髂前上棘水平距离镜头端口 9cm（Si 系统为 10cm）的位置。第二个左机械臂端口（Xi 系统为 8mm，Si 系统为 5mm）放置在正对横膈上方的腋后线处。辅助端口（12mm）放置在左机械臂和镜头端口后面的三角形位置上，刚好在横膈上方。在手术过程中，通常使用以下器械：左机械臂 -Cadiere 钳，右机械臂 - 胸廓解剖器，第二右机械臂 - 胸内抓钳（Si 系统），以及上翻式有孔抓钳（Xi 系统）。第二个左机械臂将肺向前牵拉，游离下肺韧带并清扫第 8 组和第 9 组淋巴结。从心包旁游离食管，暴露隆突并清扫第 7 组淋巴结，使右主支气管，隆突和左主支清晰可见，此过程避免对呼吸道造成热损伤。然后从奇静脉开始游离，用血管钉离断奇静脉并尽可能向后激发。然后从食管近端分离，直至胸廓入口，这一过程必须靠近食管游离，避免损伤气管，如果在颈部完成吻合，食管应该尽可能游离至较高的位置。然后从奇静脉弓后方分离食管，此过程应注意避开胸导管，胸导管在此毗邻奇静脉且紧贴食管走行。从胸廓入口向横膈膜进行游离，直至腹部阶段的分离平面后抓住 Penrose 引流管。引流管可以用第二个左机械臂从前方和侧面拽入胸腔，以利于其余部分的游离。尽可能保持左

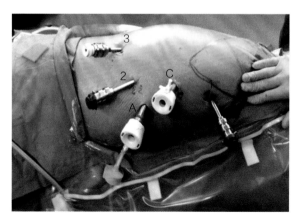

▲ 图 39D-2 机器人食管切除术胸部阶段的患者体位和端口放置
1. 右机械手；2. 左机械臂；3. 左手第二机械臂；A. 辅助端口；C. 摄像头端口

侧胸膜腔完整性，除非左侧胸膜受侵必须切除。

如果要进行 McKeown 食管切除术，Penrose 管被向上牵拉至胸廓入口，在颈部取出。颈部以远的大部分食管可以通过机器人手术在胸部完成游离，这是机器人手术的显著优势，可以降低喉返神经损伤的发生率。放置胸管（如果左侧胸膜受侵，切除后还需放置左侧胸腔引流管），关闭人工气胸，移除端口，检查端口部位是否出血，恢复肺通气，缝合切口。然后进行腹部和颈部手术。

如果要进行 Ivor Lewis 食管切除术，则将切除的小弯侧组织与管状胃一并带入胸腔，这一过程主要靠助手使用无损伤钳的帮助下完成，以确保管状胃没有扭曲（吻合钉线指向侧面）。小弯侧远端闭合器钉线处预先放置的缝合线应该是可见的，并直接从裂孔上方提至胸腔。用机器人剪刀在目标长度处横断食管，并将近端和远端切缘进行病理学检查。用钉高 4mm 的吻合器离断剩余小弯侧组织和管状胃，取出 Penrose 引流管。顺着管状胃的方向确保吻合口位于后方。管状胃被固定在胸膜和（或）横断的迷走神经上，以便在吻合过程中保持管状胃的位置，便于定位和减少吻合口张力。吻合可以完全手工缝合，可以完全用线性或圆形吻合器吻合，也可以两者结合用线性吻合器吻合"后壁"，手工缝合"前壁"，目前并没有公认的最佳的吻合方式。我们尝试了各种吻合方式，并将详细步骤叙述如下。

1. 手工吻合

● 切开管状胃的后壁，以实现"端到端"吻合，距管状胃末端至少 2cm 处并远离闭合器钉线。

● 在后壁外层放置一排 3-0 的丝线。

● 后壁内层放置 3-0 可吸收缝线。

● 吻合口的前壁用 3-0 可吸收缝线间断缝合。

● 用 3-0 丝线缝合并加固前外层。

2. 器械与手工联合吻合（半器械吻合）

● 切开管状胃壁，将食管与管状胃线性排列，激发闭合器形成一个 20～30mm 的公用管壁作为吻合口的后壁，吻合器可以由助手完成部署也可以由左机械臂（Xi 系统）中完成部署。

● 前壁的吻合按照手工吻合的方式完成。

3. 全吻合器吻合（线性吻合器）

● 后壁吻合方式和半器械吻合后壁方式相同。

● 放置 5 个 3-0 丝线间断粗略缝合并系于前壁的肌层和黏膜。

● 提起这些缝合线，并使用线性切割闭合器切割建立前壁。吻合器通常安装在右机械臂（如果机器人自动操作，外科医生需要将端口扩大到 12mm，或者助手可以断开端口连接直接将吻合器穿过端口进行吻合）。

4. 全吻合器吻合（圆形吻合器）

● 3-0 不可吸收单丝缝合的荷包线置于食管，确保包埋于黏膜层。

● 将砧座放在食管中，荷包线打结固定。

● 如果砧座周围有缝隙，则再放置一条荷包线。

● 在管状胃的顶部切开胃壁，放置牵引线便于放置吻合器。

● 吻合器穿过切开的管状胃壁，其末端指向管状胃的后部，旋转延伸吻合器的顶部，穿透管胃壁，此过程应小心操作，避免吻合器的尖端刺破主动脉，同时应避免多次尝试将吻合器端部穿过管胃壁。可通过使用腹腔镜砧座抓取器方便吻合器的尖端连接到砧座。

● 吻合器激发后，应该检查缝合器切除的组织边缘，如果吻合不完全应检查相应的吻合区域并用缝线缝合。

吻合完成后应检查吻合口，任何有问题的区域均应进行缝合。有必要进行常规内镜检查，将吻合口浸在盐水中，通过向其充气检查吻合口的完整性。用大网膜包绕在吻合口周围并缝合在适当的位置以防止气管损伤。在食管裂孔处将管状胃固定于膈肌。最后放置胸管，详细过程如上所述。

（三）颈部阶段

　　微创颈部手术阶段与开放手术别无二致。在 McKeown 食管切除术的胸部阶段，我们进行了广泛的食管游离直至胸廓入口。我们发现在食管周围放置一个 Penrose 引流管，将引流管的两端钉在一起或系在一起，伸入上纵隔，以便在颈部游离食管时更容易暴露。在平行于左侧胸锁乳突肌前缘做一切口，分离颈阔肌和肩胛舌骨肌。向外牵拉包含颈总动脉和颈内静脉的颈鞘。气管向内侧轻轻牵开，避免使用金属牵开器，以免损伤气管食管沟的喉返神经。游离下面的食管直达胸内游离平面并找到 Penrose 引流管。通过 Penrose 引流管可将食管拉出切口。将组织标本和管状胃从胸部轻轻向上拉，可以使用镜头在腹部辅助操作，以确保管状胃在上提过程中不会扭曲，并有助于小弯侧或网膜脂肪通过食管裂孔。然后锐性离断食管，将标本与管状胃分开，用无损伤钳将管状胃送入纵隔保护管状胃免受损伤。在管状胃后壁切开胃壁，用 3.5～4.5mm 钉高的吻合器建立吻合口后壁，丝线间断粗略缝合并系于前壁的肌层和黏膜，使用吻合器建立吻合术口前壁，确保食管和胃的黏膜沿整个切缘连接在一起。如果考虑到吻合口的完整性和冗余组织，可以使用 3-0 丝缝线采用间断 Lembert 法（垂直褥式内翻缝合法）在闭合器钉线上面缝合建立一个支撑层。我们并不会在手术过程中常规检查吻合口是否漏气或留置鼻胃管，也不会留置引流，但是会用可吸收线分层缝合切口。

六、结果

　　迄今为止，机器人食管切除术的研究结果如表 39D-1 所示，并与目前文献中最大的非机器人 MIE 研究进行了比较[30]。机器人食管切除术的总体手术时间与非机器人 MIE 相当。在总结了前 20 个病例后，手术速度有了显著提升[18, 29]，围术期不良事件发病率和术后并发

症与非机器人 MIE 手术相似。一项比较机器人食管切除术与非机器人 MIE 手术的单中心回顾性研究提示 2 种手术方式的手术时间、估计失血量、切除的淋巴结数目、术后住院时间和并发症无明显差异[22]。目前没有直接比较机器人食管切除术与开放性食管切除术的研究报道，目前有一项随机试验（ROBOT 试验）正在招募患者，旨在研究这些技术之间的疗效差异[31]。机器人平台可通过注射吲哚菁绿和近红外光实时评估管状胃的灌注情况，荧光成像可帮助指导外科医生选择离断管状胃和组织标本的最佳区域，也可用于判断最佳的吻合位置。在 Ivor Lewis 食管切除术的胸部阶段，使用 ICG 进行常规灌注评估以指导食管切除位置和吻合的最佳位置，研究人员发现 39 例患者发生吻合口瘘的概率为 0%，当然这样的结果可能与吻合技术的提高有关[27]。ICG 和近红外荧光成像的使用也有助于在手术腹部阶段对管状胃血管弓的评估[32]。与非机器人 MIE 相比，机器人食管切除术的某些优势可能难以量化，如光学元件的三维性质、灵活性提高、良好的人体工程学设计、无须助手即可控制牵开器和摄像头的能力等，并且与外科医生的主观经验有关[33, 34]。机器人辅助平台的缺点包括成本高、机器人技能开发困难、人员培训周期长、手术室布局和机器人对接方面的复杂性等，当然可以通过正式的培训范式来克服[35]。机器人食管切除术对肿瘤患者的远期预后目前还没有理想的研究结果，但估计机器人食管切除术与非机器人食管切除术对患者的生存预后方面并无差异。

七、结论

　　机器人食管切除术安全可行，在手术性能、术中不良事件发生率及并发症等方面与非机器人 MIE 手术相当，同时有助于外科医生发挥自己的主观优势。

表 39D-1 机器人食管切除术的研究结果汇总

研究者，年份	患者数目	淋巴结清扫数目	手术方式	失血量（ml）	手术时间（min）	吻合口瘘发生率（%）	总体不良时间发生率（%）	死亡率
Cerfolio，2016[17]	85	22	Ivor Lewis（lap/robot abd，robot chest）	35	361	4.3	36.4	3.5% 30 天 11% 90 天
Hernandez，2013[18]	52	20	Ivor Lewis（robot abd/chest）	NR	442	3.8	26.9	1%（医院）
Dela Fuente，2013[19]	50	18.5	Ivor Lewis（robot abd/chest）	NR	445	4	28	0%（医院）
Sarkaria，2013[20]	21	20	Ivor Lewis（n=17）和 McKeown（n=4），robot abd/chest	300	556	14（Ⅱ级或更高）	24（Ⅲ级或更高）	4.8%（术后）
Dunn，2013[21]	40	20	Transhiatal（robot Mediastinal dissection）	100	311	25	NR	2.5% 30 天
Weksler，2012[22]	11	19	McKeown（robotabd/chest）	200	445	9.1	36.4	0%（医院）
Park，2016[23]	114	44	McKeown（lap/robotabd，robot chest）	209	420	12.3（Ⅱ级或更高）	NR	2.5% 90 天
Boone，2009[24]	47	29	IvorLewis（lapabd，robot chest）	625	450	21	NR	6.4%（术后）
Kernstine，2007[25]	14	18	Ivor Lewis（lap/robot abd，robot chest）（total room time）	275	11.2h	14	29	0% 30 天 1 例（7.1%）
Galvani，2008[26]	18	14	Transhiatal（robot abd）	54	267	33	NR	0% 30 天
Hodari，2017[27]	54	16	Ivor Lewis（lap abd，robot chest）	74.4	362	6.8	NR	2% 30 天
Coker，2014[28]	23	15	Transhiatal（robot abd）	100	231	9	NR	4% 30 天
Harrison，2015[29]	43	12	Transhiatal（n=28），McKeown（n=7），Ivor Lewis（n=5）；robot abd	NR	309	23	41.8	4.7%（术后）
Luketich，2012[30]	1033	21	McKeown（n=481），Ivor Lewis（n=530）Lap abd/VATS chest	NR	NR	5（需要手术）		1.68% 30 天 2.8% 30 天或医院

abd. 腹部；lap. 腹腔镜；NR. 未记录；VATS. 电视胸腔镜手术

第 40 章
食管癌淋巴结清扫术的范围
Extent of Lymphadenectomy for Esophageal Cancer

Alexander W. Phillips S. Michael Griffin 著

李 斌 颜维剑 译

摘要

淋巴结清扫术作为食管癌切除术的一部分,其清扫范围仍然备受争议。食管癌的侵袭性通常意味着在发病时存在局部淋巴结转移和远处转移,因此对于局部晚期疾病通常采用新辅助治疗方式。关于淋巴结清扫术范围的争议主要源自于根治性淋巴结切除术可改善局部肿瘤控制从而提高生存率的观点。此外,扩大淋巴结清扫术还可以明确肿瘤分期,为患者提供术后咨询服务,并且随着对其作用的进一步研究可能会对辅助治疗提供指导。

关键词:食管切除术;食管癌;淋巴结切除术;分期食管癌;腺癌;鳞状细胞癌

一、食管的淋巴引流和扩散模式

对食管淋巴引流的了解是淋巴结清扫术基本原理的关键组成部分。食管穿过 3 个体腔,淋巴液可以广泛扩散。食管的胚胎起源自上段的鳃弓和咽囊,以及下段的内脏中胚层,虽然它们在胚胎发育早期就连接在一起,但其在气管分叉处仍有界限,所以食管具有双侧淋巴结引流(图 40-1)。

早期食管癌中淋巴结的扩散是遵循解剖学路径的,这意味着肿瘤的位置是决定哪些淋巴结可能受累的关键。因此,气管分叉以上的肿瘤淋巴结优先转移至上纵隔和颈部,而分叉以下的肿瘤则会向腹腔侧转移。位于气管分叉处的肿瘤可向任何方向转移。在早期肿瘤中,淋巴结的跳跃转移相对少见[1]。当肿瘤侵犯黏膜肌层($T_{1a} \sim M_3$)时,鳞状细胞癌相比于腺癌更容易累及淋巴结,鳞癌有 12% 会发生淋巴结的转移[2,3],腺癌则只有 1.3%[4-6]。

此外食管还有广泛的黏膜下淋巴网络,允许近端和远端引流系统之间的纵向连通。晚期肿瘤中这种黏膜下系统可使偏心淋巴结受累,有可能导致淋巴回流中主要通路的堵塞。这是一个需要考虑的重要因素,因为大多数患者在确诊时都处于较晚期的状态,T_3 期的肿瘤中有高达 85% 的患者会出现淋巴结受累[7,8]。

淋巴结分层

淋巴结清扫范围一般分为上腹部、纵隔和颈部 3 个区域(图 40-2)。因此,三野淋巴结清扫涉及以上每个区域的淋巴结。关于双野淋巴结清扫范围的定义尚缺乏明确的认识,这是因为鳞状细胞癌在日本等东方国家和在以腺癌为主要病理类型的西方国家中发病率存在一定的差异。鳞状细胞癌是食管癌常见的病理类型,双野淋巴结清扫一般是指清扫上腹部(腹腔动脉周围)、上下纵隔和沿喉返神经分布的淋巴结。与此相反,在腺癌已成为常见病理类型的国家,通常将双野淋巴结清扫术定义为上腹部和下纵隔淋巴的清扫，清扫范围通常只延伸到隆突水平，这表明肿瘤大多位于下段食管或胃食管结合部的位置。

虽然有些外科医生不进行常规的淋巴结清扫术，但是无论何种手术方法，下文所描述的是常规被接受的每一"野"淋巴结清扫范围。

二、腹部淋巴结清扫术

腹腔淋巴结被认为是食管癌淋巴结清扫的第一个"野"，包括以下腹部淋巴结站：上段胃淋巴结、腹腔干淋巴结和肝周淋巴结（图 40-1 和表 40-1）。

上段胃淋巴结包括贲门旁淋巴结和胃小弯

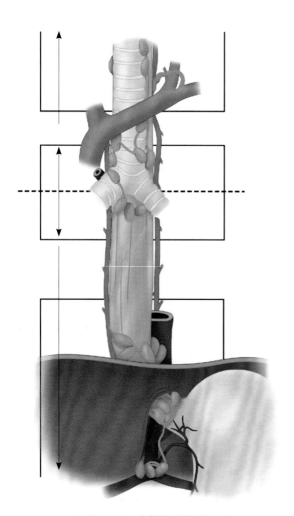

▲ 图 40-1　食管淋巴液引流方向

引自 Stein HJ, Theisen J, Siewert J-R. Surgical resection for esophageal cancer:role of extended lymphadenectomy.In:Fielding JWL, Hallissey MT, eds. *Upper Gastrointestinal Surgery*.London: Springer; 2005:318.

表 40-1　根据解剖区域划分淋巴结
颈部淋巴结
• 颈外侧深部淋巴结
• 颈外侧浅部淋巴结
• 颈前淋巴结
上纵隔淋巴结
• 喉返神经淋巴结
• 气管旁淋巴结
• 无名动脉旁淋巴结
• 主动脉弓旁淋巴结
中纵隔淋巴结
• 隆突下淋巴结
• 肺门淋巴结
• 食管旁淋巴结
下纵隔淋巴结
• 食管旁淋巴结
• 膈上淋巴结
上段胃淋巴结
• 贲门旁淋巴结
• 小弯测淋巴结
• 胃左动脉旁淋巴结
腹腔干淋巴结
肝周淋巴结

引自 Akiyama H. *Surgery for Cancer of the Esophagus*. Baltimore: Lippincott Williams & Wilkins; 1990.

侧淋巴结。贲门旁淋巴结是食管癌常见累及的淋巴结之一，且常与胃左动脉最上分支相关，故可将左右贲门旁淋巴结视为一组。胃小弯侧淋巴结常累及腹腔干，因此也被认为是上段胃淋巴结，此外还有沿胃左动脉分布的淋巴结。

腹腔干淋巴结包括胃左动脉、肝总动脉、脾动脉根部围绕腹腔干的淋巴结，应与原发病灶同期切除。超过引流范围的病变则表明存在远处转移。同样，超过肝周淋巴结引流范围的病变也应视为转移病变。

下段食管癌最常见累及的淋巴结是贲门旁淋巴结和小弯侧淋巴结。此外胃左动脉、腹腔干、肝动脉的淋巴结转移也较为常见，这与近端胃及下段食管淋巴结的引流方向一致。对于下段食管癌患者，腺癌（54%）比鳞状细胞癌（10%）更容易累及腹腔淋巴结，这表明此类患者在术中需要行广泛的淋巴结清扫[9]。

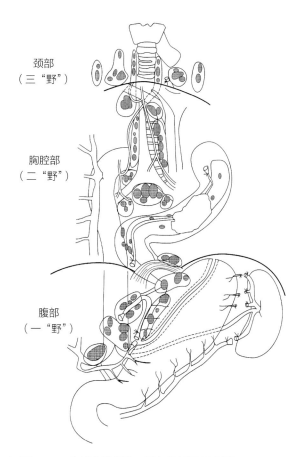

颈部
（三"野"）

胸腔部
（二"野"）

腹部
（一"野"）

▲ 图 40-2　食管癌常规淋巴结切除及清扫范围
引自 Griffifin SM, Raimes SA, Shenfifine J, eds. *Oesophagogastric Surgery: A Companion to Specialist Surgical Practice*. 5th ed. Edinburgh: Saunders Ltd; 2013.

三、胸部淋巴结清扫术

第二野淋巴结清扫范围通常包括纵隔淋巴结、胸导管旁淋巴结、双侧肺门淋巴结、食管旁淋巴结和隆突下淋巴结、双侧支气管淋巴结和气管旁淋巴结。这些淋巴结因距离肿瘤位置较近，肿瘤常累及，所以应当与食管一起切除。可以沿纵隔面进行右侧淋巴结清扫。"全纵隔淋巴结切除术"包括沿左侧喉返神经和主动脉下分布的淋巴结的清扫[10]。

四、颈部淋巴结清扫术

三野淋巴结清扫术包括前 2 个区域的淋巴结清扫，以及颈部淋巴结清扫术。颈部淋巴结清扫包括无名动脉旁淋巴结、颈内深部淋巴结和颈外淋巴结（图 40-1）。此外，还有左右喉

返神经旁淋巴结。颈内静脉外深部淋巴结（颈内静脉外侧）和颈内深部淋巴结累及（接近喉返神经）比胸段癌的深侧淋巴结（脊髓副淋巴链）更常见。对于胸段食管癌，颈部淋巴结中深部外淋巴结（颈内静脉外侧）和深部内淋巴结（喉返神经旁）相比较于深部旁淋巴结（脊髓副淋巴结链）更易受累。在上述这些分组中，深部内外侧淋巴结比外侧淋巴结受累更为常见。

五、鳞状细胞癌和腺癌

淋巴结的扩散模式在一定程度上与肿瘤的组织学类型有关；然而，食管广泛的淋巴引流系统使上述这一判断变得困难，尤其是在晚期肿瘤中（图 40-3 和图 40-4）。鳞状细胞癌常见于上段食管和中段食管，当肿瘤局限于黏膜层时很少发生淋巴结转移（0%～7%）[5, 11-14]。然而，随着肿瘤浸润程度的加深，淋巴结转移的发生率会显著增加，当肿瘤侵袭黏膜下层时，高达 50% 的患者会发生淋巴结转移，当肿瘤侵犯食管全层时有 73% 的患者会发生淋巴结转移。

食管腺癌的淋巴结受累程度也与肿瘤浸润的深度有关。对于局限于黏膜层的肿瘤，淋巴结转移率与鳞状细胞癌大致一致，为 0%～7%。这些肿瘤患者中淋巴结受累的低发生率提高了经内镜肿瘤切除的可行性。尽管有研究指出累及黏膜下层的腺癌患者中有 15%～50% 的患者出现淋巴结转移，但侵犯固有肌层的肿瘤患者淋巴结转移的比例高达 80%。

鳞状细胞癌与食管下段和食管交界处的腺癌的淋巴结扩散模式存在差异。Law 等的一项研究回顾了 108 例食管切除术加双野淋巴结清扫术治疗鳞状细胞癌的患者。2/3 的患者在术后 1 年内发生了复发，并且大部分复发发生在胸腔外。在胸腔外复发的病例中，其中 28 例是远处器官，这暗示肿瘤发生了血行播散，而 17 例是淋巴结的复发（12 例颈部和 5 例腹部）[15]。局部复发的发生率为 25%[15]。相比之下，据研究报道下段食管和胃食管连接部腺癌患者的局

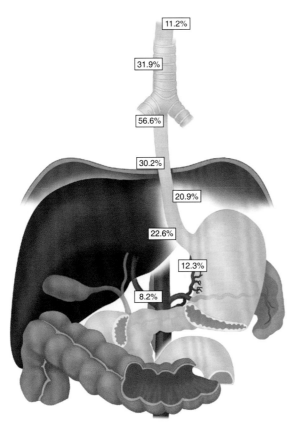

▲ 图 40-3 **100 例鳞状细胞癌患者淋巴结转移分布**

引自 Stein HJ, Theisen J, Siewert J-R. Surgical resection for esophageal cancer: role of extended lymphadenectomy. In: Fielding JWL, Hallissey MT, eds. *Upper Gastrointestinal Surgery*. London: Springer; 2005:322.

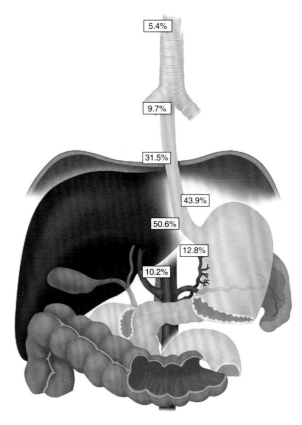

▲ 图 40-4 **100 例腺癌患者淋巴结转移的分布**

改编自 Stein HJ, Theisen J, Siewert J-R. Surgical resection for esophageal cancer: role of extended lymphadenectomy.In: Fielding-JWL, HallisseyMT, eds.*Upper Gastrointestinal Surgery*. London: Springer; 2005:323.

部复发率分别为 9% 和 15%[16]。这些研究表明，任何一种亚型的局部复发发生率为 25%～50% 之间，这说明精细的淋巴结清扫术可能对提供局部区域肿瘤复发的控制有深远的影响。

六、淋巴结清扫术的意义

对于淋巴结清扫的范围，以及更彻底的切除是否对患者的预后有一定的影响仍然存在很大的争议。广泛淋巴结切除术被认为可改善局部区域肿瘤的控制，从而提高治愈率，以及精确疾病的整体分期。已经证实完全切除是一个重要的预后指标，显微镜下肿瘤残余（R₁）或肉眼下肿瘤残余（R₂）的患者预后明显较差。25%～50% 的患者在双野淋巴结清扫术后可能发生局部复发。Anderegg 等的研究指出淋巴结

累及的位置是下段食管和胃食管结合部腺癌患者生存的独立预测因子。在他们的 479 例接受经胸食管切除术和双野淋巴结清扫术的患者中，有 253 例有淋巴结转移。仅肿瘤局部淋巴结受累的患者生存期为 35 个月，腹腔干旁淋巴结受累患者生存期为 16 个月，下段食管旁淋巴结受累患者生存期为 15 个月[18]。在一项早期研究中，Hulscher 等证明了对于下段食管和胃食管结合部腺癌患者来说，接受经胸食管切除术加扩大淋巴结清扫术的患者 5 年生存率高于经腹食管切除术患者[19]。

早期肿瘤淋巴结受累的风险已被证实。Griffin 等的研究证实侵犯黏膜下层的腺癌患者可能有 12% 发生淋巴结转移，而肿瘤局限于黏膜层的患者没有 1 例发生淋巴结的转移[20]。这

虽然强调了局部内镜切除不适用于肿瘤侵犯黏膜下的患者，它也重申了即便是早期肿瘤患者也要进行严格的淋巴结清扫术的重要性。

许多研究试图通过将切除淋巴结的数目作为淋巴结清扫区域的替代来确定淋巴结清扫范围的影响。Vander Schaaf 等回顾了一项瑞典全国范围内的研究结果，该研究在 23 年的时间内对 1044 例食管癌患者进行了比较[23]。他们得出的结论是更广泛的清除并不能提高患者生存率。类似的是，Lagergren 等的一项单中心研究使用清扫淋巴结的数目作为淋巴结切除区域的替代指标。同样，这项研究的结果并没有表明清扫更多的淋巴结数目等同于更好的总生存率[22]。值得注意的是，在这两项研究中，清扫淋巴结数目普遍较低，在 vander Schaaf 的研究中，切除总淋巴结数目的第三四分位数的只有 15 个，Lagergren 的研究中则只有 20 个淋巴结。这两篇论文都表明，正如预期的那样，淋巴结转移的数目越多则患者总生存率越低，同时阳性淋巴结与阴性淋巴结比例较高与死亡率增加有关。

事实上，有关淋巴结比例的研究已经被评估了很多次。一些研究表明，淋巴结比例是接受手术治疗的食管癌的一个预后因素；然而，需要注意的是如果清扫的淋巴结数量不足，这个比率就不再是一个有用的预测工具，因为其本质上是不完整的抽样。Chen 等的研究评估了阳性和阴性淋巴结比例对食管癌患者的影响，结果表明与使用 N 分期相比，淋巴结比例是一个更好的预测预后的指标。他们建议使用 0%、0%~10%、10%~20% 及 > 20% 的阳性和阴性淋巴结比例分类而不是使用 N_0~N_3 分期的方式预测接受手术的食管癌患者生存率分别为 61%、41%、33% 和 23%[23]。在一组主要为腺癌的美国患者的研究中，Bhamdipati 等也有类似的发现。他们还得出结论在 347 例接受手术的患者中，相对于 N 分期，淋巴结比例是一个更好的独立预后预测因子[24]。

广泛的淋巴结切除术能更好地控制局部肿瘤，这一观点是认为如果残留阳性淋巴结即肿瘤未完整切除。淋巴结切除数目的增加并不一定等于广泛的淋巴结切除术，淋巴结的区域才是更重要的。最近，Phillips 等的研究试图评估淋巴结清扫的范围对新辅助治疗后接受经胸食管切除术的腺癌患者预后的影响。这项研究观察了切除后阳性淋巴结的所在的位置，并评估了如果在三野区域留下残余淋巴结，会增加多少肿瘤复发率。该研究表明未进行严格淋巴结清扫术的患者的总生存率相比接受淋巴结清扫术的患者降低 23%，此外对于这组食管下段和胃食管结合部腺癌患者来说，腹部淋巴结残留的影响被预测为最小[25]。

另一个潜在的担忧是微转移的存在。很难确定微转移的存在对潜在复发有什么影响，但它们的存在已被用来解释为什么淋巴结阴性的患者会复发。微转移已被证明存在于高达 50% 的 N_0 患者中[26]。尽管一些研究发现免疫组化检测出的微转移与较差的预后相关[26, 27]，也有一些研究表明其与预后无关[28, 29]。

目前的分期技术不能确定哪些患者更有可能从更彻底的淋巴结切除中获益。之前有研究表明，对于少于 8 个淋巴结转移的患者而言接受扩大淋巴结清扫术的收益更高[30]，Rizk 等的研究认为确定最佳淋巴结清扫数目取决于 T 分期，他们建议 T_3 期肿瘤或分期更晚的患者清扫淋巴结的数目应在 31~42 枚[31]。考虑到接受新辅助治疗的患者较多处于疾病晚期，表明这类患者将从广泛的淋巴结清扫术中获益更多。

理想情况下可以根据疾病分期进行淋巴结切除术。然而，这依赖于对涉及的淋巴结区域进行准确的评估，这种精确的评估现在是很困难的。虽然已经尝试过通过检测前哨淋巴结技术确定清扫范围，但是淋巴结的跳跃转移和淋巴结受累的不可预测性使这种技术目前并不可靠[21]。

Peyre 等研究了是否可以通过累及淋巴结的数量来预测疾病的全身性[32]。他们回顾了 1053

例未进行新辅助治疗的腺癌和鳞状细胞癌患者，发现当累及 3 个以上淋巴结时，全身性疾病的概率超过 50%；当累及 8 个以上淋巴结时，全身性疾病的概率接近 100%。

同一组的一项进一步研究试图评估淋巴结切除数量对食管癌预后的影响。这项研究观察了 2303 例食管癌患者，他们同样没有接受新辅助治疗或辅助治疗。他们的研究结果表明食管切除术后阳性淋巴结数目是接受手术治疗的食管癌患者生存率的独立预测因子，并且建议清扫 23 个淋巴结为最佳阈值。此外，他们认为不仅淋巴结的数量影响生存率，而且切除的 23 个淋巴结的位置也影响生存率 [33]。

Omloo 等的研究发现对于淋巴结转移数目少于 8 个的患者行扩大淋巴结切除术是有益的 [30]。因此由于鉴别此类患者的困难，所以所有考虑淋巴结受累的患者都应进行完整的双野淋巴结切除术。理想情况下根据个人的危险因素，可以调整手术方法以尝试优化结果并将风险降至最低 [34]。尽管在技术上可行，但对淋巴结清扫范围进行调整以期切除所有阳性淋巴结的操作有很高的假阳性率 [35]。

三野淋巴结清扫术

关于三野淋巴结切除术是否获益的争论由来已久。在日本，这种做法已经被广泛使用了很多年，但在西方国家这种做法仍然相对少见。部分原因可能是考虑到包括颈部淋巴结切除术后的并发症发生率和死亡率，也可能是既往观点认为淋巴结受累等同于全身性疾病和淋巴结切除术并不能为患者带来生存获益。

Lerut 等研究了仅接受单一治疗（在对局部晚期疾病进行新辅助治疗之前）的一组患者中三野淋巴结切除术的长期预后。他们发现胃食管结合部腺癌患者的生存率为 0%，而累及颈部淋巴结的下段腺癌食管患者的生存率为 12%。在 1/3 的鳞状细胞癌患者中，5 年生存率上升到 28%。这一研究表明，颈部淋巴结不一定是转

移性的。这项研究还有其他有趣的发现，25% 的患者有颈部淋巴结的受累，其中 3/4 的患者在最初的分期检查中没有发现。（值得注意的是，超声内镜被常规用于分期，而正电子发射断层摄影术仅在该队列研究的最后 1 年才被引入。）另一个有趣的发现是，尽管淋巴结阳性的下段食管腺癌患者的 5 年生存率为 12%，4 年生存率为 36%，但是这表明三野淋巴结清扫在缓解疾病进展方面有一定作用 [8]。并且三野淋巴结清扫并发症无明显增加，喉返神经损伤的概率较低，为 2.6%。

尽管 Lerut 等的研究中是腺癌和鳞状细胞癌患者的混合队列，但日本关于鳞状细胞癌患者的研究表明，几乎 1/3 的患者有颈部淋巴结受累性，这解释了为什么三野淋巴结切除术在日本被广泛应用。

许多外科医生试图确定肿瘤的解剖位置会影响是否需要颈部淋巴结切除术。Chen 等回顾了 1715 例鳞状细胞癌患者，发现肿瘤越靠近上段，会增加颈部淋巴结受累的比率，上段食管肿瘤有 44% 的患者颈部淋巴结受累，然而下段食管肿瘤也会出现颈部淋巴结受累的情况 [36]。这可能提示了三野淋巴结切除术对鳞状细胞癌患者的重要性。事实上，一些主要针对食管鳞状细胞患者的系统综述表明，接受三野淋巴结切除术的患者生存率更高 [37-39]。

对于腺癌患者行三野淋巴结切除术的研究较少，特别是在新辅助治疗的时代。Lerut 等的研究认为较差的总生存率表明常规颈部淋巴结清扫可能是非必需的。每个考虑纵隔淋巴结受累的腺癌患者都应考虑进行三野淋巴结清扫术。这一决定将取决于疾病的严重程度、复发的可能性和患者整体的健康状况。我们的方案是在考虑每个患者的个人情况下，由患者和家属决定是否行三野淋巴结清扫。

七、淋巴结切除术并发症的发生率

扩大淋巴结切除术与某些疾病的发病率增

高有关。经食管裂孔切除术已被证明比经胸食管切除术加淋巴结清扫术并发症更少[19]。呼吸系统问题是食管切除术后并发症的主要病因，如肺炎和急性呼吸窘迫综合征。如果在近距离使用电刀烧灼，广泛的淋巴结清扫对气管和支气管存在直接损伤和延后损伤的风险。同样，更广泛的淋巴结清扫也增加了喉返神经和胸导管损伤的风险，因此可能在术后发生显著的乳糜瘘。

研究表明呼吸系统疾病发生率的增加可能与术中单肺通气有关，单肺通气会增加毛细血管的通透性，继而导致肺水肿的发生；此外，纵隔淋巴结清扫也会损害淋巴液的回流从而加剧肺水肿。

瑞典最近的一项研究试图确定淋巴结清扫术对食管癌患者生活质量的影响。这项研究没有发现淋巴结清扫数目对患者术后 6 个月或 5 年生活质量之间有任何影响[40]。

然而，尽管有这些相关并发症的存在，但是对于有经验的外科医生而言，并发症的发生率是可控的。

八、总结

2010 年，美国癌症联合会修订了第 7 版食管癌 TNM 分期系统。修改后的系统通过阳性淋巴结的数量来评估 N 分期。这种情况一直持续到第 8 版 TNM 分期系统中，该系统已经出版并将在 2018 年开始使用[41]。但是，这两个系统都没有规定淋巴结清扫数目从而允许精确的分期，众所周知清扫淋巴结数目不足可能导致 N 分期不准确而影响肿瘤的分期。

有些学者认为，由于外科创伤的增加，扩大淋巴结切除术与术后并发症的发生率增加有关。然而，一些研究驳斥了这一说法，并发现当进行更广泛的淋巴结切除术时术后并发症的发生率几乎没有差别。

虽然广泛的淋巴结切除术确实会使术后的分期更加精确，但支持小范围淋巴结清扫的学者指出食管肿瘤患者术后辅助治疗对长期生存率的受益很少。然而，这些信息在咨询患者的预后方面可能是有价值的，并且未来的研究可能揭示术后化疗确实会带来生存获益。

虽然对淋巴结切除术的影响有不同的发现，但大部分学者仍然认为残余阳性淋巴结可能会加速复发。然而，新辅助治疗的效果可能会影响医生对患者局部肿瘤残余的判断。要预测这种影响是不可能的，所以我们认为行扩大淋巴结清扫术仍然是有必要的。

第 41 章
食管置换的选择
Options for Esophageal Replacement

Lieven Depypere Hans Van Veer Philippe Robert Nafteux Willy Coosemans Toni Lerut **著**
李 斌 蔺军平 **译**

摘要

食管切除术后消化道重建被认为是消化道最具挑战性的手术之一。目前大多数食管切除术都是针对食管和胃食管结合部的癌症进行的。其他适应证包括失代偿性贲门失弛缓症的巨食管、碱烧伤后食管狭窄、反复抗反流手术后的后遗症。胃由于其足够的长度、可靠的血供，以及仅有一个吻合口，因此被作为常用的消化道重建管道，并在一般情况下，进行管状胃消化道重建的患者具有良好的可持续的吞咽功能和生活质量。然而，部分患者由于疾病本身的特殊性，进行消化道重建时可能需要选择另一个器官。结肠和空肠有时被用作游离血管吻合的孤立环或复合移植物，是一种可用的替代方案。在极其罕见的情况下，管状皮瓣可能成为最后的选择。结合多种不同的手术入路，包括最近的微创技术，以及不同程度的吻合，在开展食管切除和食管重建时，很明显有很多种选择。由一个经验丰富的外科团队指导，熟悉所有可用的管道，为每个患者制订个体化的方案，以便为患者提供尽可能最好的重建类型，这是成功的关键。本章提供了一个食管置换术系列选择的技术和结果的深入描述。

关键词：食管；食管切除术；重建；干预；胃；结肠；空肠

一、食管癌手术中的里程碑

1877 年，V. Czerny：第一次成功切除颈食管癌[1]。

1913 年，F. Torek：第一次成功的食管切除术[2]。

1913 年，W. Denk：食管切除术的尸体和实验动物研究[3]。

1933 年，T. Ohsawa：经胸食管胃食管切除吻合术首例报道[4]。

1933 年，G. Turner：第一次经切口切除术[5]。

1938 年，W. Adams 和 D. Phemister：美国第一例单阶段经胸切除重建术[6]。

1946 年，I. Lewis：经右胸及剖腹食管切除及胃食管造口术[7]。

1976 年，K. McKeown：三孔食管切除术的描述[8]。

1978 年，M. Orringer：在西方国家普及经食管切除术[9]。

1992 年，A. Cushieri：胸腔镜食管切除术首例报道[10]。

2003 年，J. Luketich：全胸腔镜和腹腔镜食管切除术的推广应用[11]。

食管重建的里程碑如下。

1879 年，T. Billroth：用皮肤重建的尝试[12]。

1886 年，J. Mikulicz：颈部食管皮瓣重建术[13]。

1905 年，C. Beck 和 A. Carrel：胃大弯管化实验动物研究[14]。

1906 年，A. Carrel：成功地将自体小肠移

植到狗的颈部 [15]。

1907 年，C. Roux：胸骨前空肠环联合皮管首次治疗食管良性狭窄 [16]。

1911 年，H. Vuillet[17] 和 G. Kelling[18] 分别引入结肠作为替代物：首次尝试两期切除，然后结肠间置。

19 世纪末人类进行了第 1 次真正意义上的食管切除术。虽然早在 1877 年，Czerny[1] 就已经成功进行了颈部食管部分切除术，但进一步切除胸段食管癌的尝试失败了。

Franz Torek[2] 于 1913 年首次成功实施经胸（跨胸膜）食管切除术，但没有尝试重建，而使用了可以连接近端食管造口和胃造口的橡胶管进行管饲饮食。该患者存活了 13 年。

在接下来的几年里，由于缺乏有效肺通气的技术使得进一步的尝试大多失败。到 20 世纪 20 年代末 Rowbotham[19] 和 Magill[20] 引入安全的气管插管术后，外科医生才能更安全地开展经胸食管切除术等复杂的手术。在接下来的几十年里，先驱者如 Denk[3]、Ohsawa[4]、Grey Turner[5]、Adam 和 Phemister[6]、Sweet[21]、Ivor Lewis[7]、McKeown[8]、Belsey[22] 和 Orringer[9] 进一步发展和改进了外科技术，甚至一些术式今天仍在使用。然而，直到 20 世纪 70 年代食管切除术后死亡率一直很高。20 世纪 80 年代和 90 年代，随着医疗技术的普及和更好的围术期管理，手术死亡率降至 5%[23] 以下，目前在有经验的医疗中心手术死亡率大多为 1%～2%。

通过引入计算机断层扫描、正电子发射断层扫描和超声内镜，使得肿瘤手术适应证的评估有了更好的选择，探查性手术急剧减少。在许多已经公布的系列研究结果中，外科手术技术的进步和诱导治疗的出现大大提高了局部晚期肿瘤（T_3）的 R_0 切除率，现已达到了 90% 以上。

因此，在过去的几十年里，食管癌患者的远期生存率一直在不断上升，目前总体 5 年生存率为 35%～45%[24]。

由于肿瘤预后结果的不断改善，现在人们越来越多地关注近期和长期的功能结果。近些年大量的研究报道集中讨论术后生活质量的问题 [25]。

理想情况下，替代食管的管道应尽可能接近正常食管的功能，以保证生活质量。这种替换的管路应不受干扰地将食团从口腔输送到胃，提供足够的抗反流机制，避免误吸保护肺部，并允许必要时打嗝或呕吐。

一个同样重要的目标是降低食管癌的切除和消化道重建手术的死亡率和并发症发生率。在这方面，选择能重建消化道连续性的管道可能发挥重要作用。事实上，可以想象当使用血管化的、增压的、长段的空肠移植物需要 2 个不同的团队进行 5 种不同的吻合时，术后并发症发生率可能更高，最终死亡率更高，而胃的提拉术只需要一次吻合。

此外，营养不良、免疫、心肺状况、老年或活动功能受损（如严重的关节病）可能在术式的选择中发挥作用。在这种情况下，外科医生最好选择只需一次吻合的胃提拉术，而结肠替代需要进行 3 次吻合术，这具有更高的潜在感染风险。

器官的可用性可能在替代物的选择中发挥作用。例如，既往有全胃切除术或部分或全部结肠切除术，这将无法使用胃或结肠作为替代物。

在手术过程中，外科医生可能会遇到不可预见的情况，如由于结肠癌的淋巴结切除术导致胃网膜右动脉破裂。手术时的这一发现将迫使外科医生选择另一个可以重建的管道（如空肠）。上段食管不可预见的转移性壁内沉积可能需要外科医生将吻合口从胸部转移到颈部。

最后，一个关键的决定因素是外科医生的专业知识，以及整个手术团队参与围术期管理的专业知识。

也就是说，食管切除术后消化道重建是消化道最复杂和最困难的手术之一，这需要一支经验丰富的外科团队熟悉所有可用的管道，使得能够处理每一种情况，以便为患者提供最优的重建类型。

从历史上看，Billroth[12] 早在 1879 年就进行了第 1 次消化道重建的尝试。皮肤是第一种用于重建的材料[13]，但胃、结肠和空肠根据其使用频率的顺序成为 3 种经典的替代物。它们大多被用作单一的带蒂转位，也可用作游离血管化移植物（特别是空肠）或偶尔作为复合替代物。

将重建管道的选择与多种不同手术入路相结合，包括最近的微创技术和不同水平的吻合，很明显在规划食管切除和消化道重建时有多种选择。在有经验的外科医生的指导下，为每个患者制订个体化的方案是手术成功的关键。

二、胃

目前，在 95% 以上的病例中，胃成形术是取代食管的首选管道。这确实是最快和"最简单"的器官手术重建。胃具有强大的动脉和静脉供应及黏膜下丛。胃成形术后，胃的血液由胃网膜右动脉供应，静脉血通过胃网膜右静脉回流（图 41-1）。由于胃是一个非常灵活的器官，可以很容易地到达颈部进行颈部甚至下咽部吻合，而这仅需要一次吻合术。其主要缺点是潜在的

反流和相关的误吸问题。

关于血液供应的"稳健性"，外科医生必须意识到胃网膜动脉弓水平上的一些解剖变异。在某些情况下，胃网膜右动脉可能在胃大弯侧的一半处结束，而仅通过网膜中的纤细小动脉与胃网膜左动脉相连，在手术过程中需要注意这些小动脉（图 41-2）。此外，Liebermann-Meffert 等[26] 在尸体标本上使用腐蚀铸型的开创性研究清楚地表明，黏膜下丛在胃底顶部附近变稀疏，左侧黏膜下微循环（胃小弯侧）和右侧（胃大弯侧）之间的交通明显减少。

研究表明，在游离胃大弯侧和结扎胃左、右动脉后，胃底顶部的氧张力大幅度下降，在将管胃移至颈部后，氧张力下降到约 50%[27, 28]。外科医生已经努力通过术前调节血管供应来防止这种影响；也就是说，在计划的食管切除和重建术前几天将胃左动脉结扎或栓塞，但结果并不可靠，一项前瞻性的随机试验研究结果显示该处理没有任何优势[29-32]。因此，最重要的是术中不要对胃的上端造成创伤，以避免吻合口痿或最终导致胃底坏死[30]。

（一）胃成形术与管胃的制作

通常大多数外科医生喜欢采用开腹／腹腔镜方式首先检查腹腔，以排除手术前不可预见的转移。或者，外科医生可能更喜欢从开胸／电视辅助胸腔镜手术开始，以评估肿瘤可切除性，特别是在可疑为 $T_3 \sim T_4$ 期肿瘤的情况下。胃的游离是通过打开肝胃韧带开始的，这样食管裂孔和网膜后结构便会暴露出来。在部分患者中，会存在一个单独的肝左动脉，如果该动脉直径仅为几毫米，可以选择结扎而不会对肝脏造成损害。对于较粗的肝左动脉通常需要仔细解剖到它的起源胃左动脉，两者都需要保留，以免可能出现致命的肝坏死。

随后，通过游离结扎远端胃网膜血管弓、网膜及滋养血管分支，以及该区域横结肠的粘连附着点来游离胃大弯侧。通常，从胃大弯侧

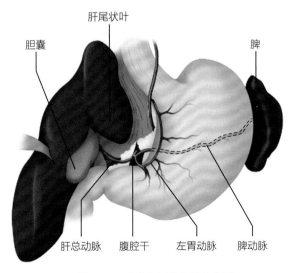

▲ 图 41-1　上腹部胃的血管分布图

胆囊　肝尾状叶　脾

肝总动脉　腹腔干　左胃动脉　脾动脉

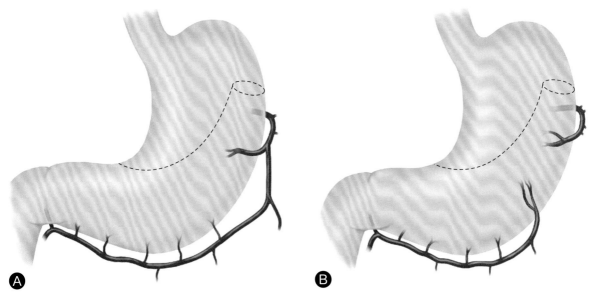

▲ 图 41-2　胃网膜右血管弓的有利（A）和不利（B）模式

引自 Siewert R, Hölscher A. 3 Eingriffe beim Ösophaguskarzinom. Jejunuminterposition. In:Siewert, ed. *Breitner Chirurgische Operationslehre. BandⅣ:Ösophagus, Magen und Duodenum*. Vienna:Urban & Schwarzenberg; 1989:33. Fig. 3-36a, b.

的中点处开始游离更容易操作。

在某些情况下，如由于既往的胰腺炎发作导致胃后壁的粘连，使得胃的游离更加困难。在游离胃的过程中引导避免损伤胃网膜血管，尤其是在腹腔镜手术中，应特别注意，绝不能钳夹胃网膜血管，也不要用腹腔镜钳抓取胃大弯侧，因为胃大弯侧有很重要且很脆弱的微循环血管。在腹腔镜手术中，提拉胃小弯侧对于解剖游离胃是很有帮助的，因为胃小弯侧随后会被缝合钉钉合后分离出来。

沿着胃大弯和胃网膜血管弓向上解剖，在脾脏下极水平胃网膜左动脉终于脾动脉。

在一部分患者中，胃网膜右动脉终于大弯侧中间部位或 2/3 处（图 41-2）。通过网膜间分布的小血管与胃网膜左动脉或胃短动脉的相交通，在这个层面上解剖游离时要远离胃大弯侧，并在大网膜的更外围解剖以便更多的保留这些血管连接。在连接脾脏和近端胃大弯侧的胃短血管的水平上分离血管时尽量靠近脾脏，同样在操作时要求保留黏膜下微小而脆弱的血管丛，尽可能将网膜保留在该水平上用于以后保护吻合口。当然手术中要避免损伤脾脏。现如今在

超声设备的帮助下，需要医源性脾切除术的损伤风险已经大大降低，事实上，应该已不再发生。手术过程中一旦游离出胃短血管，在将胃底向右侧提拉后即可进一步解剖覆盖食管裂孔的整个胃后区域。

切除膈食管韧带后食管裂孔被打开（如果患者的胸部部分还没有经胸部完成游离）。在胃食管结合部肿瘤的患者手术过程中，膈肌裂孔的边缘与食管被一并切除，以确保完整的 R_0 切除。至此下纵隔区清楚显露，在远端食管游离完成包绕食管套袋。

接下来是结扎胃左动脉，该步骤是在清扫胃左动脉周围淋巴结和肝总动脉与脾动脉旁淋巴结后进行的。

胃左动脉和伴行静脉均需结扎再离断。进一步向右朝幽门方向游离，首先在胃大弯侧确保不损伤胃网膜右血管，在胃小弯侧需结扎离断胃右动脉。

采用 Kocher 手法将十二指肠和胰头抬高到下腔静脉之前可能有助于胃获得更好的活动度和长度，这样可使幽门很容易达到食管裂孔的水平。

目前大多数外科医生更倾向于制作较窄的管胃，宽度约 4cm（大致如同前文描述的左、右微循环之间的交界区域）。因此，胃小弯侧是要被切除的，这也是必要的肿瘤治疗措施，因为胃小弯侧的淋巴结有侵袭转移的风险，这在食管下段和食管胃交接部肿瘤中是明确的 [33]。

吻合器的应用极大方便了管胃的制作。如果是经左胸腹入路，切割吻合器是从胃底的顶部开始。直线切割吻合器放置在距离食管胃交接部 5cm 的胃底部（图 41-3）。然后将线性切割吻合器放置在垂直方向上进行。最终这需要几枚吻合钉去完成一个长的、宽为 4~5cm 管胃制作。如果是通过腹腔镜入路，则从小弯侧胃角水平，大约接近幽门 4cm 的水平开始钉合。

多数外科医生会采用间断或者连续的方法进行包埋缝合。这不仅有助于防止漏，而且也有助于防止术后早期管胃扩张（图 41-4）[34]。然而，该操作会缩短管胃长度，在腹腔镜手术中是非常耗时的。

制作的胃管用两条预留的缝合线暂时固定在被切割后的胃小弯侧，整个食管、胃小弯侧、管胃将通过颈部或胸部切口上提并进行外部处理。在此过程中重要的是要确保管胃在其轴线上不旋转并保证切割钉合线在管胃的内侧。

（二）吻合

在管胃提拉完成后将进行吻合。

在 Ivor Lewis 手术入路的情况下，将通过右开胸术或 VATS 在胸部进行吻合。McKeown 术式选择在颈部吻合，最好在左侧颈部进行吻合。

吻合是手术的致命弱点。一旦发生吻合口瘘，死亡率就会很高。幸运的是，虽然现如今食管吻合术后死亡率已非常低，但早期或者晚期吻合口瘘发病率与患者死亡率的关系仍然是一个值得关注的问题，这将在第 43 章中进行讨论。

正因为这一系列严重的后果，使得无论是手工吻合、机械吻合，还是两者相结合的手术技术随着时间的推移都得到了发展。本章将描述颈部手工和半机械吻合，以及胸内吻合器吻合。

1. 颈部吻合　在选择 McKeown（三切口）手术方式时，患者准备好手术体位并进行腹部手术，或腹腔镜手术和颈部切开术，以便手术团队可以同时进行腹部和左侧颈部切开术。在横断颈阔肌和肩甲舌骨肌后，确定胸锁乳突肌的内侧缘并向外牵拉，在分离甲状腺下动脉后，颈部食管便能呈现。在此，外科医生可用手指勾住食管向外牵拉，使颈部和胸部食管向外暴露。同时，管胃应在提拉过程中小心地通过食管裂孔进入后纵隔并由此向上到达颈部。术中

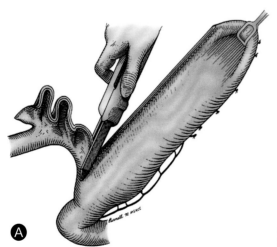

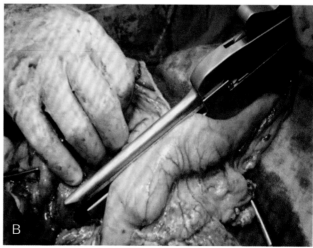

▲ 图 41-3　从胃底顶部开始的胃小弯侧切除术
A. 经许可转载，引自 the Journal of the American College of Surgeons, formerly Surgery Gynecology & Obstetrics.

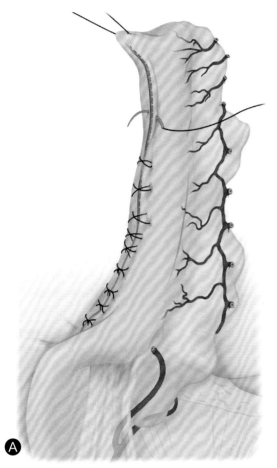

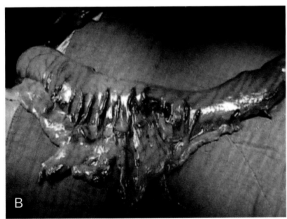

▲ 图 41-4　切割钉合后的管胃制作完成血供良好的管胃

应注意不要损伤左侧喉返神经。

为防止损伤管胃血管蒂，管胃应由外科医生一手引导通过食管裂孔（或在腹腔镜手术的情况下，一手提拉管胃引导血管蒂通过裂孔，而不用抓钳钳夹）。要注意避免在颈部扭转管胃。在胸廓入口处，必须有足够的宽度（约 3 个手指）允许管胃自由通过颈部而不使其受压。一旦管

胃被拉至颈部吻合部位，临时留置缝合线就会被切断。近端食管与管胃并排放置，准备进行端（食管）到侧（管胃）吻合。管胃切开的位置要远离外侧钉合线。将食管向上反折后在食管壁上进行同样的操作。

2. 手工吻合　在食管和管胃的外侧缘进行吻合，在食管肌层和胃浆膜肌层之间放置两条不可吸收单丝 3-0 缝合线。间断或者连续缝合完成吻合口后外侧壁。缝合时应避免吻合口产生张力（图 41-5）。

然后采用电刀在管胃壁上切开约 2cm（最大 3cm），广泛打开胃腔。该切口距离后外侧壁至少 1cm。

同样在食管壁的横径上进行同样的操作，要求离外侧壁至少 1cm。用吸引器和拭子仔细去除食管和管胃中的黏液，避免手术中管腔中内容物溢出进入术区，两端都用聚维酮碘（Betadine）拭子消毒。

将两根 3-0 单根可吸收缝线从食管外至内缝合每个角，然后到胃内至外，从后内层开始缝合。在缝合后，内层从一个角到对侧角被一根连续的缝线像吻合血管一样进一步缝合。在后内侧壁完成缝合后鼻胃管部分退回到近端食管，再往深部送可提前顺利通过吻合口进入管胃。

在这里食管残端的前壁被横行切开，然后食管前壁的吻合可以从对侧的折角开始，并采用相似的方式连续缝合回到开始缝合的折角处。有一部分外科医生更倾向于分层缝合，这必须要确保黏膜层和浆肌层分别对合到每一针中，使黏膜层"包埋"在浆肌层下面。这样吻合会产生光滑的防水效果。用 5～6 根带垫片的缝线缝合食管的肌层和管胃侧浆肌层完成前外层的吻合。食管肌层是很脆弱的，带垫片的缝合线有助于更好地固定食管肌层。因此，最好不要把带垫片缝合线一个接一个打结，而是在打结前轻轻地将所有缝线拉起后让张力均匀分布到每根缝线。

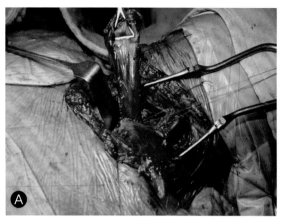
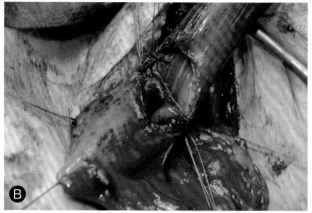

▲ 图 41-5　手工吻合
A. 后黏膜层；B. 后内层，从一侧折角到另一侧折角连续进行

大多数管胃的长度和选择的吻合口位置允许切除多余的近端部分。否则将会形成一个盲袋，可以作为一个假性憩室，可能影响食物通过管胃。该切除术是使用吻合器完成的，注意横断线距吻合线约 2cm，以避免缺血和管胃坏死的风险（图 41-6）。缝合采用不可吸收的 3-0 单丝缝合线。通常可将部分大网膜包裹在缝合线周围，以防止潜在的瘘。术中避免夹钳、镊子或其他器械对组织造成创伤是至关重要的。

当吻合完成后，食管 - 管胃复合体被轻轻推回到胸腔入口处，并在吻合口的后方留置引流管后即可关闭颈部切口。

3. 半机械吻合术　如果管胃长度足够（重叠 > 5cm），首选半机械 Orringer 或改良 Collard 端侧吻合（图 41-7）[35]。为避免因损伤组织而导致吻合口瘘，管胃的末端用相同的直线切割吻合器切除。缝合时首先在食管肌层和管胃浆膜层之间以五边形的形式用 3-0 不可吸收缝线分别从深部缝上 5 针。在五边形底部切开管胃（图 41-7）。接下来将单根的 3-0 可吸收缝合线缝置于拐角处。然后，在切口中间放置两根单丝 4-0 可吸收缝线，将五边形底部缝合在一起，并对齐胃壁和食管壁。在两根缝线之间，将一个 45mm 的线性缝合器在距离约 35mm 的位置上激发（图 41-8）。这将形成一个 V 形后壁，允许建立更宽的通道（图 41-9）。该技术可以

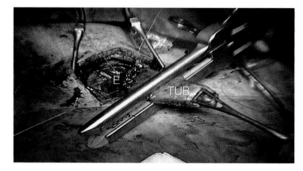

▲ 图 41-6　用直线切割闭合器裁切管胃的残端
E. 食管，TUB. 管胃

防止吻合术后吻合口狭窄，使得进食半固体和固体食物时吞咽困难减少，从而限制了重复性吻合口扩张的需要，并改善患者的生活质量评分 QoL[36, 37]。在后壁底部，缝合线外侧，用完整的 4-0 单根丝缝合完成。然后，可以将鼻胃管穿过吻合口进入管胃，术后进行胃肠减压。吻合口的前壁用连续的两层缝合线闭合，内层为前期留置的单根可吸收缝合线，外层为不可吸收缝合线，如图 41-6 所示。如前所述，使用线性吻合器切除管胃末端。在颈部切口仔细止血后，于切口处放置一个小的 Redon-type 引流管，防止血液积聚及切口闭合。这种半机械吻合可改善固体和半固体食物的吞咽困难评分，并显著减少扩张的需要，尤其是重复扩张 [37]。

无论是手工或半机械吻合，在关闭颈部切口前，在麻醉医生的气管镜指导下，可以通过环甲状腺韧带处插入一根小气管造口管。小型

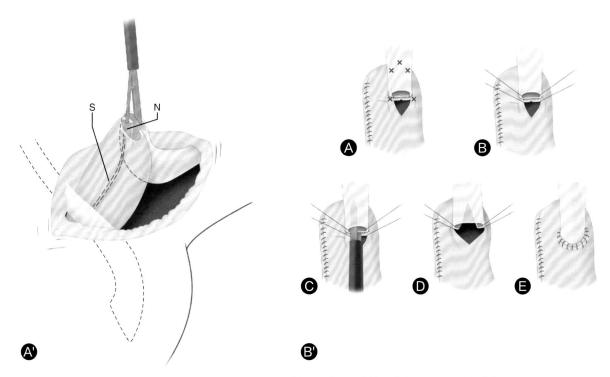

▲ 图 41-7 A'. 改良的颈部吻合术: 在管胃上建立的食管胃吻合术; B'. 分为 5 个部分

A. 五边形浆膜缝线位置; B. 折角处缝线的位置; C. 线性切割闭合器置入位置; D. 线性闭合器激发后形成 V 形后壁; E. 手工缝合前壁(A'. 引自 Collard JM, et al. Terminalized semimechanical side-to-side suture technique for cervical esophagogastrostomy. *Ann Thorac Surg*. 1998;65:814–817; B'. 引自 Ferguson M, ed. Esophagus. In : *Thoracic Surgery Atlas*. Philadelphia:Saunders;2007:222.)

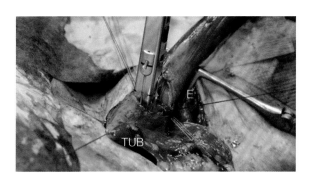

▲ 图 41-8 吻合器在管胃和食管的后壁上激发, 以使吻合通道更宽

E. 食管, TUB. 管胃

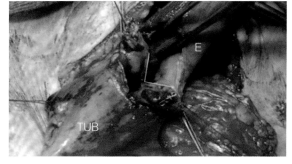

▲ 图 41-9 线性吻合器激发后食管胃形成 V 形吻合后壁

E. 食管, TUB. 管胃

气管造口术有利于气道分泌物的抽吸, 这对没有足够力量咳嗽的患者特别有帮助。然后, 缝合颈阔肌, 最后分层缝合皮肤。

4. 胸内吻合器吻合 近年来, 随着微创食管切除术研究的深入, 胸内吻合器的应用越来越受到重视。其优点是节省时间, 但这显然要求胸内吻合口的位置必须在肿瘤学上是安全的; 也就是说, 吻合口至少应在肿瘤的上极 5cm 以

上 [38]。此外, 吻合口应位于右胸顶部, 以减少反流和相关误吸的风险。

目前有 2 种方法可供选择。第一种选择是在腹部手术阶段不完全完成管胃的制作, 将游离后的胃上提到胸腔以后, 切开残留的小弯侧置入环形吻合器, 并在激发吻合器后切除胃小弯侧的残留部分。

第二种方法是首先完成管胃的制作, 将管

胃提入胸腔后，打开管胃的近端置入环形吻合器，在激发吻合器后切除管胃的顶端。

首先，将圆形吻合器的铁砧（直径通常为 25mm 或 28mm）置入食管腔。为此，在确保残端冰冻切片回报肿瘤阴性后，在横断的食管壁切口周围应用荷包线缝合。荷包线使用单根不可吸收 3-0 缝线松松地缝入（图 41-10A）。然后置入独立的铁砧。在该操作中需要一个或 2 个巴布科克型钳（Babcock-type）的帮助，以发挥反牵引作用。荷包线拉紧后牢牢地系在铁砧的中心杆上。通常在荷包缝合完成后仍然会有部分组织外露，需要进行第 2 次荷包缝合。

在上述 2 种方法中，在荷包完成后将胃切开置入管型吻合器头部，使轴的尖端完全收回。小心放置头部，远离垂直钉，确保管胃不会扭曲。通过转动吻合器枪头的螺丝系统，带销的中心杆穿过胃壁。然后，在夹子的帮助下，将铁砧和管型吻合器的铁轴接合在一起（图 41-10B）。进一步打开吻合器装置上的螺旋机械装置使铁

砧和吻合器头端紧密结合。然后，激发吻合器使缝合钉牢固钉合，取出 2 个"圆环"并检查其完整性。食管残端送病理检查。将鼻胃管穿过吻合口后，用直线切割吻合器切除残余部分胃（图 41-10C）。

（三）管胃的倒置

Beck 和 Carrel[14] 早在 1905 年就描述了管胃倒置的原理，后来由 Jianu[39] 描述，但主要是罗马尼亚的外科医生 Gavriliu[40] 在 20 世纪 80 年代推广了这项技术。这种技术的优点是保留了部分胃和相关的胃功能，并且能够到达咽部。正因如此，该方法也被提倡用于治疗良性疾病。而对于恶性疾病，现如今已很少使用。

倒置管胃的血供以胃网膜左动脉为基础，该动脉起源于脾动脉和胃短血管，需要仔细解剖脾门。胃大弯侧的游离如前文所述。通常情况下，胃网膜右动脉在幽门附近约 4cm 处分开（图 41-11）。现在，用垂直放置的线性切割缝

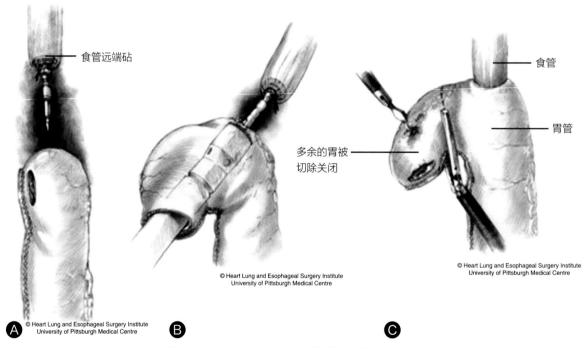

▲ 图 41-10　微创 Ivor Lewis 食管切除术中胸内 EEA 吻合
A.EEA 铁砧位于食管近端，用荷包线固定；B. 沿着管胃尖端附近的缝合线进行胃切开术，通过该缝合线置入 EEA 缝合器；C. 吻合完成后，切除管胃末端，完成重建（引自 Schuchert MJ, Luketich JD, Landreneau RJ. Management of esophageal cancer. *Curr Probl Surg*. 2010;47:845–946.）

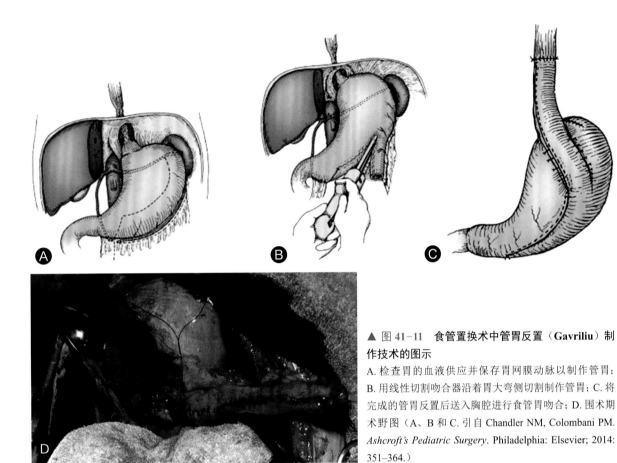

▲ 图 41–11　食管置换术中管胃反置（Gavriliu）制作技术的图示

A. 检查胃的血液供应并保存胃网膜动脉以制作管胃；B. 用线性切割吻合器沿着胃大弯侧切割制作管胃；C. 将完成的管胃反置后送入胸腔进行食管胃吻合；D. 围术期术野图（A、B 和 C. 引自 Chandler NM, Colombani PM. *Ashcroft's Pediatric Surgery*. Philadelphia: Elsevier; 2014: 351–364.）

合器将胃从大弯侧开始缝切，后续的线性切割缝合器放置时与大弯侧弧度平行，距离大弯侧边缘 3～4cm，管胃最大长度约为大弯侧长度的 2/3。如果需要更长的管胃，则可通过将幽门合并到管胃中来实现（图 41–12）。在游离制作管胃过程中，从胃网膜右动脉到幽门的分支被保留下来，而胃网膜右动脉是由胃十二指肠动脉发出的。为了制作管胃，第一个缝合器被放置在胃窦水平的小弯侧处，然后进一步与大弯侧平行。十二指肠在幽门下方用直线切割缝合器离断。将空肠移至胃远端行 Roux-en-Y 吻合以避免胆汁反流，可恢复胃与十二指肠的连续性。

（四）非倒置管胃或分割胃

非倒置的管胃或分割胃是一个有趣的变体[41]（图 41–13）。

在幽门近端 4～5cm 处，将带有 28mm 圆形吻合器销钉的轴穿过胃的前后壁。之后将吻合器的中心杆连接铁砧，吻合器被激发后，在胃部形成一个 28mm 的圆形开口。这个开口足以置入线性切割缝合器的头端。最终的结果是一个与胃窦相连的等蠕动的非倒置管胃。胃小弯与贲门、食管保持连续，胃左动脉完整，管胃以胃网膜右动脉为蒂，仅胃网膜左动脉和胃短血管被离断。该技术可以用于一种不可切除的癌症需要消化道重建的罕见情况。

（五）并发症

胃成形术是迄今为止食管癌切除术后最常用的替代。

死亡率是晚期非癌症相关医院死亡率的 2/3。在后期随访中，约半数患者的功能性并发症对生活质量产生负面影响，其中 5%～10% 的患者持续致残。关于术后早期并发症，特别是吻合口瘘、管胃坏死和吻合口狭窄，将在第 43 章讨论。

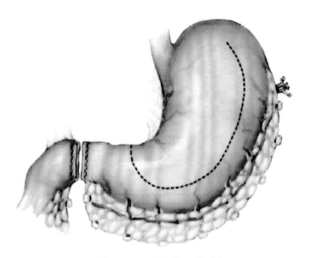

▲ 图 41-12　反置管胃的延长

经许可转载，引自 Steichen FM, Wolsch RA, eds. *Mechanical Sutures in Operations on the Esophagus & Gastroesophageal Junction*. Woodbury, CT:Cine-Med;2005.

1. **反流**　虽然胃酸是持续分泌的，但迷走神经干切断术后胃酸分泌量显著减少。Gutschow 等 [42] 指出，在食管切除术和失神经全胃重建术后早期，约 2/3 的患者的肠内酸度开始下降，但随着时间的推移，其 pH 恢复正常。这是由于壁细胞自主分泌胃酸的结果。

因此，相当一部分患者在食管切除术和胃成形术后会出现反流症状。主要症状为胃灼热、反流、吞咽困难、呕吐和吸入性肺炎。Shibuya 等 [43] 报道有高达 58% 的患者主诉有反流症状。在主诉有反流症状的患者中，有 76% 的患者内镜检查中发现严重反流性食管炎，为 C 级或 D 级。胸内吻合患者的反流性食管炎发生率显著高于颈部吻合患者（89% vs. 56%，*P*=0.0039）。

De Leyn 等 [44] 报道，术后 3 个月时胃灼热和反酸的发生率为 15%，1 年后增加到 21%。胸内主动脉弓下吻合与颈部吻合在反流症状、食管炎和吻合口狭窄的发生率上有显著性差异。术后 3 个月时，5% 的颈部吻合患者出现反流症状，30% 的胸内吻合患者出现反流症状（*P*=0.097）。1 年时，这些结果分别为 4% 和 50%（*P*=0.001）。

颈部吻合术后 3 个月时食管炎发生率为

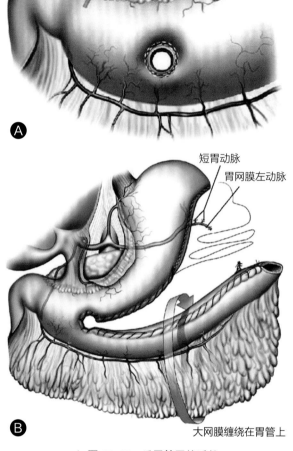

A

短胃动脉
胃网膜左动脉

B

大网膜缠绕在胃管上

▲ 图 41-13　反置管胃的延长

A. 非反转管胃的制作，管型吻合器制作产生线性吻合器置入的缺口；B. 管胃向颈部转位前非反转管胃的网膜包裹（引自 Fell SC, Ximenes-Netto M. Gastric tubes:reversed and nonreversed. In: Patterson G, et al. *Pearson's Thoracic and Esophageal Surgery*. 3rd ed. Philadelphia:Churchill Livingstone;2008:656–662.）

6%，胸内吻合术后为 43%（*P*=0.02）。1 年时，这些数字分别为 8% 和 53%（*P*=0.001）。

颈部吻合术后 3 个月时出现吻合口狭窄的占 12%，胸内吻合后出现吻合口狭窄的占 30%（1 年时分别为 6% 和 17%，无显著性差异）。随后的一组数据结果与一般观点相反，相比胸内吻合，颈部吻合不一定导致更高的狭窄发生率。Gutschow 等 [42] 报道，38% 的患者在食管切除术后 3 年或 3 年以上会出现残余食管的反流。幸运的是,强效抗酸药物（质子泵抑制药）的引入使得持续性致残性的反流相关问题显著减少。

2. 胃排空相关症状：是否进行幽门引流 迷走神经阻断导致残胃的慢性运动障碍和幽门出口功能障碍，这可能会因胃排空延迟。从而出现一系列广泛的如早期饱腹感、餐后饱腹感、胃灼热、吞咽困难、误吸和肺炎等相关症状。这一系列的症状影响了多达 50% 的患者，并使 5%～10% 的患者致残。

有人建议手术中增加胃引流程序，可以是幽门成形术、幽门切开术、数码激光治疗或幽门肉毒杆菌毒素注射，以消除这些不良反应。然而，因为存在幽门成形术相关的技术并发症（泄漏）、倾倒综合征和胆道反流，故而有人指出这种引流手术的实际上是有害的，而关于该问题的一些报道，包括许多随机对照试验已经公布，但结果似乎尚无定论。

Manjari 等[45] 比较了不同类型的幽门引流，结果显示在术后 2 周时固体食物的胃排空没有差异。Huang 等[46] 随机比较了 35 例行食管切除术伴或不伴 Heinecke-Mikulicz 型幽门成形术的患者。用标准的钡剂造影研究胃排空。与术前相比，两组患者术后钡剂首次幽门通过时间均明显缩短。然而，无论是第 1 次通过幽门还是在总排空时间上，两组之间都没有差异。给予该项研究结果，研究者认为在食管癌切除术后并用胃作为替代行消化道重建后常规幽门成形术是不必要的。

Chattopadhyay 等[47] 将 24 例因食管癌行食管切除术的患者随机分为幽门成形术组和非幽门成形术组。使用 ^{99m}Tc 标记的液体餐评估术前和术后胃排空。所有存活患者均随访 6 个月至 4 年。两组之间的临床症状（饱腹、反流、呕吐、胃灼热）没有差异。两组术后胃排空均较术前明显延迟。虽然幽门成形术组的胃排空延迟时间相比对照组明显减少（P=0.001），但与术前相比，胃排空延迟仍然显著延长（P=0.001）。研究者认为，患者术后可能由于胃的延迟排空而出现相应症状，但幽门成形术未能有效预防

上述症状的发生，因此质疑幽门成形术的必要性。

Mannell 等[48] 将 20 例幽门成形术患者和 20 例非幽门成形术患者随机分为两组，分别进行食管癌切除术和管胃胸骨后提拉至颈部行食管胃吻合术后的临床症状比较。结果幽门成形术组无误吸、呕吐和胃灼热。1 名患者主诉早期饱胀感。在无幽门成形术组，4 例患者发生误吸，3 例死亡，1 例呕吐，2 例早期饱胀，2 例胃灼热。这项研究的结果表明，幽门成形术应用在胸骨后胃，以防止潜在的具有致命影响胃潴留。

一项由 Fok 等[49] 开展的最大规模的随机研究对患者术后早期和长期随访期间的进食能力和胃排空功能进行了细致的分析。在这项研究中，所有患者均采用全胃重建。术后早期每日鼻胃液量无显著性差异。2 周时的主观进食能力评估结果如下：幽门成形术组进食固体食物的能力为 65%，进食一顿饱饭的能力为 73%（82% 无症状）；无幽门成形术组的结果分别为 41%（P=0.01）、52%（P=0.001）和 49%（P=0.01）。6 个月时，两组之间的差异变小（对于固体食物，92% vs. 89%；对于全餐，88% vs. 73%），但幽门成形术组无症状患者的百分比仍然显著高于未幽门成形术组（86% vs. 53%，P=0.01）。通过研究术后 6 个月时患者对于 ^{113} 铟标记的半固体食物的 50% 排空时间来进一步评估胃排空。与幽门成形术组相比，无幽门成形术组的排空明显减慢（分别为 24.3min 和 6.6min，P=0.01）。

这些研究似乎表明，无论是胃排空、食物摄入和相关营养状况的早期和晚期结果，幽门引流都是有益的。尽管如此，一些患者虽然无症状，但可能有胃排空延迟，而另一些患者胃排空正常却有相关症状，这表明胃排空的个体模式有很大的差异，从而反映了胃活动的个体差异（表 41-1）。

Urschel 等[50] 对所有现有的随机对照试验进行的 Meta 分析显示，幽门引流在改善胃排空、营养状况和上消化道梗阻症状的效果并不显著，

表 41-1 幽门引流：优点和缺点	
优 点	**缺 点**
改进	增加
• 胃排空	• 胃食管胆汁反流
• 胃动力恢复	• 食管炎
• 饮食能力	• 食管残端肠化生
• 营养状况	• 倾倒综合征（？）
肺吸入减少	
幽门出口梗阻减少	

而不行幽门引流能预防胆汁反流的相关并发症。

最后，Akkerman 等最近进行的一项 Meta 分析得出结论，关于幽门引流术对胃功能的益处的结果仍然相互矛盾，故不推荐其常规使用。最近，幽门括约肌注射肉毒素被认为是一种有希望的方法，以预防或减轻梗阻症状。Cerfolio 等 [52] 比较了幽门成形术、幽门肌切开术、无引流术和术前向幽门括约肌内注射肉毒杆菌素。4 天后用定时吞钡法测得的胃延迟分别为 96%、93%、96% 和 59%，P=0.001。其中使用肉毒杆菌组的患者住院时间（P=0.015）和手术时间（P=0.037）较短。随访结果（平均 40 个月）显示，肉毒杆菌组的胆汁反流症状最低（P=0.024）。因此研究者得出结论，在食管胃切除术时用肉毒杆菌注射幽门括约肌是安全的，并且与幽门成形术或幽门肌切开术相比，减少了手术时间。此外，还可改善早期胃排空，减少呼吸系统并发症，缩短住院时间，减少晚期胆汁反流。相反，Eldaif 等 [53] 比较肉毒杆菌与幽门成形术和幽门括约肌切开术的研究结果显示，注射肉毒杆菌组的手术时间显著缩短（$P \leqslant 0.001$），但排空延迟（P=0.08），反流（P=0.001），需要促动力和幽门扩张（$P < 0.001$）。因此研究者认为不应将幽门括约肌内注射肉毒毒素作为标准引流程序的替代方法。

有人认为，胃活动的个体差异可能与不同的手术路径有关。Finley 等 [54] 研究了不同入路的效果，比较了右侧、左侧和经食管裂孔食管切除术。经右胸后外侧开胸颈部食管胃吻合行食管切除术，胃排空延迟（11%）、肺炎（26%）和院内死亡（9%）的发生率显著增高。该手术入路的反流发生率为 20%。左侧胸腹入路与 5% 的排空延迟、14% 的肺炎和 10% 的反流相关。经食管裂孔食管切除术，这个结果分别为 4%、5% 和 14%。

3. 胃排空相关症状：管胃与全胃　Bemelman 等 [55] 研究了胃替代物的大小对术后排空延迟的影响。38% 使用全胃的患者出现胃排空延迟，14% 使用远端 2/3 胃替代的患者出现胃排空延迟，3% 使用小管状胃的患者出现胃排空延迟。3 组均行幽门成形术，对胃排空延迟的发生率无影响。研究者认为，小管胃在胃充盈时可使胃腔内压力迅速升高，并在 Laplace 定律的作用下促进胃排空。因此，当用全胃重建食管时，会出现更多的胃排空障碍。Barbera 等也报道了类似的结果。

另外，Collard 等 [57] 发现，与管胃相比，使用全胃可以更好地恢复胃动力，这反映在测压描记图上。两组患者的运动指数均随时间逐渐增加，但全胃患者的胃动力恢复优于管胃重建的患者。即使 3 年后，全胃患者的运动恢复率仍明显高于对照组。这些差异可能是由于切除小弯侧部分破坏了胃肌间神经丛中的发生器和效应器的指挥神经节。与管胃重建术后相比，全胃重建术后患者的长期消化舒适性显著提高。

Bemelman 等和 Collard 等的研究结果显然是矛盾的，有必要进一步阐明严格的机械效应和内在的功能效应。通过系统的文献回顾，Akkerman 等 [51] 发现在大多数研究中，管胃相对于全胃具有优势。幽门引流与食管切除术后发生胃排空延迟的风险无显著相关性。

4. 胃排空延迟和（或）幽门梗阻的治疗　不管胃的大小、手术入路或是否进行了幽门引流术，许多患者可能患有持续性胃排空延迟和（或）幽门梗阻。对于一部分患者来说球囊扩张幽门可以有效地解决这一问题。Bemelman 等[55] 报道了 18 例患者中 6 例成功的球囊扩张结果。另一项由 Swanson 等[58] 报道的研究中,术前 2 周对 25 例患者进行幽门的球囊扩张,避免了幽门成形术的必要性。该研究中只有一位患者术后需要再次扩张。

另一种方法是使用红霉素。红霉素是一种胃动素激动药,在正常人和糖尿病胃轻瘫或迷走神经切断术后胃轻瘫患者中被证明能改善胃排空。在一项随机临床试验中,Burt 等研究[59] 表明,在接受红霉素治疗的患者中,90min 时胃潴留的百分比(用 ^{99m}Tc 标记的固体餐测量)为 37%,而接受安慰剂治疗的患者为 88%($P <$ 0.001)。这些研究是在术后即刻进行的。需要进一步研究长期服用红霉素的影响。

对于有持续性幽门梗阻症状的患者,球囊扩张已成为一种有价值的选择。Lanuti 等[60] 报道 38 例患者中有 36 例因难治性幽门梗阻症状行幽门扩张术后获得成功。42% 的患者既往无幽门引流术,52% 的患者既往行幽门引流术。最后,如 Datta 等[61] 所报道的,尽管进行了幽门扩张术,但在持续致残症状的情况下,抢救性幽门成形术是一种有价值的最后选择。在该报道中,13 例患者中有 9 例获得了成功治疗。

5. 肠化生和胃引流术　胆汁反流和酸反流的结合通常被认为在胃食管反流病患者 Barrett 化生的发病机制中发挥主要作用。食管切除术时切除食管下括约肌机制和迷走神经切断术引起的幽门功能障碍可能与胃肠的胆汁反流有关,而反流与食管发生 Barrett 化生的风险关系越来越受到关注,尤其是在长期存活者中。早在 1992 年,Rocha 等[62] 就报道了 48 例患者中有 8.3% 的患者在食管次全切除术后的长期随访过程发生了 Barrett 化生。Franchimont 等[63] 发现,癌性食管切除术后颈部残端新发 Barrett 食管的发生率为 13.5%,中位确诊时间为 489 天(范围为 43~1172 天)。术后早期使用质子泵抑制药似乎不影响 Barrett 食管的形成。

在 39 例患者中,Oberg 等[64] 注意到颈部食管内化生柱状上皮的患病率为 47%。肠型化生 3 例,24h 监测结果均显示食管内酸和胆红素异常暴露。

其他研究表明,胃引流手术有利于肠胃胆汁反流。

Wang 等[65] 比较了接受和不接受幽门成形术的患者。幽门成形术后胆汁反流发生率较高(分别为 55.5% 和 8.6%)。其中 33 例患者接受 ^{99m}Tc- 羟亚氨基二乙酸(HIDA)检测,显示胃肠胆汁反流发生率高(60%),而未进行胃引流手术的患者则无胃肠胆汁反流。

Gutschow 等[66] 发现接受胃引流术的患者食管炎患病率为 26.5%,而未接受胃引流术的患者食管炎患病率为 9.5%。在接受胃引流手术的患者组中,6.7% 的患者出现食管 Barrett 化生。目前尚不清楚这些患者是否具有与典型的反流性 Barrett 病患者相同的发生腺癌的风险。但这些数据表明,最好不要进行任何类型的引流手术。在持续性致残症状的情况下,球囊扩张似乎是一个可行的选择。

6. 倾倒和腹泻　在食管切除术后进行胃成形术,术后许多患者主诉腹泻和倾倒等症状,文献报道的发病率为 10%~50%。McLarty 等[67] 认为,症状是由于渗透液移位和血管活性神经递质释放而导致的餐后早期腹部和血管运动症状,晚期症状是反应性低血糖的继发症状。腹泻、腹痛、恶心、头晕、餐后出汗、低血压是主要的症状。这些倾倒症状被认为是胃排空加速引起的。Hölscher 等[68] 报道,与对照组相比,半固体食物的排空速度明显加快,但胸内胃的完全排空与通过正常食管相比,完全排空时间明显延迟。Banki 等[69] 比较了保留迷走神经的食管切除加结肠成形术与对照组和标准食管切除加胃拉升术后患者的结果。迷走神经保留食管切除术患者术后完全没有腹泻,倾倒发生率低(7%)。胃提拉组腹泻发生率为 50%,倾倒发生率为 10%。一些研究者认为胃引流术会增加倾倒的发生率。事实上，10%～30% 的幽门成形术患者会出现倾倒综合征，1%～5% 的患者难以行保守治疗[70]。Sinha 等[71] 将与食管次全切除和颈部行食管胃吻合术患者与无幽门成形术的患者进行结果比较，有 18% 的幽门成形术组患者在激发试验中出现倾倒的迹象，而非幽门成形术组没有。通过饮食上的改变，可以有效缓解倾倒症状，以尽量减少摄入简单碳水化合物，并在摄入固体食物时限制液体摄入。受影响更严重的患者可能会对果胶和瓜尔豆等药物作出反应，这些药物会增加管腔内容物含量的黏度；或对 α- 葡萄糖苷酶抑制药阿卡波糖等药物做出反应，这些药物会降低葡萄糖的快速吸收；或改变生长抑素及生长抑素类物质奥曲肽的吸收，这些药物能改变肠道转运，抑制血管活性介质释放到血液中[72]。

7. 术后生活质量　在过去的 20 年中，得益于正确的选择包括 MIE 在内的外科技术，以及多模式治疗策略，已经使食管癌患者的预后显著改善。目前，接近 50% 的 5 年生存率已不再是例外。然而，由于术后并发症而导致的显著发病率可能会影响到 50% 接受手术的患者[73]。这种发病率可能与多种因素有关，但主要是由于吻合口并发症（如瘘或狭窄）、手术本身直接导致的肺部并发症（出血量、手术时间、术中肺不张延长），或由于反流相关的慢性误吸，或由于不能预见的功能性不良反应（如幽门梗阻）。患者恢复基线健康相关生活质量需要 1 年的时间，如果疾病在 2 年内复发，这一基线水平就永远达不到[74]。因此，治疗模式的转变引起了人们对生活质量的更多关注。

显然，对于外科医生来说，通过精细的外科技术或开展新的创伤较小的技术，努力将并发症降到最低是至关重要的。在这方面，正如 Biere 等的随机对照试验[75] 所示，微创手术的出现似乎是有希望的。一些研究表明 MIE 对术后结果和 HRQL 有有益的影响。Nafteux 等[76] 的一项研究比较了开放性食管切除术（OE）和

MIE 治疗早期癌症的疗效。MIE 术中出血量少（$P=0.01$），手术时间长（$P=0.001$）。住院死亡率（$P=0.66$）和术后并发症（$P=0.34$）是相似的。然而，呼吸系统并发症（$P=0.008$）和重症监护病房入院率（$P=0.02$）在 OE 中较高。胃肠道并发症（$P=0.005$），即胃轻瘫（$P=0.004$）在 MIE 中更为常见。术后 3 个月时，MIE 组术后疲劳、疼痛（全身）和胃肠道疼痛较轻（分别为 $P=0.09$、$P=0.05$ 和 $P=0.01$）。在接下来的几个月里，这些差异逐渐消失，1 年后就不再有差异了。然而，这些数值确实低于术前基线，表明手术对 HRQL 的影响长期存在。

减少少术后并发症和相关的发病率也意味着提前出院，这可能对术后整体 HRQL 有好处。Nafteux 等的另一项研究清楚地表明了这一点[77]。事实上，早期出院（住院时间＜ 10 天）的患者与那些 LOS ＞ 10 天的患者相比，术后 3 个月和 12 个月时，在功能量表（生理、情感、社会和角色功能）和症状量表（疲劳、恶心、呼吸困难、食欲减退和口干）中的 HRQL 得分显著提高。对于几乎所有的量表，10 天或更少的住院时间组在 1 年后恢复到参考人群的水平，但 10 天以上的住院时间组没有恢复到参考人群的水平。

MIE 的一个众所周知的缺点是其陡峭的学习曲线。一般认为，克服学习曲线至少需要 25 例。考虑到大多数中心每年进行的食管切除手术数量相当有限，这可能很难做到。因此，外科医生和整个参与团队的经验对于优化食管切除术的肿瘤学和功能结果至关重要。在其他非手术方法治疗的时代尤其如此（早期肿瘤的腔内切除术、晚期鳞状细胞癌确定性放化疗）。在食管癌的治疗选择中，手术作为治疗基础的结果越来越受到挑战。

三、结肠

1911 年，Vuillet[17] 在一具尸体上使用左结肠，Kelling[18] 在 1 名食管癌患者身上使用横结肠，独立地描述了使用结肠作为食管替代品的

临床原则。20 世纪 50 和 60 年代，Orsoni[78]、Reboud[79]、Waterston[80]、Belsey[81]、Lortat-Jacob 等[82] 进一步推广了结肠的使用。

使用结肠的主要优点是它的多功能性。该长度可完美更换整个食管直至咽部。左结肠动脉的血流充沛，邻近结肠的边缘动脉（Drummond 动脉）的存在允许进行线性替代手术，没有冗余或机械扭结（图 41-14A）。如果胃被保留，胃排空延迟和反流的可能性就会减少。然而，这是复杂的过程，需要至少 3 次吻合术，因此导致更长的手术时间和更高的坏死率、发病率和死亡率。

禁止在有主动脉瘤或广泛的动脉粥样硬化疾病累及肠系膜上动脉、有结肠手术史、严重结肠炎症性肠病或肿瘤的情况下使用。散在憩室病可能是相对的禁忌证。

在过去，对于早期癌症的年轻患者，结肠代食管手术比胃代食管更受青睐，因此预期寿命更长。然而，由于早期癌症（$T_{1a}N_0M_0$）现在大多采用腔内切除术治疗，并且由于胃代食管

术的经验增加及非常好的功能结果，结肠现在很少作为首选。当胃不能使用或因肿瘤原因需要切除胃，肿瘤累及食管远端和大部分小弯的肿瘤，结肠代食管是第二种选择。

结肠的血液供应来自肠系膜上动脉和下动脉。传统上，中间、右侧和回肠动脉起源于肠系膜上动脉，而肠系膜下动脉是左肠系膜动脉的供血动脉。所有结肠动脉通过边缘弓（Drummond 动脉）相互连接。

但是，有许多变异可能会损害结肠的使用，特别是长段结肠。右结肠动脉可起源于中结肠动脉，5%～10% 的右结肠动脉起源于中动脉、回结肠动脉和肠系膜上动脉。约 10% 的边缘弓被多个小分支中断或连接，有时甚至完全消失。Drummond 边缘动脉的一种变化是 Riolan 弧线，也被称为弯曲的肠系膜动脉或中央吻合口肠系膜动脉（图 41-14B）。它是肠系膜上动脉和下动脉之间的动脉吻合。近端是肠系膜上动脉的根。通常，Riolan 弧的存在会阻止使用长段结肠代替术。在许多技术选择中，传统上用于食

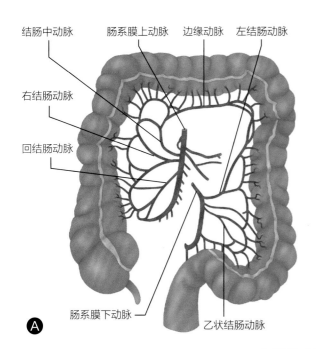
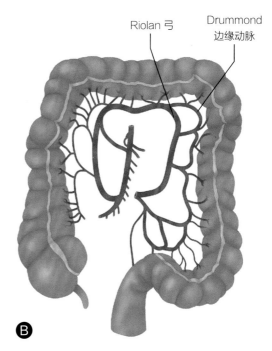

▲ 图 41-14　结肠血管

A. 经典模式；B. Riolan 弓（A. 引自 Albright JB, Beaty J. *Colorectal Surgery*. Philadelphia:Elsevier; 2013:403–425; B. 引自 Gordon PH, Nivatvongs S, eds. *Principles and Practice of Surgery for the Colon, Rectum and Anus*. 2nd ed. St. Louis: Quality Medical Publishing; 1999:27.）

管重建的移植物有 2 种主要类型（图 41-15）。以中结肠血管为蒂创建右侧结肠移植物，这通常包括分离右结肠和回结肠血管。回肠末端到升结肠的一段以同肠蠕动的方式插入。以左结肠动脉升支和肠系膜下静脉为蒂建立左结肠移植物。中结肠血管被分开，保留了这些血管的左右分支之间的联系。从横结肠到脾曲的一段以同蠕动方式进行插入。在长段插入中肝曲也包括在内。这可能需要分离右结肠动脉。

1. 术前管理　结肠血管的术前血管造影通常没有价值，因为结肠是否可以作为替代品只能在手术时确定。如果先前的腹部手术可能伴有结肠血管受累的情况下，或者先前在主要的腹部血管上进行手术的情况下无法使用。老年患者或有结肠息肉病史的患者应进行结肠镜检查。手术前，通常对所有患者进行机械性肠道准备，如聚乙二醇。很少需要灌肠。但是，最近对术前肠道准备的需求提出了质疑。

Leal 等[83] 回顾性研究了 164 例接受结肠代食管术的儿童患者，发现与经肠道准备组相比，未做肠道准备的患者颈漏发生率明显降低（P=0.03）。口服抗生素的添加可能进一步降低感染的风险，但这是有争议的。在手术即将开始之前以及随后的 48h 内，静脉途径使用了包括覆盖厌氧菌在内的各种广谱抗生素（表 41-2）。

表 41-2　左右结肠移植的优缺点

	右结肠移植	左结肠移植
优点	• Bauhin 阀防反流 • 盲肠容量大 • 食管和结肠的直径相匹配	• 更可靠的血液供应 • 足够的长度进行重建 • 直径较小
缺点	• 血管高度变异 • 较大直径的盲肠 • 更为频繁的反流	• 肠系膜下动脉可能的动脉粥样硬化

2. 左结肠替代术　首选手术方案是左结肠替代术。替代结肠的动脉血流来自左结肠动脉，行置换时插入同向蠕动的通路[84]。如果不受解剖变异的影响，结肠血管供应良好，该方案可允许有足够的结肠长度进行胸腔内或颈部的吻合。通过切开 Toldt 线，向下切割至识别出肠系膜下动脉的位置，左结肠几乎完全从其腹膜附着点暴露。横结肠与大网膜脱离，并且脾曲也被暴露。如果计划用右结肠进行长段替代，结肠肝区、右结肠和盲肠通过切开重叠的腹膜暴露。结肠完全暴露后，即可确定动脉血管形成。对于苗条的患者，在结肠的肠系膜中很容易看到血管。在肥胖患者中，由于肠系膜脂肪遮挡

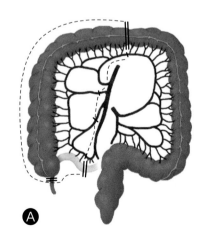
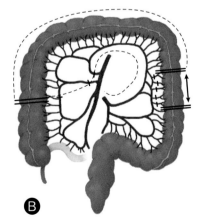
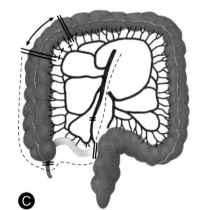

▲ 图 41-15　结肠插入方式

A. 右结肠以中结肠动脉为蒂；B. 以左结肠动脉升支为蒂的左结肠；C. 以右结肠动脉为蒂的回结肠移植物（引自 Watanabe M, Mine S, Nishida K, Kurogochi T, Okamura A, Imamura Y. Reconstruction after esophagectomy for esophageal cancer patients with a history of gastrectomy. *Gen Thorac and Cardiovasc Surg.* 2016; 64:457–463.）

视线，辨认血管可能会更加困难。此时可用透光实验来解决（图 41-16）。对所有血管进行彻底检查，并特别注意边缘动脉的连续性和结肠动脉的可能存在的解剖学变异。确定左结肠动脉升支。通常，左结肠动脉是一条粗大的动脉，很容易触及动脉搏动。在左结肠转位术中，左结肠动脉是血管重建的基础。另外还可以看到中结肠和右结肠动脉，并在这些动脉旁的肠系膜上做垂直切口。然后，对所需结肠的长度进行评估。用白色亚麻布胶带测量从颈部到左结肠动脉的升支起点的长度。手术中需要的实际长度是在动脉和边缘动脉上测量的，而不是通过测量结肠的长度得到（图 41-17）。

　　动脉血管夹（如斗牛夹）放置在结肠中动脉的底部；如果需要更长的长度，也可根据测量结果选择右侧结肠动脉底部和结肠近端边缘动脉进行横断。进入重建导管的血液仅来自左结肠动脉的上升分支。通常，动脉在整个重建导管的纵轴上都可以看到并触摸到。不过因为手术操作可能会导致结肠痉挛，观察到动脉可能需要一段时间。局部使用利多卡因或罂粟碱的可缓解重建管道的痉挛。如果没有观察到明显的动脉脉动，则可能需要移开血管夹，然后在 20～30min 后重新使用血管夹，以解决问题。

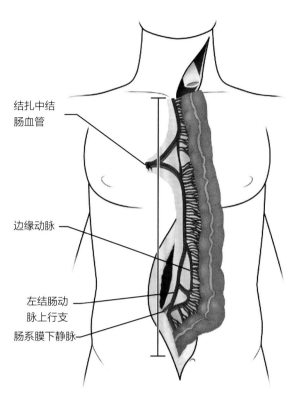

▲ 图 41-17　结肠成形术的测量是基于血管弓的长度而不是结肠本身的长度

引自 DeMeester TR. Esophageal replacement with colon interposition. *Oper Techn Cardiac Thorac Surg.* 1997; 2:73–86.

上述操作后如果依然没有可见 / 可触及的搏动的情况下，可以使用多普勒血流测量方法。

　　接下来可以分离并结扎结肠中动脉。为此需将动脉和静脉都解剖到尽可能靠近其起始点的位置。这是最精细的操作，应使用精细的钳夹来完成。结肠近端横切点的边缘动脉被夹紧，但仅在结肠一侧保留原位。切掉边缘动脉后，可以立即评估未夹持侧的血流情况。

　　通过使用线性切割闭合器将结肠的近端部分横断，使整个活动环向上移动。结肠通过小肠肝大网膜中的无血管开口在胃后部到达食管裂孔的水平，通常是先将其附着在远端食管上，然后通过颈部切口向外牵拉取出切除的食管。要格外小心，不要在长轴方向上扭曲结肠。

　　此时处于痉挛状态的结肠被轻轻拉伸，这样就可以确定与胃吻合所需的精确长度。这一操作保证了重建管道在胸部的直线位置，最大

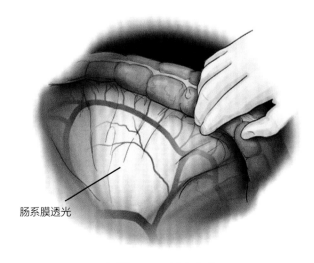

▲ 图 41-16　透光实验
引自 Popovici ZI. *Atlas of Advanced Operative Surgery.* Philadelphia: Elsevier; 2013:113–125.

限度地减少了冗余的风险，同时避免了过多的张力会损害顶部的血管。此时，使用线性切割吻合器横切左侧结肠。边缘动脉不做处理，但将边缘动脉至结肠的小分支在横切线两侧各游离约 1cm（图 41-18 和图 41-19）。

第一个吻合是肠管的端端吻合（图 41-20）。除去顶端的线性切割闭合器缝钉打开结肠并用碘伏仔细擦拭。胃部的吻合口位于胃后壁从胃底向下至幽门长度 1/3 的大弧处。高压区的一段 8～10cm 的移植物段保留在隔膜下方，形成一个与经典抗反流程序原理类似的抗反流装置（图 41-21）。吻合完成后，胃底会像瓣阀一样落在结肠腹内部分，作为对抗反流性结肠炎的有效的抗反流屏障的第二部分。这是该程序的一个基本特征。内层用 3-0 可吸收性缝线，外层用 3-0 不可吸收性缝线，两层均采用连续缝合法缝合。

现在的结肠吻合术是在左结肠和右结肠之间进行的，由于解剖后暴露清楚，吻合是较为容易的。结肠肠系膜上的开口可以闭合，以避免疝出和可能的小肠绞窄，也可以保持敞开。

颈部吻合术与前面描述的胃吻合术完全相同。但食管与结肠吻合首选手工吻合术，因为手工吻合可以更好地适应颈段食管和结肠之间可能的不一致（图 41-22）。在进行颈部吻合术时，鼻胃管通过吻合口向下推入结肠，以便于术后进行胃肠减压。临时行胃造口术也是可行的。

3. 右结肠替代术 某些外科医生将右结肠作为首选，或者在左结肠的血管受损的情况下（如乙状结肠切除术后）[85]。移植的结肠将以结肠中动脉为基础。测量和游离所需结肠长度的原则与左结肠替代术相同。识别出右结肠动脉，并沿该动脉切开肠系膜。进行动脉夹闭实验以评估用作替代的结肠上端是否有足够的边缘动脉。在需要较长移植节段的情况下，可能需要将盲肠和末端回肠环作为替代的一部分。在这

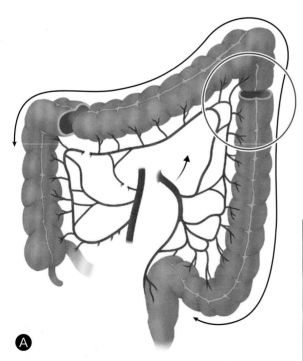

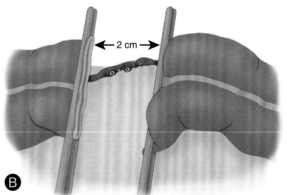

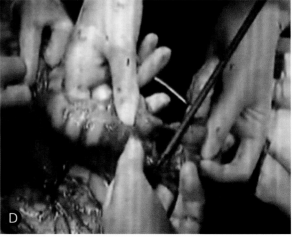

▲ **图 41-18** **A.** 准备以左结肠动脉升支为蒂的左结肠环；**B.** 远端边缘动脉未中断，结肠边缘动脉的分支被分开；**C.** 术中视图

（B. 引自 DeMeester TR. Esophageal replacement with colon interposition. *Oper Techn Cardiac Thorac Surg*.1997; 2:73—86.）

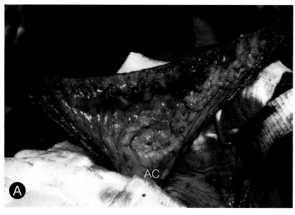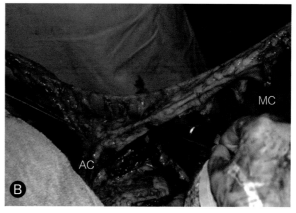

▲ 图 41-19 术中视图

A. 短节段；B. 长节段。AC. 左结肠动脉升支；MC. 结扎中结肠动脉

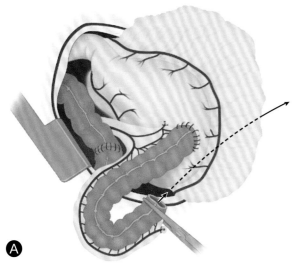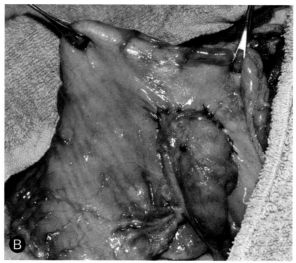

▲ 图 41-20 在胃底至幽门 1/3 长度的大弯附近的胃后壁吻合术

引 自 *La Chirurgia dell'esofago*. Stipa-Belsey. Atlante: trattamento del carcinome dell'esofago e del cardias. Esofago-colo-gastroplastica. Piccin Editore Padova; 1980:463. Fig 14A.

种情况下，右回结肠动脉也必须分开。干预的其他步骤与针对左结肠所述的步骤相似。

4. 变体 大多数手术医生倾向于等距结肠替代术，前提是假定结肠作为替代物保留了其向反方向蠕动的能力。因此，以反蠕动的方式放置被认为会增加误吸的风险[84]。但是，在某些情况下，由于血管解剖结构的不同，外科医生不得不将血管蒂置于右结肠动脉上，这是一种抗蠕动的方法，也可能是唯一的选择。

其他变化通常与手术时发现的技术性（主要是血管）困难有关。有时，结肠中动脉可能在

其起源于肠系膜上动脉后立即分裂，并且在结肠中动脉之间没有上覆的 V 形边缘动脉。在这种情况下，解决方案是将 DeBakey 血管钳放置在肠系膜动脉上，然后切除结肠中动脉，并用 Prolene 6-0 修补缝合肠系膜动脉（图 41-23）。

当怀疑静脉引流受损时，可以进行"过度引流"以避免移植肠管的充血。利用显微外科手术技术将边缘静脉与颈前静脉或颈外静脉或胸内静脉吻合[85, 86]。所谓的"增压结肠替代术"由动脉吻合组成，可避免移植物缺血性坏死，通常是在右结肠动脉或结肠中动脉和甲状腺上

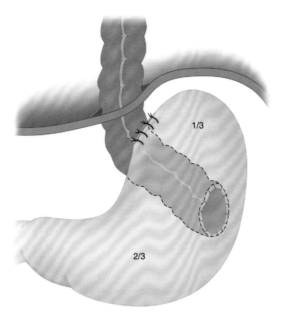

▲ 图 41-21　在结肠成形术的腹部部分，胃底呈瓣状下降
引自 *La Chirurgia dell'esofago*. Stipa-Belsey. Atlante: trattamento del carcinome dell'esofago e del cardias. Esofago-colo-gastroplastica. Piccin Editore Padova; 1980:461. Fig 12.

动脉或乳内动脉之间进行动脉吻合术[87]。

5. 结局　结肠替代术是一项非常复杂的外科干预手段，据报道，食管癌结肠代食管术后的死亡率为 10%～20%，比胃代食管术后的死亡率高一些[88, 89]。导致死亡或严重并发症的具体原因之一是移植物坏死。据文献报道，大约有 5% 的病例出现移植物坏死。常见原因是在手术时使用血管夹或结扎线对血管造成损害，导致血栓形成和随后的坏死，在手术中的不同时间点（尤其是在将结肠置入颈部时）血管蒂旋转从而导致血管撕裂。在将移植物向颈部提拉过程中，食管裂孔过于狭窄使得血管受压，以及术前未能检测出肠系膜动脉粥样硬化。当诊断出移植物坏死时，需要移除结肠移植物，然后在患者完全康复后分阶段进行重建。

短段结肠成形术伴胸腔内吻合后的吻合口瘘很少，但长段替代在颈部吻合时，约有 10% 观察到吻合口瘘。通常可以选择保守治疗而很少需要修补手术[88, 89]。颈部吻合术后的一个特殊问题是锁骨上部分的隆起。由于讲话或进食时会吞咽空气，所以薄壁的结肠会鼓出来。除了不美观之外，从长期来看，隆起还可能引起吞咽困难，因此患者不得不手动推下食团。这最终需要通过切除突出部分来进行翻修手术（图 41-24A）。尤其在术后的随访中一个重要的并发症是移植结肠的冗余（图 41-24B）。在胸骨后吻合术中，经右胸入路进行食管切除术时，

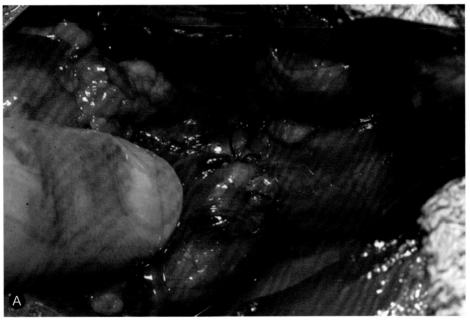

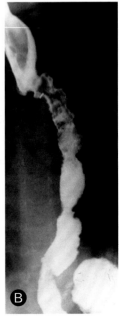

▲ 图 41-22　**A.** 端侧颈吻合术；**B.** 术后 1 年钡剂

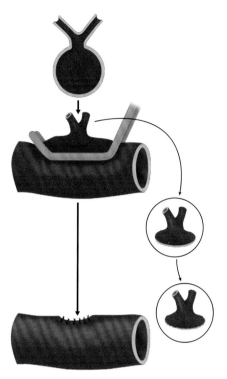

▲ 图 41-23　腹膜中动脉靠近 V 分裂并紧贴肠系膜上动脉：切除修补

引自 DeMeester TR.Esophageal replacement with colon interposition. *Oper Techn Cardiac Thorac Surg.* 1997; 2:73–86.

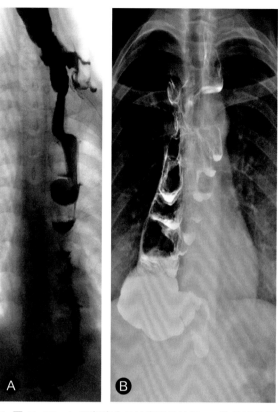

▲ 图 41-24　**A.** 颈部吻合口处突出的结肠；**B.** 胸骨后放置后结肠冗余

以及在较小程度上经左胸或经膈的食管切除术后，这一现象更为明显。随着时间的推移，冗余的结肠将逐渐增加并最终引起机械梗阻。症状是由于瘀血引起的吞咽困难和误吸、反流。最好的治疗方法是通过精细的手术技术进行预防，并测量替换食管所需的结肠长度。研究认为后纵隔途径为防止冗余提供了更好的保障。

　　Jeyasingham 等 [90] 回顾了 69 例行长段结肠替代术的患者。随访时间为 1～38 年。其中 17 名患者（25%）在 3 个水平上出现冗余，分别为主动脉弓、膈上和膈下。所有患者均有症状，其中 15 例患者需要手术干预解决。de Delva 等 [91] 描述了他们对晚期并发症进行修补手术的经验。他们为 12 名结肠替代后冗余的患者进行了治疗，进行了所谓的 "box car" 切除术。这是对多余部分进行分段切除后再行吻合而保留了边缘动脉。

　　一个晚期并发症是在移植物上端发生纤维

化。这被认为是由于静脉引流充血引起的静脉缺血的结果。这种狭窄很难扩张。de Delva 等 [91] 描述了狭窄的成形术，这是在狭窄处进行纵行切开后再将其水平缝合以解决狭窄问题。

　　可能发生反流性结肠炎。如前所述，最好的治疗方法是采用适当的外科手术技术进行预防，以最大限度地减少反流的风险。质子泵抑制药通常对反流性结肠炎反应良好。有时，反流性溃疡可能会导致结肠狭窄，需要进行手术矫正。

　　更严重的问题可能是由于重建管道中的回流和（或）淤积引起的反流和吸入。如果保守治疗无用，则可能需要修补手术。在此背景下，一些研究者主张增加部分类型的抗反流程序 [92]，特别是在治疗儿童或年轻人的良性疾病时，他们声称在反流控制方面效果良好，并在后期的随访中发现并没有增加淤滞和吞咽困难。

　　移植物内在病理学的发生，如晚期随访中

的炎症性肠并或结肠癌被发现后，需根据相关的治疗标准进行治疗。

四、空肠（空肠替代）

CésarRoux 在 1907 年对 1 例患有严重腐蚀性损伤的 12 岁儿童进行了第 1 例空肠替代术。这是一种胸骨前食管 - 空肠 - 胃吻合术。该患者于 53 岁故于医院 [16]。

Longmire[93] 是第一个报道长段空肠替代并伴有微血管增生的病例。尽管有这些早期报道，但手术的复杂性和缺乏合适的显微外科器械仍无法广泛使用，这证明了长段带蒂空肠替代增加血液供应的技术可行。Allison 等 [94] 在 1957 年的报道中证实了小肠在食管重建中的实用性，在 3 年的随访中，患者的营养摄入量和工作能力正常。1945 年，Thompson[95] 进行胸骨前空肠吻合术作为治疗中 1/3 食管癌的第一步，而食管切除则作为第二步。

空肠替代是食管重建的第 3 种最常用的方式。相比胃和结肠，由于其本身节段性的血管结构，在准备更长的节段的移植物时比较困难，而且还会面临更高的缺血和坏死风险 [96]。空肠

可以用作替代物，Roux-en-Y 环或作为游离的血管移植物。它最常用于食管癌手术，以重建既往有胃切除术的患者或出于肿瘤学原因而需要行全胃切除术（如 GEJ 肿瘤伸入胃中）的患者的消化道连续性。

通常，一段相对较短的 Roux-en-Y 段就足以在下肺静脉水平或在主动脉弓水平上进行胸内吻合。需要的重建管路越长，为了获得足够的长度，必须将更多的空肠动脉离断。

空肠的血液供应来自肠系膜上动脉（图 41-25A）。分支以分段模式显示。但是，在制备空肠环时，经常会发生解剖学变化，从而造成技术上的困难。在不利的情况下，血管会呈现阶梯式分布，并形成二级血管弓（图 41-25B）。在这种情况下，空肠会保持其弯曲冗余的外观。

1. Roux-en-Y 空肠吻合术　确定 Treitz 韧带并检查血管变异情况。在苗条的患者中，这将非常容易，但是在肥胖的脂肪性肠系膜患者中，需要进行透照。识别并保留第一条空肠动脉，以确保离 Treitz 韧带前 15cm 处有足够的血管。然后必须评估所需的长度，对该节段的近端 2～3

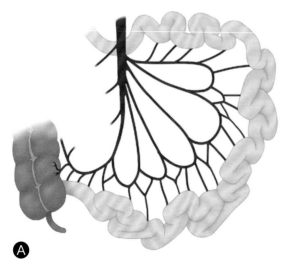 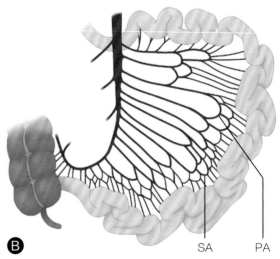

▲ 图 41-25　空肠起源于肠系膜上动脉的节段性血管形成

A. 有利的血管弓模式；B. 不利的血管弓模式。PA. 主要血管弓；SA. 二级血管弓（改编自 Siewert R, Hölscher A. 3 Eingriffe beim Ösophaguskarzinom. Jejunuminterposition. In: Siewert R, ed. *Breitner Chirurgische Operationslehre. Band IV: Ösophagus, Magen und Duodenum.* Urban & Schwarzenberg; 1989:47. Fig 3-60.）

个节段动脉进行透照。仔细地从动脉中解剖出肠系膜。使用无损伤的牛头犬血管钳，可以评估血管形成的充分性（图 41-26）。将动脉和静脉分别结扎并分开。在分开 2 条或 3 条动脉的情况下，可获得足够的管道长度，以使重建的管道能提升至下肺静脉的水平或更高的主动脉弓的水平。如果需要更长的节段，则需要分割一条额外的动脉，然而离断的动脉血管越多，重建管道的顶端缺血的风险就越高（图 41-27A 和 B）。

可以执行一些其他操作来增加重建管道的长度。一种是划分和结扎 1～2 个主血管弓，通过靠近空肠的二级血管弓保证血管的连续性。该操作还可以用于避免由于血管变异的分段而导致的重建管道的过多冗余。准备好空肠襻后，使用直线切割吻合器将空肠从 Treitz 韧带切开约 15cm，然后将空肠襻通过横结肠肠系膜带入胸腔。对于较短的片段操作相对容易，但是如果重建管路较长，则因为空肠具有保持其弯曲结构的趋势，这可能会使操作更加困难。这会在后续的随访中引起问题（如淤滞会导致管道的扩张、吞咽困难和误吸反流）。本文描述了保留血管完整性的冗余空肠的节段切除术 [97]。如果空肠上端的血管受到损害，则可以通过乳内动脉或甲状腺下动脉的动脉吻合来挽救这种情况（图 41-27C）[98-100]。

如前所述，食管空肠吻合可以使用两层间断缝合或连续缝合法手动进行，也可以使用圆形吻合器进行。对于后者，使用直径为 25mm 或 28mm 的吻合装置。如前所述，将砧座插入切开的食管中，并在其中心杆周围缝置一根荷包线（图 41-28）。在检查了圆形吻合的完整性之后，使用直线切割吻合器靠近圆形吻合口将空肠残端封闭，从远期来看如此操作可以防止假憩室的形成。同样，吻合术可以通过 VATS 方法以相同的方式进行吻合。

在开放性手术中选择的另一种替代方法是执行半机械吻合术。在空肠上端和食管之间缝两针，距离食管切口末端头约 4cm。然后在空肠的肠系膜对侧做一个小切口。将线性切割闭合器的两半分别置入食管和空肠中，然后激发闭合器。这将是机械吻合的吻合口后壁。食管周围的其余开放部分和空肠切口（前壁）用两层连续缝合线闭合（图 41-29）[101]。当然，该种方式的吻合需要的食管断端长度至少 4cm，同时食管断端切缘要距离肿瘤上缘至少 5cm。

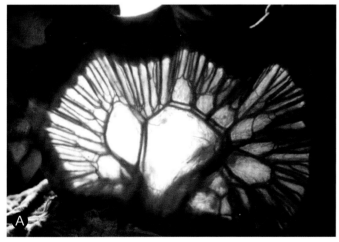
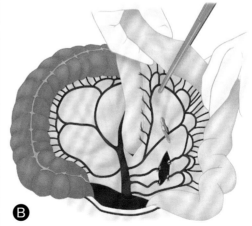

▲ 图 41-26 准备空肠环

A. 透照；B. 夹住要分割的节段动脉（A 引自 Maier A, Pinter H, Tomaselli F, et al. Retrosternal pedicled jejunum interposition: an alternative for reconstruction after total esophago-gastrectomy. *Eur J Cardiothorac Surg*. 2002; 22:661–665; B 引自 Siewert R，Hölscher A. 3 Eingriffe beim Ösophaguskarzinom. Jejunuminterposition. In: Siewert R, ed. *Breitner Chirurgische Operationslehre. Band Ⅳ : Ösophagus, Magen und Duodenum*. Urban & Schwarzenberg; 1989:48. Fig 3-62.）

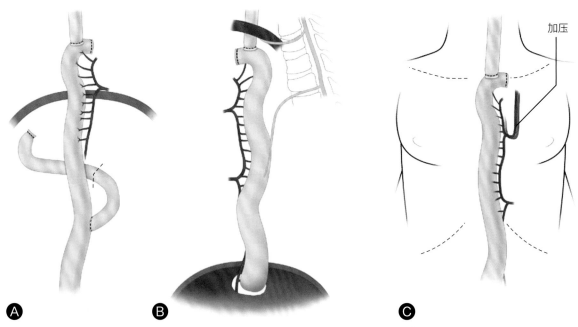

Ⓐ　　　　　Ⓑ　　　　　Ⓒ

▲ 图 41-27　带蒂空肠重建食管

A. 食管中段与带蒂空肠 Roux-en-Y 重建吻合；B. 食管上段与带蒂空肠细长的胸内吻合；C. 使用加压空肠蒂进行颈部吻合（引自 Watanabe M, Mine S, Nishida K, Kurogochi T, Okamura A, Imamura Y. Reconstruction after esophagectomy for esophageal cancer patients with a history of gastrectomy. *Gen Thorac Cardiovasc Surg.* 2016;64:457–463.）

　　空肠 – 空肠端侧吻合术最终完成消化道重建。近端 15cm 处与空肠的垂直分支吻合，距离顶端至少 70cm，以最大限度地防止胆汁反流。

　　2. 空肠替代术　一种替代 Roux-en-Y 环的手术是所谓的 Merendino 手术空肠环（图 41-30）[102]。在结肠癌的情况下该种手术方案是不可用的，而需要保留胃储液功能时优先考虑。一些作者主张将其作为早期 $T_{1a}N_0M_0$[103] 的高度不典型增生患者的首选，但是，由于现在越来越多地通过内镜切除术治疗这些疾病，因此在癌症外科手术中很少有这种手术。

　　重建管道的制备原理与 Roux-en-Y 环制备所述的原理完全相同，并且不同的吻合口：食管 – 空肠、胃 – 空肠和空肠 – 空肠是完全相同的。

　　3. 功能结果　空肠 Roux-en-Y 和替代治疗的效果一般较好。术后死亡率为 3%～5%，吻合口瘘为 5%～10%[104]。吞咽困难，反流，腹泻和反流相关的胃灼热很少见。然而，一些使用 Roux-en-Y 吻合进行重建的患者，即使从近端

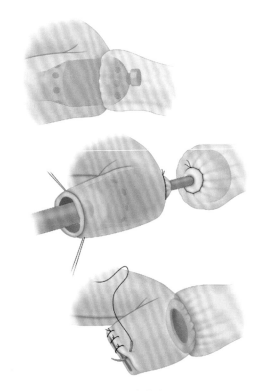

▲ 图 41-28　食管空肠吻合术

引自 Siewert R, Hölscher A. 3 Eingriffe beim Ösophaguskarzinom. Jejunuminterposition. In: Siewert R, ed. *Breitner Chirurgische Operationslehre. Band Ⅳ: Ösophagus, Magen und Duodenum*. Urban & Schwarzenberg; 1989:184. Figs. 9-112 & 9-113.

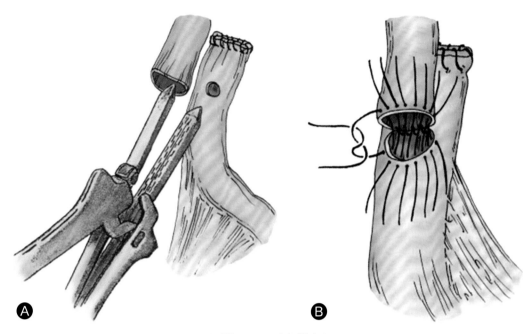

▲ 图 41-29　半机械吻合

A. 线性吻合器插入空肠开口和切断的食管残端形成后壁；B. 前壁通过手工缝合完成（引自 Peracchia A. Total gastrectomy and Roux-en-Y reconstruction. In: Patterson G, et al. *Pearson's Thoracic and Esophageal Surgery*. 3rd ed. Philadelphia: Churchill Livingstone; 2008: 613-619.）

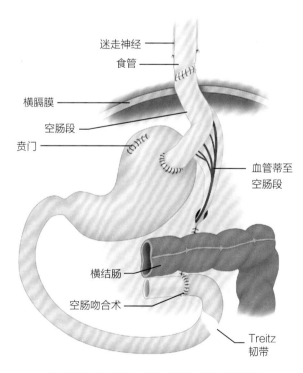

迷走神经
食管
横膈膜
空肠段
贲门
血管蒂至空肠段
横结肠
空肠吻合术
Treitz 韧带

▲ 图 41-30　**Merendino 手术：插入空肠襻**
引自 Merendino KA, Dillard DH. The concept of sphincter substitution by an interposed jejunal segment for anatomic and physiologic abnormalities at the esophagogastric junction. With special reference to reflux esophagitis, cardiospasm and esophageal varices. *Ann Surg*. 1955; September:488. Fig 1.

到远端吻合口保持 70cm 的距离，也会遭受持续性的胆汁反流的疾病。这或许很难治疗，并且最终可能需要进行矫正手术以取代空肠下方的吻合口。

鉴于长段空肠吻合术在技术上的困难，长段空肠替代术很少开展，但从现有的文献数据来看，结果似乎与短段空肠替代术后获得的结果相似[105, 106]。在 Ascioti 等的研究中[99]，26 例患者尝试了长段带蒂空肠替代。术后未出现患者死亡的事件。存活至少 6 个月的重建患者中 95.4%（21/22）可获得功能结果。在随访过程中，95%（20/21）的患者可以接受常规饮食，而 76.2%（16/21）的患者不需要额外补充营养。95%（20/21）的患者没有反流症状，而 80.9%（17/21）的患者没有倾倒的症状。Stephens 等报道了类似的结果[107]。

4. *血管移植*　20 世纪 70 年代显微外科技术的引入和普及激发了人们对使用游离血管肠管移植物提高了兴趣，在此之前，这种移植仅在坊间的基础上进行，但 Alexis Carrel 于 1906

年在狗体内开展并对其进行了描述[15]。从理论上讲，胃血液供应基于胃网膜右动脉，结肠基于结肠中动脉，空肠基于最健壮的节段空肠动脉，因此可用于消化道重建[108]。

实际上，空肠是首选。据称，空肠由于其保留的蠕动机制而具有更好的功能效果。游离的带血管蒂的肠段也可以用作嵌贴补片，以覆盖食管中局部无法完全封闭的大缺损[109]。带血管蒂游离结肠或空肠移植主要用于因肿瘤学原因而需要喉咽切除术的患者，作为主要适应证或挽救选择[110, 111]。该干预由 2 个团队进行：一个内脏外科团队和一个整形外科团队。后者专门用于微血管吻合术。

首先于腹部开始手术准备空肠环。空肠的合适部分是在距 Treitz 韧带约 40cm 的空肠段，可以更好地获得一段合适的动脉和静脉长度，便于颈部吻合（图 41-31）。同样重要的是取一段空肠，其直径要足够大以与咽底相匹配。用直线切割吻合器将空肠近端和远端缝切。然后将肠系膜供血动脉和引流静脉的两侧分开。取出标本后，用冷的含肝素溶液冲洗血管以防止血栓形成，然后用小型无损伤显微手术钳将其夹闭。将空肠环提拉至颈部，咽和空肠之间的吻合分两层进行。第 1 次吻合可以使空肠稳定，从而防止显微外科手术期间和之后的意外运动 / 移位。空肠环以同向蠕动的方式放置。然后，整形外科团队进入进行血管微吻合术，并用 10-0 单丝缝合材料将甲状腺下动脉和颈外静脉连接起来（图 41-32）。如果带蒂的血管弓长度过短，则需要植入血管（如前臂桡动脉和静脉）。整形外科团队在颈部吻合血管时，腹部团队进行空肠 - 空肠吻合。完成血管吻合后，空肠和食管之间的远端吻合也采用端对端的两层间断手工吻合。留置鼻胃管，如果有胃，最好进行胃造口术，以改善胃液引流。可以在封闭颈吻合口的同时外覆盖一块肠系膜脂肪，以在手术后的前几天监测移植空肠环的生存能力。

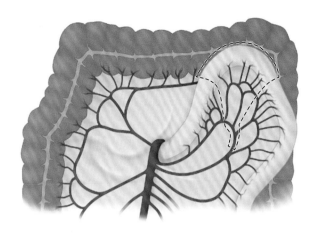

▲ 图 41-31　游离血管移植物准备：分离合适的血管环
引自 Siewert R, Hölscher A. 3 Eingriffe beim Ösophaguskarzinom. Jejunuminterposition. In: Siewert R, ed. *Breitner Chirurgische Operationslehre. Band* Ⅳ: *Ösophagus, Magen und Duodenum*. Urban & Schwarzenberg; 1989:51. Fig 3-66.

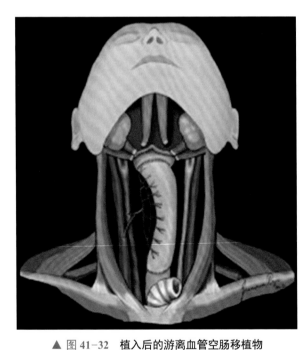

▲ 图 41-32　植入后的游离血管空肠移植物
引自 Lee HS, et al. Free jejunal graft for esophageal reconstruction using end-to-side vascular anastomosis and extended pharyngo-jejunostomy. *Ann Thorac Surg*. 2012; 93:1850–1854.

五、愈合

有史以来，皮肤是最早尝试恢复管道连续性的替代物[13]，但由于微血管吻合技术的引入，除了对于颈部皮瓣覆盖大部分的缺陷或食管壁向前臂皮瓣关闭缺陷或桥短差距皮肤重建管道不再使用。皮肤或肌皮瓣是其他选择，特别是在咽颈食管重建术中。如果需要软组织覆盖颈部缺损，特别是在广泛的颈部解剖和（或）放射治疗后，可使用胸大肌或胸三角肌的大块肌皮瓣。前臂皮瓣较薄，以桡动脉和静脉为基础，并用作游离血管移植物。它们最适合用作咽侧部缺损和唾液瘘的补片。而且，在没有肠段（如冷冻腹部）时皮肤可以卷成管状作为最后的挽救方法以代替咽和颈段食管的环周缺损[112,113]。

　　像自由肠转移一样，这些是高度专业化的整形和重建技术，主要由头颈部肿瘤外科医生使用，用于恢复颈部短段食管缺损相关的消化道连续性中断问题，或用于修复放射治疗后继发严重的瘘或唾液瘘。

六、不可替代

　　Theodor von Billroth 提出了无替代食管切除术的理念[12]。1879 年，他切除了上段食管癌，同时切除了喉癌和甲状腺癌，以期通过颈部通道再上皮化使手术切口"自行闭合"。使用探条维持管腔，不幸的是，当探条通过纵隔时，患者死于纵隔炎。

　　最近，Marseille 的介入内镜检查小组报道了他们使用所谓的"交会"技术治疗食管狭窄或部分坏死的经验，其中纵隔段超过 5cm 没有进行重建。在所描述的技术中，他们的操作从咽部到纵隔，再从胃向上的镜，在此范围内试图相互汇合。必要时，放置一个支架或进行几次扩张，以形成一根可控纤维组织的管道来弥合缺损[114,115]。

七、管道布置

　　放置食管替代物的途径通常取决于内脏切除的范围、吻合的位置及切除所需的切口和暴露程度。食管癌的经典手术方案是：Sweet 提倡的左胸腹腔入路胸内吻合术，Belsey 提倡的颈部吻合术，Ivor Lewis 提倡右开胸与剖腹术后胸腔内吻合，McKeown 提出的三切口包括右开胸、

剖腹术和颈部切开术，Orringer 推广了经腹食管切除术并颈部吻合术。最近，Luketich 引入了通过腹腔镜和右侧 VATS 进行的 MIE，并在当今得到了广泛的应用。

　　至于更换途径，有 4 种选择（图 41-33 和表 41-3）。

　　最常用的途径是通过食管床的后纵隔入路。这是到达颈部的最短路径，比胸骨后途径短 5~10cm。

　　当后纵隔途径被既往的手术阻塞时，通常不切除胸骨的胸骨后途径最为有用。这是肿瘤手术中比较少见的。

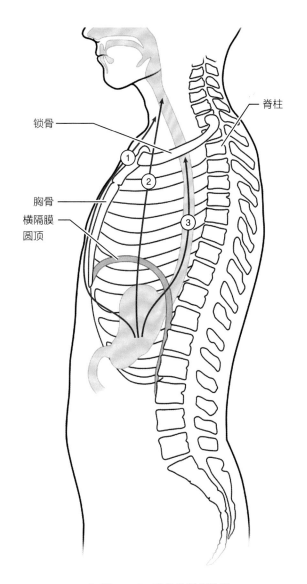

▲ 图 41-33　替换途径的选择

途　径	优　点	缺　点
后纵隔	• 最短路线	• 纵隔有瘢痕时不可用（既往手术）
经裂孔食管切除术	• 不用开胸	• 淋巴结和横断面间隙的局限性
经胸：左 / 右侧，VATS	• 直接观察淋巴结可行更彻底的手术	• 肺门移位、肺不张、发生肺部并发症风险高
胸骨下	• 易于解剖 • 后纵隔不可用时使用	• 长距离 • 剑突或颈部的水平调整既往心脏手术阻止手术入路
皮下	• 易于解剖 • 易于发现移植物的坏死与阻塞	• 外形不美观

表 41-3　最常用的可用路径、优点和缺点

VATS. 视频辅助胸腔镜手术

胸骨后的路径更长，有两个角度，一个从剑突到胃，一个在颈水平从胸骨后隧道到颈后部。这可能导致吞咽困难和食物的延迟通过。当通过胸骨后途径使用结肠作为替代物时，由于胸骨后方空间较大，因此该途径似乎有更高的冗余倾向。一些研究者系统地切除了覆盖在胸骨柄上的 1/2 和锁骨头。

肺门前后的外侧经胸膜路径和前胸膜路径很少使用。

最后，在上述任何一种途径都不可用的极为罕见的情况下，皮下途径是可行的。

第 42 章
食管癌姑息治疗
Palliative Therapy for Esophageal Cancer

Dennis Wells   Virginia R. Litle   著

刘雅婷   李玉民   译

摘要

美国癌症协会预计，在 2016 年将会有 16 940 例新确诊食管癌患者，而且 50% 以上的患者会表现为恶性吞咽困难。不能吞咽唾液的患者需要紧急内镜干预以降低其误吸可能导致致命的潜在风险。姑息的干预措施包括用球囊扩张器或探条扩张器进行食管扩张，或者使用自扩金属支架，或消融技术，如光动力治疗和冷冻消融治疗。化疗、近距离放射治疗和外照射治疗也提供了不需要紧急干预情况下的治疗方式。这一章总结了目前以不同的方式治疗的优势和适应证，并引入了较新的冷冻消融术话题。

关键词：恶性吞咽困难；内镜支架置入；光动力治疗；冷冻消融术

美国癌症协会预计 2016 年新发食管癌患者人数将达到 16 940 人。同年，将有 15 690 例患者死于食管癌[1]。不幸的是，有 50% 以上的晚期患者表现为吞咽困难、体重下降及少量出血[2]。为了提高患者生存质量，需要姑息性干预措施以此减少因误吸和出血而增加的住院率，同时改善患者的进食。治疗恶性吞咽困难的目标是简化治疗方式及缩短治疗时间。可以进行姑息性治疗的患者通常采用姑息性化疗或放化疗，唯一的姑息性介入治疗是需要经皮胃造瘘管放置术对患者进行热量补充。

根据患者吞咽困难的程度及患者一般状况，相当多的患者可能需要内镜干预来改善经口服摄入量和营养状况作为其治疗的第一步。不能吞咽唾液的患者需要紧急内镜干预，以降低误吸的风险，这是一潜在的致命事件。

大多数内镜治疗可初步改善吞咽困难症状，但其持久性各不相同。口服营养改善后，表现可能会改善，其他疗法可能会被耐受。在本章中，我们回顾所有缓解恶性吞咽困难常用的内镜治疗方法。一般来说，这些方法可以快速缓解症状，并允许摄入软饮食到常规饮食，并根据个人饮食习惯做一些调整。扩张和内镜支架被认为是姑息疗法的主要选择。由于吞咽困难缓解的持久性是可变的，经常需要多模式的治疗方法。激光治疗、热消融术、光动力疗法已成为多年来的选择。另外，冷冻消融术也成为近期新的选择。食管癌出血或梗阻的姑息性治疗方案总结于（表 42-1）。在罕见的情况下，对于部分晚期的食管癌患者，在其他方法无效的情况下食管癌姑息切除术也是可被选择的。在我们的实践中，随着内镜姑息疗法的发展这种姑息手术不常被选择。

一、食管扩张术

恶性食管吞咽困难可通过探条或球囊扩张器可立即得到一定程度的缓解。但如果将此作为唯一的治疗方式，吞咽困难症状会在 1～2 周复发。这种临时的干预方式在其他治疗如放化

表 42-1　食管癌出血或梗阻的姑息治疗选择

治疗模式	出血	梗阻	体重减轻
球囊扩张	N	Y	N
自膨胀金属支架	N	Y	N
激光			
热激光（钕：钇铝石榴石）	Y	Y	N
光动力疗法	Y	Y	N
冷冻消融	Y	Y	N
放疗	N	Y	N
化疗	N	Y	N
经皮胃造瘘管	N	N	Y

Y. 是；N. 否

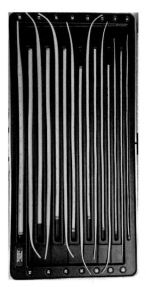

▲ 图 42-1　**Savary 扩张器（多达 60F）用金属丝覆盖扩张良性和恶性食管狭窄**

疗时，可能会带来短时间内患者口服摄入的改善，特别是流质饮食。扩张术常与其他治疗方式合用，如支架植入术和消融术，使患者可以得到较长时间的缓解。Savary 探条扩张器对食管产生径向和轴向的作用力（图 42-1），然而球囊扩张器仅提供径向作用力（图 42-2）。对于较长的狭窄例如恶性狭窄，球囊扩张器更适合；而探条更适用于吻合口或胃底折叠后狭窄。球囊扩张可以在透视扩张器的直视下进行，也可在导丝和透视引导下进行，以确定球囊安全地穿过肿瘤。当食管腔非常狭窄时，在没有初始扩张的情况下放置可扩张金属支架可能导致支架内陷，这表明了初始扩张的重要性。同样，

在放置可扩展的金属支架后，球囊扩张可以促进立即扩张。然而，过度的扩张可能导致支架不贴合和早期迁移。通常在冷冻消融术及激光消融术前后进行扩张，以保证内镜及激光纤维通过。食管扩张术后并发症包括疼痛、发热及穿孔。对于有经验的人员虽然穿孔的风险并不常见，内镜医生应该更加谨慎地进行进一步的诊断研究，如通过术中食管造影加胃镜检查或术后食管钡剂造影以排除这种可能性，特别是对于疼痛过度或纵隔气肿、气腹的患者或扩张后的气胸患者。如果没有泄漏，患者可以开始

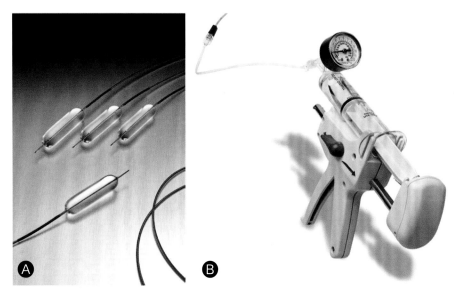

◀ 图 42-2　**球囊扩张器**
A. 可以通过内镜工作通道放置；B. 然后在直视下充气或使用手持泵进行透视引导（经许可转载，引自 Boston Scientific Corp）

饮水，24h 后可在耐受范围内吃软食。在某些情况下，如果穿孔较轻微，对比剂无渗出或极少渗出，食管腔引流良好，患者可用抗生素及禁食来进行短暂的保守治疗。在某些情况下，立即覆盖可膨胀的金属支架，可以密封更大的泄漏。需要有经验的胸外科医生对这些患者进行评估，因为即使是在可扩张支架覆盖漏出的时代，穿孔可能也需要手术干预。

二、支架

与 20 年前相比，随着自膨胀金属支架（self-expanding metal stent，SEMS）出现，内镜缓解现在比以往的开放式牵引和推进技术更容易且并发症少[3]。SEMS 可以在透视引导下通过上消化道内镜放置，不需要全身麻醉。但主要的风险是放置时的误吸，所以全身麻醉可以降低围术期的风险。在确保安全方面与麻醉医生沟通显得尤为重要。穿孔并不常见，较早的一份关于 SEMS 取代 Wallstent 的报道，最初是为血管狭窄而设计的。局限肿瘤用激光消融后，放置 SEMS 是安全有效的[4]。有报道称，20 年前用 Gianturco-Z 支架对 20 例恶性梗阻患者进行了治疗[5]，20 个患者中的 19 例（95%）报告吞咽困难立即缓解，且无技术难题。50% 患者在治疗后出现胸部和上腹部疼痛，迁移率为 5%。

表 42-2 总结了恶性梗阻更常用的 SEMS。有几种类型的 SEMS，它们都有许多共同的特点，但都有一些微小的设计修改。进化型可控释放支架或 Z 型支架（Wilson Cook，Winston-Salem，North Carolina）由不锈钢制成，呈网状或之字形

设计。它通过护套和推杆机构释放，旨在优化精确放置。Ultraflex 和 WallFlex SEMS（Boston Scientific，Watertown，Massachusetts）是针织支架，在移除一根线后展开。展开后，典型的支架直径为 18~23mm，支架长度为 10~15cm[6]。

SEMS 的高径向力可能导致术后疼痛，但通常是轻微和短暂的。在特殊的情况下这种情况可能持续存在并需要切除。SEMS 可以用于覆盖或不覆盖的。覆盖支架缩小除了末端外的肿瘤的生长，不覆盖的末端时为了减少支架迁移。当肿瘤在支架内生长或支架末端过度生长时，可以使用额外的支架或其他方法，如 Nd：YAG 激光或光动力疗法来切除肿瘤。热激光在这些情况下可能会受到限制，因为激光可以损伤支架镍钛合金本身。一些新型的可扩张金属支架（肺泡）提供了全长覆盖，可选择更稳定的食管壁接触，可最大限度地减少移动，但允许全长覆盖。

自膨胀塑料支架（SEPS），包括 Polyflex（Boston Scientific），已经被广泛用于治疗良性食管病变，因为这些支架与金属支架相比，去除更容易，组织反应更少。其他塑料支架的好处包括花费比较少，但相比于金属支架他们更容易移位。恶性食管病变和姑息治疗通常用 SEMS 解决，Conio 等将患者随机分为两组，分别接受 Polyflex 或 Ultraflex 支架，结果显示吞咽困难的缓解没有差异，但并发症的发生率明显更高，特别是 SEPS 组的支架迁移[7]。此外，Yakoub 等在伦敦进行的一项 Meta 分析也报道了金属支架在姑缓和治疗恶性吞咽困难方面优于塑料支架[8]。

表 42-2 恶性吞咽困难支架治疗的选择

支架类型	制造商	覆盖性	材 质	释放部位	轴向缩短率
高强度金属支架	Boston Scientific	部分 / 完全覆盖	镍钛合金	近 / 远端	35%
Wallfle 支架	Boston Scientific	部分 / 完全覆盖	钴基合金	远端	35%
进化型支架	Cook Medical	部分 / 完全覆盖	不锈钢	远端	—
Alimaxx-ES 支架	Merit Medical	完全覆盖	镍钛合金	远端	—

在我们的实践中，在放置可膨胀金属支架之前，我们使用内镜和透视指导相结合的方法来测量食管阻塞的长度。在食管中充分放置后，根据阻塞的严重程度，可膨胀金属支架的内在径向力会使支架持续扩张至最大直径。因此，如果一个支架在初次放置时没有完全打开，临床医生可以在隔天重复内镜检查，或进行钡剂食管造影，观察支架是否完全扩张。初期支架置放不良，特别是明显折叠，可能表明支架直径或长度不当。如果观察到明显的失败，可能需要立即进行干预，如温和的扩张，甚至移除支架。支架置入可能发生早期和晚期的并发症。早期并发症包括术中吸入性肺炎、食管穿孔、支架放置不当、气道压迫和食管中上段支架折损、持续性梗阻和疼痛。晚期并发症包括顽固性回流、支架阻塞或移位。延迟穿孔或侵蚀邻近结构的风险比较罕见，但是一直有被报道 [9]。通常避免延迟移除或重新定位可扩张的食管支架，但已由有经验的人完成。显而易见的风险是食管创伤，并有食管穿孔的可能。总之，可膨胀金属支架可快速改善恶性吞咽困难，使患者住院时间短或不住院，提高生活质量。重复干预应选择总生存期大于几个月的患者。对于这些病例，应仔细调查支架失败的原因，以确定是否需要进一步扩张、放置支架或激光治疗来持续缓解梗阻。

近期在支架方面的进展还包括药物洗脱支架 [10]、放射性支架 [11, 12]，以及可生物降解支架 [13]，这些食管恶性肿瘤姑息支架的作用有待进一步确定。

三、Nd：YAG 激光治疗

食管癌的热激光治疗是最早在 1982 年被提及，涉及氩或 Nd：YAG 激光。Nd：YAG 激光已经被证明比氩激光更有效，但也有一些技术限制缺陷，穿孔率高达 7%～10%。光动力疗法在 1996 年被 FDA 批准治疗恶性吞咽困难的治疗。与 Nd：YAG 激光治疗相比，有较低的穿孔率（1%）和更高的持久性。热激光对罕见

的食管肿瘤急性出血仍是一种有效的治疗手段。Nd：YAG 激光器的波长为 1064nm，治疗食管出血和梗阻病变，使用 50～90W，脉冲持续时间为 0.3～1.0s。使用热激光的最大风险是食管穿孔，可直接发生于激光或同期扩张。激光治疗通常先用气囊扩张食管，或用导丝和透视引导 Savary 扩张器扩张。一般的概念是清除管腔表面的肿瘤，以减少穿孔的风险。然后是环绕肿瘤逐点的用内镜下放置的 Nd：YAG 激光消融。根据腔内肿瘤的长度，Nd：YAG 比 PDT 探测器耗时更长，允许光照射到更大的表面区域上。肿瘤有明显的外部压迫，可能导致激光治疗失败，这时用一种可膨胀的金属支架或许能更好地缓解。一项比较热激光和食管支架植入的研究显示在吞咽困难和生存方面也有类似的结果，但吞咽困难在热激光组的缓解持续时间明显更长，其中在胃侵犯组有显著性差异 [14]。

Nd：YAG 激光治疗食管癌的主要并发症是食管穿孔，在一项比较其与光动力治疗食管癌的随机多中心试验中，118 例患者中有 7% 的患者发生了食管穿孔。半数穿孔病例在激光治疗的同时行食管扩张术。发热、恶心和术后呼吸功能不全都是激光治疗的潜在的围术期并发症 [15]。10% 的患者存在瘘管和狭窄等晚期并发症 [16]。在支架不易放置的情况下，如在食管颈段，支架可能导致近端气道受压或阻塞，热激光治疗可能很有价值。远端食管支架放置在胃食管结合部会导致明显的反流，而激光治疗可以减少这一问题。置入胃食管结合部的支架可通过抗反流瓣膜减少胃食管反流。然而，在一项针对 30 例患者的早期随机研究中，瓣膜并不能防止反流 [17]。近期在 9 个临床中心招募的 38 例患者，分别使用带抗反流瓣膜的自膨式金属支架和不带瓣膜的自膨式金属支架，虽然带抗反流瓣膜自膨式金属支架组的胃食管反流有所改善，但梗阻较多 [18]。

四、光动力治疗

光动力疗法是一种非热激光疗法，通过

使用选择性内镜传送特定波长的光来激发光敏剂，从而导致肿瘤消融和恢复腔内通畅。目前，PDT 主要使用卟啉钠（Photofrin；Concordia Laboratories Inc.，Oakville，Ontario）进行，这是一种光激活波长为 630nm 的血卟啉衍生物。浸润深度及 PDT 术后肿瘤坏死限制在 5mm 以内，这提供了降低食管穿孔风险的安全因素，但同时也会限制它对体积较大的肿瘤的疗效，特别是当存在显著的外源性压迫时。全层的穿孔是有发生可能的，但到目前为止，在 215 例患者中仅有 5 例发生食管穿孔（1.5%）[19]。在 PDT 前进行球囊扩张，以允许内镜穿过阻塞的肿瘤，尚不清楚是否因为机械食管扩张，或使用 PDT，或联合使用这 2 种方式导致并发症。在同一系列 215 例患者中，PDT 后食管狭窄仅占 1.5%；然而，在更现代的一系列姑息治疗中，狭窄率接近 20%[20]。PDT 姑息治疗后狭窄率较低，可能是因为当肿瘤体积较大时较少正常的食管组织会暴露在激光下。结合放射治疗、化疗和 PDT 的治疗会增加狭窄形成的风险。有时是因为 PDT 引起的狭窄或肿瘤进展导致腔内狭窄难以确定。姑息性 PDT 的理想候选患者是局部晚期食管癌，主要针对伴有腔内疾病和最小狭窄或外源性压迫的患者。PDT 治疗局部晚期食管癌的总体优势包括：治疗后几天内恶性吞咽困难得到改善，疼痛最小，在某些胃食管结合部肿瘤中，反流较少；在颈段食管高度梗阻的情况下，对颈段食管支架扩张引起的气管压迫的关注较少。缺点包括：预期寿命有限的患者的皮肤光敏性，专用设备和光敏剂的成本，以及当存在显著的、大体积的外部压迫时的疗效限制。更常见的不良反应是胸痛、恶心、腹痛和呕吐。纵隔炎和气管食管瘘是罕见的[21]。

五、冷冻治疗

冷冻疗法可以使用氮，即一种快速膨胀的气体，或者使用二氧化碳。truFreeze（CSA Medical，Baltimore，Maryland）的系统已经开展多年，尽管缺乏关于姑息性治疗的文献，据报道该系统已进行消融治疗超过 10 000 次[22]。truFreeze 是将液氮直接喷洒在肿块上。为了减少快速膨胀的氮气对肠道脏器的伤害，需要使用胃减压管。如果减压管不能放置在巨大的腔内梗阻处，那么冷冻喷雾不是一个最初的缓和选择。随着低温剂在食管的释放，将发生透壁冻结。心脏受冻可引起心律失常。建议在术前进行包括近期心电图在内的术前心脏评估。手术前应与患者讨论这些风险和不良反应。这些风险和不良反应应该在手术前告知患者。对于 truFreeze 冷冻疗法技术，放置胃肠减压管，准备好冷冻管，并持续吸引减压管。暴露上腹部，在整个过程中持续轻柔加压。通常临床医生直接使用低温喷雾（-196℃）10～20s，并允许在 2～3min 完全解冻（图 42-3）。分别进行 3 次冷冻，然后是通过导管用抽吸减压解冻。冷冻治疗的并发症并不常见，但可见的包括穿孔、胸痛和心律失常。另一个技术是二氧化碳低温喷雾（Polar Wand；GI，Supply，Camp Hill，Pennsylvania）也被通过范围传递系统实施。温度到达 -78℃。过程中不需要减压管，但有一个吸入通道连接到喷雾，使 CO_2 以 6～8L/min 的速度流动。我们期待未来关于 Polar Wand 姑息治疗成功的报道。

六、近距离治疗和外照射放射治疗

腔内近距离放射治疗是食管癌局部消融阻塞的另一种形式。它被用作在外照射后一种补救疗法，同时也可以缓解 50% 以上患者的吞咽困难[23]。优势是肿瘤反应良好，但高剂量 BT（3 周 500cGy）的狭窄率胃 38%[23]。患者通常会分次接受治疗，2～3 周后即可获得完整的治疗剂量。此外，BT 需要专业技术人员，而且设备费用昂贵且可用性有限。为每 1 例患者进行食管扩张置入后导管的放置。之后他们被送到 BT 病房，放射剂量大约 500cGy，穿透深度 0.5～1cm。禁忌证包括存在食管瘘，因为瘘管是这个过程已知的潜在并发症。其他并发症包括穿孔和狭窄的形

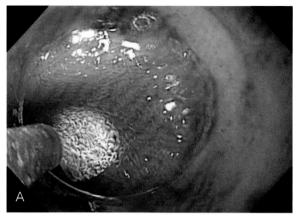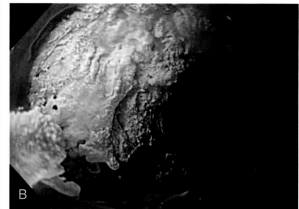

▲ 图 42-3　truFreeze 液氮通过内镜在直视下消融腔内肿瘤

成，狭窄可以在扩张术下成功的治疗。在德国的一项回顾性研究中，139 例晚期食管癌患者，分为 EBRT 治疗组、EBRT 与 BT 联合治疗组、BT 治疗组，EBRT±BT 无吞咽困难的生存时间最长，超过 90% 的患者达到 6 个月 [24]。72% 的患者总体症状得到缓解达 5 个月。纳入的 148 例患者中，EBRT 联合 BT 的并发症包括瘘管（5%）、狭窄（27%）、出血（4%）[25]，EBRT 与 BT 的联合运用被放射肿瘤学家认为是不安全的 [26]。

七、放化疗

单纯放疗改善吞咽困难症状需要 4～6 周 [27]，在 Harvey 等的大型临床研究中，3 周的外照射（35～40Gy）疗程中加上化疗可显著改善恶性吞咽困难 [28]。治疗方案中包括 5-FU、顺铂及紫杉醇联合治疗。102 例患者治疗后可进行吞咽困难评分，78% 的患者在吞咽困难评分系统中至少提高 1 个等级。次要并发症发生率低，包括放射性肺炎和感染。与治疗相关的死亡率为 6%。改善的中位时间为开始放化疗后 6 周。部分患者推迟了临床治疗无疑是与严重治疗相关的继发食管炎的发生相关。因此，虽然肿瘤可能缩小，食管炎的发生与可以经口进食的时间延迟相关。在一项晚期胃食管腺癌的三期临床研究中，表柔比星、奥沙利铂及卡培他滨（EOX）对比多西紫杉醇、顺铂，5-FU 及亚叶酸钙（DCF），DCF 方案组比 EOX 组的中位生存期多 2.4 个月，

不良反应较低。主要并发症是恶心、疼痛和血栓栓塞事件高达 13.8% [29]。

化疗因减轻症状较慢因此作为次要选择。临床医生在英国的一项研究中报道称，只有 53% 的患者完成了姑息化疗，75 岁以上的患者中只有 9% 完成了疗程 [30]。不能耐受放化疗的患者应提供姑息性支架。放化疗治疗要超过 1 个月的时间才能看到疗效，但却是对食管颈部病变的良好选择。对于远端食管癌食管胃连接部肿瘤，SEMS 可以明显改善反流，消融治疗也是更好的内镜下治疗选择。

八、评论

本章回顾了有吞咽困难且无法手术切除病灶患者的姑息治疗方法。近期新加入的治疗是冷冻消融术。目前没有一种单一的治疗手段对所有患者均有效，事实上也并不是所有轻微吞咽困难的患者都需要治疗。我们必须注意到恢复患者经口进食对于改善患者的生活质量尤为重要，经口进食比胃肠营养管及肠外营养更优，效果也更好。荷兰一项对 736 例患者的回顾性队列研究，发现对于不能手术的食管癌患者的综合性治疗中支持性护理方式是最常见方式 [31]。理想的状态是，治疗食管癌患者的临床医生应该精通所有的内镜干预以及化疗和放疗的局限性。然而，有一些手段可以让患者舒适地在家度过最后的日子。

第43章
食管切除术后的吻合口并发症：发生率、预防和处理

Anastomotic Complications After Esophagectomy: Frequency, Prevention, and Management

Tamar B. Nobel　Jessica G.Y. Luc　Daniela Molena　**著**

李　斌　颜维剑　**译**

摘要　本章节将探讨食管切除术后吻合口相关并发症的病因、诊断和治疗方式。熟练掌握这些并发症有助于加速患者康复、减轻患者负担。从偶然的影像学表现到脓毒血症，吻合口并发症的临床表现各不相同。应在保证患者各项生命体征平稳的情况下采取下一步治疗措施，进一步的治疗则取决于吻合口瘘的位置和患者的临床表现。对于轻症患者可先观察或行局部引流，最严重的情况是管胃坏死。对于怀疑坏死的患者直接观察管胃的情况是有必要的，一旦确诊则必须对坏死的管胃进行切除。吻合口瘘是引起吻合口狭窄的常见原因，但在病程后期出现狭窄则应考虑肿瘤复发。内镜下食管扩张术对治疗良性狭窄有一定效果。吻合口瘘也是导致管胃气管瘘的常见原因。吻合口并发症发生率较低，但会迅速威胁生命。对于吻合口并发症的治疗可以先进行保守治疗，然后再进行内镜检查治疗，如病情继续进展则需要外科手术干预。

关键词：吻合口瘘；食管切除术；管胃坏死；吻合口狭窄；管胃气管瘘

自从 1901 年 Dobromysslow 首次描述了食管切除并吻合口重建术成功以来，食管癌切除术的疗效有了显著的改善，目前这种术式已成为食管癌治疗的主要手段[1]。胸外科医生协会（STS）国家数据库报告食管切除术后的主要并发症发生率为 33.1%，死亡率为 3.1%[2]。然而，吻合口并发症仍然是外科医生面临的技术挑战，并对患者的术后恢复有极大的负面影响。掌握这些并发症和其相关的处理原则可以更好地指导围术期患者的护理，从而减轻术后并发症带来的长期影响。在本章中，我们将讨论食管切除术后吻合口并发症的病因、诊断和治疗。

为了尽可能减少食管癌患者术后出现并发症熟练掌握食管切除术的技术是很重要的。食管切除术最常用的手术入路包括右胸入路食管切除术（ILE）；经裂孔食管切除术（THE）；McKeown，即三切口食管切除术（TIE）和胸腹联合切口食管切除术（TAE）。吻合口的部位取决于手术类型，TAE 和 ILE 采用胸内吻合术，而 TIE 和 THE 的吻合口位置在颈部。当重建消化道时，胃是最常用的替代器官。其他可选择的器官包括结肠、空肠和少见的空肠游离移植物。此外，进行吻合的方法多种多样。1942 年，Churchill 和 Sweet 首次介绍了双层手工吻合技术，并在之后进行了改进；现在常见的吻合技术的变化包括连续和间断吻合，单层或双层吻合及不同的缝合方式。随着科技的发展机械吻合器的使用在逐年增加，其中包括圆形吻合器

和线性吻合器 [3, 4]。这些方法上的差异可能影响食管切除术后吻合口并发症的发生率和临床表现。

吻合口瘘是所有食管切除术的致命并发症。吻合口瘘会使术后死亡风险增加 3 倍，并且有高达 60% 的死亡率。此外，吻合口瘘会延长住院时间，推迟经口进食并增加了二次手术的概率。吻合口瘘也可能会对肿瘤的预后产生影响；Markar 等在一项对 2994 例食管癌术后患者的多中心研究中发现，严重吻合口瘘患者的总生存率和无病生存率均显著降低（分别为 35.8 个月 vs. 54.8 个月，34 个月 vs. 47.9 个月），复发风险增加 35%[5, 6]。如果我们可以在尽可能的情况下避免或者在早期诊断吻合口瘘的发生，将会大大降低此类并发症带来的严重后果。

一、分类和发生率

食管切除术后吻合口瘘的发生率为 0%～35%[7]。STS 数据库的结果分析报告中指出，12% 的吻合口瘘需要药物或者外科手术干预[2]。对于吻合口瘘定义的不同导致其发生率也有很大的差异。Bruce 等报道关于食管切除术后吻合口瘘的文章纳入了诊断标准的只有不到 40%，而另一项系统综述指出，在使用 22 种对吻合口瘘不同描述的研究中只有 28.3% 的研究明确了吻合口瘘的定义 [7,8]。

文献中报道结果差异的可能原因是用于诊断吻合口瘘检查方法的差异、评估吻合口瘘发生时间的不同（如 30 天 vs. 90 天）和吻合口位置的差异等 [5]。已经有许多组织期望就吻合口瘘的定义达成共识。国际多学科吻合口瘘全球改进交流会（IMAGINE）将胃肠道术后吻合口瘘定义为腔内和腔外相通的 2 个中空脏器之间的外科连接完整性缺陷 [9]。2015 年，由来自 14 个国家的 21 名手术经验丰富的食管外科医生组成的食管切除术并发症共识组（ECCG）召开了一个会议并建立了一个定义和记录食管切除术并发症的标准化体系 [10]（表 43-1）。

表 43-1 定义

吻合口瘘
定义：无论吻合技术、管胃情况或任何方式诊断的胃肠道及食管完整性缺损
Ⅰ 型：不需要改变治疗方案、保守治疗，或只需改变饮食方案的局部缺损
Ⅱ 型：需要介入治疗但不需要手术治疗的局限性缺损，包括介入下引流管置入、支架置入、伤口切口或切口引流
Ⅲ 型：需要手术治疗的局限性缺损

管胃坏死
Ⅰ 型：局部管胃坏死
- 内镜下确诊
- 治疗：持续监测无须手术治疗
Ⅱ 型：局部管胃坏死
- 经内镜确诊管胃无消化液渗出
- 治疗：不涉及食管重建的外科手术治疗
Ⅲ 型：管胃广泛坏死
- 治疗：涉及坏死管胃切除及食管重建术的外科手术治疗

乳糜瘘
Ⅰ 型：治疗：肠道饮食改变
Ⅱ 型：治疗：全肠外营养
Ⅲ 型：治疗：介入或手术治疗*
严重程度
- 每天＜ 1000ml
- 每天＞ 1000ml
例如，乳糜瘘最初产生 1200ml/d，通过停止肠道进食和开始全肠外营养，最终应归为 Ⅱ_B 型

声带损伤 / 麻痹
定义：通过评估和检查的术后声带功能障碍
Ⅰ 型：不需要治疗的短暂性损伤，可调整饮食方案
Ⅱ 型：损伤需要择期外科手术治疗，如甲状腺成形术或内固定术
Ⅲ 型：需要急诊手术干预的损伤（由于呼吸功能障碍），如甲状腺成形术或喉成形术
严重程度
- 单侧声带损伤 / 麻痹
- 双侧声带损伤 / 麻痹
例如，单侧声带损伤 / 麻痹，需要择期行喉成形术，最终应归为 Ⅱ_A 型

*. 不包括择期外科手术或胸腔引流术
引自 Low DE, Alderson D, Cecconello I, et al.International consensus of standardization of data collection for complications associated with esophagectomy: esophagectomy Complications Consensus Group(ECCG). *Ann Surg* 2015; 262:286-294.

还有一个常用的定义系统是由 Lerut 等提出的 [11]（表 43-2）。在这个定义中，术后常规

表 43-2 吻合口瘘的 Lerut 分型

瘘口（等级）	定 义	治 疗
Ⅰ级	● 放射学诊断无临床症状	● 不需要改变治疗方案
Ⅱ级	● 轻微临床症状颈部伤口局部炎症	● 局部引流管引流
	● 胸内吻合时 X 线片可见胸腔内漏液	● 延迟经口进食水
	● 发热，白细胞增多	● 使用抗生素
Ⅲ级	● 较重临床症状内镜检查瘘口	● 明显改变治疗方案
	● 脓毒血症	● CT 引导下放置引流（再次手术介入治疗）
Ⅳ级	● 内镜检查确诊管胃坏死	● 需再次手术介入

引自 Lerut T, Coosemans W, Decker G, et al.Anastomotic complications after esophagectomy. *Dig Surg.* 2002;19:92−98.

影像学诊断的临床隐匿性瘘是最轻微的一种吻合口瘘，而吻合口及替代食管的器官坏死则是最严重的瘘。吻合口瘘的分级具有重大的临床意义，一级和二级瘘的风险相对较低，三级和四级吻合口瘘的死亡率分别接近 60% 和 90%[4]。

二、危险因素

吻合口愈合不佳受多种相关因素的影响。在术前掌握这些危险因素是很有必要的，可以尽可能降低相关危险因素并根据危险因素进行患者选择和风险分层以减少吻合口瘘的发生[12]。

食管切除术是治疗食管癌和进食困难患者最常用的术式。因此食管切除术的患者经常出现营养不良的状况。营养不良通常被定义为低白蛋白血症或体重减轻，已被证明与吻合口瘘风险增加有关[12,13]。STS 数据库分析发现，心衰、高血压、肾功能不全和手术类型是术后吻合口瘘的预测因素[14]。在一些研究中发现新辅助治疗与术后吻合口瘘的风险增加有关，并且与患者接受的放射剂量相关。一项对 1939 例患者的

回顾性研究显示术前接受新辅助治疗的患者并没有增加术后并发症的发生[5,15,16]。令人意外的是，糖尿病或老年患者并不增加术后吻合口瘘的发生。

食管有几个独特的特点使食管切除术后吻合在技术上更具挑战性。与胃肠道系统的其他器官不同，食管没有浆膜层。此外食管肌纤维的方向为纵向，两者共同导致食管较其他消化道器官更"脆"，降低了缝合的安全性[4,13,17]。尝试用额外的游离腹膜补片并不能降低吻合口瘘的发生，反而增加了术后吻合口狭窄的发生率[18]。此外，食管主要位于胸腔内，与其他类型的胃肠道瘘相比，这可能是食管吻合口瘘的特点之一。胸内负压可使胃液反流出吻合口，从而引起消化液漏入胸腔。这些消化液进入胸腔可能会影响胸腔内压力的平衡，导致呼吸和血流动力学障碍[19]。

吻合口的成功愈合与维持代替食管的器官的组织灌注是否足够直接相关。在游离胃和切除胃小弯侧的过程中大部分血管会被结扎，管胃约 60% 的血供由胃网膜右动脉供应，其余则由近端的小侧支血管供应。吻合通常在胃底部，是管胃最缺血的部分。在游离过程中必须注意尽量减少对侧支血管的损伤[4]。吻合口的张力过高也会导致血供受损，导致局部缺血。一些学者认为，利用整个胃而不是管胃替代食管可以更好地保护血液供应，不干扰侧支循环。反对使用"全胃"的观点认为使用胃管会减少胃容积和减少胃酸分泌的表面积，这 2 种情况都不利于吻合，也会导致生活质量下降。长度较长的狭窄胃管可以较好地到达颈部吻合部位而不产生张力，但必须防止过度狭窄而导致管胃血供受损[11,12,19]。至于其他类型的代替器官，如最常见的是结肠代是否也有类似的吻合口瘘发生率仍存在争议，但是相比较管胃替代只需要一次吻合，结肠代则需要完成 3 个吻合[4]。

颈部吻合口瘘的发生率高于胸内吻合，发生率为 2%～26%[20]。这可能是因为血液供应需

要较长的距离才能到达颈部的吻合部位[14]。相比之下，胸段吻合口瘘的发生率为 0%～9.3%[11, 14, 20]。以前有文献证实胸内吻合口瘘导致的术后死亡率较高，但最近的数据在考虑到术后早期结局（30 天内）后并不支持这一发现[14, 20, 21]。颈部吻合口瘘相对容易控制并且风险较低，因此高发生率也易于被接受。而胸部吻合口瘘常会导致纵隔感染，从而导致相对严重的后果[19]。

吻合技术的类型通常取决于外科医生的喜好。在过去的 25 年间吻合器技术已被用于重建消化道，技术相对易于掌握，已被广泛应用。Heitmiller 等的研究发现，双层手工吻合后吻合口瘘的发生率为 0.8%[13, 22]。Blackmon 等发表一篇倾向匹配分析比较了侧侧吻合、端端圆形吻合器吻合和手缝吻合术后发现吻合口瘘的发生率没有明显差异[23]。多个随机对照试验通过比较各种吻合技术试图确定最安全的方法，但均未发现吻合口瘘发生率的明显差异[24-26]。颈部吻合重建时可选择胸骨前路、后路或后纵隔路径。Urschel 等进行了一项 Meta 分析，但未能证明吻合口瘘发生率的显著差异，然而后路被认为具有距离吻合部位较短的优点，可以降低吻合口张力，避免管胃成角，减少心肺并发症的发生，增加气管前软组织的覆盖，并可以保留胸廓入口的骨骼结构。前路重建的主要优势是通过避免接触可能残余肿瘤细胞的食管床来尽可能减少肿瘤的复发[27]。

腹腔镜手术由于其安全性和术后效果已成为许多胃肠手术的标准术式。同样，在微创食管切除术中的应用也越来越多。2016 年的一项 Cochrane 回顾评估了开放手术与腔镜手术，发现腔镜手术总体并发症更少，住院时间更短[28]。Biere 等进行了一项随机对照试验对比了开放和微创经胸食管切除术，结果发现微创手术肺部感染发生率低、住院时间缩短、手术出血量更少、术后疼痛评估更低和术后 6 周的生活质量相对较高，而在淋巴结清扫数量和 R_0 切除率方面无明显差异[29]。

三、吻合口瘘的预防

完善术前准备，纠正营养不良，提高医疗条件，减少类固醇类药物的使用已被证明有助于降低术后吻合口瘘的发生[5]。在小的医疗机构，进行手术与术后并发症和远期死亡率增加有关，同时也会增加术后吻合口瘘的发生率，这表明熟练的手术技术对减少术后吻合口瘘的发生至关重要。在术中由于没有标准化的术式规定，人们一直试图强调吻合口血供的重要性。有多种方法可以评估吻合口的血供，如观察移植物的颜色、温度和检查多普勒信号等技术。多普勒只能用于评估较大的血液循环。荧光成像是一种很有发展前景的评估管胃微循环和整体循环的技术。经术中激光辅助荧光染色血管造影评估发现，较弱的血液灌注与术后吻合口瘘的发生率有关，这表明该技术可能是一种有效评估血供的检查方法[30]。

胃在游离后，胃底的氧合能力会下降 50%，进一步的研究表明术中胃底氧含量测定与吻合是否成功直接相关。缺血预处理被认为是术前胃的血供重新分配的一种新的方式。在食管切除术前 2～3 周行胃左右动脉和脾动脉栓塞术，可以使胃血供更加依赖于胃网膜右动脉。动物模型的结果表明，使用这项技术可以减少吻合口瘘的发生率，但在人体中还未得出相同的结果。还可以在术中离断锁骨间的韧带，从而减轻管胃静脉反流障碍发生的概率[4, 5]。

术后管胃膨胀可能导致吻合口张力过高和抑制静脉反流。使用鼻胃管和促进胃肠动力的药物来减少胃膨胀可能有助于缓解这种情况。幽门肌切开术或幽门成形术也可以减少这种并发症的发生。此外，药物的使用也曾被研究过。在管胃成型后 1h 内给予前列腺素 E_1 已被证明可以增加组织的血流量，但迄今为止尚未显示出明显的临床效益[4]。

四、吻合口瘘的诊断

吻合口瘘的诊断取决于瘘口的大小和位置。

在导管胃坏死的病例中，患者通常在 48～72h 会出现严重的败血症。应对吻合口瘘的发生保持高度谨慎，以保证可以尽可能诊断更多的细微瘘。最明显的临床症状是引流管有胃液引出。颈部吻合口瘘通常在术后 5～10 天出现发热、引流出脓性分泌物和颈部红肿等临床症状。胸内吻合口瘘的临床表现可能不是很典型。不明原因的低热、心动过速或白细胞增多应引起临床医生的高度警惕[4, 5, 13]。一项研究中的风险评估评分发现 C 反应蛋白、白细胞计数和白蛋白水平可用于预测主要并发症的发生，其敏感性为 89%，特异性为 63%[31]。

许多研究中都在术后进行常规的食管造影。通常先选用水溶性对比剂，然后再用钡剂。I 级吻合口瘘在临床上通常没有明显症状，但是可以在常规影像学检查中发现。口服对比剂的 CT 检查比吞咽对比剂更敏感，当怀疑有吻合口瘘时 CT 是诊断的首选方法。内镜检查是一个有用的辅助工具，可以在诊断吻合口瘘的同时给予一定的干预措施。尽管内镜检查在吻合手术后属于侵入性操作，但食管切除术后的内镜检查已被证明是安全的[5, 13]。

五、吻合口瘘的管理

吻合口瘘的一般处理原则包括重症监护，尽量维持血压以保证维持管胃的血液灌注，加强呼吸功能，应用广谱抗生素和营养支持治疗，保证消化液可以在瘘口下方引流入肠内。此外，应在吻合口附近部位予以充分引流[5, 32]。如果没有出现弥漫性管胃坏死，进一步的治疗应取决于瘘口的位置和临床表现的严重程度。

颈部吻合口瘘因为其瘘口较小和易于控制可采用禁食禁水的保守治疗。在没有出现败血症的情况下通常不需要使用抗生素。可反复进行造影或内镜检查了解瘘口的愈合情况。如果颈部吻合口瘘口较大或周围皮肤出现红肿和明显皮下波动感，则需充分引流。通常可以采用切开手术切口的方法保证引流通畅。如果证实

吻合口瘘口较小，可以直接缝合或采用支架植入术来加速愈合，愈合的中位时间为 2～3 周。如果在采取上述措施后患者症状未见明显好转，则应考虑引流不充分或管胃坏死的情况，并应行进一步检查明确。如果出现严重的脓毒血症，应采取外科手段，在行清创术的同时评估管胃的活力，如果管胃出现坏死则应尽可能切除。颈部吻合口瘘后狭窄形成的风险较高[4, 5, 11]。

胸内吻合口瘘的处理方式取决于脓毒症的严重程度。胸腔积液的患者可以采取经皮引流的方式控制感染。血流动力学稳定的脓毒血症患者应在手术室进行冲洗和充分引流。保守手术治疗如清创术和重新进行吻合后再次出现吻合口瘘的发生率约为 25%[5, 11, 33]。

最近，越来越多的学者认为支架置入作为一种闭合吻合口瘘的方法可以在经皮胸腔引流的同时使用。当瘘口小于吻合口周径的 30% 时，可以考虑放置支架。有覆膜的扩张支架更有利于将来的取出。支架移位是一个常见的并发症，使用较长的支架或使用其他组件（包括夹闭或缝合）可以减少支架脱落的发生。其他支架置入的相关并发症包括覆盖不充分而导致持续漏液、支架堵塞和侵蚀支架周围的组织结构等。Freeman 等的研究报道了 17 例胸内吻合口瘘后支架置入治疗的效果，研究表明愈合成功率约为 94%，支架移位并发症为 18%。大多数（82%）患者在支架置入后 72h 内可恢复正常饮食，平均 17 天可取出食管支架[5, 13, 34]。食管腔内真空治疗是食管切除术后吻合口瘘的一种新的治疗方法，内镜下将海绵置于腔内然后真空封闭食管瘘口，并通过经鼻途径引流消化液[35]。

六、管胃坏死

包括自发性缺血、亚临床缺血和明显坏死的胃管缺血发生率为 0.5%～10.4%[36]。管胃缺血的后遗症可能相当严重。管胃缺血可能会导致吻合口狭窄，或更严重的情况下吻合口瘘需要再次手术。如前所述，管胃坏死是吻合口瘘

最严重的一种情况。管胃坏死后的死亡率可能超过 90%，这表明早发现、早治疗和尽力预防管胃坏死的重要性 [37]。

已有很多研究阐述了管胃坏死的危险因素，例如术中建立管胃的手法和操作不规范、术前行放射治疗、围术期低心输出量、术后低血压、既往上腹部手术史、营养不良、既往消化性溃疡疾病、纵隔内管胃扭转和先天食管裂孔狭窄等。术前行放射治疗会导致机体纤维化反应，从而减少管胃的微血管血供。在游离胃时谨慎规范操作和在围术期保证患者足够的血液灌注可以减少这些危险因素带来的风险 [36, 38]。

术后第 1 周内出现严重的脓毒血症是管胃坏死的患者最常见的临床表现之一。此类患者起初可能有不明原因的心动过速或白细胞增多，并且快速进入临床失代偿期。治疗这类患者最重要的原则是要保持高度的临床警觉。对于诊断有困难的患者可选择多种诊断方法。传统上消化道造影可用于诊断吻合口瘘的存在。虽然 CT 检查正常不能排除管胃缺血的可能性，并且术后纵隔内积液和积气是常见的表现，但是口服对比剂 CT 检查可以从积液中获得是否出现吻合口瘘的相关信息。内镜检查也是一种常用的诊断方法 [37, 38]。Page 等的研究证实，术后 1 周内内镜检查发现吻合口瘘是安全有效的 [39]。

内镜分级系统可以识别不同程度的缺血并可以指导治疗（表 43-3）[40]。如果吻合口瘘口较小，采取非手术处理和支架置入可能有效。管胃完全坏死的患者常因严重脓毒血症而需要行急诊手术治疗。在胸内吻合或颈部切口重新打开的情况下，必须进行胸腔镜检查或开胸手术来观察管胃的情况。如果在术中发现管胃坏死，则必须切除管胃并同期行食管末端造口术、胃造口术和空肠造瘘术。应注意尽可能保持剩余食管的最长长度以供将来的重建使用，在行上述手术之前，患者应当首先纠正休克并控制脓毒血症。重建的选择包括结肠代或空肠食管吻合 [37, 38]。

表 43-3　内镜下吻合口缺血分级	
分级	内镜下表现
1 级	吻合口附近的黏膜暗蓝色，覆盖金属样黏液
2 级	吻合口黏膜为正常粉红色部分，但部分中断不确定组织是否存活
3 级	吻合口黏膜为正常粉红色部分，但完整的吻合口圆周破裂
4 级	管胃黏膜为黑色，完全坏死

引自 Oezcelik A, Banki F, Ayazi S, et al. Detection of gastric conduit ischemia or anastomotic breakdown after cervical esophagogastrostomy: the use of computed tomography scan versus early endoscopy. *Surg Endosc*. 2010;24:1948–1951.

七、吻合口狭窄

吻合口狭窄常出现在先前出现吻合口瘘的部位。食管切除术后吻合口狭窄的发生率为 10%～40%，然而由于狭窄往往是在患者主诉吞咽困难的情况下诊断的，所以其发生率可能比文献报道的要高。术后早期出现的狭窄通常是良性病变，晚期狭窄则应考虑吻合口处肿瘤复发 [4, 5]。

吻合技术与吻合口狭窄的发生率有关，并与吻合口的大小和吻合口组织的收缩有关。两层手工吻合的狭窄率比单层吻合术高。当比较吻合器和手工吻合时，端端圆形吻合器吻合口狭窄的发生率更高。而 Orringer 发明的半机械端侧吻合由于吻合口的横截面积较大，术后发生狭窄的概率较小（手工吻合狭窄率 48% vs. 半机械吻合狭窄率 35%）[4, 41]。

术后早期内镜检查对吻合口狭窄的发生有较高的预测价值。吻合口瘘、内镜下见缝合针数过多、吻合口黏膜溃疡 50% 以上被认为是吻合口狭窄的危险因素 [42]。使用萨氏或内镜下食管扩张可以很好地治疗良性狭窄，研究发现经过上述治疗 93% 的患者吞咽困难症状会得到缓解 [43]。内镜下扩张对治疗因吻合口局部缺血而导致的狭窄可能无益。除了内镜下扩张外，给予质子泵抑制药治疗也是治疗吻合口狭窄的一种有用手段 [11]。

八、管胃气管瘘

食管胃吻合口靠近肺实质和气管膜部增加了管胃和气管之间可能发生瘘的风险。管胃气管瘘的发生率为 0.04%～0.3%，虽然这是一种罕见的并发症，但是因其可能危及生命，所以应尽早诊断发现[38]。

患者因素和围术期并发症可能导致管胃气管瘘的发生。新辅助治疗会增加术后管胃气管瘘形成的风险，其原因可能是由于治疗后的继发性组织损伤和缺血。管胃气道瘘通常继发于吻合口瘘持续漏出消化道内容物而导致组织坏死和糜烂。术中气管支气管损伤发生率较低，据报道，在经胸食管切除术中发生率为 1.8%，在全部食管切除术中发生率约为 0.8%。术中的气道开放可能成为术后气管管胃瘘的原因之一[44]。游离食管时导致气管周围组织局部缺血、吻合口瘘放置支架后的侵蚀、内镜下吻合口狭窄扩张和长期气管插管时引起的气管壁损伤都是管胃气管瘘发生的危险因素[38, 45]。

患者早期的临床症状可能较轻，如进食水时呛咳和反复发作的肺炎。最严重的情况可能会发生纵隔感染。由于消化道分泌物吸入肺部可导致严重的肺炎和呼吸功能损害，所以对出现类似症状的患者应高度怀疑并尽可能的早期诊断很重要。口服对比剂通常是首选诊断方法，但是对很小的瘘口可能会出现漏诊。虽然管腔内的黏膜褶皱可能会掩盖较小的瘘口，但是内镜检查依然是诊断和定位瘘口的主要诊断方法。支气管镜和胃镜检查是确定瘘口大小和位置的最好的检查方式[12, 38, 45]。

除了临床症状的严重程度外，管胃气管瘘的处理还应考虑瘘口的大小和位置。对于临床表现为较轻的患者可考虑采用保守治疗（禁食水、使用抗生素），如果在 4～6 周后患者症状没有减轻，则应考虑进一步干预。可在内镜检查时使用纤维蛋白胶、止血夹或网塞进行填充[38, 45]。如果患者临床症状严重放置支架可能是一种控制感染的临时措施，最终则可能需要手术修复。首选的术式是修复吻合口，缝合气道缺损，并在瘘口之间覆盖带血管的软组织以防止再发生管胃气管瘘。在严重的情况下管胃必须切除并行食管造口术，待患者脓毒血症控制后择期行消化道重建。在行消化道重建时，可以在胸骨后间隙行结肠代，以避免在炎症区域再次手术，此外也可选择空肠代食管术[12, 38, 45, 46]。

九、总结

食管切除术后吻合口并发症可迅速危及生命。掌握可能发生的并发症类型和临床表现是早期识别和诊断的关键所在。

第八篇 其他食管疾病
Miscellaneous Esophageal Conditions

第 44 章
非反流性食管炎
Nonreflux Esophagitis

Deacon J. Lile　Ryan Moore　Abbas E. Abbas　**著**
李　梅　李玉民　**译**

摘要

食管炎常常引起临床症状，包括吞咽困难、吞咽困难和反流，迫使患者寻求评价和治疗。这些症状最常见的原因是与反流有关的食管炎症，然而，非反流性食管炎是一个越来越重要的诊断考虑。非反流性食管炎在临床实践中相对较为罕见，但其发病率在过去 20 年中急剧上升。尤其是嗜酸性食管炎的发病率和流行速度迅速扩大。其他原因包括食管炎（真菌、病毒和结核）、药物诱导性食管炎、放射性食管炎和急性食管坏死。本章概述了这些原因，并检查了临床表现、流行病学、诊断工作和每个不同原因的管理。

关键词：非反流性食管炎；嗜酸性食管炎；药物性食管炎

食管被称为症状器官，而不是体征器官。这种动力型管道的炎症会严重影响患者生活质量。这些症状普遍存在，与炎症无关。具体包括吞咽困难、吞咽疼痛、胃灼热、胸痛、恶心、呕吐、呕血、厌食和体重减轻。也可能出现所谓的非典型呼吸道症状，如咳嗽、支气管痉挛和误吸。由于反流性疾病的患病率高，绝大多数具有相似症状的患者被诊断为胃食管反流病，接受抗反流药物治疗后症状不缓解。

根据病因不同，感染性病例中患者可能出现脓毒症症状，或全身性炎症疾病的明显红斑，如自身免疫性疾病。

与其他炎性疾病一样，长期病变可引起纤维化反应，导致良性狭窄。深层溃疡偶尔会引起严重出血，甚至会引起穿孔和纵隔炎。此外，恶性肿瘤与长期的食管炎有关，特别是与肠上皮化生相关的反流。

虽然不能直接检查食管，但通过仔细的体格检查可能会发现系统性疾病或广泛的口腔胃肠道炎症表现，如鹅口疮或直肠克罗恩病。

一、诊断

当患者出现疑似食管炎的症状及体征时，临床医生的主要目的是明确诊断，确定病因（表 44-1），制订管理计划，并对该计划进行跟踪，以确保完全缓解。当出现并发症时，相关治疗也很重要。

对咽、食管和胃进行仔细的内镜检查是诊断食管炎和确定其病因的关键，检查过程中内镜医生须进行适当的活组织检查。

放射学检查也助于阐明病因并排除并发症，如狭窄形成或解剖异常。主要的检查手段是气钡双重造影，但不适用于伴有吸入风险的严重吞咽困难患者，该造影可作为内镜检查的参考。其他检查包括胸部计算机断层扫描、食管测压、酸碱度 / 阻抗检测和放射性核素扫描，其他检查需根据患者病情选择进行。

实验室检查有助于排除免疫抑制或全身性

自身免疫性疾病。

二、治疗

食管炎的病因决定治疗方法，但当患者出现如严重出血、营养不良或食管穿孔等并发症时，首先治疗并发症。

吞咽困难、吞咽疼痛和反流是食管炎常见的临床症状，也是患者就诊的主要原因。引起上述症状最常见的原因是反流性食管炎；非反流性食管炎也是原因之一，虽然相对罕见，但其发病率在过去 20 年中已显著增加。特别是嗜酸性食管炎的发病率和患病率迅速上升，还包括感染性食管炎（真菌、病毒和结核）、药物性食管炎、放射性食管炎和急性食管坏死（AEN）。当考虑食管炎时，最重要的是明确诊断和及时治疗以避免不常见但严重的并发症发生，包括出血、营养不良、狭窄、穿孔及癌症。本章概述了非反流性食管炎各类型的病因、辅助检查、临床表现、流行病学、诊断及治疗。

表 44-1　非反流性食管炎的类型
嗜酸性食管炎
感染性食管炎（假丝酵母、巨细胞病毒、疱疹、结核）
放射性食管炎
药物性食管炎
急性食管坏死

引自 Gonsalves N, PolicarpioNicolas M, Zhang Q, Rao MS, Hirano l. Histopathologic variability and endoscopic correlates in adults with eosinophilic esophagitis. Gastrointest Endose. 2006; 64:313-319.

三、嗜酸性食管炎

嗜酸性食管炎是一种慢性炎症性疾病，其特征是有症状的食管功能障碍伴有上皮内嗜酸性粒细胞浸润[1]。起初认为食管嗜酸性粒细胞增多与胃食管反流有关[2]。在 20 世纪 70—80 年代，有人报道了症状性嗜酸性粒细胞增多症但不伴有胃食管反流的病例[4, 5]，但直到 1993 年 Attwood 等才报道了过去 20 年里该病的发病率有了巨大的增长[6]，同时我们对该病的认识

也在不断深入[3]。

（一）临床表现

EoE 可出现在任何年龄，但成年人和儿童的临床表现不同[2]。在成年人中，EoE 最常见的症状是吞咽困难，特别是对固体食物。在一个系列研究中，83% 的患者的主诉是吞咽困难，呈间歇性发作，很少伴有吞咽痛[7]。在严重的情况下，持续的吞咽困难和吞咽痛会导致营养不良[8]。其他症状包括胃灼热（30%～60%）和非心源性胸痛。特征性临床表现是 EoE 频繁引起需要进行急性干预的食物嵌塞（图 44-1）。有研究显示 42% 的 EoE 患者会发生食物嵌塞[9]，超过一半的成年嵌塞患者伴有食管嗜酸性粒细胞增多症[10]。对于吞咽困难的患者，要重点询问导致干呕或反流的嵌塞事件的病史，所有出现嵌塞的患者都必须考虑 EoE[2]。

在儿童中，最常见的症状是胃灼热和腹痛，伴有呕吐或食欲下降[11]。一项大型系列研究表明，38% 的 EoE 儿童主诉为胃灼热，31% 为腹痛或消化不良，其他症状包括生长缓慢和偶发呕血[12]。婴儿和幼儿出现喂养困难时会被看护人描述为"呕吐"或"窒息"[13]。与成年人相比，儿童吞咽困难在青春期之前并不常见[12]。

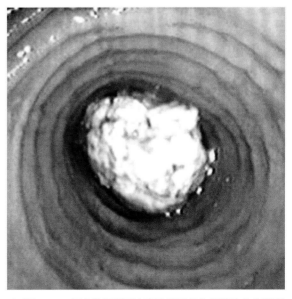

▲ 图 44-1　具有特征性同心环的嗜酸性食管炎的食物嵌塞

（二）流行病学

在儿童和成年人中，EoE 是一种慢性疾病，不能自愈，经常在治疗终止后复发[14]。随着炎症的持续进展，EoE 可进展为纤维狭窄表型；一个大型病例系列研究显示，并发纤维狭窄的风险每 10 年增涨 1 倍[15]。这种疾病在白种人中更常见，男性居多，且在所有年龄层男女比均为（3~4）：1[16, 17]。EoE 与特应性疾病也有很强的相关性，包括与环境和食物过敏的相关性[18]。

越来越多的证据表明，EoE 的发病率和患病率正在迅速增加。目前，在美国每 10 万人中可能有 40~90 例患病[16]，患病率与澳大利亚、瑞士、西班牙和加拿大等其他西方国家是一致的[14]。在因吞咽困难而接受内镜检查的患者中，EoE 的患病率为 12%~22%[11, 19]。

在发病率方面，多项研究表明，EoE 的发病率自 20 年前发现以来呈快速上升趋势。源自俄亥俄州汉密尔顿县的一系列病例报道显示，3 年期间 EoE 发病率从每 10 万人 9 例上升到每 10 万人 12.8 例[20]。这一发现与明尼苏达州奥姆斯特德县的另一份报道相一致，该报道显示 1990—2005 年，15 年间 EoE 发病率急剧上升[21]。瑞士 EoE 研究组的一项前瞻性临床研究提供了更多的证据证明 EoE 发病率显著增加。与明尼苏达州的研究一致，瑞士的研究组将观察到的发病率与上消化道镜检率进行了比较[22]。在这两项研究中，EoE 发病率的上升超过了上内镜检查率，这表明疾病确实在增加，而不仅仅因为人们认知和检查意识的增加。

EoE 发病率的显著增加与其他过敏性疾病的增加相似，包括哮喘、过敏性鼻炎、特应性皮炎和各种食物过敏[14]。一个可能的解释是"卫生假说"，这是一个经常被引用和讨论的学说，最初是基于流行病学研究。报道指出，工业化国家感染负担的减少与特应性疾病的相关增加有关，并提出了病因联系。有动物模型支持某些特定自身免疫性疾病的"卫生假说"，由于特定感染的过敏性疾病治疗疗效好坏参半[23]。"卫生假说"为 EoE 发病率的上升提供了一个合理的解释，但需要进一步的研究。总之，EoE 的迅速崛起是一个备受争议和研究的领域。目前认为 EoE 发病率增长可能是多因素导致的，包括各种免疫、环境和微生物相关因素等[14]。

（三）诊断检查

根据美国胃肠病学会最近发布的指南，EoE 被定义为"一种临床病理疾病，临床医生在诊断时考虑了临床和病理信息，但没有对这两个参数进行单独解释[24]"。因此，EoE 诊断标准包括临床和病理结果，确定诊断缺一不可（图 44-2）。

第一，患者必须具备食管功能障碍症状。第二，食管活检标本的病理检查结果必须为嗜酸性粒细胞为主的炎症，其特征峰值为每高倍镜至少 15 个嗜酸性粒细胞；以前的指南使用不同的诊断阈值，为 15~30 个嗜酸性粒细胞每高倍镜[1]。第三，应排除继发性食管嗜酸性粒细胞增多症。第四，黏膜嗜酸性粒细胞增多仅限于食管，并在接受质子泵抑制药试验后持续存在。满足 EoE 其他标准，且 PPI 治疗在组织学和症状上均有改善的患者，可归入一个单独诊断，称为 PPI 反应性食管嗜酸性粒细胞增多症（responsive esophageal eosinophilia，REE），与 EoE 和胃食管反流病 GERD 不同。最后，EoE 特异性治疗反应，如饮食或使用局部皮质类固醇可消除，均可支持 EoE 的诊断[23]。

为了满足组织学诊断标准，需进行内镜下活检。目前的建议是在食管的近端和远端分别取 2~4 个活检标本[23]。对于有小肠症状或内镜下表现异常的患者，进行初步内镜评估的医生还应进行胃窦和（或）十二指肠活检，以排除其他导致食管嗜酸性粒细胞增多的疾病，如克罗恩病或罕见的感染性疾病[25]。pH 监测历来是评价食管嗜酸性粒细胞增多患者胃食管反

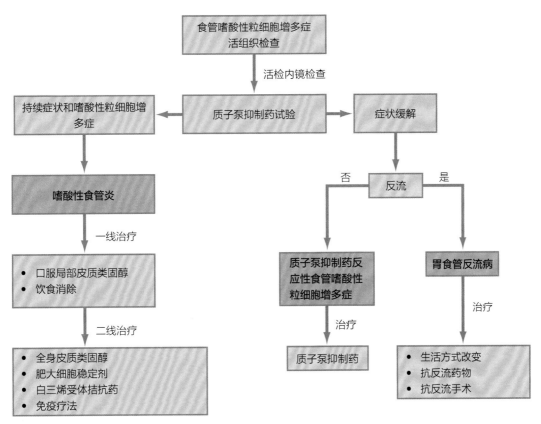

▲ 图 44-2　嗜酸性食管炎的诊断和治疗算法

流的诊断试验[24]。然而，最近一项关于食管嗜酸性粒细胞增多患者的队列研究显示，病理性反流的发生率很高（71%），许多无反流的患者对 PPI 治疗的症状和病理反应均有改善。这个小组发现 pH 监测并不能有效预测患者对 PPI 治疗反应[26]。因此，pH 监测可能对某些患者有用，但在 EoE 检查中并不需要[24]。

　　ACG 诊断标准缺乏影像学或内镜检查结果；然而，EoE 有几个明显的特征并且在临床上越来越重要。EoE 的内镜表现包括多个同心环的形成（图 44-1）、"气管化"或"猫食管"、狭窄、线性沟、白色渗出物和水肿[1]。这些内镜表现可能出现在 90%～95% 的病例中。此外，EoE 的内镜表现也可用来评估临床治疗结果，现已经引入一个内镜分级系统来分类疾病的严重程度[23, 24]。

（四）病理生理学

　　慢性炎症发展为纤维狭窄的并发症可证实

嗜酸性粒细胞长期浸润对食管功能具有影响[15]。活检和测压结果显示 EoE 患者存在非特异性运动障碍，尤其与食管下段和食管下括约肌功能障碍相关[27, 28]。严重纤维狭窄的病理表现主要为环和狭窄形成，或是缩窄。纤维狭窄的并发症与症状持续时间增加有关，并强调了治疗 EoE 特征性炎症的重要性[13]。

　　在生化水平上，EoE 的发病机制与无数遗传、环境和免疫因素有关[2]。对该疾病的早期研究显示，其与特应性反应有关，近期研究的结果也支持这一观点，因此该疾病的早期名称为食管哮喘[1]。简而言之，EoE 更像是宿主对环境过敏原的一种反应。一种 T 辅助（Th2）细胞介导的免疫反应，与 IL-13[29]、少量 IL-4 和 IL-5[30] 刺激过敏反应和诱导嗜酸性粒细胞进入食管有关[13]。

　　对 EoE 患者的活检标本进行 RNA 分析表明，IL-13 的诱导途径是炎症的主要驱动因素。在包含嗜酸性粒细胞趋化因子 -3（嗜酸性粒细胞的有效募集因子）的 IL-13 诱导的角质细胞转录组的影响下，嗜酸性粒细胞、肥大细胞和淋巴细胞在食管组织聚集。随后上皮细胞增生、乳头延长和固有层重塑与大体观察到的纤维狭窄性改变有关[28]。对 EoE 患者活检标本和 EoE 小鼠模型食管组织的组织病理学分析表明，IL-5 介导的嗜酸性粒细胞增多促进食管组织重塑，并且对慢性 EoE 的纤维狭窄性改变至关重要[29]。这项关于该疾病发病机制的研究表明，目前正在开发的靶向抗 IL-13 或抗 IL-5 具有治疗作用[28]。

除了与其他特应性疾病的相关性外，EoE 食管炎似乎没有直接的全身性后果。有证据表明，实验室检测血清值可出现相应改变。截至目前几项针对成年人和儿童的研究表明，40%～50% 的 EoE 患者循环嗜酸性粒细胞增多[24]。这种系统性嗜酸性粒细胞增多可用来进行潜在生物标志物研究以评估疗效。目前，还没有足够的证据支持对外周血嗜酸性粒细胞计数、总免疫球蛋白 E 水平或任何其他替代生物标志物的常规监测是相关的[24]。

（五）过敏诱因

自 20 世纪 90 年代首次对 EoE 进行报道以来，先前概述的引发免疫级联反应的环境触发因素也受到了广泛的关注。饮食疗法成功识别和去除饮食抗原提示了食源性过敏原在 EoE 发病机制中起着重要作用[13]。相比之下，关于空气过敏原的作用有很多争论。

早期的病例报道显示，一个 21 岁女性 EoE 患者在花粉季节容易出现症状和组织学恶化，并在冬季缓解；在随后几年的几个病例报道均表明了空气过敏原的潜在作用[31]。最近，美国国家病理数据库的数据表明，EoE 流行具有明显的地理差异性。在美国，更冷的气候与疾病流行增加密切相关[32]。由于气候是影响植物生长主要决定因素，该项研究的作者假设在某些气候条件下，空气传播的抗原可能会引发 EoE。

然而，最近的一项 Meta 分析表明，EoE 发病率不存在季节性变化，这与空气过敏原是 EoE 诱因的观点相悖[33]。截至目前，空气过敏原对 EoE 中的致病作用还未达成共识，除了食物源性过敏原作用明确外，可引发 EoE 免疫级联反应的抗原类型仍有诸多争议。

（六）治疗

由于 EoE 是慢性进展性疾病及治疗停止后有复发倾向，使其治疗具有挑战性。可选择的治疗方法有限，分为药物治疗和饮食治疗。目前可用的药物种类有皮质类固醇、白三烯抑制药、肥大细胞稳定剂和质子泵抑制药，靶向免疫疗法仍在研究中，内镜扩张术是治疗狭窄患者的一种选择（图 44-2）。

有效治疗 EoE 的挑战性在于缺乏关于治疗终点的共识。最新的 ACG 指南规定，"虽然症状和病理的完全缓解是一个理想的治疗终点，但临床实践中更易接受症状和组织学在一定范围内减少作为更现实和实用的终点"[24]。推荐的分级是有条件的，证据强度分级较低。该指南反映了关于保护食管免受损伤所需的嗜酸性粒细胞密度降低程度的数据很少，而文献中治疗终点存在较大差异。此外，症状的终点难以量化[24]。尽管困难重重，但一些药物已被证实能有效地缓解症状并改善组织学改变。

作为 EoE 诊断的一部分，需排除食管嗜酸性粒细胞增多的其他病因，因此 PPI 实验是必要的。有症状的食管嗜酸性粒细胞增多症患者对质子泵抑制药治疗有反应的临床情况有 2 种：伴有反流性食管炎的嗜酸性粒细胞增多患者和某些原因不明的无反流的嗜酸性粒细胞增多患者，都对 PPI 治疗有反应[24]。后者属于 PPI-REE 诊断。诊断 EoE 需排除上述 2 种情况存在的可能，因此所有符合诊断标准的患者都应接受为期 2 个月的 PPI 治疗[2]。虽然 PPI-REE 中 PPI 疗效的机制尚不清楚，但一些体外研究表明，可能 PPI 本身具有减少嗜酸性粒细胞的作用，是由于其直接抑制了细胞因子刺激的嗜酸性粒细胞趋化因子 −3mRNA[34] 的增加，而与酸还原作用无关。

食管嗜酸性粒细胞增多症对 PPI 治疗的反应导致一些作者推测降酸程序在 EoE 治疗中起的作用，特别是对儿童。早期病例报道指出，伴有顽固性反流的 EoE 患者进行了胃底折叠术，术后发现并无获益。理论上食物嵌塞发生率增加会导致胃底折叠术的潜在风险增加，但 EoE 的"外科"治疗可能也有这方面影响。另一些人则认为有必要进一步研究胃底折叠术的作用[35]。

当 PPI 试验证实 EoE 诊断后，一线治疗是口服局部类固醇，如布地奈德或氟替卡松，疗程为 8 周[24]。一些儿童随机对照试验显示，局部类固醇治疗可显著缓解临床症状并改善组织学表现[36, 37]。

多项试验表明局部皮质类固醇治疗能够缓解成年人组织学表现[2]。一项研究对 42 例患者使用氟替卡松雾化剂治疗和安慰剂对比结果显示，实验组 62% 的患者缓解，而安慰剂组无改善[38]。另一项随机、双盲、安慰剂对照试验检测了 36 例年龄超过 14 岁的患者使用布地奈德悬液的疗效，结果显示治疗组嗜酸性粒细胞从 68.2/HPF 显著减少到 5.5/HPF，而安慰剂组的减少不显著。此外，患者吞咽困难程度显著改善，多数可通过内镜检查观察到[39]。

一般来说，局部使用皮质类固醇效果良好。8 周或 12 周疗程后无肾上腺轴抑制迹象。最常见的不良反应是口腔念珠菌病，发生率高达 20%[2]。共识指南指出类固醇治疗的类型和持续时间取决于患者的临床情况。因此需要更多的研究来探索最佳剂量、持续时间和长期使用的潜在后果[25]。

对局部类固醇治疗效果欠佳或需要快速改善症状的病例才推荐使用全身类固醇治疗[24]。一项临床试验证明口服类固醇治疗对儿童有疗效。与局部使用氟替卡松相比，口服泼尼松对组织学缓解的效果更好，但不良事件数量也相应增加[37]。总之，全身类固醇的不良反应限制了它的使用。

目前几乎没有证据支持使用其他药物治疗 EoE。一些数据表明，白三烯受体拮抗药孟鲁司特可显著改善症状[8]，但没有证据支持能够组织学改变[25]。肥大细胞稳定剂色甘酸在理论上有治疗作用，但在临床实践中没有治疗有效的证据[24]。目前正在进行研究的高选择性抗 IL-5 抗体（美泊利珠单抗和瑞珠单抗），抗 IL-13 的单克隆抗体也可能有治疗作用，但还没有足够的证据支持任何生物制剂的有效性[2]。

（七）饮食疗法

饮食疗法目的是去除诱发 EoE 的食物源过敏原[3]，目前有 3 种有效的治疗策略，儿童和成年人都适用[24]。第一种是转化为元素或氨基酸配方饮食，这种方法可完全清除所有的食物过敏原，但局限性是成本过高和生活质量降低；第二种是通过过敏测试有针对性地清除食物过敏原；第 3 种是根据经验去除 6 种最常见的 EoE 诱因：大豆、鸡蛋、牛奶、小麦、坚果和海鲜。多项回顾性研究和 Meta 分析已经证明了元素饮食的优势，但成本较高[2]。通过过敏原筛查来去除食物过敏原被证明通常是无效的，没有广泛的临床或组织学改善的证据支持[13]。

有强有力的证据支持饮食疗法在儿童群体中的有效性，虽有一些研究显示饮食疗法对成年人有效，但研究证据较少[13]。饮食疗法通常持续 4～6 周，其中元素饮食疗法的疗程最长，在达到缓解后逐步重新添加食物[24]。通常一次只重新添加一种食物，便于诱因的识别[2]。

在饮食中添加或撤去某种食物时，建议通过临床评估和内镜活检来监测炎症反应变化[24]。显然，饮食消除和过敏原识别不仅非常耗时、费力，还相当昂贵。涉及患者、重要家庭成员、胃肠病学家、营养学家和过敏学家的多学科方法可能会对治疗有所帮助[24, 25]。

（八）内镜扩张

对于并发严重纤维狭窄的 EoE 患者，包括局灶性狭窄和食管口径狭窄，内镜扩张是一种有效的治疗方法。扩张治疗适用于药物或饮食治疗后仍存在狭窄症状的患者，以及症状严重的食管狭窄患者[24]。

食管扩张术可治疗有狭窄症状的 EoE，症状缓解效果持久[40]。起初扩张治疗与高并发症发生率相关，特别是一些早期报道穿孔率可高达 8%[13]。2011 年的一项 Meta 分析显示，92% 的患者在扩张后症状可缓解 1～2 年，穿孔发生率很低（< 0.1%）[41]。而扩张后症状改善并没有影响嗜酸性粒细胞诱导的炎症[13]。

目前的指南提倡通过多次治疗逐渐扩张食管内径[24]，常用内镜下导丝引导 / 非导丝引导的探条扩张术或球囊扩张术[13]，治疗前都必须充分告知患者扩张相关性疼痛和并发症[25]。

四、感染性食管炎

感染性食管炎多发生在全身或局部免疫抑制的患者[8]，较罕见，可分为真菌、病毒、细菌和寄生虫感染性食管炎[42]。危险因素包括类固醇使用、免疫缺陷综合征、放疗或化疗、恶性肿瘤、食管运动障碍和抗生素的使用[43]。预后通常与共存疾病的严重程度有关[8]。感染性食管炎通常表现为吞咽困难或吞咽疼痛的急性发作[42]。

（一）假丝酵母食管炎

尽管也有报道隐球菌病、组织胞浆菌病、芽生菌病和曲霉菌病可引起食管炎[42]，但真菌性食管炎最常见的原因是念珠菌，真菌性食管炎通常发生在免疫力受损的患者，最常见于血液恶性肿瘤、获得性免疫缺陷综合征或近期使用类固醇的患者[8]。尽管假丝酵母食管炎少见，但在无相关危险因素的免疫活性个体中可观察到[44]。食管念珠菌病的特征性症状是吞咽疼痛[42]，与口咽念珠菌病（鹅口疮）有很强的相关性[45]，尽

管没有鹅口疮也并不能排除食管炎的诊断[46]。

通过内镜评估可以确定念珠菌性食管炎的诊断，内镜显示黏膜斑块样病变（图 44-3），包括 < 2mm 的白色或黄色渗出物，以及假膜引起的食管狭窄。镜下表现可以分为 1～4 级[8]。内镜评估的敏感性为 100%，特异性为 83%[8]。活检显示酵母和假菌丝入侵黏膜细胞[42]。

对于获得性免疫缺陷综合征和吞咽疼痛急性发作的患者，暂不行内镜评估，可尝试经验性全身抗真菌治疗，症状可在 3～5 天消失。由于合并病毒感染的发生率较高，如果症状不能及时缓解，需要行内镜活检[42]。

念珠菌性食管炎需要全身抗真菌治疗 2～3 周。如果病情严重口服困难，则给予静脉注射抗生素。建议口服氟康唑，首次剂量为 400mg，然后每天 200～400mg。难治性患者可以使用其他唑类药物，如棘白菌素或两性霉素 B。两性霉素 B 被推荐用于治疗妊娠期食管念珠菌病。对于反复感染的患者，建议每周使用 3 次 100～200mg 氟康唑进行抑制治疗[47]。

（二）巨细胞病毒食管炎

随着现代免疫抑制的出现和获得性免疫缺陷综合征疫情的蔓延，巨细胞病毒已成为一种

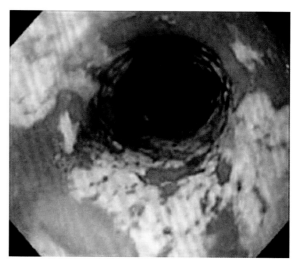

▲ 图 44-3 念珠菌性食管炎的白色渗出物
引自 Rosolowski M, Kierzkiewicz M. Etiology, diagnosis and treatment of infectious esophagitis. *Prz Gastroenterol*. 2013; 8:333–337.

重要的机会性致病菌。巨细胞病毒是一种 DNA 病毒，全球成年人血清阳性率为 80%～90%[48]。它可以单独存在或伴有念珠菌性食管炎[8]。疾病可以发生在胃肠道的任何地方，结肠炎是最常见的表现。巨细胞病毒食管炎通常在获得性免疫缺陷综合征患者和 CD_4 计数低于每微升 50 细胞的患者中发生[48]，也见于实体器官移植后长期免疫抑制的患者，或接受化疗的患者，在免疫功能良好的个体中有罕见的病例报道[49]。

伴有吞咽困难或吞咽疼痛的免疫抑制患者经抗真菌治疗后症状未缓解，应进行内镜评估。内镜检查发现溃疡性食管炎，60% 可能是 CMV 食管炎，但内镜活检是诊断金标准[48]。镜下的表现为节段性糜烂性改变或直径可达数厘米的明显溃疡[48]。病毒抗原或病毒 DNA 可用免疫荧光抗体或聚合酶链反应检测。组织学可显示多种细胞病变特征，如典型的"猫头鹰眼"大核内包涵体，颗粒状、嗜酸性、细胞质包涵体或小的"非典型"核内包涵体[1]。

器官移植和获得性免疫缺陷综合征患者的一线治疗是口服更昔洛韦，在 CMV 视网膜炎中进行更广泛研究的缬更昔洛韦可作为替代药物[50]。对于更昔洛韦耐药的疾病，其他抗病毒疗法包括西多福韦和膦甲酸钠。巨细胞病毒免疫球蛋白与抗病毒药物联合使用或单一使用的效果不确定，因此不做推荐治疗[48]。

（三）疱疹食管炎

单纯疱疹病毒（herpes simplex virus，HSV）引起的疱疹性食管炎常见于免疫功能低下的患者。它通常是病毒活化的二次机会感染发生在有潜在 HIV 感染、恶性肿瘤、免疫抑制治疗或严重疾病的患者[51]。它发生的频率低于巨细胞病毒食管炎，2 种病毒感染可并存[8]。有个别病例报道 HSV 食管炎可发生在免疫功能良好的宿主，疾病呈自限性[51]。在过去几年中，有几篇关于免疫功能正常的 EoE 患者发生急性疱疹性食管炎的报道，其中多数病例没有类固醇治疗史，

患者通常表现为吞咽痛、吞咽困难、胸骨后胸痛或发热等症状，近期常有上呼吸道感染或口腔唇部病变史[1, 51]。内镜下，病变由直径 1～3mm 的小水疱组成，这些小水疱脱落后留下边界清晰但不连续的溃疡（图 44-4）[8]。病变最常见于食管中下部[51]。疱疹性食管炎的活检类似于其他部位的疱疹病毒感染；细胞病变包括增大的多核细胞，染色质边集，细胞核成型。核内包涵体可以是大的、嗜酸性的和玻璃状的，或者是粉末状的和均匀的。最佳的组织学诊断需要对溃疡边缘进行取样，因为病毒会感染完整上皮的鳞状细胞。药物治疗可用阿昔洛韦抗病毒治疗[51]。

（四）结核性食管炎

结核性食管炎（tuberculous esophagitis，TE）很少见[52]，即使在结核病相对常见的国家也是如此。个别病例报道表明 TE 最常发生在免疫功能低下的人身上[1]。结核可从邻近的纵隔结构直接蔓延导致 TE，出现吞咽困难或吞咽疼痛的症状，内镜检查可见溃疡或瘘管形成。内镜下食管瘘或窦道的患者应考虑 TE 的可能，报道描述支气管食管瘘和气管食管瘘的发展[8]。食管瘘的鉴别诊断必须包括克罗恩病和食管癌，

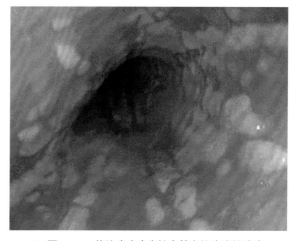

▲ 图 44-4　单纯疱疹病毒性食管炎的疱疹性溃疡
引自 Gurvits GE, Shapsis A, Lau N, Gualtieri N, Robilotti JG. Acute esophageal necrosis: a rare syndrome. *J Gastroenterol.* 2007; 42:29–38.

检查应包括支气管镜检查、内镜活检和 CT 检查。组织学特征可能包括干酪样和非干酪样肉芽肿及慢性炎症和瘢痕。抗酸染色可识别抗酸杆菌[1]。

大多数瘘管需要手术切除并进行抗结核治疗，尽管近期的报道表明内镜干预或非手术治疗可能对某些患者有效[53, 54]。一项研究显示 2 例患者经带蒂胸膜瓣固定缝合的瘘管切除治疗的有效性[55]。另一项研究证明了 6 例因 TE 导致吞咽困难的中国患者手术治疗的有效性，其中 5 例患者接受了胸腔镜手术或摘除较大的纵隔淋巴结并引流，1 例食管胸膜瘘患者接受了胸腔镜下清创和膈肌皮瓣修补覆盖瘘口；这些患者术后恢复顺利，出院时吞咽困难症状缓解[52]。

五、药物性食管炎

药物性食管炎，或称"药丸性食管炎"，是由服用药物直接导致食管损伤[1]。1970 年报道已有超过 100 种不同的药物会引起药物性食管炎[56]。最常见的药物包括双膦酸盐、非甾体抗炎药、四环素、维生素 C 和氯化钾片[8]。患者通常表现为胸骨后疼痛或胃灼热，较少出现吞咽痛或吞咽困难。其发病机制与所摄取药物的全身和局部作用有关，损伤最可能发生在解剖或病理狭窄的部位[57]。

内镜下，药物性食管炎引起溃疡（82%）、出血（24%）、糜烂（18%）、狭窄（3%）[58]。组织学特征一般是非特异性的，表现为从微小的点状糜烂到带有肉芽组织和纤维蛋白脓性渗出物的大环状溃疡[1]。特定的药物会导致特征性的损伤，如阿仑膦酸盐特有的极化晶体异物引起组织细胞巨细胞反应[1]。

在大多数情况下，药物性食管炎有自限性，不伴有并发症。关键在于正确及时诊断和尽可能清除病原体[57]。症状通常在 7～10 天改善。发生大出血的概率较小，一旦发生就需要内镜干预局部注射肾上腺素[58]。狭窄形成需要内镜扩张处理，极少数情况下不经扩张治疗狭窄经过几周时间也能缓解，手术是为了处理治疗过程中可能出现的并发症[57]。

六、放射性食管炎

放射性食管炎在接受胸部、头部或颈部放射治疗的患者中极为常见[1]，可发生在成年人和儿童中[59, 60]。有人认为食管炎是胸部肿瘤同步放化疗的"必然"结果[61]，相关的吞咽困难、吞咽疼痛和胸部疼痛是治疗剂量限制性毒性[62]。鉴于接受治疗性放射治疗患者出现症状性食管炎的频率，美国国家癌症研究所发布了不良事件标准，将吞咽困难和食管炎的程度分为 1～5 级[63]。

放射治疗会导致食管黏膜充血、水肿和糜烂。这种损伤可能是由于闭塞性动脉内膜炎和微血管损伤导致食管黏膜缺血，最终导致纤维化[64]。化疗似乎有增敏作用。吞咽困难、吞咽疼痛和胸骨后疼痛的症状极为常见，头颈部肿瘤患者食管炎发生率高达 40%，小细胞肺癌同期放化疗患者 1～2 级急性食管炎发生率为 81%。

放射性食管炎的治疗取决于分级。轻度食管炎（1～2 级）可以通过饮食调整和局部使用麻醉药，进食困难患者可静脉补充热量或补液。3 级食管炎一般需要住院治疗，一些患者需要通过胃造口管进行肠内营养，以确保足够的液体和营养摄入。

狭窄形成的风险与食管炎的等级相关。在接受小细胞肺癌治疗的患者中，24% 的 3 级食管炎患者出现食管狭窄，相比之下，只有 2% 的 1 级或 2 级患者出现食管狭窄[62]。成年人和儿童的食管狭窄通常可以行内镜下扩张治疗[65]。

试图扩张后医源性食管穿孔的病例可以保守处理，不需要手术干预。内镜下扩张失败的最强预测指标似乎是食管狭窄发生的时间。顺行和逆行扩张都被证明是安全有效的；无论何种技术，患者通常需要多次扩张[64]。即使在完全狭窄的情况下，扩张也可以成功[64]。扩张导致的医源性食管穿孔可以保守治疗，一般不需要手术干预。预测内镜扩张失败最有效的指标正是食管狭窄的复发时间[65]。

七、急性食管坏死

急性食管坏死（acute esophageal necrosis，AEN）是一种罕见但可能致命的疾病，它可能是导致严重食管损伤的多种疾病的最终表现[66]。发病机制是多因素的，缺血现象可能是食管损伤的主要驱动因素。休克、动脉粥样硬化、血栓栓塞性疾病和心律失常导致的低灌注会诱发 AEN 的发生。胃出口梗阻引起反流和促进化学性食管损伤也可能起作用，而酒精中毒、可卡因滥用、营养不良、恶性肿瘤和全身虚弱也有关[67]。

AEN 患者病情严重，并伴有多种并发症。最常见的症状是呕血、黑粪（71%～90%）[66, 67]。内镜特征是呈环状黑色外观，因此该疾病的别名为"黑色食管"（图 44-5）。死亡率很高，但取决于共存疾病的情况，死亡率为 15%～36%[66]。

治疗以支持治疗为主，并针对基础疾病治疗和最大限度的改善组织灌注，包括积极复苏、抗酸、抗生素治疗脓毒症。当 AEN 发生穿孔、纵隔炎或纵隔脓肿时，需要紧急手术干预。存活的患者有发生食管狭窄的风险，最早可能在首次诊断后 1 周发生。这些狭窄可能需要连续的内镜扩张[67]。但根据我们的经验，AEN 产生的狭窄累及长段的食管，内镜扩张效果欠佳，因此需要手术干预。

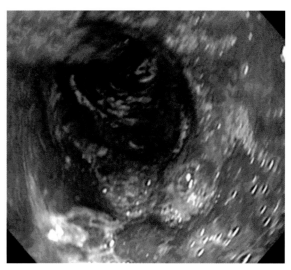

▲ 图 44-5　急性食管坏死特征性"黑食管"
引自 Shafa S, Sharma N, Keshishian J, Dellon ES. The black esophagus: a rare but deadly disease. *ACG Case Rep J*. 2016; 3:88–91.

第45章
食管多发囊肿
Esophageal Duplication Cyst

Ching Yeung　Blair MacDonald　Sebastien Gilbert　**著**

贺东强　李玉民　**译**

摘要

由病例报道或小病例系列组成的大多数文献报道表明，食管多发囊肿是罕见病，有一系列的临床表现。儿童倾向于有症状，而成年人倾向于无症状。检查包括 CT 或 MRI。食管胃十二指肠镜检查和超声内镜检查也很有用。食管多发囊肿恶变的概率很小。根据本文的回顾性研究显示，食管多发囊肿建议手术治疗。但是，也要考虑到每个人的具体情况。

关键词：食管多发囊肿；诊断；处理；超声内镜；恶变

食管多发囊肿是前肠多发囊肿的两种类型之一。另一种类型是支气管源性多发囊肿，由于其共同的胚胎起源，两者被归为一类。病例报道或小病例系列组成的大多数文献报道认为多发囊肿是一种罕见病。据估计，前肠多发囊肿占所有胃肠道多发囊肿的 20%。食管多发囊肿是儿童仅次于支气管源性囊肿的第二大良性后纵隔病变[1]。一项纳入近 5 万例病例的回顾性研究显示，食管多发囊肿的发生率为 1/8200，其中 60% 发生在食管下 1/3，17% 发生在中间 1/3，23% 发生在上 1/3[2]。男性以 2：1 的比例占多数，而且多发囊肿常伴有先天性异常，如小肠多发囊肿、食管闭锁和脊柱异常[3]。

一、病理生理学

在胚胎发育的第 5～8 周，随着食管的延长，其上皮细胞生长，细胞堵塞了食管腔。食管产生分泌物，分泌物形成空泡。如果空泡由于排列和合并失败而持续存在，则可能形成多发囊肿。囊肿常发生在右侧，因内脏伸长，胃右旋[2]，食管多发囊肿多为囊性囊肿（80%），与食管腔不相通。管状囊肿占食管重复囊肿的 20%，通常与食管腔相通它们的大小不同，囊状的平均为 4.5cm，管状的最大可达 25cm[2]。食管多发囊肿和支气管源性囊肿因其共同的胚胎起源而内衬纤毛上皮。它们的组织学区别在于支气管源性重复囊肿包含软骨，而食管重复囊肿有两层平滑肌[5]。食管多发囊肿也可能包含异位的胃或胰腺黏膜[6]。

常用 Palmer 的病理标准定义食管多发囊肿。标准为：①病变位于食管壁及其深部；②应该有两层平滑肌（内环外纵）；③囊肿壁应包含纤毛上皮细胞或其他细胞。在胚胎发育过程中发现组织（鳞状、柱状、长方体、假层和纤毛）[7]。然而，也有一些值得注意的例外，即腹腔多发囊肿不符合第一标准[5]。

二、临床表现

食管多发囊肿的临床表现取决于其大小、

位置及对周围结构的影响。这也与患者的年龄有关。例如，婴儿和儿童经常出现呼吸窘迫、咳嗽或复发性肺炎[8, 9]。虽然大多数成年人无症状，但其症状包括进行性吞咽困难到固体和液体，上腹痛或腹痛，胸骨后胸部不适[8, 10-13]。体格检查通常无异常。有个别报道的急性、严重腹痛的患者表现为囊肿穿孔或出血[3, 8]。

也有罕见的病例，患者因囊肿内恶性肿瘤而出现体重减轻和淋巴结转移[14-16]。

恶变在食管多发囊肿是一个极其罕见的事件，只有少数报道的病例[14-17]。发病年龄为18—60岁，无性别优势，大小为3～10cm。这些恶性肿瘤的临床表现从偶然发现到吞咽困难、发热和疼痛不等。

食管黏膜下病变的鉴别诊断包括其他非上皮性肿瘤，如平滑肌瘤、胃肠道间质瘤、肉瘤、淋巴瘤、脂肪瘤和其他后纵隔肿块。对于腹内食管多发囊肿，鉴别诊断应包括胰腺假性囊肿、皮样囊肿、囊腺瘤和囊腺癌[5]。

三、辅助检查

（一）影像学检查

胸部 X 线片偶然发现食管多发囊肿，表现为纵隔增大或心脏后肿块[7, 18]。今天，计算机断层扫描是一种更常见的检测方式。CT 上通常显示在后纵隔靠近食管的一个光滑、界限清楚的低密度病变[7]。囊肿壁不规则可能与恶性肿瘤有关[16]。在破裂的情况下，CT 扫描可能显示囊肿区域内有气体和碎片，这可能与食管旁疝混淆[3]。磁共振成像可以帮助进一步明确解剖关系和排除其他异常，如 GIST 或平滑肌瘤。食管多发囊肿由于囊内积水比例高，在 T_2 加权图像上具有高信号强度[5, 19]。

某些罕见的情况下，成年患者可使用 ^{99m}Tc 检测异位胃黏膜，或使用产前（多在妊娠晚期）超声诊断多发囊肿[20]。利用产前超声检测食管多发囊肿的报道并不多见，其他出现食管多发囊肿的婴儿产前超声均正常[21]。

（二）内镜检查

食管胃十二指肠镜检查显示黏膜下病变。根据病变的大小，它们可导致食管腔狭窄及外部压迫的征象[22]。恶变的病例可能伴有食管狭窄[15]。自 20 世纪 90 年代中期以来，超声内镜的使用越来越多。EUS 有助于确定病变是壁内还是壁外，是囊性还是实性[4]。在 EUS 上，通常有 3～5 层囊壁，无回声或低回声，内部内容物均匀。病变边缘规则，起源于黏膜下层或肠壁外部[23]。然而，在 19 例纵隔囊肿的病例系列报道中，EUS 结果并不一致[24]。使用 12MHz 探针的 EUS 显示存在低回声和无回声囊肿，EUS 显示有或没有细胞壁层。其中 3 例在 EUS 上没有可见囊壁的患者接受了手术切除，组织学确诊为食管多发囊肿。其余无细胞壁层的保守处理为非特异性单纯性囊肿。由于存在感染风险，EUS 细针穿刺的作用存在争议。在上述病例中，4 例患者在内镜引流后出现感染，其中 1 例危及生命。当病变明显为囊性（无回声）时，应避免细针穿刺。然而，如果病变是低回声的，可以考虑使用适当的预防性抗生素后进行细针穿刺[4, 24]。

四、治疗

（一）内镜

最近人们对内镜下处理食管多发囊肿很感兴趣。EUS 引导下的细针穿刺是对这些患者伤害最小的治疗选择。虽然可以避免大手术，但应该讨论复发的可能性，以及这种治疗方式不能预防潜在的并发症，如出血、溃疡、穿孔或恶变，特别是在年轻人中[18, 22, 25]。

（二）手术

由于存在溃疡、出血、穿孔的风险，且食管多发囊肿发生恶变的风险较小，因此经常推荐手术切除。与简单的保守治疗相反，手术可以明确诊断并减少随访的频率。完全的手术切除可通过开放或胸腔镜进行 [7, 10, 12, 13]。囊性病变可能需要减压，以便于从食管和周围结构中剥离和肋间切除。迷走神经应该被识别和保存。该手术类似于食管黏膜下肿瘤剜出术。邻近结构可能有明显的粘连，更重要的是，会粘连到食管下层的黏膜。

应该告知患者在囊肿切除中存在的风险和潜在的食管损伤的后果。这种严重的并发症以前曾有报道，典型的治疗方法是立即一期修复，伴或不伴软组织支撑（如肋间肌、带蒂心包脂肪垫 Brewer 补片、大网膜等）。在某些情况下，在切除时成功处理穿孔需要进行食管切除术 [5, 26]。如有可能，食管固有肌层应重新复位，以防止假性憩室的形成，这可能需要进一步的手术矫正 [7, 13]。在肌层复位前，总是应该评估修复部位的黏膜完整性。这最好是通过柔性食管镜完成的，当后纵隔淹没在灌洗液下时，它既可以直接进行黏膜检查，也可以对食管腔进行充气以检查是否有漏。

胸腔镜切除可缩短住院时间 [7]。不完全切除可导致复发 [11]。切除靠近胃食管结合部的囊肿可能导致食管下括约肌功能不全和胃食管反流症状的发展或加重。这通常可以通过药物来控制 [13]。

对于罕见的恶变和局部晚期疾病，应逐个治疗。在我们的研究中，局部晚期患者接受了辅助化疗和放疗 [16]。如果他们因为切除或远处转移的发病率而不被考虑手术候选人，则接受姑息性放化疗 [14, 15]。

对于这种罕见情况的处理，我们有一个真实的病例：1 名 18 岁女性，其他方面健康，因进行性咳嗽伴胸痛 4 周病史到急诊室就诊。她有哮喘病史。胸部 X 线片显示后纵隔肿块（图 45-1）。胸部 CT 显示 4.5～8.5cm 均匀、边界清楚的后纵隔肿块（图 45-2 至图 45-5）。经食管胃十二指肠镜检查及 EUS 检查证实，在距切牙 30～36cm 处有异物压迫。在 EUS 上，肿块在食管壁外。患者行胸腔镜下食管重复囊肿摘除术（图 45-6）。用单丝缝合修复食管肌层（图 45-7 和图 45-8）。术中内镜检查证实没有任何

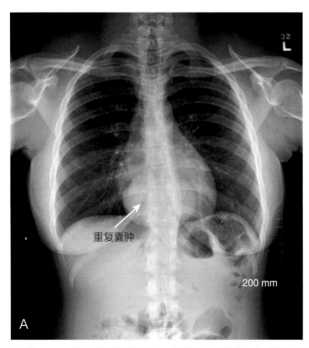
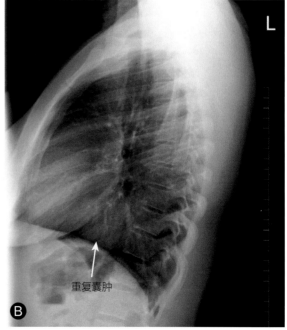

▲ 图 45-1　胸部额侧投影显示一大圆形心后肿块，与邻近肺界面光滑。分化包括食管实性肿块和食管裂孔疝。胃底正常位置在横膈膜以下。缺乏空气流体水平使裂孔疝不太可能分化

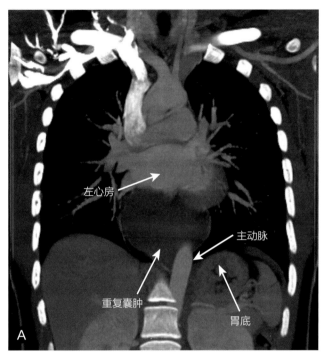
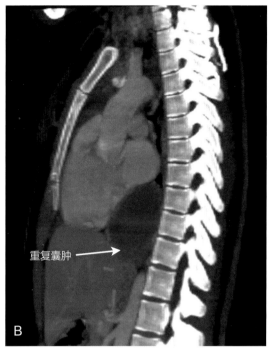

▲ 图 45-2　冠状面和矢状面的 **12mm** 最大密度投影图像显示食管复制囊肿与后纵隔结构（食管、左心房、主动脉、胸椎）和膈肌、胃底的关系。图像获得在肺循环血管阶段注射静脉造影后，**Toshiba Aquilion One**（Toshiba Canada，Markham，ON，Canada）轴向容量采集在 **0.625mm** 和后处理重建 Terarecon Aquarius Intuition 软件（Terarecon，Foster City，California）

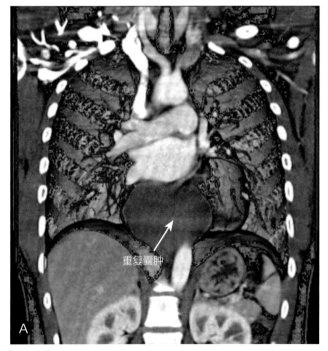
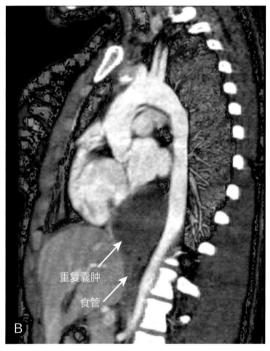

▲ 图 45-3　半容积冠状位和斜矢状位计算机断层成像显示食管重复囊肿与后纵隔结构（食管、左心房、主动脉、胸椎）和膈肌及胃底的关系。低密度结构（肺、脂肪）作为强调的彩色遮罩投影。图像获得在肺循环血管阶段注射 **Toshiba Aquilion One**（Toshiba Canada，Markham，Ontario，Canada）静脉造影，轴向容积采集 **0.625mm** 和后处理重建 Terarecon Aquarius Intuition 软件（Terarecon，Foster City，California）

黏膜损伤。最终病理报告与术前诊断一致。随访 1 年和 6 年吞钡显示食管外观正常（图 45-9）。6 年未出现术后并发症。

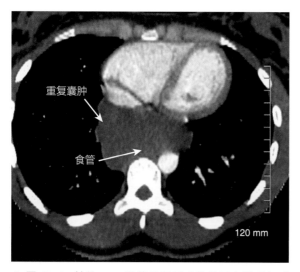

▲ 图 45-4 轴位 5mm 计算机断层成像显示食管重复畸形与后纵隔结构（食管、左心房、主动脉、胸椎）的关系。肺循环血管 Toshiba Aquilion One（Toshiba Canada，Markham，Ontario，Canada）静脉注射造影剂后，0.625mm 轴向容积采集，Terarecon Aquarius Intuition 软件后处理重建（Terarecon，Foster City，California）

五、总结

虽然外科治疗是最普遍的建议，但对于如何处理无症状患者存在一些争议。不幸的是，这种疾病的发病率非常低，妨碍了保守、内镜和手术治疗策略之间的大组比较。对于无症状的患者，通常的报道是长期观察或内镜下细针穿刺治疗[27]，如果他们足够健康，可以接受手术，在决定最佳的治疗方法时，应该考虑到年龄和病变的大小。例如，对于一个患有小的无症状囊肿的老年患者，在详细讨论了食管重复囊肿相关的潜在并发症后，一段时间的影像学观察以确保稳定性可能是一个合理的方法。

在本文回顾的所有治疗方案中，我们倾向于手术切除，因为这不仅是获得明确诊断的最佳方式，也可以最好的防止长期并发症和复发。食管多发囊肿是一种相对罕见的疾病，因此，支持我们建议的手术治疗证据是有限的。在这种情况下，我们认为，应该根据每个人的实际情况制订治疗方案。

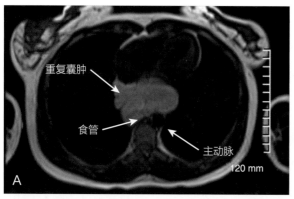

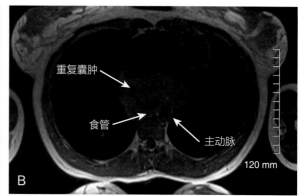

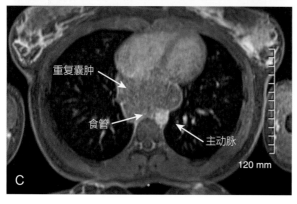

▲ 图 45-5 轴位 T$_2$ 涡轮自旋回波（TSE）5mm，轴位 T$_1$ 自旋回波 5mm，轴向 T$_1$ 三维体积插值透气脂肪饱和（3D VIBE FS）后造影图像显示囊肿在同一平面与同时进行轴向计算机断层扫描。T$_2$ 区高信号强度（SI），T$_1$ 区低信号强度（SI）与水或近水囊性物质一致。图片来源于西门子交响曲 1.5T（Siemens Healthcare，Erlangen，Germany）

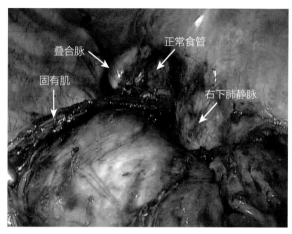

▲ 图 45-6　从右胸腔镜入路观察。切开位于大型复制囊肿上方的纵隔胸膜和食管肌层，开始去核

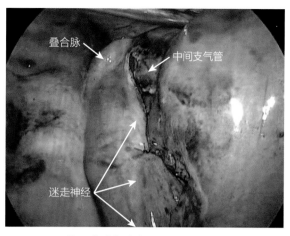

▲ 图 45-8　纵隔胸膜在摘除术后再次接近，并小心地保存了两条迷走神经

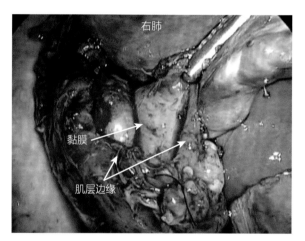

▲ 图 45-7　囊肿切除后，食管黏膜松弛处的肌肉组织重新接近

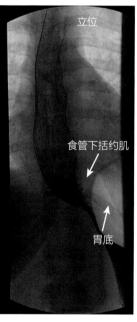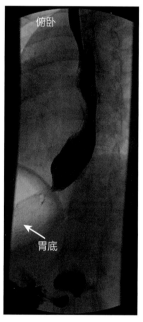

▲ 图 45-9　术后立位双对比胃肠造影，钡气结晶造影，直肠斜位单对比造影，显示下食管、食管下括约肌和胃底正常黏膜、口径和吞咽时的放松。术后数周无残余肿块或畸形

第 46 章
食管和胃食管结合部的黏膜下肿瘤

Submucosal Tumors of the Esophagus and Gastroesophageal Junction

Kristin Wilson Beard　Kevin M. Reavis　著

丁霏霏　李玉民　译

摘要　食管和胃食管结合部的黏膜下肿瘤是起源于食管和胃食管结合部黏膜下间隙的异质性良性肿瘤，此类患者有一半无症状。当患者出现症状，包括吞咽困难、咽部异物感、溃疡或出血、肿块过大或随访期间肿瘤增大等相关表现时，应予以切除。针对此病的治疗包括：药物治疗、内镜下治疗和保留器官基本功能的外科手术。

关键词：黏膜下肿瘤；胃肠间质瘤；食管；胃；内镜；摘除术；切除术

食管和胃食管结合部的黏膜下肿瘤（submucosal tumor，SMT）是一组罕见的良性病变。本章将回顾食管和胃食管结合部黏膜下肿瘤的各种类型。我们将着重介绍这些肿瘤的影像特点、医学治疗和手术方面的进展，包括不断更新的手术技术。

20 世纪中期的尸检研究发现良性食管肿瘤和囊肿的总体患病率约为 0.5%[1, 2]。食管肿瘤中良性肿瘤仅占 18%，其余 82% 为恶性；在婴儿到老年人的所有年龄层中，都有可能发现食管和胃食管结合部黏膜下肿瘤，其中以 40—60 岁多见，男性为主。

食管黏膜下肿瘤的症状取决于肿瘤大小。主要症状包括腔内梗阻引起的吞咽困难和反流、疼痛、压迫气管引起的肺部症状及出血[3]。除非肿瘤相当大，否则体格检查常常不易发现；因此，通常是偶然发现的。约 50% 的食管黏膜下肿瘤是无症状的，往往是因其他病因经内镜检查或影像检查而获知。胸部 X 线片显示大肿瘤时表现为纵隔突出。胸部计算机断层扫描可以更清晰地显示小病变，但不够精确，仅提示食管壁增厚。对比剂食管造影通常显示平滑柱上凹陷[2]。黏膜下肿瘤的鉴别诊断包括良性实体瘤、囊肿、血管异常或癌症。随着影像学技术的发展，无须活检确定这些良性病变的信心更强。然而，在某些情况下，多种影像检查仍不能完全排除恶性肿瘤。由于肿瘤的位置关系，内镜下活检或超声内镜引导下细针穿刺活检可能出现取材不足或不确定是否取到肿瘤组织的情况。大的或有症状的黏膜下肿瘤，一般建议手术切除，而小的、无症状的肿瘤，可以考虑密切监测。

食管和胃食管结合部黏膜下肿瘤的总体发病率较低，平滑肌瘤相对常见。直径 < 3cm 的无症状病灶，通常建议进行观察。然而，由于患者的依从性、重复监测的成本、恶性肿瘤延迟诊断的可能性及患者焦虑等因素，医生可能会建议切除小的食管黏膜下肿瘤[4]。

近年来，食管黏膜下肿瘤的治疗方法已经发展了多种。靶向分子极大地改善了胃肠道间质瘤（gastrointestinal stromal tumors，GIST）的预后，优化药物治疗的建议也在不断更新。过去，食管或胃食管结合部的黏膜下肿瘤，主要依赖手术进行治疗和确诊，包括开腹或开胸手术摘除或食管切除术。在明确的、小的、无症状的、低恶变可能的良性食管病变情况下，小的和无症状的食管黏膜下肿瘤可以观察和监测，当然现在可能有更好的诊断技术[2]。微创技术包括腹腔镜、视频辅助胸腔镜手术和机器人手术技术，其可减少术后疼痛、肺部并发症和缩短住院时间。在经验丰富的内镜医生指导下，单纯内镜切除食管黏膜下肿瘤是安全可行的。

一、手术

　　手术切除是平滑肌瘤的主要治疗方法。手术切除的适应证包括有症状、不能除外恶性肿瘤或与 GIST 鉴别、非典型影像学表现、黏膜糜烂或发育不良、局部淋巴结肿大、大肿瘤（大小推荐可变）或监测期间肿瘤生长的病变[5]。

　　对于黏膜下肿瘤，特别是平滑肌瘤，传统的治疗方式是通过右或左开胸摘除，或开腹切除胃食管结合部肿瘤。外科医生通过食管或胃食管结合部的开放通路，可以观察和触诊肿瘤，精确地定位肿瘤。切开上面的胸膜，将纵行肌和环状肌分开。将肿瘤从周围的肌肉和黏膜下层剥离并摘除。任何黏膜损伤（开放病例的发生率为 7%）均可闭合，覆盖的肌肉层和胸膜通常也可闭合（图 46-1）[2, 6]。开放入路安全有效[5, 7, 8]。开胸摘除术的死亡率＜ 1.3%，5 年无症状患者可达 90%[5]。＞ 8cm 的肿瘤或弥漫性平滑肌瘤，需食管切除。过去，5%～10%的平滑肌瘤患者需要进行食管切除[2, 8, 9]。

　　腹腔镜和视频辅助胸腔镜手术现已被广泛接受，且在此病中应用是安全的[10, 11]。机器人微创手术也是一种安全可行的选择[6, 12]。微创摘除术的住院时间约为开放性胸外科手术的一半[8]。术中可在冰冻切片辅助下行腹腔镜下摘除有 GIST 特征的肿瘤[13]。然而，在鉴别 GIST

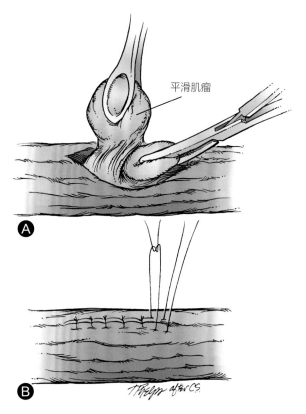

平滑肌瘤

▲ 图 46-1　**A.** 食管肌纤维被切开，平滑肌瘤从食管壁直接拉出；**B.** 一旦移除肿瘤，切口两侧肌纤维就重新靠拢

与平滑肌瘤时，冰冻切片不可靠，因为需要免疫组化来确诊[14]。对于更近端的病变可能需要胸腔镜入路，而食管通常是右胸入路。与开胸相比，VATS 可减少肺部并发症、术后疼痛和住院时间[8, 15]。术中内镜有助于鉴别小肿瘤和摘除肿瘤后检查黏膜完整性[15]（图 46-2）。据研究报道，机器人摘除食管平滑肌瘤可提高灵活性、精确度和可见度，使食管活动最小化，避免黏膜损伤，但其病例数较少[6]。机器人手术必须分别权衡预期成本、外科医生要求和住院时间的潜在益处[6, 12]。

　　术中内镜可提高肿瘤的定位，对小病变进行特异性定位，腔内球囊或探条帮助定位病变位置，便于手术切除[5, 15, 16]。有研究报道，通过腹腔镜下经胃手术治疗难以达到的位于胃食管结合部后方的平滑肌瘤[17]（图 46-3），需戳卡穿过腹壁，然后直接进入胃腔。无论是否借助球囊封堵胃出口，该入路有助于避免过度切

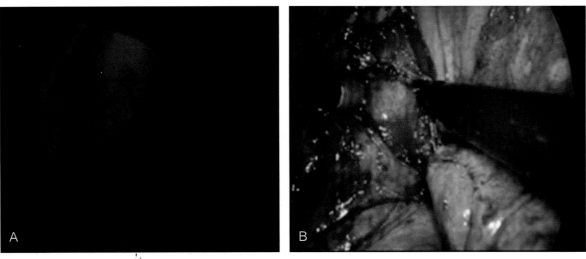

▲ 图 46-2　食管镜下对肿瘤进行定位，在肿瘤水平进行肌切开术

A. 透照肿瘤定位；B. 肿瘤水平行肌切开术（引自 Jeon HW, Choi MG, Lim CH, Park JK, Sung SW. Intraoperative esophagoscopy provides accuracy and safety in video-assisted thoracoscopic enucleation of benign esophageal submucosal tumors. *Dis Esophagus*. 2015; 28:438.）

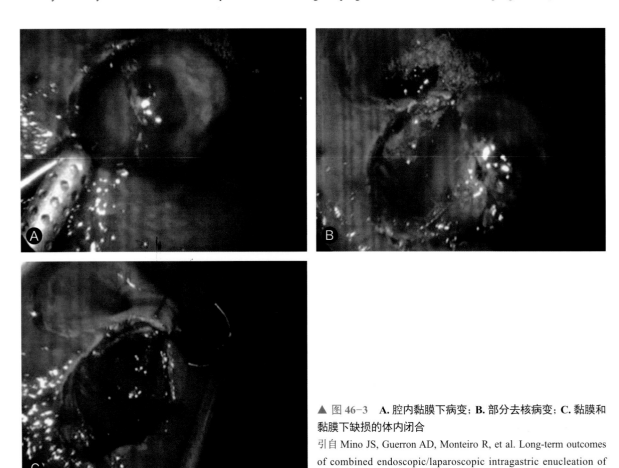

▲ 图 46-3　**A.** 腔内黏膜下病变；**B.** 部分去核病变；**C.** 黏膜和黏膜下缺损的体内闭合

引自 Mino JS, Guerron AD, Monteiro R, et al. Long-term outcomes of combined endoscopic/laparoscopic intragastric enucleation of presumed gastric stromal tumors. *Surg Endosc*. 2016; 30:1749.

除，最大限度地减少胃食管结合部 His 角的破坏，并已成功治疗 7cm 大小的肿瘤[18-20]。联合内镜和腹腔镜摘除术是可行的，若切缘不清则行全层切除术。标本可通过戳卡腔经标本袋取出，也可用抓钳或圈套通过内镜经口取出。胃切开术的切口主要用缝合线缝合，若切除后的较大缺损也可用内镜下吻合器缝合。如果需要切除一部分贲门，且会导致胃食管结合部明显畸形，则应考虑胃底折叠术以防止术后反流。有文献报道，切除或摘除食管中段病变后可加重或诱发胃食管反流病 [8, 16]。

随着时间的推移，内镜切除得到了越来越广泛的应用。最初，内镜下切除技术用于治疗分化良好的食管鳞状细胞癌。后来，用于治疗 Barrett 食管高级别内瘤变或黏膜内腺癌。内镜黏膜下剥离技术通常是内镜下肌切开术中常用的隧道技术，这是一种治疗贲门失弛缓症的自然孔道腔内内镜技术（natural orifice transluminal endoscopic surgery，NOTES）。随着更多的外科医生和胃肠病学家具备 ESD 和切除技术的经验，内镜切除越来越受欢迎，适应证也得到进一步扩大。具体的方法取决于肿瘤的特点和内镜医生的经验，尽管有报道表明，对于有经验的内镜医生来说学习曲线相对较短，但学习曲线仍是不可忽视的缺点 [21]。

（一）内镜下黏膜切除术

内镜下黏膜切除术（图 46-4）可用于小的浅表肿瘤（< 2cm，表浅至黏膜下层）。EMR 将黏膜与下层肌肉层分离，将黏膜下注射液注射到肿物下的黏膜下层，形成假息肉，然后结扎和圈套假息肉，从而完成切除 [22, 23]。

（二）内镜下黏膜切除术技术

内镜采用高清晰度单通道或双通道内镜。使用 23 号或 25 号针将稀释的靛胭脂或亚甲蓝溶液（含或不含肾上腺素）注射到病变下方的黏膜下层以抬高病变，扩大并突出其与相邻组织之间的平面。注射从病变远端开始，然后在近端依次进行注射，可提高食管有限空间内的可视度。在注射的黏膜下层垫上提起病变，以便整块切除。如果没有抬起，说明针尖放错位置，最常见的情况是刺入肌肉过深，可以轻轻地缓慢抽出注射针。如果调整针不能产生足够

的抬举，表明肿瘤浸润更深的肌肉层或存在瘢痕。简单的烧灼可以使具有良好抬举征的小病变完全切除，但通常需要其他技术来避免肿瘤的不完整切除。

透明帽辅助的 EMR 术，即在单通道内镜镜头前方安置一个透明帽，可以将目标病灶完全吸入"手术帽"以便进一步操作。为了更精确地切除，可以使用静脉曲张带结扎病变，可将其当作假性息肉，以便在直视下放置圈套。透明帽辅助技术的另一种方法需使用双通道内镜，使用内镜抓钳提起病变，检查切除床是否出血或穿孔。标本可被吸进帽内，通过内镜腔或抓钳或回收网取出。

内镜黏膜下剥离术 ESD（图 46-5）目前在亚洲最常使用，而世界各地的内镜医生已经开始接受和使用这种技术。ESD 适用于更大更深的肿瘤。ESD 的变化包括内镜下黏膜下隧道技术，或在某些情况下行全层切除。ESD 指征为肿瘤 > 2cm 或病灶深入黏膜层，且 ERM 无法整体切除。根据内镜医生的经验，2～8cm 的病灶可行 ESD，通常 > 5cm 的病灶需零碎切除或将病灶切碎后取出 [24, 25]。ESD 是通过正常黏膜切口，在病变下方和周围，经黏膜下平面进行剥离。剥离需用几种内镜下电刀中的一种进行。

（三）内镜黏膜下剥离技术

烧灼法确定切口线，离病灶几毫米，沿病变周围每隔几毫米标记为预期切缘，使组织收缩，同时仍保留病理边缘（恶性病灶距离 5mm，避免烧灼凝固对肿瘤的影响）。标本的边缘也可以做类似的标记，以作后续的病理定位。透明帽是用来帮助收缩和提高可视度，防止操作影响镜头视野。将黏膜下注射液（2ml 靛蓝胭脂 / 亚甲基蓝，1ml 肾上腺素，100ml 生理盐水）注入黏膜下层，从远端向近端移动，类似于 EMR 的技术。电刀沿黏膜下层周围切一个小切口。较小的病变，可以用圈套来完成切除。对于大多数病变，直接分离黏膜下组织，逐渐

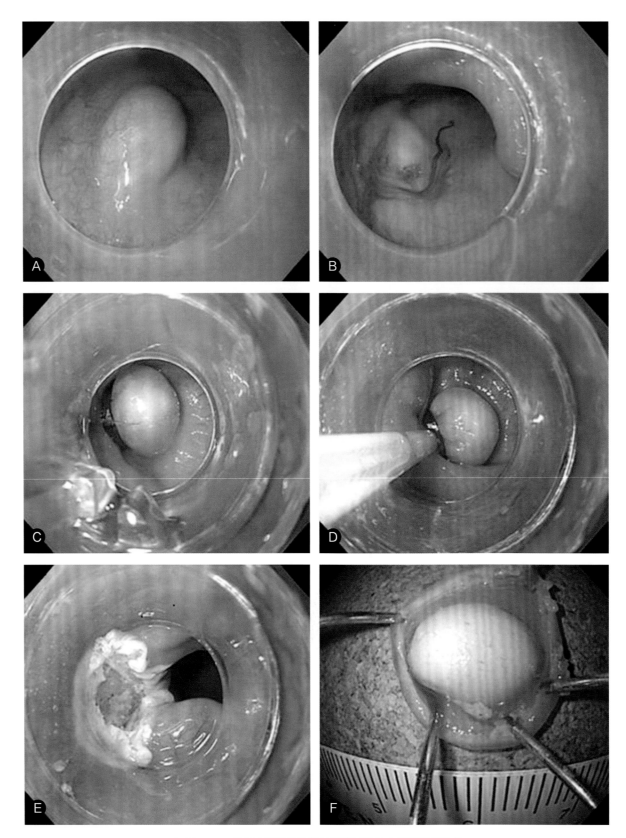

▲ 图 46-4　使用食管结扎装置的黏膜下肿物内镜黏膜切除术

A. 食管下段 SMT；B. 在病灶下方注射少量肾上腺素和靛蓝胭脂红染料的生理盐水溶液，使病灶抬起；C. 将病变吸入结扎装置，然后展开橡皮筋；D. 圈套切除术使用混合电外科电流进行；E. 病灶完全切除；F. 切除标本的内表面（引自 Kahng DH, Kim GH, Park DY, et al. Endoscopic resection of granular cell tumors in the gastrointestinal tract: a single center experience. *Surg Endosc*. 2013; 27:3230.）

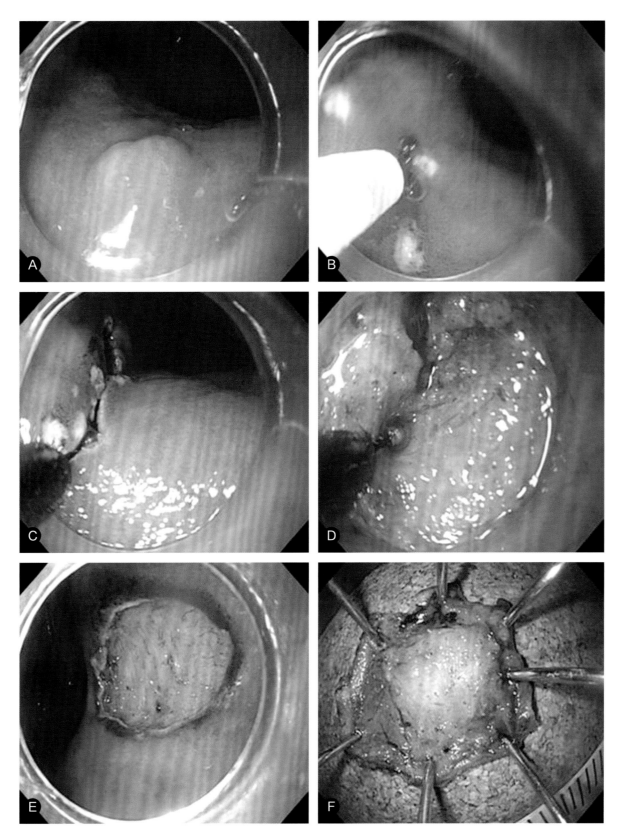

▲ 图 46-5 胃黏膜下肿物的内镜黏膜下剥离

A. 观察到胃内 SMT；B. 在病变周围做标记点，然后将肾上腺素和靛蓝胭脂注射到病变下的黏膜下层；C. 使用绝缘尖端刀做一个完整的环周切口；D. 黏膜下剥离使用 IT 刀；E. 病灶完全切除；F. 切除标本的内表面（引自 Kahng DH, Kim GH, Park DY, et al. Endoscopic resection of granular cell tumors in the gastrointestinal tract: a single center experience. *Surg Endosc*. 2013; 27:3230.）

分离并剥离病变。完全切除后，需检查切除创面是否出血或侵犯肌肉层。正确使用烧灼术止血，避免损伤薄层组织。然后用圈套、钳子或回收网取出标本。

（四）隧道技术

黏膜下隧道技术（图 46-6 和图 46-7），需从距离病变近端边缘 2～3cm 处开始，还需建立与前面所述类似的垫层。Inoue 首次在人体中描述的 POEM 技术——进行 1～2cm 的黏膜切开术，建立黏膜下隧道接近病变[26]。继续在这个平面上把病变从黏膜下取出来，然后就可以把它从肌层上剥离出来。这可能需要全肌层切口，暴露纵隔结缔组织，只要小心保护和夹闭黏膜，感染或瘘的风险可降至最低。一旦病灶完全暴露，用镊子或圈套将病灶取出。与标准 ESD 相比，隧道技术能够完全闭合黏膜缺损，且该技术具有更快的恢复和愈合时间[24]。即使是通过环形和纵向肌纤维全层切除，也应闭合黏膜，防止瘘或发展

为纵隔炎或腹膜炎，此类似于全层 POEM。

外科手术术中问题包括二氧化碳胸、二氧化碳纵隔或二氧化碳腹膜，这些通常可保守处理，因为二氧化碳（应该单独使用，而不是空气注入）可快速吸收。偶尔，如果患者有症状或超出生理承受的呼吸障碍，则需针或气腹针减压或经皮引流处理。

延迟性穿孔或瘘是术后可怕的并发症。后续的吞咽试验可以帮助排除进食前的并发症。给予固体饮食前，需给予几天流质饮食来让创口愈合。出血或持续疼痛的溃疡需加强关注，特别是黏膜缺损未闭合的。溃疡愈合时可短期使用质子泵抑制药或黏膜保护剂，需随访内镜检查以确保是否愈合。广泛切除的大病变后期可能形成狭窄。对任何内镜切除技术而言，不充分的切除可能是局部复发的首要原因。依据肿瘤病理，通常建议在 3 个月和 12 个月时进行内镜检查（在一些方案中甚至在出院前检查）和超声内镜随访。

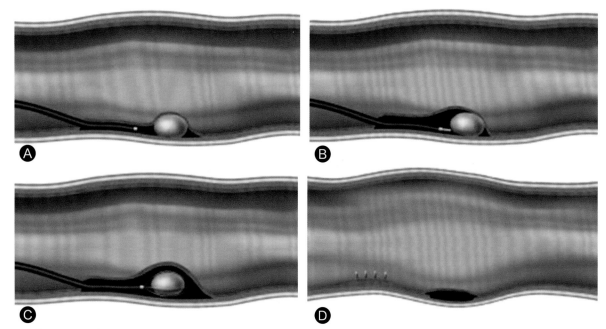

▲ 图 46-6　**A.** 黏膜下隧道：内镜黏膜切除术在肿物上方 **5cm** 处形成黏膜下隧道。将肾上腺素或类似的溶液注入黏膜下层，使浅表黏膜与固有肌层分离，形成黏膜下层腔。**B.** 肿瘤分离切除：黏膜下肿瘤与周围组织分离，固有肌层和黏膜剥离。**C.** 黏膜下肿物切除：黏膜下肿物全部取出，用绝缘尖刀通过黏膜下隧道小心切除。**D.** 黏膜入口关闭：在黏膜下隧道内完全止血后，用止血钳将黏膜入口紧紧关闭

引自 Chen WS, Zheng XL, Jin L, Pan XJ, Ye MF. Novel diagnosis and treatment of esophageal granular cell tumor: report of 14 cases and review of the literature. *Ann Thorac Surg*. 2014; 97:298.

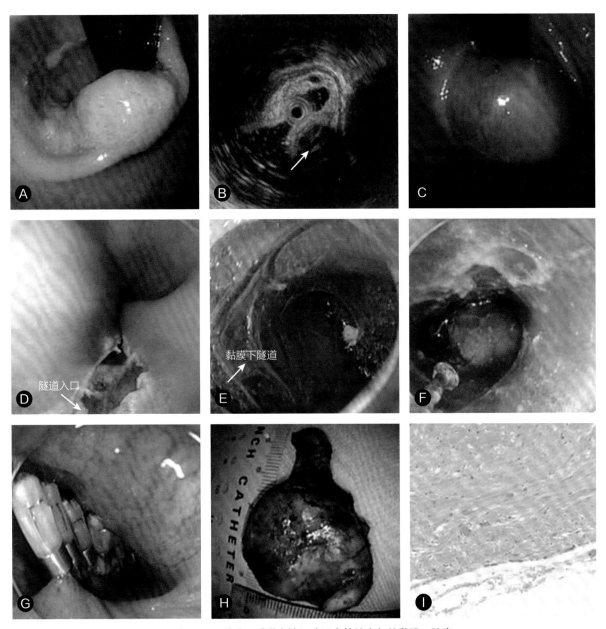

▲ 图 46-7　黏膜下隧道内镜切除胃食管结合部的黏膜下肿瘤

A. 在胃食管结合部的 SMT；B. 超声内镜显示来自固有肌层层的病变（箭）；C. 黏膜下注射，术前标记肿瘤位置，防止在隧道腔内误伤正常组织；D. 在 SMT 近端约 5cm 处做一个 2cm 的黏膜纵向切口（箭）；E. 建立黏膜下隧道（箭）；F. 混合刀将肿瘤与 MP 层分离；G. 黏膜入口切口用几个夹子密封；H. 完全切除的不规则标本（最大直径 30mm）；I. 切除标本肉眼可见为平滑肌瘤（HE 染色，20×）［引自 Wang XY, Xu MD, Yao LQ, et al. Submucosal tunneling endoscopic resection for submucosal tumors of the esophagogastric junction originating from the muscularis propria layer: a feasibility study (with videos). *Surg Endosc.* 2014; 28:1973.］

　　内镜切除对患者和临床医生都很有吸引力，因为其治疗创伤最小。与其他手术技术相比，内镜效果更好，严重并发症少，术后疼痛少，住院时间更短。He 等[4] 进行的迄今为止规模最大的研究中，对 224 例实施了 ESD 的黏膜下肿瘤病例进行了回顾，发现 41% 黏膜下肿瘤位于食管，6% 位于贲门，并采用整体 ESD 切除。多数为小肿瘤，平均直径 13.6mm，39% 来自黏膜肌层，51% 来自固有肌层，10% 来自黏膜下层。> 2cm 的病变，涉及固有肌层或位于胃食管结合部，可行黏膜下隧道内镜切除。食管肿瘤以平滑肌瘤为主，贲门肿瘤以 GIST 为主。其中，5% 的病例 ESD 失败，1.8% 因出血或穿孔需要行手术治疗。总体而言，6.25% 病例出现穿孔，除 1 例外其余均采用保守治疗。随访期间无纵隔炎、瘘管发生，切除部位无憩室发生。手术时间为 10～180min，平均为 47min。住院时间平均为 4.9 天，范围为 1～31 天。不完全切除的发生率为 1.3%，所有不完全切除的病例都是在术后第 1 次超声内镜检查时发现，并成功进行了内镜下重复切除。随访 12 个月，无复发病例 [4]。随着时间的推移，所有手术后的患者发病率和死亡率都在下降 [2]。黏膜下肿瘤总体预后良好，大多数患者只需要局部切除且后期无持续性症状，获得完全康复。

（五）肿瘤类型：平滑肌瘤

平滑肌瘤是最常见的食管或胃食管结合部间质来源的良性肿瘤，与 GIST 和神经鞘瘤具有相同的细胞来源 [1, 2]。60%～70% 的良性食管肿瘤是平滑肌瘤。12% 的胃肠道平滑肌瘤起源于食管 [27]。食管平滑肌瘤很少见，仅占所有食管肿瘤的 0.4%～1%；食管癌的发病率是前者的 50 倍 [2, 13, 28]。食管平滑肌瘤男女比例为 2∶1。成年人和儿童中均有报道。12 岁以下的儿童中罕见，90% 的儿童患有弥漫性平滑肌瘤，影响大部分食管功能，并可能与其他综合征的发生有关 [2, 29, 30]。

平滑肌瘤最常发生在食管远端 2/3。一项大型研究报道，8.5% 平滑肌瘤位于食管上 1/3，38.2% 位于中 1/3，46.5% 位于下 1/3，6.8% 位于胃食管结合部 [31]。最常见的平滑肌瘤起源于食管壁内，但也可能生长至食管外，延伸到纵隔，或表现为腔内息肉样特征。平滑肌瘤可起源于黏膜肌层、固有肌层或食管黏膜下层 [32]。

大体上，平滑肌瘤是一种坚固的、橡胶状的、有包膜的病变，黏膜完整。通常是均匀的，也可以是不对称的，范围从几毫米到 29cm。＞ 1000g 的平滑肌瘤就是巨大肿瘤 [2]。一半的平滑肌瘤直径＜ 5cm，85%＜ 10cm。97% 的食管平滑肌瘤是单发的，累及整个食管平滑肌层的平滑肌瘤仅占 2.4% [35]。平滑肌瘤具有较低的恶性潜能。恶性行为与肿瘤＞ 4cm 或快速生长密切相关 [2]。约 0.2% 的平滑肌瘤会恶变为平滑肌肉瘤 [13]。

食管间充质肿瘤的组织学特征、免疫组化染色及临床特点见表 46-1 [2]。食管间充质肿瘤可能来源于调节肠道蠕动的 Cajal 间充质细胞。可分化为平滑肌（平滑肌瘤）、间质（GIST）或神经鞘（神经鞘瘤）细胞。组织病理学表现为束状或轮状，低到中等细胞数量，胞质嗜酸性，呈纤维状或团块状 [2, 32]。平滑肌动蛋白、结蛋白和雌激素受体阳性的平滑肌瘤，免疫组化染色可以诊断。平滑肌瘤通常 CD117 和 CD34 呈阴性，可与 GIST 区分 [28, 34, 35]。

据报道，平滑肌瘤与其他疾病有关，包括贲门失弛缓症、其他食管运动障碍、食管裂孔疝和膈间憩室。切除肿瘤可改善某些病例的运动障碍 [36]。平滑肌瘤很少与遗传疾病有关。由 p53 突变引起的 Li-Fraumeni 综合征与肉瘤、乳腺癌、脑癌有关，很少与食管平滑肌瘤有关 [30]。Alport 综合征是一种 X 连锁隐性综合征，伴肾小球肾病、感音神经性聋和眼部异常，已报道与弥漫性平滑肌瘤有关，包括食管、胃、外阴阴道和支气管平滑肌瘤 [29, 35]。症状表现可类似于贲门失弛缓症。如果弥漫性平滑肌瘤症状严重，唯一可行的手术选择是食管切除术 [35]。

与大多数 SMT 一样，约 50% 的平滑肌瘤无症状，其症状主要取决于肿瘤大小 [37]。症状包括与腔内梗阻有关的吞咽困难、胸骨下或上腹壁疼痛或压迫、胃灼热或体重减轻。除胃酸引起胃黏膜糜烂所致出血外，其余因素很少引起出血。引起气道阻塞的巨大病变很少诱发咳嗽、呼吸困难或其他呼吸系统症状 [2, 33, 38]。通常为慢性症状，随时间加重，最终迫使患者就医检查。

内镜及影像学检查均可明确诊断及定位食管平滑肌瘤的范围。食管造影通常显示病变光滑，

特　征	神经鞘瘤	平滑肌瘤	GIST
组织学	• 中等量细胞 • 周围淋巴围绕 • 梭形细胞	嗜酸性细胞质	大量细胞
分子标记	• ＋S-100，GFAP • −CD117，CD34，SMA	• ＋肌间线蛋白，SMA • −CD117，CD34	＋CD117，CD34
性别比（男∶女）	1∶1	2∶1	2∶1
平均年龄（岁）	54	35	63
恶变潜能	最低	混合	最高

表 46-1　食管间充质肿瘤

GFAP. 胶质原纤维酸性蛋白；GIST. 胃肠道间质瘤；SMA. 平滑肌动蛋白

引自 Mansour KA，Hatcher CR, Haun CL. Benign tumors of the esophagus: experience with 20 cases. *South Med J.* 1977; 70; 461; Sweet RH, Soutter L, Valenzuela CT. Muscle wall tumors of the esophagus. *J Thorac Surg.* 1954; 27:13, discussion 35; Nemir P Jr, Wallace HW, Fallahnejad M. Diagnosis and surgical management of benign diseases of the esophagus. *Curr Probl Surg.* 1976; 13:1; Reed CE. Benign tumors of the esophagus. *Chest Surg Clin N Am.* 1994; 4:769; Herrera JL. Benign and metastatic tumors of the esophagus. *Gastroenterol Clin North Am.* 1991; 20:775; Avezzano EA, Fleischer DE, Merida MA, et al. Giant fibrovascular polyps of the esophagus. *Am J Gastroenterol.* 1990; 85; 299; Went PT, Dirnhofer S, Bundi M, et al. Prevalence of KIT expression in human tumors. *J Clin Oncol.* 2004; 22:4514; Miettinen M, Sarlomo-Rikala M, Sobin LH, et al. Esophageal stromal tumors: a clinicopathologic, immunohistochemical, and molecular genetic study of 17 cases and comparison with esophageal leiomyomas and leiomyosarcomas. *Am J Surg Pathol.* 2000; 24:211.

边缘薄，凸向管腔[2]（图 46-8）。平滑肌瘤很少引起梗阻或食管近端扩张，除非它们相当大或位于胃食管结合部[2]。CT 有助于评估较大肿瘤的局部侵犯，通常显示食管壁偏心增厚[6]（图 46-9）。平滑肌瘤的正电子发射断层扫描检查可能显示异常的 ^{18}F-FDG 摄取[13]（图 46-10）。其表现出广泛的 FDG 高摄取，报道范围从标准化摄取值到最大值为 1.4～13.4。临床医生应了解平滑肌瘤的这一特性，且知道 PET 并不能确定为恶性肿瘤，也不能可靠地帮助鉴别平滑肌瘤和 GIST[2, 28, 34, 39, 40]。在胃食管反流病、Barrett 食管和感染性和炎性疾病中也发现了类似的 FDG-PET 高摄取。高 FDG 摄取的食管病变中只有 8.3% 是恶性[34]。

内镜下，平滑肌瘤通常表现为活动性隆起，黏膜完整，可导致部分管腔狭窄而无梗阻[27]（图 46-11）。超声内镜可以帮助识别受累层、病变的范围、边缘和大小，并有助于预测组织学诊断[4]。平滑肌瘤的超声检查通常显示低回声、均匀、界限清楚的病灶，无局部淋巴结病变[27]（图

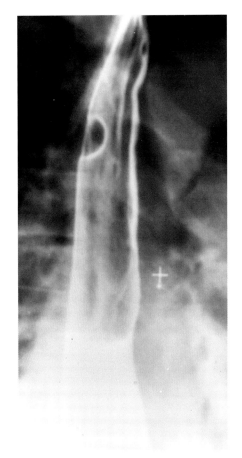

▲ 图 46-8　食管造影显示平滑肌瘤的特征性表现

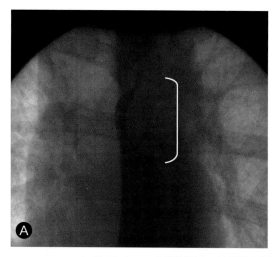
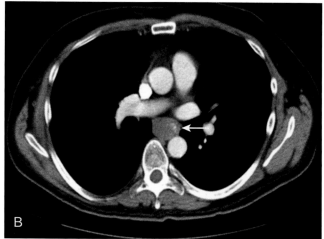

▲ 图 46-9　**A.** 食管钡剂；**B.** 计算机断层，显示一个大的不均匀的食管肿块（箭），直径 **3.3cm**

引自 Kernstine KH, Andersen ES, Falabella A, Ramirez NA, Anderson CA, Beblawi I. Robotic fourth-arm enucleation of an esophageal leiomyoma and review of literature. *Innovations (Phila)*. 2009; 4:355.

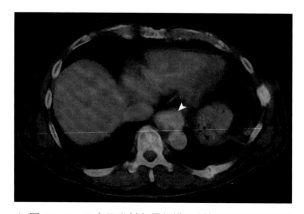

▲ 图 46-10　正电子发射断层扫描 / 计算机断层扫描显示食管黏膜下肿瘤氟脱氧葡萄糖摄取（箭头）异常增加

引自 Haddad J, Bouazza F, Barake H, Liberale G, Flamen P, Nakadi IE. Surgical strategy in abnormally increased Fluorine-18 fluorodeoxyglucose uptake in an asymptomatic lower esophageal submucosal tumor—report of a case. *Int J Surg Case Rep*. 2014; 5:590.

46-11）。而病变大、不规则、异质和局部淋巴结病变是恶性肿瘤的主要表现 [2, 41]。内镜下活检或超声内镜引导下细针穿刺活检对疑似平滑肌瘤的活检存在争议。传统上，在一些外科相关文献中，活检被认为是黏膜粘连的原因，增加了手术切除的难度，增加了黏膜损伤、出血、瘘或纵隔炎的风险 [8]。但是，其他的报道指出，活检没有技术上的劣势 [6, 12, 13, 16, 28, 42, 43]。活检的支持者认为超声内镜引导下的细针穿刺活检是安全的，并且对直径 > 2cm 的病变、观察期间

生长的病变或 PET 活跃的病变，都可以帮助指导治疗 [14, 27]。免疫组化可以诊断，但由于可能难以获得足够的组织，50%～80% 的超声内镜下细针穿刺样本不够或不能病理确诊。在不进行活检的情况下，超声内镜对组织学诊断的预测准确率约为 80%，对肿瘤起源层的预测准确率为 74.6%[4]。超声内镜引导下细针穿刺的敏感性为 95%，特异性为 100%，诊断率为 85%，通过 3 次或 3 次以上的穿刺可提高诊断率 [27, 44]。

对于临床和影像学特征与非常小的良性平滑肌瘤相一致的肿瘤，可仅监测处理。虽然没有明确的共识，但一些支持监测的专家认为，直径 < 2cm 的病变，监测是可以接受的；也有人建议切除 4～5cm 的病变 [21]。应依据肿瘤的大小、位置、症状和特征而决定继续监测时复查影像检查的频率。临床监测患者的症状发展，建议每 6 个月至 2 年进行内镜检查和超声内镜或 CT 检查 [10]。有研究报道了至少有 1 例覆盖的鳞状细胞癌和另 1 例与平滑肌瘤相关的高级别异常增生 [2, 42]，其形成的潜在机制可能与肿块增加了上覆黏膜的压迫有关。

（六）平滑肌肉瘤

平滑肌肉瘤是一种恶性的食管间质肿瘤，

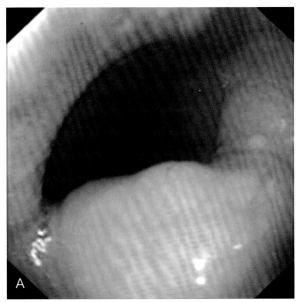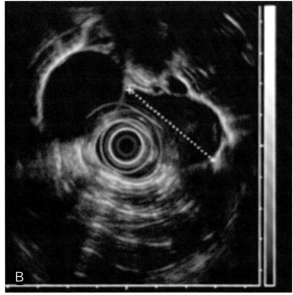

▲ 图 46-11　**A.** 食管黏膜下肿物；**B.** 肌层黏膜病变的超声内镜成像

引自 Fei BY, Yang JM, Zhao ZS. Differential clinical and pathological characteristics of esophageal stromal tumors and leiomyomata. *Dis Esophagus*. 2014; 27:32.

预后较其他肿瘤差。中国 1 年、3 年、5 年生存率分别为 60.2%、42.8%、32.1%。由于生长缓慢和转移相对晚的特性，其预后好于其他形式的食管癌。平滑肌肉瘤以手术切除为主，虽然这种肿瘤不是典型的放射敏感肿瘤，但对于无法切除的疾病，仍可以尝试放射治疗[45]。

（七）胃肠道间质瘤

胃肠道间质瘤是一种食管间充质肿瘤，具有不同于平滑肌瘤和神经鞘瘤的特异性分子遗传特征。GIST 是胃肠道最常见的软组织肉瘤，是由于 c-KIT 或血小板源性生长因子 α 的异常表达而发生的突变。间质的黏膜下肿瘤中，GIST 比平滑肌瘤少见，但比神经鞘瘤常见，且其恶性潜力比这两种瘤都大。GIST 通常出现在 60 岁以上的老年患者，很少出现在 30 岁以下的患者中[46]。GIST 的发病率男性略高于女性；在 1992—2000 年，监测 GIST 的发病率和流行病学，（SEER）数据最终结果显示男性为 54% 和女性为 46%[47]。基于人口研究的所有网站，估计 GIST 的发病率约每百万人口 10 例，其中只有 1% 发生在食管[46-48]。大多数食管 GIST 发生在下 1/3，这与

Cajal 间质细胞分布增加相一致[49]。

胃肠道间质瘤最常见的部位是胃，但也可能发生在胃肠道的任何部位。食管 GIST 的症状与平滑肌瘤相似，可包括吞咽困难、咽部异物感、疼痛或出血。胃肠道间质瘤是一种质硬的实性病变。组织学上，GIST 是一种高度细胞性病变；多数为梭形细胞型，少数为上皮样细胞型，也可合并 2 种细胞型[46]。分子遗传标记包括 KIT CD117 和 CD34 阳性，可以帮助区分 GIST 与平滑肌瘤或神经鞘瘤。不管 GIST 突变类型如何，少量的 GIST 肿瘤（约 5%）是 KIT 阴性的，这种情况下，可以检测 GIST 中似乎一致表达的钙依赖的氯通道蛋白 DOG_1[46]。

内镜检查通常是诊断食管 GIST 的首选方法。> 2cm 的 GIST 应提示进行分期检查，包括腹部及盆腔增强 CT 和胸部 CT[50]。尽管有些平滑肌瘤也可能高摄取 FDG，但 PET 仍有助于区别模糊的影像学表现或考虑切除时评估转移性疾病[46]。胃肠道间质瘤的超声内镜下特征可能是回声增强，但未被证实是一致可靠的诊断。美国国家综合癌症网络（National ComprehensiveCancer Network，NCCN）指南推

荐，当怀疑 GIST 时，超声内镜引导下细针穿刺活检是常用的诊断方法。超声内镜引导下细针穿刺活检的敏感性为 95%，特异性为 100%，诊断率为 85%，通过 3 次或 3 次以上的穿刺可提高诊断率 [27, 44]。对于容易切除的可疑食管 GIST，一些专家建议术前避免进行超声内镜引导下细针穿刺活检，以避免潜在的肿瘤破裂和扩散及避免切除边缘并发瘢痕组织 [8, 46]。然而，活检结果可能会改变治疗方案。即使 < 2cm 有高危特征的小 GIST，也建议切除，而 < 2cm 有低风险特征的 GIST 可考虑进行监测。应根据怀疑的肿瘤类型和疾病的程度，进行个体化的细针穿刺活检 [50]。对于不能切除或转移性肿瘤，需要组织诊断来指导化疗。考虑 GIST 的可能，我们支持对黏膜下肿瘤行超声内镜引导下细针穿刺活检，以获得精确的肿瘤大小、细胞的分裂活性，以及可能影响手术策略的黏膜溃疡或糜烂等的内镜特征。

胃肠道间质瘤的手术切除指征包括：> 2cm、出现症状或在监测下生长及具有高危特征且较小的胃肠道间质瘤。对于不符合切除标准的 GIST，应考虑每 6~12 个月接受超声内镜监测 [51]。手术切除的技术与平滑肌瘤相似，但对于推荐的切除范围存在一些争议。只要切缘为阴性，小的、低风险的 GIST 可以常规切除，局部复发的风险低 [17]。对于较大的、局部侵袭性的或复发性 GIST，可能需要更广泛的切除或食管切除 [14]。

任何切除 GIST 的手术原则都包括获得大体和组织学阴性的切缘，避免破坏肿瘤假包膜，从而避免导致出血、肿瘤破裂和潜在的扩散。GIST 较软易碎，应小心处理，标本应装袋子后取出，避免播散到腹膜或端口部位。由于壁内扩张通常是有限的，扩大的解剖切除很少推荐；因此，食管肿瘤时，建议器官保留手术，食管切除术应尽量避免。除非有病理阳性淋巴结，一般不需要淋巴结切除术。如果涉及多个器官，那么广泛切除不应作为一线治疗 [50]。除姑息手术外，镜下阳性切缘的再切除通常不适宜，不建议切除远处转移灶 [52]。

即使完全切除，任何部位约 50% 的恶性 GIST 患者会出现复发或转移，中位复发约为 2 年，5 年生存率为 50% [50, 53]。虽然单独完全切除通常无法治愈，但手术切除仍是无转移性 GIST 的主要治疗方法，然而，酪氨酸激酶抑制药的出现，即靶向药物治疗，改变了治疗标准。复发风险的评估对于确定患者的未来预后、定制多模式治疗方案及手术方式至关重要 [54]。基于复发的风险分层，酌情考虑辅助治疗。

伊马替尼是一种酪氨酸激酶抑制药，最初用于治疗白血病。2000 年首次发现对转移性 GIST 有用。Ⅱ期和Ⅲ期试验结果表明，伊马替尼是安全有效的 GIST 治疗用药，现已被用作辅助治疗，以提高局限性 GIST 的无复发生存率。基于 Z9001 试验的结果，完全手术切除 GIST 后辅助伊马替尼无复发生存率得到显著改善 [50, 55]，因此，伊马替尼也用于绝对不能切除、复发或转移的 GIST 的降期治疗。对于不可切除和（或）转移性 GIST 患者，伊马替尼具有良好的总体缓解率和无进展生存期，客观缓解率为 50% [50]。新辅助的伊马替尼可用于提高 GIST 的可切除性，并增加了一种侵袭性较低的切除策略。伊马替尼耐受性良好，可持续到手术前，并在辅助治疗中可迅速恢复，同时恢复术后饮食。强烈推荐 GIST 检测 KIT 和 PDGFRA，如果这些缺失，则应考虑进一步的染色和突变分析，如 BRAF 和 SDH，因为这些肿瘤类型不太可能对伊马替尼有反应。对于对伊马替尼没有反应或产生耐药性的 GIST，替代疗法包括舒尼替尼，随后是瑞格拉非尼激酶抑制药。对于高危 GIST，建议辅助使用伊马替尼至少 3 年 [50]。

以前，大多数 GIST 被认为是良性的，但考虑到复发和转移的倾向，最近人们认为任何 GIST 都有潜在的恶性行为。良性这个术语在语义上通常被替换为非常低的风险。已有多个风险分类系统；美国国家卫生研究院（National

Institutes of Health，NIH）的 Fletcher 标准（表 46-2）简单而广泛使用。这些标准包括肿瘤大小（＞ 5cm）和核分裂象（＞ 5/HPF，改良版本包括其他侵袭性特征。修改后的 NIH 或 Joensuu 标准也将肿瘤破裂和非胃原发肿瘤部位作为影响预后的高风险特征。食管 GIST 是罕见的，但它似乎比胃肠道其他部位的 GIST 预后更差。Feng 等比较了食管和胃间质瘤在肿瘤大小、核分裂象和伊马替尼辅助治疗中的情况。其中 135 例食管 GIST 无病生存率和疾病特异性生存率约为 65%，明显低于胃 GIST。值得注意的是，大多数食管病例为高危 GIST［57% ＞ 5cm，和（或）核分裂象］，但只有 28% 患者接受伊马替尼治疗。此外，手术切除类型未明确，与食管特异性复发或远处转移相关的死亡未得到说明[49]。

表 46-2　美国国家卫生研究院胃肠间质瘤风险评估 Fletcher 标准

风险类别	原发肿瘤大小（cm）	核分裂象每 50HPF
极低风险	＜ 2	＜ 5
低风险	2～5	＜ 5
中等风险	＜ 5	6～10
	5～10	＜ 5
高风险	＞ 5	＞ 5
	＞ 10	任何
	任何	＞ 10

HPF. 高倍镜视野

引自 Fletcher CD, Berman JJ, Corless C, et al. Diagnosis of gastrointestinal stromal tumors: a consensus approach. *Hum Pathol*. 2002; 33(5):459-465.

胃肠道间质瘤的最佳手术方法尚未确定，而且仍存在一些争议。一般来说，根据 NCCN 最新的指南共识，任何位置的 GIST 都需要切缘阴性切除[50]。具体而言，胃食管结合部的 GIST，建议采取保留食管的手术，可达到完全切除且创伤最低。然而，对比既往研究发现，

食管 GIST 与其他器官的 GIST 相比，总体预后较差。理论上，这可能是由于该器官缺乏浆膜，或与腹腔浆膜器官相比，切除的复杂性更大。基于 SEER 数据和小样本试验，一些专家建议，由于 GIST 体积大、易碎和粘连而导致摘除困难（所有都是高危 GIST：＞ 5cm 和＞ 5HPF），所以，食管切除术治疗食管 GIST 的可靠性更高[14, 54]。食管 GIST 是一种非常罕见的肿瘤，所引用的资料有限，其具有特异的恶性风险。2005 年回顾的 SEER 数据尽管只包括了有限的手术细节，也没有记录食管 GIST 的风险分类，但其结果仍有价值。结果显示，食管 GIST 诊断后的 5 年生存率为令人担忧的 14%，而部分或全部食管切除的结果更好。另外，只有 45% 的食管 GIST 在诊断时被定位，这可能提示其为高风险的 GIST。此外，SEER 数据是 2002 年以前接受治疗的病例，伊马替尼治疗有效前，切除是首选治疗方案，且这些结果与现代多模式疗法的治疗效果无法相比较[47]。尽管食管切除术是高危肿瘤的治疗方法，但 GIST 仍然容易局部复发[43]。

最近的研究显示，内镜下黏膜下肿瘤摘除术可能降低食管 GIST 的复发和转移率，但其病例数少且是短期数据。值得注意的是，这些内镜下可切除的胃肠道间质瘤一般较小。因此，他们患恶性肿瘤的风险比以前报道的要低。早期的结果是令人鼓舞的，内镜切除可通过 EMR、ESD 或黏膜下隧道技术，但报道的病例和短期随访数据有限[4, 24, 32, 56, 57]。2 例内镜切除后发生远处转移的肿瘤为高危 GIST 原发肿瘤[32]。在许多关于切开或微创摘除 GIST 的报道中，特别是对低风险肿瘤的摘除也得到了良好的结果[16, 17, 43, 58-62]。

低风险的小肿瘤似乎可以通过内镜、微创或开放手术摘除，复发或转移的风险可能很低。对于较大的 HPF 高的肿瘤，可以考虑进行食管切除术，以获得更彻底的肿瘤切除。然而，小样本试验结果表明，即使完全切除食管也不能

防止局部复发。食管切除术的实施率是一个重要的问题。对于食管 GIST 的最佳手术方式尚无明确的答案，因此建议对任何高危 GIST 进行多学科评估，并在其切除后进行密切监测。由于该病的罕见性和异质性，我们无法给出明确的治疗决策。这应该由患者、外科医生和肿瘤学家共同来制订个体化的治疗方案。

（八）神经鞘瘤

神经鞘瘤是食管间充质瘤中最少见的一种。多见于 4—60 岁人群，无性别差异。像其他间充质黏膜下肿瘤一样，神经鞘瘤起源于 Cajal 的间质细胞，可以出现在胃肠道的任何地方。约 60% 发生在胃里，只有 5% 发生在食管。大体上，神经鞘瘤是一种坚硬、不规则、橡胶样的棕褐色病变[63]。组织学上，神经鞘瘤具有中度量细胞，为梭形细胞，边缘有淋巴细胞，在某些病例中有黑色素沉着。免疫组化染色 S-100、

GFAP 蛋白阳性，c-KIT、CD34、SMA 蛋白阴性（图 46-12）。

神经鞘瘤的表现和检查与平滑肌瘤和 GIST 相似，取决于肿瘤的大小和位置。吞咽困难是最典型的症状。内镜检查显示神经鞘瘤黏膜下突出，黏膜完整，超声内镜显示黏膜下或固有肌层低回声肿瘤[62]。虽然是典型的良性肿瘤，但在 PET 上可能与平滑肌瘤或 GIST 相似[64-66]。神经鞘瘤多发生在食管较近端；因此，较大的肿瘤除了食管梗阻外，还可能出现气管压迫或咽部感觉异常[65, 67-69]。一项恶性病例较少的报道显示，神经鞘瘤的恶性潜能取决于肿瘤的大小，其很少发生淋巴结转移[70-72]。化疗和放疗对神经鞘瘤无效；主要的治疗是切除，与平滑肌瘤的指导方针相似。对于非常大或侵袭性肿瘤，手术选择包括内镜、微创或开放式切除肿瘤，而不是食管切除术[16, 24, 73, 74]。术后结果取决于肿瘤的侵袭性和阴性切缘。目前只有 1 例术后

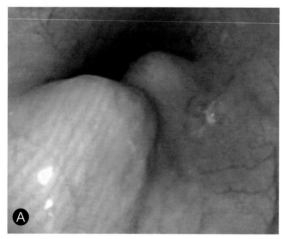
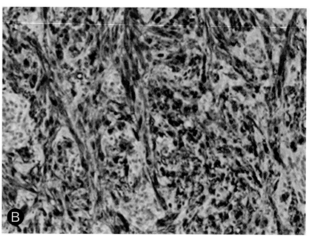
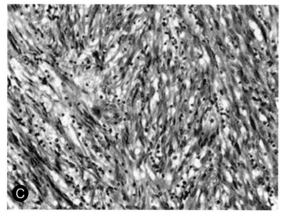

▲ 图 46-12 **A.** 食管内镜下食管神经鞘瘤示 **2** 个正常食管黏膜突起；**B.** 组织病理学结果显示长束状梭形细胞；**C.** 免疫组化染色显示肿瘤 **S-100** 蛋白阳性

引自 Chen X, Li Y, Liu X, et al. A report of three cases of surgical removal of esophageal schwannomas. *J Thorac Dis*. 2016; 8:E354, Fig. 1.

复发的报道[65]。

（九）颗粒细胞瘤

颗粒细胞瘤（granular cell tumor，GCT）是一种黏膜下肿瘤，可发生在任何器官，其中食管较罕见。最常见的是舌头（40%）、皮肤（30%）和乳房（15%）的黏膜下层，不常见的是胃肠道（5%），其中只有 1/3 是食管[75-79]。大多数食管颗粒细胞瘤是单发的，但可能是多发的，5%～14% 的病例可累及多个器官系统[75]。只有 2%～3% 的颗粒细胞瘤是恶性的。尚未确定有性别差异，平均发病年龄在 40 岁[75, 80]。

肉眼可见，颗粒细胞瘤表现为食管腔的黏膜下隆起，典型的呈淡黄色的磨牙状息肉样病变，但并不总是如此[79]（图 46-13）。镜下，颗粒细胞瘤细胞核小，颗粒细胞胞质丰富，黏膜上覆盖着假上皮瘤样增生。颗粒细胞瘤细胞具有与神经鞘瘤相似的电镜特征，染色显示神经蛋白 S-100 和神经元特异性烯醇化酶[81]。恶性的颗粒细胞瘤可能表现出侵袭性的组织学表现，如细胞增多和异型性；或有侵袭性临床表现，如体积大（＞4cm）、生长迅速或复发[79]。恶性颗粒细胞瘤可有局部浸润和转移[2]。

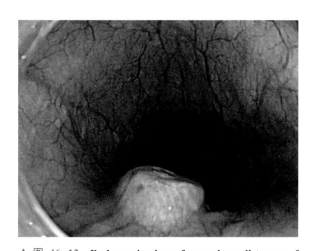

▲ 图 46-13 **Endoscopic view of granular cell tumor of the esophagus. A yellow submucosal tumor is noted with normal overlying mucosa. (From An S, Jang J, Min K, et al. Granular cell tumor of the gastrointestinal tract: histologic and immunohistochemical analysis of 98 cases.** *Hum Pathol.* **2015;46:815.)**

颗粒细胞瘤的症状与肿瘤大小相关[80]。只有 50% 有症状，表现类似于其他黏膜下肿瘤。检查也类似，如前所述的内镜检查。超声内镜可帮助确定其来源层，通常可识别被低回声黏膜下层包围的高回声实性肿物，且与固有肌层没有连续性[82]。

颗粒细胞瘤的理想治疗方法有些争议。一些作者主张切除所有的肿瘤，因为它们的恶性潜能未知；其他建议切除肿瘤的标准是相对较大或有症状[83]。可选择性监测较小的无症状病变。消融治疗，如钇铝石榴石激光或酒精注射，以避免广泛的手术切除。消融技术的缺点是缺乏组织学的诊断和分析[78]。对于这类黏膜下肿瘤，越来越多的人接受内镜切除，在几个系列中都取得了成功，且没有证据表明复发风险增加[78, 82, 84-86]。

（十）血管瘤

血管瘤是一种罕见的良性血管肿瘤，起源于食管黏膜下层。根据尸检解剖数据显示，普通人群中食管血管瘤的患病率为 0.04%[87]。在 99 例食管良性肿瘤中，血管瘤占 3%[1]。历史上，只有 4% 的良性血管肿瘤位于食管[88]。在少数已知病例中发现，儿童到老年人的广泛年龄范围内都可能发生血管瘤，略以男性为主[89]。有报道显示，多发性食管血管瘤与 Rendu-Osler-Weber 综合征有关[3]。

除血管肿瘤可能发生罕见的大出血症状外，血管瘤症状的表现可能与其他食管黏膜下肿瘤相似。近端病变很少累及喉部，可出现喘鸣[90]。内镜下，血管瘤表现为蓝色息肉样病变，柔软可压缩，起源于黏膜下层和完整的上覆黏膜[87]（图 46-14），容易误诊为食管静脉曲张。可疑血管瘤不应活检，有出血风险[91]。血管瘤可以是小而单发的，也可以是大而多结节性的，可以出现在食管的任何位置，但大多数位于食管中部和远端 1/3[92]。超声内镜可以帮助识别与主要血管结构相连的血管病变，但也可能显示无血流[93, 94]。镜下，血管瘤呈良性增生的海绵状血管间隙，并伴有纤维间隔。CT 或磁共振成像

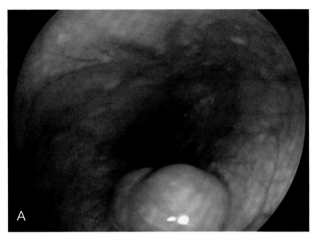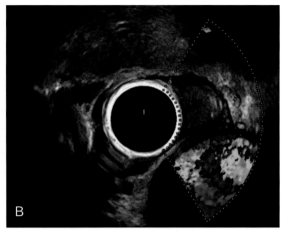

▲ 图 46-14　**A.** 食管黏膜下病变的内镜图像；**B.** 超声内镜图像显示病变内无血流

引自 Chedgy FJ, Bhattacharyya R, Bhandari P. Endoscopic submucosal dissection for symptomatic esophageal cavernous hemangioma. *Gastrointest Endosc.* 2015; 81:998.

与静脉造影可有助于明确这些血管病变，进而诊断和制订手术计划。

偶然发现的血管瘤可临床观察，无须干预[90]。有症状的血管瘤的手术方法是多种多样的，包括内镜、微创或开放手术剜出或切除，治疗取决于肿瘤的范围[91, 95, 96]。最近已成功实施内镜下隧道技术治疗血管瘤，仔细的操作和止血是避免重大出血的关键[97]。切除后的死亡率约为1%[2]。还有食管血管瘤的消融治疗，包括 YAG 激光灼烧、注射硬化治疗和放射治疗[98, 99]。

（十一）纤维血管性息肉

纤维血管性息肉是一种罕见的肿瘤，但它是最常见的食管腔内肿瘤[100, 101]。男性多发，5—70 岁为高发年龄[2, 10]。腔内息肉有多种特殊的组织学类型。由于食管蠕动和管腔压迫而拉长形成息肉样形状，我们推测纤维血管性息肉起源于食管近端环咽肌黏膜下增厚组织。随着时间的推移，纤维血管性息肉可以达到令人印象深刻的比例，并可能长到足以扩张食管腔，长到足以在产生症状之前到达胃[101]。其症状可能包括吞咽困难、呼吸系统症状、出血（如果息肉足够长，接触到胃酸），最显著的是反流到口咽。当息肉被反刍，它可能被吞咽、捕获、被牙齿切断或吸出（图 46-15）。几例纤维血管性

息肉导致的窒息病例已被报道。

纤维血管性息肉肉眼观是圆柱形肿物，且有完整的黏膜，并与食管壁近端相连。纤维血管性息肉通常单发，也可能多发[103]。在组织学上，其由成熟的纤维组织、不同数量的血管和脂肪组织构成。不同的突出组织类型表示息肉的名称，

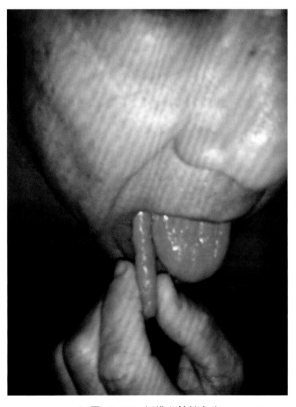

▲ 图 46-15　纤维血管性息肉

包括纤维瘤、纤维脂肪瘤、肌瘤、黏液纤维瘤和纤维上皮类型。由于正常黏膜覆盖，活检可能无法诊断纤维血管性息肉。有报道 1 例纤维血管性息肉伴高分化脂肪肉瘤的病例[104]。

食管钡剂摄影显示纤维血管性息肉的充盈缺损在食管腔内移动。纤维血管性息肉可能在内镜或食管造影中被漏诊，因为多达 1/3 的病例是近端起源和正常的黏膜覆盖[100]。超声内镜上纤维血管性息肉回声致密。CT 显示不均匀肿块，可能与残留的食物或异物相混淆，或提示平滑肌瘤或 GIST[102, 105]（图 46-16）。MRI T_1 加权显像显示高信号肿块，T_2 加权显像信号减弱[106]。

由于潜在的气道损害，建议对所有纤维血管性息肉进行切除。传统上，这是经颈部入路的开放手术（图 46-17）或开胸手术，即在息肉起源的对面打开食管；切除息肉，闭合黏膜缺损和食管切口[107]。纤维血管性息肉只需要在少数情况下行食管切除术。Kanaan 和 DeMeester 报道了 1 例特大息肉，最初提示 GIST 或平滑肌肉瘤，需要经食管切除[105]。但在其他情况下，可成功行内镜切除，虽然有研究者提出了对潜在的血管出血，或者不完全切除可能性和复发倾向的担忧。纤维血管性息肉可通过开放或内镜器械（包括息肉切除术圈套和烧灼器）或能量设备（如超声刀）进行切除[108, 109]。无论入路如何，手术切除的原则包括完全切除息肉基部，以降低局部复发的风险。超声内镜可能有助于术中确保完整的内镜切除。开放性手术或内镜入路均未报道因治疗而死亡的病例[107]。全身麻醉时要小心保护气道[101, 110]。

二、结论

食管和胃食管结合部的黏膜下肿瘤代表了一组异质性肿瘤，临床上具有独特的监测和治疗方法。许多患者没有症状，只需要对症治疗和监测。对那些引起吞咽困难、咽部异物感、疼痛、出现急性溃疡或出血及可能出现恶变的肿瘤需要手术切除。近年来，对此类肿瘤的药物治疗、内镜、手术治疗得到显著进步，极大减少了肿瘤的侵袭。当然对严重的患者需行食管节段切除及食管胃重建。然而，在许多情况下，通过内镜、胸腔镜或腹腔镜摘除术，可使许多患者短期康复并保留器官功能。

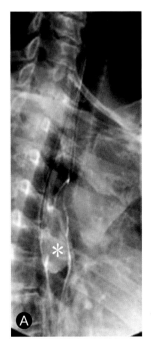
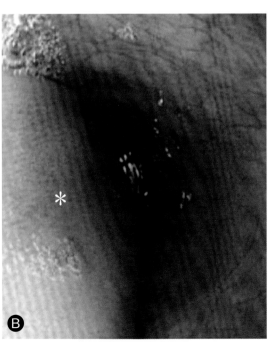

◀ 图 46-16　**A.** 食管钡剂造影，可见较光滑的肠状肿物（＊），黏膜未受破坏；**B.** 内镜检查未能发现该病变（＊），因为它几乎充满了食管腔，其成分与食管黏膜相似

引自 Shiau E. Giant fibrovascular polyp of the esophagus. *Am J Gastroenterol*. 2012; 107:1473.

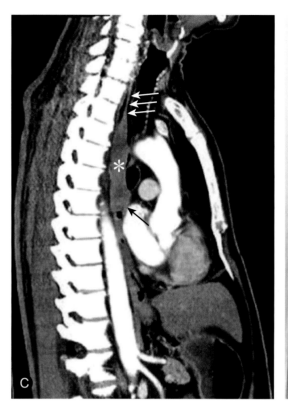

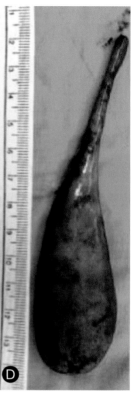

◀ 图 46-16（续）　**C.** 计算机断层扫描显示颈部食管腔内软组织密度肿块（＊），黑箭为肿块远端尖端，白箭为近端茎部；**D.** 切除的纤维血管性息肉手术标本

引自 Shiau E. Giant fibrovascular polyp of the esophagus. *Am J Gastroenterol.* 2012; 107:1473.

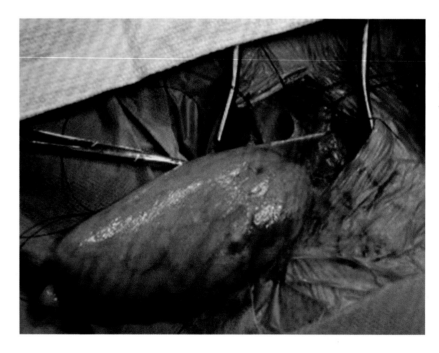

◀ 图 46-17　颈部食管切开术治疗巨大纤维血管息肉

引自 Peltz M, Estrera AS. Resection of a giant esophageal fibrovascular polyp. *Ann Thorac Surg.* 2010; 90:1018.

第 47 章
食管损伤
Caustic Esophageal Injury

Daniel French　Sudhir Sundaresan　**著**

缪乐乐　李玉民　**译**

摘要

腐蚀性伤害通常由于儿童意外摄入或成年人故意摄入所致。病理生理学模型被描述为碱性和酸性损伤。然而，所有实质性的临床管理是相似的。初步评估包括临床评估、实验室研究、内镜检查及可能的影像学研究，以评估损伤的严重程度并最终指导治疗。轻微损伤通常通过口服药物进行治疗，中度损伤需要在医院进行密切监测，严重损伤通常需要手术干预。长期并发症包括反复发作的狭窄和发展为恶性肿瘤。

关键词：腐蚀性损伤；腐蚀剂损伤；食管

腐蚀性食管涉及食管壁的损伤，继发于与酸或碱的直接接触。对腐蚀性损伤病理生理学的了解，可指导在潜在危及生命的损伤的多个阶段作出正确的管理决策。

一、流行病学

腐蚀性摄食主要有两种原因：意外和故意。患者的年龄可以预测病因。意外误食发生在 5 岁以下的儿童患者，而故意误食可作为一种自残行为发生在成年人和青少年。

美国中毒控制中心协会国家中毒数据系统 2013 年年度报告发现，大多数腐蚀性摄入发生在 5 岁以下的儿童[1]，因此大多数流行病学数据发表在儿科文献。回顾性研究一致认为，社会经济地位低、父母教育程度低、居住在低收入国家和拥挤的住宿条件是意外摄入的风险因素[2-5]。大多数儿童摄入碱性物质，最常见的是家庭清洁剂，这种物质常常储存在没有警示标签的容器中。发展中国家的制造商对安全常规的使用遵守程度较差[2-5]；相反，这种伤害在发达国家似乎正在减少。

二、病理生理学

（一）化学因素

酸性和碱性物质的摄入损伤的病理生理机制是不同的。除 pH 外，损伤的严重程度还取决于以下因素：黏度、浓度、摄取量、接触时间和合并症。大多数研究报道了化学物质的名称，但是没有报道体积，因为无法从患者那里可靠地收集到此信息。一项研究估计最低消耗量为 50~200ml，并试图根据消耗的碱性物质的体积和浓度预测伤害等级，但是这种方法还是有难度的[6]。不出所料，由于摄入了大量腐蚀性物质，与儿童意外摄入相比，试图自杀的成年人会发生更严重的食管损伤[7]。已知 pH < 2 或 pH > 12 的物质会造成明显的损害[8]。与 22.5% 氢氧化钠接触 10s 或与 30% 氢氧化钠接触 1s 后，食管会出现全层损伤[9, 10]。动物实验研究表明，暴露于 10% 氢氧化钠 60s 后，会出现不同程度

的损伤 [11]。物质的总碱度或总酸度似乎也决定了损伤的深度 [12]。

（二）化学物质

这些物质通常是家用清洁剂或护发产品。在北美国家及地区，碱化剂更常用于清洁，而在印度，强酸很容易获得并用于清洁 [13, 14]。市售的下水道清洁剂（Clorox，Oakland，California）、通乐（S.C. Johnson & Son, Inc., Racine, Wisconsin）和烘炉清洁剂含有不同浓度的氢氧化钠。洗碗机清洁剂含有磷酸盐。洗发液含有氢氧化钠或氢氧化钙或氢氧化铵。碱液是一个通用术语，用来描述用于清洗的高浓度氢氧化钠或氢氧化钾。漂白剂是一种由各种化合物制成的碱，因此其酸碱度因品牌而异。Mister Plumber 和 Lysol 厕所清洁剂是酸。游泳池清洁剂大部分是酸。

（三）炎症反应

摄入酸（凝固性坏死）和碱（液化性坏死）的病理生理学不同。

有一种观点认为酸性损伤没有那么严重。强酸在摄入后会引起瞬间燃烧，与碱性物质相比，其消耗量更低。食管黏膜暴露于酸中也会形成一层特殊的保护性焦痂；然而，摄入强酸仍然会对食管造成透壁性损伤。一项研究报道，与摄入碱相比，摄入酸会导致更严重的损伤和更高的死亡率 [7]。酸也被认为对胃的损伤比食管更严重，因为幽门痉挛会导致胃内物质滞留。然而，一项仅关注酸性摄入的研究报道称，与胃相比，食管的损伤程度明显更高 [13]。

碱摄入导致的病理生理学比酸摄入更复杂。20 世纪 50 年代和 60 年代的动物研究表明，腐蚀性物质通过缺血、血栓形成和炎症损伤食管。Johnson 等研究了 85 只食用了 10% 氢氧化钠的狗，并描述了 3 个阶段的损伤，这些损伤是基于对被牺牲的狗的食管进行的大体和组织学检查 [11,15]。Haller 等将猫暴露在 10% 的氢氧化钠中 1min，记录了与 Joh son 相似的结果 [11]。

表 47-1 描述了这些损伤阶段。

第一阶段，即急性坏死阶段，发生在摄入的第一个 72h 内，有 4 个特征：①通过蛋白质凝固导致细胞死亡；②强烈的炎症反应；③血管血栓形成；④食管壁和下层组织出血和细菌感染。Johnson 的研究表明，黏膜下层和偶尔的肌肉层通过一种叫作液化坏死的过程液化 [11,15]。摄入大量碱性物质导致食管、气管和部分肺的完全液化 [16]。Johnson 描述了一种强烈但多变的炎症反应 [15]。有趣的是，40 年后 Osman 等使用小鼠模型和活体显微镜发现在损伤的早期炎症细胞最少 [17]。然而，同样的研究证实了微循环血栓形成。血栓形成抑制血液流动，导致受损组织坏死，并延迟炎症细胞的到来。后来对大鼠食管损伤的研究支持了这一理念，该研究显示自由基在 24h 后增加并持续到 72h[18]。此外，随着食管保护层的坏死，固有肌层暴露于食管内容物，导致细菌侵入食管壁和周围的纵隔组织 [11, 15]。在临床上，大多数患者在受伤

阶 段	时 间	组织病理学检查
急性坏死	< 72h	• 食管浅层液化坏死 • 急性炎症 • 血管栓塞 • 下层组织的细菌和出血性浸润
溃疡颗粒状	3 天至 3 周	• 表层坏死组织脱落 • 溃疡 • 新生肉芽组织发育 • 新血管的发育 • 成纤维细胞浸润 • 早期产生胶原的连接组织
瘢痕狭窄	3 天至 3 个月	• 正在形成的胶原连接组织 • 黏膜下层和肌层被致密纤维化所取代 • 减少炎症反应 • 鳞状细胞再上皮化

表 47-1 食管腐蚀性损伤的组织病理学分期

引自 Haller JA Jr, Andrews HG, White JJ, Tamer MA, Cleveland WW. Pathophysiology and management of acute corrosive burns of the esophagus: results of treatment in 285 children. *J Pediatr Surg.* 1971; 6(5):578–584; and Johnson EE. A study of corrosive esophagitis. *Laryngoscope.* 1963; 73:1651–1696.

的第三阶段都会接受医疗护理。

第二阶段，即溃疡期，在摄入后 3 天至 3 周。这一阶段始于第一阶段产生的坏死组织脱落，导致整个受损食管溃疡。成纤维细胞的分裂和新血管的形成产生了新鲜的肉芽组织，并和早期胶原形成了非常弱的结缔组织。临床上，此时正在愈合的食管最脆弱，容易出血或穿孔[15]。

第三阶段，即愈合和狭窄阶段，发生在摄入后 3 周至 3 个月。急性炎症细胞不再存在，取而代之的是遍布肌层和黏膜下层的致密纤维带。还有鳞状细胞的黏膜再上皮化。在临床上，正是在损伤的第三阶段，致密结缔组织的沉积导致食管因环状扩张（狭窄）而变窄[11, 15]。

损伤的深度取决于物质的酸碱度和黏膜暴露的持续时间。这些因素最终决定了三个阶段损伤的严重程度、患者的相关临床状况及随后狭窄形成的风险。因此，损伤程度是长期结果的重要预测因素，改善结果的尝试集中在基于对潜在病理生理学理解的干预上。尽管这里引用的研究描述了碱和酸损伤的不同病理生理学，但对摄入强酸或强碱物质的患者的最初临床处理是相似的。

三、临床表现

重要的是获得准确的病史并仔细评估患者，特别注意其临床表现。病史、身体检查结果、实验室研究、影像学和内镜检查的结合将被用于对有腐蚀性损伤的患者做出治疗决定。

在历史上，重要的是描述摄入的物质，包括物质的名称、质地（固体或液体）、摄入的数量及摄入化学物质的时间。在意外摄入的情况下，摄入后经过的时间和摄入的数量通常少于成年人的有意摄入。必须询问患者有关吞咽困难、吞咽疼痛、拒绝喝水、胸痛、呕吐和上腹痛的情况。吞咽困难、儿童患者拒绝喝水和胸痛可能代表食管损伤。呕吐与食管反复暴露于腐蚀性物质和误吸风险有关。上腹痛与胃损伤或穿孔有关[19]。体检时，对患者生命体征的特别关注对于早期积极干预至关重要，这些干预

可以挽救生命。应该检查口腔黏膜损伤的迹象。还必须注意患者是否出现流口水、声音嘶哑和喘鸣。据报道，口腔黏膜损伤和流口水会增加食管严重损伤的可能性。声音嘶哑和喘鸣可能表明喉和气道受伤。出现疼痛应该检查腹部，因为这可能代表胃损伤甚至穿孔。

人们已经认识到，出现腐蚀性摄入的患者的相关体征和症状很难与损伤的严重程度相关联[20]。对儿科患者的详细回顾性研究得出结论，没有单一或一组体征或症状可用于确定食管损伤的严重程度。然而，他们确实报道了内镜检查中所有 2 级或 3 级损伤的患者（表 47-2）都有症状[21]。一项小规模的回顾性研究发现，所有经内镜检查证实有损伤的患者都有症状，而所有无症状的患者都没有损伤的内镜证据[22]。最近的一项研究前瞻性地评估了 148 例患者（大多数为成年人），以建立一个预测食管损伤严重程度的模型。流口水、口腔黏膜烧伤和白细胞计数升高是预测严重食管损伤的有用指标[19]。鉴于这些矛盾的结果，不应使用单一的标准来排除明显的损伤，所有患者都应接受内镜检查进行客观评估。

分　级	内镜检查
0 级	正常
1 级	浅表黏膜水肿和红斑
2 级	黏膜和黏膜下溃疡
2a 级	表面溃疡、糜烂、渗出物
2b 级	深度离散性或环形溃疡
3 级	伴坏死的跨壁溃疡
3a 级	局灶性坏死
3b 级	广泛性坏死
4 级	穿孔

表 47-2　内镜腐蚀性损伤分级

引自 Zargar SA, Kochhar R, Mehta S, Mehta SK The role of fiberoptic endoscopy in the management of corrosive ingestion and modified endoscopic classification of burns. *Gastrointest Endosc.* 1991; 37(2):165–169.

三个临床阶段为急性、中度和慢性。在急性期，临床评估的重点和目的是指导复苏，评估食管或胃的坏死或穿孔，并确定处理方案。在中间阶段，反复评估坏死或延迟穿孔。慢性阶段需要注意腐蚀性损伤的三个常见后果，包括狭窄形成、运动障碍和癌症的发展。

四、初步调查和管理

腐蚀性损伤的患者应作为危重患者进行管理，在完成所有调查之前，需要稳定患者的病情。必须遵循气道、呼吸和循环的优先顺序。出现呼吸窘迫的患者可能需要安全的气道和（或）引流继发于穿孔的大量胸腔积液。由于强烈的炎症反应，患者可能还需要早期静脉注射抗生素以治疗脓毒性休克。

许多研究侧重于应用初步调查的数据来预测损伤的严重程度，结果包括穿孔和狭窄率。虽然这很有趣，但必须注意的是，这些研究可能需要在患者的整个临床过程中重复进行，以便进行持续的重新评估。除了体格检查外，常规血液检查、胸部 X 线片检查、内镜检查、胸部和腹部 CT 是评估腐蚀性损伤患者的基础。

血液检查，包括全血细胞计数、血清电解质和肾功能指标，对这些患者的评估非常重要。对 210 例患者进行的多变量回顾性分析发现，白细胞计数＞ 20 000 是腐蚀性摄入后死亡的独立预测因子[23]。对 129 例酸碱失衡患者的回顾性研究表明，血清 pH ＜ 7.22 或碱过量低于 12 的患者需要手术干预[24-26]。尽管有这些研究的结果，单一的实验室数值很难完全代表损伤的严重程度。

（一）成像

胸部 X 线片有助于对严重损伤患者的初始和持续评估，特别注意纵隔空气和胸腔积液，这可能提示穿孔。回顾了对比食管造影在评估食管穿孔中的作用[26]。在钡剂和水溶性对比剂

的使用之间存在持续的争论：钡剂可以减少吸入时的肺炎，但如果出现穿孔，会刺激腹腔和胸膜腔，而水溶性对比剂则有相反的效果[27]。最终，随着高分辨率内镜检查和横断面成像的出现，在最初的评估中不太可能需要食管造影，但是，在后期使用食管造影来评估狭窄或延迟穿孔是非常有必要的。CT 越来越多地用于评估这些患者和预后目的。图 47-1 显示了 1 例男性的图像，该男性摄入了马桶清洁剂，遭受了严重的腐蚀性损伤，需要进行紧急胃切除术、食管次全切除术、颈部食管造口术及结肠间置移植物延迟重建的饲管。表 47-3 中所示的分级系统是基于对 49 例出现腐蚀性损伤的患者的回顾性审查而开发的。在损伤后 72h 内进行的计算机断层成像被用来对食管壁水肿和邻近组织的炎症进行分级。分级系统旨在预测随后狭窄的发展，如稍后完成的食管造影所示[28]。另一项研究着眼于 CT 在内镜检查中指导 3b 级损伤患者管理的作用。72 例进行了 CT 检查的患者与 125 例没有进行 CT 检查的患者进行了比较。这项研究排除了血流动力学不稳定的患者。他们发现在接受 CT 检查的患者中，食管切除术的比率较低，而死亡率没有增加[29]。对文献的系统回顾指出缺乏随机对照数据，但得出结论认为 CT 不能代替内镜检查[30]。基本上，文献支持 CT 作为内镜检查的有用辅助手段，用于指导血流动力学稳定患者的治疗。

分 级	CT 表现
表 47-3　计算机断层摄影分级系统	
Ⅰ级	食管壁无明显肿胀（在正常范围内＜ 3mm）
Ⅱ级	无食管周围软组织浸润的水肿壁增厚（＞ 3mm）
Ⅲ级	食管周围软组织浸润加上界限清楚的组织界面
Ⅳ级	食管周围软组织浸润水肿增厚，界面组织模糊，局部积液，食管周围及降主动脉

引自 Ryu HH, Jeung KW, Lee BK, et al. Caustic injury: can CT grading system enable prediction of esophageal stricture? *Clin Toxicol (Phila*.). 2010; 48(2):137–142.

（二）内镜检查

食管黏膜的直接可视化被认为是评估腐蚀性损伤患者的理想手段。表 47-2 中所示的分级系统是基于 88 例患者共 381 次内镜检查过程而开发的。图 47-2 显示了男性患者摄入氢氧化钠几小时后的内镜图像。伤势为 2b 级，最终没有手术处理。相比之下，图 47-3 中的图像是在女性摄入未识别量的通乐 8h 后获得的。这些损伤为 3b 级，患者需要紧急食管胃切除术。病理显示透壁坏死，早期中性粒细胞浸润。尽管内镜检查的效用已经确立，但仍有 2 个领域存在争议：①需要对所有出现腐蚀性摄入的患者进行常规内镜检查；②推进内镜通过损伤区域以完全显示整个食管的作用。

第一个争议主要涉及儿科患者，因为在成年人中，有一个普遍的共识，即所有患者都需要对其食管进行内镜评估。如上所述，在儿科人群中，大多数摄入都是意外的，涉及少量腐蚀剂的消耗。对 28 例儿童患者的回顾性研究报道称，该系列中的所有 4 例无症状患者在内镜检查时均无神经官能症 [22]。然而，一项更大的研究回顾了 206 例有腐蚀性损伤的儿童，发现在 57 例具有正常临床表现的患者中，有 22 例患者的内镜表现异常，分级为 1～2b [31]。另一项更大的研究发现敏感性差，临床症状特殊，结论是所有儿科患者都必须进行内镜检查。这些作者还强调，内镜检查允许在正常神经支配的情况下进行早期预后、早期喂养和早期出院 [32]。总之，更大的和当前的研究支持需要对所有患者进行内镜检查以对食管损伤进行分级。

第二个争议涉及内镜穿过任何损伤区域的

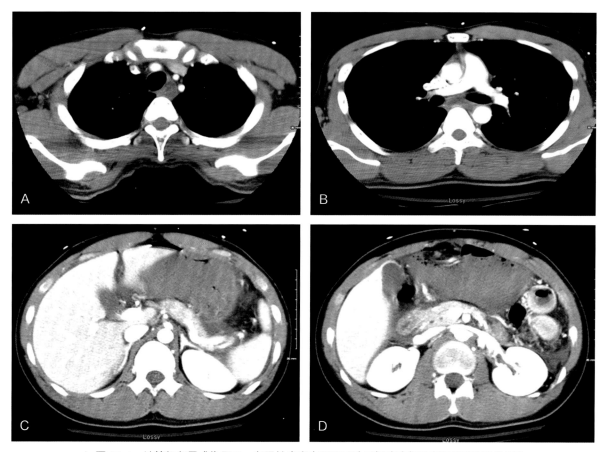

▲ 图 47-1　计算机断层成像显示一名男性患者在服用了洗手间清洁剂后出现严重腐蚀性损伤

近端（A）和远端（B）食管的图像显示食管壁炎症，无强化。腹部影像显示近端胃部炎症和无强化（C），肺部和肝脏坏死前游离气体提示胃穿孔（D）。患者接受了胃切除和食管次全切除，颈部食管吻合术。他最终接受了结肠间置移植

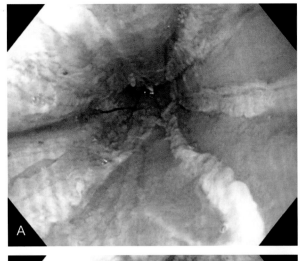

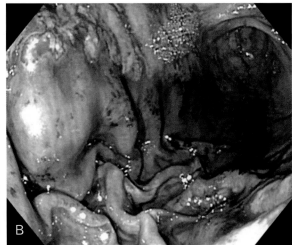

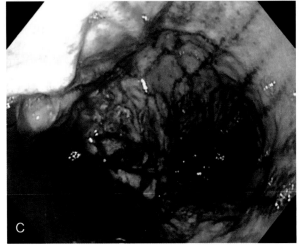

▲ 图 47-2　一名男性患者在摄入氢氧化钠几小时后的内镜图像。对食管（**A**）、胃体（**B**）和胃窦（**C**）的检查显示食管和胃弥漫性溃疡，符合 **2a** 级伤害。患者没有经过手术治疗

前进。虽然一些作者认为这增加了穿孔的风险，但其他人认为需要对食管进行全面评估，以对损伤进行全面分级并作出治疗决定。最近的一份报道表明，反对完全内镜检查的意见与以前使用刚性内镜检查有关[33]。然而，刚性食管镜检查目前很少使用，更薄的可伸缩内镜现在广泛可用。因此，虽然缺乏临床数据来解决这一争论，但用现有内镜检查预测较低的医源性穿孔率是合理的，应该对所有怀疑有腐蚀性摄入的患者进行完整的内镜检查。

超声内镜是一种用于预测腐蚀性食管损伤的相对较新的技术。对 18 例成年患者的回顾性研究发现，EUS 可以安全地观察整个食管壁并显示损伤的深度。然而，当与内镜检查结合使用时，EUS 没有额外的好处[34]。一项对 11 例成年

患者的小规模回顾报道称，EUS 可以证明穿透肌肉层的损伤可以预测狭窄的形成，并得出结论，EUS 对预测是有用的[35]。总之，EUS 看起来很安全，但在处理腐蚀性伤害方面作用有限。

五、急性期治疗

在确认安全气道并开始静脉复苏后，应立即开始早期记录的调查，以对损伤进行分级并指导患者的管理。总之，1 级和 2a 级损伤可进行口服试验，观察 1~2 天；2b 级和 3a 级损伤应保持 0/OS（NPO），并在重症监护室进行监测，在 5~7 天进行后续内镜检查，以确保在开始口服前改善 / 愈合；3b 或 4 级损伤需要紧急手术干预[26, 27, 36-38]。虽然没有高水平的证据来指导 2b 级和更高损伤患者的管理，但有来自多病例

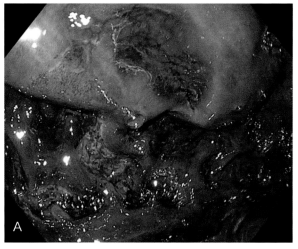

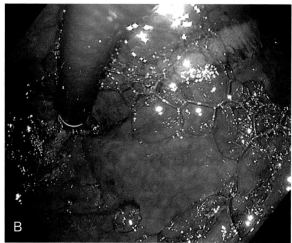

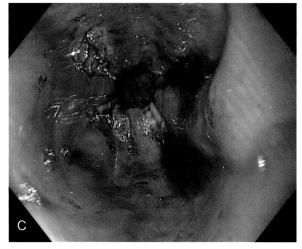

▲ 图 47-3 一名女性患者在服用 Drano 8h 后的内镜图像。胃体（**A**）、胃底（**B**）和幽门（**C**）检查显示弥漫性坏死，符合 **3b** 级损伤。幽门末端的十二指肠黏膜没有受伤。患者需要紧急食管胃切除术，最终病理报告显示跨壁坏死伴早期中性粒细胞浸润

系列的数据来指导个体患者的内科和外科治疗。

（一）医疗管理

医疗管理的目标是防止急性穿孔和慢性狭窄。缺乏明确建议干预措施来实现这些目标的证据，但有证据支持避免一些常见的医学干预措施。

禁止使用诱发呕吐的药物，因为呕吐会使食管重新暴露于腐蚀性物质和潜在的第 2 次损伤。摄入中和剂尚未证明对患者有益，但可能导致放热反应，进一步损伤食管。摄入牛奶和活性炭也没有证明的好处，还会抑制食管的内镜检查[26]。

抗生素最初是与类固醇一起使用的。缺乏前瞻性随机对照试验的数据；然而，许多作者使用广谱抗生素治疗腐蚀性损伤[24, 37]。然而，其他作者发表了类似的无抗生素的死亡率和发病率，抗生素也没有显示出可以预防狭窄[36, 39]。

因为病理生理学涉及细菌感染和更高级别的损伤，所以使用抗生素是合理的。尽管经常使用，质子泵抑制药（PPI）的效用在前瞻性随机对照试验中尚未明确定义[24, 27]。一项对 13 例 1～3 级损伤患者进行的前瞻性研究显示，与未接受质子泵抑制药治疗的患者的回顾性研究相比，重复内镜检查 72h 后出现明显的愈合[40]。然而，其他作者发表了类似的死亡率和发病率没有酸抑制[36]。在这种情况下，没有推荐常规使用 PPI 的依据。类固醇的早期给药多年来一直是争议的焦点。20 世纪 50—60 年代的动物研究表明，类固醇有利于减少食管中的急性炎症反应和相关的肺损伤[15]。这种对急性炎症反应的抑制也被认为可以降低损伤后期狭窄的发生率。不幸的是，这种药理学模型没有在大型 Meta 分析中得到证实。对 50 年数据的系统汇总分析显示，

类固醇对 2 级损伤没有益处，但确实显示穿孔和感染的风险增加，因此作者建议不要对 1~3 级损伤使用类固醇 [41]。12 项研究的 Meta 分析比较了接受和不接受类固醇治疗的超过 8 天的 2 级和 3 级损伤患者，结果显示接受类固醇治疗的患者狭窄率较高。现有的证据表明类固醇对有腐蚀性损伤的患者没有好处，事实上还可能是一种伤害 [42]。

（二）外科管理

食管镜检查中出现 3b 或 4 级损伤的患者，通常是成年人，需要进行手术 [38]。虽然儿童不禁止手术治疗，但应尽一切努力保护他们的食管，因为在成长中的患者中，恢复胃肠道的连续性会带来挑战和长期并发症 [20]。

损伤控制手术的原则适用于腐蚀性损伤：仔细评估食管和胃，切除坏死 / 不可存活组织，保留止血，推迟初始重建。如果食管不能存活，则需要进行食管切除术和颈部食管造口术。关于剖腹手术和腹腔镜检查胃的作用存在争议。最终，这个选择取决于外科医生的经验和偏好。在 3a 级损伤中，应考虑进食空肠造口术以提供长期肠内营养。据报道，上腹部手术包括胃切除术、全胰腺切除术和十二指肠切除术后仍有患者存活 [43]。结肠切除术显然限制了以后的重建选择。如果组织生存能力不确定，应在 12~24h 进行预定的"第 2 次检查"。

六、中间阶段的处理

中间阶段需要管理的是 2~3a 级损伤的患者。大多数 1 级损伤不需要任何治疗，3b 级和 4 级损伤将从食管和胃切除中恢复。护理的 2 个重点领域包括营养支持和狭窄预防。

（一）营养支持

对 315 名根据内镜分级进行营养方案管理的患者的审查显示，非手术管理的成功率为 93%。0 级和 1 级损伤允许正常饮食，并在医院观察 1 天后出院回家。2~3a 级损伤被置于全胃肠外营养中，并在 1 周重复进行内镜检查。如果损伤得到改善或治愈，患者接受口服试验；除此之外，他们在 3 周后接受重复内镜检查的全胃肠外营养支持。患有 3a 级损伤的患者，如果没有口服药物，预计会有较长的病程，则需要进行进食空肠造口术。所有 3b 或 4 级损伤的患者均应在手术室进行探查 [38]。随后的文献综述推荐了类似的方法 [27]。

放置鼻胃管理论上不但可以用来进行肠内营养，还可以为以后行狭窄扩张治疗时提供便利 [26, 36, 37]。风险包括插入过程中的穿孔、侵蚀和继发于支撑开放天然括约肌的恶化。在一项研究中，53 例患者通过内镜将神经管安全地放置在进入十二指肠的导丝上，并利用鼻胃管进行 8 周的肠内营养。与 43 例接受空肠造口术治疗 8 周的患者相比，狭窄率或发病率无差异 [36]。没有证据支持在腐蚀性伤害中常规使用鼻胃管。

（二）预防狭窄

狭窄主要影响 2 级和 3 级损伤 [41]。如上所述，没有强有力的证据表明抗生素或质子泵抑制药在损伤的急性期能防止狭窄。然而，有证据表明类固醇不能防止狭窄，实际上可能对患者有害。除了这些系统治疗外，还可以局部使用或注射一些防止狭窄和进展的药物。其中的一些药物将会在后面的部分进行总结，大多数仍处于试验阶段。因此，狭窄的处理主要涉及机械扩张或支架置入。

Triamcinolone 是一种皮质类固醇，已经被注射到狭窄处以防止进展 [44]。丝裂霉素 C 是一种已知能破坏脱氧核糖核酸的化疗药物，已用于局部应用和注射试验 [45, 46]。在一项前瞻性试验中，在 18 例儿童腐蚀性损伤患者中，丝裂霉素 C 被证明能减少食管狭窄，且无全身不良事件 [47]。然而，关于这种药物的全身吸收和长期继发性恶性肿瘤的可能性的担忧仍然存在。化疗药物氟尿嘧啶（一种通过干扰嘧啶代谢而具有抗增殖作用的抗代谢药）已在腐蚀性损伤的大鼠中进行了局部应用，并显示出可减少食管狭窄[48]。

已经在动物模型中尝试了多种抗氧化剂，其中大多数具有抗骨质疏松和抗炎症的特性，但是还没有人体试验。吡非尼酮、帕利夫明、他莫昔芬、奥美沙坦、替诺昔康和胰高血糖素样肽 2（GLP-2）已在大鼠中显示可减少腐蚀性损伤后的食管狭窄[49-54]。也有尝试使用间充质干细胞来预防大鼠在腐蚀性损伤后的狭窄[55]。

由于缺乏预防狭窄形成的医学手段，主要的治疗方法是在狭窄变得明显后进行扩张。早期扩张预防临床上显著狭窄的作用一直存在争议，原因有二[56]。第一，狭窄扩张需要物理性破坏环型扩张，环型扩张会随着进一步扩张而愈合；因此，扩张增加可能与狭窄率增加有关。第二，不建议在损伤后 7～21 天，当坏死组织脱落并形成新的胶原蛋白时进行扩张，增加食管穿孔的风险[57, 58]。Savary 扩张器比球囊扩张更安全，因为操作者可以感觉到引导扩张的阻力，从而降低穿孔风险[56]。据报道，总穿孔率为 5%～32%，这取决于操作人员的专业知识。

对 125 例儿科患者的回顾性研究发现，早期扩张可以防止随后出现顽固性狭窄[57]。据报道，放置胃造口管有利于逆行扩张[58]。另一位作者描述了每周使用 Savary 扩张器往病灶内注射曲安奈德进行扩张，报道完成该方案后吞咽困难评分有所改善，按需扩张减少[59]。

已经提倡腔内支架以避免连续扩张；然而，缺乏前瞻性和受控数据来提供明确证据表明支架植入优于扩张。大多数数据来自儿科人群，其中在相对于腐蚀性损伤的不同时间间隔内使用了各种支架[56]。10 例患有腐蚀性狭窄的儿科患者使用了硅胶覆盖的聚丙烯支架，这些患者在扩张 6～9 个月后失败。支架保留 20～225 天，治愈率达 50%[60]。在一项研究中，定制的聚四氟乙烯支架在 11 例先前扩张 3 个月失败的患者中放置了 9～14 个月。11 例患者中有 8 例最终能够恢复正常饮食[61]。一个描述用硅支架

治疗良性狭窄（70% 继发于腐蚀性损伤）的病例系列报道了早期支架置入后扩张减少。作者得出结论，支架应该用于腐蚀性损伤，而不是连续扩张。在这个系列中，一个气管食管瘘是由支架置入引起的，而六个主要并发症是由系列扩张引起的[62]。另一项研究描述了支架顺行插入 2～3 个月，80% 的患者成功。文献综述引用了 50%～72% 的支架植入率和约 10% 的迁移率[63]。总之，支架置入是避免狭窄患者连续扩张的合理选择；然而，治疗的时机因人而异，此外，还要仔细评估患者的适应证。

七、慢性期治疗

损伤慢性阶段的目标是恢复功能性胃肠连续性。接受紧急切除的患者需要重建手术，而那些不经常经历严重狭窄形成或运动障碍的患者。

据报道，狭窄分别发生在 6.3%～13.8% 和 23.1%～71% 的 2 级和 3 级损伤中[42]。由于狭窄在中期开始形成并在慢性期继续重塑，因此狭窄的管理跨越了这两个阶段。如前所述，内镜扩张是狭窄治疗的第一道防线，一些系列报道了早期支架置入的改善效果。需要手术干预的狭窄形成的并发症包括腔的闭塞、不可闭锁的狭窄（尽管多次扩张仍不能获得令人满意的开放性）、患者拒绝接受连续扩张或扩张过程中的穿孔。

在慢性期患者的外科治疗中有两个考虑因素：①狭窄的切除与旁路；②重建的最佳导管。对于部分患者，手术选择取决于损伤早期的切除程度，或者损伤的位置或模式。对于有意摄入的患者，在进行大规模重建手术之前，保持精神稳定性至关重要。

（一）狭窄的切除或旁路

切除的好处是防止损伤器官中黏液囊肿的形成和癌症的发展。据报道，超过 30% 的食管癌发生在受伤和未受伤的食管部分，这已被用来证明进行全食管切除术是合理的[64]。反对食管切除术的理由包括在手术区域进行手术的风险，

该手术区域存在明显的炎症反应（如气道或胸导管损伤）及癌症发展前的长潜伏期(15～40 年)[65]。但是最终，缺乏强信服力的证据，因此必须在个体基础上做出决定，要考虑患者的预期寿命、承受手术的能力及相关的潜在并发症。

（二）重建

孤立的食管损伤允许用胃导管或结肠间置移植物进行重建。胃导管通常用于肿瘤切除术中的重建，并且只需要一次吻合。结肠间置术需要更长的手术时间和更复杂的手术，需要 3 次吻合。对 28 例在腐蚀性损伤后平均 5 个月接受经食管切除术和颈部食管胃切开术治疗的患者的回顾报道显示了良好的总体存活率，但几乎一半的患者在吻合处出现狭窄，需要平均 3 次扩张[66]。其他作者表示，胃导管相关的再出血和误吸的发生率增加是推荐结肠移植的基础，即强调结肠是一个直的、功能优越的导管[67]。

严重的胃损伤要求使用结肠间置移植物。对 32 例食管胃切除术后胸骨前结肠间置移植物治疗持续性狭窄或恢复胃肠导管的患者进行回顾，报道良好的功能结果[65]。

如果胃和结肠都不能作为导管，必须考虑更复杂的选择。空肠移植被描述，但技术上有挑战性，需要微血管吻合。反向胃管也有描述，但技术上有困难[68]。

涉及咽和食管的严重狭窄可能需要用结肠移植物或游离空肠移植物进行重建。咽结肠成形术确实可以恢复胃肠道的连续性，并获得良好的生存结果，但与接受食管结肠成形术的患者相比，患者的生活质量明显较低[69]。游离空肠移植已被描述为重建口咽损伤和结肠移植失败后的选择。必须小心保存肠系膜血管（在它们的起点附近分开），动脉和静脉连接随后通过与乳房内动脉和静脉或颈动脉和颈静脉的分支吻合而重建[70]。带蒂皮肤移植物已在病例报道或小病例系列中描述，但成功率很有限[71, 72]。这宗胸骨后隧道与甲状腺上动脉和静脉吻合的

增压反向胃管，主要用于需要切除弥漫性咽喉和食管狭窄的腐蚀性损伤[68]。

八、长期考虑

腐蚀性损伤后最严重的长期并发症，可能发展为恶性肿瘤；良性并发症如食管狭窄、运动障碍、胃食管反流病和反复发作的误吸更为常见。

食管腐蚀性损伤后，腺癌和鳞状细胞癌的发生率为 2%～8%，损伤后潜伏期为 15～40 年[73]。然而，一些系列报道的比率高达 31.3%[64]。标准化监测方案尚未建立，但应作为患者长期护理的一部分，在个体基础上进行考虑。

食管腐蚀性损伤后引起的气管食管瘘，需要切除瘘管，并修复食管和气道。据报道，在儿童患者中，腐蚀性损伤后的 GERD 发生率为 63.5%。狭窄的长度与 GERD 病的发病率增加有关。除了腐蚀性伤害的潜在损伤之外，GERD 还可能导致狭窄。长期和严重的 GERD，尤其是从年轻时开始，可能增加 Barrett 食管和最终腺癌的风险[74]。

九、总结

大多数腐蚀性伤害发生在儿童的意外摄入中，而少数是青少年和成年人的故意摄入。病理生理学通过动物模型得到了很好的描述。需要内镜检查来对损伤进行分级并指导管理。临床评估、血液检查和 CT 成像是内镜检查的有用辅助手段。一般来说，1 级和 2a 级损伤通过口服试验进行处理，2b 级和 3a 级损伤需要在医院进行密切监测，3b 级和 4 级损伤需要紧急手术干预。在非手术患者中，有证据表明类固醇没有益处，关于其他药物治疗的争议仍持续存在。最终，狭窄的处理通常需要机械扩张。腐蚀性损伤的长期并发症包括恶性肿瘤、狭窄、运动障碍和 GERD 病的风险增加。腐蚀性损伤仍然是一种外科疾病，在拟行复杂的重建手术以恢复胃肠道的连续性时，通常需要对手术方式进行仔细慎重的讨论。

第 48 章
食管穿孔的病因和治疗

Etiology and Management of Esophageal Perforation

Thomas J. Watson   Christian G. Peyre   著

缪乐乐   李玉民   译

摘要

食管穿孔是潜在的严重且危及生命的医疗突发事件。鉴于穿孔食管的病因多样，临床表现也多种多样，主治医生必须对其治疗原则非常熟悉，并能够使用一系列治疗工具，这样才能提供最佳的治疗效果。自从 Norman Barrett 于 1946 年报道第 1 例成功进行一期修补的手术以来，手术治疗在食管穿孔的治疗手段中占有重要地位 [1]。在随后的几十年里，外科技术得到了发展和完善，抗生素、重症监护、放射影像学和经皮介入治疗也得到了不断改进。作为手术的替代，非手术和内镜的方法已经被引入，并且在合适的患者中，可以进一步提高对这种疾病治疗能力 [2]。尽管取得了一些进展，但食管穿孔的发病率和死亡率仍然很高，尤其是在诊断延迟的情况下，因此，需要强调及时识别和有效治疗该病的重要性。治疗决策可能会对结果产生重大影响，所以主管医师需要有丰富的临床经验。

关键词: 食管；食管穿孔；Boerhaave 综合征；原发性食管修补；食管切除术；食管癌转移；食管支架；内镜视频；真空内镜治疗

一、病因

自发性食管穿孔的首次报道是由荷兰医生 Hermann Boerhaave 于 1724 年提出的。他描述了荷兰舰队总上将 Barron van Wassenaer 的死亡，他是暴饮暴食后出现了自发性呕吐。自发性食管穿孔也被称为 Boerhaave 综合征，是由于在强力呕吐过程中食管腔内压力突然增加导致食管壁全层破裂。穿孔方向通常是向左的，可能累及食管的胸部或腹部部分。幸运的是，Boerhaave 综合征相对比较罕见，仅占食管穿孔的 15%[3]。随着灵活性好的内镜及其辅助设备在食管诊断和治疗中的使用，目前食管穿孔的最常见原因是食管器械术后的医源性损伤，占所有病例的近 60%。考虑到大多数此类干预措施的特点，以及穿孔通常能立即被识别，并且

由于空腹，对周围组织的污染轻，所以其结果可能比自发性穿孔要更好，因为后者可能会延误诊断，并可能发生广泛的污染。食管穿孔的病因包括异物摄入、钝器或穿透性创伤、医源性手术损伤、肿瘤和癌症相关治疗（如放疗或化疗）后的肿瘤坏死引起。

二、临床表现

食管穿孔的表现形式和表现形式存在很大差异，具体取决于多种因素，具体如下。

- 病因。
- 大小。
- 位置。
- 相关的食管病理学。
- 穿孔时间长短。

- 颈部、纵隔、胸膜或腹部污染程度。

- 患者的并发症。

患者最常见的症状是胸痛，虽然主诉有吞咽困难、颈痛或腹痛、呼吸困难、发热和寒战，但这些症状体征也可单独出现。当穿孔被局限或穿孔刚发生时，症状可能很轻。在受伤后最初的 8～24h，特别是当污染很严重时，可能发展为伴有心动过速、低血压、精神状态改变和呼吸衰竭的脓毒血症。鉴于诊断延误的潜在严重后果，对于任何近期出现中度至重度上消化道症状的患者，尤其是在呕吐后或近期有食管检查史的患者，都必须高度怀疑食管穿孔。

在初步评估期间，针对既往吞咽困难，胃灼热或反流及既往有食管手术病史或已知有食管疾病，进行彻底的检查，这是很重要的，因为伴随的食管病损可能会导致穿孔或影响治疗方案。

三、诊断

在完成详细的临床病史和体格检查后，对于评估疑似食管穿孔的患者而言，最有用、最快捷的初始筛查检查是胸部立位的 X 线片。这种快速、简单、平价的检查可能显示胸腔积液、气胸、气腹、皮下或纵隔气肿或纵隔增宽，提示穿孔。但是，重要的是，正常的胸部 X 线片检查不能排除食管穿孔的可能性，尤其是在可疑事件发生后的早期，因为穿孔可能被包裹或孔径太小导致无上述影像学表现或者表现不明显。

食管造影是评价食管穿孔最常用的放射检查方法（图 48-1）。因为担心钡剂的使用和泄漏会加剧纵隔或腹部污染，所以传统检查都是使用水溶性对比剂，如泛影葡胺和泛影酸钠溶液（Gastrografin）。然而，食管造影需要患者清醒合作，并且能够吞咽时不吸气。在插管患者中，可以通过鼻食管进行造影。这种水溶性对比剂的风险就是，如果吸入肺内就会诱发严重的化学性肺炎。因此，在使用食管造影时，必须对老年患者或其他高危患者进行判断，因为由此

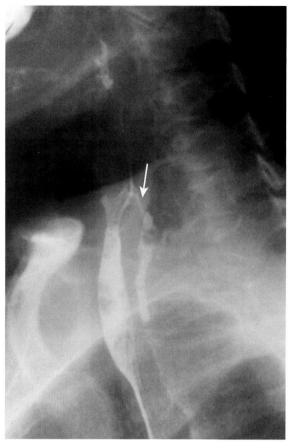

▲ 图 48-1 泛影葡胺食管造影术的侧面图，显示了食管穿孔（箭），对比剂渗入纵隔

引自 Soose RJ, Carrau RL. Esophagoscopy. In: Myers EN, ed. *Operative Otolaryngology*: *Head and Neck Surgery*. Philadelphia: Saunders; 2008:443–449.

造成的肺损伤可能是极其严重的，而且还增加了穿孔的发病率。

该检查通常可对食管解剖结构、穿孔的位置和大小，以及食管狭窄、恶性肿瘤、憩室或运动障碍等明显并存的病变提供可靠的诊断。此外，还可以确定穿孔是否被包裹或积液是否自由渗入纵隔、胸膜腔、腹部或颈部，以及渗入积液的多少。若使用水溶性对比剂，结果显示阴性后，应采用稀钡钡剂以增加检查的敏感性。在患者的左侧卧位和右侧卧位时也应该拍片，因为适当的位置也可能增加检测穿孔的敏感性。然而，食管造影阴性并不能排除穿孔的可能，因为假阴性率为 10%～38%[4, 5]。

CT 已被证明是评估食管穿孔并指导其治疗

的极其有用的诊断方法（图 48-2）。提示有穿孔的 CT 表现包括肺炎、气腹、皮下气肿、纵隔积液或炎症，胸腔积液或腹部脓肿。重要的是，CT 提供了关于这些需要手术干预或经皮引流的食管外积液的位置、多少的准确信息[5,6]。

食管对比剂泄漏是不灵敏的，不能作为判断是否穿孔的唯一标准。

柔性纤维内镜检查在评估各种食管病理，包括穿孔方面起着至关重要的作用（图 48-3）。内镜评估不仅有助于确定黏膜损伤的位置和大小，还可以识别伴随的黏膜缺血或溃疡，以及慢性或亚急性病理，如狭窄、憩室或恶性肿瘤。

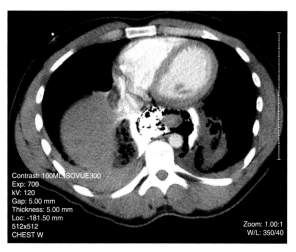

▲ 图 48-2　胸部 CT 显示食管远端穿孔并伴有胸腔积液，注意口服对比剂的渗漏

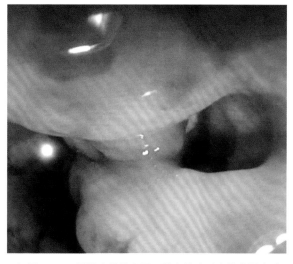

▲ 图 48-3　柔性内镜检查显示狭窄扩张后食管全层穿孔

有些穿孔很小，没有明显的黏膜撕裂，而只是黏膜的瘀血或轻微破坏，随着注入气体而显现。考虑到在急性穿孔的情况下，使用柔性内镜检查时需要充气，这就有诱发张力性气胸或加重气腹的风险，因此可能存在安全性的问题。但是一般情况下，在有经验的医生指导下，并注意操作注意细节，可以安全地完成检查。如果担心发生气胸，应尽量减少吹气，并应在手术前考虑放置胸管。

没有任何一项诊断研究能够绝对可靠地评估食管穿孔。使用水溶性对比剂的食管造影术受假阴性率和吸入性肺炎风险的限制，并且在评估黏膜病理学方面也相对不敏感。此外，钡剂泄漏有加剧纵隔、胸膜或腹部脓毒症的风险。内镜检查是侵入性的，需要镇静，有加剧气胸或气腹的风险，并且不能确定食管外污染的程度。

由于每种诊断方式都有其局限性，这就要求主管医生需要作出合理的判断，以确定检查的顺序和最佳的检查方式，同时还要考虑到患者是否有穿孔、疾病相关的一些重要信息、患者的并发症和一般状态，以及可能的治疗方案。值得强调的一点是，穿孔的位置和污染的程度必须在手术干预前确定，因为这些检查结果决定了手术切口的位置和手术类型的选择。

四、治疗

（一）一期治疗原则

食管穿孔的最大威胁是肠内容物瘘而导致的脓毒血症和死亡。因此，治疗的重点应是及时给予适当的全身抗生素，通过修复、封堵、分流或外引流瘘处来消除感染源，充分引流腔外积液，并提供营养支持。任何治疗策略，无论是非手术的、内镜的还是手术的，都必须包括这些基本治疗。

考虑食管穿孔，但在明确诊断之前，最初的治疗措施应包括禁食水、静脉输补液，并使用广谱抗生素。大量的文献表明，早期给予适当的抗生素治疗可以显著降低脓毒症相关的死亡率 [7, 8]。泄漏的肠内容物会对颈部、纵隔、胸腔或腹腔周围组织造成化学性灼伤，并可能导致大量液体渗出，进一步加剧脓毒症引起的低血压。抗生素应针对肠道细菌，包括革兰阳性菌、革兰阴性菌和厌氧细菌及真菌。抗真菌治疗尤其适用于近期使用质子泵抑制药的患者，因为它们会增加胃内真菌定植的风险 [9]。即使是在为确诊和干预做准备的时候，也应尽早考虑行胸腔闭式引流，以引流大量的胸腔积液或治疗气胸。

（二）非手术疗法

多年来，由于其发病率和死亡率较高，所以对于大多数食管穿孔患者而言，手术干预是必要的。根据观察结果，穿孔较小、没有全身性脓毒血症的患者在不进行手术的情况下也能获得较好的疗效，因此形成了非手术治疗方案。Cameron 等 [10] 提出了食管穿孔患者的非手术治疗的适用标准，随后 Altorjay 等对其进行了完善（表 48-1）[11]。采用非手术方法，可以消除紧急情况下施行食管手术相关的发病率。尽管治疗原则已被应用到其他原因引起的穿孔，但最初的非手术经验主要是针对自发性食管穿孔的患者。符合标准的患者可以通过静脉注射抗生素治疗，而不是口服抗生素，并且密切观察患者病情变化。治疗的时间是由患者的临床病程决定。后续的内镜检查或影像学检查对确定穿孔的愈合，以及何时恢复口服饮食是有用的。当然，随着脓毒血症的发展，临床症状加重，这就要求迅速明确诊断，并强烈考虑采用更有侵入性的治疗措施。

（三）内镜治疗

随着内镜技术的发展，食管穿孔及其后遗症的处理也出现了新的技术。目前，可用的内镜治疗穿孔的方法包括腔内缝合（OverStitch；Apollo Endosurgery, Inc., Austin, Texas）、内

表 48-1　食管穿孔非手术治疗标准
• 泄漏量小，已局限，腔外污染极轻
• 食管造影显示对比剂流入食管腔
• 症状轻微
• 脓毒血症症状轻微
• 没有影响愈合的食管病理学改变（如恶性肿瘤）或远端梗阻（如狭窄）

改编自 Camerom JL, Kieffer RF, Hendrix TR, et al. Selective nonoperative management of contained intrathoracic esophageal disruptions. *Ann horac Surg.* 1979; 27:404–408; Altorjay A, Kiss J, Voros A, Bohak A. Nonoperative management of esophageal perforations. Is it justified? *Ann Surg.* 1997; 225:415–421.

镜夹（TTS）、吻合夹（OTSC System；Ovesco Inc., Tübingen, Germany）、内镜下真空治疗（EVT），以及放置食管支架。这些技术可以单独或联合使用，作为内镜治疗方案的一部分，或作为主要治疗或食管破裂手术修复失败后的补救。目前，应用最广泛是内镜下支架植入。

Symonds 于 1887 年使用由象牙和银制成的假体，首次成功地将食管支架置入 [12]。后来，Mousseau 等、Celestin 和 Atkinson 等在经口输送系统放置的刚性空心假体 [13-15]。由于它们的直径大，体积大，结构僵硬，所有这些支架的放置和取出都是困难和危险的。传统上，刚性支架用于局部区域晚期食管肿瘤阻塞和预期寿命短的患者吞咽困难症状的缓解。用柔软的外部海绵包裹主轴的支架也被创造用于食管穿孔和瘘（图 48-4）。

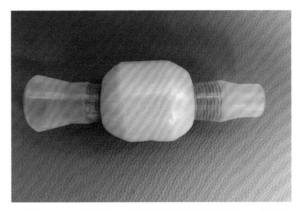

▲ 图 48-4　食管支架一种坚硬的塑料食管支架，支架体上覆盖泡沫，用于阻塞食管穿孔或食管支架

20 世纪 90 年代，随着工程和制造技术的进步，金属支架（SEMS）得以发展。这些支架由钢合金，如镍和镍钛合金（镍和钛）或 Elgiloy（钴、镍和铬）制成，并且被编织，针织或切成网状。使用输送系统，将它们以压缩状态通过导丝引入食管。在展开时，它们被设计成能够自行膨胀到预定的直径。与以前的支架相比，这种支架的优点包括可以使用灵活上腔镜进行放置，置入时对食管管腔直径的要求更小。

随后的 SEMS 加入了部分聚氨酯、硅树脂或其他聚合物，以防止肿瘤沿支架向内生长。将近端和远端 1.5cm 裸露以利于更好地黏附至黏膜并允许肉芽组织向内生长，成为实现支架固定的一种手段。这种结构有助于防止迁移，而不会对食管和周围结构造成重大伤害，但也使以后的取出变得更加困难或不可能。由于长期放置可能会被腐蚀，因此食管支架一般只用于预期寿命短的晚期恶性肿瘤患者或可切除的肿瘤术前，食管支架随后将被取出。随着材料的进步，支架技术的下一次迭代是引入了涂有硅树脂的坚固、可折叠、自动膨胀的塑料支架（SEPS）。这些装置可以以压缩状态置入，食管扩张极小，可以在食管腔内展开，并用于阻塞食管穿孔或瘘管。因为这些支架很坚固，所以尽管降低了支架展开的速度，也并不影响肿瘤或肉芽组织向内生长[16]。但是，与部分覆盖的 SEMS 相比，它们更容易被取出。

最近，已经引入了完全覆盖的 SEMS 和混合支架，这些支架以后可以取出，但与 SEPS 相比，更易于引入并且需要更少的扩张。这些完全覆盖的支架将 SEMS 的适应证扩大到非恶性疾病，如狭窄、穿孔和瘘孔，包括食管切除术和前肠重建后产生的吻合并发症。

尽管支架可以有效控制瘘，但在成功闭塞之前发生的任何腔外污染也必须通过对纵隔、胸膜腔或腹膜的适当引流来解决[17]。胸管或 CT 引导的猪尾导管可以放置在小到中号的收集瓶中。对于更广泛污染的病例，开胸手术或微

创胸腔镜手术可能是必要的，这有助于冲洗和清创纵隔腔和胸膜腔，行胸膜切除，以及在直视下放置多个引流管。

有些病变不适合支架植入。例如，在颈部食管的高处，支架会延伸到咽部，导致患者明显的不适，或者由于贲门的结构，横跨胃食管气-食管交界的部分不能被阻塞。扩张的食管中出现的穿孔，如贲门失弛缓症，也证明支架可能无法阻塞。特别是当支架位置不正确或大小或长度不合适时，即使在正常的食管中，也可能无法达到对穿孔的满意封堵。

食管支架的并发症包括持续或反复的食管瘘、移位、管腔梗阻、糜烂、疼痛、出血和以后无法取出（图 48-5）。此外，对于穿过胃食管结合部并损害食管下段高压区的支架，可引起或加剧胃食管反流，这也是一个重要问题。内镜医师还必须警惕隔离腔外积液的可能性，防止其流回食管。选择支架移除的时机是很重要的，需要权衡穿孔愈合的可能性与潜在的并发症（如糜烂或阻塞），而这种并发症可能会随着支架放置时间的延长而出现。

支架置入后食管持续性或复发性漏可能有多种原因，包括位置不正确，尺寸不合适导致近端或远端支架与食管黏膜之间有空隙，支架覆盖物破裂或降解，2 个单独支架之间的瘘及

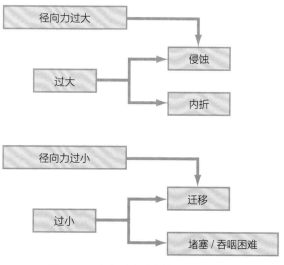

▲ 图 48-5　考虑适当的食管支架设计和尺寸

支架移位 [18]。尽管成功率各不相同，也缺乏证明其有效性的报道，但是针对因支架迁移而引起的"支架泄漏"，研究人员已经提出了一些相应的应对技术，包括桥接和内镜钳夹或缝合。

在过去的几年里，EVT 被认为是治疗食管穿孔和持续性积液的一种有前途的方法。与用于浅表伤口感染的真空疗法相似，EVT 涉及在食管缺损区域施加负压，这是通过连接到安装在鼻食管上的聚氨酯海绵的电子控制真空装置进行的。当前没有用于 EVT 的商用系统，因此必须自定义每个设置。在 125mmHg 的压力下连续抽吸可保持真空环境。每隔几天就可以更换一次纱布，随着伤口腔的缩小，纱布用量也会逐渐减少。与支架植入术或内镜黏膜缝合术相比，该技术的一个优点是腔外集聚的液体得到了控制，避免了另一种形式的经皮或手术引流。此外，EVT 可用于食管的所有部分，包括颈段和胃食管连接处，以及咽。当然，仅当相关的液体收集量较小且紧邻肠穿孔时，EVT 才有意义。

（四）有效的管理

1. 一期手术修补　从历史上看，一期手术修补是穿孔食管最常用的治疗方法。它仍然是衡量其他治疗方式的金标准。考虑到在炎症和感染持续时间较长的情况下，组织易碎且愈合不良，所以传统的共识是修复应该只能在穿孔后的最初 24h 内进行。20 世纪 80 年代和 90 年代初的数据表明，与早期修复相比，当超过 24h 后再行手术修补，一期修补后的泄漏率增高 [19]。随着时间的推移和经验的增加，在治疗延迟超过 24h 的情况下，人们提倡进行一期修复，以避免与食管切除或原位切除术相关的并发症，以及以后第 2 次重建手术的可能性 [20, 21]。

一期手术修复最好分为两层，第一层是黏膜层和黏膜下层，第二层是覆盖在食管上的环形和纵向肌肉层。此外，常常添加带血管蒂的组织如胸膜、心包脂肪、肋间肌、网膜或胃底

以增强缝合线缝合的稳固性（图 48-6）。对于胸内远端食管的穿孔，通常采用经第 7 肋间隙的左侧开胸术。用于胸内食管近端至中端穿孔，可采取经第 4~6 肋间隙的右胸切开术。当然，颈部或腹部食管穿孔需要分别在颈部或腹部切口。

成功的食管修复的一个关键原则是，较深的黏膜缺损通常会延伸至较浅的肌肉缺损。通常需要在损伤的近端和远端进行切开，以识别黏膜边缘并促进完全闭合（图 48-7）。一旦黏膜充分暴露，应清创到健康的、无炎症的组织，并用可吸收或不可吸收的缝合线重新缝合。肌肉层可以用间断的缝合线进行浅表地缝合。在闭合过程中必须注意防止管腔狭窄，为了确保有足够的食管直径，应考虑使用探条检测食管的直径。如前所述，可以使用邻近的活组织进行修复。

修复时，对污染的部位进行修剪，清创和冲洗也很重要。引流管应放置在食管缝合附近，而不是直接邻接，以防止术后早期再次发生瘘。此外，食管愈合时还应放置饲管，以方便营养支持。根据外科医生的习惯、可用资源和患者的情况，可以通过手术（剖腹术或腹腔镜）或经皮内镜下技术将导管置入胃或空肠。

2. 食管切除术　如果临床上判断无法行食管修补或支架植入术，或在终末期贲门失弛缓症患者中认为食管无法治疗时，食管切除术可能是食管穿孔患者的最佳选择。经胸入路，无论是开放式还是微创技术，都是常用的，因为它既可以切除穿孔的食管，也可以冲洗和引流已感染的胸膜和纵隔间隙，并对同侧肺进行去皮质术。因此，开胸手术或胸腔镜手术通常在胸腔积液的一侧进行。在手术的腹部位置，应放置胃或空肠饲管，以供术后营养支持。在某些情况下，经鼻切除术可能是最好的选择，避免了进行经胸廓手术时胸部切口的并发症和单肺通气的需要。

如果由于诊断延迟或肠外污染严重而出现或即将出现脓毒症时，与脓毒症相关的灌注不

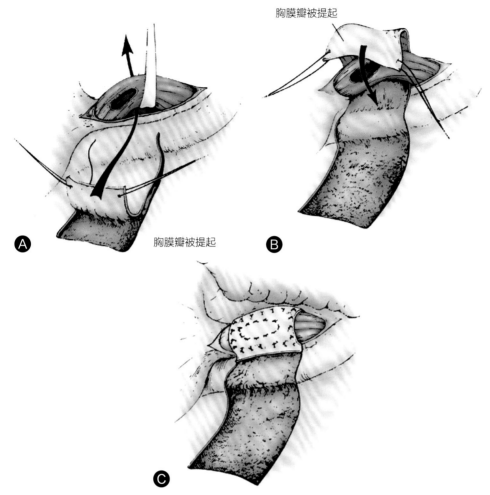

▲ 图 48-6 **胸膜瓣覆盖较大食管缺损**

A. 在食管活动后，一个胸膜瓣被提起；B. 皮瓣包裹在食管上，覆盖穿孔处，无论是否修复食管缺损；C. 皮瓣与自身缝合。缝合在皮瓣的近端和远端边缘，以及穿孔本身（如果不是主要闭合），将胸膜固定在食管肌肉组织上（经 Society of Thoracic Surgeons 许可转载，引自 Grillo HC, Wilkins FW. Esophageal repair following late diagnosis of intrathoracic perforation. *Ann Thorac Cardiovasc Surg*. 1975; 20:337.）

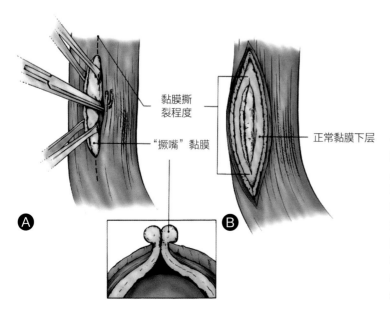

◀ 图 48-7 **食管穿孔的初步修复显示出黏膜缺损**

A. 通过近端和远端肌切开术延长肌肉撕裂，以促进黏膜损伤的完全暴露，插图显示了在手术中最初评估的肌肉层之间受损的黏膜；B. 在黏膜下平面展开，将黏膜与固有肌层分离，提高黏膜缺损范围的暴露（引自 Whyte RI, Iannettoni MD, Orringer MB. Intrathoracic esophageal perforation: the merit of primary repair. *J Thorac Cardiovasc Surg*.1995; 109:140.）

足引起的食管缺血和由此引起的吻合口破裂，应推迟前肠的重建。在这种情况下，应进行颈胸腔食管造口术，以引流口腔分泌物。重要的手术细节包括左颈入路，以促进颈段食管的剥离，保护喉返神经，保留尽可能多的近端食管，以帮助将来的重建。较长的残余食管可以将食管造瘘术的造瘘口放置在胸壁上，与放置在颈部的造瘘口相比，可以更安全地使用外引流袋，并提高患者的舒适度。在这种情况下，应该建立从食管穿入浅表至锁骨的隧道，到达前胸的皮肤。构建隧道时必须小心，以防止皮下组织或锁骨压迫食管导致缺血。根据我们的经验，皮下组织或食管造口术的坚硬尖端导致食管狭窄或坏死并不罕见，因此在相当多的情况下需要进行扩张或手术矫正（未发表的数据）。

3. 食管分流术　将胃肠内容物从纵隔引流出来的最确切的方法是食管切除术和食管末端吻合术。然而，一些外科医生主张在不进行食管切除术的情况下将食管近端和远端分流，这样可以待患者恢复后，方便前肠重建。尽管放置食管 T 管[22]和颈侧食管吻合术[23]也被认为是替代方法，但是近端食管转流最常见的方法是颈端食管吻合术[24]。颈侧食管吻合术可能在技术上具有挑战性，特别是在患者的脖子比较粗的情况下。远端分流可通过使用线性切割吻合器在胃食管结合部进行手术分割来实现，或者使用不切割吻合器而不进行组织分割来实现。尽管应该谨慎使用，但后者用于远端转移的技术被认为可以使未来的重建更加容易。如果穿孔未愈合，早期缝合的食管可能会再漏，导致持续性污染。食管分流也有食管腔内分泌物蓄积的风险，导致恶心或干呕，因此，在非必要情况下很少行食管分流术。

五、额外的注意事项

（一）穿孔的位置

大多数穿孔发生在胸段食管，但也可累及颈段或腹腔内部分。颈段穿孔通常耐受良好，因为颈段食管周围筋膜可以减少炎症的扩散。许多咽部或颈部食管瘘仅靠抗生素即可解决。如果临床状况恶化，出现颈部脓肿或脓液渗入纵隔，则应进行手术治疗，包括通过颈部切口进行充分引流。在大多数手术情况下，充分引流就足够了，直视下尝试修复穿孔可能是困难的、不成功的和不必要的。

因为腹腔内食管通常只有几厘米，所以腹膜腔内的食管穿孔比胸腔内的食管穿孔少。然而，腹部穿孔也可能发生，特别是在内镜下处理食管下括约肌时，如贲门失弛缓症的气动扩张或经口内镜肌切开术，良性狭窄或肿瘤的球囊或刚性扩张，或各种内镜下黏膜切除或消融。食管旁疝或滑动疝患者的一个重要解剖学意义是疝囊被食管韧带包围，使疝出的食管远端成为腹内结构。由于所有的这些原因，食管远端穿孔可能需要通过腹腔镜或开腹手术来处理。

术前 CT 检查可能有助于决定远端穿孔是位于胸部还是腹部。在横膈膜下方进行修复时，胃可以作为支撑，形成部分或完全的胃底折叠来覆盖修复部位的缝合线。尽管有报道称在胸裂孔上方放置胃底折叠，可能会造成医源性食管裂孔疝，但是常识告诉我们，这种修复术可能会导致任何疝出的胃底包裹物出现一些问题，包括潜在的缺血、疼痛、梗阻或胃食管反流病。

（二）食管病理学

食管穿孔可能是由于之前已有的食管疾病引起的，或者是近期的食管疾病引起的，在制订治疗方案时必须考虑到这两方面的因素。伴发的病理变化可能会影响一期修复或食管支架置入术的适用性，以及食管切除术是否可取。

一个典型的例子是贲门失弛缓症患者在行食管气囊扩张时穿孔。单纯修补穿孔并不能改善与潜在疾病相关的吞咽困难和反流。同样重要的是，食管下端括约肌松弛不良或高压造成的远端梗阻得不到缓解，可能会增加术后修复部位瘘的风险。在这种情况下，最好的方法是分两层闭合穿孔，在远离穿孔的食管对侧进行远端食管（改良的 Heller）肌切开术，并行部分胃底折叠术，既起到抗反流阀的作用，又起到黏膜修复的支撑作用。对于终末期贲门失弛缓症或顽固性食管狭窄的患者，单独修复可能会导致持续的吞咽困难或反流，这些人可能会从食管切除术中获益。

假设临床稳定，无转移性疾病，一般情况可，预期寿命也合适，那么在发生穿孔时应考虑对食管恶性肿瘤患者进行手术切除。或者，也可以放置支架以暂时封堵漏，并选择在患者病情稳定且完成彻底的术前评估后再食管切除术。然而，肿瘤的存在会导致穿孔无法愈合，并且如果不切除食管，支架是无法取出的。

六、结局

以往食管穿孔的治疗效果较差，发病率和死亡率较高。一项对 1990—2003 年因食管穿孔而接受治疗的 726 例患者的 Meta 分析显示，总死亡率为 18%[2]。治疗延误与更差的结局显著相关，穿孔后的前 24h 通常被认为是治疗的关键时期。据报道，与早期确诊并进行治疗的食管穿孔患者相比，患者在食管穿孔 24h 后进行治疗，其死亡率是早期接受治疗患者的 2 倍[2, 25, 26]。同样，自发性穿孔的死亡率（36%）几乎是医源性损伤死亡率（19%）的 2 倍，这可能表明后一组患者的诊断速度更快，而且这种穿孔通常发生在空腹的情况下[2]。

在严格筛选的患者中，相比较于接受手术的组，非手术方法显示出更好的结果，这与前者穿孔的性质较轻及手术干预相关的发病率相一致。Altorjay 等报道 20 例采用非手术治疗的患者[11]。其中，16 例（80%）治疗成功，4 例（20%）需要手术干预，术后 2 例（10%）死亡。并发症发病率为 20%。作者认为，患者死亡是由于错误的采取非手术方式导致的。手术干预的延迟对患者产生了负面影响，这强调了选择

合适的患者的重要性。最近，Keeling 等[27]报道了 25 例非手术治疗的患者，并采用了类似于表 48-1 所述的严格标准进行治疗。在他们的整体治疗方案中有 8% 的死亡率和 48% 的并发症发病率，其中 2 例死亡病例是拒绝手术干预的转移性食管癌患者。

对食管穿孔手术治疗的分析显示了各种不同的结果。在 2004 年发表的一项对 572 例患者的 Meta 分析显示，在回顾性的病例中，死亡率为 0%～80%[2]。接受一期修复的患者（$n=322$），平均死亡率为 12%。食管切除术后（$n=129$），死亡率为 17%，而采用分流术（$n=34$）的死亡率为 24%。仅行手术引流术（$n=88$）的死亡率为 36%。

自食管支架问世以来，人们对其在食管穿孔治疗中的应用热情与日俱增。内镜治疗组的效果优于手术修复组。2011 年发表的一项对 267 例接受食管支架治疗的患者的 Meta 分析发现，成功率为 85%[28]。59% 的患者需要同时引流食管外积液。支架植入术患者的死亡率为 13%，与接受手术修复的患者相似。34% 的患者发生支架相关的并发症，包括支架移位（29%）、出血（2%）和组织过度生长（5%）。13% 的患者需要进行手术以治疗不完全的闭塞或支架相关的并发症。颈段食管穿孔或胃食管连接处穿孔，以及食管损伤＞ 6cm 的患者，这些病例都会增加内镜治疗失败的风险[29]。

在一篇文献综述中评估了使用 TTS 夹或 OTSC 进行内镜夹闭治疗食管穿孔的作用[30]。该分析包括来自 38 篇文章的 127 例患者，并得出结论：TTS 夹在治疗发生 24h 的早期穿孔（污染有限且长度＜ 10mm）是有效的，而＜ 20mm 的病变可以用 OTS 夹治疗。

最近的文献回顾评估了 200 多例使用 EVT 治疗各种类型的上消化道穿孔患者的数据，成功率为 70%～100%[31, 32]。虽然内镜夹闭和 EVT 的结果似乎都令人鼓舞，但它们仅限于小病例研究和回顾性队列研究，这些研究来自严格筛

选的、腔外污染有限的患者群体。由于缺乏预期观察的对照人群，这些研究并未证明这些内镜干预的价值。

七、结论

食管穿孔仍然是一个具有挑战性的临床问题，并且可能危及生命。在制订治疗策略时，主治医生必须具备一定的技巧、判断和创造力，在制订治疗方案时，设计一种有效解决穿孔及其后遗症，同时降低发病率的治疗方案。

尽管治疗的基本原则是不变的，并能指导医生做出决定，但手术器械仍在不断发展。无论采用手术、内镜还是非侵入性入路、闭合、闭塞或食管缺损近端和远端分流、引流相关的腔外积液、减轻食管梗阻、使用抗生素治疗感染、提供包括营养在内的支持性护理等都是至关重要的。治疗计划的制订不仅要考虑穿孔的具体情况，包括穿孔的大小和位置，还必须考虑发病的时间间隔、污染程度、是否伴有食管疾病及患者的临床症状，包括合并症和一般情况。

完全覆盖、可移动、自动展开的金属和塑料食管支架及内镜钳夹和 EVT 的引入增加了内镜在食管穿孔治疗中的使用率，从而使许多患者避免接受更具侵入性的外科手术。决定是否继续手术，无论是尝试的一期修复和引流、分流还是食管切除术，都可能是一个困难的决定，应当权衡手术的规模、围术期和长期发病率的可能性及持续食管缺损导致的持续性漏和脓毒症的风险。

外科医生必须精通治疗原则和全方位的诊断和治疗方法，包括内镜技术和涉及颈部、胸部和腹部的手术，以最佳方式处理食管穿孔。无论选择哪种方法，对这一危及生命的疾病而言，及时和适当的干预对疾病成功治疗起着至关重要的作用。

第 49 章
食管穿孔和瘘的处理

Management of Esophageal Perforations and Leaks

Erin Gillaspie　Shanda H. Blackmon　**著**

贺志云　崔　祥　**译**

摘要

食管穿孔的发生率呈上升趋势，医源性穿孔仍然是最常见的原因，并且由于近年来内镜在诊断和治疗方面的频繁应用，医源性穿孔的占比还在持续增加。尽管在治疗上已取得了很大进展，但食管穿孔的死亡率仍然很高，部分文献报道死亡率高达 20%。食管依次经过颈部、胸部和腹部，因此对于食管穿孔的治疗，手术医生必须十分熟悉穿孔周围的解剖关系。治疗时还需仔细考虑以下诸多因素，如临床表现的严重程度、污染情况、穿孔大小、瘘的原因和合并症。此外，外科医生也应在内镜治疗食管穿孔、食管切除术和复杂的食管重建方面具有丰富经验。

关键词：食管；穿孔；食管切除术；食管支架；组织再生

目前对于食管穿孔的治疗，大多数都是以肌肉为支撑进行支架置入的综合治疗。

一、食管解剖

食管是肌肉组成的通道，起于咽部终于胃食管结合部，穿过膈肌，经过了 3 个解剖区域。食管缺乏浆膜层，因此更易发生瘘且难以被外科修补。食管内环外纵的肌层常因穿孔而被破坏，但进行缝合修补较为困难。此外，当食管感染灶局限于黏膜下并被肌肉组织所覆盖时，穿孔的严重程度容易被低估。

穿孔的位置往往取决于穿孔的原因。表 49-1 列出了需要重点观察的解剖标志，也是临床上常见的穿孔部位。

二、食管穿孔和瘘的病因

医源性食管穿孔最为常见，约占所有病例的 60%。大多数医源性穿孔与内镜检查有关。

穿孔的风险与手术适应证有关：诊断的风险为 0.6%，而较复杂的介入手术的风险为 6%[2]。其他非常见原因包括自发性穿孔（15%）、吞食异物（12%）、创伤（9%）和恶性肿瘤（1%）[1]。表 49-2 全面总结了食管穿孔的病因和临床表现。

食管穿孔最初由 Herman Boerhaave 描述，并且以他的姓名命名为 Boerhaave 综合征，主要是因为食管内压突然升高所致。1724 年，他详细记载了荷兰海军上将 Baron de Wassenaer 男爵的尸检结果，患者死前为缓解暴饮暴食后腹部不适进行自我催吐，由此导致食管破裂[3]。虽然目前普遍认为自发性食管穿孔与呕吐具有显著相关性，但在用力做 Valsalva 动作、举重、分娩和用力排便时也可导致自发性穿孔。

食管破裂常发生于穿透伤，偶尔也可发生于钝性创伤。穿透伤中有 75% 是枪伤，其次是刺伤和其他机械伤[4]。其中大多数损伤涉及颈段食管，此处食管损伤死亡率较高，Patel 等

表 49-1 食管穿孔常见部位	
解剖学标志	**描 述**
梨状窝	梨状窦或隐窝位于喉口的侧面。小号手、体力劳动者和歌手是梨状窝穿孔的高发人群。此处穿孔往往会导致大量皮下气肿，此时通常需要完全禁食水
环咽肌上三角（Killian 三角）	Killian 三角是颈部食管的一个三角形区域，由咽下缩肌的斜纤维和环咽肌横纤维围绕而成。咽食管憩室发生在这里，食管内插管及内镜检查可导致憩室穿孔
环咽肌	近端食管在食管上括约肌部分形成了一个长 3~4cm 的高压区。上述括约肌主要由环咽肌构成，咽下缩肌也参与其中。此处也是常见的食管穿孔部位，脊柱内固定器械经常向前突向食管，因此术后需积极内镜检查。环咽肌水平穿孔若没有纵隔感染，仅通畅引流即可，改道手术在此处较为困难
食管与主动脉弓 / 支气管交界处	食管在此处与主动脉弓和支气管直接接触，两者均轻度压迫食管，此处狭窄易于阻塞食物。右位主动脉弓在此处围绕食管形成血管环，且由于右锁骨下动脉发育异常而导致典型的吞咽困难
胃食管结合处	食管下括约肌也是医源性损伤常发生的部位，然而此处穿孔仍以自发性食管破裂（Boerhaave 综合征）为主，因其位置的特殊性，此处穿孔易导致纵隔、双侧胸膜腔、腹腔感染

表 49-2 食管穿孔、瘘、狭窄的病因		
类 型	**病 因**	**临床表现**
解剖学相关因素	• 右锁骨下动脉异常导致食管外部受压（Komm-erell 憩室） • Schatzki 环	• 吞咽困难
梨状窝	• 内镜检查、演奏铜管乐器、唱歌或大叫	• 明显的纵隔及颈部皮下气肿
吻合相关因素	• 吻合口或附近发生瘘	• 有外科手术食管吻合病史，可导致穿孔、瘘、狭窄
自发性食管破裂（Boerhaave 综合征）	• 呕吐、劳累、干呕、举重、癫痫发作等导致胃食管结合部食管全层撕裂	• 通常发生于食管远侧 1/3 段，为典型的食管左侧的纵向撕裂 • 黏膜层撕裂长度较肌层长
医源性因素	• 外科手术因素：食管手术、胸膜剥脱术、脊柱手术 • 内镜因素：内镜消融、扩张、硬化剂注射、EMR、胃镜、POEM	• 可能继发非食管手术及器械置入 • 曾有外科手术或行内镜治疗病史
外伤性因素	• 颈部或躯干的穿透性或钝性创伤	• 与颈部过度伸展密切相关
肿瘤	• 食管肿瘤溃烂 • 环周生长的食管肿瘤直接侵犯食管壁	• 影像学检查可见肿瘤附近气体影
食管旁疝	• 嵌顿性疝致远端食管坏死	• 影像学检查可见左侧胸腔积液或腹腔积液
异物	• 进食固态食物（如鸡骨头）致食管阻塞 • 食管蹼 • 嗜酸细胞性食管炎	• 上段食管在括约肌附近阻塞
食管炎	• 食管溃疡所致的炎症及糜烂 • 消化性溃疡 • Zollinger-Ellison 综合征（胃泌素瘤） • Barrett 溃疡 • 感染（念珠菌、单纯疱疹、病毒、巨细胞病毒）	• 免疫缺陷患者
进食因素	• 进食腐蚀性物质 • 口服药物或药物嵌塞	• 酸性或碱性物质 • 四环素 • 钾 • 奎尼丁 • 非甾体抗炎药 • 缓释制剂

EMR. 内镜黏膜切除术；POEM. 经口内镜食管下括约肌切开术

在 2013 年发表的一系列研究表明死亡率高达 44%[5]。

钝性外伤所致的食管穿孔极为罕见，文献报道仅约 100 例。其损伤机制仍存在争议，可能的原因包括：胸骨和脊柱对食管的前后挤压、过度拉伸、管腔内压增加、类似于 Boerhaave 综合征的穿孔所致的胸腔内压迫或与迟发性穿孔相关的缺血性损伤[6]。

摄入腐蚀性物质也可导致严重的食管损伤，甚至穿孔。损伤的程度取决于多种因素，包括摄入物质的类型、摄入的量及与组织接触的时间。腐蚀性物质一般分为酸性和碱性。酸性物质通常味道不好及刺激性较大，因此摄入量一般较少，此类损伤通常引起凝固性坏死，继而形成焦痂，食管穿孔的发生率较低。碱性或强碱性物质无味、浓度高，可导致液化性坏死，甚至食管全层损伤[7]。

感染是食管穿孔的另一个重要原因，尤其对于免疫功能低下的患者。嗜酸性食管炎以炎症、食管功能障碍和嗜酸性粒细胞穿透食管壁为特征，其导致的自发性食管穿孔亦是食物阻塞食管的并发症[8, 9]。

许多疾病都可能导致食管狭窄。其中食管自身疾病可导致食管狭窄，其中酸性物质所致的消化性狭窄为主要原因，占所有病例的 70%～75%[10]。食管周围组织疾病压迫或侵袭也可导致食管狭窄。此外，疾病进展至炎症、穿孔或瘘也可能导致狭窄形成。

食管穿孔的临床表现

由于食管损伤的解剖部位不同，其症状也有很大区别。各部位损伤都有的常见症状和体征包括发热、心动过速、呼吸急促、疼痛、白细胞增多和不同程度的休克。Mackler 三联症描述了一中年男子自发性食管破裂的典型表现，该男子摄入过量的食物和酒精后，出现剧烈的恶心呕吐，继而发展为胸痛和皮下气肿。Anderson 三联症包括皮下气肿、呼吸急促和腹肌紧张。

高位食管穿孔（颈部或梨状窦处的食管穿孔）的患者可出现颈部疼痛，声音改变（通常是继发于声带炎症），吞咽困难，咯血及捻发音（推动皮下气肿处的皮肤时嘎吱嘎吱的声音或感觉）（图 49-1）。

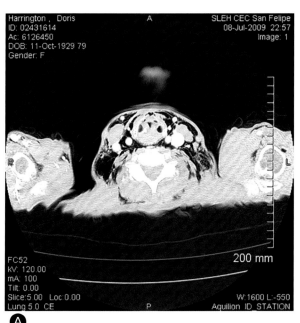
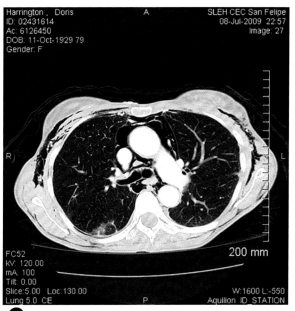

▲ 图 49-1　梨状窦穿孔患者表现为严重的皮下气肿
A. 颈部广泛皮下气肿；B. 皮下气肿已扩散至胸中部

胸腔内的穿孔常表现为胸痛或背痛、吞咽困难、呼吸困难、出血、呕吐或脓毒症的症状和体征。食管胸腔段穿孔的征象包括胸腔积液、心包积气、纵隔气肿或气胸。

腹腔内的穿孔常表现为腹痛和腹胀。查体或影像学检查可见腹腔积气及游离液体（图 49-2）。

对于非包裹性的穿孔，多种微生物的感染（如葡萄球菌、假单胞菌、链球菌和类杆菌）通常发生于最初的 12h 内。患者开始出现心动过速、胸腹腔积液、发热和白细胞增多。此外，免疫功能低下的患者可能不会出现上述典型的临床表现，而仅仅表现为心动过速、感染等，因此也需要更多的影像学检查来进一步明确。

三、评估

在食管穿孔和漏的处理中，需有高度的警觉性以期早期发现，干预时机的把握与预后相关。

任何怀疑食管穿孔的患者都要先进行详细的病史询问和体格检查。应特别注意有无器械操作史、创伤、进食情况、职业、近期活动及恶性肿瘤的症状和体征（如体重减轻、吞咽困难等）。对于血流动力学不稳定的患者，应立即放置大口径的静脉导管、积极进行补液和生命体征监测。

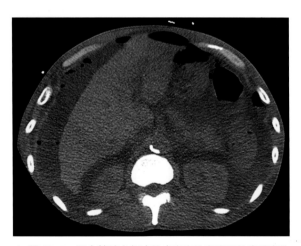

▲ 图 49-2　**胃食管结合部瘘的患者查体有明显的腹膜炎体征，CT 可见腹腔游离气体**

如怀疑有食管穿孔，应立即拍胸部正侧位片及腹部 X 线片。穿孔的特征性表现有皮下气肿、纵隔气肿、新发积液、气胸和胸膜增厚等。可疑医源性穿孔的患者中，约有 80% 可通过 X 线片确诊。X 线片检查不仅有助于明确诊断，还有助于定位损伤部位；食管中段穿孔表现为右侧纵隔积液，而食管远端损伤则表现为左侧纵隔积液。

目前食管穿孔诊断的金标准仍然是对比吞咽试验。在吞咽对比剂的过程中，患者取倾斜站位或半直立位，在透视下进行食管 X 线片检查，有利于识别微小渗漏（图 49-3）。该项检查的假阴性率约 10%。因此，我们更倾向于使用血管造影（碘海醇）或低渗的水溶性对比剂。泛影葡胺的假阴性率更高，其中 50%～80% 的食管穿孔病例会发生外渗，并且其被人体吸入后可发生严重的肺炎。钡剂有较高的诊断准确性，但它在消化道内存留时间较长，可能会使已闭合的穿孔再次贯通，从而导致检查结果复杂化。

吞咽困难或插管的患者可选择 CT 检查（图 49-4）。对于怀疑有穿孔，但上消化道造影无法证实者，CT 也可辅助诊断，同时应在透视下放置鼻胃管，以便注射对比剂从而更好地显影。注射对比剂时为防止误吸，一定要确保气管内套管充气。CT 不仅可以识别瘘的部位，还可以显示出需要引流的脓肿。

内镜是影像学检查的重要辅助手段，因为它既可帮助诊断（图 49-5），又能进行治疗，还可对大的穿孔进行冲洗和引流。内镜应用于食管穿孔时必须由专业的内镜医生进行谨慎的操作，但对于慢性食管穿孔的病例，通常由胸外科医生进行治疗更为适合，在手术室全麻下，胸外科医生既可以进行胸腔冲洗，又可以进行适当的手术干预。此外，术中也可以对胸腔积液进行取样检测，以明确是漏出液还是渗出液，从而决定下一步治疗。对于部分食管穿孔患者，内镜是一种有效的治疗方法，故其在临床上的应用也越来越普遍[12]。

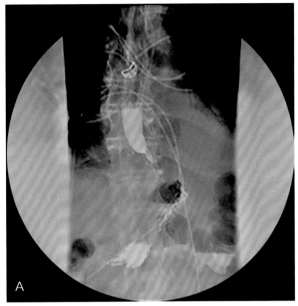

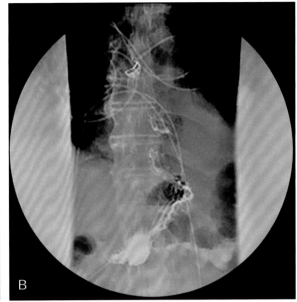

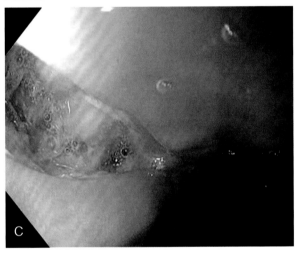

▲ 图 49-3　内镜下食管扩张术治疗慢性远端食管狭窄导致食管包裹性穿孔

A 和 B. 食管造影证实食管穿孔；C. 内镜可见食管穿孔

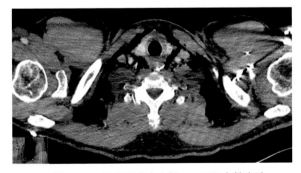

▲ 图 49-4　吞咽困难患者行 CT 可见食管穿孔

同样，食管狭窄也可以通过食管造影和内镜检查来确定病变的位置和范围。一项对比研究显示，内镜检查是一项重要的辅助诊断措施，可排除恶性肿瘤导致的食管狭窄。

治疗

食管穿孔、瘘和狭窄的治疗方式在持续不断地发展，现阶段开展的微创治疗（支架、扩张和胸腔镜）正在挑战传统的开胸手术、修复手术和分流手术。

无论采用何种治疗方式，食管穿孔和瘘的治疗原则都是一样的：感染灶充分引流、及时干预、避免污染蔓延、重建消化道及营养支持。

上述治疗首先要考虑的问题是能否保留食管。食管瘘的传统治疗方法目前受到了食管支架的挑战，应用食管支架可保留食管，从而避免了传统手术中切除部分食管。临时性全覆膜

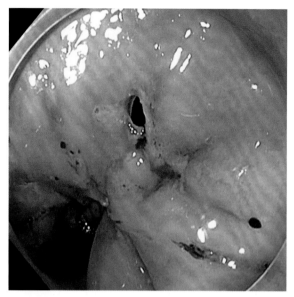

▲ 图 49-5 内镜下定位食管穿孔并应用可取出性食管支架封闭瘘口

自膨式金属支架和硅胶支架在治疗食管瘘中很有前景，但该领域的临床试验仍正在进行中，其疗效暂未得到临床试验的证实[11, 13]。食管穿孔的治疗方式见图 49-6。

1. 修复或保守治疗 大部分急性食管穿孔

最好行修补术而不是分流术，但大的食管穿孔可能不易修复。大于食管壁周长 50% 及大于 3cm 的穿孔愈合后可能会形成不可逆的狭窄。

修补食管穿孔需清除已失活的组织，逐层缝合黏膜层和肌层。在某些情况下，还需要扩大肌层破口，以充分暴露黏膜缺损，确保修复完整。修补后裂口可用血供良好的组织覆盖。颈段食管穿孔的修补后可用胸锁乳突肌、斜方肌、胸大肌或肋间肌覆盖。胸腹段的穿孔可用带蒂肋间肌瓣、锯肌、背阔肌、心包脂肪垫、大网膜、膈肌或胃底皮瓣覆盖[14]。此外，对于迟发性穿孔（＞ 48h）的患者，一般不推荐手术修复。

对于复杂、较大的穿孔或症状延迟出现的患者，可选择的治疗方式包括联合修复、T 管置入、临时支架或分流术。联合修复需要早期清创，食管内放置支架，裂口外侧则覆盖肌肉组织，术区还需要进行广泛引流以防止感染蔓延。T 管也可用于引流食管穿孔，并可以形成一个长窦道，但这种方式并不可靠，反而会导

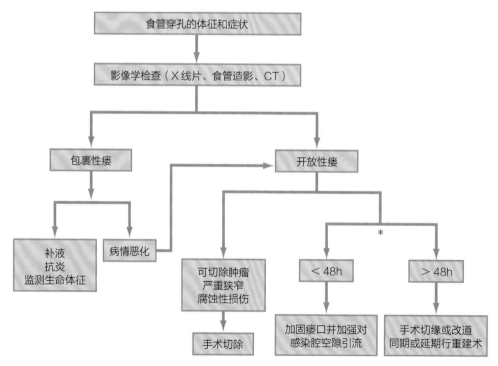

▲ 图 49-6 食管穿孔治疗方案
*. 部分患者内镜下支架入术可作为手术辅助手段或早期治疗方式

致瘘管内容物更易向周围组织漏，而非通过 T 管引流。食管旷置术需要在颈部外置食管，食管远端行临时性 Vicryl 缝合，由此避免了远端食管穿孔中由口腔带入的污染。对于延迟重建的患者，可考虑食管分流造口术。对于穿孔部位在高颈段食管，不满足引流长度条件的患者，则需要使用唾液旁路引流管。

2. 外科治疗

(1) 颈段食管穿孔：颈段食管穿孔的手术入路首选左颈部，沿胸锁乳突肌前缘做斜切口。小的局限性穿孔只需进行广泛引流和禁食。较大的穿孔可能需要修复或分流。尽管我们建议在前胸壁锁骨水平以下进行分流，但特殊情况下也可以于颈部行食管造口（图 49-7）。

(2) 胸段食管穿孔：胸段食管穿孔根据穿孔部位分为近端穿孔或远端穿孔两类。右后外侧胸廓切开术可以修复食管上 2/3 的穿孔。通常在第 4 或第 5 肋间隙行保留肌肉的开胸手术，并可将肋间肌作为肌肉瓣的供体来修复穿孔（图 49-8）。

食管穿孔严重无法修复时，理想情况下应在锁骨下实施食管分流。食管前胸壁分流后残留食管较长，因此有利于后期重建，也使得吻合装置更加可控。远端分流的另一个好处是患者的满意度高，因为这些装置容易隐藏在衣服下，故患者不会因此而感到不适。

经第 6 或第 7 肋间隙行左后外侧开胸术可修复食管下 1/3 的穿孔。同样，入胸时应制作

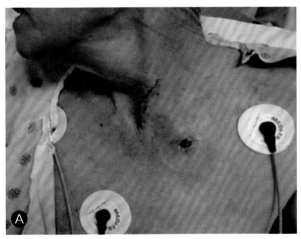
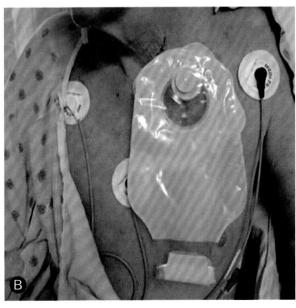

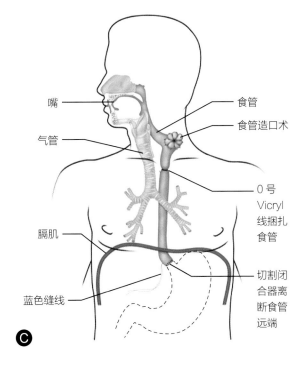

▲ 图 49-7　部分长段食管损伤或损伤累及 50% 以上食管的患者需要进行食管分流。如果可能的话，食管造口应置于锁骨下方的胸部以便术后护理
图片由 Mike DeLaFlor 提供

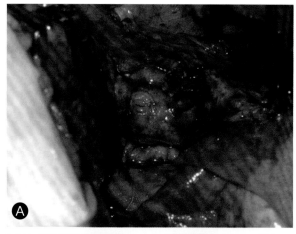

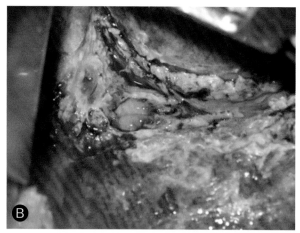

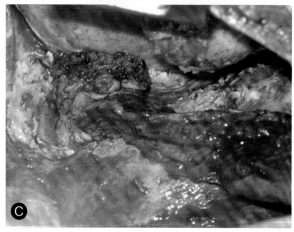

▲ 图 49-8　A. 近胃食管结合部胸段食管瘘；B. 经左胸入路行食管清创术；C. 将肋间肌作为肌肉瓣的供体来修复穿孔

肋间肌瓣，保留阔肌和锯肌，以便将来外科医生治疗将来可能发生的并发症。

对于早期出现临床表现的患者，如果能够进行充分的清创，可考虑电视胸腔镜手术。电视胸腔镜手术的缺点是难以获取肋间肌瓣来覆盖已修复的食管破口[15]。

(3) 腹段食管穿孔：经腹正中切口或腹腔镜修补腹段食管穿孔。治疗的主要目的仍是清创、修复和引流。

(4) 附加因素：手术中保护脏层胸膜对促进肺复张十分重要，有助于维持稳定呼吸。此外，肺的扩张可以缩小胸膜腔空间，促进愈合。胸腔引流管的大小应与术中情况相符，如当术中发现胸腔积液感染化脓时，若引流管小于 32F 就容易堵塞。

对于任何类型的食管穿孔都应考虑行空肠或胃造瘘术，因为该术式有助于引流胃液和给予肠内营养，但对于食管分流术后患者或长期禁食的患者则必须实施该术式。此外，造瘘管位置应不影响后期重建。

定期检查造瘘管及引流管、规律复查血生化等和影像学检查都是必不可少的。不可早期拔除引流管，可提供鼻饲管，以避免意外拔除。应充分与患者、家属及护理人员沟通，并详细讲解因疏忽导致的引流管拔除后重置的复杂性。

细菌培养和药敏结果未出之前都应持续进行广谱抗生素治疗。引起食管穿孔感染的微生物通常有葡萄球菌、假单胞菌、链球菌和拟杆菌，选择抗生素时应覆盖上述细菌。推荐从单药治疗开始，如哌拉西林、他唑巴坦，它可覆盖革兰阳性杆菌、革兰阴性杆菌和厌氧菌。万古霉素、甲硝唑（灭滴灵）或抗真菌药物可扩大抗菌谱。抗菌治疗应持续到患者完全恢复，通常需要 14 天。

四、食管穿孔和漏的内镜处理

过去的 10 年里，许多中心发表了应用内镜治疗食管穿孔和瘘方面的经验。内镜下缝合、钳夹、应用生物胶和置入腔内支架都已在病例系列分享机构中报道过。虽然还没有大型的多中心临床试验数据发表，但目前这些已有的成果在某种程度上来说是很有意义的，表明该疗法具有较低的发病率和总死亡率，并在重建肠道连续性方面成功率较高 [16, 17]。

支架选择

在过去，支架主要用于缓解恶性肿瘤所致的吞咽困难，可移动支架则扩大了支架的应用范围，如在气管食管瘘 [18]、腐蚀性灼伤 [19]、吻合口瘘 [12, 20]、自发性穿孔 [12, 21]、医源性穿孔及食管狭窄的治疗中应用可移动支架，此外，可移动支架也可联合传统手术以改善临床疗效。其中最早的报道是由 Mumtaz[22] 发表在 2002 年胸外科手术年鉴上，该报道分享了自膨胀金属支架用于抢救医源性食管穿孔患者的经验，该患者曾 2 次行手术修复，但均未成功。

目前主要有 2 种类型的支架可供使用：自膨胀金属支架和自膨胀塑料支架。支架可进一步分为未覆盖、完全覆盖和部分覆盖支架。美国医疗市场供应各种各样的 SEMS 和 SEPS（Cook Medical，Boston Scientific，Merit Medical Endoteck，EndoChoice，and Taewoong Medical Company）。

原始的 SEMS 属于未覆盖支架（图 49-9）。这种支架一般在原位，可发生明显的肿瘤或组织肉芽增生及腔内生长。一旦出现明显的腔内生长组织，支架就无法轻易移除。覆盖支架的出现就是为了防止组织长入。支架的金属框架被覆盖在聚四氟乙烯（最常见）中，其全长均被覆盖者即为完全覆盖，只有中间部分被覆盖，而近端和远端不覆盖者为部分覆盖 [23]。

1. 内镜治疗的患者选择 与其他类型的手术相同，选择具有手术适应证的患者是最重要

的。对于适合非手术治疗的患者还没有明确的定义，但 Cameron[24] 在 1979 年提出了关键的评价指标，20 年后 Altorjay[25] 又进行了扩展。这些指标包括：早期诊断为壁内穿孔；颈段或纵隔段的透壁穿孔，食管造影显示积液可引流回食管；无阻塞食管的良 / 恶性病变；症状极少，且无脓毒血症的表现。另一个非手术治疗的常见指征是患者存在其他疾病的严重并发症，无法耐受手术。

腔内支架具有以下优点：并发症发生率比传统手术低，可快速闭合穿孔，从而快速消除纵隔和胸膜感染，尽早恢复自主饮食。

支架植入的适应证仍在持续扩大。支架最常用于及时发现的、污染还未扩散的医源性损伤。较新的用途包括使用阿波罗装置进行腔内缝合或使用解析装置 / "Ovesco 夹"进行钳夹。我们发现急性刻意切口，类似于每一个经口内镜肌切开术，很容易用钳夹将其闭合。此外，较大的穿孔或全层穿孔通常需要较大的钳夹装置，如 Ovesco。当钳夹不可行时，若组织完整并足以支撑缝合，可考虑腔内缝合。但许多食管穿孔会导致黏膜损伤，使其变得太过脆弱而无法支撑缝合。

2. 穿孔和瘘的食管支架治疗 食管破裂的非手术治疗策略与开放治疗相同：如有必要先进行引流，防止持续污染，愈合时给予营养支持。有时只需要使用内镜进行治疗，有时内镜治疗是作为外科治疗的辅助手段发挥作用，具体方式如前所述。

支架在一些主要领域的应用是非常成功的，包括早期发现的医源性穿孔、食管吻合口瘘及减肥手术后胃吻合线处的渗漏。

早期发现的医源性穿孔非常适合置入覆盖支架。该支架可有效地阻断渗漏，防止纵隔污染，帮助早期恢复自主饮食、肠内营养，相对于开放手术可加速患者恢复。Freeman 等在他们对 17 例患者的系列研究中证明，经过慎重的患者选择，支架可被安全植入，并且具有低发病率、

低死亡率、高成功率的优势。内镜下胸内食管穿孔支架植入见图 49-9。

内镜下放置支架以治疗吻合口瘘的报道逐日增多。大部分发表的系列文章都是小型研究，但都说明了疗效较好[13, 26]。食管切除术后的支架置入难度较大，因为食管的直径比胃管小得多，这就导致了支架周围吻合口附近更容易发生反流，支架也更容易移位。D'Cunha 等[27] 在 2011 年报道了一项大型研究，他们分析了吻合

口瘘患者 22 例，治愈的成功率为 60%。值得注意的是，愈合时间为 22～120 天，平均愈合时间为 40 天，死亡率为 14%。一般口服摄入的平均时间为 6 天，一些患者能够立即开始口服。该研究组重点强调了选择合适患者的重要性。吻合口瘘食管支架置入的禁忌证包括无法存活的导管、在环咽肌 2cm 以内的渗漏（为了避免患者严重不适）、导管严重弯曲、食管 - 空肠导管（可导致梗阻和腐蚀）。

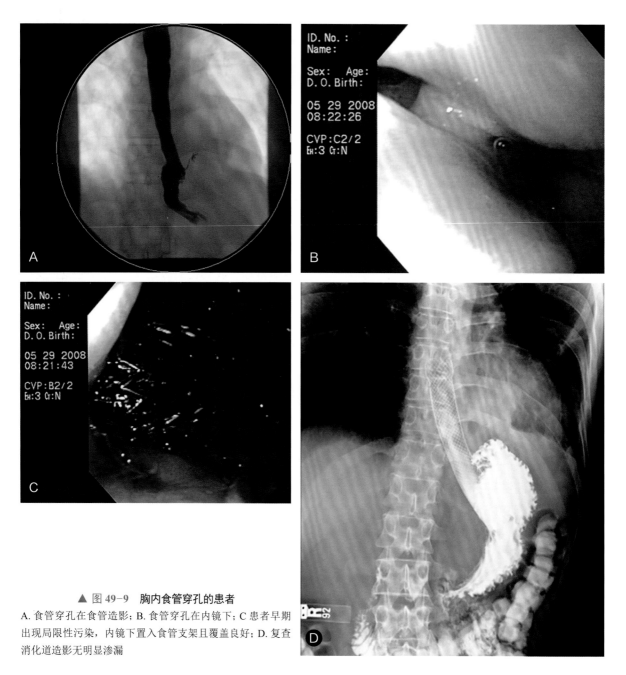

▲ 图 49-9 胸内食管穿孔的患者

A. 食管穿孔在食管造影；B. 食管穿孔在内镜下；C 患者早期出现局限性污染，内镜下置入食管支架且覆盖良好；D. 复查消化道造影无明显渗漏

在一些系列研究中，腹腔镜手术后发生渗漏的比例可达 7%，这种并发症较严重且难以控制，并可能导致发病率和治疗费用增加。覆盖 SEMS 与引流相结合可有效治疗急性渗漏。Simon 等[28] 的研究表明，在 9 例袖状胃切除术后渗漏的患者中，有效率为 78%。同样，Eubanks 等[29] 的研究显示，在 19 例胃旁路手术后使用支架治疗的有效率为 84%。重要的是，在 79% 的术后立即开始自主进食的患者中，有 90% 症状也得到了改善。支架在慢性渗漏的治疗中，成功率较急性渗漏显著降低，但它可减少脓毒血症的发生并可使患者继续使用肠内营养[30]。

无论是何种适应证，在感染部位将支架与充分的引流相结合都是十分必要的[31]。纵隔污染曾被认为是开放手术的适应证，但现在已不再是内镜治疗的禁忌证，小面积污染的引流可以通过内镜下温和的吸引和冲洗来完成。此外，可以通过食管壁将双尾支架暂时放置到脓肿腔内，以暂时引流数日。较大的脓肿和游离胸腔积液通常需要额外的手术引流，但这种情况下支架的使用或可避免食管切除和分流。

支架置入后，对支架是否充分覆盖的评估是非常重要的，该评估需要使用桌上对比透视检查。若没有持续渗漏的证据，则可直接将支架缝合到位，以防止移动。如果发现密封不充分并有持续的渗漏，则需重新放置支架。看到对比剂通过支架末端向远端流动也十分重要。远端梗阻会导致淤滞，妨碍正常愈合的进程，并可能对胃肠道组织造成额外的损伤。

当没有胃造瘘管时，我们可放置一个鼻饲管来进行胃食管减压。鼻饲管最好利用重力引流，因为主动吸引可导致支架区域塌陷或移位。

五、支架后监测

一旦置入了支架，持续有效的管理和监测十分必要。如果患者出现败血症的迹象，则应该检查支架有无移位或密封不充分。有时候可

重新放置支架以达到更有效的覆盖，但在另一些情况下则必须进行外科手术干预[32]。

食管支架植入术后的患者需在 24h 内进行食管造影。若无瘘，患者可开始摄入室温流质饮食，并逐渐过渡到软固体（基本就是可以喂给一个 1 岁婴儿的东西——不要太热或太冷，可在几分钟内溶解成小块，以防止支架堵塞）。患者可向营养学家咨询饮食方面的注意事项及在家时需要遵守的原则。两周内患者需复查内镜，评估愈合情况及有无瘘。若食管穿孔已完全愈合，可移除支架；若未愈合，则需重新放置或更换支架以改变压力点，重新固定。这两种情况下都需要在 24h 内进行食管造影以确认有无瘘。支架移除后，软固体饮食需持续 2～6 周。

六、支架的并发症

支架置入术的早期并发症可立即发生，也可发生在术后 2～4 周。症状包括患者不适感、出血、胃酸反流、穿孔、支架瘘，以及最常见的支架移位[33-37]。支架移位是这一系列问题中最主要的。我们已经开发了新技术来减少支架移位，如使用部分覆盖的支架，使其近端和远端的组织部分植入来稳定支架，并将支架缝合到位[13]。

支架瘘是支架置入术后的另一个严重并发症，据报道，在支架置入术后，有 10%～40% 的患者可发生支架瘘。Stephens 等[38] 提出了一套瘘分类系统（类型 1-5），并对每种类型的处理提出了建议。及时地发现瘘对获得良好预后至关重要。了解可能导致支架瘘的原因可帮助我们对瘘进行更加及时的发现和处理。

迟发性并发症可能在支架置入后数周至数月发生，包括支架移位、肿瘤长入导致支架难以移除（Yoon），以及对周围组织结构的损伤（可能是最难处理的）。部分病例报道和机构系列详细介绍了食管造瘘和肿瘤侵蚀问题[39-42]。

其中的一些并发症可以通过早期移除支架

而避免。研究表明，如果在 30 天的窗口期内取出支架，则取出并不困难。对于位于食管中间 1/3 处的支架，应更频繁地更换支架。在这个位置，支架与支气管密切相邻，在同一位置持续加压超过 4 周可能会使患者存在造瘘的风险。每 2 周更换支架可以改变压力点，降低瘘管形成的发生率。

七、支架介导的再生和再上皮化

内镜选择的界限和范围仍在持续探索中。2009 年，Amrani 等 [43] 分享了他们使用支架治疗吻合口完全不愈合的经验。他们对 9 个病例进行了总结和报道，发表了"支架介导的再生与再上皮化"理论。结果表明，通过桥接间隙和提供支架，可以实现完全的再上皮化。

食管手术令人兴奋的未来在于再生医学领域。2012 年，Bradylak 等发表了他们的研究成果，即创建细胞外基质，自体细胞再生，并将其植入动物模型中。他们观察到，这些生物支架为组织的结构和功能再生提供了一个框架。

2016 年，Dua 等 [44] 发表了他们对 5cm 食管缺损的再生的体内实验经验。他们放置一个支架作为维持食管形状的框架，并用真皮基质包裹。随着时间的推移，内镜监测显示正常的鳞状黏膜长入食管，同时超声内镜显示新生食管有 5 层结构，测压可见食管蠕动波。新食管显示出结构和功能的再生。虽然还需要一期和二期临床试验，但这项新技术可能彻底改变食管手术的各个方面。

八、结论

食管穿孔的治疗不断发展。随着内镜在诊断和治疗干预中的应用越来越多，这将难于完全治愈。在过去的 10 年里，尽管微创治疗越来越多，但基本的治疗原则仍然没有改变：早期识别、复苏、清创、修复 / 分流、引流和肠内营养。我们团队分享的主题是宣传未经手术训练的人可使用的腔内技术。这种不连接的治疗策略通常会导致支架置入术时无法引流邻近的脓肿，将支架直接放置在主动脉或邻近引流管的旁边，放置支架时未行固定术导致支架移位，以及过多的操作。食管穿孔治疗的未来可能依靠辅助技术进行修复，如组织再生、植入生长因子的基质和更先进的腔内技术。

第九篇 疬
Hernia

第 50 章
腹壁疝复发的基本概念和相关因素

Basic Concepts and Factors Associated With Ventral Hernia Recurrence

Crystal F. Totten   J. Scott Roth   著

俞永江   译

摘要   腹壁疝是常见病，术后常见并发症和复发率高往往需要手术。改善预后的综合策略包括优化术前、围术期护理和采用合适的手术方式。吸烟、肥胖和血糖控制不佳已被证实为腹壁疝修补术后不良结果的重要危险因素而需要进行优化。在复杂腹壁疝的修复中，围术期补充免疫调节饮食可获得较好的结果。识别有耐药感染史或携带者对于选择合适的抗生素治疗是必要的。腹壁疝修补术中选择恰当的手术技术和生物材料可进一步降低并发症和复发率。良好的术前护理、手术技术和术后管理有效改善了疝病的预后。

疝是器官或组织从正常体腔突出至腹壁外或体腔之间而形成。其表现各异，如先天性疝、脐疝，以及上腹疝、腹股沟疝、外伤性腹壁疝和切口疝。此外，疝根据病因不同可有不同分类。先天性疝由于腹壁发育缺陷在出生时即存在，而后天性疝可继发于外伤或手术损伤腹壁。除了自身纤维结缔组织异常外，后天性疝可能归因于用力过度、举重、跳高或剧烈咳嗽等。近年来，研究显示结缔组织病如 Marfan 综合征、Ehlers-Danlos 综合征和成骨不全等是疝形成的易患因素。同样，熟知的以细胞外基质异常的综合征，如多囊肾病等已被证明与高达 43% 的疝发病率有关。在这些人群中，胶原代谢异常被认为是导致疝形成和复发率高的原因。目前进行的多个基因组学项目正在寻找产生 I 型和 III 型胶原及基质金属蛋白酶的候选基因。

腹壁疝修补术的目的一般是无张力关闭中线。影响修补的危险因素很多，包括患者因素（腹内压增加、组织完整性降低）和技术因素（感染、补片移位、遗漏疝）。据估计，75%

的复发是由于感染和修补材料固定和（或）重叠不充分[1]。每种类型的疝都有特定的复发率。非疝手术的中线剖腹手术发展为切口疝的风险为 25%。据报道，切口疝修补术后 5 年再手术率第 1 次再手术后为 24%，第 2 次再手术后为 35%，第 3 次再手术后为 39%，3 次手术后 7 年再手术率接近 50%。这些数据强调了在首次疝修补术中采用最好的循证方法将再次手术的风险降至最低的重要性[2]。事实证明多种合并症增加疝修补术后感染的风险。感染发生率越高，复发的风险就越大。增加术后感染率的合并症包括吸烟、糖尿病、长期使用皮质类固醇、免疫抑制、冠心病、慢性阻塞性肺疾病、术前血清白蛋白水平低、手术时间延长及使用可吸收合成补片[3]。

为更好地了解风险，目前已经开发出了许多疝分类系统。伤口状态的全球分类包括疾病控制和预防中心的伤口分类。该系统将所有手术分为四类：清洁、清洁污染、污染和感染。CDC 在 1985 年对每个疾病预防控制中心分类的术后伤口感染风险进行了评估[4]。清洁伤口是已知未感染的伤口，没有进入任何内脏管道，感染风险低至 1%～5%。清洁污染伤口是指那些在可控条件下进入呼吸道、消化道、生殖器或泌尿道的伤口，感染风险增加至 3%～11%。污染伤口是存在胃肠道消化液溢出及非化脓性炎症，包括开放的、新鲜的、意外的伤口，其感染的风险为 10%～17%。最后，严重污染或感染的伤口还包括陈旧性的创伤伤口、残留的失活组织及那些已经存在临床感染或内脏穿孔的伤口。这些伤口术后手术部位感染的风险预计会上升到 27% 以上。随着抗生素运用和技术的改进，CDC 在 1985 年和 1991 年再次更新了预估的 SSI 比率，清洁的为 2.1%，清洁污染的为 3.3%，污染的为 10%～17%，感染的为 27%以上[4]。CDC 分类只关注修补手术时的伤口特征。

腹壁疝工作组（Ventral hernia working group，working group，VHWG）分类系统是基于个性化特点和疝缺损而开发出的一种预测 SSI 的分级量表。1 级代表低风险患者，无合并症、无伤口感染史或存在污染。2 级是伴有合并症的患者，包括吸烟、肥胖、糖尿病、免疫抑制、慢性阻塞性肺疾病等，没有伤口污染或活动性感染。这些患者由于其相关的合并症，感染的风险增加。3 级包括以前有伤口感染史、有造口或存在胃肠道开放可能污染的患者。4 级归类为补片感染或伤口感染、裂开。在个性化疝修补术、补片选择和风险优化中应考虑到危险因素和疝分级。然而，由于缺少数据支撑，VHWG 评分表没有得到验证。

基于 299 例开放腹壁疝修补术后不同疝分级 SSI 的发生率，对 2012 年发表的 VHWG 分类系统做了修改。这个修改后的分类系统分三级：VHWG-M$_1$ 级，包括并发症风险低、先前无伤口感染的手术部位不良事件发生率（Surgical site occurrence，SSO）为 14% 的低风险疝；VHWG-M$_2$ 级疝表示患者有明显的合并症，术后 SSO 发生率为 27%；VHWG-M$_3$ 级涵盖了所

有不同程度细菌污染的疝，包括清洁污染、污染和感染手术，SSO 发生率为 46%[5]。

腹壁疝风险评分（Ventral hernia risk score，VHRS）是利用退伍军人事务部人群的单中心数据开发的，根据伤口分类、合并症和手术技术对 SSI 风险进行分层。VHRS 根据 5 个临床属性中的每一个进行评分：伴随疝修补术（2 分），皮瓣制作（2 分），美国麻醉医学会分级大于或等于 3 分（2 分），体重指数大于或等于 40kg/m^2（3分），切口分级 4 级或感染切口（7 分）。按照伤口感染进展的相关风险，根据积分将 VHRS 分为 5 个亚组：Ⅰ 组（0 分）、Ⅱ 组（2～3分）、Ⅲ 组（4 分）、Ⅳ 组（5～10 分）和 Ⅴ 组（11～16 分）。各组发生 SSI 的风险不同，分为 Ⅰ 组（7.8%）到 Ⅴ 组（83.3%）[6]。外部验证发现，与 VHWG 和 CDC 分类系统相比，VHRS 在确定 30 天 SSI 风险方面具有更高的预测准确性。肥胖（OR=2.4）、ASA 分级升高（OR=3.4）、皮瓣制作（OR=3.3）、CDC 伤口分级 4 级（OR=4.7）、合并疝修补术（OR=1.7）都是 SSI 的危险因素。在单变量分析中，吸烟和糖尿病都与 SSI 的发生有关，但在 VHRS 模型中不是独立变量。VHRS 的几个组成部分中患者因素是可修正的，因此要确定哪些患者从术前干预中受益[7]。

欧洲疝协会制订的命名系统，便于使用标准化术语描述疝[8]。该命名在 2008 年比利时举行的共识会议上形成，重点关注每个中线疝和侧方原发疝的位置和大小，切口疝也同样使用。

该分类系统允许对普遍命名的疝进行更为具体的讨论和比较。中线疝指从剑突到耻骨、中线到两侧腹直肌鞘外侧缘。侧方疝发生在肋缘下至腹股沟区、腹直肌鞘外侧缘至腰区。疝按大小分为：W$_1$，1～4cm；W$_2$，4～10cm；W$_3$，大于或等于 10cm，复发疝也相同。表 50-1 是根据欧洲疝协会定义对可能发生在腹壁上的疝类型的描述[8]。疝的标准化分类应当能有效地描述与疝分组相关的结果指标，同时也认识到并不是所有的疝修补术都与可比较的结果相关。

表 50-1	欧洲疝协会切口疝分类		
中线疝	剑突下区	M₁	距剑突 3cm
	上腹区	M₂	剑突下 3cm 到脐上 3cm
	脐区	M₃	脐上 3cm 到脐下 3cm
	脐下区	M₄	脐下 3cm 到耻骨上 3cm
	耻骨上区	M₅	距耻骨 3cm
侧方疝	肋下区	L₁	肋弓下方和脐上 3cm 水平线
	侧腹区	L₂	腹直肌鞘外缘，脐上、下 3cm 区域
	髂区	L₃	脐下 3cm 水平线和腹股沟区之间
	腰区	L₄	外侧和背部至腋前线

一、优化已知的危险因素

多个危险因素与腹壁疝修补术后的复发增加有关。每一个风险因素的优化都很关键。

（一）糖尿病

糖尿病长期以来一直被认为是手术后主要并发症和死亡的危险因素[9]。急性疾病或创伤后，由于胰岛素抵抗或应激性高血糖引起的糖代谢调节不良会导致短期血糖升高，并伴随着 SSI 率的增加[10]。近期 Goodenough 等报道了术前糖化血红蛋白（HbA1c）升高与围术期血糖控制的相关性。术前 HbA1c 正常的患者围术期血糖峰值正常的可能性更大，同样，HbA1c 升高的患者围术期高血糖的发生率更高，血糖升高值界定为＞ 160mg/dl。与术前糖尿病状态或围术期血糖相比，证明 HbA1c 是一个更强的不良事件预测因子[11]。另有研究已经确认 HbA1c 与手术结果之间存在相似的关系。尽管术前最佳 HbA1c 值尚未确定，但在行任何择期疝修补术之前，应考虑尽量优化血糖控制和 HbA1c，以提高术后疗效。

2001 年 Latham 等报道 HbA1c ＞ 8% 的患者的 SSI 发生率为 7.9%，与 HbA1c ＜ 8% 的患者相比，SSI 的风险增加了 1 倍。Endara 等研究发现，HbA1c ＞ 6.5% 与外科手术后伤口裂开率增加有关[12]。Goodenough 等同样发现 6.5% 是术后并发症发生率增加的 HbA1c 的临界值[11, 13]。Underwood 对手术前 HbA1c 高于 8% 的糖尿病患者治疗后发现手术当天血糖水平得到显著改善[14]。美国糖尿病协会建议，糖尿病门诊患者治疗目标最好包括 HbA1c ＜ 7%，餐前血糖水平在 90～130mg/dl，餐后血糖峰值 ＜ 180mg/dl[15]。虽然没有限制推荐，但大多数专家都同意，在择期疝修补术之前应尽量使 HbA1c ＜ 8%，使之尽可能接近 6.5% 的目标。

Goodenough 等指出，在没有糖尿病病史的患者中，有 1/3 在筛查中发现 HbA1c ＞ 6.5%。这些患者大多 BMI ＞ 30kg/m²，有其他合并症如冠状动脉疾病和慢性肺阻塞性疾病，其他种族人群亦如此[11]。基于这些发现，我们建议在行择期腹壁疝手术前对所有 BMI ＞ 30kg/m² 的患者进行 HbA1c 水平的测定。

（二）戒烟和戒酒

已证明吸烟和饮酒对术后结果产生负面影响。正在吸烟的患者手术后肺部和伤口并发症的风险增加。尼古丁在细胞水平的影响（包括与组织尼古丁水平相关的血管收缩和组织缺氧）增加了血小板聚集，减少成纤维细胞迁移。一氧化碳还会减少氧气在组织的输送，导致吸烟量超过 20 支的吸烟者一天中大部分时间处于缺氧状态[16]。吸烟者体内组织缺氧的叠加效应会减少成纤维细胞增殖，使组织中胶原蛋白 1∶3 的比例和整体胶原蛋白沉积减少，导致伤口感染的增加和组织强度的降低。吸一根烟会使皮肤和皮下组织血流减少 38.1%[17]。已证明每天 1 包烟的吸烟者术前戒烟 4 周可以将伤口感染率从 12% 降至 1%，这与从不吸烟的患者相当。在这项研究中，用于戒烟技术的经皮尼古丁贴片和安慰剂贴片之间没有区别。特别在腹股沟疝患者中，与不吸烟者相比，经常吸烟的患者术后更易发生疝复发和感染[18]。对患者和医生来说，戒烟是最具挑战性的举措之一。戒烟之后，复吸率并不是微不足道的。考虑到与疝并发症和复发相关的发病率和费用增加，无论如何，在择期腹壁疝修补术之前应该戒烟。虽然由于情有可原的情况会迫使患者和外科医生对吸烟的患者进行择期修补手术，但术前应该仔细考虑风险，因为每 1 例复发疝手术都面临比之前手术更大的复发风险。多发性复发疝的患者一般不适合在吸烟的同时进行择期修补手术，对初次行疝修补手术的吸烟者也一样，以避免复发。

酗酒会增加出血、伤口和心肺并发症的风险。酒精滥用是指每天摄入 5 杯或 5 杯以上的酒精（60g 乙醇）。术前 1 个月戒酒可降低术后并发症，减少手术应激反应，改善心脏和免疫功能障碍[19]。

（三）体重优化

BMI 被认为是手术部位事件的重要预测因子。病态肥胖患者发生腹壁缺损和缺损大小进展的风险更高，原因是腹内压力增加和创面愈合能力差[20]。肥胖与手术并发症（包括 SSI）之间的关系在结直肠手术中已有报道，最近发现这种关系特别与腹壁疝修补手术有关[21]。当将 BMI 作为连续变量进行分析时，BMI 被认为是 SSI 的重要预测因子，从而表明 SSI 的风险随着 BMI 的增加而增加。这些作者建议在手术干预前优化合并症，如病态肥胖[6]。虽然择期疝修补术的理想 BMI 经常存在争议，但在确定最佳的患者管理策略时，应根据患者个体和疝的特点来评估 BMI。其他因素如嵌顿的风险、逐渐加重的症状和疝进展的速度可能会影响决策。例如，当患者疝缺损小而有大量肠管嵌顿时，可能面临肠绞窄而肠切除的重大风险。在这种情况下，尽管围术期风险增加，但对于高 BMI

患者来说择期修补手术可能是合适的。

因此，适合腹腔镜手术的患者可以考虑在 BMI 较高的情况下进行择期手术，因为与开放疝修补术相比，病态肥胖患者术后感染的可能性更低。虽然有中转开腹手术的可能，但在许多大型腹腔镜腹壁疝修补术的研究中，中转开腹手术率很低。

随着成年人群肥胖率的增加，外科医生正在评估该患者群的结果以更好地了解他们行疝修补术的可行性。最近的一项研究回顾了 BMI 高达 50kg/m^2 的患者的护理，并结合其他认为适合于腹腔镜修补术的患者特征（女性体型，位于中线区的可复疝，腹壁厚度小于 4cm，疝缺损的最大直径不超过 8cm）。在 2 年的近期随访中，几乎没有复发的病例[22]；然而这项研究的批评者指出，长期疝复发非常显著。有综述回顾了一项前瞻性维护数据库，研究中四位疝外科医生集中进行 BMI ≥ 40kg/m^2 与 BMI < 40kg/m^2 的患者接受腹腔镜腹壁疝修补术的对比。作者发现，病态肥胖组在手术时间、住院时间和平均随访时间 19 个月的复发率明显高于 BMI < 40kg/m^2 的患者[23]。其他研究已发现，腹腔镜手术为肥胖患者提供了一种安全的选择，但该组患者术后疝复发的风险明显增加[24-26]。

减重手术是一种有效的减重方法，腹壁疝修补术可以安全地与 Roux-en-Y 胃旁路手术和袖状胃切除术等减重手术相结合，或者分期实施[27-29]。一项大型的国家数据库研究显示，同时接受腹腔镜 Roux-en-Y 胃旁路手术或袖状胃切除术的患者术后 30 天 SSI 的发生率增加，但在术后 30 天的总体发病率没有上升，再次证明这些联合手术似乎是合适的[30]。然而，尚缺乏专门针对该类人群中疝复发率的长期疗效研究。

当患者的 BMI 接近 30kg/m^2 时，感染和复发的风险降低；然而，肥胖人群腹壁疝修补术的最佳 BMI 界值仍然存在争议。一般说来，Tsereteli 等的工作支持当 BMI < 40kg/m^2 时手术被认为是安全的这一观点[23]。

（四）先前的感染伤口

切口疝的患者存在伤口并发症的并不少见，这也是疝形成的重要危险因素。20 世纪 80 年代进行的一项里程碑式的研究中，伤口感染史预示着切口疝修补术后伤口感染的风险更大[31]。Houck 等注意到有伤口感染的患者中 41% 在疝修补术后发生感染，而无感染的患者为 12%（$P < 0.05$），由此出现了这样的概念，即一旦腹壁感染，后续感染的风险仍然会上升[31]。后续的感染与没有感染者使疝修补术后复发的风险增加了 80%（RR=4.3）[32]。虽然之前感染的存在是后续并发症发生不可改变的风险因素，但与之前感染相关的风险增加应提高人们对其他可改变的风险因素的认识，以取得最佳结果。

二、降低术前风险

目前已有的多种加速康复方案既优化了前面讨论的危险因素，又优化了营养和感染因素，以限制伤口感染和并发症的发生。这些加速康复方案致力于实施和标准化的最佳实践，以降低围术期风险、缩短住院时间和降低护理成本，从而提高医疗保健价值。加速康复方案包含许多措施，每一项都同等重要；因此，整个计划的实施对于最大限度地降低风险至关重要。

三、免疫调节剂和术前营养

实验研究表明，含有 L- 精氨酸、omega-3 多不饱和脂肪酸和核苷酸的营养补充剂可以提高手术或创伤后的免疫应答。L- 精氨酸是一种半必需氨基酸，是最重要的内皮血管扩张剂一氧化氮的前体。L- 精氨酸已被证明可以促进伤口愈合，恢复术后巨噬细胞功能和淋巴细胞反应，增强对感染的抵抗力。摄入额外的 omega-3 多不饱和脂肪酸会改变细胞膜磷脂含量和前列腺素合成，理论上在抑制全身炎症反应及随后的免疫抑制和大手术后毛细血管瘘等方面是一个重要因素[33]。omega-3 水平升高也抑制精氨酸的代谢。研究表明，术前服用 5 天的口服免疫增强型营养补充剂可使术前血清精氨酸浓度升高，术后感染减少，同时保护肾功能[34]。同样，低白蛋白也是与主要并发症有关的独立因素，由此可以通过术前营养强化改善这些并发症。作为加速康复方案的一部分，应给接受腹壁疝修补术的患者开出为期 5 天的精氨酸补充剂作为免疫增强措施的处方。虽然这种饮食方案对腹壁疝修补术的影响尚未被单独研究，但大量研究表明其在其他患者群体中的益处是不容忽视的[33, 34]。

传统的手术和麻醉教条地要求患者在择期手术前至少 8h 不能经口进食。尽管有多年的实践，但这种禁食的基础并没有科学证据支持，在 Cochrane 的一项综述中，与传统禁食做法相比没有证据表明缩短液体禁食会增加吸入、反流或并发症的风险[35]。遵循传统禁食策略的患者肝糖原储备耗尽，机体对氨基酸产生的需求增加，导致在手术应激后患者出现蛋白质分解代谢增强，而不是组织修复。最近的方案已经转变为在麻醉诱导前 2~3h 为患者提供一种含有相对高浓度的复杂碳水化合物的清饮料，让患者在有足够糖原储备的代谢状态下接受手术。只要 400ml 的 12.5% 的麦芽糊精饮料（如佳得乐）可减少术前的口渴、饥饿、焦虑和术后胰岛素抵抗，从而减少术后氮和蛋白质的损失，更好地维持瘦体重和肌肉力量[36]。我们的加速康复方案包括在术前 3~4h 服用约 0.9kg（32 盎司）富含碳水化合物的清饮料，作为保证腹股沟疝患者择期疝修补术开始时体液平衡和充足糖原储备的一种方法。

四、耐甲氧西林金黄色葡萄球菌预防

腹壁疝患者中任何部位（血液、尿液、痰液和伤口）有耐甲氧西林金黄色葡萄球菌（methicillin-resistant staphylococcus aureus，MRSA）病史与没有 MRSA 病史的相比，伤口感染率增加[37]。在未知皮肤菌群中 MRSA 状态时应努力去除已知 MRSA 的定植或降低菌落形成单位的风险，有报道在术前每天 2 次鼻内使用莫匹罗星软膏联合氯己定淋浴 5 天是有效的，SSI 能减少 44%[38, 39]。尽管去污染治疗方案在疝病患者中还没有被独立评估，但有关 MRSA 去植化的研究已作为疝快速康复方案的组成部分[40]。实施起来最大的障碍往往是识别有 MRSA 感染史的患者。由于成本低、不良反应少，而且对减少 SSI 有潜在好处，因此可以在腹壁疝修补手术前让所有患者用莫匹罗星和氯己定淋浴。

五、预防术中低体温

低体温（< 36℃）的患者伤口感染、病理性心脏事件和出血的发生率较高。最重要的是患者保温，而不是在体温下降后恢复体温。可以通过适当的加温装置维持常温，应常规使用静脉输液加温以保持体温高于 36℃。体温监测对于滴定加温装置和避免高热是必不可少的[41]。应常规使用强制空气加热毯和加温静脉输液等加温装置以保持体温高于 36℃。

六、急诊手术

急诊手术是术后并发症和疝复发的危险因素。外科急诊患者可能没有从风险因素优化中获益，而且存在高水平的应激皮质醇。急诊和开放手术通过促进促炎反应而导致应激性高血糖[11]。急诊情况阻止了对患者可修正危险因素进行优化的机会。然而，如果意识到存在的危险因素，术后可对这些可修正的状况进行治疗。

七、疝预防

切口疝的形成出现在相当多的腹部手术患者中，也是开腹手术最常见的并发症。剖腹手术后 3 年疝发生率接近 25%，没有预防的金标准[42]。我们进行了两项前瞻性研究评估切口疝的发生率。体格检查是发现切口疝最常用的方法，超声检查可作为临床隐匿性疝的辅助检查。早期发现隐匿性疝有助于确定有疝进展风险的患者[43]。虽然无论超声检查还是体格检查都没有 100% 的特异性，但切口疝的发生率很可能被低估了[44]。虽然手术率通常被认为是切口疝发生率的替代指标，但无明显症状的疝通常采用非手术方式处理，进一步导致疝的发病率被低估。

疝预防提供了防止早期疝形成的可能性，降低了与并发症和复发相关的发病率。目前对最佳的开腹缝合技术进行了详尽的研究。已有研究已经评估了开腹手术时的缝线选择、缝合技术、针距和补片加强，以降低切口疝形成的风险。

八、缝线选择

恰当的缝线选择是预防切口疝的关键。使用永久性缝线和可吸收缝线的疝发生率没有差别，但永久性缝线伤口窦道和疼痛更常见。然而，当慢吸收缝线与快吸收缝线（PDS 与 Vicryl）进行比较时，差别显而易见，与快吸收缝合材料相关的疝发生率更高。慢吸收缝线具有永久缝合的优点，但没有缝合部位的疼痛和伤口窦道形成，而成为永久缝合的标准[45]。

九、针距

与缝合材料同样重要的是缝合针距和边距。最初评估 4 : 1 缝线 - 伤口长度比的工作可以追溯到 1976 年，Jenkins 报道缝线 - 伤口长度比 > 4 : 1 减少了开腹手术的关腹失败率（如腹部伤口裂开）[46]。这种缝合基于毕达哥拉斯原理，即沿腹部闭合伤口 1cm 长度需要大约 4cm 的缝合材料。然而，这只考虑了所需缝合的长度和宽度，而没考虑腹壁厚度。争论的焦点是理想的缝线与伤口的长度比，以及是否应该包括组织的厚度，并高达 6 : 1[47]。

在一项接受剖腹手术的 450 例患者的前瞻性研究中，比较了缝线与伤口长度比的影响。关闭伤口时缝线与伤口长度比 < 4 : 1 疝发生率为 24%，而当缝线与伤口长度比 > 4 : 1 时，疝发生率为 9%。在随后的研究中，Israelsson 等进行的一项单臂前瞻性试验比较中线剖腹手术切口关闭时用 2-0 PDS 缝线以边距 5~8mm、针距 5~8mm（短针距组）与 1 号 PDS 缝线以边距 1cm，针距 1cm（大针距组）连续缝合，发现小针距组的感染率为 5.1%，而大针距组的感染率为 9.6%。此外，小针距组疝发生率降至大针距组的 1/3，小针距组与大针组分别为 4.7% 和 17.1%[48]。

在欧洲的一项多中心随机对照试验（STITCH 试验）中，609 例患者被随机分配至剖腹手术关闭切口的大针距组或小针距组，并接受为期 1 年的体格检查或超声随访。在这些基于年龄、性别、BMI、并发症、手术类型（包括结直肠、上消化道、妇科或血管）的匹配队列中，同样的剖腹手术切口长度，大针距组患者的缝合次数较少（25 针和 45 针），使用的总缝线长度较短（95cm 和 110cm）。小针距组缝线与切口长度之比（5 和 4.3）较长，小针距组手术中关闭切口所需时间延长 4min。术后并发症发生率（肠梗阻、心脏疾病、肺炎）、SSI、腹部切口裂开（1%）、住院时间无差异。大针距组的疝发生率高于短针距组（21% vs. 12%）。虽然针距研究显示短针距技术可以降低疝发生率，但并没有发现 SSI 率降低[49]。虽然这项研究清晰地显示了短针距技术对切口疝发生率的好处，但纳入短针距技术试验的患者平均 BMI 为 24kg/m^2，该技术尚未被证实对肥胖人群有效。

十、预防性补片加强

许多研究已经证明了预防性补片置入的潜在益处。2003 年的一项前瞻性随机对照试验对 100 例接受开腹手术、切口至少 10cm 的患者使用永久性缝线和置入聚丙烯补片重叠 3cm 关腹。在这项研究中，通过 1 年的随访，与使用补片的患者 0% 相比，没有使用补片的患者中有 11% 的出现疝。无补片组的血清肿率较高，SSI 率相等，补片置入者的慢性疼痛评分增加[50]。

2009 年 Hernia 的一篇报道中对一组高危患者的研究显示，预防性使用补片进行中线关闭切口使疝发生减少了 1/3[51]。2014 年发表的一项随机对照试验，探讨了清洁污染或污染的结直肠、胃手术，分别使用 1 号 PDS 缝线连续缝合或置入轻量聚丙烯补片（重叠 3cm）关闭 20cm 长的手术切口。通过计算机断层扫描和体格检查确定 12 个月后疝发生情况，补片组疝发生率为 1.5%，非补片组为 35.9%[52]。2015 年发表在外科年鉴（Annals Of Surgery）上的一项随机对照试验中，将预防性补片置入和 4∶1 关腹技术应用于急诊和择期结直肠手术的患者。54 例仅用 4∶1 技术闭合，53 例用聚丙烯补片加强，侧向重叠 2.5cm。缝合组有 31.5% 的疝发生率，而补片组为 11.3%（P=0.011），补片组在血清肿、SSI、脏器切除和死亡率方面没有差异[53]。PRIMA 试验是一项正在进行的双盲随机对照试验，比较一期缝合关腹、胶合筋膜前补片加强（onlay mesh augmentation，OMA）和腹膜前补片加强（Sublay mesh augmentatin，SMA）。2015 年发表的初步 30 天结果显示，在 SSI、血肿、再干预或再入院方面没有差异；然而，使用轻量聚丙烯补片筋膜前加强（OMA 与一期缝合术：OR=4.3，P=0.004；OMA 与 SMA：OR=2.09，P=0.003）血清肿形成的 OR 增加[54]。证明补片加强预防疝是安全有效的，即使在高危患者群中也是如此；然而，由于接受度低或报销的原因，尚未成为主流术式。

十一、疝的处理

一旦出现疝，为了避免复发，最佳修补手术涉及多个方面。据 Flum 等报道，切口疝修补术后 5 年的再手术率在第 1 次手术后为 23.8%，第 2 次手术后为 35.3%，第 3 次手术后为 38.7%[55]。文献中介绍了许多复发机制，包括手术技术问题如打结、缝线脱落、补片覆盖不充分、补片移位、补片选择或固定不当及感染、创伤或腹内压力增加[1]。任何疝手术的目标都是无张力关闭腹壁中线，其受组织完整性的影响。确定手术修补时组织张力的大小常常具有挑战性。在手术室使用张力计测量接近中线所需的力不仅烦琐，而且不切实际，导致依赖组织撕裂和气道压力升高等临床证据作为测量的主要依据。

疝修补手术的选择包括直接缝合修补术、使用假体材料（合成补片、生物补片或复合补片）修补、使用局部筋膜瓣修补、组织分离技术或多种技术的联合手术。本节将介绍有关修补机制的文献。

（一）补片与一期缝合关闭技术的比较

开放缝合修补术是最简单、最古老的疝修补术，手术速度快，但复发率高。Luijendick 等 2000 年报道了使用 1 号普理林缝线连续缝合或聚丙烯补片行 sublay 手术（重叠 2～4cm，尽量中线缝合），观察原发或首次复发切口疝修补术后的复发率。试验的目标随访时间为 36 个月，但平均只有 26 个月。在原发性切口疝中，单纯缝合的复发率为 43%，而使用补片的复发率为 24%（P < 0.02）。这种情况在接受首次疝复发行修补术的患者中也存在，复发率单纯缝合组为 58%，补片组为 20%。通常引用的合并数据报道：单纯缝合的疝复发率为 46%，补片修补后的疝复发率为 23%（P < 0.005），与补片修补术相比，单纯缝合术的患者在 12 个月左右早期就出现疝复发[32]。Burger 等 2004 年更新了这组患者的复发率，缝合修补术的 10 年累计复发率为 63%，补片修补术的 10 年累计复发率为 32%（P < 0.001）[56]。使用补片修补直径小于 2cm 疝的争论直到 2013 年还在持续。Christoffersen 等报道了一项使用丹麦腹壁疝登记系统的前瞻性队列研究结果，比较了择期开放疝修补术使用补片和单纯缝合修补小脐疝和上腹疝的效果。研究共纳入 4786 例患者，随访 4 年，补片组复发率为 2.2%，单纯缝合组为 5.6%。单纯缝合组的分层分析显示，不吸收缝

合线、慢吸收缝合线和快吸收缝合线的比率相似。再手术率在补片放置位置上也相似（inlay/plug4.9%、sublay2.5%、onlay2.2%，以及腹腔内 0.7%）。再手术率与复发率不能直接相关，但这篇文章确实支持对大于或等于 2cm 的疝使用补片加强[57]。

（二）补片重叠原则

关于重叠部分的长度通常根据缺损的大小定义，范围为 2～5cm，普遍认为从缺损边缘开始的每个方向都有 5cm 的补片重叠是理想的[58-60]。足够的重叠范围取决于补片的放置位置、缺损的部位及与可能固定的邻近相关骨结构的限制。缺损大小是补片选择的一个重要组成部分。腹壁疝缺损面积在日常活动中大小是恒定的，但会随着腹内压的升高而增大。例如，静息性 IAP 为 2～4mmHg，随着活动而增加，例如跳跃（IAP 为 170mmHg）、咳嗽（IAP 为 100mmHg）、Valsalva 动作（IAP 为 40mmHg）和站立（IAP 为 20mmHg）等[61]。

已有多种模型来尝试回答放置的补片与筋膜界面移位所需的力。最近有动态体内研究腹腔镜下测量 IAP 在 8mmHg 和 15mmHg 的情况下，垂直和水平位置的中线疝缺损大小，以确定缺损区域。结果证实当压力在 8～15mmHg 变化时，IAP 增加使缺损面积平均增加 25%。当使用大补片重叠 5cm 或更大时，对缺损区域的精确测量就变得不那么重要[62]。

（三）补片放置

已经介绍了补片放置的多个位置，理想的补片置入应该考虑到补片与组织的融合，减少伤口并发症，并有组织覆盖，以最大限度地减少浅层 SSI 及腹腔内容物的暴露。Onlay 修补技术是将补片放置于筋膜前，通常包括游离皮瓣和一期关闭补片下方的筋膜。

Inlay 修补术将补片放置在疝缺损内，将补片沿四周固定到筋膜的边缘，而没有补片 - 组

织的融合。Sublay 修补术指的是腹直肌后方，通常称为 Rives-Stoppa 手术，或腹膜前置网法，补片放置在腹直肌后方，在补片上方一期关闭筋膜。该位置允许补片与组织的融合，使腹直肌后鞘和前方的肌筋膜复合体组织承重，同时避免补片浅表暴露和减少皮瓣游离。underlay 修补术是指在开放或腹腔镜下将补片放置在腹膜内的前腹壁位置。优点包括防止浅表 SSI 发生和没有皮瓣，但深部 / 器官间隙感染和继发于邻近脏器的并发症的风险增加。

Awad 等 2005 年介绍了由补片放置位置引起的疝复发率，作者回顾分析了 119 篇论文，并汇总数据确定每次疝复发的原因。对这篇论文的批评包括未报道随访时间，疝复发率低于先前报道及患者群体的异质性。无论如何，他们能够根据补片放置位置报道疝复发的差异，这与了解腹壁补片固定和复发机制是一致的。关于补片位置，复发风险最大的就是 inlay 修补技术（12.7%）。这与主流的观点一致，即与 inlay 相比，较大的补片 - 筋膜作用面可以提高修补的强度和寿命，其中作用面完全依赖于靠近补片筋膜的缝合强度。onlay、sublay 和 underlay 的复发率相似（分别为 5%、4.4% 和 3.6%）[1]。2016 年的一项关于开放腹壁疝修补术中补片放置的 Meta 分析，21 项研究报道的复发率主要是在 5～60 个月的随访期间根据临床检查发现的，总复发率 onlay 为 16.5%，inlay 为 30.2%，Sublay 为 7.0%，underlay 为 14.7%。按照补片放置位置的 SSI 的发生率是基于 10 项研究的报道，onlay 为 16.9%，inlay 为 31.3%，sublay 为 3.7%，underlay 为 16.7%[63]。这项 Meta 分析的复发率高于 Awad 等报道的复发率，随访时间的延长可能是导致检查复发增加的原因。在所有研究中，放置补片的开放 sublay 手术（如腹直肌后、腹膜前）与最低的复发风险相关。

（四）桥接与加强

20 世纪 20 年代以来，文献中讨论的任何

开放式腹壁疝修补术的目标都是中线关闭。腹腔镜下疝修补术包括通过腹横筋膜或体内缝合修补来关闭缺损的主要筋膜（primary fascial closure，PFC）。有小型研究表明与单纯桥接补片修补相比，PFC 修补的复发率更低[64, 65]。2015 年，Wennergren 等一项多中心回顾性研究比较了腹腔镜腹壁疝修补术中 PFC 和单纯桥接修补术在复发、SSI、再入院和血清肿发生率方面没有差异，然而，在分层分析中发现，大于 3cm 的疝中单纯桥接修补术的疝复发、SSI 和浆液肿形成增加了 3 倍，但没有统计学意义（分别为 $P=0.232$、$P=0.247$ 和 $P=0.077$）[66]。

腹壁疝桥接修补术后患者的一个常见主诉是组织突出，会让人感觉修补不彻底。PFC 减少了可见的"鼓包"，增强了美学效果，并提高了美容满意度[67]。Zeichen 等证明在腹腔镜疝修补术中关闭筋膜所需的时间不会显著增加手术总时间，手术成本没有增加[64]。关于术后疼痛已发表的结果不尽相同，最新的文献指出没有区别[67]。

在开放中线腹壁重建的背景下 Booth 等发现桥接修补后疝复发增加（55.6% vs. 7.7%，$P < 0.001$），桥接组中复发间隔时间快 9 倍。桥接修补组的总体并发症发生率是补片加强组的 6 倍（$P < 0.001$）[68]。> 15cm 的疝桥接修补是复发的独立危险因素。批评的观点包括常用生物补片，大多数是猪脱细胞真皮基质而不是人工合成，这种补片在桥接部位不会复发。Booth 等的文献支持这样的说法，即由于复发率高，生物补片不应该用于桥接位置。

十二、材料: 合成补片、生物补片和生物可吸收补片

1999 年，Luijendijk 等一项里程碑式的研究结果表明，未使用假体补片修补的原发性腹壁疝和切口疝的复发率要高 2 倍，随后，补片在切口疝修补中的作用依然是毋庸置疑的[32]。这项试验随后发表的研究表明，缝合修补术的

10 年复发率为 63%，而与补片修补相关的复发率为 32%[56]。这些研究首次证实使用假体补片在修补腹壁疝中有显著的获益。然而，这些研究也强调了随着时间的推移腹壁疝修补术的复发率显著升高。其他作者也证实了腹壁疝复发率的类似趋势，随着疝复发率和疝再手术率的增加，疝的复发率和再手术率会随着时间的延长而增加[55, 69]。

自 Luijendijk 等最初的尝试以来，随着许多新补片材料、设计和构型的出现（表 50-2），假体补片的选择已经有了很大的发展。虽然理想疝补片的特性已经阐明，但没有一款补片被认为是所有疝修补术的黄金标准。因此，基于患者因素或外科技术的选择，销售的许多补片材料限于特定条件下使用。

表 50-2　理想的假体材料的特性

理想的假体材料的特性

- 在手术室具有可接受的操作特性
- 引起良好的宿主反应
- 足够强度以防止复发
- 移植后对功能没有限制
- 感染存在的情况下表现良好
- 抵抗随时间进展发生的收缩或降解
- 不限制将来进入
- 阻断传染病的传播
- 廉价
- 易于制造

补片材料通常可以根据以下三种分类之一进行分类：合成补片、生物补片或生物可吸收补片。合成补片主要包括由聚丙烯、聚酯或聚四氟乙烯编制而成。聚丙烯和聚酯补片都是带有空隙的编织网，以促进与宿主组织的融合。这些材料通常是最具成本效益的疝修补材料，尽管它们的使用可能有一些限制[70]。聚丙烯和聚酯补片都不适合放在没有防粘连屏障的紧邻肠道的腹腔内。这些合成补片可用于 onlay，或在腹直肌后间隙或腹膜前间隙中使用，以避免补片与内脏之间的接触。将聚丙烯或聚酯材料与防粘连膜结合在一起的复合补片允许将补片直接放置在腹腔内。聚四氟乙烯补片通常双面编制而成，其微孔面最大限度地减少了内脏粘连，而表面具有更大的孔隙以增强组织融合。许多研究已经从强度、收缩和粘连形成的角度比较了这些材料的特性[71-73]。聚四氟乙烯补片由于其双面制造工艺，在某些情况下可能是有利的，并且结合强度低于聚丙烯[71,74]。

由于担心补片感染，当存在任何程度的污染时合成补片材料历来被认为是禁忌。在一项对 30 000 多例腹壁疝修补术的研究中，与 CDC1 级伤口相比，在清洁污染伤口和污染的伤口中，浅表 SSI（OR=2.53 vs. 3.84）、深切口 SSI（OR=3.09 vs. 5.33）的风险分别增加[75]。这项研究使许多外科医生坚信：在受污染的手术区域应避免使用永久性合成补片。虽然疝修补术时肠切开或计划外肠切除相对较少，但在 1124 例接受择期疝修补术的患者中发现，这种情况下放置合成补片与并发症发生率增加 3 倍、30 天再手术增加 4 倍、肠外瘘形成发生率增加 10 倍相关[76]。事实上，肠切开术被认为是需要补片移除的一个重要预测因子[77]。

在污染外科手术中使用合成补片最近一直有争议。在系列研究 100 例清洁污染或污染的腹壁疝修补术中，初次手术后 10 个月的疝补片取除率为 4%，1 例患者出现肠外瘘[78]。在这次研究中，除 1 例患者外，所有修补手术均在腹直肌后方或腹膜前间隙放置了轻量聚丙烯补片。同一组研究最近报道了他们在 CDC1 类伤口使用轻量合成补片疝修补手术的结果，指出使用轻量网片（22.9%）比使用中等重量聚丙烯网片（10.6%）的疝复发发生率更高[79]。需要对合成补片在污染手术中的作用进行进一步的调查，以了解其获益、风险和成本。

21 世纪初，作为一类来源于人或动物的材料，生物补片的出现成为合成补片疝修补术的替代材料。尽管与材料相关的成本明显高于合成补片，但生物补片提供了在复杂的疝修补手术中使用除合成补片以外的另一种选择[70]。生物补片材料有多种组织来源，如包括真皮、小肠黏膜下层、膀胱、心包和肝脏。这些材料中的每一种都经过独特的处理以去除细胞成分，留下完整的细胞外基质[80]。

作为减少补片感染风险的一种策略，生物移植物通常用于有一定程度污染的外科伤口。然而，与合成补片一样，FDA 没有批准生物移植物用于受污染的环境，其中许多材料都在使用说明中包含了禁止在感染环境中使用的警告[81]。

然而，生物移植物作为缝合修补、合成补片修补或组织瓣使用的替代方案，在污染手术中的使用频率越来越高。早期使用生物补片的经验表明，当这些移植物作为桥接材料覆盖疝缺损时效果不佳，复发率接近 100%[82]。然而，在污染环境中，当生物补片与组织分离结合使用时，预期结果是合理的，复发率高达 31%[83]。与使用合成补片的结果相同，生物补片的修补结果受补片放置位置的影响，补片放置在腹直肌后复发率较低[84]。

几乎没有直接证据比较合成补片和生物补片的研究结果，以支持在污染手术中使用生物修补材料[85]。然而，2014 年的一项 Meta 分析对 8 项研究中 1229 例患者疝修补术的评价显示，生物补片和合成补片疝修补术的疝复发率没有差异，统计显示生物补片疝修补组切口感染较少[86]。一项对 761 例腹壁疝修补术采用缝合、合成补片或生物补片进行疝修补术的研究中，两组之间的 SSI 发生率或疝复发率没有差异[87]。虽然此次研究是回顾性的，但两组在切口类型、疝大小、合并症情况、筋膜松解术的使用及疝呈现的方式等方面相似。这些研究表明生物补片的结果可能与合成补片相媲美，但在得出明确的结论之前，还需要进一步的直接比较研究结果。

采用生物补片材料进行疝修补术的最大障碍是成本。在以价值为基础的医疗保健环境下，使用具有成本效益的材料是最重要的。生物补

片的成本明显高于合成补片的成本[70]。在美国，医疗费用通常通过诊断相关组（DRG）付费。补片材料的选择，无论是生物的还是合成的，都不太可能影响报销，因此与更昂贵的材料相关的额外成本将直接影响医院的利润率。据 Reynolds 等报道，在腹壁疝修补术中使用生物补片造成的平均财务损失为 8370 美元，而合成补片修补术的正贡献利润为 3110 美元，包括间接成本在内的总利润为 60 美元[70]。由于补片之间的成本差异对医院的财务有直接影响，外科医生有责任根据每个患者的特点选择合适的材料。

生物合成补片是第三代补片材料。这组材料包括由聚乳酸、聚乙醇酸、三亚甲基碳酸酯、丝绸和聚 -4- 羟基丁酸酯制成的编制补片。这类材料已经成为生物补片的一种更具成本效益的替代品。这些材料在最终吸收的同时提供了一个支架以加强腹壁。使用生物合成补片的临床前证据显示，可预测的降解和疝修补强度超过了固有腹壁的强度[88]。一项对 107 例接受生物合成补片修补的患者进行的前瞻性观察试验显示，2 年临床复发率为 17.3%[89]。尽管几项评估生物合成补片的试验仍在进行中，但目前没有足够的证据支持其广泛使用。表 50-3 中包括了假体材料的分类。

十三、术后管理

有效的术前和术中决策、主要术后危险因素的管理和限制感染是减少疝并发症的关键。

（一）糖尿病控制

目前的外科学会指南建议术中血糖水平＜180mg/dl，而非外科学会的指南建议非危重住院患者的血糖水平≥140mg/dl[90]。此外，围术期短期高血糖的治疗可以改善预后。Kuan 及其同事报道围术期出现高血糖的患者感染、再次手术和死亡的风险增加，但接受胰岛素治疗的高血糖患者并不比血糖正常的患者风险

表 50-3　假体材料分类

类 型	举 例	注 释
非复合重量合成补片	聚丙烯、聚酯	合成、不可吸收、数据多，最常用，瘢痕组织和粘连可引起慢性疼痛和不适，直接接触腹部脏器可引起肠梗阻或瘘管形成
非复合重量膜	膨化聚四氟乙烯（ePTFE）	植入时与腹腔脏器接触安全病史最长
非复合轻量合成补片	聚丙烯、聚酯	腹壁顺应性好，慢性疼痛少，长期研究结果未知
复合假体	重量 • ePTFE+ 重量聚丙烯 • ePTFE+ 轻量聚丙烯 +PDS 记忆环轻量 轻量 • ePTFE+ 轻量聚丙烯	保留了合成补片的优点，但可以放置在腹腔内，因为 ePTFE 一侧面向内脏
涂层假体	轻量或中量 可吸收或不可吸收涂层材料 • ω-3 脂肪酸 • 可吸收复合碳水化合物 β 葡聚糖 • 羧甲基纤维素 – 玻璃酸钠 – 聚乙二醇 • 氧化纤维素 • 钛	减少慢性疼痛和复发，腹腔镜腹股沟疝修补术中不需要关闭腹膜，涂层减少了蛋白凝固物的黏附，部分抑制了炎性级联反应的启动
生物假体	类型：人体真皮、猪真皮、猪小肠黏膜下层、胎牛的真皮、牛心包	• 使用于污染环境中，急性腹股沟嵌顿疝的组织坏死和（或）感染 • 概念：具有承受腹壁生理和解剖压力的强度，同时作为支架，通过为自身细胞提供基质来支持组织再生。从理论上讲，后一种特性使其比合成假体更具生理学意义，通过瘢痕形成愈合，并可能影响长期并发症的发生率，如影响生活质量的疝修补术后腹股沟疼痛。更高的成本和复发风险

更大[91,92]。

（二）预防性使用抗生素

在植入假体材料的清洁手术中预防性使用抗生素已被广泛接受。然而，最近一项前瞻性随机对照研究评估了单剂量头孢唑林用于假体材料疝修补术，该研究组与未预防性使用抗生素组比较，在感染率（未用抗生素 1.27%，抗生素 2.53%，P=0.364）方面差异无统计学意义（$P > 0.05$）。

对这项研究的批评包括总体感染率较低[93]。Ríos 等 2001 年发表的对符合清洁手术标准的 216 例患者使用聚丙烯补片进行切口疝重建术的结果，预防使用抗生素组的手术切口感染率为 13.6%，而未使用抗生素组的手术伤口感染率为 26.3%，多因素分析显示差异有统计学意义[94]。2013 年发表的一项回顾性研究评估了两剂、2 天或 4 天预防使用抗生素疝修补术后的深层和表层感染率，在 4～6 周的随访期间，各组之间的感染率没有显著差异[95]。建议基于标准 CDC 推荐的预防性使用抗生素。文献报道预防性使用抗生素的持续时间对已有补片感染的病例不适用。

（三）引流

据报道常规预防性使用皮下引流可以减少伤口并发症，如感染、血清肿或血肿。然而，在腹壁疝修补术中使用引流管的适应证还没有相关研究。虽然闭式引流手术是用来清除积聚在手术区域的液体（血清肿、淋巴、血液、脓肿）的，但术后血清肿、血肿和脓肿的发生与引流管的存在无关。引流也有缺点，包括患者不适，活动受限，以及增加了住院和家庭护理。还没有关于切口疝修补术后引流和不引流的随机对照试验[96]。剖腹术后关腹使用皮下引流并没有显示出好处[8]。在按照外科医生的喜好使用引流的情况下，如果引流目标为每天 40ml，则引流持续时间延长与 BMI $\geqslant$ 35kg/m^2 及手术时间 > 210min 有关。血清肿的发生率和引流时间之间没有关系，但在调整肥胖因素后，切口并发症和引流时间之间存在直接的线性关系[97]。

到目前为止，还没有文献报道在 Rives-Stoppa 或腹横肌松解术后使用腹直肌后引流，但这个位置术后的血清肿和血肿可能难以经皮获取，据说支持术后引流的放置。在该位置放置引流的效果还需要进一步研究。

（四）限制活动

没有发现关于腹部切口术后限制体力活动的前瞻性研究。在 1998 年和 2014 年对外科医生的问卷中，康复时间和活动限制的时间有很大差异[98]。尽管如此，一些外科医生主张限制活动以降低疝的风险，但对限制的水平和持续时间没有达成共识[99]。术后限制活动可能会对恢复正常活动产生不利影响，并推迟恢复工作。

（五）腹带

在有关术后腹带使用的文献中有两篇系统综述。Bouvier 等 2014 年报道高达 94% 的患者术后使用了腹带压迫。他的综述中包括的小型随机对照试验没有发现短期获益显著改善[100]。Rothman 等在 2014 年从多项随机对照试验和队列研究中汇集了 578 例患者后也报道了这一结果。腹腔镜腹壁疝修补术后血清肿的形成没有明显减少的趋势，疼痛也没有明显减少，但是腹带的使用确实减少了术后的心理压力[101]。Clay 等报道，术后第 5 天疼痛视觉模拟评分明显降低[102]。然而，这些研究中没有一项把疝形成作为终点。主观受益的持续时间尚不清楚，使用腹带只是为了患者舒适。

十四、结论

疝手术的目的是通过预防并发症和复发来优化当前的修补术，通过术前确定潜在的危险因素，在修补手术前适当加强营养、控制血糖、体重、吸烟和污染来实现的。手术应包括避免内脏损伤，尽可能中线关闭，使用组织分离技术，并根据情况使用适当的假体材料加强。在围术期尽快下床活动、加强营养、减少感染和并发症的危险因素是预防疝复发的重要步骤。

第51章
先天性膈疝
Congenital Diaphragmatic Hernia

Craig Albanese　Chad M. Thorson　**著**

俞永江　**译**

摘要

关键词：CDH；膈疝；先天性疝；EC

Ladd 和 Gross 在 1940 年报道了第 1 例成功修复先天性膈疝（congenital Diaphragmatic Hernia，CDH）的手术，之后于 1946 年报道了新生儿的 CDH 修复手术成功案例[1]。Gross 随后在 1953 年报道了这一时期规模最大的一组数据，报道中手术后的生存率为 87%，但存在显著的生存偏差，如不包括许多因严重肺发育不全和肺动脉高压而迅速死亡的患者。从那以后直到 1980 年，认为修复可以完全解决呼吸问题，也应该在新生儿时期尽早完成。随后的调查表明，尽管膈肌缺损需要手术修复，成功与否更多地取决于术前和术后对相关生理紊乱的处理。

在过去几十年里，在产前诊断、新生儿治疗[通气管理、表面活性物质、吸入一氧化氮、高频振荡通气（high-frequency oscillatory ventilation，HFOV）、体外膜氧合（extracorporeal membrane oxygenation，ECMO）]、麻醉和外科技术等方面有巨大的进展。尽管这样，死亡率仍高达 20%～30%。CDH 研究组是一个国际中心联盟，将数据提供给注册中心，参与中心可以使用该注册中心回答问题和检测结果。自从 1995 年以来，已有 112 个中心参与，收集了 8000 多例儿童的数据生成了 35 份手稿[2]。这些调查和其他

调查一起都提高了我们治疗这种一度致命的新生儿疾病的知识和能力。

一、胚胎学、解剖学和生理学
（一）膈肌的发育

膈肌是一个肌腱隔膜，包含四个胚胎成分：①胸腹膜；②横膈；③食管背侧肠系膜；④从体壁外侧长出的肌肉[3]。膈前体在妊娠 4 周开始形成。腹膜皱褶由外侧间充质组织发育而来，而横膈也由心包腔的下部形成。此外，横膈最终形成分隔腹腔和胸腔的膈肌中央腱区。第 6 周胸膜腹膜皱褶从体壁外侧延伸，与食管横膈和背部肠系膜融合。到第 8 周，胸腹膜完全形成，右侧最先形成[3, 4]。胸膜未能完全形成被认为是导致 CDH 产生的原因。

（二）肺的发育

正常的肺的发育经历了 5 个不同的阶段[5, 6]。这些阶段会在这章后面讨论，这些肺发育的重要阶段都受到膈疝的影响。

1. 胚胎期　第 3 周喉气管沟的尾部形成一个憩室。第 4 周，气管和 2 个初级肺芽形成。

2. 假腺管期 第 6 周出现明显的肺叶结构。第 7～16 周，气道分化为细支气管和终末细支气管。

3. 小管期 第 16～24 周，原始气囊和肺泡壁细胞发育。

4. 囊形期 至足月，随着肺泡表面活性物质的产生，肺泡腔持续重塑。

5. 肺泡期 出生后不久，肺泡开始出现，8 岁前发生成熟增殖。

（三）中肠发育

在妊娠期第 4 周中肠发育非常迅速，由于腹腔空间较小，它会向脐带延伸。妊娠第 10 周，腹腔变得足够大来容纳拉长的肠环，它们围绕着肠系膜根部逆时针旋转返回 [3, 4]。如果在中肠返回腹部时胸腹膜管还没有闭合，内脏将错位进入身体同侧胸腔。有了这种不正常的位置，中肠不能进行正常的固定，导致了旋转不良或者不旋转。

（四）胎儿血液循环

胎儿优先将含氧的血液从胎盘通过卵圆孔和动脉导管分流（右向左分流）。在子宫内，肺血管阻力仍旧增高，导致到达肺的心输出量非常低。在出生后，呼吸的建立导致肺血管阻力降低，因此增加了肺血流量。随着全身血管阻力的增加，动脉孔的关闭，动脉氧分压的升高使导管闭合 [3, 7]。

如果正常的过程被打断（包括膈疝），就会发生持续的胎儿血液循环。肺血管阻力的升高会增加肺动脉压力和减少肺血流量。当血液穿过卵圆孔（卵圆孔未闭）或动脉导管（动脉导管未闭）时，右向左分流可能会持续存在。这种分流导致未氧合的血进入到循环系统。

（五）膈疝

膈疝的出现会导致腹腔内容物[小肠、结肠、脾脏、胃、肝脏和（或）肾脏]移位到胸腔去。

这种占位性病变对肺的发育有不利影响，包括限制肺的生长和肺泡发育减退所致的肺发育不良。肺发育不良与疝出的内脏没有明确的关系，因为周围小动脉的肌化也被认为是导致严重肺动脉高压的原因 [8]。持续存在的胎儿血液循环，导致出生后发生从右向左分流和进行性缺氧。

二、分类

（一）一般情况

CDH 在活产胎儿中的总体发病率是 1∶5000～1∶2000 [9, 10]。左侧膈疝较常见（80%～85%），其次是右侧（15%）或双侧（< 5%）。一般来说，左后外侧疝更容易在新生儿期出现症状而被诊断，而前部的疝可能不会被检测到。

（二）Bochdalek 疝（后外侧疝）

Bochdalek 对先天性疝缺损进行了经典的描述，因此以他的名字命名。通常情况下，存在 2～4cm 后外侧膈肌缺损，腹腔内容物通过这个缺损疝入胸腔。缺损的大小不同，从经典的小缺损到完全膈肌发育不全（图 51-1）。

最常见的情况是，小肠、脾脏、胃、肝脏或结肠可能通过缺损进入胸腔。10%～20% 的非肌化膜形成疝囊 [11]。

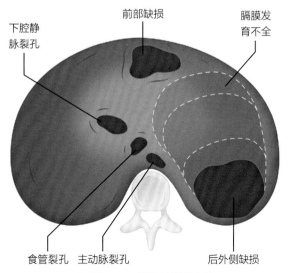

▲ 图 51-1 膈肌缺损的定位

右后外侧缺损很罕见。有右侧 Bochdalek 型疝的患者（不是 Morgagn I 型）往往因为有严重的肺动脉高压或肺发育不良而预后很差。巨大的右侧肝叶可以占据一侧胸腔的大部分，合并异常的肝静脉血流是常见的。早产并发症的发生率很高，相关的合并症经常需要体外循环[12]。双侧型先天性疝很罕见（< 5%），而且因为双侧肺发育不全常导致致命的危险[13]。

（三）Morgagni 疝（前部疝）

Morgagni 疝在膈肌缺损中所占的比例不到 2%。它们通常位于前内侧，在横膈和前胸壁交界处的任何一侧。通常无症状，因为与后外侧缺损相比肺受压的量是最小的。此外，患者通常会有横结肠疝入前纵隔并被腹膜囊覆盖。大多数在年龄较大的儿童中因胸前肿块或疑似肺炎而偶然发现。罕见的情况是可能会出现嵌顿和绞窄[14]。大多数情况下，如果能被及时修补，相关发病率较低。外科修补通常通过经腹部（开腹与腹腔镜）途径进行。

Cantrell 五联症包括一种罕见的前膈疝[15]。该综合征涉及腹中线发育缺陷导致的前膈疝、上腹脐疝、胸骨裂、心内缺损（室间隔缺损最常见）和心包缺损（通常导致心脏异位）。五联症与高死亡率有关。

（四）相关畸形

相关畸形的总发生率是 20%～60%，常见于那些生命最初 6h 即出现症状的患儿身上。总的来说，心脏畸形最常见，发生率在 25%～40%[16, 17]，最常累及心脏流出道，包括室间隔缺损、法洛四联症、心脏转位和缩窄[18]。肢体畸形占 30%，包括肢体短缺和肋椎缺损[19]。最常见的气道畸形是先天性气管狭窄和同侧支气管狭窄[20]。其他报道的缺陷还有食管闭锁、脐疝和腭裂[16]。

约 10% 的人会有染色体异常，如三体综合征（21- 三体、18- 三体、13- 三体）或其他综合征（Frey，Beckwith-Wiedemann 和 Fryns）。当 CDH 与异常核型相关时，结局很差[21]。几乎所有患有 CDH 的死产婴儿都有相关的致命畸形，其中神经管缺陷和心脏畸形最为常见。

三、产前诊断和预后指标

（一）诊断

产前诊断以前很少，而且与之相关的死亡率最高（约 80%），因为产前超声能发现大的缺损[22, 23]。随着产前成像技术的进步，现在产前检出率超过 60%，而且早期产前检测不会增加死亡率[24, 25]。超声多显示胃出现在胎儿胸腔，和心脏在一样的水平。还可能表现为羊水过多，75% 的羊水过多产生原因是胃肠道梗阻[22]。超声可以评估肝脏疝出、纵隔移位、胃扩张和同侧肺的大小。因为可能会出现间歇性内脏疝入胸腔，所以产前超声可能无法检测到而得出诊断[22]。此外，CDH 可能会与先天性囊性肺畸形相混淆。

当在产前发现 CDH 时，应该及时寻找相关的畸形，尤其是影响心脏和神经系统的畸形。诊断时，胎儿的染色体核型分析应采用绒毛取样或羊膜穿刺术，以适合诊断时的胎龄为准。应该鼓励父母在合适的三级护理中心分娩，该护理中心应该具有先进的呼吸救治手段和紧急实施儿科手术的能力。

（二）产前超声检查

产前诊断 CDH 最常用的预后指标是肺头比（lung-to-head ratio，LHR）[26]。用超声测量胎儿相对于头围来说肺的面积，从而间接评估对侧肺体积和评估肺发育不良的可能性。一般来说，肺头比低于 1.0 和低存活率有关，而肺头比高于 1.4 预后较好[23, 26]。肺头比的初始临界值是在胎龄 24～26 周。由于与妊娠期的头围相比，胎肺的生长速度更快，因此引入了观察与预期（observed-to-expected，O/E）LHR，因为它在测量时不依赖胎龄。看上去 O/E LHR 是一个有用的预后指标，伴随严重左侧 CDH，比率 < 25%[27]。

总之，对于 LHR 应该作为预后决定因素的价值或者应该什么时候去计算没有达成一致意见。因此，LHR 应该作为一项信息用来评估对侧肺体积，而不应该被用来当作产后结果和治疗的唯一预测因子[23, 26-28]。

（三）肝脏位置

传统上肝脏的位置有助于评估 CDH 的严重程度。尽管大多数研究表明生存降低，但是胸腔肝（肝上移）并不总是预测高死亡率[29, 30]。其与预后差有关，主要是由于使用 ECMO 的可能性较高和需要修补较大的缺损[29]。

（四）胎儿磁共振成像

最近，磁共振成像被用来显示复杂胎儿畸形的特征（图 51-2）。

超速 MRI 使用更短的采集时间来消除扫描时的胎儿活动问题。另一个好处是降低了超声技术中常见的胎儿肺体积测量时的观察者内变异。已经证明其优于"肝上移"和"肝下移"，因为

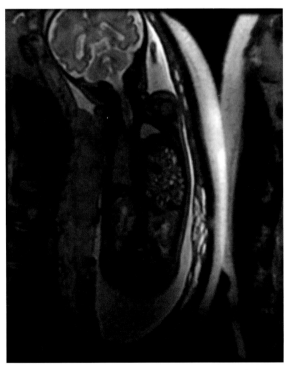

▲ 图 51-2　胎儿磁共振成像（冠状切面）显示左胸腔内肠管，与先天性膈疝一致

它能精确的量化肝脏疝入胸腔的多少[31]。从系统回顾来看用 MRI 确定胎肺的体积、肝脏的位置和缺损边缘的测量与新生儿存活率相关[32]。

四、产后诊断

伴有 CDH 的新生儿的临床表现取决于肺发育不良和肺动脉高压的程度。严重者一出生即有呼吸窘迫，并伴有低氧血症、高碳酸血症和呼吸性酸中毒。可能存在氧和血液的分流（持续胎儿循环），这与肺动脉高压成比例增加。这是通过比较导管前（右臂）和导管后（左臂或下肢）氧饱和度来估计的，显示导管后读数下降。

患有 CDH 的新生儿的体检典型表现是舟状腹和同侧胸部的呼吸音降低。当吞咽的空气使胸部肺脏膨胀时，胸部可能会变得不对称扩张。纵隔压迫可使气管移位到对侧或者产生生理张力阻碍静脉反流。苍白、发绀、胸骨后缩和咕噜声都意味着呼吸困难加重和病情即将恶化。

出生后不久应行胸部 X 线片检查，胸腔内肠襻是特征性表现。鼻胃管位置有助于识别胃在胸部或腹腔内的部位。由于肠道尚未聚集气体，早期 X 线片可看到下胸部的不透光影像表现（图 51-3）。

除了胸部 X 线片外，其他影像检查包括经胸超声心动图和头部超声。超声心动图可用来排除相关畸形，并评估心室功能和肺动脉高压。最好在出生第 2 天进行，以免高估了肺动脉高压的程度。复杂的影像检查如胸部超声、CT、MRI 或上消化道对比造影等检查并不是诊断膈疝所必需的。右侧的疝缺损可能需要 MRI 来排除肝-肺融合，并评估纵隔和肝脏的血管解剖[33]。

五、治疗和预后
（一）诊治措施优化

CDH 以前被认为是外科急症，通常在婴儿出生的几个小时就接受手术。后来人们才了解到，大多数患者在术后短暂的充足气体交换的

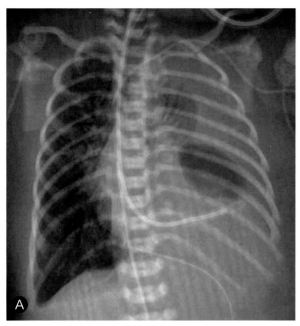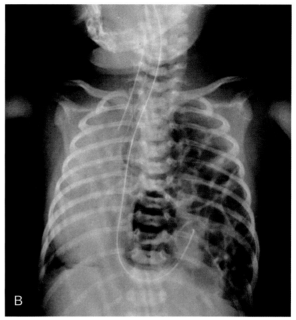

▲ 图 51-3　出生后即刻 X 线片显示左膈疝
A. 虽然胸腔早期不透光；B. 但持续空气注入最终会导致肠胀气

"蜜月期"后，出现了呼吸力的减弱。减少并回纳疝入内容物至腹腔很少引起肺的重新扩张，因为是肺发育不良而不是肺不张[34]。由于这些发现，现在的重点已经转移到生理稳定后的延迟修复上。CDH 现在被认为是生理急症而非外科急症。

患有 CDH 新生儿的复苏从及时的气管插管开始，因为面罩或 Ambu 包（译者注：一种急救呼吸气囊）等通气设备可能导致明显的肠梗阻和呼吸恶化。

应该置入鼻胃管减少胃肠道的压力。通常脐静脉和动脉导管与氧饱和探头应一起放置在导管的前部和后部，以便进行分流评估。过多的刺激易致肺动脉压恶化并且导致分流的增加 / 饱和度降低。出于这个原因，婴儿在床 / 保温箱里用辐射加热器保持镇定，并限制外部刺激。肌肉松弛只能在极端情况下进行，以免出现呼吸问题并增加发病率。

随着产后复苏和护理的进展，存活率显著提高。最让患儿获益的改变之一是不那么激进的通气策略。以前，积极的高频通气和诱导性碱中毒（$PaCO_2$ 低至 20mmHg）被认为可以最

大限度地减少肺动脉高压和相关的分流。为了达到极低的 $PaCO_2$ 水平而使用了非常高的吸气峰值压力，这对肺有潜在的损害，并可能最终加剧慢性肺部疾病。1985 年 Wung 及其同事们提出将允许性高碳酸血症作为限制气压创伤并仍旧实现充足组织氧合的一种方法[35]。这个概念已被广泛应用，只要 pH > 7.2，就可以耐受高碳酸血症（$PaCO_2$ 60~65mmHg）（允许性高碳酸血症）[36, 37]。

（二）辅助通气设备

常规通气的失败表现为呼吸急促恶化（通过收缩、反常的胸部运动证明）、氧合不足（导管前氧饱和 < 85%）、严重的高碳酸血症（$PaCO_2$ > 65mmHg）或肺动脉高压恶化（导管前后氧饱和度差距增大）。如果常规措施不能实现充分氧合和通气，那么就可以使用不常规的通气模式。HFOV 由于其温和的通气性能和气压性创伤的局限成了最受欢迎的通气模式之一[38, 39]。

持续肺动脉高压是增加肺阻力并导致低氧血症和右向左分流的主要因素。理论上，扩血管治疗应该会改善，但是由于肺血管扩张不足

和全身性低血压引起的分流增加，这种治疗是不成功的。一氧化氮，又称内皮源性舒张因子，直接刺激血管平滑肌内的环状 GMP 引起血管舒张。iNO 通过肺泡扩散到血管平滑肌，允许选择性的肺血管舒张。已经表明，在低剂量（10/100 万～20/100 万）使用时，iNO 可诱导氧合的改善，现在被用作通气手段改善的辅助手段[40]。不幸的是，临床研究喜忧参半，但存活率的提高或 ECMO 需求的减少已经得到了证实[41, 42]。

（三）体外氧合

尽管采取了上述措施，10%～20% 的 CDH 婴儿仍会出现严重的呼吸衰竭，需要 ECMO 治疗。ECMO 于 1976 年首次成功应用于婴儿[43]，并且已经证明使用体外氧合治疗的婴儿存活率有所提高[44]。治疗的目标是满足组织氧需求，同时为心脏 / 肺提供一段休息时间，在此期间持续的胎儿循环可以解决。

用于确定 ECMO 需求的最常见参数是氧合指数（oxygenation index，OI），由公式得出：OI=（FiO_2 × 平均气道压力）/PaO_2。不同情况下使用 ECMO 的适应证不同，但通常是在 OI ＞ 25 时[44]。其他适应证为持续的导管前氧饱和度＜ 85%，持续的代谢性酸中毒，或对升压药无效的低血压。早产儿（胎龄＜ 34 周）头部超声显示严重脑室内出血、不可逆心脏病或其他致死性先天性异常等禁用 ECMO[45]。

ECMO 可以通过在颈动脉（VA）和颈内静脉（VA/VV）置管的静脉动脉（VA）或静脉静脉（VV）技术来完成。传统上采用 VA 分流术，是由于潜在的肺动脉高压。已经发现，由于避免了颈动脉结扎，短期神经后遗症较低，VV 分流术的疗效和存活率与 VA 相当[46, 47]。ECMO 需要全身肝素抗凝以防止体外循环和氧合器血栓形成。出血性并发症可能高达 60%，包括插管部位、手术部位、头部、胸部和胃肠道出血[48]。由于出血性并发症，CDH 的手术修复通常延迟到 ECMO 后拔管。

（四）修补时机

目前的治疗包括早期血流动力学稳定和延迟修补，尽管手术的确切时间尚不清楚[49, 50]。术前稳定的时间因机构而异，但大多数单位认为在呼吸机脱机和连续心脏超声心动图评估肺动脉高压改善时。对于没有肺动脉高压、病情稳定的婴儿，经过 48h 的稳定期和经过出生后的调整，可以安全地进行修补手术。

由于全身肝素化和运送到手术间的困难，在 ECMO 状态下进行修补具有很大的挑战。与那些在 ECMO 时修补的患儿相比，在 ECMO 后进行手术修补的预后似乎有所改善，生存率显著增加，手术出血率降低，ECMO 治疗总时间减少[51]。

（五）结论

概括起来，有几个初始术前 CDH 处理的主要原则[35-48, 52]。

- 尽量减少肺动脉高压的发作和影响。
- 温和通气下的允许性高碳酸血症可最大限度地减少医源性损伤。非常规通气模式（HFOV、iNO、ECMO）的使用可获得足够的心肺支持。
- 应进行影像学检查以排除相关的畸形。
- 手术修补最好推迟到患者血流动力学稳定后至少 24h。

（六）开放手术入路

传统的入路方法是通过患侧的肋缘下切口，入腹后将肠管从胸腔轻轻向下牵拉。如果肝、脾疝入，通常是最后被还纳的器官。在牵拉过程中应非常小心，减少损伤，因为脾和肝可能会出现包膜下血肿和危及生命的出血。如果有疝囊，应该切除以减少复发的风险。虽然横膈膜的前边缘通常是突出的，但后边缘常常在腹膜后组织中被遮盖和退化缩小不好识别。必须从后腹膜组织中分离出后膈膜显示膈肌缺损的大小。如果允许，间断不可吸收缝合材料是一期修补手术的首选（图 51-4）。如果缺损的大小不允许一期缝合，建议使用假体补片（图 51-5）。

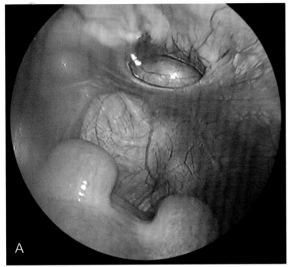

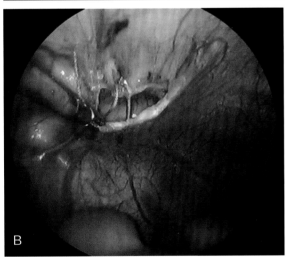

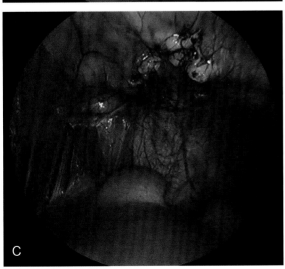

▲ 图 51-4　开放性膈疝一期修补术
A. 术前；B. 术中；C. 术后

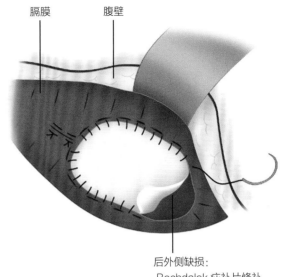

膈膜　　腹壁

后外侧缺损：
Bochdalek 疝补片修补

▲ 图 51-5　大面积不宜一期修复的开放性补片修补

最常用的补片是 Gore-Tex，尽管最近使用的生物和可吸收补片在复发或术后并发症方面没有区别[53]。

总的来说，使用补片与较高的复发风险有关系，尤其是初始缺损较大或全膈肌发育不全[54]。如果缺损非常大且腹壁区域缺失，还纳腹部脏器可能会导致腹腔内高压。作为一种临时措施，可在筋膜边缘之间用硅橡胶片，在之后的几天至几周内缓慢闭合。最终由于关腹导致的腹壁疝，可以在新生儿期以后处理。修补缺损的其他技术包括内斜肌旋转皮瓣或腹壁分裂肌皮瓣[55]。

（七）胸腔镜手术

越来越多地微创外科技术被用来修补 CDH。1995 年报道了第 1 例成功的婴儿胸腔镜手术[56]。最初反对胸腔镜修补是因为担心高呼气末 CO_2 需要较高的吸气压力会加重肺动脉高压[57]。胸腔镜手术潜在的优势是美容，手术视野好，避免开胸手术相关的肌肉骨骼损伤。

手术通常使用标准的气管插管。由于肺发育不良，在肠管还纳至腹腔后一般有足够的空间。如果耐受，也可以采用对侧主支气管插管，然后以侧卧位将婴儿横卧于床尾（图 51-6）。

Veress 针插入肩胛骨下缘第 5 肋间间隙

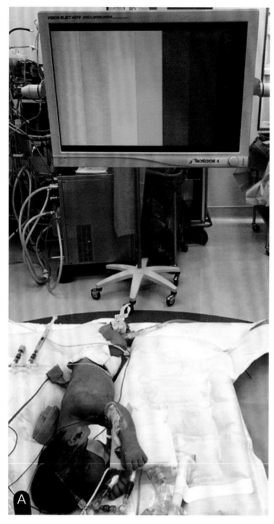

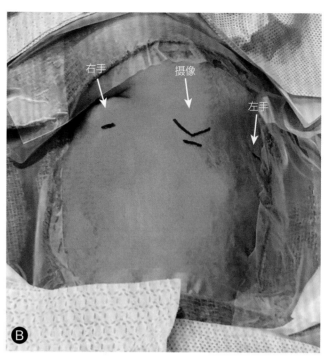

▲ 图 51-6 腹腔镜修复术的手术定位包括将患者横向放在手术台上，外科医生站在新生儿头侧，监护仪放在床脚

（腋中线后），然后低压 CO_2（3～5mmHg）输入。通常使用 3 个端口，包括 Veress 插入部位的 5mm 端口（4mm 摄像头）、左前外侧胸壁的 3mm 端口（肠抓钳）和右后外侧胸壁的 5/3mm 可转换端口（肠抓钳、针驱动器）。用钝的抓钳将内脏轻轻放入腹腔。将横膈膜的后外侧边缘从腹膜后组织中分离出来，显示疝的范围，针可以通过 3～5mm 的端口或通过胸壁引入。然后用不可吸收缝线（2-0 Ethibond）间断缝合缺损，从上 - 中面开始，下面结束（图 51-7）。

缝线间隔约 1cm，可以在体内或体外打结。一些外科医生认为使用烧灼术"粗糙化"光滑膈膜的边缘有好处[58]。最困难的技术部分涉及外侧角，必须在肋骨周围缝合，并在体外皮下打结。2003 年的初步报道表明，由于失败率较

高和常导致 PCO_2 水平上升，微创手术（minimally invasive surgery，MIS）虽然适合于 Morgagni 疝或新生儿期外诊断的膈疝，但不能被推荐用于新生儿[59]。其他报道也证实了 20%～40% 的高复发率[60, 61]，并且最近的文献复发率在 2%～8%[62, 63]。近期的 Meta 分析包括迄今为止所有九项已发表的研究（507 例患者）支持胸腔镜修复，因为术后并发症率 / 死亡率较低[64]。从他们的数据来看，似乎大多数复发发生在需要修补大面积缺损的患儿中。

（八）Morgagni 疝

推荐在儿童期进行修补，但经常能见到成年人的无症状疝。几乎所有人都有疝囊，由于与心包粘连紧密，疝囊通常只能作部分切除。

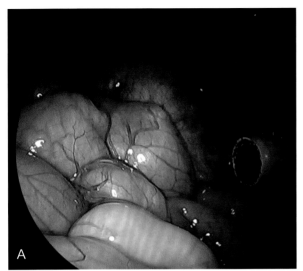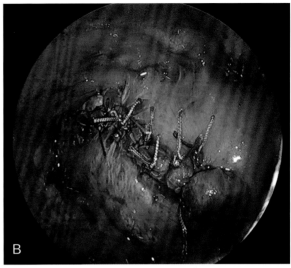

▲ 图 51-7　**A.** 复位前胸部的胸腔镜视图；**B.** 间断不可吸收缝线闭合膈肌缺损

腹腔镜下修补常采用体内缝合，但缝线也可经皮打结在皮下隧道内，如胸腔镜下修补先天性后外侧疝所述（图 51-8）。

六、展望

胎儿治疗

目前，胎儿干预还在研究中。Harrison 团队1990 年首次成功行胎儿 CDH 修补术[65]。在观察到自发性喉闭锁与肺肥大相关的情况下，有研究证明在胎儿动物中气管结扎可使出生时肺更大、更成熟[66]。基于这些发现，一种被称为"堵塞肺直到它生长"（PLUG）的技术被开发出来[67]，最后形成内镜下胎儿气管阻塞（FETO）[68]。该技术仅限于极高风险的胎儿（LHR < 1，意味着严重的肺发育不良），因为那些生理状况不那么严重的胎儿传统治疗可能会更好。

一项早期由联邦政府资助的阻断胎儿肺以促进产前肺生长的试验被放弃，因为与传统的产后治疗相比，它没有提高存活率[69]。FETO会导致肺的增大，但这并不能逆转与肺发育不

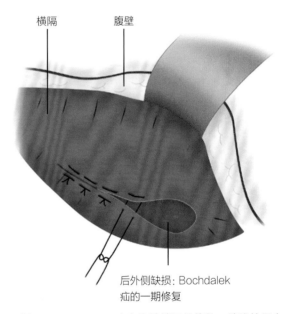

▲ 图 51-8　**Morgagni** 疝在腹腔镜下的修补，缝线放置在体外并捆绑在皮下隧道内

良相关的病理过程。2016 年的一项系统综述（包括 5 项研究和 211 例患儿）表明，患有单纯性CDH 和严重肺发育不全的患儿应用 FETO 技术利于存活[70]。目前，一项国际性的随机试验正在欧洲、澳大利亚和加拿大进行[71]。

第 52 章
腹壁疝和腹壁松解术

Ventral Hernia and Abdominal Release Procedures

Heidi J. Miller　Yuri W. Novitsky　**著**

俞永江　**译**

摘要

　　腹壁疝是一个外科领域常见、多样且复杂的难题，是一种治疗方法迥异、结局差异大的常见外科疾病。在美国每年有 200 多万例开腹手术，估计其中有 28% 会发展成腹壁切口疝，加上另外 20% 或更多的原发的先天性和获得性疝，导致腹壁疝仅在美国就有惊人的发病率 [1]。2006 年住院和门诊共计 36.5 万多例疝修补手术。据估计腹壁疝的累积发病率每年增加 3%，这与报道的复发率高达 43% 有关，即使在补片修补后也是如此 [2]。由此计算，2015 年美国有近 50 万例腹壁疝修补手术。与巨大的腹壁疝问题相对应的是高额的护理费用，估计 2006 年仅在腹壁疝修补上就花费了 32 亿美元。在这些花费中，每例患者或疝的费用差别很大，因为复杂腹壁疝会花费更高，住院时间更长，与大多数患者相比，一小部分患者的死亡率增加 [1]。这种差异可能反映了腹壁疝在外科医生面前所呈现出的复杂性和多样性，这种特点导致了文献中和外科医生们对理想的修补技术缺乏共识。传统的修补效果相当差，疝外科领域最终被外科界认可为一个重要的亚专业 [3]。随着补片技术和外科技术的革新，其成为一个高速发展的领域。现代手术技术包括腹腔镜、开放组织缝合修补、补片修补、组织分离和腹壁重建。在探寻理想的腹壁疝修补手术时，外科医生必须考虑节省费用，根据患者并存病调整风险，复杂疝如复发疝、伤口感染，提高补片的组织相容性，并且降低复发风险。对于所有的腹壁疝，目前还没有一种完美的修补方法，所以对于外科医生来说，最重要的是要熟悉各种修补技术，并有一个明确的方法来评估和管理腹壁疝患者。

关键词：腹壁疝；腹壁切口疝；脐疝；半月线疝；耻骨上疝；腹壁重建；腹腔镜腹壁疝修补术、肌前分离、肌后分离；Rives-Stoppa 修补术；腹横肌松解；腹壁重建

一、定义

　　Hernia 一词来源于拉丁语，意思是"破裂"或"黏性突出"，腹壁疝是指内脏（通常是肠管）通过前腹壁层突出。真正的疝由腹壁筋膜缺损和腹膜构成的疝囊组成，疝囊里面是内脏器官。其他类似的膨出，如腹直肌分离和腹膜膨出都不是真正的疝。腹直肌分离使腹白线变薄变宽，导致中线隆起，通常无症状。腹膜膨出是由于创伤、去神经支配、手术或先天性肌肉缺失导致腹壁肌张力不足而引起的隆起。腹直肌分离

和腹膜膨出都没有筋膜缺损，在这两种情况下没有疝囊。

　　腹壁疝可以通过位置和起源来进一步定义。切口疝发生在任何以前的手术部位的前腹壁。创伤性疝是由于腹壁筋膜和肌肉组织的损伤，可以发生在任何位置。腹壁外侧疝，又称侧腹疝，通常是由钝器伤致腹壁外侧肌肉附着的断裂引起。剑突下疝位于剑突正中下方。上腹壁疝可以是自发性的，也可以是位于剑突和脐之间中线的切口疝。脐疝位于脐，可以是先天性的，

也可以是获得性的。在脐下中线发生的自发性腹下疝较为罕见。耻骨上疝和 Parailiac 疝发生在骨盆骨结构毗邻处。最后，半月线疝是沿半月线发生的自发性疝，通常在半月线与道格拉斯弧形线交界处。

欧洲疝协会引进了腹壁疝和切口疝分类系统，试图创造一种评估和治疗腹壁疝的通用命名 [4]。本表将原发性疝和切口疝分开（表 52-1 和表 52-2）。原发性腹壁疝按位置分为中线疝（上腹部和脐部）和侧腹壁疝（半月线和腰部）。原发性腹壁疝的大小可分为小（＜2cm）、中（2～4cm）和大（＞4cm）。对于 EHS 来说手术瘢痕部位的任何薄弱点或突出都可定义为切口疝，因为疝的复杂多变，分类系统也有点复杂。首先，切口疝以腹直肌外侧缘为界线，分为中线疝和侧腹壁疝。中线疝分布在范围从剑突下到耻骨上的 5 个垂直区域（M_1～M_5），侧腹壁疝分为 4 个区域（L_1～L_4），位于腋前线内侧的肋弓下、侧腹和髂区之间的区域，腰（L_4）疝位于这条线背外侧的任何区域。切口疝分为复发性和非复发性，长度和宽度都要考虑。有多处缺损的疝在最大距离测量轴距，最后按大小分为 W_1（＜4cm）、W_2（4～10cm）和 W_3（＞10cm）。EHS 内部对切口疝的命名没有统一意见 [4]。

表 52-1　欧洲疝学会原发性腹壁疝分类标准

直径（cm）		小＜2（cm）	中≥2～4（cm）	大≥4（cm）
中线疝	脐部			
	上腹部			
侧腹壁疝	半月线			
	腰部			

改编自 Muysoms FE, Miserez M, Berrevoet F, et al. Classification of primary and incisional abdominal wall hernias. *Hernia*.2009; 13:407–414.

无论腹壁疝的病因和位置如何，目前的修复趋势都是基于功能和解剖性腹壁修复的理念，包括重建相关肌肉、肌腱或重建白线。

表 52-2　欧洲疝学会腹壁疝分类标准

中间区域	剑突下	M_1	
	上腹部	M_2	
	脐部	M_3	
	脐下	M_4	
	耻骨上	M_5	
外侧区域	季肋区	L_1	
	侧腹部	L_2	
	髂区	L_3	
	腰区	L_4	
复发	是	否	
	长度：　cm	宽度：　cm	
宽（cm）	W_1	W_2	W_3
	＜4cm	≥4～10cm	≥10cm

改编自 Muysoms FE, Miserez M, Berrevoet F, et al. Classification of primary and incisional abdominal wall hernias. *Hernia*. 2009; 13:407–414.

二、解剖

前腹壁是由肌肉、筋膜和腱膜组成的复合层，它们共同作用以满足各种功能（图 52-1）。前腹壁起保护和支持内脏，以及在呼气时通过拉下胸腔帮助呼吸的作用；还参与多种身体功能，如躯体旋转、弯曲和屈曲，并保护脊柱不过度伸展。

从侧面看，腹壁由三层平滑肌构成。从浅到深是腹外斜肌、腹内斜肌和腹横肌。腹横筋膜是腹壁最深的一层筋膜，它将腹横肌和腹膜分开。腹外斜肌起自肋缘下，向下、向内止于白线、髂嵴和耻骨结节，形成腹股沟韧带。腹内斜肌垂直于腹外斜肌，起于腹股沟韧带外侧半、髂前上棘和胸腰椎筋膜，止于肋弓下缘和白线。最后腹横肌从髂嵴、腹股沟外侧韧带和肋软骨水平移行，止于白线并与腹内斜肌形成联合腱。

每块肌肉组织周围都有与之相关的筋膜包绕，连接在一起，形成每块平滑肌的腱膜连接。在内侧，3 个腱膜形成位于腹直肌外侧缘的半月线。腹直肌是垂直方向的肌肉,起于耻骨联合,止于第 5～7 肋软骨。在腹部上 1/3 处腹外斜肌

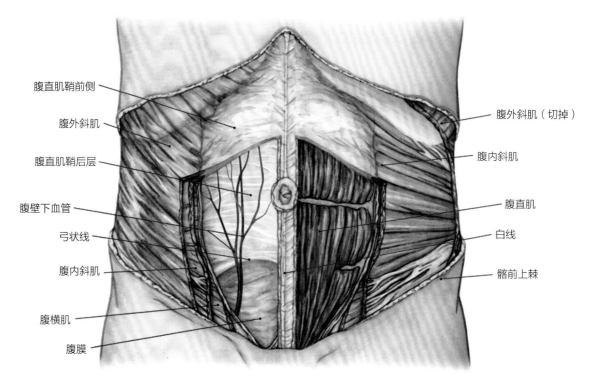

腹直肌鞘前侧

腹外斜肌

腹直肌鞘后层

腹壁下血管

弓状线

腹内斜肌

腹横肌

腹膜

腹外斜肌（切掉）

腹内斜肌

腹直肌

白线

髂前上棘

▲ 图 52-1　前腹壁肌肉

腱膜和腹内斜肌腱膜的前层融合形成腹直肌前鞘，而腹内斜肌的后层覆盖在腹横肌上，腹横肌在上腹部向内侧延伸，深入到腹直肌，后层最终与腹横腱膜结合形成腹直肌后鞘。在腹部的中间 1/3，腹横肌起点在更外侧，腹直肌后鞘是由腹横肌的腱膜和腹内斜肌筋膜的后层形成的。在腹下 1/3，弓状线以下，腹内斜肌和腹横肌腱膜与腹外斜肌腱膜融合为腹直肌前鞘的一部分，腹直肌深面只留下腹膜。

在腹直肌的内侧，所有的平滑肌腱膜融合形成了白线和前腹壁的中线。白线在剑突处最宽，此处腹直肌止于肋软骨，在脐下缩小为一条细筋膜线，直达耻骨联合。脐处白线最弱，位于剑突和耻骨之间的中点，是脐带的瘢痕残留。

半月线筋膜是腹内斜肌和腹横腱膜的融合，位于半月线和腹直肌外侧缘之间。由于腹内斜肌和 TAM 的腱膜在这个位置水平移行，半月线筋膜在脐下较弱，因此交联强度最小。当腹壁下动脉穿过腹直肌时，会使之更加薄弱。

腹直肌的血管供应通过腹壁下动脉和上动脉的分支横向进入肌肉，腹直肌由胸腹（$T_7 \sim T_{11}$）神经分段支配，这些神经在半月线的内侧进入肌肉的外侧缘。腹部平滑肌的血管供应是肋间动脉的分支，它们与胸腹神经一起在肋间动脉和腹横肌之间的神经血管间隙行走，前腹壁的皮肤和皮下组织的血液供应来自上腹壁深下血管的深穿支。

三、病因及流行病学

腹壁疝的形成是复杂和多因素的，疝可能是先天或后天形成的。先天性疝出生就存在，情况复杂的如脐膨出和腹裂，或比较直观的疝如原发性脐疝或上腹部疝。80% 以上的原发性先天性脐疝会在 5 岁前自行关闭，不需要修复。但先天性上腹部疝可能存在腹膜前脂肪嵌顿的症状，需要手术治疗[5]。获得性腹壁疝是自发的或切口的并发症。自发性疝通常发生在腹壁薄弱处，沿中线、弓状线或半月线筋膜处。然而，腹壁的创伤也可能导致其他部位的疝出。

切口疝的定义是任何位于先前手术部位或切口处的腹壁疝，包括戳卡部位。自发性腹壁疝在成年后才得以诊断，通常是由肥胖、怀孕、腹水或其他因素引起的腹压升高引起。腹部压力增加导致疝缺损增大，嵌顿的可能性也增加。图 52-2 显示获得性疝和先天性疝的解剖位置。

上腹部疝发生在脐以上的中线部位，此处有神经血管束穿过交叉的筋膜层形成白线。疝一般很小，但经常有腹膜前脂肪嵌顿，患者会出现症状。

脐疝通过脐基部或周围组织发生。脐环是由胎儿细胞的扁平圆盘三维折叠形成的，被羊膜腔包围，它最终与白线和腹直肌复合体融合，形成了脐带。脐静脉和动脉穿过白线，出生后这些血管退化成镰状并和脐韧带形成瘢痕。一般认为这是腹壁最薄弱的部分，无论是瘢痕本身还是周围的组织都比较薄弱，导致脐或脐周疝的形成[5]。其他患者因素可能增加腹壁的压力，导致腹壁疝的形成，如胶原蛋白形成障碍、睡眠呼吸暂停、使用类固醇、吸烟或慢性肺部疾病。无论病因是什么，脐疝都是一种常见病，在美国每年大约有 20 万例疝修补手术。

中线开腹术后 40% 的患者会出现切口疝。开腹手术关腹缝合本身的问题是张力需接近腹直肌和侧腹壁肌肉组织的对抗张力。这种张力可能导致缝线过紧和中线组织缺血[6]。

切口疝有 3 种类型，包括由于缝合组织撕裂造成的急性伤口裂开和内脏脱出，亚急性期组织在张力作用下早期裂开，以及瘢痕组织的慢性重塑引起的"瑞士干酪"或"奶酪切割"疝，由缝合线切割薄弱的瘢痕组织形成。因此，技术因素如打结松脱、张力大和缝线过紧等都可能导致疝的发生。发现手术部位感染增加 50% 的疝发生风险。

开腹手术关腹时应连续缝合，用可缓慢吸收的单丝缝线，将所有中线层整块缝合[7]。最近的两项随机对照试验发现，小针距中线缝合（针距 5mm 和边距 5mm）可以降低感染、伤口裂开和切口疝发生的风险[8, 9]。这改变了历史上外科手术的教条，即认为 1cm 是缝合针距和边距的适当距离。正确的小针距技术应该确认关闭切口时测量缝线长度与伤口长度比率至少为 4∶1[10]。虽然小针距比传统的大针距缝合需要更长的时间完成，但增加的手术时间只增加了少量的成本，而腹壁疝和并发症的发生率降低所节省的成本则要大得多[11]。最近也有一些人对探索预防性补片在初次开腹手术缝合切口疝预防中的应用感兴趣。一项腹主动脉瘤修补术后运用补片与组织缝合的随机对照试验发现，预防性补片的使用可使疝的发生减少 4 倍。这项研究还表明，放置补片的患者发生疝需要的时间更长，且没有增加并发症或补片感染[12]。

一项关于在高危患者开腹手术中预防性补片放置的 Meta 分析发现，预防性补片放置显著降低了切口疝的发生，手术时间延长，住院时间缩短[13]。因此，高危患者在开腹手术关腹时，为降低切口疝的风险时可以预防性使用补片，但对一般人群不作强烈推荐。

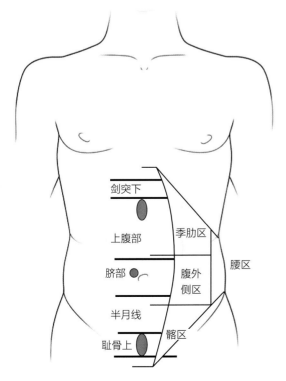

▲ 图 52-2　腹壁疝解剖位置

随着腹腔镜技术和机器人技术的日益普及，以及单孔微创手术的不断探索，腹腔镜戳卡疝在切口疝中成为一个日益严重的问题。戳卡疝的发生率在 0%～5.2%。96% 的戳卡疝发生在 10mm 或更大的戳卡口处，86% 发生在脐处[14]。最近的研究表明，采用大补片和减肥手术进行腹壁疝修补的比例达到了 22%～39%[15, 16]。一般认为，任何直径 > 5mm 的戳卡口都应该关闭，以免形成戳卡口部位疝。但仍存在争议，我们认为 < 12mm 扩张的、非切割套管置入口不需要闭合[17, 18]。单切口腹腔镜和机器人手术的戳卡疝发生率略高，为 3%，尽管随着时间的推移发生率有所提高，但最近的研究显示没有差异[19]。戳卡疝可能难以诊断，因其可发生在早期、晚期、筋膜内或为 Richer 型疝。伤口和患者相关的因素也可能在戳卡部位疝的形成中起作用：感染、延迟愈合、类固醇激素、胶原蛋白紊乱、肥胖和腹压升高都是导致疝的因素。

四、手术适应证

大多数腹壁疝患者以腹壁隆起为主诉来就诊。在体育锻炼、屏气动作、咳嗽或其他增加腹内压的活动后，腹部隆起可能更明显。一些患者会伴随肿块出现疼痛或不适的主诉，约 25% 的患者会无症状。与腹壁疝相关的疼痛可能与嵌顿有关，有时因休息、躺下或疝内容物还纳而缓解[20]。最令人担忧的表现是嵌顿腹壁疝伴有肠梗阻或绞窄的征象，这在小型疝中更为常见。伴随腹壁疝出现的其他症状有体表、胃肠或泌尿系统症状、全身疼痛、背痛和呼吸困难[20]。

一般认为，只要存在腹壁疝就有外科手术的指征。除了嵌顿和绞窄，疼痛是外科医生选择干预腹壁疝的最常见原因[20]。然而许多腹壁疝患者有复杂的病史，并且修补手术充满了潜在的风险。腹壁疝修补术后的并发症发生率可达 60%，死亡率可高达 5.3%[21]。

尽管并发症和发病率很高，手术仍然是腹壁疝的主要治疗选择，这主要是因为没有研究腹壁疝 / 切口疝的自然病史。最近对腹壁疝观察等待的系列研究表明，对于症状轻微、大于 9cm 的腹壁疝经过 2 年的观察等待，疼痛、功能或生活质量没有变化[21]，嵌顿和绞窄的风险低于 5%，另有 8% 的患者在 2 年内因出现症状要求进行修补手术。本研究限于样本量小，并发症和疾病进展的发生率低，验证了一项无症状腹股沟疝的随机对照试验的结果，该试验表明观察等待是安全的[22]。此外，尽管症状性腹壁疝患者疼痛和生活质量有所改善，但症状轻微的患者修补前后疼痛程度相似[20, 23]。虽然观察等待可能相对安全，但随访数据显示疾病进展率很高，我们认为大多数患者应该在疾病的早期阶段进行优化和修补。

（一）患者评估

首先要有完整的病史和体查，以确定合并症和并发症的危险因素。体格检查应描述既往的手术瘢痕、皮肤情况，有无窦道、瘘管、补片暴露，以及疝的位置和缺损大小等。作为体格检查的辅助手段，腹部和骨盆的计算机断层扫描可以帮助制订手术计划。对于中型和大的腹壁疝，我们常规进行非对比 CT 检查。口服对比剂可用于胃肠道或有梗阻性症状的，静脉造影有助于鉴别软组织感染或血管。最后，有必要彻底回顾患者的手术史以确定计划修补手术的任何潜在困难，并知道既往放置补片的类型和位置。在评估的基础上，我们确定一种最适合患者的修补方式。缝合修补只适合于非常小的（< 2cm）原发性腹壁疝。适合腹腔镜疝修补的患者包括小的复发性腹壁疝和宽度 > 2cm 但 < 12cm 的原发疝。我们对育龄期女性避免使用腹腔镜和（或）永久补片。疝缺损的大小与患者的体格大小相关联，因为 10cm 的缺损对一个体格大的男性患者与体格小的女性患者是完全不同的。对于更大或更复杂的疝，我们采用组织分离策略进行腹壁重建。

（二）手术准备

为做术前准备，我们要求患者戒烟至少 4 周，并在麻醉前测试尼古丁代谢物。对肥胖患者也应提供减肥咨询，并推荐行减肥手术，如果必要可达成减肥目标。最近我们机构在对 800 多例腹壁疝修补术的回顾性研究中，发现 BMI ＞ 45kg/m^2 会增加术后伤口感染的风险[24]。因此，我们现在将 BMI ＞ 45kg/m^2 作为选择性开放腹壁疝修补术的上限。心肺问题必须处理好，如果患者存在睡眠呼吸暂停的危险因素，就应该对其进行评估和治疗。应优化糖尿病控制，将糖化血红蛋白控制在 7.5 以下。任何适龄的筛查，特别结肠镜检查是强制性的。最后，术前咨询让患者对手术、结果、术后护理和恢复有一个适当的期望是很重要的。所有可能出现的结果都应该讨论，包括潜在的伤口或补片感染、复发。重要的是要了解患者的期望目标和他们对结果的看法，这些结果可能不可接受，也可能接受。

五、腹壁疝修补术的原则

为减少复发率，以组织为基础的腹壁疝修补术得以发展，梅奥诊所的修补使用了 vest-over-pants 技术，折叠缝合筋膜边缘和邻近健康的组织。然而，长期随访发现该技术与筋膜缝合的复发率相近。20 世纪 90 年代的一项随机对照试验显示，与缝合修补相比，使用补片可以减少 50% 的腹壁疝复发率[25]。尽管相关并发症增加，但在小疝中复发率的降低更为显著。手术部位感染和腹主动脉瘤的存在增加了疝生成的风险。随机选择补片组的患者并发症较多，但术后疼痛程度较低[25]。

修复材料的引入开启了腹壁疝修补术的新纪元，目前大多数腹壁疝修补术中推荐使用补片加强。用于疝修补的修复材料不断发展，但目前还没有发现理想的补片。理想的补片应具有良好的组织融合性、有限的异物反应、足够承受腹壁的压力，同时具有良好的柔韧性和顺应性[26, 27]。

修复材料按材料类型划分，可以是合成的、生物的或生物合成的。合成补片通常由聚丙烯、聚酯或聚四氟乙烯制成。生物补片是尸体同种异体或异种组织移植物，经过处理以减少宿主反应和改善组织融合。新型生物合成补片在体内可被缓慢吸收降解。合成和生物合成补片可以进一步分为单丝或多丝结构，微孔或大孔结构，重型、中型或轻型结构。为减少内脏粘连和瘘管形成，已有制作供腹腔内放置的补片。对外科医生来说，了解用于疝修补术补片的类型非常重要，要了解每种补片的优点和局限性，以及在个体疝修补中补片的选择。

我们倾向于选择大网孔、中量的单丝聚丙烯补片用于大多数腹膜外修补术，但重量聚丙烯补片可用于需要提供重要支撑的修补手术病例。我们生物补片的使用限于术区存在感染和计划性分期修补情况下的疝。目前可缓慢吸收的生物合成材料在疝修补中的用途越来越广泛。

补片在腹壁内放置的最佳位置和使用何种类型补片一样是个大问题。虽然有多达 75%～80% 的疝修补术使用补片以降低复发的风险，但文献中没有回答补片放置位置这些问题。补片放置可以在 onlay、sublay、underlay 或桥式修补中（图 52-3）。onlay 将补片放置在腹直肌前鞘上方，而 sublay 将补片放置在腹壁层内，通常是肌后或腹膜前平面，underlay 是在腹膜下方的腹腔内放置补片。sublay 或肌后放置补片复发率最低，其次是 underlay。桥式修补的复发率最高[28]，有报道高达 80%[28]。桥式修补的并发症高，同时也有最高的 SSI 率，而 sublay 的 SSI 率最低，且补片去除率最低[28]。文献中关于补片位置的研究结果存在显著差异，强调了在腹壁疝修补中临床决策的必要性。补片放置的位置，像补片的类型一样，应该根据患者的特点、手术技术和疝的特点来决定。

腹壁疝工作组（VHWG）提出了腹壁疝分

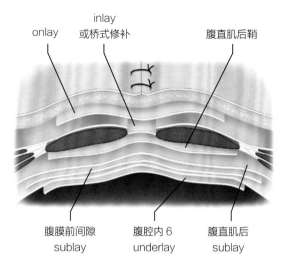

onlay
inlay
或桥式修补
腹直肌后鞘
腹膜前间隙 sublay
腹腔内 6 underlay
腹直肌后 sublay

▲ 图 52-3 补片放置位置

onlay. 腹直肌前鞘放置补片；inlay. 腹壁肌间放置补片；sublay. 腹壁层内放置补片；underlay. 腹膜下方放置补片

改编自 Adrales G. Abdominal wall spaces for mesh placement: onlay, sublay, underlay. In: Novitsky Y, ed. *Hernia Surgery: Current Principles*. New York: Springer, 2016:80.

级和修补建议，以帮助临床腹壁疝修补的决策、研究和结果比较[20]。2010 年 VHWG 制订了腹壁疝的 4 级分级：1 级包括无合并症或伤口感染或污染史的健康患者，2 级是无感染或污染的伴有合并症的患者，3 级包括有造口、伤口感染史或肠道开放可能造成污染的高风险患者，而 4 级则是针对有活动性感染、瘘管或污染的患者[29]。Kanters 等在 2 年后对该分级表进行了评估和修改，他们发现分级的增加与复发风险和 SSO 的增加相关。然而，他们发现在 SSO 方面 2 级和 3 级之间存在显著差异，并建议修改评分表，只包括 3 级[30]。1 级仍为低危组，2 级多为有合并症的患者，增加了伤口感染史，3 级为污染组。Kanters 等修改的分级系统有 2 个主要的局限性，一是根据与临床无关的 SSO 而不是 SSI 进行分组，二是由于污染（CDC 伤口 4 级）患者数量不足，导致将污染和感染患者归为 3 类。

VHWG 提供的腹壁疝修补指南，第一步包括评估疝的级别，然后选择修补技术和使用植入物的类型。对于 3 级和 4 级疝，VHWG 不推荐使用合成补片，可以考虑使用生物补片。然而，Carbonell 及其同事发现，合成补片可以用于清洁 - 污染和污染的病例，效果良好[31]。最近 Majumder 及其同事的研究表明，在清洁 - 污染和污染腹壁疝修补术中使用生物补片明显增加了手术部位事件、SSI 和复发的风险[32]，因此，生物移植物所谓的优点似乎被夸大了，故其使用率持续下降。

（一）开放式腹壁疝修补术

直径＜ 3cm 的原发疝可采用永久性或缓慢吸收的单丝线缝合。对于任何直径＞ 3cm 的切口疝或原发腹壁疝，推荐使用补片修补，补片要有 4～5cm 的重叠。开放腹壁疝修补术就是关闭缺损以恢复腹壁功能和放置补片的选择。补片放置的选择包括 onlay，要求一定程度的软组织分离，以清除筋膜平面进行补片固定；underlay 需要补片在腹膜内覆盖及经筋膜固定；sublay 需要在腹壁层之间进行剥离或后壁的组织分离，本章后面会介绍。如上所述，除非在紧急情况下或在平衡危险的情况下可以接受疝复发的污染修补手术时，应避免桥式修补（inlay）。

（二）微创腹壁疝修补术

腹腔镜腹壁疝修补术（LVHR）由 Le Blanc 和 Booth 于 1993 年提出，并迅速被腹腔镜外科医师用于修补各种类型的疝[33]。事实上，LVHR 已经成为许多中小脐疝和腹壁疝修补的首选，甚至是金标准的微创技术。因为其避免了大的腹部切口，故创伤小，缩短了住院时间[34, 35]。此后，有关比较开放和腹腔镜腹壁疝 / 切口疝修补术的文献很少，最佳的手术方式仍存在争议。2011 年，Cochrane 的一篇综述得出的结论是，腹腔镜手术治疗切口疝是一种很有前途的方法，并强调了对短期疗效的改善[36]。这在后来的一些研究中得到了证实，这些研究比较了腹腔镜和开放式腹壁疝修补术，发现 6 个月后的复发率和生活质量没有差异[33, 37]。腹腔镜术后的短期改善包括减少术后疼痛、更快的康复和恢复工作、降低伤口感染率和更好的美容效果。腹腔镜下腹壁疝修补术的缺点是：在粘连松解过程中发生小肠切开的风险增加，血清肿和血肿的发生增加，以及由于腹腔假体而增加腹腔内粘连的发生概率，手术时间延长，用桥接技术修补的患者在缺损部位可见凸出[33, 35, 37]。除了这些潜在的并发症，传统的 LVHR 技术将补片放置在腹腔内与肠道接触，因此需要使用涂层补片，这种补片更昂贵，且涂层易引起感染。直接接触肠道的补片的整体影响尚不清楚。

即使是涂层补片也会增加腹腔内粘连的风险，有研究显示 1/3 的患者在再次手术时出现明显粘连，可能会导致感染，并增加成本[38, 39]。此外，标准的固定方法需要昂贵的腹腔镜钉枪装置，永久性和可吸收性钉枪都与术后慢性疼痛的增加有关[40]。最后，腹腔内补片通常用经筋膜缝合固定，以保持补片平展并限制其收缩和疝复发。经筋膜缝合固定被证明可引起腹壁缺血，这与术后疼痛的增加和延长有关，并可能引发疝复发[41]。

尽管 LVHR 技术有很多缺点，但自从它在 20 世纪 90 年代初被接受和普及以来，几乎没有什么发展。然而，最近有人提出在放置补片之前关闭缺损可以减少传统 LVHR 的一些不足。缺损闭合的潜在好处包括减少血清肿和血肿形成的腔，从而降低伤口发病率，降低复发率，通过重建白线改善腹壁功能，以及收获更好的美容效果[42]。

此外，在微创修补术中避免腹腔内放置补片的目标激励了全球的疝外科专家不断进行创新。Prasad 等比较了使用简易聚丙烯补片的腹腔镜经腹腹膜前（transabdominal preperitoneal，TAPP）技术在 LVHR 下进行疝修补，TAPP 手术具有成本经济、血清肿少、复发低等优点[41]。可以预见的是，这项研究显示两组患者的疼痛评分相当，两组患者均使用经筋膜缝合和钉枪固定补片。TAPP 腹壁疝修补术是一项耗时且具有技术挑战性的手术，且学习曲线很重要。腹腔镜疝修补术的其他创新是扩展视距的完全腹膜外疝修补术（extended-view totally extraperitoneal，eTEP），最初由 Daes 用于治疗复杂的腹股沟骑跨疝，后来被改良为治疗腹壁疝的手术[43, 44]。eTEP 治疗腹壁疝包括在皮下、肌后或腹膜前平面的腹膜外球囊剥离，并关闭缺损，必要时进行组织分离和在 sublay 位置广泛的修补材料加固。另一种方法是在德国开展的内镜辅助下的微创开放 sublay 修补术（endoscopic-assisted transherniamini-open sublay repair，MILOS）。MILOS 使用内镜或通过小切口，用带光源的戳卡直接观察来实现广泛的解剖，通过疝囊剥离进入腹膜外平面，进行缺损关闭和大范围补片重叠[45, 46]。此外，Belyansky 及其同事将微创技术应用于腹腔镜下腹壁重建，通过 TAR 进行后入路组织分离和腹膜外补片加强，取得了非常令人鼓舞的早期结果[47]。最近他们使用 eTEP 原则进行腹直肌后或后入路组织分离，很大程度上避免了腹腔内分离。尽管该技术仍在改进中，但这种被称为 eTAR 的方法可能会成为首选的、但技术要求较高的腹壁重建技术之一。

随着机器人技术在许多外科专业的出现，近来机器人辅助腹壁疝修补术引起了人们的兴趣，因为它既有微创方法的好处，同时也允许更短的学习曲线。外科医生通过微创手术能够使用类似于开放手术的技术（在腹膜外间隙放置无涂层补片，中线修复，避免经筋膜缝合和钉枪）。反对使用机器人的人指出，尽管目前没有这方面的比较成本数据，但其成本较高。此外，需要指出的是，机器人修补术可以让外科医生避免昂贵的、有时很痛苦的钉枪固定和高昂的带防粘涂层的复合补片，这可能抵消了机器人设备的成本。到目前为止，只有一项回顾性研究比较了腹腔镜腹壁疝修补术和机器人腹壁疝修补术，2 种方法都使用了腹腔内补片置入技术（IPOM）[48]。这项研究表明机器人手术的手术时间更长，并发症和复发率更低[48]。主要技术差别是机器人病例的缺损关闭和环周缝合补片。一些作者也报道了机器人腹壁疝修补术和腹膜前腹股沟疝修补术与机器人前列腺切除术的可行性[49, 50]。

随着外科医生对腹腔镜技术和补片技术的发展越来越自信，腹腔镜或机器人腹壁疝修补技术的潜在优势显现了出来。到目前为止，它是外科医生修补切口疝的众多选择之一，应该按照具体条件进行选择。

（三）手术技术：腹腔镜腹壁疝修补术

患者仰卧在手术台上，手臂收拢。切皮前给予术前抗生素和静脉血栓栓塞预防处理。放置胃管，对那些因嵌顿而肠梗阻或行腹膜广泛粘连松解术的患者保留鼻胃管。所有患者均放置导尿管，对于有脐下疝缺损的患者，放置三通尿管以灌注生理盐水，便于术中鉴别膀胱。腹部消毒后，用碘伏浸渍的纱布（Ioban；3M，St. Paul，Minnesota）覆盖，作为防止补片污染的额外保护层。通常在肋下用可视戳卡进入腹腔，但应根据外科医生的习惯进行个性化选择。在入口侧的侧腹部放置一个 5mm 的戳卡，在对侧放置另外 2 个 5mm 戳卡，以帮助放置和固定补片。粘连松解的操作速度要快，尽量减少使用电灼或能量装置以防止对肠道的损伤。用 2 个无损伤抓钳还纳疝内容物，一般要保持疝囊的完整性。然后在各疝缘经腹放置穿刺针在腹内测量疝缺损。

在腹腔镜疝修补术中常规关闭筋膜缺损。这在疝外科医生中是有广泛争论的，迄今为止的文献都显示腹腔镜疝修补术中使用一期筋膜关闭可以提高疗效，包括降低复发率、降低血清肿形成率和提高患者满意度[51, 52]。但这方面的数据较少，一项比较腹腔镜桥接修补和人工补片关闭疝缺损的随机对照试验正在进行。我

们使用"系鞋带"技术，即腹腔镜 8 字永久缝合线关闭疝缺损[42]。简单地说，在缺损的中间画一条竖线，标出 3cm 的间隔（从缺损的上边缘开始），即进针点。使用缝合器以单丝不可吸收缝合线 8 字形经筋膜缝合（图 52-4A）。每条缝线深入筋膜边缘 1~2cm，疝囊保留在原位。所有缝合线都缝合完成后，释放气腹，缝合线从外面打结，结埋藏在皮下。再次腹部充气，确认缺损关闭情况。

12mm 戳卡口放入补片至中线和（或）关闭缺损附近的位置，用补片覆盖该区域。一般用一个补片放置器将补片覆盖在 underlay 的位置。如果不行，在补片放入腹腔之前在 4 个角放置四根单丝缝线。在腹腔将补片展开，通过缝合器穿刺筋膜拉出缝线，使补片处于平展状态。建议先拉上或下侧的线，然后拉外侧的线开始固定。补片边缘每隔 1cm 用金属或可吸收钉固定。然后在关闭缺损的两边（距中线 2cm 内）缝合筋膜固定补片，以消除关闭缺损的张力，并重新分配补片上的张力（图 52-4B）。在直视下拔除戳卡，释放气腹，皮下缝合关闭切口。

腹腔镜下腹壁疝修补术最严重的潜在并发症是肠粘连松解术中小肠损伤，尤其是当这些并发症未被发现时[53]。在最近一系列的腹腔镜腹壁疝修补术中，报道有平均 1.7%~3.3% 的患者行肠切除术[54]。肠损伤时如果能及时发现并修补，死亡率为 1.7%，否则死亡率将上升到 7.7%[54]。一般认为术中肠损伤的处理根据损伤肠的类型和程度及可用的补片的类型而有所不同。小肠或膀胱没有明显污染的小切口可能不是腹腔镜或开放方法放置补片的绝对禁忌证。如果出现粪便外溢，应修补肠道并完成粘连松解。如果需要材料修补，延迟疝修补是必要的。有时患者可能需要使用抗生素，3~4 天后再回到手术室进行彻底修复。然而，更安全的选择是进行疝缺损一期修补或使用生物补片修补，但修补的长期疗效较差。我们认为在存在严重污染的情况下腹腔内放置合成补片是禁忌。另

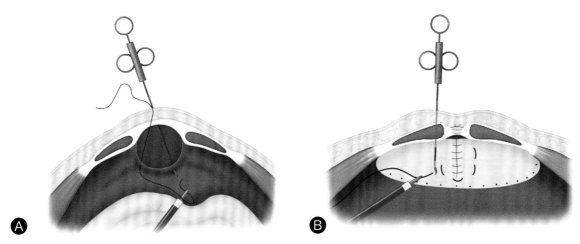

▲ 图 52-4　腹腔镜下采用"系鞋带"技术关闭缺损

A. 采用间断 8 字缝合法沿着缺损的长边缝合；B. 腹腔镜下补片修补缺损，显示疝钉、外侧固定缝线和闭合筋膜缝线（引自 Orenstein SB, Novitsky YW. Laparoscopic ventral hernia repair with defect closure. In: Novitsky YW, ed. *Hernia Surgery: Current Principles*. New York: Springer; 2016:235.）

一个需要慎重考虑的选择是转向开腹手术，包括仔细检查整个肠道是否有其他未发现的损伤，修补或切除受累的肠段，然后进行一期关闭或腹膜外补片修补。

六、特殊类型疝

（一）脐疝

脐疝在成年人中比较常见，也是自发性腹壁疝的一种。在美国，每年进行的脐疝修补手术超过 16.6 万例，使其成为继腹股沟疝之后第二常见的腹壁疝。脐疝可以是先天性脐疝复发或延续的结果，但 90% 的患者是后天的缺损，这是慢性腹压升高的直接结果。许多因素都与腹压升高有关，包括分娩、肥胖和肝硬化腹水[4]。脐疝在女性中更为常见，通常在 40—50 岁时发生。构成疝环颈的致密筋膜环由逐渐萎缩的瘢痕组织封闭脐环形成。在 2 岁以下的儿童中，大多数脐疝自发闭合，但在成年人中疝随着时间的推移会增大。

如 William Mayo 所述，修补脐疝使用的垂直筋膜重叠技术已在前面讨论，许多外科医生仍然经常做这种手术（简单的筋膜关闭）。对于小的脐疝关闭筋膜后张力不大，这些修补是有效的，可能是首选技术，但是对于大脐疝的复发率高达 28%[55]。补片修补术的引入对脐疝的修补有一定的影响。这种已经广泛推广到其他腹壁疝的无张力修补术，可能在脐疝修补中发挥作用。由 Arroyo 等 2001 年完成的最大的随机对照试验对 200 例脐疝患者进行组织缝合修补和补片修补的比较[56]，两组患者在年龄、性别、疝缺损大小和美国麻醉学协会评分具有可比性，手术次数和并发症无统计学差异，平均随访时间为 64 个月，主要的差异是缝合组的复发率为 11%，而补片组为 1%（$P=0.0015$）。一项对所有随机对照试验和观察性研究的回顾发现，与使用补片相关的并发症发生率没有差异，在随机对照试验中使用补片的 OR 为 0.09，在观察性研究中为 0.40，支持使用补片减少脐疝复发[57]。

在脐疝修补中理想的假体放置技术仍有争议。腹腔镜技术最近也被用于脐疝修补。技术方面与其他腹壁疝缺损的修补基本上是相同的。腹腔镜手术需要更长的手术时间，往往有更少的并发症，并且在一个小的回顾性系列研究中没有复发的报道。对腹腔镜手术的批评包括需要全身麻醉来建立气腹，手术时间长而且增加手术费用。相反，将戳卡放置在脐部周围而不是穿过脐部有可能避免伤口相关并发症。

修补脐疝的有效方法很多。每个患者必须进行个体化评估，一种修补方法可能不适用于所有的病例。小的原发性脐部缺损在低风险患者中可以单独用缝合线修补，并达到可接受的结果。当缺损增大时，特别是在肥胖患者或体力劳动者中，应考虑使用补片。由于没有前瞻性的数据，开放或腹腔镜手术哪种修补方法更好仍存在争议。补片假体的改进可能会使治疗方法更加趋于理想。

（二）半月线疝

比利时解剖学家 Adriaan van der Spiegel 是第一个描述半月线的人，位在腹直肌的外侧边缘由腹直肌的腱膜形成。100 多年后的 1764 年，Klinkosh 也认同半月线疝是一个独立的疝。

虽然半月线疝很罕见（占所有腹壁疝的 0.1%～2%），但由于影像学技术的改进和腹腔镜检查的发现，其诊断率一直在上升。半月线疝通常发生在 60 岁和 70 岁，男女发病相同，大多数是获得性的，近 50% 的半月线疝患者既往有开腹或腹腔镜检查史 [58]。导致疝发生的其他因素包括肥胖、多胎妊娠、前列腺增生、慢性肺部疾病和肥胖患者快速减重导致的腹壁顺应性改变 [58]。

半月线疝的挑战在于诊断，需要高度可疑的指标，疼痛是最常见的初始主诉，筋膜缺损被完整覆盖的腹外斜肌腱膜掩盖，从而增加了体格检查的复杂性 [59]。此外，扪及的肿块（当存在时）可类似于腹壁脂肪瘤或硬纤维瘤。虽然腹部影像可能有用，但在正常解剖位置发现特殊的腹部疾病则提示一个人有可能患有半月线疝。超过一半的疝是在手术中诊断出来的 [58]。

由于疝颈小，20%～30% 的疝需要紧急治疗 [58,60]。因此，即使是偶然发现也应择期修补，以避免嵌顿。手术通常采用横切口和一期修复完成。一期修补的复发率较低，但实际复发率约为 4% [59]。正如预期的那样，补片修补已经成

功地应用于治疗半月线疝 [59]，研究报道在长期随访中很少或没有复发。最近，腹腔镜疝修补术也被报道是安全有效的，尽管长期复发的结果还有待观察 [60]。由于这种疝罕见，循证手术的建议受到限制，目前关于缝合或补片修补（开腹或腹腔镜）治疗半月线疝的建议并不明确。

（三）耻骨上疝

腹外斜肌腱膜、腹直肌和腹直肌鞘汇入耻骨联合。耻骨上疝是由于下腹壁的肌肉腱膜断裂而引起的，通常发生在腹部钝性创伤或盆腔手术后。外伤性耻骨上疝的起因通常是在耻骨汇入处或其附近的腹直肌断裂。相反，耻骨截骨术或医源性将腹直肌从耻骨汇入处剥离而导致切口耻骨上疝，其他的患者因素也可能起作用。根治性前列腺切除术是最常见的手术，会导致耻骨上缺损的发生。子宫、膀胱和乙状结肠手术后也会出现类似的缺损。

耻骨上疝可表现为不明确的下腹部不适、泌尿系症状或可触及肿块。由于与常见的腹股沟疝的特征相似，耻骨上疝的诊断可能被漏诊。然而，仔细的体格检查会发现肿块、缺损或两者都靠近耻骨而不是腹股沟外环。虽然耻骨上疝可能是严重腹痛的原因，但发生肠嵌顿需要紧急修补的极其罕见。

如果为了不耽误疝修补手术，一期修补创伤性耻骨上疝可能是一个可行的选择。但随着时间的推移，腹直肌收缩，进行一期修补会导致明显的张力。因此，补片修补是大多数创伤性和切口性耻骨上疝修补的首选。治疗耻骨上疝放置补片有几种方法。腹膜前开放入路能很好地显露出膀胱和耻骨，与 onlay 修补法相比，可以适当地在下方固定补片。腹腔镜下的耻骨上疝修补术也可以在膀胱动态变化的情况下进行稳固修补，这可以通过使用三通导尿管来实现。膀胱灌注 300ml 生理盐水后可以清楚地看到膀胱，进行充分游离，暴露出整个耻骨、Cooper 韧带和髂血管（这很必要，以防止补片

重叠不充分和早期复发）。由于疝与骨、血管、神经结构及膀胱的距离很近，因此无论采用何种入路（开放或腹腔镜），平面分离都是一项挑战。

七、腹壁松解技术

许多复杂且多次复发的切口疝不适合基本的修补或传统的腹腔镜技术。这些患者经常需要更先进的重建方法来解决他们的缺损问题，以提供持久的功能修复。这些患者需要进行腹部松解或组织分离手术以实现无过度张力缝合，减少复发风险。组织分离包括多种技术，其中计划性的解离腹壁各层，目的是使腹直肌并拢和恢复白线，换句话说，就是通过允许牺牲前外侧腹壁的一个或几个冗余部分以提供肌筋膜瓣靠拢，旨在恢复整个腹壁接近正常的解剖和生理。

（一）前入路组织分离

1990 年 Ramirez 改进了 20 世纪初的 EO 松解技术，在其首次引入后的十年间，前入路组织分离（anterior component separation，ACS）成为最常用的重建技术。需要对 EO 进行分离提供较宽阔的分离平面，使补片有更多重叠。但由于在分离过程中游离的皮瓣大，ACS 发生伤口并发症的可能性较高。事实上，据报道 ACS 的伤口并发症发生率为 26%～63%[62]。然而，后来随着技术的改进，如内镜下 ACS 和保留血管穿支的 ACS，已经成功地将伤口并发症的发生率降低至 2%～26%[62]。

手术方式　患者仰卧于手术台上，双臂伸开，放置胃管和导尿管。腹部备皮、消毒。剖腹探查手术切口，根据需要可采取泪滴状或椭圆形切口，以切除薄弱的皮肤和瘢痕组织。也可以采用横切口，同时有计划地进行皮下组织切除或腹部成形术。尽量安全入腹，避免肠损伤和污染术野。在某些情况下，为避免腹腔分离困难和长时间松解粘连的并发症，将分离平面保持在腹膜外是可行的。一旦入腹，应进行安全、彻底的脏器与腹壁之间的粘连松解。

接下来是暴露腹直肌前筋膜和建立皮瓣。使用电刀从腹直肌前筋膜松解皮肤和软组织，皮瓣从肋缘下到腹股沟韧带并向外延伸至锁骨中线或腋前线。由纤维的方向可以清楚地识别出 EO 腱膜，并在半月线外侧 1～2cm 处从肋缘垂直切至腹股沟韧带上方。正确识别和保护半月线至关重要。如果切口足够外侧，可以暴露 EO 的肌纤维，使用电刀和直角分离钳将肌纤维分开，以避免损伤下方的 IO 腱膜（图 52-5A）。肌纤维应沿切口长度分离，并可延至肋缘以上，以帮助关闭剑突下缺损或上腹壁缺损。一旦 EO 复合体分离完成，应沿血管平面钝性分离将 EO 肌肉与下方的 IO 腱膜横向分离。EO 的完全分离对于消除其对侧腹壁张力的影响至关重要，从而有助于随后的腹直肌复合体的中间化。如果这种松解不能充分向内侧推进，也可以进行腹直肌鞘后松解。这种松解是通过沿着腹直肌肌体切开腹直肌后鞘来实现的，以使腹直肌从包裹的筋膜中松解出来，并促进其中间化。这两种策略都由 Ramirez 等介绍[61]。

充分松解后就可以完成补片放置，其选择取决于伤口类别、合并症和其他因素。补片放置位置也是外科医生必须要做出的选择。补片可以有放置在腹腔内的 underlay，有腹直肌后间隙的 sublay，或放置在腹直肌前筋膜的 onlay（图 52-5B）。腹腔内补片必须沿补片的边缘环向经筋膜缝合固定，以防腹腔内容物进入空隙。在中线处固定要有一定的张力，以使腹壁筋膜与补片贴得紧实一些。为此，我们在补片宽度的一半处从中线进行关闭，在外侧放置缝合线。重建白线后 onlay 放置补片，并固定在 EO 腱膜的切缘上。纤维蛋白胶也被用在 onlay 中补片的固定[63]。无论补片在腹壁内的位置如何，补片侧应放置大孔封闭吸引引流管。

筋膜中线关闭应采用可吸收单丝缝合，可以连续缝合，也可以间断 8 字缝合，以重建白

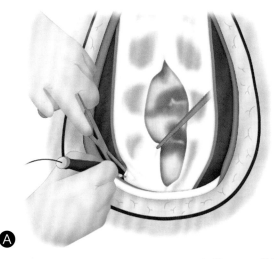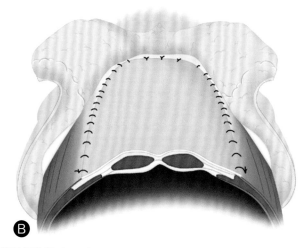

▲ 图 52-5　前入路组织分离（ACS）

A. 将皮瓣从中线向外侧游离，切开双侧腹外肌斜筋膜和肌肉，暴露腹内斜肌纤维，在中线闭合腹直肌前鞘以重建白线；B. 前入路组织分离后将补片固定在 EO 切开边缘，重建白线，补片在 onlay 平面重叠放置（引自 Silverman R. Open component separation. In: Rosen M, ed. *Atlas of Abdominal Wall Reconstruction*. Philadelphia: Elsevier; 2012:131–138.）

线和关闭腹直肌。ACS 后的软组织关闭是非常重要的，因为皮瓣是伤口和补片主要并发症的来源。必须处理皮下组织与筋膜或补片之间的死腔，以避免血清肿和血肿的形成。这可以通过闭合吸引引流或使用渐进张力缝合技术将软组织向下缝至筋膜来实现。任何陈旧的瘢痕及缺血、无血供、松弛和多余的皮肤软组织都必须切除。我们建议分层用可吸收缝合线和皮肤钉缝合软组织。

（二）脐周保留穿支的前入路组织分离

中央腹壁皮肤的血液供应来自上腹壁和下腹壁的深层血管。上腹壁深部血管分出一个大的肌皮穿支，在脐周形成血管网，为腹壁中央区提供了大部分的血供。因此，为避免因建立较大的皮瓣使血供破坏而造成严重的伤口并发症，Dumanian 首先发明了一种保留穿支的组织分离技术，目的是维持向疝修补附近组织的持续血流，并释放中线处的侧张力[64, 65]。使用保留脐周腹壁穿支技术后，伤口并发症减少了50%～90%[64, 65]。

保留穿支的 ACS 可以通过侧切口或剖腹手术切口中线上、下部分的隧道来完成（图 52-

6）。若采用外侧切口，应在肋缘横切 6cm，并切开皮下组织，直到暴露 EO 筋膜。切开 EO 筋膜，将 EO 肌肉与下方的 IO 筋膜直接分离。在此平面上通过手指分离和轻型牵开器辅助形成一个下至腹股沟韧带上到肋缘的隧道。EO 腱膜和肌肉沿着隧道的长度方向分开，外肌和 IO 肌在无血管平面上横向分开。另外也可以通过将软组织从腹直肌前鞘中提起，从中线开始延伸至半月线的外侧，从而形成皮下隧道。可以建立上、下 2 个隧道，直至中央区和外侧区相交的半月线，从而在软组织分离时保留脐周穿支。在隧道内，EO 腱膜和肌肉与下方的 IO 腱膜直接分开。一旦松解完成，可关闭隧道或作为引流，并在腹腔内或腹直肌后分离平面用补片修补疝。

（三）内镜组织分离技术

为了减少 ACS 的并发症发生率，Lowe 等在 2000 年提出了微创的内镜下组织分离技术（endoscopic component separation technique，ECST）[66]。这是为了解决 EO 松解所需的广泛横向剥离，从而形成大型皮下皮瓣，并需要结扎穿支血管的问题，其导致伤口感染率达到25%～57%。ECST 可以在疝修补过程中对腹

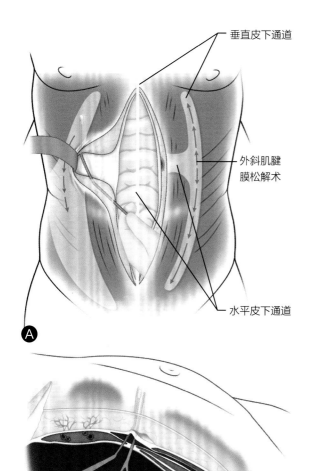

垂直皮下通道

外斜肌腱膜松解术

水平皮下通道

Ⓐ

Ⓑ

▲ 图 52-6　保留腹壁穿孔的外侧皮下隧道分离

引自 Dumanian GA. Open anterior component separation with perforator preservation. In: Novitsky YW, ed. *Hernia Surgery: Current Principles*. New York: Springer; 2016:150–158.

壁进行中线缝合，从而实现无张力关闭，同时减少了皮下分离和保留脐周深穿支[67]。该方法是在一个清洁的平面内进行分离和松解，避开了造口部位和感染的修补手术或中线操作[68]。ECST 必须要中线关闭和补片加固，可选择的方法包括提起皮瓣中线开腹在 onlay 放置补片，开腹术中进行腹直肌后方分离，sublay 放置补片，或在腹腔镜下缝合缺损并腹腔内放置补片修补腹壁疝。

　　患者仰卧位，双臂并拢。在第 11 肋靠近肋缘处做一个 2～4cm 的横切口。分辨 EO 肌纤维，并与皮下的 IO 腱膜分离。在 EO 肌和 IO 腱膜

之间进入一个圆形球囊分离器，将球囊分离器推向髂前上棘至腹股沟韧带内侧。球囊分离器由远端到近端依次充气，然后对准肋缘在上间隙充气。放置 3 个戳卡，用电刀沿皮下组织和腹壁筋膜层将 EO 附着处锐性分离，完成分离平面。外科医生通过选择这样的方式完成腹壁疝修补术。

　　与开放 ACS 相比，ECST 的优点包括较低的伤口坏死、裂开和感染发生率，伤口并发症的发生率减少了近 50%[69]。然而，开放性 ACS 的复发率和腹腔内脓肿形成率较低[67]。ECST 的局限性包括可能会不小心分断半月线术后形成侧腹疝，对松解区的加强受限，补片放置受限，以及对非中线缺损的应用有限。

（四）后入路组织分离

　　法国外科医生 Jean Rives 和 Rene Stoppa 通过推广使用大补片腹直肌后修补技术革新了疝修补手术[70, 71]。该手术将补片假体放置在弓状线以下的腹膜前间隙，或脐以上的腹直肌鞘后。不同筋膜与补片进行缝合，将补片固定在筋膜上，使腹壁的受力从中线闭合处重新分配到腹壁外侧[72]。除补片修补外，关闭中线筋膜，可将先前移位的腹肌恢复到更接近解剖的位置。事实上，Rives 和 Stoppa 强调在中线处产生"生理张力"，以确保功能修复。最后将引流管放置在补片上方。该方法的复发率为 5%～14%[70, 73]。在腹壁肌肉组织下方使用重叠较多的大补片的优点可以用帕斯卡流体静力学原理来解释。将功能性腹腔比作一个圆柱体，压力均匀地分布到系统的各个面。因此，试图推动补片穿过开放的疝缺损的力量同时也将补片固定在完整的腹壁上，这样假体就被腹内压固定在腹壁上。

　　手术方式　取一个足够大的剖腹手术切口，根据需要进行粘连松解。从腹直肌后鞘最内侧边缘切开松解腹直肌后鞘，确定腹直肌初始切开的位置，沿着整个腹直肌的长度切开，头端向剑突，尾端向弓状线进入 Retzius 间隙。使用

钝性和电灼分离将后鞘从腹直肌从内侧到外侧剥离。在到达腹直肌外缘和深穿支血管之前，这是一个几乎无血管的平面。当到达外侧缘时，可以看到上腹壁血管并与肌体附在一起。当到达半月线时，分离即完成。当神经血管束穿过半月线内侧的腹直肌后鞘时，识别很重要。在上方，分离进入剑突下间隙，剑突处的后鞘汇入点可以切开，使其穿过中线进入分离平面。下方，分离进入 Retzius 间隙，钝性剥离使耻骨联合和双侧 Cooper 韧带骨骼化。

双侧腹直肌分离后，使用可吸收缝合线重新缝合后鞘，选择合适的补片放置在腹直肌后间隙，并在外侧边缘与筋膜缝合固定，以确保修补的疝缺损有足够的重叠和补片的生理张力。必要时放置大孔径吸引引流管。最后，在补片的腹壁侧使用可缓慢吸收单丝中线缝合腹直肌前鞘以重建白线，分层关闭皮肤和皮下组织。

（五）腹横肌松解术

2006 年，我们首先进行了腹横肌松解术（transversus abdominis release，TAR），并在 2009 年世界疝会议上首次介绍我们的早期经验。尽管最初受到了质疑，但随后在 2012 年的技术介绍和结果发表后，TAR 技术迅速成为发展最快的主要腹壁重建方法之一。TAR 技术是一种后入路组织分离技术，本质上是前文中所述的腹直肌后松解术的延伸。TAR 入路可显著推进腹直肌后鞘至中线，形成一个大的带血管的肌后间隙，以放置较大的补片。此外，它允许腹直肌中间化和有效重建白线 [74]。有系列研究证实 TAR 技术是持久和可靠的，复发率在 3.7% 和 5% [75, 76]。同时发现 TAR 是继 ACS 后修补复发腹壁切口疝安全和有效的方法。最后，TAR 可以进入剑突和肋缘上方的间隙，帮助修补复杂的肋下和剑突下疝。

1. **手术方式**　患者仰卧手术台，双臂伸开。术前放置尿管和胃管，从乳头平面到大腿，从侧面到床边进行准备，腹部用碘仿浸渍的纱布消毒（Ioban；3M，St. Paul，Minnesota）。首先做一个大的中线切口，切口可以是线性、椭圆形或泪滴状，以切除旧瘢痕和多余的软组织。虽然有些外科医生主张完全腹膜外分离 [77]，但我们更倾向于采用完全粘连松解来解离前腹壁的所有内脏粘连，这减少了潜在器官损伤的风险和外侧肌后的分离和松解。我们进行腹腔粘连松解术用于术前有梗阻性症状的患者。

然后如前所述，继续进行后入路腹直肌鞘松解和腹直肌后分离，外侧到半月线，并仔细识别和保留穿神经血管束（图 52-7）。从穿支血管内侧 1cm 处开始切开后鞘，暴露和分离腹横肌（transversus abdominis muscle，TAM），尽可能靠近头侧切开。这个切口暴露了上腹的 TAM 肌层和下部的腱膜层。然后用电灼将 TAM 纤维分离，用直角钳分离并将纤维从腹横筋膜和（或）腹膜中提起。在 TAM 及其腱膜完全横切之前，完成头尾侧分离。在弓状线水平一定要过渡到腹膜前间隙，并在弓状线与半月线的交界处外侧切开弓状线。

然后在分离器的帮助下进行侧腹膜和后腹膜解剖，使用适当的牵引和反牵引将 TAM 与下侧腹横筋膜分离。一旦形成这个平面，就可以用钝性分离方法继续向外侧进行，直达腹膜后，必要时确定腰肌。沿着腰大肌外侧缘进行尾侧解剖，可以显露整个肌耻骨孔，并可以进入 Retzius 间隙和 Cooper 韧带。女性的圆韧带是分离的，对于男性应注意识别和保护精索。

然后向上分离，根据疝的位置，头侧分离的范围可能在上腹部或剑突下间隙。在上腹部，必须将后鞘与其结合的双侧白线切开，以便疝缺损的头侧有足够的补片覆盖。在白线两边外侧切开后鞘结合部，让整个白线抬起，并断开后鞘的两侧。应该至少分离 5cm，以允许足够的补片覆盖和防止复发。对于上腹部的缺损，可以进入剑突下和胸骨后间隙，以便进行充分游离和补片放置。为了进入这些间隙，要切开

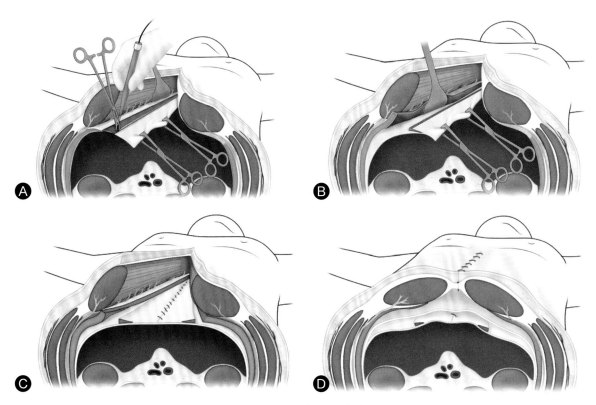

▲ 图 52-7　腹横肌松解术

A. 腹直肌鞘后层分离后分离腹横肌；B. 腹横肌侧方剥离及后鞘内侧化；C. 双侧腹横肌松解和移除腹内容物后闭合后鞘；D. 用较大的补片加强内脏囊，重建白线（引自 Novitsky YW. Posterior component separation via transversus abdominis muscle release: the TAR procedure. In: Novitsky YW. *Hernia Surgery*: *Current Principles*. New York: Springer; 2016:117–136.）

剑突的后鞘结合部。大部分腹横肌纤维必须分开，才能使腹横肌前平面通向胸骨后间隙。大家要小心不要把前隔膜的纤维切开，因为它们在这个水平和腹横肌交错。一旦完成对腹横肌前平面两侧的分离，通过在剑突下脂肪垫上方的分离可以将 2 个平面连接起来。将横膈筋膜与横膈膜分离一直到胸骨后间隙，直至横膈膜中央腱暴露。

下一步是用可吸收缝合线重新连接后层中线并重建一个连续的内脏囊。后层的任何小孔都要用可吸收缝合线 8 字形或间断缝合，后层的任何较大缝隙都可以放置 polyglactin 可吸收材料（Vicryl Mesh；Ethicon，Somerville，New Jersey）或生物补片。一旦后鞘关闭，由于手术视野中没有了腹部脏器的影响，就可以对肌后间隙进行大量冲洗。对于污染或清洁 – 污染的病例，我们使用动力冲洗器的含抗生素液冲洗（每 3L 生理盐水中头孢唑林 3g，庆大霉素 240mg，杆菌肽 50 000U）。

然后测量补片以填充整个肌后间隙。在大多数病例中，我们一般倾向于使用中等重量的大网孔聚丙烯补片，较重的聚丙烯补片可用于特殊疝，如侧腹疝，或白线不能修复或在明显张力下不能修复的情况。

补片的固定用慢吸收缝线固定于双侧 Cooper 韧带，并在剑突处与筋膜缝合。外侧经筋膜固定可使用直缝穿刺器或 Reverdin 针，但近来我们发现这是多余的，因为大的补片限制了其在肌后间隙内的移动。放置大的封闭吸引引流管，并通过腹壁向外侧引出。最后用连续或间断 8 字缝合关闭前筋膜，切除多余组织后分层关闭皮肤和皮下组织。

2.注意事项　组织分离技术包括 TAR 和 ACS，应该小心使用，并且只有那些受过训练或对操作细节非常熟悉的外科医生才能使用。横切半月线有可能使整个腹壁失稳，或由于解剖不熟悉在 TAR 分离时造成医源性 Morgagni 疝。同样，如果在 ACS 中半月线或 IO 受损，也有可能造成侧腹壁损伤和不稳定，并导致膨出或疝。此外，在掀起软组织瓣松解 EO 后，有较高的软组织坏死风险，非常可怕的是导致补片和补片感染。组织分离仅用于选定的患者，该操作的适应证应是复杂腹壁疝治疗原则的一部分。

八、疝修补原则

正如本章所提到的，疝修补的原则、多种治疗方法及个性化治疗非常重要。该原则要考虑到患者和疝的特点，以帮助临床决策和技术选择。在图 52-8 和图 52-9 中，我们已经概述我们的疝修补手术方法。图 52-8 显示了在清洁术野进行疝修补的选择。对于直径＜ 2cm

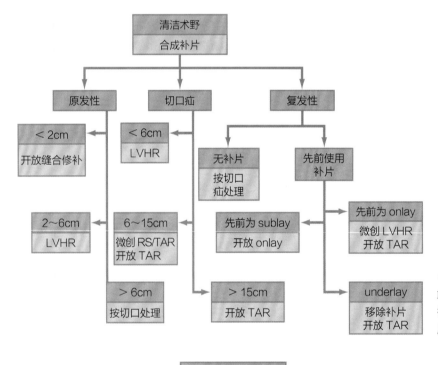

◀ 图 52-8　清洁术野疝修补原则
LVHR. 腹腔镜下切口疝修补术；MIS. 微创手术；RS. 切口疝修补术；TAR. 腹横肌松解术

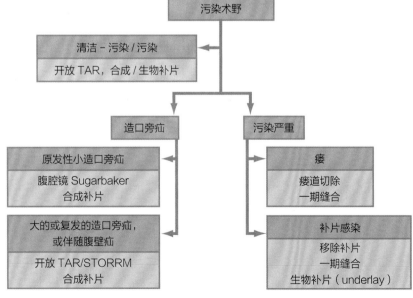

◀ 图 52-9　污染术野疝修补术原则
TAR. 腹横肌松解术；STORRM. 经腹肌后补片加固修补；underlay. 腹膜下方放置补片

的原发性腹侧疝，使用永久单丝缝线进行开放缝合，无张力关闭。任何原发性腹壁疝＞ 2cm 或切口疝＜ 6cm 接受 LVHR 关闭缺损和需较大补片覆盖，我们采用先前所述的腹腔镜鞋带缝合技术，并将经筋膜缝合线放置在闭合缺损的外侧，以将张力分布到补片上。＞ 6cm 的切口疝和原发性腹壁疝进行肌后修补。对于 6～15cm、没有任何皮肤缺损或软组织问题、有利于微创修复的患者，我们可以采用腹腔镜、内镜或机器人 Rivesu-Stoppa 或 TAR 技术。微创修补的绝对禁忌证为有明显的皮肤/软组织问题，包括皮肤变薄、有植皮史或经二次未愈的伤口、以前有腹腔内补片和（或）腹部不正常。有这些禁忌证或疝直径 12～15cm 的患者，应采取开放的 TAR。由于在以前的修补中使用了补片，复发疝可能存在更复杂的问题。没有在清洁手术中补片并发症证据的情况下，我们试图用一种远离前次解剖部位的方法。既往行 sublay（如 RS、TAR 或腹膜前补片）的患者，最好行开放的 onlay 修补，根据需要选择或不选择 ACS。onlay 修补失败的采用肌后入路或 LVHR 入路处理。最后，对于 underlay 或 IPOM 修补失败的，我们通常去除旧的补片并采用开放的 TAR 手术。

微创疝修补术在污染手术中的应用有限，然而，我们可以考虑对有伴随操作的清洁 - 污染病例行微创手术肌后修补。一般对污染手术用开放 TAR，大多使用合成补片。生物合成或生物补片用于潜伏期或活性耐甲氧西林金黄色葡萄球菌感染的患者。造口旁疝修补在这本书的其他地方介绍，这里概况一下我们的原则。对于小的造口旁疝，我们采用腹腔镜补片修补，首选 Sugarbaker 方法。对于大的或复发的造口旁疝，或伴随腹壁疝成分，我们在肌后间隙使用合成补片，以 TAR 加造口补片加强修补。最后，对术野污染严重的，一般采用有计划的分期手术，做基本关闭或 underlay 生物补片加强。切除严重感染的补片，一期修补并采用 underlay

生物补片加强以延迟疝复发。这种处理策略可保留肌后间隙的完整性，以便将来通过 TAR 进行最终的重建。

九、腹壁重建后的快速康复

2013 年以来，我们的研究机构实施了多模式快速康复外科方案，也称为"路径"，以优化腹壁重建患者及结果。路径从最初的评估开始，包括术前优化，这需要患者的参与和信任。为患者提供减肥咨询，设定减肥目标，必要时将患者转诊到医疗减肥或减肥手术项目单位。消除肥胖仍然是我们的主要目标，但许多患者无法达到这一目标，尤其是在有明显腹部不适或梗阻性症状的情况下。考虑到这一点，我们最近评估了我们的数据，并确定 BMI=45kg/m² 作为择期修补的上限值，因为该组患者术后伤口并发症显著增加。此外，糖尿病管理极其重要。我们要求所有患者在准备手术前都能达到更好的血糖控制，要求糖化血红蛋白低于 7.5。戒烟至少 4 周，患者麻醉前检测（patient's preanesthesia testing, PAT）预约进行血清可替宁测试。作为营养优化的一部分，提供富含精氨酸和 omega-3 的补充剂（IMPACT Advanced Recovery, Nestle），每天 3 次，连续 5 天。所有患者都应进行阻塞性睡眠呼吸暂停和 MRSA 筛查。在围术期，患者要皮下肝素注射、第一代头孢菌素（MRSA 筛查阳性的患者用万古霉素）、加巴喷丁和阿维莫泮。术后途径包括应用对乙酰氨基酚、加巴喷丁、静脉和口服非甾体抗炎药的多模式疼痛控制，以及最小化麻醉药物的使用。胃肠道恢复包括限制使用鼻胃管，每日用阿维莫泮，早期饮食恢复计划。通过这个路径发现我们的结果得到了很大改善，正如预期，患者有更快的排便时间和促进正常饮食。此外，住院时间从 6.1 天减少到平均 4 天，90 天的再入院率也降低了 [78]。我们还协调了 1 名执业护士来护理我们的腹壁重建患者，使患者得到更好的术前教育，更容易获得诊所预约，以及对潜在问题进行更早的干预。

十、结论

腹壁疝是一个复杂的疾病过程，需要普通外科医生有充足的设备和修补技术。了解腹壁解剖和生理是腹壁功能恢复的关键。切口疝的预防仍在评估中，但恰当的关闭开腹手术切口和慎重使用预防性补片可减少这种昂贵并发症的发生。使用先进的重建技术需要对患者进行仔细筛选，进行术前优化并掌握复杂的腹壁解剖知识和技术细节。手术事故会导致严重的并发症，从而需要再次手术，并对生活质量产生严重的负面影响。我们为常见疝和复杂疝患者能恢复正常的腹壁功能和长期疗效对理想修补进行的探寻，将不断促进修补技术和修复技术学的不断发展。

第 53A 章
腹腔镜腹股沟疝修补术
Inguinal Hernia Repair: Laparoscopic

Namir Katkhouda　Kulmeet K. Sandhu　Kamran Samakar　Evan Alicuben　**著**

俞永江　**译**

摘要

　　症状性腹股沟疝是一种常见的外科问题。修补可以通过开放或微创的方法进行。腹腔镜腹股沟疝修补术现已广泛开展，尤其适用于双侧或复发性腹股沟疝。本章回顾了腹腔镜腹股沟疝修补术的解剖、优势和可能的并发症，并将腹腔镜腹股沟疝修补术与传统的前入路手术进行了比较，对经腹腹膜前和完全腹膜外修补术的手术方法进行简述，对这两种术式的效果进行了比较。

关键词：腹股沟疝；股疝；疝修补术；补片；腹腔镜；经腹腹膜前修补术；完全腹膜外修补术

　　腹股沟疝修补术是一种常见的手术方式，腹腔镜腹股沟疝修补术已越来越普遍，尤其适用于双侧或复发性疝的修补。第 1 例腹腔镜腹股沟疝修补术于 1990 年由 Ger 在狗身上完成[1]；此后，该手术已发展到使用补片覆盖耻骨肌孔来进行腹股沟疝修补。常用的术式有两种：经腹腹膜前修补术和完全腹膜外修补术。本章回顾了腹腔镜腹股沟疝修补术的解剖、技术要点、优势和可能的并发症。

一、腹股沟区的外科解剖

　　全面了解腹膜前间隙的解剖结构对于腹腔镜腹股沟疝修补术安全性和有效性至关重要[2]。前入路腹股沟疝修补术需要从浅到深的辨别解剖结构，而腹腔镜修补术则需要从相反的角度辨别关键解剖结构。

　　脐正中韧带从脐到膀胱覆盖脐尿管（图 53A-1）。双侧的脐内侧韧带是胎儿脐动脉的残留物。腹壁下血管起源于髂外血管，有腹膜覆盖，形成双侧的脐外侧襞，脐外侧襞起源于腹股沟深环的内侧，并沿弓状线走行，腹壁下血管在此处进入膜直肌鞘。腹股沟内侧窝位于脐内侧韧带和脐外侧褶之间，与腹股沟直疝的发病有关。脐外侧襞外侧的腹膜陷凹称为腹股沟外侧窝，与腹股沟斜疝的发病相关。

　　耻骨梳韧带由筋膜和骨膜组成，附着于耻骨线走行。髂耻束是由腹横筋膜增厚而形成的结缔组织带，向外与髂嵴连接，向内止于耻骨结节和耻骨梳韧带。

　　腹股沟区主要血管结构一般位于腹股沟深环的内侧。腹壁下动脉是发自髂外动脉分支，供应前腹壁血流。在某些患者中，闭孔动脉与经过耻骨上支的髂外动脉之间有血管连接，该吻合支被称为"死亡冠"，因为在该部位进行解剖操作，损伤该血管时可能导致大出血。腹腔镜疝修补术还有几个危险的解剖区域。"危险三角"位于输精管和精索血管之间，其间有髂外血管、旋髂深静脉、生殖股神经生殖支和股神经走行。

　　腹股沟区的主要神经位于腹股沟深环的外

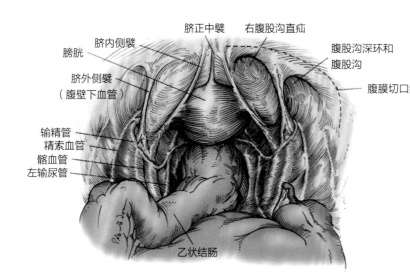

脐正中襞　右腹股沟直疝
脐内侧襞
膀胱
腹股沟深环和
腹股沟
脐外侧襞
（腹壁下血管）
腹膜切口线
输精管
精索血管
髂血管
左输尿管
乙状结肠

◀ 图 53A-1　腹腔镜视角下腹股沟区域

引自 Eubanks S. Hernias. In: Sabiston DC Jr, Lyerly HK, eds. *Sabiston Textbook of Surgery: The Biological Basis of Modern Surgical Practice*. 15th ed. Philadelphia: Saunders; 1997:1226.

侧（图 53A-2）。在腹腔镜手术中，从外侧到内侧可遇到以下皮神经：股外侧皮神经、股前皮神经、股神经、生殖股神经股支和生殖股神经生殖支。髂耻束下方和精索血管外侧的区域被称为"疼痛三角"，股外侧皮神经和生殖股神经的股支沿该区域走行，在该区域内钉合可能损伤神经。输精管与髂耻束之间上方和外侧的区域共同构成了"死亡平面"，该区域内不能进行钉合和电凝操作以避免神经损伤。

在之前的解剖讨论中，我们需要理解用来界定腹股沟疝类型的三个标志（图 53A-3）。

● 腹股沟斜疝 - 腹壁下血管外侧。

● 腹股沟直疝 - 腹直肌外侧缘与腹壁下动脉内侧的直疝三角内。

● 股疝 - 髂耻束下方，髂外静脉内侧，Cooper 韧带外侧。

在腹腔镜手术过程中，这三个间隙都应该用适当大小的补片覆盖。

二、腹腔镜修补术与开放修补术的比较

腹股沟疝修补术首选腹腔镜或开放式手术仍不确定。开放式无张力疝修补术因其复发率低、不需要专门设备而成为治疗金标准。腹腔镜手术的缺点包括：昂贵的设备而导致住院费用更高，

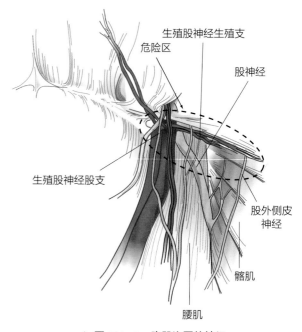

生殖股神经生殖支
危险区
股神经
生殖股神经股支
股外侧皮神经
髂肌
腰肌

▲ 图 53A-2　腹股沟区的神经

可能导致腹部内器官或血管损伤，以及艰难的学习过程。研究表明，至少需要 250 多次手术后才能熟练掌握这项具有技术挑战性的手术[3-5]。事实上，相关报道显示，手术次数少于 250 次的外科医生腹股沟疝术后复发率＞ 10%，因此，一些人认为腹腔镜手术应由专门的医疗中心进行。但是，也有很多研究显示，腔镜手术后早期疼痛明显减轻，麻醉药品用量减少，恢复至正常活动更快[6,7]。

然而，许多大型试验的结果未能明确显

示两种术式复发率存在差异[8-11]，2004 年退伍军人管理局的一项研究是一个例外。在这项研究中，2000 多例男性患者被随机分配到腹腔镜组和开放组，术后随访 2 年，腹腔镜组原发性疝修补的复发率明显高于开放组（10.1% vs. 4.0%），但是对于复发疝的修补，两者复发率相似（10.0% vs. 14.1%）。该研究结果导致了许多外科医生采用开放手术方法修补单侧原发性腹股沟疝。

最近的研究中，O'Reilly 等的 Meta 分析纳入 27 项关于单侧原发性腹股沟疝修补的随机对照试验，共 7161 例患者，结果提示腹腔镜手术术后复发风险增加[12]，有趣的是与开放式手术相比，TEP 的复发率更高，而 TAPP 的复发率相同。此外，腹腔镜手术与较高的围术期并发

症风险相关。这归因于 TAPP 的并发症风险较高，而 TEP 的并发症风险与开放式手术相当。然而，与开放式手术相比，腹腔镜修补术降低了慢性疼痛和麻木的发生率。

腹腔镜疝修补术更适合于双侧或复发性腹股沟疝和女性患者，双侧疝可以通过同一切口进行手术，不需要额外的切口。对于复发性疝，特别是那些既往进行过开放疝修补术的患者，后入路可通过固有组织平面进行解剖。一些研究表明，与再次行前入路修补手术相比，后入路手术可能降低复发率[13]。女性腹股沟疝更适合腹腔镜手术，因为后置补片可以覆盖股疝间隙，因此可以降低 Lichtenstein 修补术中股疝复发发生率。这一概念的重要性在很多女性疝修补术中得到了证实，在复发疝手术中发现股疝

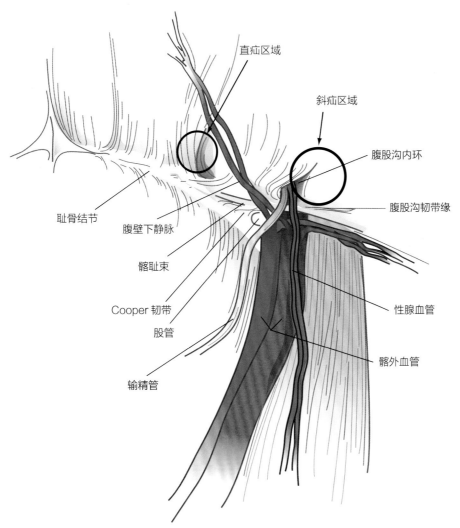

图 53A-3　腹股沟区腹膜前解剖

发生率为 41.6%[14]。

三、手术技术

（一）经腹腹膜前疝修补术

患者取仰卧位，双臂并拢。留置导尿管，以防止充盈的膀胱影响手术视野，并且减少腹膜前间隙分离过程中膀胱损伤的风险。显示器放在手术台的底部。术者站在疝对侧肩膀后方，而扶镜手站在患者的另一侧。患者采取头低位使小肠从盆腔中移出，便于仔细观察手术区域。

该手术需要 3 个切口。脐部置入 10mm 戳卡，在脐和髂前上棘的连线水平将另外 2 个 5mm 的戳卡置于腹直肌的两侧（图 53A-4）。另外，TEP 手术 2 个 5mm 戳卡可以放置在脐和耻骨之间的中线。由于腹股沟管的倾斜方向很难看到小的疝气，而且在没有 30° 角的情况下打开前腹壁的腹膜很困难，因此需要使用 30° 腹腔镜。

建立气腹（维持在 15mmHg），戳卡置入时注意提起腹膜。如果戳卡插入的位置太低，就很难游离出足够大小的腹膜瓣，也很难操作固定装

置或纤维蛋白胶喷雾装置。另外，如果戳卡位置太高，小肠可能遮挡手术视野。因此，戳卡的最佳位置和 30° 腹腔镜是手术成功的关键。

腹膜瓣可从外侧到内侧或内侧到外侧切开。如果选择从外侧到内侧的分离，切口从髂前上棘内侧开始（图 53A-5）。然后向内侧延伸，在腹股沟深环和疝缺损上方至少 2cm，止于脐内侧韧带。可用钝性剥离扩大腹膜瓣，腹膜前间隙暴露的重要标志包括耻骨结节、Cooper 韧带和髂耻束（图 53A-6）。网状结缔组织的剥离过

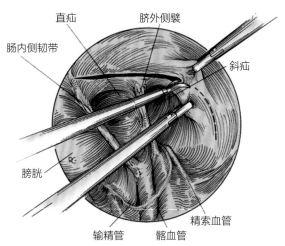

▲ 图 53A-5 分离腹膜瓣

引自 Eubanks S. Hernias. In: Sabiston DC Jr, Lyerly HK, eds. *Sabiston Textbook of Surgery*: *The Biological Basis of Modern Surgical Practice*. 15th ed. Philadelphia: Saunders; 1997:1226.

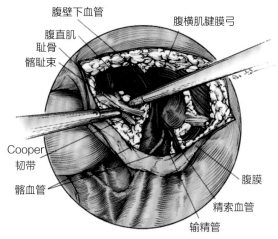

▲ 图 53A-6 腹股沟区解剖

引自 Eubanks S. Hernias. In: Sabiston DC Jr, Lyerly HK, eds. *Sabiston Textbook of Surgery*: *The Biological Basis of Modern Surgical Practice*. 15th ed. Philadelphia: Saunders; 1997:1226.

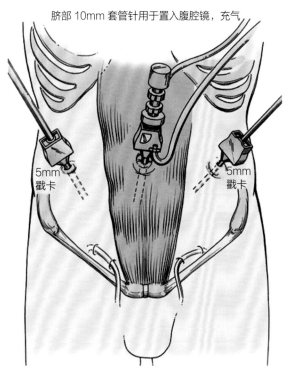

▲ 图 53A-4 腹膜前疝修补术戳卡置入位置

程中尽量减少止血的操作，在这一区域要小心使用电灼，以避免神经损伤。股神经出现在髂胫束下的外侧面，但是在游离腹膜时该神经通常不可见。在瘦小的患者中，股外侧皮神经和生殖股神经也可以被识别。

男性患者需要将精索与腹膜瓣分离开，包括将脐带结构（包括输精管）与腹膜和疝囊分离。腹膜的游离位置必须很低，因为不充分的腹膜游离会导致腹膜关闭后补片折叠和早期复发。如果手术部位视野出血模糊，可以进行冲洗或在腹内放置纱布擦拭。直疝疝囊和小的斜疝囊很容易剥离。

在腹股沟斜疝很大不能剥离时，可以将疝囊的远端横断剥离留在阴囊内。剥离时应该轻柔、无损伤地将疝囊与精索分离。在分离输精管时疝囊也被分开，但要注意确保输精管不包括在疝囊内。在疝囊分离开始之前定位输精管更容易，但通常逐步分离疝囊可以使输精管与疝囊完全分开。一旦疝囊完全切除，手术照常进行。分离疝囊的远端部分在腹股沟管中保持开放，近端部分用圈套器或夹子结扎。在较大的疝中，疝囊不能完整剥离，为了避免远端疝囊完整剥离时导致血肿形成、缺血性睾丸炎或睾丸萎缩，则采用这种方法。

当疝囊完全剥离、腹膜前间隙游离完成后，使用抓钳将补片卷起自脐部戳卡置入（图53A-7）。补片大小尺寸要合适，通常修补一侧大小15cm×10cm的补片就足够了。进入腹腔后将补片展开并定位，覆盖斜疝、直疝和股疝的缺损位置，然后用纤维蛋白胶、钉枪或缝合线进行固定。一些外科医生认为，如果放置一块较大的补片，固定相关的并发症及血管或神经卡压都可以避免。我们目前选择的固定方式是使用纤维蛋白胶。纤维蛋白胶以薄层的形式喷涂在补片上，特别是在 Cooper 韧带和补片的边缘。然而，如果选择使用钉枪固定，补片固定可以从中段开始，不能高于内环口"三指"以上，避免神经损伤。神经损伤可导致严重的慢性疼痛，因为

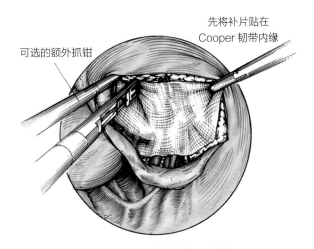

▲ 图 53A-7　补片的放置于固定

引自 Eubanks S. Hernias. In: Sabiston DC Jr, Lyerly HK, eds. *Sabiston Textbook of Surgery: The Biological Basis of Modern Surgical Practice*. 15th ed. Philadelphia: Saunders; 1997:1226.

疝钉周围会形成神经瘤。但是，可以在外侧和内侧钉合；从侧面看，必须保持在髂胫束上方，但位于内侧的疝钉要钉入腹直肌和 Cooper 韧带。通常在 Cooper 韧带和腹直肌上打 2 枚疝钉。在腹腔镜腹股沟疝修补术中，由于存在补片收缩或移位的风险，常采用钉枪固定。

补片固定后，将气腹压力降至 10mmHg。然后用腹膜瓣覆盖补片并用钉枪固定。可吸收疝钉为首选，以防止术后腹腔内容物与疝钉粘连。腹膜瓣将补片完全覆盖，这对于防止补片与小肠粘连及减少粘连后肠梗阻至关重要，尽可能将腹膜重叠缝合，根据外科医生的喜好，腹膜也可以连续缝合。在关腹时，脐部切口应常规缝合筋膜。

（二）完全腹膜外疝修补术

弓状线是一条分界线，在其上方腹直肌有前后鞘，分别由腹内斜肌和腹横肌的腱膜组成。在弓状线以下，腹直肌的所有筋膜层都在其前方，腹直肌后方只有腹横筋膜。腹膜前间隙分离需在弓状线以下进行，弓状线一般位于脐部和耻骨连线的中点水平。

手术首先在脐下切一个 10mm 的切口。如果疝位于右侧，则用两个牵开器将切口拉向右

侧；如果疝位于左侧，则将切口拉向左侧。然后在直视下分离疝侧的腹直肌前鞘，并在每侧缝置两根丝线。然后用两个拉钩将腹直肌分开，这样可以看到腹直肌后筋膜。此时，不要急着切开腹直肌后筋膜，而是要用示指或"花生米"向耻骨联合斜下方分离，角度约为 30°。向下游离至弓状线下方的腹膜前间隙。

进入腹膜前间隙后，在 30° 腹腔镜直视下使用球囊分离器进行分离（图 53A-8）。球囊充气时，应在前方和上方看到腹直肌，在后面看到腹膜前脂肪和腹膜。腹壁下血管最好位于腹直肌前方，否则可能会妨碍分离需要结扎。球囊应该停留约 15s，以压迫止血，之后移出球囊

分离器，置入套管。

将两个 5mm 的套管置于脐部和耻骨联合之间的中线，以便在两侧进行手术。使用这种技术产生的空间很小，限制了腹腔镜器械的活动空间。应注意避免腹膜穿孔，因为腹膜穿孔后 CO_2 从腹膜破裂处进入腹腔，进一步压缩空间，如果发生这种情况，可以在腹部插入气腹针，以便排出二氧化碳。也可以使用圈套器或 5mm 夹子闭合穿孔。

在腹腔镜套管置入完成后，在内侧确定 Cooper 韧带和注意髂静脉的位置。这两个结构是该手术中的关键解剖标志，它们有助于确定下面的分离。手术过程中可能会损伤髂静脉，

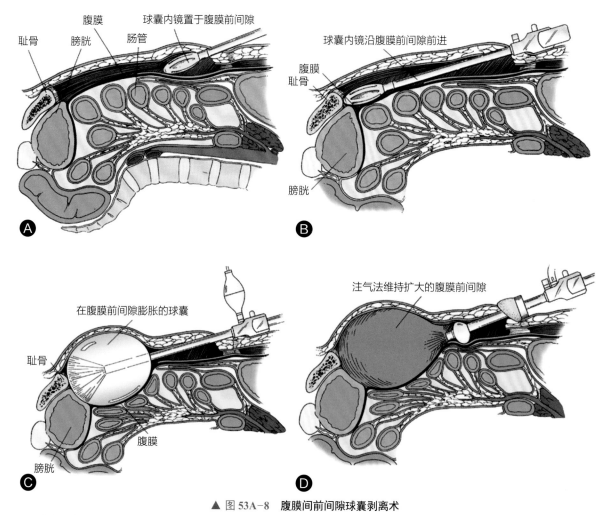

▲ 图 53A-8　腹膜间前间隙球囊剥离术

A. 将球囊分离器置入腹膜前间隙；B. 球囊分离器沿腹膜前间隙至耻骨处；C. 在腹腔镜直视下向气囊内充气；D. 取下球囊，向腹膜前间隙注入二氧化碳（引自 Shadduck PP, Schwartz LB, Eubanks WS. Laparoscopic inguinal herniorrhaphy. In: Pappas TN, Schwartz LB, Eubanks WS, eds. *Atlas of Laparoscopic Surgery*. Philadelphia: Current Medicine; 1996. Copyright 1996 by Current Medicine.）

有相关报道髂静脉被误认为疝囊而进行结扎。在仔细解剖确定髂静脉后，下一步就是定位腹壁下血管。这有助于明确内环和 Hesselbach 三角。输精管是通过沿着内环内侧向髂静脉方向走行而识别的。然后轻柔地进行钝性分离，将疝囊和输精管分开。小疝囊通常很容易剥离。如果疝囊较大且难以剥离，谨慎的做法是切断疝囊，保留疝囊的远端开放，并用夹子或圈套器关闭近端开口。最后将补片放入腹膜前间隙，并按照上文所述进行定位。补片置入后用纤维蛋白胶或钉枪固定补片。纤维蛋白胶可以作为气雾剂喷洒，连接在一个开放的套管针上使用，要防止腹腔内压力过大。这种纤维蛋白胶可以用于轻量、大网孔补片的上方或下方。使用轻量、大网孔补片可以避免或最大限度地减少补片收缩和异物反应的风险。手术结束后，检查腹膜前间隙，渐次移除套管。用抓钳使补片保持合适位置，抽出 CO_2。移除套管后用先前留置的缝线缝合腹直肌前鞘。

四、经腹腹膜前疝修补术与完全性腹膜外疝修补术的比较

与 TAPP 相比，TEP 手术的明显优势是不必缝合腹膜，理论上减少了手术时间。尽管有这一优势，但手术操作空间较小，解剖操作更难掌握。TEP 手术不进入腹腔，避免了与经腹手术相关的潜在并发症，如内脏损伤、粘连和切口疝。然而，在 TEP 手术中，小的难以察觉的腹膜损伤很常见，因此这两种技术都有可能出现并发症。

到目前为止，还没有研究明确表明其中一种方法比另一种方法有优势[5,15-20]。已发表的最大的相关研究，来自 Herniamed 注册中心，这是一个基于互联网的多中心数据库，在德国、奥地利和瑞士都有参与的外科医生。在他们发表的 17 587 例因原发性单侧腹股沟疝接受腹腔镜修补的患者中，TEP 和 TAPP 手术术中的并发症发生率相似，但 TEP 手术的术后并发症明

显较少[21]。亚组分析表明，差异主要归因于出血和血肿发生率不同。并发症发生的危险因素包括缺损较大和阴囊疝的存在。值得注意的是，这些特征在 TAPP 组中更常见，这可能解释了并发症发生率的差异。然而，两组的复发率是相等的。

对于复发疝，纳入 1309 例患者的相关研究提示：TEP 手术的术中并发症发生率（TEP 6.3% vs. TAPP 2.8%）和手术时间（TEP 80.3min vs. TAPP 73.0min）显著增加，但术后并发症的发生率相似[22]。总体而言，这些差异在临床上被认为是微不足道的，因此这些术式是等效的。

Wei 等纳入了 10 个随机对照试验的 Meta 分析提示，两种术式在手术时间、费用、并发症或恢复正常活动时间方面没有显著差异[23]。考虑到 TEP 组没有显示出优势，这项研究建议 TAPP 手术为首选术式，特别是对于非专业腹腔镜外科医生。

并发症

腹腔镜腹股沟疝修补术后并发症的发生率已经逐渐下降，并且随着该手术越来越普及，并发症的发生率应该会继续下降。报道的并发症发生率差异很大，可高达 25%，这主要由于不同研究中对并发症的定义的差异[7, 24]。

1. 血管损伤　在手术过程中，严重的血管损伤最有可能在进入腹腔时发生。据报道，术中出血的风险为 2.3%，重大损伤的风险为 0.08%[25]。气腹针插入过程中，主要血管损伤率为 0.018%，最常见损伤的血管是髂血管和主动脉[26]。腹腔镜下腹股沟疝修补术中，TEP 手术报道的术后出血率为 0.4%[27]。虽然有些人认为这些损伤是由于使用了气腹针，但同样的损伤也出现在用 Hasson 技术进腹的手术中。

一旦发现大血管损伤，应通过开腹手术进行处理，以获得最佳视野暴露，并为血管修复做好准备。腹腔镜检查可能会低估失血程度，并可能限制出血血管的暴露。严重的腹壁出血

可能是由上腹壁血管损伤引起的。开始出血时可以用套管压迫止血，同时使用经腹缝线结扎。

2. **肠损伤** 肠道损伤最常发生在用套管或气腹针进入腹腔时，发生率约为 0.13%[28]。最常见的是小肠损伤，2/3 的肠损伤可以在手术中发现。未发现的肠损伤通常在术后 1 周左右出现腹膜炎和脓毒症。有经验的外科医生可以通过术中缝合或肠吻合来修复损伤，但应该注意避免肠腔狭窄。

3. **膀胱损伤** 膀胱损伤可能是由于放置耻骨上套管针或在解剖过程中造成的。小的损伤可以通过尿液引流来处理，但较大的缺损需要修补。如果出现这种损伤，外科医生有足够的经验可以进行腹腔镜下修补。如果损伤未被发现，术后可能出现血尿、腹痛或腹膜炎症状。

4. **尿潴留** 与开放式手术相比，腹腔镜术中发生尿潴留的风险更高，对于开放性手术，采用全麻比采用局部麻醉更可能发生尿潴留。实际报道的发病率差异很大，可高达22%，而且在有前列腺病史的老年患者中发病率更高[29-31]。在一项研究中，术后使用 6.5mg及以上剂量的吗啡或吗啡当量的麻醉药是尿潴留发生的独立危险因素[31]。使用抗炎药物、对乙酰氨基酚和区域神经阻滞来减少麻醉药物的使用，可能有助于降低尿潴留发生的风险。术中输液量、术中留有导尿管和手术时间不会增加尿潴留风险。间歇性导尿或临时留置导尿管通常可以解决症状。

5. **复发** 据报道，腹股沟疝术后复发率为 0%～13%，VA 试验显示原发性单侧疝的复发率为 10%[3]。诊断复发可能需要影像学检查，通常是超声、磁共振成像或计算机断层扫描。考虑到之前手术没有涉及的组织平面，开放式手术是复发疝修补的一种主流术式。然而，如果初次的腹腔镜修补术是由于复发疝而进行的，那么该区域的任何一个间隙的解剖都是困难的[32]。

6. **缺血性睾丸炎** 睾丸血管损伤可能导致疼痛、高热及与缺血性睾丸炎相关的睾丸增大、变硬。这通常是由静脉的损伤引起，而不是睾丸动脉的损伤。应进行多普勒超声检查以评估睾丸情况。对患者进行预期的抗炎药物治疗以缓解症状。严重者可出现睾丸坏死，最终导致睾丸萎缩；然而，这种情况极少发生[24]。一些人认为，由于精索剥离程度较高，腹腔镜修补术有助于减少睾丸缺血发生率。但是，术后彩色多普勒超声检查并未提示明显的血流变化。

7. **腹股沟疼痛** 疝修补术后腹股沟疼痛的病因和治疗方法仍不清楚，说明了该问题的复杂性。报道的发病率差异很大，可高达 53%，1%需要转诊到疼痛科治疗[33, 34]。与前入路相比，腹腔镜手术术后早期疼痛明显减轻。长期随访后，术后疼痛的总体发生率趋于平衡，但腹腔镜手术在剧烈活动期间疼痛较少[35]。考虑到疼痛的评价标准多种多样，很难做出明确的建议。疼痛的原因可能与疝修补术前因素有关，包括肌肉拉伤、耻骨炎和其他腰骶部疾病。MRI 对诊断软组织和神经性病因方面存在优势，并可用于疝复发的评估。

神经性疼痛是最难以控制的疼痛，通常描述为尖锐疼痛，主要发生在腹股沟区域及瘢痕周围，疼痛随着活动、特别是髋关节周围的活动而加重。疼痛可能与髂腹股沟、髂腹下神经或生殖股神经术中被缝合及术后粘连、炎症和瘢痕形成的卡压有关。长期随访研究表明，大多数患者的疼痛随时间有所缓解。关于术中神经切除一直存在争议。最近公布的一项 Meta 分析显示，常规行神经切除在开放腹股沟疝修补术中疼痛明显减少，而感觉上没有差异[36]。

疼痛的治疗首选非手术治疗，包括抗炎药物、神经阻滞和物理治疗。只有进行了这些治疗措施后，才应考虑进行手术治疗。一种主流的选择是腹腔镜手术去除补片，包括固定装置（缝合线、疝钉等），然后进行开放修补。

第 53B 章
开放腹股沟疝修补术
Inguinal Hernia Repair: Open

Kamran Samakar   Kulmeet K. Sandhu   Namir Katkhouda   著

俞永江   译

摘要

　　腹股沟疝修补术是美国最常见的普通外科手术，每年约有 80 万例。纵观其漫长的历史，已经提出了许多关于腹股沟疝修补的技术。现代的腹股沟疝修补是基于最小化张力和使用补片以提供持久修复的原则。在这一章中，我们回顾了最常用的腹股沟疝修补技术、相关解剖学，以及疝修补术的术后并发症。

关键词：开放腹股沟疝修补术；Lichtenstein 修补术；Bassini 修补术；Shouldice 修补术；McVay 修补术；股疝修补术；腹股沟解剖；腹股沟疼痛；无张力补片疝修补术；疝修补术并发症

一、背景

　　疝的定义是器官或组织穿过其周围的屏障而出现的异常突出或突起。腹股沟疝的发病人数占美国人口总数的 5%～10%，腹股沟疝修补术是美国最常见的普通外科手术，每年约有 80 万例。

　　从不伴有疼痛的腹股沟包块到无肿块的疼痛，腹股沟疝可以有多种临床表现。常见的症状包括腹股沟区钝痛、腹股沟区不适或腹股沟区挤压感，伴有或不伴有明显的包块。此外活动时的不适，如举重或咳嗽时症状加重，疼痛扩展至阴囊或阴唇，以及平躺时症状得到改善，都与腹股沟疝有关。在成年人体格检查中最常见的体征是腹股沟包块。在大多数情况下，仅凭病史和体格检查就可以诊断出腹股沟疝[1]。当诊断不明确时，应考虑以腹股沟超声检查作为首选诊断方式[2]。其他成像方式包括计算机断层扫描和磁共振成像，两者都可以帮助诊断腹股沟疝。

　　疝修补的方式取决于患者的症状、体征和潜在的嵌顿或绞窄。通常的做法是为有症状的、身体适合手术的腹股沟疝患者提供择期修补手术。已证明无症状或症状轻微的腹股沟疝的非手术治疗是一种安全和可接受的方法[3, 4]。股疝应在诊断后立即治疗，因为股疝发生绞窄的风险较高。

解剖

　　腹股沟管的前壁是腹外斜肌腱膜、后壁是腹膜和腹横筋膜（图 53B-1 和图 53B-2）。腹股沟管长约 4cm，位于腹股沟韧带的头侧，在腹股沟内（深）环和腹股沟外（浅）环之间。男性的腹股沟管内包含精索，女性的腹股沟管内包含圆韧带。在开放腹股沟疝修补术中，会遇到股神经的髂腹下支、髂腹股沟支和生殖支（图 53B-3）。髂腹股沟神经和髂腹下神经在腹外斜肌和腹内斜肌之间可以辨认出来。生殖股神经的生殖支通常位于脊髓结构后的解剖区外。

599

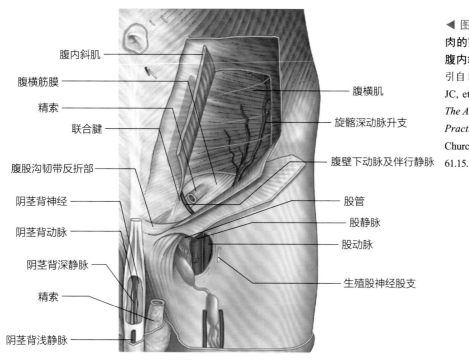

◀ 图 53B-1 腹股沟区肌肉的前视图示意（切除部分腹内斜肌和外斜肌）
引自 Standring S, Ellis H, Healy JC, et al, eds. *Gray's Anatomy: The Anatomical Basis of Clinical Practice*. 40th ed. Philadelphia: Churchill Livingstone; 2008; Fig. 61.15.

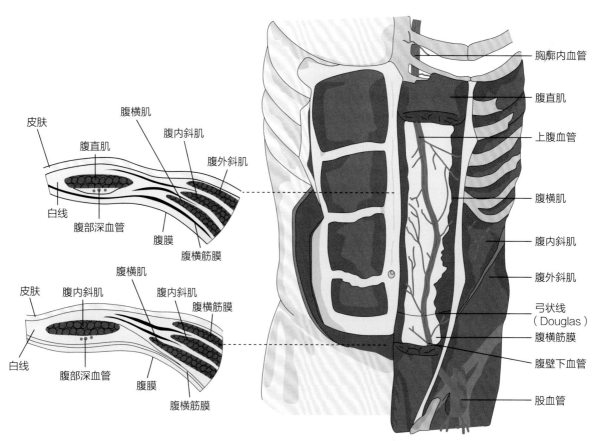

▲ 图 53B-2 腹直肌和腹直肌鞘

腹股沟疝在解剖学上分为直疝和斜疝，腹股沟斜疝是最常见的疝类型。斜疝是疝内容物经腹股沟管内环突出形成疝囊，位于腹壁下血管的外侧。腹股沟斜疝是由鞘状突未闭造成的。相比之下，腹股沟直疝的疝囊突出在腹壁下血管的内侧，位于 Hesselbach 三角内。Hesselbach 三角是由下方的腹股沟韧带（Poupart 韧带）、外侧腹壁下动脉和内侧的腹直肌构成的。直疝是腹股沟管后壁薄弱的结果。

二、手术方法

开放前路腹股沟疝修补术是治疗原发性单侧疝最常见的方法[5]。确切的修补方法可能会根据补片的使用和手术技术而有所不同。基于多项大型的系统回顾，各种疝协会指南普遍提倡使用补片进行无张力疝修补术[6-8]。使用补片修补的疝复发率一般为 1%～5%，预期值明显低于非补片修补的疝复发率[9]。腹股沟疝修补术理想的补片应该是重量轻、孔隙大、价格便宜的补片[10]。虽然有证据表明在某些情况下使用补片是安全的，但是在受污染区域和复杂的疝修补术中对于补片的使用仍然存在争议[11-16]。

（一）常规前入路开放手术

开放腹股沟前入路疝修补术通常遵循相同的初始步骤：沿 Langer 线切开皮肤，切开 Camper 和 Scarpa 筋膜至腹外斜肌腱膜，经外环切开腹外斜肌。打开腹外斜肌腱膜，钝性将腹内斜肌分离而形成上腱膜瓣。在手术过程中应分辨并保护髂腹股沟神经和髂腹下神经。当神经因补片卡压或造成意外损伤或可能损伤的情况下，提倡选择性神经切断术[17-19]。

接下来钝性分离耻骨结节，将精索结构从腹外斜肌腱膜下瓣上分离。用 2 个示指在耻骨结节处的腹股沟管后面分离一个间隙，穿过 Penrose 引流管。一旦 Penrose 引流管放置到合适位置，就对腹股沟管进行解剖，以确定是否存在斜疝疝囊。然后将斜疝疝囊从精索结构中分离直到内环水平。疝囊可以高位缝合结扎，或者简单地将其内翻并复位到腹膜前间隙[20]。如果存在腹股沟直疝，可以在疝基底部荷包缝合腹横筋膜，内翻并关闭疝囊。

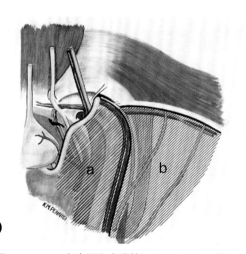
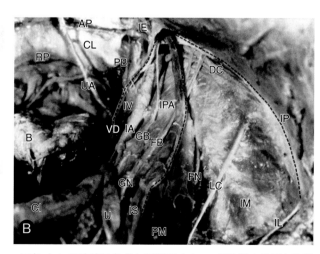

▲ 图 53B-3　**A. 右腹股沟腹膜前切面，显示了所谓的 Doom 三角（a）和疼痛三角或电危险区（b）；B. 尸体标本显示在腹膜前疝修补术中可能受损的这些三角内的结构**

AP. 耻骨前支和髂耻静脉；B. 膀胱（向后反折）；CI. 髂总动脉；CL.Cooper 韧带；DC. 旋髂深血管；FB. 生殖股神经股支；FN. 股神经；GB. 生殖股神经生殖支；GN. 生殖股神经；IA. 髂外动脉；IE. 腹壁下血管；IL. 髂腹股沟神经；IM. 髂肌；IP. 髂骨束；IPA. 髂耻弓；IS. 精索内血管；IV. 髂外静脉；LC. 股外侧皮神经；PB. 吻合支；PM. 腓大肌；RP. 耻骨后静脉；U. 输尿管；UA. 脐动脉；VD. 输精管（引自 Greene FL, Ponsky JL. *Endoscopic Surgery*. Philadelphia: Saunders; 1994:365.）

（二）Lichtenstein 修补术

Lichtenstein 修补术的初始步骤与前述类似（图 53B-4）。纵向切开提睾肌，充分游离疝囊后进行高位结扎。同样，剥离直疝疝囊并复位到腹膜前间隙。然后，根据患者解剖结构的形状和大小放置补片，位置在 Hesselbach 三角上方 4cm，内环外侧 5～6cm 处，并使其在耻骨结节上重叠 2cm。将补片与耻骨结节缝合，然后沿着腹股沟韧带下方的边缘连续缝合固定，直至其位于腹内斜肌进入 Poupart 韧带的外侧至少 1cm 处为止。同样，将补片固定在腹直肌鞘的上方，随后间断缝合固定到腹内斜肌筋膜上。从侧边剪开补片，形成两条燕尾，包绕精索并重建内环。包绕着精索的补片以一种上下尾巴相互重叠的方式进行固定，从而在精索周围形成一个新的内环。将燕尾缝合在一起，末端塞入腹外斜肌腱膜下。在内环口创建一个"开关"是防止斜疝复发的关键步骤。然后，上尾和下尾可以固定到下面的腹内斜肌和筋膜上。缝合时应注意不要卡住髂腹股沟神经、髂腹下神经或生殖股神经的生殖支。这项技术的主要局限性在于不能用来治疗股疝。

（三）充填式补片修补术

充填式补片技术与传统的前路手术相似。对于直疝，可以用卷制的补片制成塞子，也可以使用预制的网塞插入疝缺损处，并用缝线固定补片边缘（图 53B-5）。网塞同样可以用于斜疝，也可以沿着边缘固定在适当的位置（图 53B-6）。通过这种方式，网塞可以充当腹膜前 underlay 补片。然后，沿着腹股沟间隙像 Lichtenstein 手术一样放置补片。这项技术的局限性包括可能发生补片瘤、疼痛、补片移位及补片对邻近器官/结构的侵蚀[21-23]。

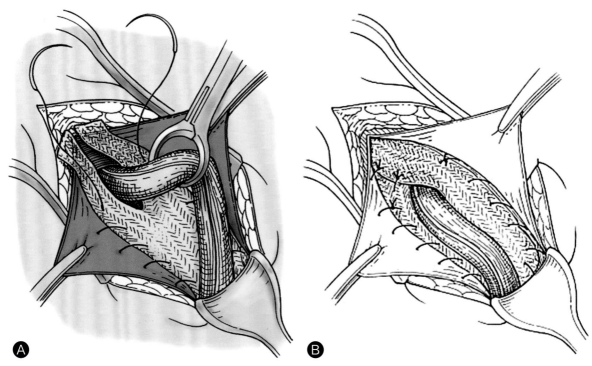

▲ 图 53B-4　**Lichtenstein 修补术**

A. 显示一要缝线将补片下缘与腹股沟韧带缝合，第 2 根线缝合上尾的下面和内环外侧下尾的下面及腹股沟韧带，以创建一个"开关"瓣膜；B. 开关瓣已经完成，上、内侧表面已分别缝合到下面的腹内斜肌和腹直肌前鞘。这张较老的插图显示了假体超过内侧边缘的连续缝合，但现在大多数外科医生首选间断缝合，以将神经卡压的发生率降至最低（引自 Kurzer M, Belsham PA, Kark AE. The Lichtenstein repair for groin hernias. *Surg Clin North Am.* 2003; 83:1110.）

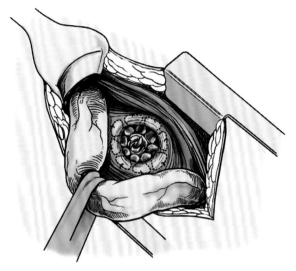

▲ 图 53B-5　充填式补片修补术，腹股沟直疝的补片放置
引自 Rutkow IM. The PerFix plug repair for groin hernias. *Surg Clin North Am*. 2003; 83:1079.

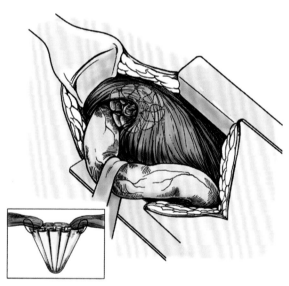

▲ 图 53B-6　充填式补片修补术，腹股沟斜疝的补片放置，插图显示了置入补片的矢状图
引自 Kurzer M, Belsham PA, Kark AE. The Lichtenstein repair for groin hernias. *Surg Clin North Am*. 2003; 83:1099; Courtesy Gillian Lee.

（四）腹膜前修补术

腹膜前补片放置在许多疝修补技术中起着核心作用，包括 Nyhus-Condon、Wantz、Read、Rives、Stoppa 和 Kugel[24]。腹膜前修补术的关键部分是在腹横筋膜和腹膜之间的腹膜前间隙放置一个大的补片。通过腹股沟底向前进入腹膜前间隙以放置补片，间断缝合固定补片加强腹横筋膜，然后连续缝合关闭腹外斜肌。其局限性是要在腹膜前间隙进行钝性分离，可能会导致组织损伤、血肿形成和潜在的瘢痕组织的形成，为未来的手术分离制造了困难。

（五）双层补片修补术

双层补片修补术结合了 Lichtenstein 修补术和腹膜前修补术。手术通过在腹膜前间隙钝性分离出一个间隙，将补片放置在腹横筋膜深面，而在腹横筋膜浅面置入一个浅层补片。预制补片可用于这种类型的修补。其局限性与腹膜前修补手术的局限性相同。

（六）组织修补（非补片）手术

外科文献中介绍了多种类型的组织修补手术，现代最常用的是 Shouldice、Bassini 和 McVay 修补术[25]。在非补片修补手术中，Shouldice 术首选，因为其复发率最低。尽管如此，据报道非补片修补的复发率高达 35%，并且许多随机对照试验已经证明其明显不如无张力补片修补手术[26-28]。

Shouldice 手术是一种前入路手术，包括腹股沟管后壁各层分离并疝复位，然后重建腹股沟管。将腹横筋膜从内环到耻骨结节切开，用四层重叠技术和连续缝合进行腹股沟管重建。修补时缝合从耻骨结节开始，拉拢缝合髂耻束到腹直肌外侧缘的下面。缝合线将腹横筋膜外侧瓣缝合到内侧瓣上，内侧瓣由腹横肌、腹横筋膜和腹内斜肌组成。将腹横筋膜固定到提睾肌上来进行内环重建。沿着耻骨结节往回走，将内侧瓣组织和腹股沟韧带的边缘贴近缝合，然后将腹内斜肌和腹横肌缝合至腹股沟韧带的边缘。最后将缝线反转，横向把腹外斜肌的下瓣固定在腹内斜肌上，像之前的缝合一样。这种技术的主要局限性在于技术性较强，很难复制。

Bassini 修补术通过将联合肌腱从耻骨结节

至内环口缝合到腹股沟韧带，以加强薄弱的腹股沟管后壁。修补手术从标准前入路开始，沿着腹股沟管把腹横筋膜分开。暴露这个间隙可以检查可能存在的股疝。疝囊高位结扎后将腹横筋膜、腹横肌和腹内斜肌三层缝合到腹股沟韧带以重建后壁。该技术的经典描述包括将腹横筋膜、腹横肌、腹内斜肌三层缝合到耻骨结节骨膜和腹直肌鞘上，从侧面看修补一直到内环关闭处为止。

McVay 修补术与 Bassini 修补术类似，除了在修补中用 Cooper 韧带而不是腹股沟韧带。从耻骨结节并沿韧带一直延伸到股鞘边缘将联合肌腱缝合到 Cooper 韧带。Cooper 韧带缝合的最后一针被称为过渡针，缝合包括腹股沟韧带也可能包括股鞘的内侧。这种修补常用于缩小股环来治疗股疝，但张力相当大，需要松解切口才能完成。在耻骨结节处的腹直肌前鞘做一切口，切口沿腹外斜肌腱膜与鞘的融合处切开数厘米达到松解切口的目的。

（七）股疝

股疝很少见，通常见于女性。股疝通过股管发生，股管由前面的腹股沟韧带、后面的耻骨梳韧带、外侧的股静脉和内侧的腔隙韧带组成。典型的股疝会在腹股沟韧带下方出现包块，也可能出现在腹股沟韧带的上方。可以通过腹膜前、Cooper 韧带修补（McVay）或腹腔镜下进行股疝修补。股疝修补术的基本步骤包括游离和还纳疝囊，以及缝合髂耻束和 Cooper 韧带或使用补片关闭缺损。与腹股沟疝不同，股疝一旦诊断，由于发生绞窄坏死的风险较高，应立即进行修补手术。

三、并发症

很多术后并发症与开放腹股沟疝修补术相关，包括但不限于手术部位感染、尿潴留、睾丸炎、血清肿、血肿、输精管损伤、鞘膜积液、睾丸下降、肠管或膀胱损伤、耻骨炎、补片并发症和伤口并发症。虽然其中一些并发症与潜在的疾病进程有关，但其他并发症与修补技术方面直接相关。

（一）手术部位感染

腹股沟疝修补术是清洁手术，但仍然存在发生污染的情况，如无意识的污染或在绞窄性疝修补术期间发生污染。开放性腹股沟疝修补术后，手术部位感染的风险估计高达 5%。术前预防性使用抗生素尚有争议，几项研究得出结论认为获益不大[29-31]。此外，使用补片并不会增加感染的风险或没有证实预防的必要性。手术部位感染一般可以通过开放引流、局部伤口护理和口服抗生素来控制。补片感染可能导致慢性引流性瘘管，最终需要去除补片。

（二）复发

开放无张力疝修补术的复发率一般较低，估计为 1%～2%。患者在检查时可能会出现局部凸起，偶尔发生复发的唯一症状是疼痛。疝复发通常是由多种技术因素引起的，包括张力过大、补片放置不当、遗漏疝、未完全还纳疝囊、内环关闭不全、感染和腹股沟管后壁薄弱。复发最常见的是直疝，发生在修补术内侧边缘的耻骨结节附近。与疝复发增加相关的因素包括慢性咳嗽继发的腹内压升高、病态肥胖和伤口愈合不良。补片修补后的复发可以通过不同的方法用补片修补来得到最好的治疗。对于前路开放手术，许多外科医生提倡使用腹腔镜修补复发疝。同样，前路修补可能最适合腹膜前方式修补的复发性疝。复发性疝须用补片修补。

（三）慢性疼痛

神经损伤和慢性疼痛是腹股沟疝修补术中经常被忽视和潜在低估的并发症。神经损伤可由牵拉、补片或缝线压迫、电灼和横断引起。开放疝修补术最常受影响的神经是髂腹股沟神经、髂腹下神经和生殖股神经的生殖支。虽然慢性疼痛常与神经损伤有关，但也可能由疝复发、补片相关问题和感染引起。慢性疼痛的定义是术后持续 3 个月以上的疼痛，据报道疼痛程度为 15%～33%[32]。2%～4% 慢性疼痛的患者人群经历过令人衰弱的疼痛，使他们无法恢复到手术前的功能水平，甚至可能会完全丧失功能。

疝修补术后慢性疼痛的临床表现多种多样。应仔细评估症状和体格检查结果，以帮助确定病因。影像学检查可能有助于确认疝复发及可能导致该问题的炎症过程。可以尝试不同的治疗方式，包括早期使用抗炎药、止痛药和神经阻滞药。怀疑有神经卡压的患者最好行探查和神经切除术。在某些病例中，当发生补片瘤或神经卡压时可能需要去除补片。早期识别和治疗是处理慢性疼痛患者的关键。此外，作为知情同意程序的一部分，应该就术前慢性疼痛并发症的风险对患者进行咨询。

（四）精索和睾丸损伤

缺血性睾丸炎通常发生在术后 1～5 天，由盘状神经丛小静脉血栓形成。主要症状包括睾丸肿胀和疼痛，可能伴有低热。治疗以对症支持治疗、加上抗炎药物为主，一般具有自限性。缺血性睾丸炎可导致睾丸萎缩，最常见于复发疝修补术后。

输精管损伤可能导致射精障碍综合征，很可能是由于狭窄病变所致。症状包括射精时疼痛。疝手术中发现输精管损伤应立即处理，并尝试再吻合。同侧输精管横断可能由于精子外溢而产生精子抗体，从而导致不孕。

第 54 章
腰疝、盆底疝和罕见疝
Lumbar, Pelvic, and Uncommon Hernias

Kais Rona　Nikolai A. Bildzukewicz　著

俞永江　译

摘要　本章讨论了较少见的腹壁和盆底疝，这些疝不易引起普通外科医生注意，包括腰部三角区的疝如上腰疝（或 Grynfelt-Lesshaft 疝）和下腰疝（或 Petit 疝），本章也讨论到以典型的 Howship-Romberg 征为特征的闭孔疝。此外，我们还将回顾极为罕见的坐骨疝和会阴疝。

关键词：上腰疝；Grynfelt-Lesshaft 疝；下腰疝；Petit 疝；闭孔疝；Howship-Romberg 征；坐骨疝；会阴疝

在腹壁疝和腹股沟疝中，有一些少见的腹壁疝和盆底疝越来越引起普通外科医生的注意。对于外科医生来说，对这些缺损有一个基本的了解是非常重要的，这样就可以进行鉴别诊断，并在需要时进行适当的（有时是迅速的）治疗。这些疝包括下腰背区的腰疝及骨盆内的闭孔疝、坐骨疝和会阴疝。在本章中，我们将回顾这些罕见病例的重要解剖、临床表现和评估及外科治疗。

一、腰疝

（一）解剖学和分类

腰疝非常罕见，是腰区后外侧腹壁缺损突出，疝内容物包含腹膜后的脂肪和脏器。腰疝在几百年前就被首次描述，Barbette 在 1672 年提出了腰疝的存在，但医学文献中首次由 DeGarangeot 在 1731 年报道病例 [1]。他报道了尸检中首例嵌顿性腰疝 [2]。20 年后，Ravaton 介绍了一种绞窄性腰疝的外科复位术 [3]。1774 年，法国外科医生 Jean-Louis Petit 首先描述了下腰疝的解剖学边界，现在通常被称为 Petit

三角 [4]。在腰疝首次被提出后的 2 个多世纪，Grynfelt 和 Lesshaft 分别报道了经过上腰部缺损形成的内脏疝，现在通常被称为 Grynfelt-Lesshaft 疝 [5, 6]。

腰疝通过腰区的侧腹壁缺损引起，侧腹壁缺损的上界是第 12 肋骨，下界是髂嵴，内侧界是竖棘肌，外侧界是腹外斜肌后缘（图 54-1）。根据 2 个定义明确的薄弱区域，在解剖学上腰疝可分为上腰疝和下腰疝。腰上三角是一个倒三角，上界是第 12 肋骨，前侧是腹内斜肌，后侧是腰方肌 [7]。背阔肌和腹横肌的腱膜分别构成了腰上三角的顶部和底部。薄弱区包括紧靠肋缘下方的缺少腹外斜肌的腹横肌筋膜区域、第 12 肋间神经血管束穿过筋膜的区域及 Henle 韧带和肋下缘之间的区域 [8]（图 54-2）。腰下三角即 Petit 三角是一个直立的三角，下方是髂嵴，前外侧是腹外斜肌，后内侧是背阔肌，底由腰背筋膜和腹横肌构成 [8]。背阔肌的内侧移位、腹外斜肌起点的改变及三角顶点 Hartmann 裂隙的存在可能增加通过腰下三角的内脏突出的可能性 [8]（图 54-3）。腰疝多发

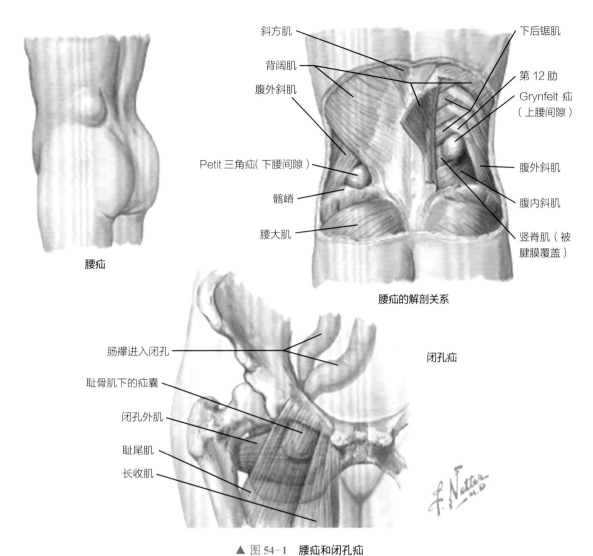

斜方肌
背阔肌
腹外斜肌
Petit 三角疝（下腰间隙）
髂嵴
腰大肌

腰疝

下后锯肌
第 12 肋
Grynfelt 疝
（上腰间隙）
腹外斜肌
腹内斜肌
竖脊肌（被腱膜覆盖）

腰疝的解剖关系

肠襻进入闭孔
耻骨肌下的疝囊
闭孔外肌
耻尾肌
长收肌

闭孔疝

▲ 图 54-1　腰疝和闭孔疝

引自 Yabara S, Rosenthal R. Lumbar，obturator, sciatic, and perineal hernias. In: Floch MH, ed. *Netter's Gastroenterology*. Philadelphia: Saunders; 2010:230–231.

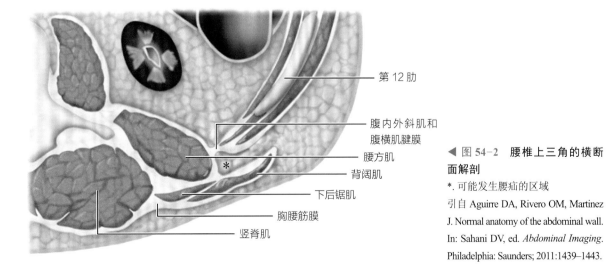

第 12 肋
腹内外斜肌和腹横肌腱膜
腰方肌
背阔肌
下后锯肌
胸腰筋膜
竖脊肌

◀ 图 54-2　腰椎上三角的横断面解剖

*. 可能发生腰疝的区域

引自 Aguirre DA, Rivero OM, Martinez J. Normal anatomy of the abdominal wall. In: Sahani DV, ed. *Abdominal Imaging*. Philadelphia: Saunders; 2011:1439–1443.

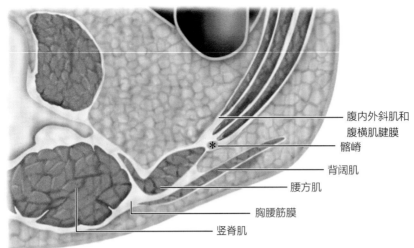

◀ 图 54-3　腰椎下三角的横断面解剖

*. 可能发生腰疝的区域

引自 Aguirre DA, Rivero OM, Martinez J. Normal anatomy of the abdominal wall. In: Sahani DV, ed. *Abdominal Imaging*. Philadelphia: Saunders; 2011:1439–1443.

腹内外斜肌和腹横肌腱膜
髂嵴
背阔肌
腰方肌
胸腰筋膜
竖脊肌

于腰上三角，因为腰上三角面积较大，是更脆弱的薄弱区（其下缘只有腹横筋膜），并且没有神经血管束穿过[7-9]。

腰疝除解剖学分类，还可以根据病因进一步分为先天性和获得性两类。腰区先天性缺损占腰疝的 10%～20%[9, 10]。虽然在早期表现为单侧疝，但有些患者可能会出现双侧疝，并在成年后期由于后外侧腹肌进行性弱化而出现症状[11-13]。尽管腰疝与其他先天性畸形如椎体异常、肛门闭锁、心脏缺损、气管食管瘘、肾脏异常、肢体缺损（VACTERL 综合征）、先天性膈疝和房间隔缺损一并报道，但先天性腰疝通常与肋脊综合征相关[13, 14]。

临床上见到的主要是腰区缺损导致的获得性腰疝，可被细分为原发性和继发性获得性腰疝[9, 10, 15]。原发性获得性疝是自发发生的，一般较小，局限于腰上或腰下三角边缘，占获得性腰疝的 55%[15]。发生原发性获得性腰疝的危险因素包括高龄、慢性营养不良或虚弱、肥胖、慢性咳嗽、既往伤口感染或脓毒症史[16]。另外，继发性获得性腰疝往往是由创伤或腰区既往的外科手术所致[9]。这些缺损可能是弥漫性的，延伸到腰椎三角边缘以外的区域[9, 10]。腰疝是一种罕见的手术并发症，涉及腹部侧切口，如开放性部分或完全肾切除术、肾上腺切除术和腹主动脉瘤修补术，也可能发生在以前的骨移

植截取供体部位[9, 17]。髂骨是常见的自体骨移植的供体部位，因为髂骨容易获得，并且可以提供大量的松质骨和皮质骨[18]。由于骨缺损而导致的腹腔内容物疝出并不常见，在所有腰疝病例中最多只占 5%[18-23]。钝挫伤是导致继发性获得性疝的另一个罕见原因，有文献报道的病例还不足 100 例[24]。外伤性腰疝通常发生在腰下三角，修补是复杂和有挑战性的，因为周围肌肉可能被破坏，缺乏充分的肌肉或腱膜组织来进行筋膜重建[25]。

（二）临床表现及诊断

患者通常在腰区出现突出的小肿块，可能有症状或无症状[10, 15, 26]。大多数患者是年龄在 50—60 岁的男性[7, 15]。鉴别诊断包括但不仅限于脂肪瘤、横纹肌瘤、肉瘤和其他恶性肿瘤、脓肿、血肿或肾肿块[15, 26]。疼痛多变，可以从轻微的局部不适到严重的弥漫性肠绞痛[15]。根据疝内容物不同，疼痛可以沿坐骨神经的分布范围向下传播，或者蔓延到前腹部，特别是出现疝嵌顿或脂膜炎时[15, 17, 27]。患者还可能有胃肠道症状，如恶心、呕吐和（或）腹胀[17, 28]。在腰区可触到肿块，通常是质软、大小可变的。此外，肿块可能会因咳嗽或下压而突出，甚至根据疝内容物不同会产生肠鸣音[28]。腰疝疝内容物可能含有腹膜后脂肪、小肠、大肠、

网膜、阑尾、胃、盲肠、卵巢、脾脏，罕见情况下包含肾脏[29, 30]。尿路梗阻或少尿可能是疝内容物为肾脏患者的主要症状[8]。伴有肠梗阻症状和体征的腰部疼痛，提示嵌顿或绞窄性腰疝。

虽然大多数病例可以通过体格检查确诊，但当疝缺损直径< 5cm 时，腰疝可能并不明显[27, 28]。对于有症状和体征的腰疝病例，CT 是首选的诊断方法[9, 15, 28, 29]（图 54-4），它可以提供有关筋膜缺损大小的有用信息，并评估疝内容物和区域解剖关系[15, 27]。磁共振成像也可用于确定腰疝的诊断[26]。超声检查是一种替代的成像方式，

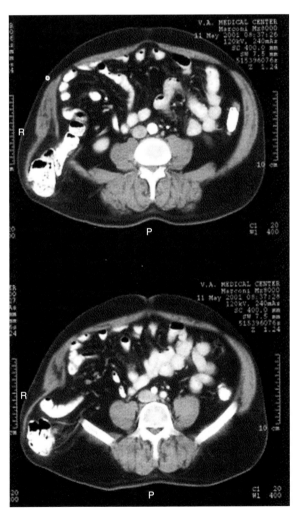

▲ 图 54-4　髂骨取骨后的右下腰疝静脉和口服造影增强 CT
引自 Patten LC, Awad SS, Berger DH, Fagan SP. A novel technique for the repair of lumbar hernias after iliac crest bone harvest. *Am J Surg*. 2004; 188:85.

可能更适合在急诊情况下使用，虽然在描述解剖结构方面不如 CT 精确，但其经济有效，而且不会使患者暴露在电离辐射中[15, 27, 28]。超声诊断可以观察腹壁后外侧疝环口，表现为腱膜回声的缺损[28]。当疝环口不易辨认时，可以通过发现疝囊或疝内容物提示是否存在疝。在超声检查中可提示腔内有气体，投射为一个有声影的密集回声区域。

（三）治疗

腰疝的自然进展是随着时间的推移逐渐增大[15, 26, 27]，尽管如此，约 25% 的患者会出现肠嵌顿，10%～18% 的患者会出现肠绞窄的迹象[9, 15, 27, 31]。考虑到相关并发症的风险和修补大疝的复杂性，在患者医疗条件允许的情况下，对诊断明确的腰疝进行手术干预仍需谨慎[7, 15, 27]。腰疝的修补富有挑战性，目前有各种修复技术，包括简单修补、肌肉筋膜皮瓣、游离移植物和使用合成补片修补[9, 16, 25, 29, 32]。新近的研究评估了腹腔镜或后腹腔镜修补术的疗效[15, 27, 33-35]。然而，由于腰疝很罕见且缺乏足够的资料，因此无法确定标准的术式或处理腰疝的最佳时间[15, 27]。

腰疝传统上是通过开腹或前入路手术治疗的。采用这种方法时，患者需采用腰疝对侧的侧卧位。根据外科医生的需要可采用全身麻醉或脊髓麻醉，在腰部做一个大切口对腰疝进行探查[26]（图 54-5A）。筋膜缺损的边缘是确定的，鉴别出疝囊并还纳疝内容物后，可以切除疝囊或将疝囊翻转[26]。如果缺损很小，可以先用不可吸收缝合线修补（图 54-5B 至 D），较大的缺损需要在重新缝合的肌肉层进行补片加强修补[9, 10, 26, 31-33, 36]。在腹膜外位置不可吸收补片重叠固定 3～5cm 是安全可靠的[7, 10, 12, 26, 34, 36]。在 Cavallaro 等的系列病例研究中，7 例同时患有 Petit 疝和 Grynfelt 疝的患者接受了腹膜外补片的开放修补术[10]。他们报道在随访时间中位数为 25 个月的时间里没有复发。合成补片分别固定在周围肌肉、第 12 肋骨，或者在髂嵴

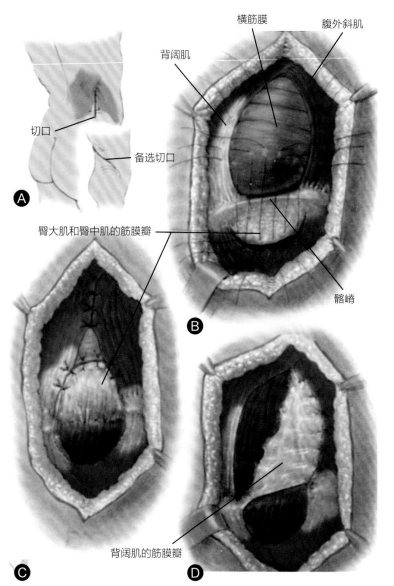

横筋膜　腹外斜肌

背阔肌

切口

备选切口

臀大肌和臀中肌的筋膜瓣

髂嵴

背阔肌的筋膜瓣

◀ 图 54-5　**Dowd 手术治疗腰疝**
A. 切口；B. 翻起阔筋膜，将臀大肌和臀中肌的腱膜缝合到腰筋膜，腹外斜肌和背阔肌；C. 皮瓣缝合；D. 用背阔肌筋膜瓣关闭其余间隙（引自 Watson LF. *Hernia*. 3rd ed. St. Louis: Mosby; 1948.）

上、下缺损处。Solaini 等报道的个案病例中介绍将 dart 补片（Bard 补片 dart，小型单丝编织聚丙烯）固定在第 12 肋骨上的开放修补术[29]，补片被固定在腰方肌的正中、腹内斜肌的外部、后锯肌的下方。所有的患者都在术后第 1 天出院，在术后 11 个月的随访中没有复发。当腰区缺损小且边界清楚，周围有足够的肌肉筋膜组织时，开腹或前路手术可能更可取[10]。有趣的是，单纯的无补片原发性腰疝修补术在短时间随访期内显示了可接受的效果[7]。然而，大多数作者认为补片是确保修补持久性的重要组成部分，特别是对于较大的疝缺损[10, 15, 28, 29, 31, 36, 37]。

腹腔镜手术是开腹手术的替代方法，腹腔镜手术可以通过经腹或后腹腔镜入路进行。经腹入路患者的体位与开放手术相似，可以放置腰垫以增加下肋缘和髂嵴之间的距离[27]。沿着 Toldt 线进行分离，拨开结肠会发现腰部潜在的缺损边缘[26]（图 54-6）。游离疝囊，还纳疝内容物，然后联合使用不可吸收缝线和钉枪经腹部全层缝合固定补片[27]（图 54-7）。使用骨锚将补片固定在下腰疝的髂骨上[34]。在一项研究中，7 名患者接受了聚丙烯补片加强腹腔镜经腹切口腰疝修补术，平均随访 34 个月，无并发症或复发病例[27]。对腰区既往有手术史的患者，

610

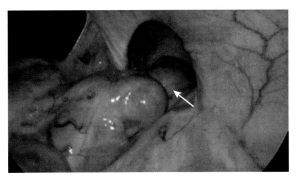

▲ 图 54-6　因结肠嵌顿而在腹腔镜检查中发现的腰疝

引自 Varban O. Lumbar hernia after breast reconstruction. *Int J Surg Case Rep*. 2013, 4(10): 869–871.

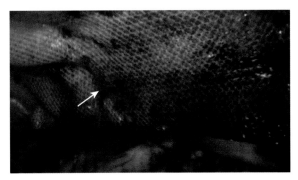

▲ 图 54-7　腹腔镜下腰疝补片修补完成

引自 Varban O. Lumbar hernia after breast reconstruction. *Int J Surg Case Rep*. 2013; 4(10):869–871.

腹腔镜经腹入路更可取 [27]。

与经腹腹腔镜技术不同，后腹腔镜（或完全腹膜外）修补术避免进入腹腔 [26, 37, 38]。行侧腹切口，使用球囊分离器创建腹膜后平面和足够的手术空间 [35, 37, 38]，将不可吸收补片放置在腹膜外位置，Habib 报道了 1 例用聚丙烯补片进行无张力后腹腔镜修补上腰疝的患者，该患者 2 年没有复发 [38]。

特别值得一提的是 TLH 的管理，对于 TLH 患者，修补的时机（早期与晚期）和手术方法需要根据患者的临床状况、伴随损伤的存在、损伤机制、疝的大小、患者因素和影像学检查结果进行个体化处理。对于血流动力学稳定且无重大伴随损伤的患者，建议早期修复 [25]。对于有广泛的组织缺失和污染的患者，最好推迟疝修补，直到危及生命的损伤，如内脏损伤得到解决 [9]。一些作者在 TLH 中推荐经腹入路

来评估伴随的肠损伤 [9]。在 Chan 等的系列个案报道中，4 例患者因钝挫伤而出现腰疝，其中 2 例患者通过腰部切口行延迟补片修补术，1 例患者行腹腔镜经腹补片修补术，最后 1 例患者行开放的经腹补片修补术 [25]。所有的患者都将补片置于腹膜外位置。尽管有 1 例患者失访，但他们的研究中没有复发病例。聚四氟乙烯或 PTFE（Gore-Tex）组织补片可用于覆盖较大的缺损，也可以用于有污染的患者，因为其生物活性可减少炎症和粘连的形成，具有良好的抗牵拉强度，还可能具有抗感染功能 [9]。尽管经腹腹腔镜和后腹腔镜入路与开放技术相比，需要较少的组织剥离，并提供更好的解剖视野，但对于治疗腰疝首选入路尚无共识 [27, 38]。Moreno-Egea 等进行了唯一一项开放和腹腔镜腰疝修补术的对比研究 [33]，证明了腹腔镜技术的优势，如降低发病率和住院时间，更快地恢复正常活动，且没有显著增加医疗费用 [33]。目前已经提出了一种分类系统来帮助指导腰疝治疗，该系统根据疝的大小、位置、疝内容物、有无肌萎缩、起源和复发史六项标准将腰疝分为四类。尽管这个分类系统仍有待验证，但它为临床治疗腰疝提供了依据。

二、闭孔疝

（一）解剖学和分类

1724 年，巴黎皇家科学院的 Pierre Roland Arnaud de Ronsil 首次描述了闭孔疝 [39]，100 多年后，Obre 成功进行了第 1 例闭孔疝修补 [40]。目前，这种罕见的缺损仅占临床医生遇到所有疝的 0.05%～1.4% [41-47]。当腹内脏器或腹膜外组织通过闭孔管（从骨盆到大腿近端的一条骨纤维隧道，由闭孔神经血管束贯穿）凸出时，就会发生闭孔疝（图 54-8 至图 54-10）。闭孔管是由上方的耻骨上支，内部的耻骨体和耻骨下支，以及下方的坐骨体和坐骨支组成 [40]。覆盖在闭孔管上的保护性腹膜外网状组织和脂肪

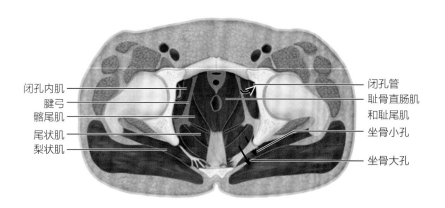

闭孔内肌
腱弓
髂尾肌
尾状肌
梨状肌

闭孔管
耻骨直肠肌
和耻尾肌
坐骨小孔
坐骨大孔

◀ 图 54-8　正常盆底解剖图，显示可能发生闭孔疝（弯箭）和坐骨疝（直箭）的区域

引自 Aguirre DA, Rivero OM, Martinez J. Normal anatomy of the abdominal wall. In: Sahani DV, ed. *Abdominal Imaging*. Philadelphia: Saunders; 2011:1439–1443.

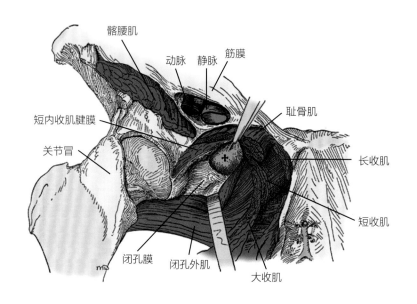

髂腰肌
动脉　静脉　筋膜
短内收肌腱膜
关节冒
耻骨肌
长收肌
短收肌
闭孔膜　闭孔外肌
大收肌

◀ 图 54-9　闭孔区域的前视图，解剖至闭孔膜和闭孔管水平，可以看到疝囊突出（十字标记的位置）

引自 Watson LF. *Hernia*. 3rd ed. St. Louis: Mosby; 1948.

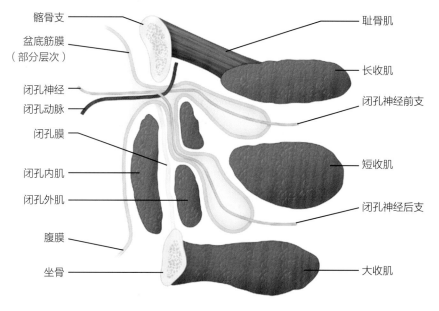

髂骨支
盆底筋膜（部分层次）
闭孔神经
闭孔动脉
闭孔膜
闭孔内肌
闭孔外肌
腹膜
坐骨

耻骨肌
长收肌
闭孔神经前支
短收肌
闭孔神经后支
大收肌

◀ 图 54-10　闭孔管解剖的侧视图，疝可以沿着闭孔神经的前支或后支走行

引自 Stamatiou D, Skandalakis LJ, Zoras O, et al. Obturator hernia revisited: surgical anatomy, embryology, diagnosis, and technique of repair. *Am Surg*. 2011;77: 1147–1156.

组织的缺失，形成了各种可以发生疝的解剖途径[42]（图 54-10）。最常见的一条途径是疝囊沿着闭孔神经的前分支穿过闭孔管的外口，疝囊位于大腿耻骨肌的下方。另一条途径位于闭孔外肌沿着闭孔神经的后段上束和中束之间，在这种变异中，疝囊位于短收肌的后方。最后，最少见的途径是整个疝囊穿透并位于内外闭孔肌之间。

（二）临床表现及诊断

闭孔疝通常被称为"小老太太疝"，好发于 70—80 岁的体型瘦小的老年女性人群。女性的闭孔疝发病率是男性的 6～9 倍[42, 48, 49]。这可能是继发于骨盆解剖和成角的差异，因为女性的骨盆更宽大，且有水平倾斜的闭孔管[49]。营养不良和体质偏瘦也是发生闭孔疝重要的危险因素[40, 50]。消瘦导致腹膜前脂肪和正常闭孔管内的结缔组织的缺失[40, 43]。妊娠和多胎次等情况增加腹内压及促使盆底组织松弛，可潜在地使患者易于发生闭孔疝[43]。值得注意的是，由于乙状结肠常覆盖左侧闭孔，闭孔疝主要发生在右侧骨盆[51]。疝内容物通常是小肠，尽管其他器官，包括结肠、阑尾、Meckel 憩室、膀胱和附件也有报道[51]。

闭孔疝的自然发展分为三个连续的阶段[42]。第一阶段腹膜前脂肪通过闭孔膨出；在第二阶段，即发育阶段，腹膜延长并形成真正的疝囊；第三阶段，也是最后一阶段以脏器突出和出现临床症状为特征。

闭孔疝的诊断是富有挑战性的，需要具有高度临床怀疑能力和机敏诊断的医生作出诊断，因为闭孔疝很罕见，通常以非特异性的腹部不适为表现[52]。绝大多数患者表现为急性小肠梗阻[42, 44, 51, 53, 54]。可触及的肿块在腹股沟区不常见，但可以在直肠或阴道检查时发现[50]。虽然 Howship-Romberg 征被认为是闭孔疝独特的症状，但仅在 15%～50% 的病例中出现[53, 55-57]。同侧下肢的伸展、外展和内旋引起闭孔神经压迫引起的大腿内侧疼痛证实了这一物理现象。

Hannington-Kiff 征或内收肌反射消失，可能比 Howship-Romberg 征有更高的特异性，但发生概率更低[51, 58]。Hannington-Kiff 征是通过叩击在髌骨肌腱上方 5cm 的大腿内侧（内收肌上方）进行的，阳性表现为肌肉不收缩。

腹部 X 线片通常是对有肠梗阻迹象的患者进行的第一项检查，平片可通过积聚在闭孔上的腔内气体影显示扩张的小肠襻（图 54-11），这可以为闭孔疝的诊断提供依据[40]。然而，CT 是首选的诊断方式，因为它在检测闭孔疝方面有超过 90% 的准确率和更高的灵敏度[46, 51, 53, 54, 56]（图 54-12）。尽管如此，术前行 CT 检查的临床获益仍存在争议。一些先前发表的研究报道表明使用 CT 可以降低并发症的发生率、小肠切除

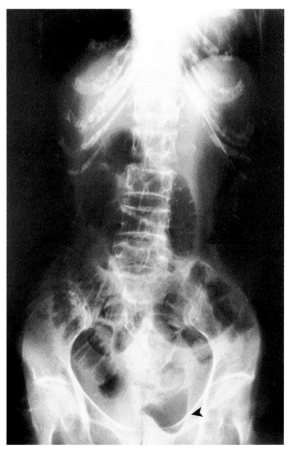

▲ 图 54-11　嵌顿闭孔疝引起小肠梗阻的腹部 X 线片，闭孔内有气影（箭头）

引自 Nishina M, Fujii C, Ogino R, Kobayashi R, Kohama A. Preoperative diagnosis of obturator hernia by computed tomography in six patients. *J Emerg* Med. 2001; 20:277.

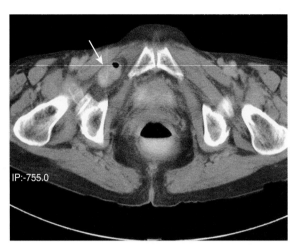

▲ 图 54-12 盆腔 CT 显示肠管（箭）向右闭孔外突出

引自 Kim JJ, Jung H, Oh SJ, et al. Laparoscopic transabdominal preperitoneal hernioplasty of bilateral obturator hernia. *Surg Laparosc Endosc Percutan Tech*. 2005; 15:106.

的必要性和死亡率 [42, 51, 56]。然而，最近的研究不能证明术前 CT 的额外获益 [46, 53, 59]。CT 的作用可能很重要，因为它提供了对闭孔疝的及时诊断并有助于手术计划制订，但不应该延缓手术治疗，因为任何治疗的延缓将显著增加死亡率 [56, 57]。最终，CT 是一个非常有价值的工具，但是闭孔疝的确诊最好在手术室进行。其他诊断方式如对比疝造影术和超声造影也有介绍，但其准确性和相关性尚待确定 [52, 60]。

（三）治疗

闭孔疝好发于女性、高龄、虚弱、营养不良、有多种合并症的患者，并常表现为急性肠梗阻 [40, 42]。因此，考虑到这类患者固有的高手术风险，外科医生可能更倾向于保守治疗 [56]。尽管如此，紧急的外科手术干预在处理闭孔疝是至关重要的，因为疝绞窄的比率达到 50%～75%，并可能随着治疗的延误进一步增加绞窄的比率 [42, 51]。经典的手术方法是剖腹探查，近年来，已有腹股沟和腹腔镜腹膜外技术用于闭孔疝的治疗 [40, 61-63]。

剖腹探查可全面评估腹腔内脏器和病理变化，并评估双侧闭孔管，如有需要，可利于肠切除 [42]。剖腹探查术采用下腹正中切口，适用于怀疑有肠穿孔、绞窄或腹膜炎的患者 [40]。腹

腔镜经腹修补术治疗闭孔疝在择期和急诊病例都有良好的效果 [64, 65]。虽然经验有限，但腹腔镜经腹修补术具有传统的剖腹探查术的优点，同时可减少患者的康复时间、住院时间和发病率 [65]。2 种技术都可以全面评估腹腔内病理和对侧闭孔区域的缺损情况，这一点很重要，因为最近的研究报道了隐匿性双侧闭孔疝的发生率为 50%～63% [64, 66]，而之前报道比率为 6% [61]。文献中描述的闭孔疝修补的替代技术包括 TEP、闭孔和腹股沟路径 [63, 67, 68]，这些方法可能适用于术前确诊为闭孔疝且怀疑没有肠坏死的病例 [42, 53, 67]。虽然不能评估肠的生存活力，但 TEP 技术具有较少的手术并发症和较短的恢复时间的优势 [67]。最终，闭孔疝标准的治疗方法仍然是开放的经腹入路，腹腔镜、腹膜外和腹股沟入路在治疗闭孔疝中的作用需要进一步研究和阐明 [42]。

当发现肠梗阻后，如果可能的话，可通过简单的轻柔牵拉进行复位，在某些情况下，还纳疝内容物可能具有挑战性，需要切开闭孔膜，耻骨截骨，或当存在肠嵌顿时使用 "水压疗法" [42, 64]。水压法从疝侧插入 8F Nelaton 导管至闭孔，向疝囊内注水，通过水压促使肠道复位 [64]。复位疝内容物后，可以用各种方法修补缺损，小的缺损可以通过疝囊复位来修补 [40, 51]，较大的缺损需关闭筋膜（将耻骨肌缝合到耻骨骨膜上），用局部组织（圆韧带、子宫底、同侧卵巢或膀胱）覆盖，或用补片加强修补 [40, 42, 53, 56]。虽然假体补片在症状明显的腹膜炎或肠瘘的情况下是禁忌，但使用得当，它可以提供更持久的整体修复 [57]。在一项对 80 例接受开放性腹部和腹股沟闭孔疝修补术的患者的长期研究中，使用假体补片后 3 年的复发率显著降低（0% vs. 22%）[57]。然而，仍需要前瞻性的长期研究来比较各种修补技术的有效性和持久性。

三、坐骨疝

（一）解剖学和分类

坐骨疝是盆底疝中最罕见的。Papen 在

1750 年首次描述坐骨疝，从那时起，文献中只报道了 100 多个病例[69]。坐骨切迹位于髂前上棘后下方和坐骨棘之间，坐骨切迹内形成 3 个独特的解剖间隙，内脏通过其中任何一个潜在的间隙突出可形成坐骨疝。坐骨大孔和小孔分别由骶棘韧带和骶结节韧带围绕形成（图 54-13 和图 54-8）。坐骨大孔进一步被梨状肌细分为梨状肌上孔和梨状肌下孔（图 54-14）。虽然梨状肌、骶棘韧带和臀大肌萎缩与病理结果相关，但坐骨疝形成的确切机制尚不清楚[70, 71]。而坐骨疝的病因学可能更复杂，并涉及不同病理机制之间的相互作用。

(二)临床表现及诊断

临床上诊断坐骨疝是非常困难的，因为其症状常局限于非特异性的疼痛并且缺乏阳性体征。坐骨疝患者多为女性，可表现为骨盆、臀部或大腿的急性或慢性疼痛[72]。坐骨神经痛或放射到大腿后部的疼痛，可能是疝囊压迫坐骨神经的患者的突出症状。另外，坐骨疝也可能伴有急性肠梗阻或绞窄。文献中描述的一个有趣的变异是输尿管坐骨疝[73]。在这种类型的疝中，疝内容物为输尿管段或膀胱，可导致阻塞性尿路病变。小肠、卵巢组织、结肠和 Meckel 憩室也可通过坐骨孔突出。

在体格检查中没有任何有助于诊断坐骨疝的体征。考虑到疝的位置和臀大肌过大并覆盖在坐骨孔上，对隆起或突出的鉴别非常少，因此除非它相当大，通过坐骨切迹突出的脏器很难辨认。盆腔或直肠检查会在某些病例显示坐骨区隆起。鉴别诊断包括臀脓肿、动脉瘤或脂肪瘤[74]。

对于临床高度怀疑坐骨疝者经常辅以影像学诊断方法，可以使用各种影像学检查，包括钡剂检查、经臀超声检查、CT 和 MRI[69]。诊断首选的影像学检查为 CT（图 54-15），因为它可以快速诊断，描述局部解剖，并提供有关肠管活力的信息。在输尿管坐骨疝的病例中，传

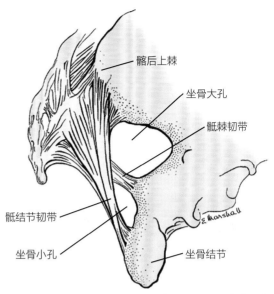

▲ 图 54-13　骨盆后外侧视图示意，显示坐骨大孔和小孔及其韧带和骨的边界
引自 Watson LF. *Hernia*. 3rd ed. St. Louis: CV Mosby; 1948.

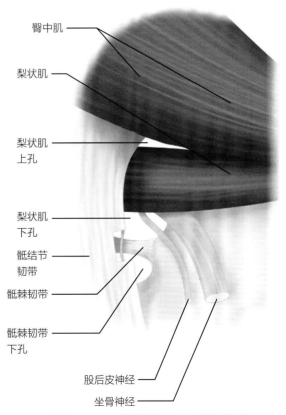

▲ 图 54-14　3 种类型的坐骨疝的解剖位置
臀大肌未显示，坐骨疝可以通过梨状肌上孔间隙发生；通过梨状肌下孔间隙；或骶棘韧带下方图片显示了臀中肌、棘韧带、梨状肌、坐骨神经、内侧股后皮神经和骶结节韧带［引自 Losanoff JE, Basson MD, Gruber SA, Weaver DW. Sciatic hernia: a comprehensive review of the world literature (1900–2008). *Am J Surg*. 2010; 199(1): 52–59.］

统的诊断是通过顺行性或逆行性尿路造影来实现的，造影会呈现一种特殊的"花体输尿管"征象[75]（图 54-16）。

（三）治疗

坐骨疝需手术治疗，手术入路可采取经腹、经腹膜外、经臀或多种技术的联合使用，这取决于患者的因素及其临床表现。急性肠梗阻或绞窄疝患者首选急诊剖腹探查术，因为它可以对内脏进行全面的评估并在必要时进行肠切除。当缺损较大且无细菌感染时，可采用局部组织皮瓣修复或人工补片修补缺损。合成补片置于腹膜外位置并固定在耻骨骨膜中央、外侧的髂骨弓状线、内侧的提肛肌及后方的骶骨骨膜上[69]。将补片缝合到周围组织时必须谨慎，避免损伤周围潜在的神经和血管。输尿管坐骨疝的修补可采用腹膜外或腹腔镜经腹入路修补术[69, 76]。

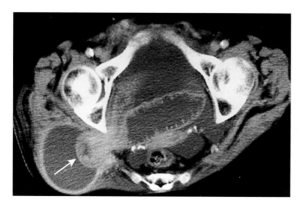

▲ 图 54-15　CT 扫描显示嵌顿的肠管（箭）穿过右骶孔和右臀下区周围的腹水

引自 Yu PC, Ko SF, Lee TY, Ng SH, Huang CC, Wan YL. Small bowel obstruction due to incarcerated sciatichernia: ultrasound diagnosis. *Br J Radiol*. 2002; 75:381.

臀入路避免了穿透腹膜，并且可以在术前已确诊为坐骨疝且为择期手术时进行。臀入路坐骨疝疝修补术时通过臀大肌方向向梨状肌做一个切口分开肌肉。虽然在大的复杂性疝中有很高的神经血管损伤的风险，但它有利于疝的识别和复位[69]。总的来说，有关坐骨疝的外科文献很少，仅局限于病例系列和个案报道。因此，不能得出一个结论性的论点来支持一种技术优于另一种技术。

四、会阴疝
（一）解剖学和分类

会阴疝是一种罕见的累及盆底的疝，1743 年 De Garangeot 记录了首例会阴疝，1916 年 Moscowitz 报道了第 1 例手术修补[77]。会阴疝最初分为先天性和获得性，纯先天性会阴疝是极其罕见的，文献中只有 9 例记载[77]。获得性会阴疝分为原发性和继发性，原发性获得性会阴疝也很少见，多见于老年经产妇，有慢性腹压增高的病史，如便秘或腹水[78]。也有盆底神经源性萎缩的病例[79]。继发性会阴疝较为常见，并发于广泛的盆腔手术（因此也被认为是切口疝）。这些手术包括腹会阴切除术、盆腔切除或子宫切除术。

解剖学上，会阴疝根据其相对于会阴横肌的位置进一步分为会阴前疝和会阴后疝（图

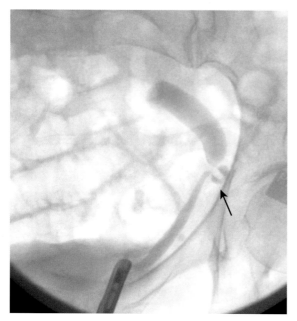

▲ 图 54-16　逆行肾盂造影显示左侧输尿管疝出（箭）进入坐骨大孔引起输尿管梗阻

引自 Zagoria RJ, Dyer R, Brady C. The renal sinus, pelvocalyceal system, and ureter. In: Zagoria RJ, ed. *Genitourinary Imaging: The Requisites*. Philadelphia: Elsevier; 2016:146–189.

54-17）。会阴前疝仅发生于女性，是由于腹部脏器（通常是膀胱和小肠）通过阴道前庭外侧的泌尿生殖膈缺损而引起的。会阴前疝缺损位于一个三角区域，外侧为坐骨海绵体肌，内侧为球海绵体肌，后方为会阴浅横肌。会阴前疝极为罕见，文献报道的病例不到 17 例[80]。1922 年 Chase 报道了 13 例会阴前疝，这是迄今为止报道最多的病例。报道的大多数病例是继发性会阴疝，有广泛或多次盆腔手术或长时间分娩史。

会阴后疝发生在会阴浅横肌后方，通过提肛肌（在髂尾肌和耻尾肌之间）或在提肛肌和尾骨肌之间。大多数会阴后疝是继发性的，而原发性会阴后疝的真实发病率尚不清楚，会阴后疝在男女性中都可以发生，但女性的发病率是男性的 3～5 倍[81]。继发性会阴后疝是经盆底的切口疝，通常在术后 1 年内出现。

（二）临床表现及诊断

会阴前疝患者可能没有症状，但大多数患者会出现阴唇肿块或坠胀感。由于缺损中包含

部分膀胱的前壁并不罕见，患者可能会主诉排尿困难，也包括尿失禁[82]。在体格检查时，会阴前疝患者在阴唇后部可触及明显的肿块（图54-18）。这需与前庭大腺脓肿、阴唇囊肿、脂肪瘤、血肿或腹股沟疝等进行鉴别。会阴前疝通常可以通过骨盆底或耻骨支下方还纳，而真正的腹股沟疝会跨过耻骨支上方还纳。

会阴后疝患者通常无症状，但当出现症状时，主诉通常是会阴肿块产生疼痛和不适，尤其是在坐位时更明显。体格检查可发现在肛门和坐骨结节之间有一柔软、可还纳的肿块，偶尔也可在臀大肌腹侧发现[83]。

通常由于骨盆底缺损较大及组织松弛，所以恶心、呕吐和肠梗阻的其他症状在会阴疝中很少见。然而，肠梗阻和会阴皮肤破损在盆腔手术术后导致的会阴疝中报道过[84, 85]。全面的病史采集和以阴道、会阴和直肠为重点的体格检查，对所有会阴疝患者都很重要。如果出现尿路症状，建议进一步行膀胱尿道造影检查，还建议行膀胱镜检查。平片或对比剂检查（如钡灌肠）可显示疝囊内的小肠或大肠。随着 CT

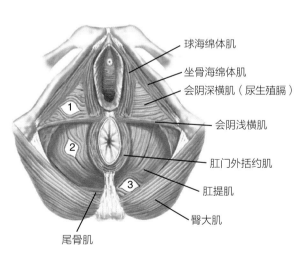

球海绵体肌
坐骨海绵体肌
会阴深横肌（尿生殖膈）
会阴浅横肌
肛门外括约肌
肛提肌
臀大肌
尾骨肌

▲ 图 54-17　会阴的解剖和会阴疝的典型部位

引自 Twiss C, Rosenblum N. Perineal hernia and perineocele. In: Raz S, ed. *Female Urology*. Philadelphia: Saunders Elsevier; 2008: 743–750. 改编自 Cali RL, Pitsch RM, Blatchford GJ, Thorson A, Christensen MA. Rare pelvic floor hernias. *Dis Colon Rectum*. 1992; 35:604.

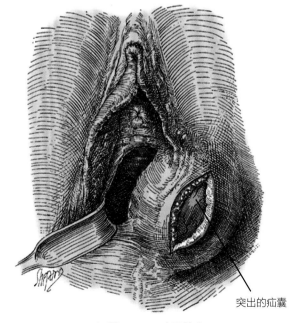

突出的疝囊

▲ 图 54-18　会阴前疝

当疝下降到大阴唇的后部时，它被称为阴部或阴唇疝（引自 Watson LF. *Hernia*. 3rd ed. St. Louis: Mosby; 1948.）

的普及，大多数临床医生会利用 CT 来辨别疝内容物，以及评估盆底缺损的大小。此外，盆腔 MRI 正迅速成为评价盆腔和会阴病理情况的首选方法（图 54-19）。

（三）治疗

对于大多数疝，治疗方法主要是外科手术，且大部分为择期手术。会阴疝的修补与其他疝非常相似，需要对疝囊进行复位和可能切除，并对缺损进行一期修补闭合。重要的是会阴疝的疝囊不总是明确的，因为腹膜外结构可以通过骨盆底缺损突出。此外，缺损的大小可以很大，特别是盆腔切除术后[80]。修补如此大的缺损，通常需要使用补片、游离筋膜移植物或带蒂肌

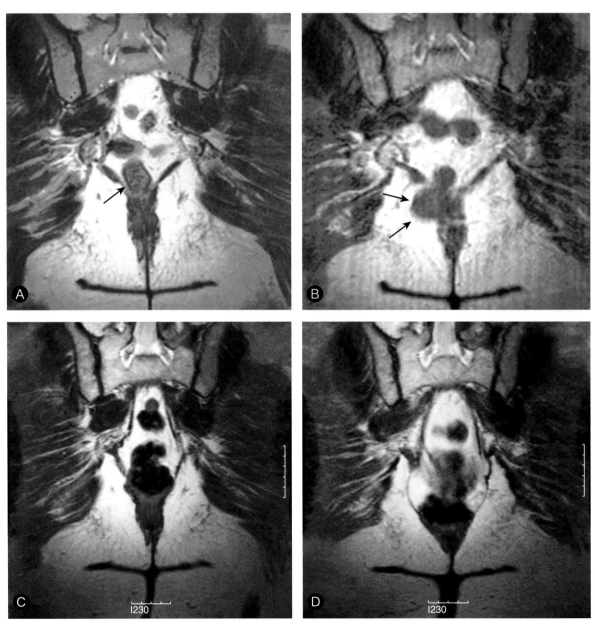

▲ 图 54-19　冠状位 T₂ 加权图像

A. 显示排便受阻患者直肠中线（箭）的静息图像；B. 显示直肠（箭）右侧提肛肌复合体缺损而疝突出；C. 联合腹会阴入路不可吸收缝合线单纯提肛肌疝修补术后静息图像；D. 疝修补后直肠仍保持中线位置，患者排便受阻症状消失（引自 Kaufman HS, Buller JL, Thompson JR, et al. Dynamic pelvic MR imaging and cystocolpoproctography alter surgical management of pelvic floor disorders. *Dis Colon Rectum*. 2001; 44:1575; discussion 1584.）

肉皮瓣对盆底进行重建[86-88]。

采用传统的开腹手术,可经腹部、会阴或联合入路修补会阴疝缺损。补片加强的腹腔镜疝修补术变得越来越普遍[89,90]。迄今为止,没有任何对照试验或研究表明任何手术方法优于其他方法。手术入路的选择取决于疝缺损的大小、患者的并发症和既往手术史、盆腔组织的状况及手术医生的经验和手术技术的熟练程度。

开放的腹腔入路手术可以很好地暴露盆底缺损和疝囊,特别是适用于那些缺损很大需要用补片修补的病例[86,91]。可能需切除疝内容物的绞窄疝优先选择开腹手术,患者应采取改良的截石位,以便在需要时方便会阴操作。此外,将患者置于头低足高位(Trendelenburg 位)可以使脏器从骨盆中滑开从而使手术视野更清晰。一般来说,在获得足够暴露的视野后,利于疝囊识别、剥离和还纳。小的疝缺损可以直接修补,大的缺损(如盆腔切除后的疝缺损)通常需要更复杂的方法重建,一般使用补片。

会阴入路的开腹手术是首选的入路,特别对于小缺损或其他简单的病例,这种方法的优点包括复发率低,以及能够切除伴随大疝出现的任何多余的组织[86]。但经会阴入路的开腹手术显著的缺陷是手术视野暴露不佳,不利于粘连松解和评估癌症的复发和内脏损伤情况,以及在疝修补重建过程中也很难恰当地固定补片,据报道使用这种方法的复发率高达 23%[92]。

会阴入路的手术(图 54-20)患者通常采用与开放手术相似的体位(截石位和头低足高位)。在疝囊的上方小心地切开皮肤,对于会阴前疝,切口在受累者大阴唇上或沿着大阴唇。打开疝囊,还纳疝内容物,然后仔细地将其从缺损边缘剥离并切除。然后用不可吸收缝线(带或不带补片)逐层修复缺损。联合入路或腹会阴入路具有各自的优势,但通常与疝复发率增高有关。

随着对罕见疝缺损的修补经验越来越丰富,

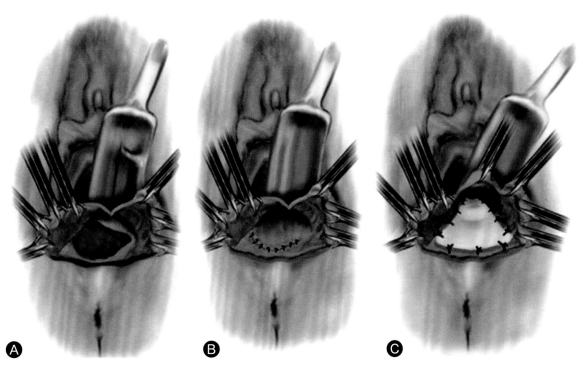

▲ 图 54-20 从会阴体分离直肠阴道筋膜的远端缺损的部位特异性直肠前突修补术

A. 分离缺损;B. 会阴体缺损的修复;C. 移植物缝合固定于提肛肌外侧,直肠阴道筋膜顶端,上部贴附会阴体和盆阴体远端(引自 Kohli N, Miklos JR. Dermal graft-augmented rectocele repair. *Int Urogynecol J*. 2003; 14:146.)

腹腔镜下经腹会阴疝修补术越来越普遍，众所周知，腹腔镜盆底疝修补术后疼痛少，恢复快[93]。腹腔镜疝修补几乎都使用补片加强，合成补片和生物补片的修补都是成功的[94]。文献中也介绍了联合腹腔镜入路手术[89, 95]，疝囊通常在腹腔镜下剥离和还纳，然后通过开放会阴入路对缺损进行一期缝合修补。甚至经补片修补后复发的会阴疝经腹腔镜二次手术补片成功修补的病例也已报道[96]。

尽管有各种修补方法，会阴疝修补术后的复发率仍然是一个值得关注的问题，最近的一项研究观察了 40 例在接受了 ARP 术后各种会阴疝修补术的患者，其中原发性复发 13 例，二次复发 3 例[97]。

五、总结

在外科医生的临床实践中，腰疝和盆底疝少见。腰疝和盆底疝的症状往往不明显且不被重视，因此很难诊断。然而，随着 CT 和 MRI 的普及，诊断变得更加容易，这些成像模式使得临床医生可以全面评估解剖缺损的大小和疝内容物。像全身大多数疝一样，不管使用或不使用补片加强，腰疝和盆底疝都可以通过开放或腹腔镜手术成功修补。

第55章
补片：疝修补材料学
Mesh: Material Science of Hernia Repair

Samuel Wade　David A. Lannitti　**著**

俞永江　**译**

摘要

随着疝修补材料和手术技术的不断发展，疝修补领域依然焕发着生机。本章回顾了疝修补术的历史和哲学史，以及支持使用加强材料的数据。我们详细回顾了目前在腹股沟疝和腹壁疝修补中使用的永久性合成补片、生物补片和可吸收合成补片的设计和构造；讨论了补片固定的原理和技术，补片的特殊并发症，以及抗粘剂在抗菌涂层中的作用。

关键词：腹股沟疝；腹壁疝；补片；疝技术；疝材料；合成疝补片；生物补片；可吸收合成补片

补片是指由交错的网状材料构成的网状结构，在医学上已成为疝修补加强的同义词。补片的使用已经变得无处不在，因为腹股沟疝修补术是世界上最常见的手术之一[1]。同时，腹股沟疝修补术也是最常见的疝手术类型，仅在美国每年估计就有 70 万例[1, 2]。无论采用哪种技术（切除疝囊、还纳疝内容物和无张力关闭），腹股沟疝修补术的核心原则仍然是一样的。然而，不同的手术入路和不同的技术使用的方法有很大的差异。开放腹股沟疝修补在美国仍然是最常见的腹股沟疝修补术[3]，自 1984 年改良的 Lichtenstein 修补术推出之后[4-6]，已成为最常见的开放式修补类型。此外，目前大多数疝修补手术都使用合成补片，因为在开放手术中使用补片已将复发率从 7% 降低到 1%[7]。腹腔镜修补术在本质上也需要使用补片，而且在过去的 20 年里，随着腹腔镜教育和培训的普及，其应用也越来越广泛[8, 9]。

切口疝和腹壁疝修补术也是全球最常见的外科手术之一，据估计美国每年有 35 万例，欧洲有 30 万例[10, 11]。在每年毕业的普通外科住院医生手术中，腹股沟疝修补术和腹壁疝修补术都名列前五[12]。补片加强疝缺损是从 Usher 首次描述使用聚丙烯补片开始的，今天，补片已经非常普遍地应用在腹壁疝修补中[13]。然而，很少有外科医生真正了解他们每天使用的补片材料和性能的内在差异性，同时也不了解补片技术和材料学的发展现状。在不同的情况下，某种补片可能是最有效的，最重要的是不同补片的选择可能会影响到患者的预后。

因此，本章的目的是介绍用于疝修补术的补片的发展和历史，评估补片的物理特性、构建补片的基础材料、区分补片的分类模式、与补片结合并用于固定补片的辅助材料、用于构建补片的新技术（尤其是生物和可吸收合成补片），以及补片植入可能导致的风险和并发症。此外，我们希望将重点放在基于证据的情形和建议上，以确定什么时候什么类型的补片是最合适的。

一、历史

从公元前 1500 年的古埃及人开始，疝就被认为是一种医学问题，并且在治疗上经历了漫长的演变 [14]。希腊人和罗马人首先意识到腹部手术缝合技术的不充分与切口疝有关，Galen 是在公元 2 世纪第一个描述关腹技术的人。他还提倡使用旁正中切口来预防切口疝的发生，这种技术现在已被证明可以降低疝发生率 [15]。在 18 世纪和 19 世纪，解剖学家对疝进行了详细的描述和分类，但直到 19 世纪晚期随着麻醉和消毒技术的进步才使得现代无菌术和全身麻醉技术得以出现，疝的手术修补才有了很大进展。这为复杂的组织修补技术提供了条件，例如至今仍在使用的 Bassini 修补术 [16]。

现代疝修补的特点是使用补片加强，是由 1958 年 Usher 的工作推广开来，他首次介绍了聚丙烯补片的使用 [13]。鲜为人知的是，第 1 例人工补片置入实际上是在 1900 年由 Goepel 和 Witzel 使用银丝编织而成，但这种补片也导致了腹壁僵硬和功能丧失，同时也有有毒硫黄银积聚的不良反应。后来，20 世纪初使用了不锈钢或钽纱，但最大的问题是高感染率和并发症的发生。直到第二次世界大战后随着塑胶科学的兴起，聚丙烯、聚酯、聚四氟乙烯和膨体聚四氟乙烯发明，才出现了适合的材料制造具有延展性、柔韧性和耐用性好且并发症发生率相对较低的补片 [14]。

Rives 和 Stoppa 在 1968 年提出用宽涤纶补片 [17] 加强腹股沟疝，并将此技术应用于腹直肌后修补较大腹壁缺损，并于 20 世纪 80 年代推广应用 [18, 19]。Onlay 技术由 Chevrel 于 1979 年首次提出，该技术包括在缝合修补腹直肌前鞘缺损后，将补片放置在腹直肌前鞘表面 [20, 21]。还有一种补片技术，即腹腔内放置补片，由于补片有侵蚀脏器和形成瘘的风险，以前被认为是不适宜使用的。然而，随着隔离涂层补片的出现及生物和可吸收合成补片的使用，腹腔内补片的放置现在非常普遍，并且大多数腹腔镜疝修补术常规使用 [22, 23]。第 1 例腹腔镜下腹壁疝修补术是由 LeBlanc 在 1993 年完成的 [22]，机器人手术领域的发展为先进微创技术的探索提供了机遇，到 2003 年第一台机器人腹壁疝修补术问世 [24]。

也许比微创技术更重要的是，生物衍生补片和可吸收合成补片的引入使疝手术修补领域发生了变化。有趣的是，20 世纪 30 年代和 40 年代第一个用于疝修补的生物加强材料来自冰冻尸体真皮层、阔筋膜张肌和硬脑膜组织，但这些材料的效果不佳 [14]。生物补片的兴起发生在 21 世纪早期，当时由尸体真皮制造的人脱细胞真皮（AlloDerm；Allergan，Dublin，Ireland）用于重建和烧伤手术。随后被研究用于污染部位腹壁疝修补的潜在用途，首先应用在猪模型 [25] 当中，然后用于人造口部位疝 [26]。

随着补片在疝修补手术中的应用越来越广泛，生物补片的数量和种类在过去 10 年得到了迅速发展，包括各种组织来源、异种移植、同种异体移植补片，现在甚至还有可吸收的合成和生物合成补片。在过去，只有少数几种补片可供选择，而现在，可以使用的补片的数量给外科医生提供了充分的选择，可以根据特定的患者来选择最适合的补片 [27]。

二、补片修补证据

过去几十年里，很少有人争论补片在疝修补中的加强作用。鉴于一期组织修补手术疝的复发率高，补片加强治疗是目前发达国家的标准治疗方法。与腹壁疝修补术相比，用补片进行腹股沟疝修补术的研究时间更长，第一个随机对照试验始于 20 世纪 90 年代，多项 Meta 分析表明，与单纯组织修补相比，补片加强使疝的复发风险降低了 50%~75%[28, 29]。2000 年，Luijendijk 等对这一课题进行了具有里程碑意义的研究，发现缝合修补的 3 年疝复发率为 43%，而补片修补的 3 年复发率为 24%[30]，6 年复发率为 63%。大量的研究已经验证了这些结果，最近的 Meta 分析清楚地表明，补片修补可以减少复发[32]。大多数外科医生承认使用补片进行腹壁疝修补是标准的治疗方式[7, 31, 33]。尽管如此，仍然有一些支持者使用单纯组织分离的方式行腹壁疝修补术，而不使用假体补片来加强修补[34-37]。然而，据报道在 2 年的短期随访中，仅采用组织分离的方式复发更高，复发率为 5%～23%[38-40]。

三、补片类型

自银丝编织时代以来，补片材料学已经取得了长足的发展，在过去的 15 年里，补片数量和类型呈现指数增长。最早由 Usher 使用的合成塑料补片是由聚乙烯[13]组成的 Marlex 补片，从那以后，疝补片从这种单一的合成材料发展成三大类材料，即永久性合成材料、生物材料和可吸收合成材料。每种补片都有自己的优缺点，使得它在某些情况下还是比较理想的。为了指导补片的选择，腹壁疝工作组根据疝的情况、患者的复杂性和污染程度发布了一个疝分级标准：1 级疝是没有明显合并症的低风险患者的清洁伤口；2 级疝是清洁，但有糖尿病、吸烟和肥胖等合并症；3 级疝是存在潜在的污染，如造口术、肠切开术、伤口感染病史；4 级是补片感染或伤口化脓[41]。

一般来说，合成补片用于治疗低级别疝较为理想，而生物补片应该用于较高级别的疝。使用这些补片来避免合成补片感染的同时，必须要权衡生物补片较高的成本，以及这些补片会随着时间的延长而有较高的复发率。事实上，在低风险、低级别疝中，合成补片比生物补片更加经济有效[42]。基于这个原因，补片公司已经开发出了新的补片材料，这些材料含有生物化学支架，可随着时间的推移会融合，并允许组织长入，即所谓的可吸收合成补片、可吸收补片或生物合成补片（术语在文献中有所不同）。

四、人工合成材料

（一）材料

第一个塑料合成补片最初由聚丙烯材料制成，这是一种永久的单丝碳聚合物，具有柔韧性和生物惰性[43]，聚丙烯是由交替甲基基团组成的疏水性聚合物。单丝的特性是有较大的孔隙，这有利于组织向内生长，并减少细菌形成生物膜空隙，而在复丝结构中孔隙越小，生物膜的形成就越容易[44]。大多数补片由聚丙烯制成，但是原始的单丝大孔补片已经有了各种演变。图 55-1 显示了在腹股沟疝修补术中使用聚丙烯编织补片的现场图像。使用聚丙烯作为补片形成瘢痕组织，这是组织加强的过程，但它不能放在腹腔与内脏直接接触也是一大缺点。如果腹腔内放置，可能会形成很严重的粘连，导致肠梗阻和肠管补片侵蚀[45, 46]。因此，在聚丙烯中添加涂层以防止放置在体腔中时发生内脏粘连[47, 48]。

自从引入聚丙烯补片后，合成了聚四氟乙烯补片和膨体聚四氟乙烯补片。聚四氟乙烯是一种疏水性惰性含氟聚合物，它不会被人体吸收，而是作为异物包裹在体内。其中一个原因是这种材料带有很高的负电荷，所以水和油不会黏附在材料上。自从引入膨体聚四氟乙烯后，

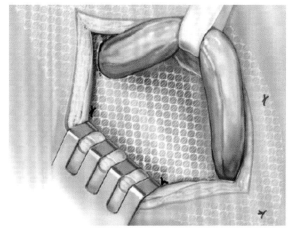

▲ 图 55-1　用于 Lichtenstein 腹股沟疝修补术的大网孔轻量聚丙烯补片的原位示意
经 Davol，Inc 许可，2016 Davol，Inc 版权所有，所有权利保留

目前一般不使用聚四氟乙烯。这种材料比聚四氟乙烯微孔多，但当制成补片时，仍不允许组织向内生长[46]。膨体聚四氟乙烯的主要优点是它可以直接放置在内脏上，不会形成粘连，如图 55-2 所示。但必须要考虑到除了血清肿的形成之外，它对细菌定植高度敏感。

大多数外科医生会建议感染的膨体聚四氟乙烯补片必须去除[46, 49]。为了解决组织结合不良的问题，DualMesh（Gore Medical，Flagstaff，Arizona）公司提供了多面的膨体聚四氟乙烯补片，这使得膨体聚四氟乙烯补片具有能使组织结合表面积更大的灯芯绒面，同时也具有光滑的内脏接触面[50]。图 55-3 所示为灯芯绒面的电子显微镜图像。

聚酯补片是在聚丙烯和膨体聚四氟乙烯之后制造的，虽然可以使用，但在美国不常用，因为它与聚丙烯补片有相似的性能。它是由对苯二甲酸的聚合物产生的，对苯二甲酸是亲水的，可以被水解降解。按物理性质分类的常用合成补片列于表 55-1。

（二）单丝、编织、针织

补片（通常是聚丙烯）在材料的排列方式上有很大不同，从非常简单的一对一针织到非常复杂的编织。结构上的选择可影响补片的抗张力、拉伸强度和弹性[43]。此外，补片可具有多丝、股或几乎绳状的结构，然后可以被针织或编织。多丝可以增加抗拉强度，但会减小孔径，从而减少组织向内生长，同时增加补片表面积，从而降低清除细菌菌落的能力[52]。多丝的一个优点是可以将可吸收的聚合物如薇乔或单乔可吸收线（Ethicon，Somerville，New Jersey）编织到补片中，以帮助组织融合。就像在针织织物中一样，包括使用多根针和一根线来形成材料环。编织补片有类似的过程，只不过多根线呈直角。

一般来说，针织补片会有较大的孔径、弹性，并会向各个方向拉伸，称为各向同性拉伸[53]。然而，编织补片将只在与线织交叉点倾斜的方向上拉伸，称为各向异性拉伸，这是在考虑定向植入补片时一个很少被了解但是非常重要的方面[54]。从编织方向倾斜的矢量上以最大作用力方向放置的补片将比沿编织线方向放置的补片拉伸的更多。图 55-4 显示了单丝编织聚丙烯补片的精细结构。长丝数量、长丝尺寸及针织与编织的关系等因素是影响补片重量、拉伸强度和张力的主要因素。

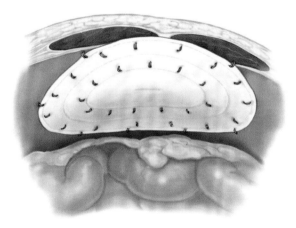

▲ 图 55-2　在腹膜下放置生物惰性膨体聚四氟乙烯补片，这种补片可以防止粘连的形成，并且可以直接放置在内脏附近

经 Davol，Inc 许可，2016 Davol，Inc 版权所有，所有权利保留

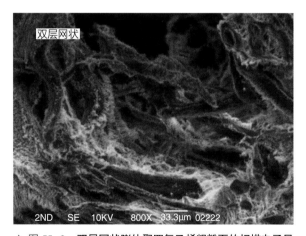

▲ 图 55-3　双层网状膨体聚四氟乙烯粗糙面的扫描电子显微镜图像，旨在增加表面积以促进更好的组织结合

经 Davol，Inc 许可，2016 Davol，Inc 版权所有，所有权利保留

表 55-1　人工合成补片

材料	屏障策略	重量类别	细丝	结构	孔径	补片品牌名称	补充说明
聚丙烯	无	轻	单丝	针织	大	Bard Soft	所有类型的疝修补术，柔软，轻量，大网孔，网塞可供选择
		轻	单丝	针织	大	Prolene Soft	所有类型的疝修补术，柔软，重量更轻，网孔更大
		轻	单丝	编织	大	Progrip	与聚乳酸合成体的腹腔镜疝成形补片，自定版补片，吸收时间超过 18 个月，无须缝合
		轻	单丝	编织	大	3D Max Light	腹腔镜腹股沟疝成形补片，轻型版重量更轻
		轻	单丝	针织	大	Prolite Prolite Ultra	对腹股沟疝来说，Ultra 更轻，孔径更大
		轻	单丝	编织	大	VitaMesh Blue	所有的疝修补术，染成蓝色以获得更好的视觉效果
		轻	多丝	针织	大	Ultrapro, Ultrapro Advanced	单丝的一种，可吸收超过 2 周，遗留 70% 的补片
		轻	多丝	编织	大	Vypro, Vypro II	聚乳胶 910 作为细丝补术，可吸收超过 4 周，留下 70% 的补片
		中	单丝	针织	大	Bard	所有的疝修补术，Kugel 补片适用于 IHR 和 UHR，Visilex 适用于 LVHR，网塞版可供选择
		中	单丝	针织	大	Prolene	所有类型的疝修补术，柔软，轻重量
		中	单丝	编织	大	VitaMesh	所有疝修补术
		中	单丝	编织	大	3D Max	用于腹腔镜 IHR 的异塑网片，轻型版重量更轻
		中	单丝	针织	大	Prolite	所有疝修补术
		重	单丝	针织	中	Marlex	原装聚丙烯补片，适用于所有疝修补术
	O3FA	中	单丝	针织	大	C-QUR, C-QUR V-patch, C-QUR CentriFX	涂有 O3FA 的聚丙烯补片，用于 UHR 的 V 型补片，用于 IHR 的 CentriFX
	Titanium	中	单丝	编织	大	TIMESH, TiLene, TiSure	氧化钛在钛化过程中黏合在 PP 长丝上，无交际屏障，适用于所有类型的疝
	ORC	中	单丝	针织	大	Proceed	UHR 和 VHR，ORC 层吸收时间未知
	Sepraflim	中	单丝	编织	大	Sepramesh	VHR 和 UHR，Seprapam 可在 30 天内吸收，取而代之的是 Ventralight 补片
	Hydrogel	中	多丝	编织	大	Ventrio, Ventralex ST, Ventralight ST	VHR 的 Ventrio 和 Ventralex ST，VHR 的 Ventrallight，类似于 SepraFilm 技术，吸收超过 30 天
	ePTFE	重	单丝	薄层	大	Composix, Ventralex, Ventrio	用于 UHR 的 Ventralex，用于 VHR 的 Composix，PP 腹壁面促进长入，用于内脏侧 ePTFE
聚酯	无	重	单丝	针织	中	Dacron	过时，不经常使用
		重	单丝	针织	中	Mersilene	过时，不经常使用
	Collagen	中	单丝	针织	大	Symbotex	腹膜置入者用 3D 涂层单丝
		中	多丝	针织	大	Parietex	胶原涂层聚酯单丝，以防止粘连
ePTFE	无	重	N/A	薄层	小	Gore-Tex	原装 ePTFE 补片
		重	N/A	双面薄层	大/小	Dulex	腹侧孔较大，内脏侧微孔可抑制粘连
		重	N/A	双面薄层	小	DualMesh	灯芯绒腹侧微孔光滑微孔

ePTFE. 膨体聚四氟乙烯；IHR. 腹股沟疝修补术；LVHR. 腹腔镜下腹疝修补术；Macro. 大孔；Micro. 微孔；PP. 聚丙烯；UHR. 脐疝补术；VHR. 腹疝修补术；O3FA.omega-3 脂防酸；ORC. 氧化纤维素；PP. 聚丙烯；UHR. 脐疝补术；
N/A. 未报道

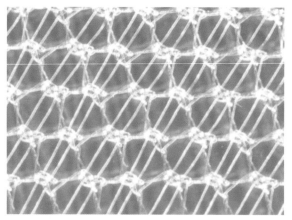

▲ 图 55-4　轻量聚丙烯编织补片的显微照片

（三）补片重量和抗张强度

合成补片根据重量的不同有三大类：轻量型补片、中量型补片和重量型补片。它们根据其组织结构和材料组成有不同的内在抗拉强度[55]。补片的重量实际上是指特定区域内材料的质量，即密度。轻量型补片其密度 < 35g/m²，这些聚丙烯网通常是单丝的、小口径的机织补片，孔径最大可达 4mm[56]。中量型补片的密度为 35～60g/m²，有更大口径的细丝，有更大的孔隙。重量型补片的密度 > 60g/m²，如针织单丝聚丙烯补片（如 Marlex）的重量为 95g/m²[55]。重量型补片在 1200N 范围内的抗拉强度高于轻量型（540N）和中量型补片（560N）。然而，考虑到补片的手感、硬度和清除细菌感染的能力，在过去的 10 年里，已经有轻量型补片替换重量型补片的趋势。最近的数据表明，重量型补片[57]不会影响生活质量，而轻量型补片会因剪切力而导致补片中央破坏，这可能会导致 1 年的疝复发率高达 8%[58]。因此，使用中量型和重量型补片又有所增多，尤其在腹壁疝修补当中。

（四）补片孔径

多丝使聚合物的口径增加，因而增加了补片重量，导致聚丙烯补片网孔减小。这很重要，因为孔径必须 > 75mm，以允许巨噬细胞、成纤维细胞浸润，从而产生新血管和组织向内生长。正是由于缺乏这一特征，膨体聚四氟乙烯补片的组织向内生长非常差[43]。此外，孔径大小影响免疫系统穿透补片和清除细菌感染的能力，多项研究表明，小网孔补片不能像大网孔轻质补片一样清除细菌[44, 59]。具有可吸收层的涂层补片堵塞了补片两侧的小孔，也可能会有阻止组织向内生长的问题。重量型聚丙烯补片通常具有 1mm 或更小的孔径，而轻量型补片具有 3～4mm 的孔径。图 55-5 显示了大网孔补片的显微照片。补片修补的强度不是来自补片本身，而是来自组织向内生长和发生纤维化，并且有一些数据表明过小的孔径阻止了补片发生纤维化。这种"桥接纤维化"是保持组织强度的关键[56]。考虑到轻量型补片中的桥接纤维化和早期补片失效和重量型补片的孔隙率和细菌清除率降低，在理论上，中量型的补片可能是理想的无涂层合成补片。然而，没有随机的临床数据支持中量型的补片更好，外科医生应该了解补片材料，以便可以为每种临床情况选择最合适的补片。

（五）塑形补片

第一个补片及自此之后的大部分补片是由金属或塑料制成的薄片。近年来塑形技术已可设计制造满足特定用途和特殊体腔形状的补片

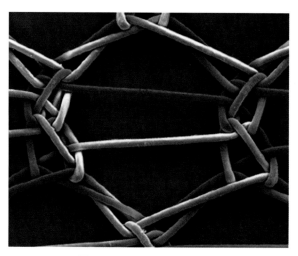

▲ 图 55-5　大孔聚丙烯的显微照片

产品。塑形补片包括要么在补片方向改变上制作接缝，要么通过热处理这一更新的做法。最初由 Lichtenstein 介绍的第一个塑形补片是简单地制作一个疝充填物用于股疝和腹壁疝修补，在当时只是简单地将一个平面补片缝合成一个三维形状[60]。从那时起，为了同样的目的，专门设计的充填式补片被制造出来，如图 55-6 所示。Lichtenstein 还推广了无张力 onlay 补片修补术[4]，随着疝补片系统的引入，改良后的疝修补术已包括 sublay 和 onlay 补片。Lichtenstein 还推广了 onlay 补片无张力疝修补术[4]，随着疝补片系统的引入，这种疝修补术已被改良为包括一个 sublay 补片和一个 onlay 补片。它们包括一个 sublay 补片层，通过网锥连接到 onlay 补片的高嵌部分。虽然这在提供补片夹层修补方面具有理论上的优势，但对 2 种网片系统和简单的 Lichtenstein 修补进行对照分析显示，疝复发率和生活质量没有差异[61]。

很多修补术中都需要在二维空间中剪切补片以适应患者的三维解剖结构，为腹腔镜下腹股沟疝修补术专门制作了一款补片，该补片在所有三维空间都符合人体解剖结构。腹股沟疝 3D 补片的最初设计者测量了尸体腹膜前腹股沟区域的常见解剖测量值，并能够设计制作一个符合典型解剖结构的曲面补片[62]。当时的技术还不能制作出这一曲面，为此运用了一种新的方法，即将轻量型聚丙烯补片在模具上加热退火，然后快速冷却，就得到了稳定的三维曲面补片。图 55-7 显示了 3D 补片的体内图像。

（六）涂层和复合材料与未涂层材料

聚丙烯补片是腹壁疝修补和腹股沟疝修补中最常用的假体补片[57]，主要由于上述性能，才有了强有力、持久且弹性的修补，从而促进了组织向内生长。虽然有生物惰性，但这种补片的设计目的是刺激炎症反应，导致纤维化和瘢痕形成。当补片被放置在腹膜中时，会产生内脏粘连。这些粘连可能导致肠梗阻、肠管补片侵蚀和肠瘘的形成[63, 64]。这些问题推动了聚丙烯涂层材料和复合修补材料的发展，将聚丙烯固定在其他补片上，如膨体聚四氟乙烯，以保护补片的一侧免受内脏粘连的影响。这些材料最常用于使用腹膜内补片的腹腔镜修补，但它们也用于开放式腹壁疝修补和脐疝修补，并在理论上可用于腹腔镜腹股沟疝修补。

复合补片是由聚丙烯嵌入或附着在另一种不太容易粘连的合成材料上制成，最常见的是膨体聚四氟乙烯[65]。这些补片是可吸收涂层补片的前身，其设计旨在促进组织向内生长到聚丙烯侧，并具有防止内脏粘连的惰性膨体聚四氟乙烯侧。这些目前仍在市场上可见，但它们具有与膨体聚四氟乙烯补片相关的所有缺点，

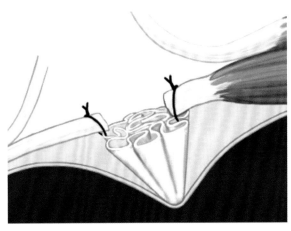

▲ 图 55-6 腹股沟斜疝的成型聚丙烯疝网塞

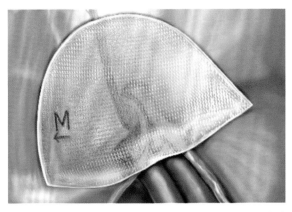

▲ 图 55-7 放置在腹膜前腹股沟区的 3D 补片，用于腹腔镜经腹腹膜前疝修补术

并且与感染风险增加（尤其是耐甲氧西林金黄色葡萄球菌）和感染后补片补救率低息息相关[66-68]。复合永久性材料的高度收缩和硬化导致患者不适，使补片腹壁移位导致疝复发。外科医生也注意到腹腔镜处理复合补片的困难[59]。随着使用永久性复合材料补片相关问题的出现，也导致了对具有生物可吸收隔离补片的需求增加[69]。此外，这些补片的一面涂有可吸收物质作为聚丙烯和内脏之间的屏障，以减少形成粘连[45, 70]。

涂层可吸收补片是永久性复合补片的替代物。市面上有许多不同类型的涂层聚丙烯补片，包括 ω-3 脂肪酸涂层[71]、透明质酸羧甲基纤维素水凝胶[72]、氧化纤维素[73]。非常有意思的是，透明质酸羧甲基纤维素水凝胶是可吸收的，但通过另外的聚乙醇酸纤维结合到聚丙烯补片结构上，这样就可以用一种也会随时间溶解的物质将这一层粘在补片上。图 55-8 显示了透明质酸羧甲基纤维素涂层补片的电子显微照片，图 55-9 显示了各层差异的特写镜头。虽然这些涂层补片已被证明可减少腹腔内的粘连，但仍存在与使用这些物质相关的其他并发症[74]。具体而言，担心由于最初的网孔堵塞和细菌形成生物膜导致清除细菌感染的能力降低，可能会阻碍组织向内生长[75]。然而，这些并发症的风险并没有超过补片侵蚀和肠外瘘形成的风险，当需要腹腔放置补片时，这些补片仍然是最好的选择。使用时要非常小心，放置时确保正确的一侧朝向脏器，特别是在腹腔镜手术中，固定

装置和操作时避免擦去涂层。

五、生物补片

自从 AlloDerm 运用以来，生物补片在数量和类型上都出现了爆炸式的增长[76]。生物补片源自脱细胞、富含胶原的动物或人体组织，在来源、耐久性和成本方面差别很大。脱细胞胶原结构的显微镜横切面如图 55-10 所示。同种异体移植物来自人体组织，异种移植物来自动物，通常来自猪、牛或马。最常用的是真皮，但也有心包和肠黏膜下层。在第一代生物制品被发现具有明显的伸展性后，开发人员开始对补片进行胶原交联以提高拉伸强度。人们很快

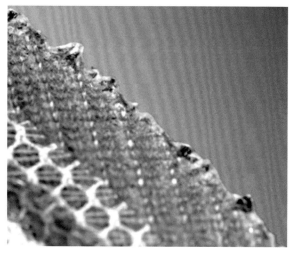

▲ 图 55-9　涂层聚丙烯补片的特写，显示水凝胶涂层和下面的聚丙烯补片

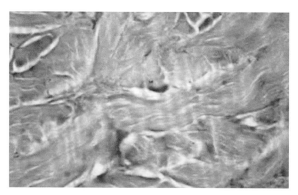

▲ 图 55-10　猪源性脱细胞真皮基质使用 HE 染色的显微照片显示胶原沉积

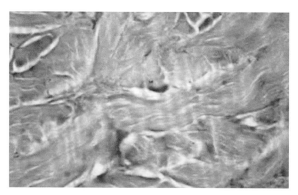

无涂层单　　生物可吸收聚　　水凝胶屏障
丝聚丙烯网　　乙醇酸纤维

▲ 图 55-8　涂聚丙烯补片的扫描电子显微照片

意识到，交联限制了早期天然组织的向内生长。一般来说，考虑到从尸体或动物捐赠者那里获取和处理组织的成本，生物补片每平方厘米的成本比合成补片要贵得多[77]。无论是否存在交联，这些补片的耐久性都是有限的，因为它们会随着机体降解并融入补片的胶原支架而降低强度。人体研究表明，在污染部位使用生物补片，5 年内有极高的疝复发率，为 31.3%[78]。在进行生物补片桥式修补时，疝复发率为 56% 或更高[79]。

大多数疝外科专家认为在污染情况下应选用留生物补片，在这些情况下，合成补片感染的风险超过疝复发和生物补片成本增加的风险。最近一项关于生物补片放置的大型研究表明，根据放置的补片不同，随访时间平均 18 个月疝复发率可能在 15%～60%，这就造成了极其昂贵的修补成本，平均补片成本约为 3 万美元[80]。此外，生物补片可能会发生慢性感染并需要取出。这些补片应归类于腹壁疝工作组分级中（VHWG）3 级或 4 级疝，鉴于其高成本和复发率，将来可能会被可吸收的合成补片替代。表 55-2 显示按物理特性分类的生物补片。

六、可吸收合成补片

生物合成或可吸收合成补片由生物衍生或可吸收合成聚合物构成，其形成组织向内生长的临时支架。在过去的 10 年中，这些材料已经面世，其功能类似于永久补片，为组织长入建立支架，但会被水解，并最终被自身组织取代[81]。虽然这些材料中的许多都处于生物化学和生物工程的前沿，但这类材料中的第一个补片——聚乳酸 910 已经有几十年的历史了。聚乳酸 910 通常被称为 Vicryl 可吸收补片，半衰期为 2～4 周，可在 3 个月内完全吸收。这在很大程度上有助于开放腹部和慢性伤口肉芽组织向内生长[82]。但不幸的是，其瘘管率很高，高达 9%～17%[72, 83, 84]。

这一类型中第一个现代补片是 Gore Bio-A，由 67% 的聚乙醇酸和 33% 的碳酸三亚甲基组成，于 2010 年首次用于疝修补[85, 86]。然而，这种材料多年来一直被用作聚糖酸盐用于骨科修复和在 SeamGuard（Gore Medical）用于增强缝合线[81]。这种材料形成了组织内生长的吸收网，已报道用于腹股沟[85]、食管旁[87] 和腹壁疝修补[88]。支架可在 6 个月内完全溶解并促进纤维

| 表 55-2 生物补片 ||||||
假体来源	组织来源	是否交联	补片品牌名称	附加注释
人	皮肤真皮	否	• AlloDerm • Allomax • FlexHD	• 体积小，需要冷藏和随后再水合，高弹性 • 无细胞，经 γ 射线灭菌 • 没有冷藏或再水合，弹性降低
猪	皮肤真皮	是	• Permacol • CollaMend	• 无细胞，经 γ 射线灭菌，无须冷藏 • 脱细胞和冻干
		否	• Strattice • XenMatrix，XenMatrix AB	• 无细胞，有大尺寸的，有穿孔的，便于向内生长 • 脱细胞，有大尺寸可供选择，Xen MatrixAB 有药物洗脱米诺环素和利福平，疗程 7 天
牛	• 肠黏膜下层 • 皮肤真皮 • 心包膜	否	• Surgisis • Surgiuend • Veritas • Tutopatch	• 脱细胞，不需要冷藏，但需要水化 • 胎牛衍生，需要水化 • 最初用于缝合加固，现在用于腹壁疝修补 • 打孔补片可供选择，保质期 5 年
		是	Periguard	可用于需要补片的多种场合，疝修补术的研究较少，需要水化

血管补片的替换。迄今为止，在腹壁疝修补中最大的生物合成补片植入研究是 COBRA 研究，对 104 例清洁污染或污染病例进行了研究，造口还纳、肠瘘切除和（或）存在补片感染的发生率较高，但其 2 年复发率仅为 17%[88]。

聚 4- 羟基丁酸酯（P4HB）是一种较新的生物合成材料，它是用基因工程大肠杆菌产生的一种蛋白质底物。然后将其提炼、聚合并编织成补片模型，使具有更长的吸收时间（12～18个月）[89]。理论上讲，该补片具有类似于未涂层的轻至中量型的聚丙烯补片的性质。图55-11 显示了 P4HB 补片的显微照片。但是，与 Bio-A 或生物补片不同的是，该补片会引起明显的粘连，因此其水凝胶涂层的版本已经面市，早期的动物数据表明它的功能与涂层的合

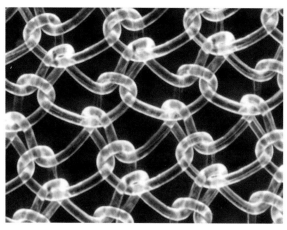

▲ **图 55-11　聚 4- 羟基丁酸酯针织补片（Phasix）的扫描电子显微照片**

成聚丙烯补片相似[90]。目前关于这种补片的唯一人体数据来自腹壁下动脉穿支皮瓣重建手术中，当使用 P4HB 补片时，其腹部隆起明显减少。在这一类型中还有许多其他材料进入市场，总的来说，此类补片是补片科学领域发展最快的，它可能要比生物补片更加耐用。然而，目前还没有对生物补片、合成补片和生物合成补片进行"头对头"对比。表 55-3 显示了按物理性质分类的可用的可吸收合成补片。

七、补片固定

将补片固定到腹壁的技术没有像补片本身那样发展迅速，并且在腹股沟疝修补术、腹壁疝修补术，以及股疝修补术中大多数外科医生仍然使用简单的缝合线固定补片。腹腔镜下腹壁疝修术由于空间小，需要有新的固定方法，在引入该技术后不久出现了另一个固定装置这种具有螺旋线圈的永久性钛钉从最初的设计一直延续到今天。最初没有任何涂层材料，可能会刺激粘连形成导致肠梗阻[92]，甚至侵蚀到其他结构[93]，但后来的设计增加了一个塑料帽来防止这种情况发生，如图 55-12 所示。由于钛钉是永久性的，一些人认为腹腔镜腹股沟疝修补术后的慢性疼痛可能是由于钉的持续存在引起，因此还设计了可吸收钉，有箭形、螺旋形和长钉形可供选择。然而，迄今为止唯一一项比较永久性和可吸收钉的研究显示，两者之间没有疼痛或疝复发的差异[94]。同样出于对神经

材　料	结　构	吸收时间	商品名称
表 55-3　生物合成补片			
聚乳胶蛋白 910	针织和编织形式	3 个月	VICRYL
聚乙醇酸 / 三亚甲基碳酸酯	网状	6 个月	GORE BIO-A
聚 -4- 羟基丁酸酯（P4HB）	针织，ST 型有水凝胶层，以防止肠道粘连	18 个月	Phasix, Phasix ST
共聚物：速溶乙交酯、丙交酯和碳酸三亚甲基酯；慢溶乙交酯和碳酸三亚甲基酯	针织，第一聚合物迅速吸收，大网孔利于长期内生	第一种聚合物 4 个月，第二种聚合物 36 个月	TIGR Matrix

损伤和慢性疼痛的关注，也有人提倡使用纤维蛋白 - 凝血酶生物胶对补片进行胶固定，该胶不会渗透腹壁，而只是将补片固定在适当的位置，使组织能够结合。最近的两项 Meta 分析证实，与钛钉相比，胶水固定的慢性疼痛发生率较少，而在疝复发方面没有差异[95, 96]。

八、补片相关并发症

与其他应用假体修补的手术一样，如血管移植和骨关节植入术，补片可能会形成菌落并导致感染，特别是如果它已经侵蚀到腹部内脏，造成肠外瘘。无涂层聚丙烯补片直接放置于腹膜内脏器附近的侵蚀程度最高，可侵蚀小肠、结肠甚至膀胱[97-99]。膨体聚四氟乙烯和聚酯纤维也会发生侵蚀，发生严重的无法控制的瘘，甚至会导致腹壁坏死性筋膜炎[100]。这些并发症经常被低估，因为可能发生于手术后很长时间，患者可能会去看外科医生以外的内科医生。这些并发症无论是在经济上还是在患者生活质量方面都是无法接受的。补片侵蚀的外科修补通常需要取出补片并切除瘘管。

同样，没有瘘形成的补片感染可能是一种消耗性疾病，需要多次手术，长期应用抗生素

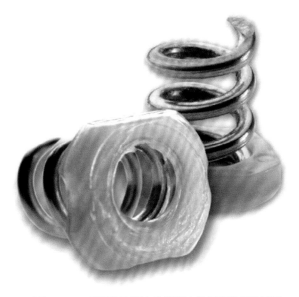

▲ 图 55-12　用于补片固定的带聚合物帽的钛螺旋线圈
经 Davol，Inc. 许可，2016 Davol，Inc 版权所有，所有权利保留

及最终进行补片去除。最近在美国外科医生学会会议上发表的一篇摘要报道了 161 例补片感染患者。检查不同的修复补片的技术发现，如果有肠外瘘或 MRSA 感染存在，患者若吸烟、有涂层、ePTFE 或复合补片，患者 100% 需要补片去除。使用轻量聚丙烯补片的患者效果最好，有些患者可以通过抗生素和经皮引流来控制病情[101]。

九、抗菌涂层

由于 5%～60% 的腹壁重建手术可能会发生手术部位感染，而补片感染的发生率为 0.5%～5%，补片开发商试图通过在补片本身涂上抗菌材料来防止感染。植入前将补片浸泡在抗生素或抗菌剂溶液中是降低感染率的一种可能机制，并在活体中显示出乐观前景[102]。然而，这种方法不太可能提供持久的效果，因为抗菌剂很容易被洗掉，而且唯一一项使用万古霉素的这类人体研究表明，使用浸泡抗生素的补片并不能减少手术部位的感染[103]。

因此，一条更有成效的研究路线似乎是将补片与能够抑菌或杀菌的材料粘合在一起。自古以来，人们就知道银具有良好的抗菌性能，银在伤口护理、敷料，甚至气管插管预防肺炎方面又有了新的进展。研究表明，当接种金黄色葡萄球菌和大肠杆菌时，与银纳米颗粒结合的补片可将细菌载量减少 99% 以上[104]。同样，与补片结合的金钯纳米颗粒在接种表皮葡萄球菌时显示出 0% 的手术部位感染[105]。然而，鉴于这些材料的稀缺性，这些技术的广泛应用可能成本高昂。溶葡萄球菌酶是一种抗葡萄球菌蛋白，已被证明在应用于聚乙烯补片时可以减少细菌负荷并提高大鼠模型的存活率，可能是一种更经济的替代品[106, 107]。实际的抗生素已与药物洗脱颗粒结合，然后与补片结合。此外，万古霉素[108]、氧氟沙星[109]和利福平或米诺素[110]已经在体外和动物上进行了研究，但还没有进行过人体研究。

十、总结和建议

自从手工编织银线以来，补片材料学已经取得了长足的进步，随着疝修补术的日益增加，补片疝修补术的技术和资本投资可能会继续升级。合成补片，特别是大网孔中量型聚丙烯补片，在清洁情况下仍能提供最坚固的修补，但外科医生在选择污染和感染区手术的补片时应谨慎行事。虽然在过去的 10 年里，生物补片结构已经得到了很好的研究，但较新的生物合成材料很可能会取代生物补片，而生物合成材料和抗菌剂很可能是未来几年补片材料学变化最快的领域。最终，疝外科医生应该运用他们的最佳判断，选择最有可能优化患者预后的补片和手术方式。